临床医学影像学

谢　强　主编

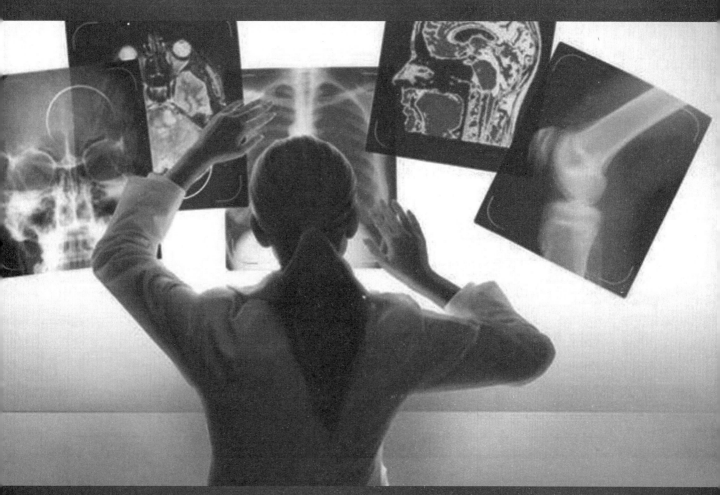

云南出版集团公司
云南科技出版社

图书在版编目（CIP）数据

临床医学影像学 / 谢强主编. -- 昆明 ： 云南科技
出版社，2018.4
ISBN 978-7-5587-1286-9

Ⅰ．①临… Ⅱ．①谢… Ⅲ．①影象诊断 Ⅳ．
①R445

中国版本图书馆CIP数据核字(2018)第079808号

临床医学影像学
谢　强　主编

责任编辑：王建明　蒋朋美
责任校对：张舒园
责任印制：蒋丽芬
装帧设计：庞甜甜

书　　号：978-7-5587-1286-9
印　　刷：廊坊市海涛印刷有限公司
开　　本：889mm×1194mm　　1/16
印　　张：41
字　　数：1310千字
版　　次：2020年7月第1版　2020年7月第1次印刷
定　　价：210.00元

出版发行：云南出版集团公司云南科技出版社
地址：昆明市环城西路609号
网址：http://www.ynkjph.com/
电话：0871-64190889

前　　言

　　医学影像学源于19世纪末德国物理学家伦琴发现的X线,迄今已有100多年的历史。近年来,随着计算机等工程技术和自然科学理论的渗透及技术交叉,促使医学影像学这一新兴学科得以飞速发展,新技术、新设备的不断涌现,使得医学影像学在临床应用中总结了大量丰富的诊疗经验。鉴于这一发展形势,也为了便于年轻的临床医师灵活掌握并指导临床实践,我们特组织编写了这本《临床医学影像学》。

　　全书以各种常见疾病为主要骨架,集所有检查方法与诊断技术为一体,重点剖析了医学影像学的表现特征。本书在编撰过程中,坚持学术性与实用性相结合,基础性与创新性相结合,力求全面、系统、准确的阐述现代影像学临床的基本理论、知识和技能,实现科学性和实践性的有机统一。

　　本书编者大多来自临床一线,均在百忙的工作中抽出时间参与编写,尽管在编撰过程中各位编者都做出了巨大的努力,对稿件进行了多次认真的修改,但由于编写经验不足,书中恐存在遗漏或不足之处,敬请广大读者提出宝贵的批评意见及修改建议,不胜感激!

目　　录

第一篇　影像学诊断篇

第一章　呼吸系统影像学诊断 …………………………………………………………………（ 1 ）
　第一节　支气管疾病 ……………………………………………………………………………（ 1 ）
　第二节　肺部炎症 ………………………………………………………………………………（ 6 ）
第二章　消化系统影像学诊断 …………………………………………………………………（ 35 ）
　第一节　急腹症 …………………………………………………………………………………（ 35 ）
　第二节　肝脏 ……………………………………………………………………………………（ 43 ）
第三章　中枢神经系统影像学诊断 ……………………………………………………………（ 56 ）
　第一节　脑 ………………………………………………………………………………………（ 56 ）
　第二节　颅内肿瘤 ………………………………………………………………………………（ 72 ）
　第三节　脊髓疾病 ………………………………………………………………………………（ 116 ）
第四章　乳腺疾病影像学诊断 …………………………………………………………………（ 120 ）
第五章　儿童常见疾病影像学诊断 ……………………………………………………………（ 143 ）
　第一节　肺与纵隔疾病 …………………………………………………………………………（ 143 ）
　第二节　心血管疾病 ……………………………………………………………………………（ 161 ）
　第三节　胃肠道疾病 ……………………………………………………………………………（ 169 ）

第二篇　放射学诊断篇

第六章　呼吸系统放射学诊断 …………………………………………………………………（ 175 ）
　第一节　气管和支气管疾病 ……………………………………………………………………（ 175 ）
　第二节　肺先天性疾病 …………………………………………………………………………（ 190 ）
第七章　循环系统放射学诊断 …………………………………………………………………（ 202 ）
　第一节　主动脉病变 ……………………………………………………………………………（ 202 ）
　第二节　心包病变及心脏肿瘤 …………………………………………………………………（ 210 ）
第八章　消化系统放射学诊断 …………………………………………………………………（ 214 ）
　第一节　食管 ……………………………………………………………………………………（ 214 ）
　第二节　胃 ………………………………………………………………………………………（ 230 ）
第九章　神经系统放射学诊断 …………………………………………………………………（ 253 ）
　第一节　胶质瘤 …………………………………………………………………………………（ 253 ）

第二节　生殖细胞肿瘤 …………………………………………………………………（256）

第三节　垂体腺瘤 …………………………………………………………………………（259）

第四节　脑转移瘤 …………………………………………………………………………（261）

第五节　脑膜瘤 ……………………………………………………………………………（265）

第六节　听神经鞘瘤 ………………………………………………………………………（266）

第十章　骨与关节放射学诊断 ……………………………………………………………（268）

第三篇　超声诊断篇

第十一章　心脏超声诊断 …………………………………………………………………（279）

第一节　房间隔缺损 ………………………………………………………………………（279）

第二节　主动脉畸形 ………………………………………………………………………（287）

第三节　左心室出口狭窄 …………………………………………………………………（303）

第四节　右心室出口狭窄 …………………………………………………………………（307）

第十二章　胃肠道超声诊断 ………………………………………………………………（312）

第十三章　腹部超声诊断 …………………………………………………………………（324）

第一节　肝脏 ………………………………………………………………………………（324）

第二节　胆道 ………………………………………………………………………………（346）

第三节　胰腺 ………………………………………………………………………………（364）

第四节　脾脏 ………………………………………………………………………………（375）

第十四章　卵巢肿瘤超声诊断 ……………………………………………………………（382）

第十五章　软组织肿瘤与骨肿瘤超声诊断 ………………………………………………（390）

第一节　软组织肿瘤 ………………………………………………………………………（390）

第二节　骨肿瘤和瘤样变 …………………………………………………………………（396）

第十六章　泌尿系及肾上腺超声诊断 ……………………………………………………（401）

第一节　肾 …………………………………………………………………………………（401）

第二节　输尿管和膀胱 ……………………………………………………………………（409）

第三节　尿道 ………………………………………………………………………………（420）

第四节　急性肾上腺出血 …………………………………………………………………（423）

第十七章　其他组织器官超声诊断 ………………………………………………………（425）

第一节　眼 …………………………………………………………………………………（425）

第二节　体腔 ………………………………………………………………………………（429）

第三节　肺 …………………………………………………………………………………（432）

第十八章　胎儿超声诊断 …………………………………………………………………（438）

第一节　胎儿遗传超声学 …………………………………………………………………（438）

第二节　小头畸形和脑沟、脑回发育迟缓 ………………………………………………（460）

第三节　神经管及其相关畸形 ……………………………………………………………（464）

第四节　胎儿心律失常 ……………………………………………………………………（477）

第四篇 CT 及 MRI 诊断篇

第十九章 脑血管疾病CT诊断 …………………………………………………………（485）

第一节 脑出血 …………………………………………………………（485）

第二节 脑梗塞 …………………………………………………………（489）

第三节 脑梗死 …………………………………………………………（497）

第四节 颅内静脉和静脉窦血栓形成 …………………………………（499）

第五节 颅内动脉瘤 ……………………………………………………（501）

第六节 颅内动静脉畸形 ………………………………………………（503）

第七节 海绵状血管瘤 …………………………………………………（506）

第八节 脑静脉性血管瘤 ………………………………………………（507）

第九节 视网膜血管瘤病 ………………………………………………（507）

第二十章 纵隔异常CT诊断 ……………………………………………………（509）

第一节 囊性肿块 ………………………………………………………（509）

第二节 含脂肪组织肿块 ………………………………………………（511）

第三节 软组织密度肿块 ………………………………………………（516）

第四节 血管病变与变异 ………………………………………………（525）

第二十一章 胸部疾病CT诊断 …………………………………………………（530）

第一节 支气管疾病 ……………………………………………………（530）

第二节 肺部炎性病变 …………………………………………………（532）

第三节 肺部肿瘤 ………………………………………………………（537）

第四节 纵隔肿瘤 ………………………………………………………（540）

第五节 胸膜病变 ………………………………………………………（544）

第六节 其他胸部病变 …………………………………………………（547）

第七节 胸部外伤 ………………………………………………………（552）

第二十二章 腹部疾病CT诊断 …………………………………………………（554）

第一节 肝脏疾病 ………………………………………………………（554）

第二节 胆道疾病 ………………………………………………………（556）

第三节 胰腺疾病 ………………………………………………………（564）

第二十三章 脊柱、脊髓疾病CT诊断 …………………………………………（568）

第一节 椎管狭窄 ………………………………………………………（568）

第二节 椎间盘病变 ……………………………………………………（571）

第三节 颈椎病 …………………………………………………………（573）

第四节 脊柱创伤 ………………………………………………………（574）

第五节 椎管内肿瘤 ……………………………………………………（577）

第六节 脊柱结核 ………………………………………………………（584）

第七节 蛛网膜炎 ………………………………………………………（585）

第八节 脊柱闭合不全 …………………………………………………（586）

第二十四章　纵隔疾病 MRI 诊断 ………………………………………………（588）

第二十五章　胸部疾病 MRI 诊断 ………………………………………………（596）

第一节　肺部肿瘤 ………………………………………………………………（596）

第二节　心脏与大血管 …………………………………………………………（603）

第三节　乳腺疾病 ………………………………………………………………（615）

第二十六章　腹部疾病 MRI 诊断 ………………………………………………（618）

第一节　肝脏弥漫性病变 ………………………………………………………（618）

第二节　胆道炎症 ………………………………………………………………（629）

第三节　胰腺炎 …………………………………………………………………（635）

参考文献 ……………………………………………………………………………（645）

第一篇　影像学诊断篇

第一章　呼吸系统影像学诊断

第一节　支气管疾病

一、先天性支气管囊肿

先天性支气管囊肿是支气管肺组织局限性发育异常所致,多为单发,亦可多发;可单房和多房;多为单纯含液,也可单纯含气或为气液囊肿。临床上多无症状。如囊肿与支气管相通,则可合并感染,出现发热、咳嗽、咳痰、胸痛或咯血等症状。

1.X 线(图 1-1-1)

(1)单发性支气管囊肿

1)含液囊肿呈肿块或结节影。

2)含气囊肿为薄壁空腔影,含液气囊肿有液平。

3)合并感染时周围有片状阴影,囊内液体增多。

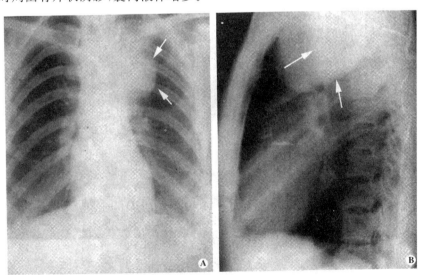

图 1-1-1　支气管囊肿

A.胸正位 X 线表现:左肺上叶尖后段纵隔旁高密度肿块;B.侧位片

（2）多发性肺囊肿

1）多数为含气囊肿，多发的环形透光阴影相互重叠形成蜂窝或粗网状阴影。

2）合并感染时有液平，液体少时表现为囊肿下壁增厚。

2.CT（图 1-1-2）

（1）囊肿多位于气管旁、隆突附近、肺门、食管旁或肺内，病灶直径 2～10cm 不等，囊壁厚 1～5mm。

（2）含液囊肿多呈单个圆形、卵圆形块影，密度均匀一致，CT 值接近于水，边缘光滑。

（3）位于气管旁或隆突附近的囊肿多单发含液，不与支气管相通；位于肺门或肺内的病灶可与支气管相通而含气或含气液平。

（4）多囊性病变表现为环状、蜂窝状病灶或有液平，甚至出现高低不一多个液平。

（5）继发感染后可见囊肿周围出现渗出性病变，边缘模糊，囊壁增厚，囊肿内见气液平。

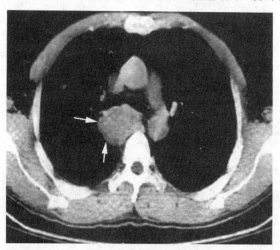

图 1-1-2　支气管囊肿

CT 平扫示右中后纵隔边界清楚的中等密度圆形肿块

3.MRI（图 1-1-3、4）

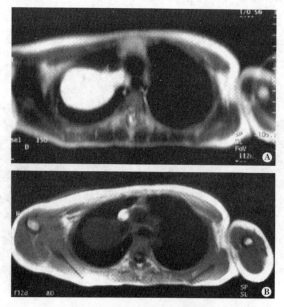

图 1-1-3　右上肺支气管囊肿

MRI 示右肺尖及纵隔旁多个囊性的类圆形病灶，壁薄，信号均匀，T₂WIA.呈明亮高信号，T₁WI；B.呈液性低信号

（1）MRI 对支气管囊肿的诊断能力与 CT 相仿。

（2）囊液在 T_1WI 上呈低信号，在 T_2WI 上呈高信号。

（3）若囊肿内有出血改变，则在 T_1WI 和 T_2WI 上均呈高信号。

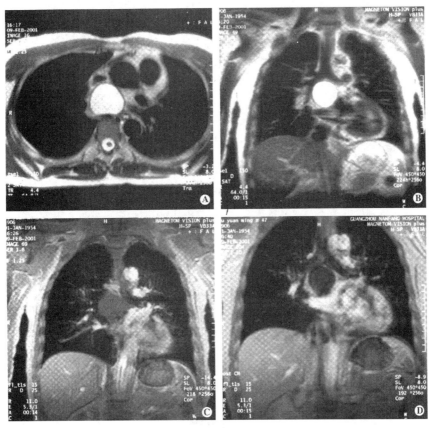

图 1-1-4　纵隔内支气管囊肿

MRI 示纵隔内气管隆突下囊性病变，平扫横断位（A）、冠状位（B）T_2WI 示明亮高信号，壁薄；冠状位（C）T_1WI 呈均匀低信号；增强扫描（D）无强化

4.诊断、鉴别诊断及比较影像学　支气管囊肿主要应与肺脓肿及后天性肺气囊肿相鉴别。鉴别要点是肺脓肿其壁较肺囊肿显著厚，急性肺脓肿治疗后可完全吸收。后天性肺气囊肿一般指金黄色葡萄球菌肺炎治愈后遗留肺气囊及肺气肿所致的肺大疱，壁很薄，常无液平，仅表现为含气之囊腔。

二、支气管扩张

支气管树内腔的异常增宽称为支气管扩张。可以是先天性的，如见于先天性囊状支气管扩张、IgA 缺乏、原发性低丙种球蛋白血症等；也可以是后天性的，如感染、支气管阻塞及中叶综合征等所致，其中以感染和阻塞为最常见病因。临床上以咳嗽、咳痰、咯血为三大主要症状。

病理上分为四型：①柱状扩张。②囊状扩张。③静脉曲张型扩张。④混合性扩张。

1.X 线（图 1-1-5～1-1-7）

（1）肺纹理增粗、模糊、集拢和排列紊乱，可见"双轨征"或蜂窝状阴影。

（2）肺不张和支气管扩张并存。多见于中叶，正位或前弓位呈狭条三角形阴影，侧位尖端连于肺门。

（3）继发感染时可见斑片状或大片状实变阴影，边缘模糊，囊状阴影内可见液平。

（4）10%胸片无异常，需经支气管造影或 CT 检查发现。

（5）支气管造影可以确诊支气管扩张的存在，并显示其大体病理类型和分布范围。

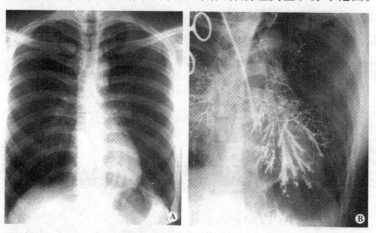

图 1-1-5　支气管扩张（柱状）

胸部正位（A）示左下肺纹理增粗，呈杵状及双轨状。支气管造影片（B）右前斜位示左下叶支气管呈柱状增粗、聚拢，边缘毛糙

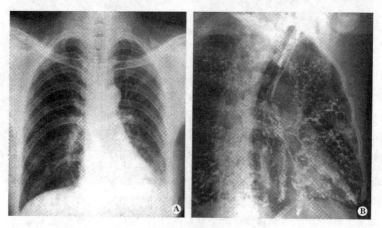

图 1-1-6　支气管扩张（曲张型）

胸部正位（A）示左下肺纹理增粗、紊乱，并见网状阴影。支气管造影片（B）右前斜位示左下叶支气管呈粗细不均、静脉曲张样柱状增粗，聚拢，边缘毛糙

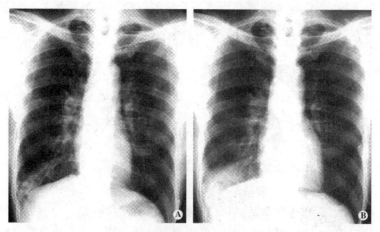

图 1-1-7　支气管扩张（囊状）伴继发感染

胸部正位（A）示右下肺纹理增粗、肋膈角区蜂窝状阴影，提示囊状支气管扩张。右下肺肋膈角区大片实变阴影，提示继发感染（B）

2.CT(图 1-1-8、9)

(1)柱状支气管扩张,当支气管呈水平方向走行时,可见圆柱状或管状改变;呈垂直或斜行走行时则主要根据其直径与伴行动脉的差别而定。

(2)曲张型支气管扩张与柱状相似,唯一区别在于前者有支气管壁的改变,可呈蚓状迂曲,支气管壁不规则,可以较为毛糙。

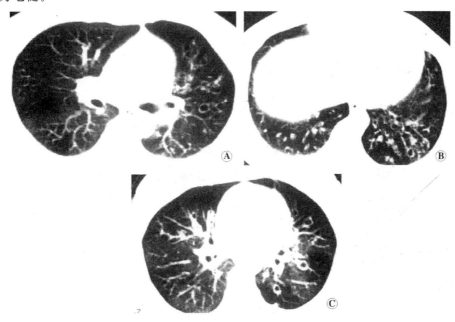

图 1-1-8 左肺下叶支气管扩张

CT 肺窗像示左肺下叶多发大小不等的囊状病变影,有的可见液气平面。A、B、C 为不同层面所见

(3)囊状支气管扩张,若支气管呈水平走行,CT 上可呈串珠状;若垂直或斜行走行,则为囊状。多个相邻扩张的支气管构成蜂窝状改变。

(4)合并感染时邻近肺组织内可见片状模糊阴影,囊腔内可见气液平。

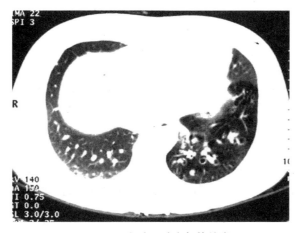

图 1-1-9 左肺下叶支气管扩张

CT 肺窗像示左肺下叶多发囊状影

3.MRI 在 MRI 上扩张的支气管与 CT 表现相仿,伴行动脉呈流空信号,需注意分辨。

4.诊断、鉴别诊断及比较影像学 囊状支气管扩张病例应与组织细胞病 X 囊状改变和特发性纤维化后期改变相鉴别。组织细胞病 X 囊状改变伴有结节状阴影,其囊壁较支气管壁厚。肺纤维化后期可呈蜂窝状,其病变广泛,但与支气管走行无关。

X 线平片对本病诊断有限度,需行支气管造影或 CT、MRI 检查确定诊断。支气管造影为有创伤检查,多在拟手术的病例应用。CT 和 MRI 可以直接显示支气管树,将所见支气管直径与伴行动脉相比较,便可确定支气管扩张的诊断。

三、气管、支气管异物

气管、支气管异物多见于儿童。常见的异物为植物性异物,如花生米、瓜子仁等,多发生于右侧支气管。主要病理改变为气道的机械性阻塞和炎症。较大的异物可引起阻塞性肺炎及肺不张,较小的异物引起呼气性活瓣性阻塞,发生阻塞性肺气肿。异物进入气管内引起刺激性呛咳、呼吸困难、青紫、气喘等。

1.X 线

(1)对不透 X 线的异物可显示其形态、大小和停留部位。

(2)对密度较低异物可通过高千伏正位、斜位摄片或断层显示气柱的不连续。

(3)纵隔摆动。

(4)阻塞性肺炎、阻塞性肺气肿和阻塞性肺不张。

2.CT(图 1-1-31)

(1)可显示高密度异物、X 线平片不能显示的密度较低异物。

(2)异物引起的继发性病变,如阻塞性肺炎、肺气肿和肺不张等。

(3)CT 仿真内镜及三维重建可更进一步明确显示异物的部位及大小。

3.诊断、鉴别诊断及比较影像学　根据异物吸入病史和典型的临床表现诊断不难。气管内金属异物有时需与食管异物区别,要点为气管异物位于气道的透明阴影内,而食管异物偏后。对于密度较低的异物,CT 优于 X 线。

(刘新田)

第二节　肺部炎症

一、大叶性肺炎

大叶性肺炎多发生于青壮年。病原菌多为肺炎链球菌。临床表现起病急,以突发高热寒战、胸痛、咳嗽、咳铁锈色痰为主。化验检查白细胞总数及中性粒细胞明显增高。病理改变分为四期:①充血期。②红色肝样变期。③灰色肝样变期。④消散期。病变晚期如吸收不良或迁延不愈,可发生机化性肺炎,甚至形成炎性假瘤。

1.X 线(图 1-2-1～3)

(1)充血期:X 线检查无异常或仅见病变区肺纹理增强、透光度减低或呈磨沙玻璃样。

(2)实变期:肺实变呈大叶性、大叶大部分或肺段的密度增高均匀一致阴影,有时在实变区内见含气支气管影像。不同部位大叶阴影形状不同。

(2)消散期:大叶阴影密度减低不均匀,呈散在斑片状阴影。

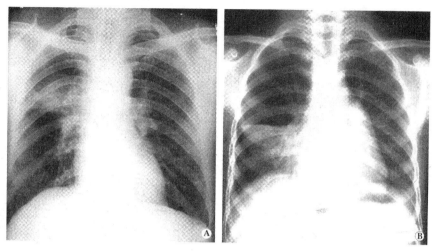

图 1-2-1　大叶性肺炎（实变早期，实变期）

胸部正位（A）示右肺上叶大片状模糊影，密度较淡，下界平直、清楚（实变早期）。右肺中叶大片实变阴影，上界平直、清楚（实变期）（B）

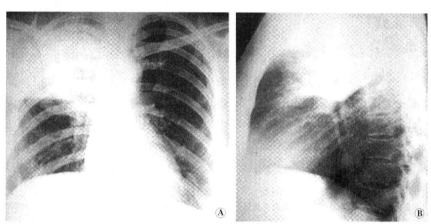

图 1-2-2　右肺上叶肺炎

胸片示右肺上叶大片状密度增高（实变期）。A.正位片；B.侧位片

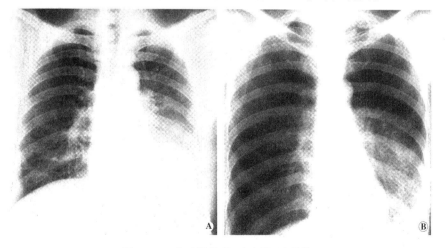

图 1-2-3　大叶性肺炎（实变期，消散期）

胸部正位（A）示右肺下叶大片状影，上界淡而模糊，下界浓密（实变期）。另一例右肺下叶实变影内出现斑状透明区（消散期）（B）

2.CT(图 1-2-4～5)

(1)斑片或大片状密度增高阴影,边缘模糊,形态与肺叶或肺段相同。

(2)病灶密度不均匀,其内可见含气支气管影。

(3)可伴发肺不张及胸膜炎,前者病灶内的含气支气管像将有肋于区别其他阻塞性肺不张,后者表现为少量渗出积液。

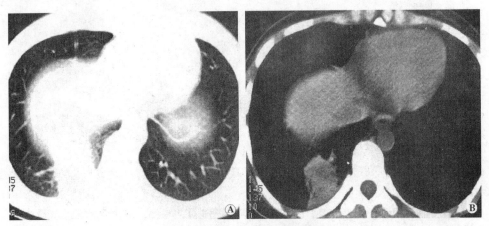

图 1-2-4　右肺下叶后基底段肺炎

CT 平扫肺窗(A)、纵隔窗(B)示右下叶后基底段片状密度增高影

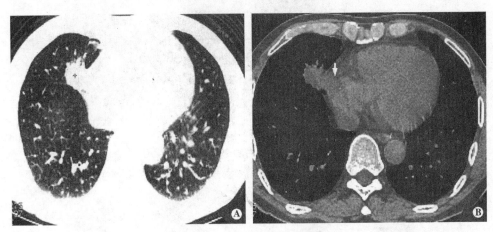

图 1-2-5　右肺中叶内侧段肺炎

CT 平扫肺窗(A)、纵隔窗(B)示右肺中叶内侧段斑片状密度增高影,病变与心包及纵隔胸膜粘连

3.MRI

(1)肺炎很少行 MRI 检查。

(2)肺炎病灶在 MRI 上呈中等偏高信号,较 CT 更不均匀,边缘不清,呈斑片状。

(3)按肺叶和肺段分布的病灶,MRI 矢状面和冠状面能直接显示其形态,定位准确。

4.诊断、鉴别诊断及比较影像学　结合典型临床表现,大多数肺炎在 X 线胸片上即可确定诊断,但通常 X 线征象的出现较临床症状为晚。诊断困难时采用 CT 和 MRI。

大叶性肺炎实变期需与肺结核、中央型肺癌引起的肺不张及肺炎型肺癌鉴别。大叶性肺炎消散期应注意,与浸润型肺结核鉴别。

二、支气管肺炎

支气管肺炎多见于婴幼儿、老年人及极度衰弱的病人或为手术后并发症。临床以发热为主要症状,可有咳嗽、呼吸困难、发绀及胸痛。常见的致病菌为葡萄球菌、肺炎链球菌、病毒及真菌等。可引起阻塞性肺气肿或小叶肺不张。

1.X线(图1-2-6)

(1)肺纹理增强,边缘模糊。

(2)斑片状、结节状密度增高阴影,沿支气管分布。病灶多位于两肺下野内带,肺叶后部病变较前部多。

(3)阻塞性肺气肿表现:肺野透过度增高,胸廓扩大,肋间隙增宽及横膈低平。

(4)空洞及肺气囊:表现为薄壁圆形透光区,肺炎吸收后可短期内消失,也可残留数月。

(5)胸膜病变:表现为数量不等的胸膜腔积液征。

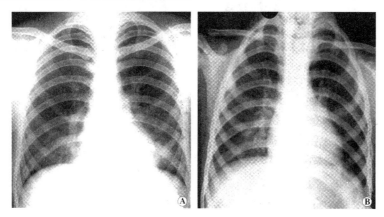

图1-2-6 支气管肺炎

胸部正位(A)示两下肺纹理增多而模糊,伴有小片状模糊影。另一例右下肺纹理增多而模糊,伴有小片状模糊影(B)

2.CT(图1-2-7、8)

(1)沿支气管分布的斑片状、结节状密度增高阴影。

(2)阻塞性肺气肿。

(3)空洞性病变。

(4)胸膜腔积液。

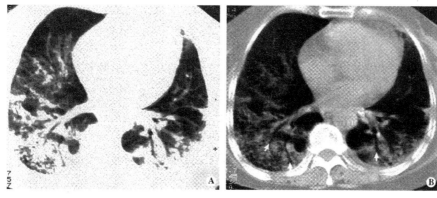

图1-2-7 支气管肺炎

CT肺窗像(A)见双下肺沿支气管走行片状密度增高影,纵隔窗像(B)见气道通畅

3.MRI　诊断作用与 CT 相当,通常极少应用。

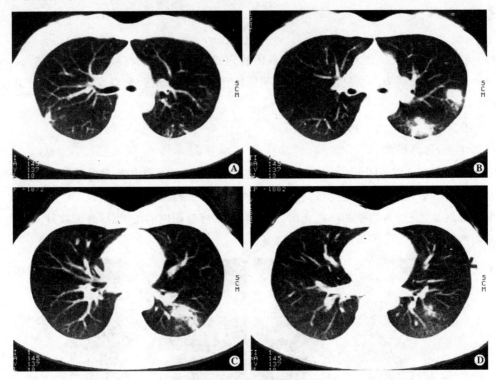

图 1-2-8　支气管肺炎

不同层面 CT 肺窗(A～D)显示双肺多发斑片状密度增高阴影

4.诊断、鉴别诊断及比较影像学　根据病史及 X 线表现诊断不难,但在极度衰弱的老年病人,机体反应力低,体温可不升高,白细胞总数也可不增多,应予以注意。

支气管肺炎主要依靠 X 线检查,CT 检查可用于判断病变内有无空洞及胸膜腔积液,是否合并肺脓肿以及脓胸。

三、间质性肺炎

间质性肺炎小儿较成人多见,病原菌可为细菌和病毒,常继发于流感、麻疹等免疫性传染病。病理为肺间质的浆液渗出及炎性细胞浸润。临床表现有发热、咳嗽、气急及发绀,症状明显而体征少。

1.X 线(图 1-2-9)

(1)病变广泛,常累及两肺门区及中、下肺野。

(2)肺纹理增粗、模糊并交织呈网状,可伴有小点状阴影。

(3)肺门轻度增大,密度增高,结构模糊。

(4)细小支气管阻塞可引起弥漫性肺气肿或肺不张表现。

(5)消散较肺实质性炎症慢,慢性病例可导致肺间质纤维化。

2.CT 和 MRI　此较少应用,可表现为肺纹理增粗及斑片样密度增高阴影,可发现肺不张及肺气肿病变。

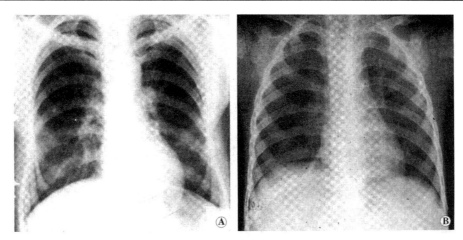

图 1-2-9　胸部正位

两肺中、下野纹理增多而模糊,伴有斑点状模糊影,两肺门影增大(A)。患儿麻疹后发热、咳嗽,胸片示右下肺纹理增多而模糊,伴斑点状模糊影,右肺门影增大(B)

3.诊断、鉴别诊断及比较影像学　间质性肺炎的诊断主要依靠 X 线平片,肺纹理增多,边缘模糊,网状及小点状阴影与肺气肿并存为其主要特点。间质性肺炎的 X 线表现与其他原因引起的肺间质性病变(如尘肺、组织细胞病 X、结节病等)相似,应注意鉴别。

四、肺脓肿

肺脓肿是由化脓性细菌引起的肺坏死性炎性疾病,病原体以金黄色葡萄菌和肺炎链球菌多见。分急、慢性两种,感染途径以吸入性最常见,其次为血源性和附近器官感染直接蔓延。多为单发,也可多发,右肺较左肺多见,上叶后段及下叶背段是好发部位。起病急剧,以高热、寒战、咳嗽及胸痛为主要症状,严重时出现全身中毒症状。慢性期呈慢性消耗状态,间歇发热及持续性咳嗽、咳痰,可出现杵状指。

1.X 线(图 1-2-10～12)

(1)急性肺脓肿

1)单发或多发性团块影,其中可见内壁较光滑的含液小空洞,空洞周边为边缘模糊的密度较均匀的炎性实变区。

2)病灶周围肺纹理增粗、模糊。

3)局部胸膜反应性增厚或胸膜腔积液。

(2)慢性肺脓肿

1)含有液平的较大空洞,内、外壁均较清楚。空洞周围炎性实变区变小,密度不均匀。

2)脓肿周围肺纹理粗乱,可有支气管扩张蜂窝状结构影。

3)明显的胸膜增厚、粘连或胸膜腔积液。病变穿破脏层胸膜可形成脓胸。

4)支气管造影可见脓肿周围扩张的支气管。少数病例对比剂进入空洞内。

2.CT 和 MRI(图 1-2-13、14)

(1)急性肺脓肿:吸入性多为单发大病灶,血源性多为两侧多发小病灶。

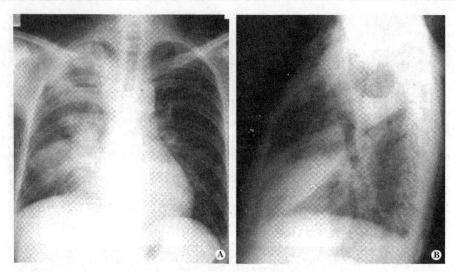

图 1-2-10　肺脓肿(急性)

胸部平片正位(A)、侧位(B)示右肺上、中叶大片状实变影,上叶实变影内有壁厚、边缘模糊的圆形透明区伴液平面

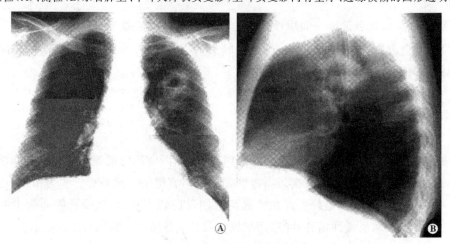

图 1-2-11　左肺上叶尖后段脓肿

X 线正位(A)、侧位(B)胸片示左肺上叶尖后段厚壁圆形空洞,边界模糊,其内可见气液平面

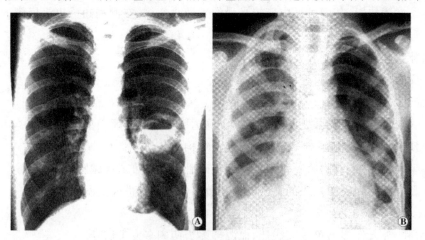

图 1-2-12　肺脓肿(慢性,血源性)

A.慢性肺脓肿,示左肺中野有一边缘清楚的圆形厚壁空洞,内有液平面。左膈肌天幕状粘连;B.血源性肺脓肿,示两肺多发空洞及斑、片状密影

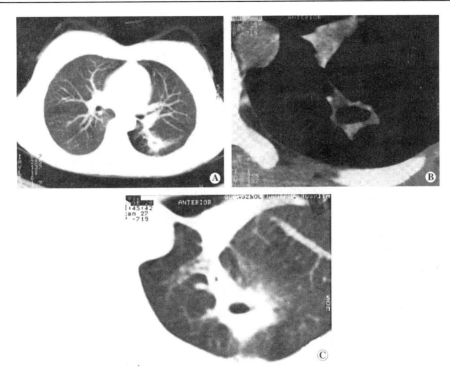

图 1-2-13　左肺下叶背段肺脓肿

CT 平扫(A)示左肺下叶背段片状炎症阴影中出现低密度空洞,薄层放大(B、C)示洞内壁光滑,有液平,周围纤维条索状病灶与胸壁相连

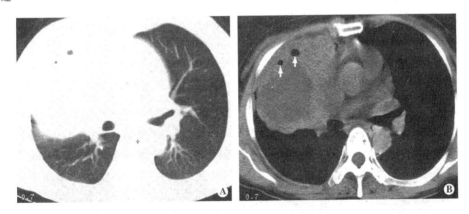

图 1-2-14　右肺中叶肺脓肿

CT 肺窗像(A)见右肺中叶大片状密度增高,其内可见 2 个小圆形含气腔,纵隔窗像(B)示中央脓液呈低密度,脓腔内可见圆形气体影

1)早期脓肿形成前,表现为斑片状或大片状阴影,CT 为均匀中等密度,MRI 上呈中等信号,信号略不均匀。

2)空洞:早期为小空洞,随后空洞增大,出现气液平,表现为内壁不规则的厚壁空洞,增强扫描洞壁有强化。

3)治疗及时,炎症逐渐吸收,空洞变小、消失而治愈,CT 上仅遗留少数条状阴影,MRI 上可无阳性发现。

(2)慢性肺脓肿

1)脓肿壁厚而较光滑,腔内可见气液平。血源性者,脓腔大小、形态不一。

2)边缘可见多量纤维增殖所致之条索状影。

3)病灶附近可见支气管扩张或播散性病灶。

4)可伴发脓胸或广泛胸膜增厚。

5)游离积脓平卧位表现为后壁弧形阴影,CT呈中等密度,MRI呈长T_1、长T_2信号。

6)包裹性积脓表现为紧贴胸壁之扁丘形病灶,内缘光滑,壁较薄;增强扫描可见壁强化。

3.诊断、鉴别诊断及比较影像学　肺脓肿的诊断一般不难。早期脓肿空洞未形成时,影像表现难与一般肺炎鉴别。空洞形成后应与结核性空洞、肺癌空洞并发感染以及单纯包裹性脓气胸鉴别。

五、肺结核

肺结核是一种由结核杆菌引起的肺部疾病。病理上由渗出、增殖、干酪样变、纤维化或钙化等不同病变组成,但以一种病理改变为主。分为原发型(Ⅰ)、血行播散型(Ⅱ)、浸润型(Ⅲ)、慢性纤维空洞型(Ⅳ)和胸膜炎型(Ⅴ)五种类型。依病程可分为进展期、好转期和稳定期三期。临床表现有全身发热(午后潮热)、盗汗、消瘦等结核中毒症状,呼吸道可出现咳嗽、气急、咯血和胸痛等症状和体征。痰中找到结核菌可确诊。

(一)X线

1.原发型肺结核(Ⅰ型)(图1-2-15、16)

(1)原发综合征

1)原发病灶:上肺下部或下肺上部的胸膜下圆形、类圆形密度较淡、边缘较模糊的阴影。

2)淋巴结炎:纵隔旁或肺门淋巴结呈肿块样增大,以右侧气管旁和右肺门淋巴结增大多见。

3)淋巴管炎:原发病灶与肺门淋巴结之间的索条状较高密度阴影。三者组合呈"哑铃"形。

(2)胸内淋巴结结核

1)原发病灶已被吸收或病灶过小不易显示。

2)气管旁或肺门淋巴结增大,以右侧气管旁淋巴结增大多见,一侧肺门增大较双侧增大常见。

3)增大的淋巴结边缘清楚者为肿瘤型,边缘模糊者为炎症型。多个淋巴结增大时,边缘可呈波浪状。

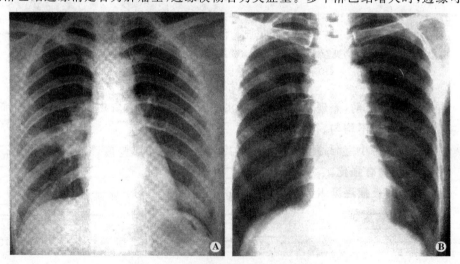

图1-2-15　原发型肺结核,原发综合征

胸部正位(A)示右肺中野片状模糊影及肺门淋巴结肿大。另一例示右上肺片状模糊影及肺门、纵隔淋巴结肿大,两者之间有条索状影相连(B)

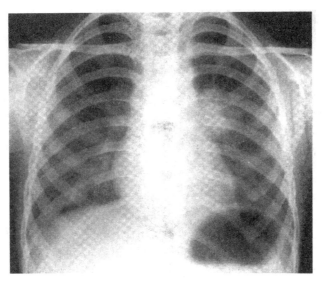

图 1-2-16　原发型肺结核,胸内淋巴结结核,胸部正位片示左肺门增大

1)增大的淋巴结压迫支气管可引起肺不张。

2)淋巴结结核可引起血行或支气管播散。

2.血行播散型肺结核(Ⅱ型)(图 1-2-17、18)

(1)急性粟粒型肺结核

1)粟粒样结节:两肺野均匀分布,密度相似,大小一致。

2)结节边缘较清楚,如结节为渗出性或结节融合时,边缘可模糊。

3)正常肺纹理被密集结节遮盖而不能显示。两肺可呈磨砂玻璃样改变。

4)可有肺门或纵隔淋巴结增大。

(2)亚急性或慢性血行播散型肺结核

病灶分布不均匀,主要分布于两肺上、中肺野,锁骨下区病灶较多;有时以一侧上、中肺野为主。

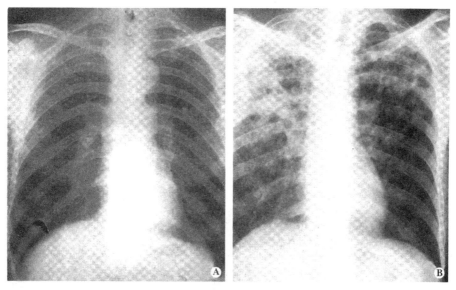

图 1-2-17　血行播散型肺结核

A.急性粟粒型肺结核示两肺有大小、密度相似,分布均匀的粟粒样影;B.慢性血行播散型肺结核示两肺斑、点状阴影,分布不均,中、上肺野多而融合,密度、形态不一致

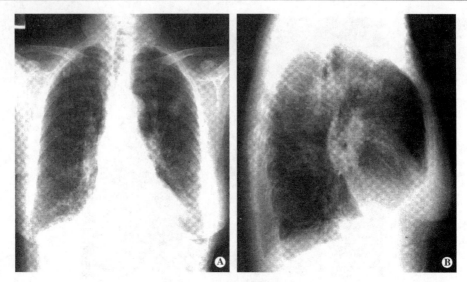

图 1-2-18　急性粟粒型肺结核

X线胸部正、右侧位(A、B)平片示双肺弥漫分布的结节影

1)病灶结节大小不一致,粟粒样结节、粗结节或腺泡样结节同时混合存在。

2)结节密度不均匀,肺尖、锁骨下区结节密度高,边缘清楚,可有部分纤维化或钙化;其下方可见增殖性病灶或斑片状渗出性病灶。

3)病变恶化时,结节融合扩大,溶解播散,形成空洞,发展成为慢性纤维空洞型肺结核。

3.浸润型肺结核(Ⅲ型)(图 1-2-19～21)

1)病变常位于一侧或双侧肺尖和锁骨下区,其次为下叶背段。

2)可为斑片状或大片状模糊阴影,亦可为斑片状模糊阴影伴少量边缘较清的增殖小结节,或增殖性小结节伴纤维索条状影和小钙化灶。

3)部分病例可见空洞形成,同侧或对侧肺野可见斑片状播散病灶。

4)部分病例可见结核瘤形成,结核瘤周围有"卫星病灶"。

5)部分干酪性坏死,称干酪性肺炎,肺叶、肺段实变影的密度高,内有虫蚀样空洞,同侧或对侧可有斑片状播散病灶。可有胸膜增厚或粘连。

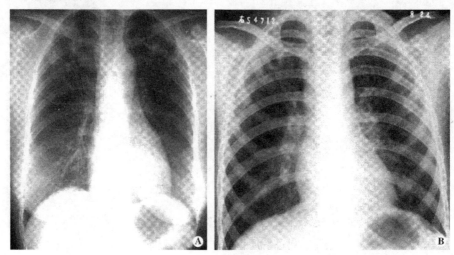

图 1-2-19　浸润型肺结核

X线胸部正位片见双上肺斑片状密度增高影(A);右上肺片状模糊阴影(B)

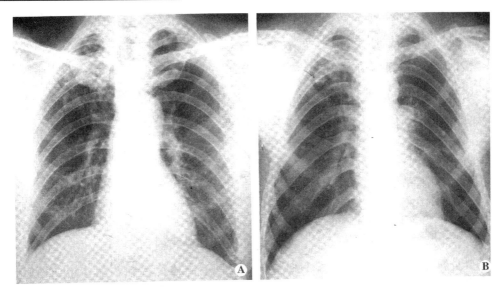

图 1-2-20　浸润型肺结核(小叶性病变,结核瘤)

A.小叶性病变,示右肺上野有边缘模糊斑、点状阴影及条索影;B.结核瘤示右上肺有球形阴影,内有颗粒样钙化,周围有斑、点状卫星病灶

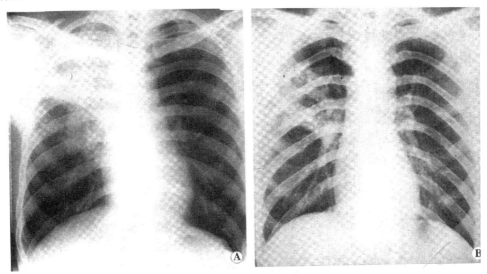

图 1-2-21　浸润型肺结核(干酪性肺炎)

A.右上肺实变,内有空洞,右中、下肺有斑片状播散病灶;B.另一例,右上肺实变,内有虫蚀样空洞,两下肺散在点状播散病灶

4.慢性纤维空洞型肺结核(Ⅳ型)(图 1-2-22)

(1)单侧或双侧锁骨下区有多个或单个纤维厚壁空洞,洞内缘光滑,一般无液平面。

(2)空洞的周围有较广泛的纤维索条状病灶,亦可伴有增殖性小结节病灶。

(3)同侧或对侧肺野可见斑片状或小结节状播散性病灶。

(4)病侧肺门上移,下肺纹理牵直呈"垂柳状";局部肋间隙变窄,气管向病侧移位。

(5)胸膜增厚、粘连。

(6)可伴肺气肿和肺源性心脏病。

5.胸膜炎型(Ⅴ型)(图 1-2-23)

(1)少量胸膜腔积液:肋膈角变钝或消失,透视下液体位置随改变体位或深呼吸而变化。

(2)中至大量胸膜腔积液:肺野呈大片致密阴影,其上部密度略淡,并见模糊的外高内低的弧线状上界边缘。肋间隙增宽,心脏向对侧移位,膈肌向下移位。

(3)叶间裂积液:积液位于叶间,为边缘清楚的梭形阴影,阴影两端有线条状胸膜影相连。

(4)包裹积液:积液局限于胸壁内,呈边缘清楚的圆形或半球形阴影突向肺野,宽底面与胸壁连接。

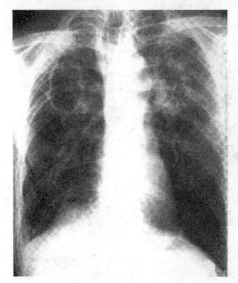 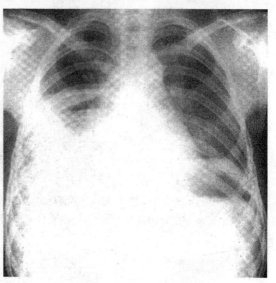

图 1-2-22　右肺慢性纤维空洞型肺结核　　　　图 1-2-23　结核性胸膜炎

X 线胸部正位片示右肺斑片状、条索状密度增高影　　X 线胸部正位片示右侧胸膜腔大量积液

(二)CT 和 MRI(图 1-2-24~29)

1.渗出性病变　肺内斑片状或小片状高密度影或中等信号影,边缘模糊,形态不规则。多见于两肺上叶。

2.增生及纤维性病变　此包括结节状增生及纤维条索状增生。前者 CT 和 MRI 表现为中等密度或中等信号圆形或类圆形病灶,边缘清楚。后者常为结节状增生病灶吸收好转后遗留改变,CT 呈中等偏高密度,MRI 多呈较低信号,形态不规则,粗细不均,多少不等,走向紊乱。

3.干酪性病灶　干酪性病灶呈斑片或大片状或以叶分布,CT 上一般呈中等密度,MRI 上呈高信号,周围常有稍高密度纤维组织围绕,MRI 上则呈较低信号。

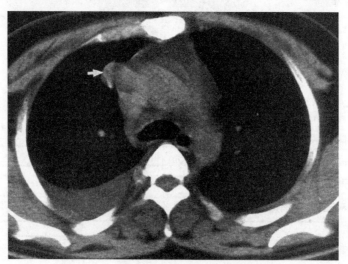

图 1-2-24　纵隔淋巴结结核并结核性胸膜炎

CT 平扫纵隔窗示右侧胸膜腔积液,纵隔内见肿大淋巴结影(↑)

4.结核性空洞 急性空洞为多发小空洞,慢性空洞可分为厚壁空洞、薄壁空洞、张力性空洞及慢性纤维空洞等,以薄壁空洞为多见,空洞内有时可见液平。

5.原发型肺结核 原发型肺结核常可见肺门、纵隔淋巴结肿大及引流淋巴管炎所致条索状影。

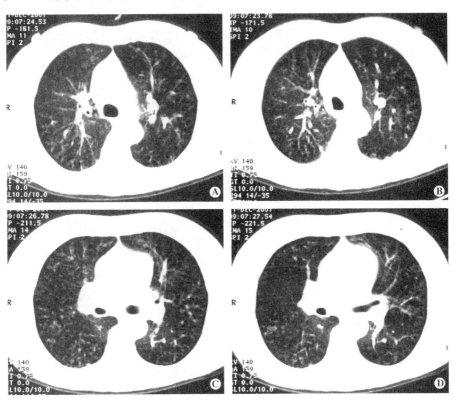

图 1-2-25 急性粟粒型肺结核

不同层面 CT 肺窗像(A-D)见双肺野满布大小均匀的粟粒结节状高密度影

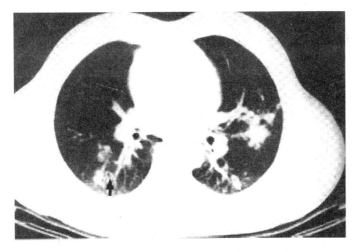

图 1-2-26 浸润型肺结核

CT 肺窗像见双肺下叶斑片状密度增高阴影,并可见小空洞形成

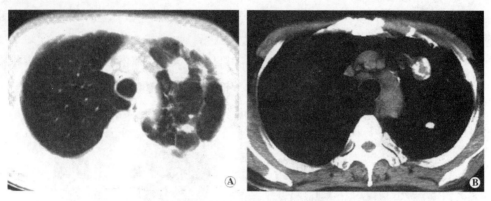

图 1-2-27　左肺上叶浸润型肺结核(稳定期)并结核瘤形成

　　CT 肺窗像(A)见左肺上叶纤维索条状及团块样密度增高影并肺大疱,纵隔窗像(B)见左肺上叶 2 个钙化性病灶,为结核瘤

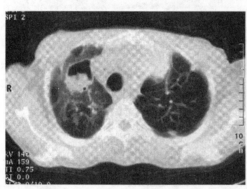

图 1-2-28　慢性纤维空洞型肺结核

CT 肺窗像示右肺上叶斑片状、索条状密度增高影,

并可见一薄壁偏心空洞,左上肺少量索条状影

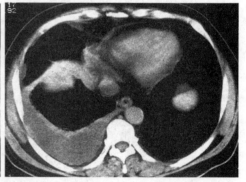

图 1-2-29　右侧结核性胸膜炎

CT 纵隔窗像见右侧胸膜腔积液

(三)诊断、鉴别诊断及比较影像学

　　一般肺结核根据临床表现、痰菌阳性及普通 X 线检查即能及时做出诊断。结核瘤表现不典型时需与肺癌鉴别;胸内淋巴结结核需与淋巴瘤鉴别。CT 能发现非常小的钙化点,较 X 线平片和 MRI 更有利于鉴别诊断。

六、原发性支气管肺癌

　　原发性支气管肺癌发生于主支气管至终末细支气管黏膜上皮、腺上皮及肺泡上皮。40 岁以上多见。病理学上可分为鳞癌、腺癌、小细胞癌、大细胞癌及细支气管肺泡癌。根据肺癌发生部位可分为中央型(包括中间型)、周围型及弥漫型。

(一)中央型肺癌

　　中央型肺癌发生于主、叶及段支气管。依据生长方式分为管内型、管壁型及管外型。管内型侵犯黏膜层及黏膜下层,瘤体呈息肉状或蕈状向腔内突出,以鳞状细胞癌多见。管壁型在管壁内浸润性生长,管壁增厚,管腔不同程度狭窄,多见于鳞状细胞癌及小细胞癌。管外型癌瘤穿透支气管壁外膜向肺内发展,并形成圆形或不规则形肿块,管腔狭窄较轻,多见于小细胞癌。

1.X线(图 1-2-30～32)

(1)肺门影增大、密度加深、结构不清,肺门区类圆形或不规则形肿块,常为原发癌灶和转移淋巴结增大复合影像。

(2)支气管造影或双倾斜断层示主、叶或段支气管壁增厚、变形,管腔呈锥状、杯口状或鼠尾状狭窄、阻塞和(或)腔内息肉、菜花状结节。

(3)病变部远侧相应肺内出现阻塞性肺气肿、肺不张或肺炎。

(4)胸膜腔积液,纵隔及肺门淋巴结肿大和骨质破坏等转移征象。

(5)膈肌麻痹出现矛盾运动和上腔静脉阻塞等压迫征象。

(6)有时出现杵状指、肺性肥大性骨关节病等肺外征象。

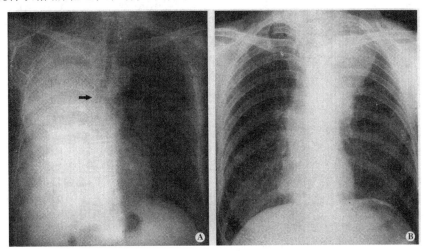

图 1-2-30　原发性支气管肺癌(中央型)

A.示右主支气管气影完全阻塞,梗阻端呈杯口状(癌块),右肺均匀致密,纵隔向右移位(肺不张);B.另一例,左肺门圆形肿块(癌块),肺门上移,左上肺均匀致密影,下缘清楚(肺不张)

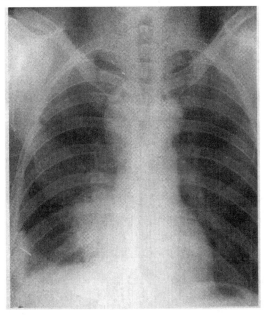

图 1-2-31　原发性支气管肺癌(中央型)

胸部正位示右肺门圆形肿块(癌块),肺门及水平叶间胸膜下移(肺不张),右纵隔淋巴结肿大(转移灶),右侧少量胸膜腔积液(胸膜转移)

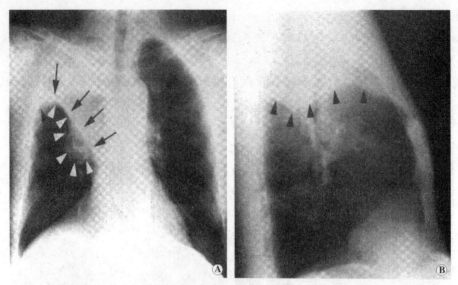

图 1-2-32 右肺中央型肺癌

胸部正位片(A)示右肺门肿块并右肺上叶不张;侧位层片(B)显示不张肺边界

2.CT(图 1-2-33～37)

(1)阻塞性改变:有阻塞性肺炎、肺不张、肺气肿及支气管扩张。

(2)支气管改变:支气管管腔狭窄或阻塞,支气管内软组织肿物,支气管管壁增厚及支气管周围肿块。

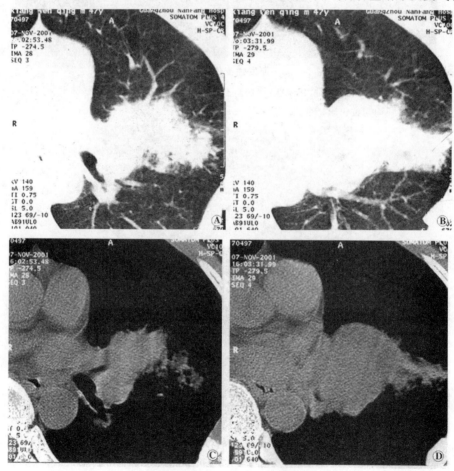

图 1-2-33 左肺中央型肺癌

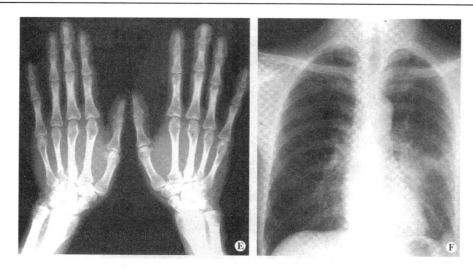

图 1-2-33　左肺中央型肺癌（续）

CT 肺窗像（A、B）和纵隔窗像（C、D）显示左肺门肿块及阻塞性肺炎；双手平片（E）显示杵状指；F 为该患者胸部正位片

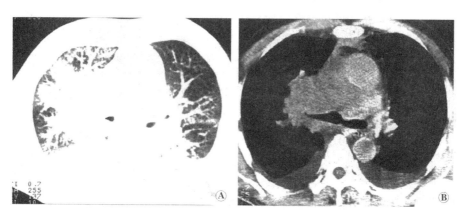

图 1-2-34　右肺中央型肺癌

CT 肺窗像（A）示右肺门增大，右肺野普遍密度增高；纵隔窗像（B）示右肺门肿块，右主支气管受压、闭塞，双侧胸膜腔少量积液

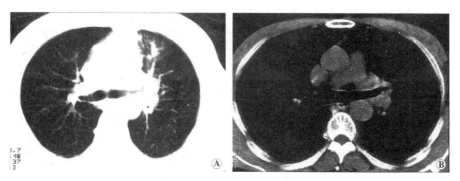

图 1-2-35　左肺中央型肺癌

CT 肺窗像（A）示左肺门增大、密度增高，左主支气管变窄及阻塞性肺炎；纵隔窗像（B）示左主支气管壁明显增厚，管腔狭窄

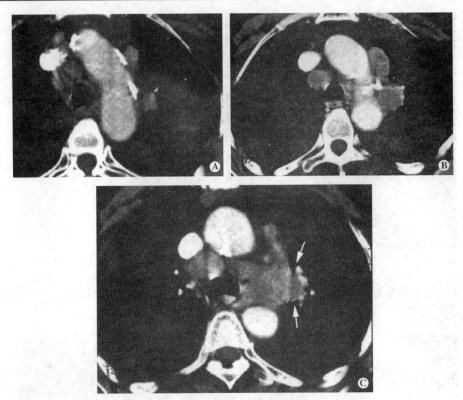

图 1-2-36　左肺中央型肺癌

CT 纵隔窗像不同层面(A、B、C)显示纵隔内转移性淋巴结肿大及左肺门上方肿块

(3)肺门及纵隔淋巴结增大,可为单发,亦可为多发,多数淋巴结融合,形成较大肿块。

(4)胸膜腔积液:多在肺癌同侧。

3.MRI

(1)肺门肿块是中央型肺癌的主要征象。

(2)能显示肿块与周围大血管的关系。

(3)其他征象与 CT 相似。

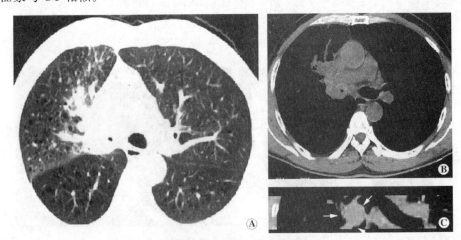

图 1-2-37　右肺中央型肺癌

CT 肺窗像(A)显示右肺门增大,密度增高,右主支气管极度狭窄;纵隔窗像(B)显示右肺门肿块;MPR 重建图像(C)显示右主支气管腔内肿块及狭窄

（二）周围型肺癌

周围型肺癌发生于肺段支气管和细支气管之间的小支气管,位于肺中间带及周边部,在肺内形成肿块,以腺癌及鳞状细胞癌多见。临床表现为咳嗽、咳痰、痰中带血,也可无任何临床症状。发生在肺尖部的肺上沟癌可有霍纳综合征,部分病例可伴有关节肿痛及内分泌紊乱症状。

1.X 线（图 1-2-38～40）

（1）单发性肿块阴影,大小不等,以 3～4cm 者多见。

（2）肿块影密度较高,多数比较均匀,部分呈结节堆集而浓淡不均。部分病例可有空洞,洞内壁不规则,有壁结节,很少有液平,以鳞状细胞癌多见。瘤内钙化少见。

（3）肿块边缘多数有分叶、毛刺或脐样切迹,也可边缘光滑。

（4）瘤体周边部可有斑片状阻塞性肺炎阴影。

（5）胸膜下肿块易引起胸膜增厚及胸膜凹陷,亦可有肋骨破坏。

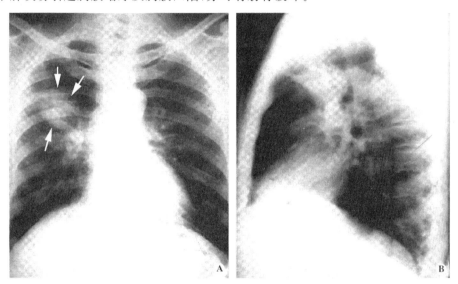

图 1-2-38 右肺上叶周围型肺癌

胸部 X 线平片见右肺上叶肿块,邻近胸膜受侵,右肺门淋巴结肿大。A.正位;B.侧位

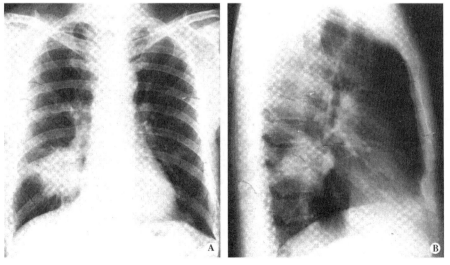

图 1-2-39 原发性支气管肺癌（周围型）

胸部正位（A）、侧位（B）示右肺下叶分叶状肿块,均匀致密,边缘有短毛刺(癌块),右肺门增大(淋巴结转移)

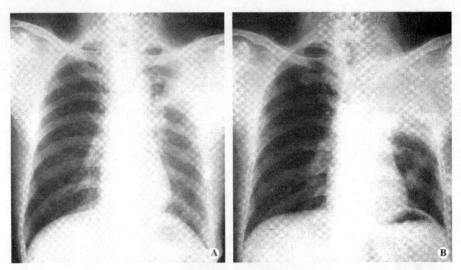

图 1-2-40   原发性支气管肺癌(周围型)

胸部正位(A)示左肺上叶分叶状肿块,均匀致密(癌块),邻近胸膜增厚(胸膜转移),左肺门增大(淋巴结转移)。141 天后,肿块增大与转移淋巴结融为一体,左侧第 2~3 肋骨破坏及胸膜受侵范围加大(B)

(6)胸内转移时可有胸膜腔积液,肺门及纵隔淋巴结增大。

(7)断层摄影能更清晰显示周边和瘤内结构。

2.CT(图 1-2-45)

(1)结节肺界面有毛刺征、放射冠及分叶征。

(2)结节内部征象:肺癌内部密度多不均匀;若中心坏死,可形成壁厚薄不均空洞;肺癌还可见到结节内的空泡征、支气管充气征;肺癌内钙化少见,约 2%~5%。

(3)胸膜及胸壁侵犯。较大肺癌可累及邻近胸膜至胸壁,在 CT 显示肿块与胸膜界面不清楚;有时可见肋骨破坏,胸膜面小结节。

(4)淋巴结及肺内转移征象:纵隔及肺门淋巴结肿大,两肺可见大小不同结节灶,两下肺较多见。

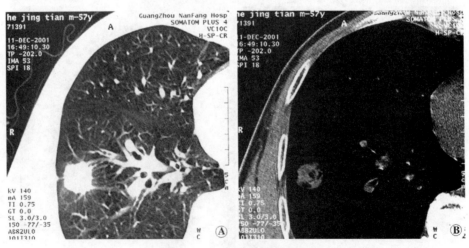

图 1-2-41   右肺周围型肺癌

CT 肺窗像(A)示肿块毛刺及胸膜凹陷征;纵隔窗像(B)示肿块内小空泡

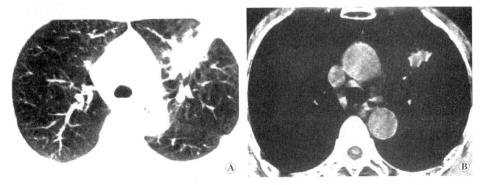

图 1-2-42　左肺上叶周围型肺癌

CT 肺窗像(A)示左肺上叶前段肿块,邻近胸膜受累;纵隔窗像(B)示肿块呈分叶状,内可见少量钙化

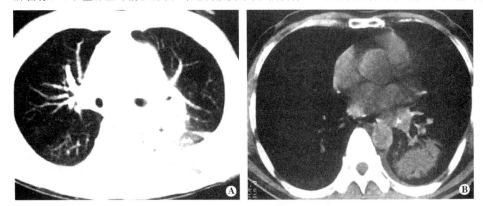

图 1-2-43　左肺下叶周围型肺癌

CT 肺窗像(A)示左肺下叶片状密度增高影;纵隔窗像(B)示肿块较实,邻近胸膜受侵增厚

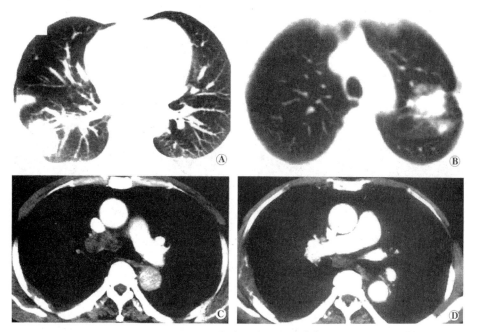

图 1-2-44　右肺下叶周围型肺癌

CT 肺窗像(A)示右肺下叶椭圆形肿块,边界清楚,邻近胸膜受侵,活检为肺癌;另一层面肺窗像(B)示左肺上＋结核灶;增强扫描(C、D)显示纵隔淋巴结转移,右侧肋骨转移破坏

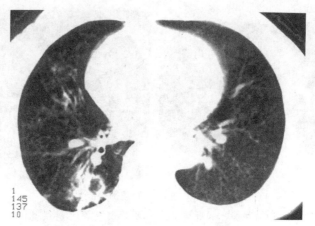

图 1-2-45   右肺下叶周围性肺癌

CT 肺窗像示右肺下叶肿块伴偏心空洞

3.MRI(图 1-2-46、47)

周围型肺癌主要表现为肺内孤立性结节或肿块,在 T_1WI 呈中等信号(与肌肉相仿),T_2WI 与质子密度像均为高信号。显示肺内病变 MRI 不如 CT。

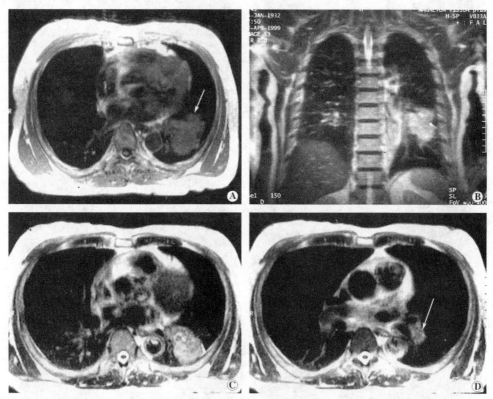

图 1-2-46   左肺下叶周围型肺癌

MRI 示左肺下叶不规则肿块,$T_1WI(A)$呈肌肉信号,$T_2WI(B、C、D)$呈不均匀的高信号,左肺门淋巴结转移(D)

(三)弥漫型肺癌

肺癌在肺内弥漫分布,一般为细支气管肺泡癌。它可能是原发病灶不明显,而主要表现为肿瘤沿着气道或淋巴管蔓延的肺癌,广泛累及肺实质、肺间质及胸膜等各种结构。

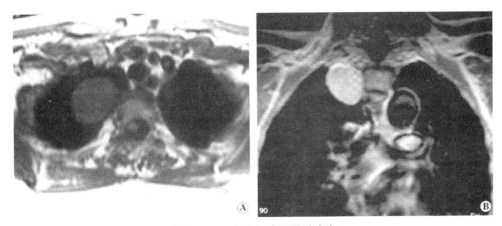

图 1-2-47　右肺上叶周围型肺癌

MRI 轴位 T_1WI(A)示右肺上叶尖段肿块,稍低信号,边界清楚;冠状位 T_2WI(B)示肿块呈高信号

1.X 线(图 1-2-48)　X 线表现多种多样,可为双肺广泛性网状阴影及粟粒或小结节状阴影,亦可为肺炎样及结节状阴影,常有肺门及纵隔淋巴结增大,同时有胸膜增厚或胸膜腔积液。

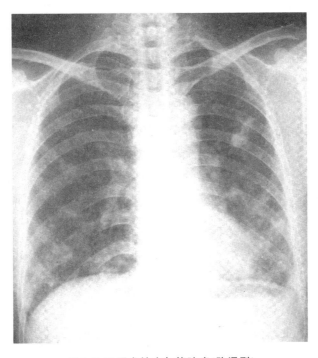

图 1-2-48 原发性支气管肺癌(弥漫型)

胸部正位示两肺弥漫分布大小不等结节状阴影,以两肺中、下野较多,部分阴影边缘模糊。病理证实为肺泡癌

2.CT(图 1-2-49、50)　CT 表现为肺纹理粗、紊乱,呈网状,大小不等多发性结节及片状阴影,肺门及纵隔多处淋巴结增大,不易与肺转移瘤区别。

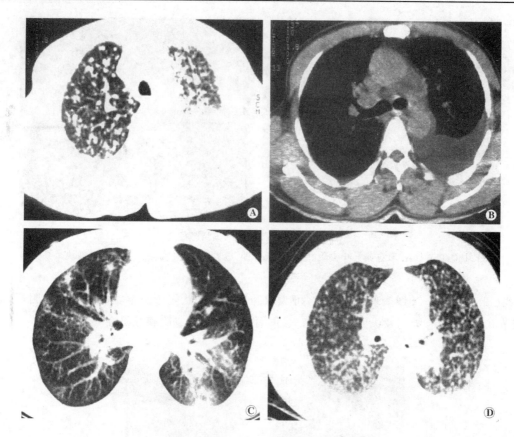

图 1-2-49　肺泡癌

A、B 为同一病例,CT 肺窗像(A)示双肺弥漫分布结节影,左侧肺野变小;纵隔窗像(B)示淋巴结肿大及左侧胸膜腔积液。C 为另一病例,肺窗像示两肺肺外缘小片状影。D 为又一病例,肺窗像示两肺弥漫分布结节影

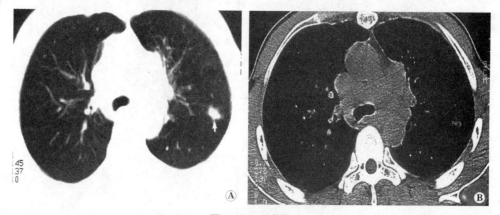

图 1-2-50　肺癌

CT 肺窗像(A)示左肺上叶结节病灶,纵隔影增宽;纵隔窗像(B)示纵隔内充满肿大融合的淋巴结

(四)早期肺癌

早期肺癌一般认为是肿块直径≤2cm、无胸膜浸润及淋巴结转移的周围型肺癌;或者局限于支气管腔内或在肺段、肺叶支气管壁内,无淋巴结和其他转移的中央型肺癌。

1.X 线(图 1-2-51)

(1)中央型:胸片上可无异常表现。也可表现为肺段或肺叶性阴影,经抗炎治疗阴影消失,但不久又重新出现。需做断层或支气管造影明确病变。

(2)周围型:①结节型:是最常见的类型,约占80%,为2cm以下结节状阴影。大多数边缘有毛刺、分叶或脐凹。少数边缘光滑,密度不均,可有小泡征。位于胸膜下者可有胸膜凹陷征及尾巴征。②浸润型:较多见,约占17%,为2cm以下斑片状阴影,边缘模糊,类似肺炎样表现。③空洞型:较少见,为厚壁或厚薄不均的小空洞,壁外缘较清,内缘不整齐。

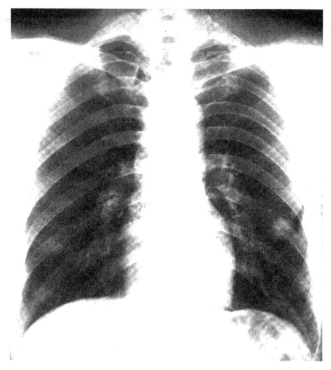

图 1-2-51   原发性支气管肺癌(早期)

胸部正位示左肺下野有一直径2.0cm的圆形肿块,密度不均匀,其内可见斑点状透明区(空泡征)

2.CT 和 MRI

(1)可发现胸片上不能见到的阻塞性肺炎及肺段支气管狭窄或阻塞。

(2)等于或小于2cm结节阴影,边缘呈分叶状多见,约占71%～83%。结节边缘可有棘状突起及长短不一的毛刺结构。多数密度较均匀,少数有小圆形低密度区或钙化。胸膜凹陷及尾巴征出现率约23%。

(五)诊断、鉴别诊断及比较影像学

绝大多数肺癌表现典型,根据临床表现,综合X线平片、CT和MRI所见常可明确诊断。对于一些表现特殊的病例,有时诊断困难,需要结合临床其他检查资料如纤维支气管镜检和活检,以获得诊断依据。早期肺癌需与肺内孤立病灶鉴别,肺癌合并空洞时需与结核空洞、肺脓肿及肺曲霉菌病鉴别。诊断肺癌主要靠X线和CT。

七、肺转移瘤

肺部是转移瘤最多发的部位。仕何恶性肿瘤均可转移到肺,最常见的是肾癌、骨肉瘤和绒毛膜上皮癌等。

转移途径主要有血行和淋巴道转移两种,以血行转移最多见。血行转移灶多出现于肺组织边缘的肺血管末梢部位,肺纹理远端。肺淋巴道转移的方式有两种:一是先有肺内血行转移灶,经肺淋巴管引流到肺门淋巴结;二是先转移到纵隔淋巴结,以后逆行到肺门淋巴结,再发展到肺内淋巴管。

　　肺与纵隔淋巴结转移后,可因淋巴回流障碍引起胸膜腔积液,此时多为浆液性渗出,如发生胸膜转移,则积液多为血性,且在胸膜上出现实质性的转移结节。

　　1.X 线(图 1-2-52～53)

　　(1)血行性转移

　　1)两肺散在多发性小结节或球形阴影,以中、下肺野多见;边缘较清,密度中等。多见于肝癌、甲状腺癌、绒毛膜癌及胰腺癌等转移。

　　2)也可呈单发或多发较大球形阴影。常见于骨肉瘤、肾癌、精原细胞瘤、结肠癌等转移。

　　(2)淋巴道转移

　　1)两中、下肺野多发小结节、粟粒状阴影。多见于乳腺癌、肺癌及胃癌转移。

　　2)可见克氏 B 线。

　　(3)直接蔓延

　　1)表现为原发病灶附近出现结节或肿块,见于纵隔、胸膜或胸壁软组织恶性肿瘤。

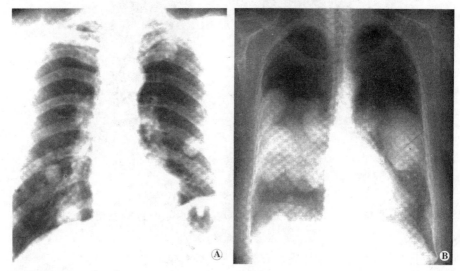

图 1-2-52　肺转移癌

A.胸部正位片示双肺多发、大小不等的球形肿块影,左侧胸膜增厚、粘连;B.肝癌肺转移

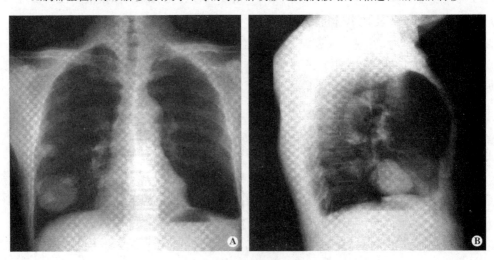

图 1-2-53　乳腺癌肺转移

X 线胸部正、侧位(A、B)平片示右下肺大小不等的两个类圆形高密度病灶

2)恶性胸腺瘤可沿纵隔胸膜蔓延形成单发或多发性肿块。

2.CT 和 MRI(图 1-2-54)

(1)血行转移

1)多发或单发结节,多为球形高密度实性病灶,边缘比较清楚。

2)可见单发或多发空洞,空洞壁较厚,但不均匀。有些空洞壁较薄,空洞外面比较光滑清楚,呈圆形或不规则形,但常与肺内球形病灶同时存在。

(2)淋巴性转移

1)血管束结节状增厚,小叶间隔增厚呈线形或网状。

2)可见 3～10mm 多发结节影。单纯孤立结节少见。可伴有胸膜腔积液。

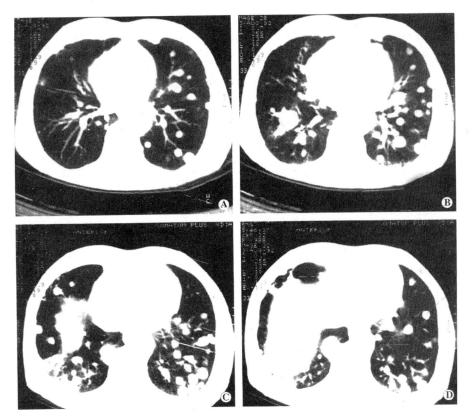

图 1-2-54　肺转移瘤

CT 不同层面肺窗像(A～D)见双肺内弥漫分布大小不等的圆形高密度病灶,边界清楚,无分叶和毛刺

3.诊断、鉴别诊断及比较影像学

结合原发恶性肿瘤病史,对多发病灶的血行转移瘤和表现典型的淋巴结转移诊断不难。对无原发灶的肺内单发血行转移灶诊断较困难,需与肺原发良性或恶性肿瘤鉴别。

八、肺错构瘤

肺错构瘤由内胚层和中胚层发育异常而形成,约占肺肿瘤的 3％～5％;发病年龄与肺癌相似,男多于女;发生于主支气管、叶支气管及段支气管内者称中央型,发生于肺段以下支气管及肺内者称周围型。

病理成分为软骨平滑肌、脂肪和纤维组织,有包膜,并分为软骨型和纤维型。

临床症状和发生部位有关。中央型者可有咳嗽、发热、肺部感染或肺不张症状;周围型者常无任何症状,多为体检时发现。

1.X 线

(1)中央型者可为叶、段的肺炎症表现或肺不张。

(2)断层片见支气管腔内半圆形肿块影,边缘光滑,部分肿块与支气管壁相连,管壁不增厚。

(3)周围型者见肺内单发性球形病灶,直径 2～3cm 者多见,边缘清楚、光滑,较大者边缘可呈波浪状。

(4)纤维型者密度较均匀,软骨型者瘤内可见特征性爆米花样钙化。

2.CT 和 MRI

(1)中央型者见主、叶支气管内软组织密度球形肿物,边缘光滑,远端肺内可呈高密度阻塞性肺炎或肺不张影。

(2)周围型错构瘤的密度特点对定性诊断有价值:局限性脂肪低密度区;散在高密度钙化;少数呈弥漫性钙化或钙化位于肿瘤周围部。

(3)纤维型错构瘤与周围型肺癌鉴别比较困难。

(4)MRI 上,若瘤内含有脂肪,则可出现结节内高信号影,对诊断有较大帮助。

3.诊断、鉴别诊断及比较影像学　肺内结节状病变中具有典型的钙化和脂肪组织时,诊断错构瘤不难。当表现缺乏特征性时,需与周围型肺癌、结核瘤和肺腺瘤等鉴别。

(张士波)

第二章　消化系统影像学诊断

第一节　急腹症

急腹症是一类以急性腹痛为突出表现的腹部疾病的总称,涉及到消化、泌尿、生殖及循环等系统的多种疾病。此外,其他系统或某些全身性疾病也可出现类似急腹症的影像学表现。因此,急腹症不仅是日常临床工作中的常见病,也是在诊断上较为繁杂疑难、内容较广泛的一组疾病。

一、检查技术

急腹症常用的影像检查技术包括 X 线检查、CT 检查、超声检查,而 MRI 检查的应用相对较少。了解急腹症的各种影像检查方法、应用范围、限度,有助于合理选用。

急腹症影像检查的目的在于明确疾病的有无、病变的部位、范围、性质及并发症等,以便为疾病诊断、治疗计划制定和疗效评估提供依据。

(一)X 线检查

X 线检查前一般不做胃肠道的清理准备,最好在胃肠减压、放置肛管、灌肠及给吗啡类药物治疗前进行,以保持腹部原有的病理生理状态。

1.透视及 X 线平片　为较常用的方法。

(1)透视:可观察膈肌运动和胃肠蠕动,通过压迫了解胃肠活动度,还可除外胸部疾病。常用于胃肠穿孔和肠梗阻诊断的筛选。

(2)X 线平片:常用摄影体位有仰卧前后位,仰卧水平侧位,侧卧水平正位,站立正、侧位和倒立正、侧位等。

仰卧前后位,不能显示腹腔内的气液平面,对腹腔内游离气体显示较差,但对腹部的其他病理情况均可显示,包括肠内积气、积气肠管在腹腔内的分布位置、实质脏器形态变化、软组织块影、腹水及腹壁改变等,因而是基本摄影体位。其他体位,由于重力关系,器官及腹内液体均下坠,致使近地侧的投影有一定重叠,而腹内游离气体及含气较多的肠襻则上浮,因而显示在照片的上方。

上腹部病变,如膈下脓肿、肝脓肿等,多采用仰卧前后位和仰卧水平侧位或站立正、侧位,以便对脓腔进行三维空间定位。胃肠道穿孔、梗阻、外伤、腹腔和腹内脏器感染,则用仰卧前后位和侧卧水平正位,以便了解腹内气体及液体的游动情况。先天性直肠肛门闭锁,则多用倒立侧位检查。

2.造影检查　钡剂或空气灌肠检查主要用于回盲肠部肠套叠、乙状结肠扭转、结肠癌所致梗阻及先天性肠旋转不良等。对肠套叠和乙状结肠扭转,部分病例还可行灌肠整复。钡餐主要用于检查先天性幽门肥厚、十二指肠梗阻等。口服胃影葡胺可用于胃肠道穿孔及肠梗阻等检查。对急性消化道大出血,需行选择性或超选择性血管造影,在明确出血部位后,可滴注加压素或栓塞止血。

(二)CT检查

1.平扫　目前在急腹症影像检查中,CT扫描已成为腹部X线平片的重要补充手段,尤其是部分疾病如急性阑尾炎,腹部X线平片价值不大,而应首选CT扫描。而对于常见的肠梗阻、胃肠穿孔所致全腹膜炎等疾病,由于CT检查能提供更多的诊断信息,亦可做为首选检查方法。

CT扫描范围一般应上自横膈,下达盆腔,也可重点检查病变可能累及的解剖范围。为显示腹内游离气体所使用的窗技术,能将气体与脂肪区分开。

2.增强扫描　主要用于腹内脏器损伤、炎症及腹腔脓肿,也可用于了解肠梗阻血供障碍。除需静脉团注对比剂外,其扫描技术基本同于平扫,仅窗技术略有不同。个别情况按需要可行动态扫描,以观察不同时相病变的密度变化(对于不明原因的急腹症,推荐扫描门静脉期及延迟期,一般不选择动脉期),例如判断急性胰腺炎有无胰腺坏死。

(三)超声检查

取仰卧位,将探头置于腹部,作纵、横向扫查。由于急症就诊,事先未能饮食控制,肠道气体干扰有时非常严重,影响了对胆囊疾病、特别是胰腺疾病的清晰显示。因此在病情允许的情况下,患者应空腹并适当饮水后再行检查。对于急腹症患者的扫查不应局限于疼痛部位,应注意检查其他常见的容易发生急腹症的部位(如阑尾、盆腔)以及一般不进行常规检查的部位(如肠道等)。

(四)MRI检查

目前处于初步应用,不作介绍。

二、正常影像表现

(一)X线检查

1.X线平片　正常情况下,由于腹壁与腹内器官缺乏自然对比,因而腹部平片所显示的软组织层次较少,主要有:

(1)腹壁与盆壁:腹膜外(主要指腹膜后)间隙及器官周围的脂肪组织,于平片上显示为灰黑影。腹部前后位片上,在两侧胁腹壁内,可见腹膜外脂肪影,上起第10肋骨下端,向下延伸到髂凹而逐渐消失,称胁腹线。肾周脂肪线是肾周间隙的脂肪组织投影。

腰大肌、腰方肌位于腹后壁,闭孔内肌、提肛肌等处于盆腹膜外,由于肌鞘内脂肪的对比,摄影条件好的腹部前后位平片也可将它们的边缘显示出来。

正常腹部平片,还可显示腹部及盆腔的骨性支持结构及胸腹壁软组织。

(2)实质脏器:肝、脾、肾等呈中等密度,借助于器官周围或邻近脂肪组织和相邻充气胃肠的对比,在腹部平片上,可显示器官的轮廓、大小、形状及位置。正位像上部分患者可显示肝下缘,微向上突或较平直,肝下缘与肝外缘相交形成肝角,一般呈锐角。脾上极与左膈影融合而不显示,下极较圆钝。两肾沿腰大肌上部两侧排列。胰腺于平片上不易显示。子宫仅偶尔显影,位于膀胱上缘上穹,呈扁圆形软组织密度影。

(3)空腔脏器:胃肠道、胆囊、膀胱等脏器为中等密度,依腔内的内容物不同而有不同的X线表现。胃、十二指肠球部及结肠内可含气体,于腹部平片可显示部分内腔。小肠除婴幼儿可有积气外,一般充满食糜及消化液,与肠壁同属中等密度,因缺乏对比而不能显示。若胃内有较多固态食物,结肠或直肠内有较多粪便,由于它们周围有气体衬托,故可显示软组织密度斑片或团块影。结肠分布于腹部四周。膀胱和胆囊周围有少量脂肪,偶尔也可显示部分边缘。

2.造影检查　造影检查的正常表现。

(二)CT 和超声检查

CT 平扫可以观察肝脏、脾、肾脏、胰腺、盆腔和腹膜后间隙等解剖结构的密度和形态。对胃肠道可以观察其位置、大小、形态和密度。正常腹腔内无积气、积液表现。增强 CT 显示胃肠道系膜血管和胃肠道管壁发生强化。

三、基本病变表现

(一)X 线检查

1.X 线平片　急腹症时,腹部的各主要解剖结构可因病理改变而发生密度或形态的变化,从而形成不同的异常表现,现分述如下。

(1)腹腔积气:某种病因导致腹膜腔内积气且随体位改变而游动,该气体则称游离气腹。立位投照,气体可上浮到横膈与肝或胃之间,显示为透亮的新月形气体影。侧卧水平位投照,气体则浮游到靠上方侧腹壁与腹内脏器外壁之间。仰卧前后位时,气体浮聚于腹腔前方,可使居前方的肝镰状韧带和脏器外壁得以显示。若腹腔内气体局限于某处,且不随体位改变而移动,则称之为局限性气腹。

腹腔内游离气体常见于胃肠穿孔、腹腔术后或合并感染。

此外,某些病理情况,在实质脏器内(如肝内脓肿)、血管内(如肠缺血性坏死的门静脉内积气)、胆管内(如胆肠瘘或吻合术后)以及胃肠壁内(如新生儿坏死性小肠结肠炎),均可有积气征象。

(2)腹腔积液:各种不同的病因如感染、外伤、肝硬化、肿瘤、低蛋白血症等均可导致腹腔积液,简称腹液。腹液在腹腔内坠积于低处。仰卧位时,以盆腔和上腹腔内的肝肾隐窝最低,其次为两侧结肠旁沟。大量腹液时,胀气的肠曲漂浮于腹中部。肠曲间也可有腹液,仰卧位片上,表现为肠间隙加宽,但改变为侧卧水平位投照时,因肠曲之间的腹液流向近地侧,其肠间隙将相对变窄,且近地侧腹部密度显著增高。不同体位投照所显示的肠间隙宽度的变化,可帮助判断有无腹液存在并大致估计其量的多少。

(3)实质脏器增大:如肝、脾、肾等增大,则在轮廓、形状等方面发生改变。同时也可能压迫、推移相邻脏器,尤其是含气的空腔脏器,致使显示出一定程度的受压移位征象。

(4)空腔脏器内积气、积液并管腔扩大:胃肠腔内积气、积液和管腔扩大表现最常见于梗阻性病变,也见于炎症和外伤。十二指肠降段梗阻,其近侧的胃和十二指肠球部胀气扩大,在立位或侧卧水平位投照,可表现出"双泡征"。小肠和结肠充气扩大,在气体衬托下,可通过观察肠黏膜皱襞的形态而将它们区分。同时也可观察肠曲位置、排列形式、活动度以及肠黏膜皱襞增粗、肠壁增厚等改变,进而分析梗阻的平面及类型。

正常时,空肠居左上腹,回肠居右下腹及盆腔。小肠及其系膜扭转,如扭转度为 180°的奇数倍(如 180°540°)时,则可出现易位情况,即空肠位于右下腹,回肠位于左上腹。回、盲肠套叠,回肠套入较深时,对小肠系膜的牵引较明显,也可造成右下腹空虚,并使套叠近侧小肠移向右下腹。

肠曲排列形式及活动度的变化,对诊断有一定的意义。小肠系膜扭转,胀气的肠曲常因系膜紧缩、牵引,而出现向周围伸展及活动度受限,即有向心性集中和对称性排列的倾向。粘连性肠梗阻常有肠曲活动度减少,甚至固定。

肠黏膜皱襞和肠壁增厚常发生于肠壁的循环障碍,如绞窄性肠梗阻、肠系膜血管血栓形成,亦常见于肠炎特别是坏死性肠炎以及肠壁损伤等。腹腔感染,因肠外炎性物附着,也可使肠壁增厚。

(5)腹内肿块影:肿块在相邻充气肠曲对比下可显示为均匀的软组织块影,有较清晰的边界。假性肿块又称"假肿瘤"征,是两端闭锁的绞窄肠段,即闭袢内充满大量液体的表现。其密度较高,致使仰卧正位片上,呈肿块影像,而侧卧水平位照片上则在该块影的上部显示一短小的液面,可与真正的实体性肿块区别。

(6)腹内高密度影:主要为阳性结石、钙斑和异物。阳性结石包括泌尿系结石、阑尾粪石和部分胆系胆石。阑尾粪石常呈分层同心环状,居右下腹。钙斑包括胎粪性腹膜炎、扭转的卵巢畸胎瘤等。前者常并有粘连性肠梗阻。

(7)腹壁异常:包括腹脂线异常、腹壁软组织肿胀、组织间积气和腹壁肌张力异常等。

炎症或外伤使脂肪组织发生充血、水肿、坏死和出血等,致使腹脂线增宽,透明度下降甚至消失。可发生于腹膜后间隙病变或与腹脂线相邻的腹腔内病变。

炎症、外伤还可使腹壁软组织增厚,密度增加和向外突出。腹壁软组织内还可显示组织间积气,气体可来源于腹膜后或间位空腔脏器向腹膜外破裂,另外也见于开放性腹壁损伤。

(8)下胸部异常:急腹症时,胸膜、肺底、膈肌和下胸壁软组织可发生改变。例如膈下脓肿,常有同侧胸腔积液、肺底炎症、膈肌上升及活动度减小和胸壁局部肿胀等。

2.造影检查   急腹症时造影检查,依检查方法和部位不同可有以下异常表现:

(1)钡剂、空气灌肠:应用于急腹症时可有以下表现:

1)急性肠套叠时:回结型和回盲结型套叠均可导致肠梗阻。钡剂或空气灌肠可显示套头梗阻端所形成的杯口状或半圆形充盈缺损;依 X 线投射方向与肠套叠软组织肿块长轴的关系是垂直或一致而显示不同形态充盈缺损。由于逆行灌注的钡剂或空气伸入到套鞘内,因而可显示弹簧状的套鞘征。

2)乙状结肠扭转时:钡剂或空气逆行灌注受阻于梗阻处,突然呈削尖样或鸟喙状狭窄甚至完全阻塞。

3)结肠癌所致结肠梗阻时:钡剂可于病变处显示不规则狭窄或环形狭窄,甚至完全阻塞。

(2)泌尿系造影:主要用于检查急性肾及膀胱外伤,可有以下表现:

1)肾破裂时:行静脉肾盂造影可显示肾盂、肾盏连续性受损,对比剂外溢,进入有撕裂伤的肾实质内或进入肾包膜下、肾周间隙内。

2)膀胱破裂时:行静脉肾盂造影,当对比剂充盈膀胱后,可能显示膀胱边缘模糊不清,甚至对比剂可进入腹腔内或盆外筋膜间隙内(因膀胱部分居腹腔内,部分居腹膜外间隙)。

(二)CT 检查

1.CT 平扫   由于 CT 对软组织密度的分辨力高于 X 线,使腹内脏器、肌肉、脂肪等组织清晰显影,对急腹症引起的异常密度变化,如脏器的水肿、脓肿、腹液、异常气体及液体的潴留、异常钙化及异物等均可确切显示。

(1)异常气体及液体潴留:在普通 X 线检查难以确认者,如急性胰腺炎的炎性渗出液或其他原因造成的积气、积液且所居位置较深在时,CT 检查可确切检出。

(2)异常钙化灶:CT 对钙化病灶的检出比 X 线平片敏感,如对腹内部分肿瘤的钙化及结石的检查,常可以明确显示。

(3)腹内脏器外伤:如肝脾破裂、肾包膜下出血以及其他脏器损伤,CT 检查可以直接显示破裂后的裂隙和损伤的范围,并可大致判断出血的时间及出血量。出血常因混有一定的胆汁(肝破裂)、胰液(胰腺破裂)或尿液(肾破裂),并且从出血到 CT 扫描时间的不同,致使损伤处及腹腔内、腹膜后间隙液体有不同的CT 值。

(4)腹内肿块:CT 检查可以明确肿块的有无、肿块的位置及其与周围脏器的关系,对肿块的鉴别诊断亦具有重要价值。

2.CT 增强扫描 急腹症一般不首选 CT 增强扫描,若疑为实质脏器外伤破裂或腹内肿块而平扫难以确定或疑为肠系膜血管病变时选用。

(1)实质脏器增强扫描:①可以更清楚显示脏器挫裂伤、实质血肿、包膜下出血,以及血液进入相邻间隙内等征象。②实质脏器肿瘤破入腹腔导致的大出血,以及脏器炎症、脓肿等病变的 CT 增强表现。

(2)肠管及肠系膜增强扫描的异常表现:可归纳为如下方面:①肠壁可异常增强、密度增高;②肠壁内积气;③肠系膜血管拉长、增粗、不正常走行、集中,血流灌注延迟,甚至闭塞;④门静脉内积气。

(3)腹部大血管增强扫描的异常表现:主要为腹主动脉瘤或夹层破裂。可显示腹主动脉瘤所致管径扩大,及可能出现的对比剂溢入大血管周围和腹膜后间隙。主动脉夹层破裂还可显示腹主动脉内有真腔、假腔。依腹主动脉病变破裂外溢血液的多少,侵犯范围的大小而产生不同程度的脏器(主要为肾、胰腺、十二指肠降部等腹膜后间隙脏器)推移表现。

(4)腹膜腔增强扫描的异常表现:当腹膜炎症及脓肿形成时,可以显示腹膜增厚,密度增高等改变。

(三)超声检查

超声检查对于胆囊炎、胆石症、急性胰腺炎、肠梗阻、外伤都有一定的价值,主要异常表现有:

1.异常气体与液体 游离气体存在时可见膈下、肝脾前方强回声,后方伴有声影。肠梗阻时肠腔扩大中的积液表现为液性暗区,胃肠道穿孔后内容物流入腹腔刺激腹膜也可见局部的腹液征象。

2.实质脏器外伤 肝脾破裂时显示外形膨隆,轮廓中断,新鲜出血为强回声、低回声或不均匀回声,包膜下血肿表现为混合性回声肿块,被压缩的脏器如肝、肾实质回声增强。

3.胆道和胰腺急性炎症与胆石症 超声检查简便、可靠。急性胆囊炎时胆囊壁增厚、模糊;胆囊内结石呈强光点、光斑或光团伴声影为其特征。急性胰腺炎时胰腺肿大、回声减低。

四、疾病诊断

急腹症中常见的有胃肠穿孔并全腹膜炎、腹腔脓肿、肠梗阻、腹部脏器损伤及腹主动脉瘤破裂等。本节将叙述肠梗阻、胃肠穿孔与腹部脏器损伤的影像学检查及表现,其余内容将在腹部有关章节中介绍。

(一)肠梗阻

肠梗阻是肠内容物运行障碍所致的急腹症,临床上常见。影像学检查的目的在于:明确有无肠梗阻;若有梗阻则应进一步明确梗阻的类型,并判断梗阻是完全性还是不完全性;此外,还需确定梗阻的位置并寻找梗阻的原因。

【临床与病理】

肠梗阻一般分为机械性、动力性和血运性三类。机械性肠梗阻分单纯性与绞窄性两类。前者只有肠管通过障碍,无血液循环障碍,后者同时有血液循环障碍。动力性肠梗阻分为麻痹性肠梗阻与痉挛性肠梗阻,肠管本身并无导致通过障碍的器质性病变。血运性肠梗阻见于肠系膜血管血栓形成或栓塞,有血循环障碍和肠肌运动功能失调。

【影像学表现】

不同类型肠梗阻有不同的影像学表现特点。

1.单纯性小肠梗阻 当梗阻发生后 3~6 小时,各种影像检查手段如立位或侧卧水平位 X 线平片、超声检查、CT 扫描均可显示出梗阻近端肠曲胀气扩大,肠内有高低不等的阶梯状气液面,肠壁与肠黏膜皱襞除非病程较长,一般无明显增厚。梗阻段远侧无气体或仅有少许气体。据胀气扩大肠曲的类型可估计梗阻的位置。高位梗阻时,梗阻近端肠管主要存留液体,气体多因呕吐而排出,此时上腹部仅可见少量含气扩张的小肠阴影,中下腹部则无任何肠腔显影,此种情况如患者临床症状明显应警惕为高位小肠梗阻的可能。低位小肠梗阻的特征是扩张肠腔及液面多,分布范围可占据整个腹部。

CT扫描可发现在扩张的近端肠管与塌陷或正常管径的远侧肠管之间的"移行段",其为判断梗阻部位和原因的重要依据。

不同的致病因素,尚可在影像学上有一定特征,如胆石性肠梗阻可能在梗阻处显示阳性结石,或显示因胆肠内瘘所致的肝内胆管积气;蛔虫堵塞所致的肠梗阻可在小肠内显示有大量成团、成束的蛔虫影像。

2.绞窄性小肠梗阻　由于绞窄性肠梗阻多为闭袢性肠梗阻,常见于扭转、内疝、套叠和粘连等,多有小肠系膜受累,肠曲活动被牵制,伸展受限,因而有肠曲向某一固定部位聚集的表现。肠壁循环障碍可导致肠壁增厚(后期可变薄),黏膜皱襞增粗,肠内积液和液面较高等改变。闭袢性肠梗阻,肠腔内充满液体,在腹平片上表现为软组织密度的肿块,称为"假肿瘤"征。如充气闭袢肠管呈"U"形,由于在形态上类似咖啡豆,则称"咖啡豆"征。绞窄性小肠梗阻后期,由于肠系膜的血管常发生狭窄或闭塞,从而易引起肠坏死,还可并发腹腔积液;由于合并动力性因素,结肠和直肠也可以充气。

不同病因所致绞窄性肠梗阻还各具一定影像表现特点。例如,小肠扭转、内疝及粘连时,常合并"假肿瘤"征或"咖啡豆"征;粘连性肠梗阻,比较其仰卧前后位和侧卧水平正位X线片,若充气积液的小肠曲排列变化小,表明肠曲排列不随体位改变而变化,提示肠曲活动性减低,部分病例可出现肠曲纠集征象和肠转角较急的表现;急性肠套叠可显示套叠部的种种表现,如超声和CT检查所显示的同心圆征或靶环征等。

CT扫描对判断肠管缺血程度有一定帮助,肠壁轻度增厚、靶征及肠系膜血管集中等征象反映肠管缺血属轻度或存在可复性;而CT平扫肠壁密度增加、积气以及肠系膜出血等征象则提示肠管缺血比较严重甚至已梗死,增强CT还可提供进一步的诊断信息。

3.结肠梗阻　大肠癌、乙状结肠扭转是大肠梗阻常见的病因。它们都可能产生闭袢性肠梗阻征象。前者因癌肿近侧结肠扩张、压力增大,将回盲瓣闭塞,导致肿瘤与回盲瓣双端闭锁,形成闭袢,使该段结肠内大量积液。后者为乙状结肠连同系膜扭转而导致该段肠曲双端闭锁,内含大量液体,形同马蹄状,其圆弧部向上,两肢向下并拢达左下腹梗阻点,这种特征性的表现可在立位X线平片时清晰显示;钡剂灌肠时,完全梗阻的患者表现为钡剂充盈乙状结肠下部,向上逐步变细,并指向一侧,呈鸟嘴状。梗阻近侧结肠胀气扩大并积液。胀气扩大的结肠可显示出结肠袋且整个结肠均位于腹部周围,借此可与小肠扩张区别。

4.麻痹性肠梗阻　麻痹性肠梗阻又称肠麻痹。全部肠管均处于麻痹扩张状态,无器质性狭窄。常见于急性腹膜炎、脓毒败血症、腹部术后、低血钾症、严重外伤或外伤性休克以及腹膜后间隙感染或血肿等。腹部X线平片及CT扫描表现包括:大小肠呈均等性扩张和积气,可有液面形成。除小肠结肠扩张外,有时胃也扩张。其中结肠扩张显著,通常以全结肠扩张充气为诊断本病的重要依据。结肠充气多分布在腹周结肠框内,立位多见于肝、脾曲结肠。如能将肝、脾下缘衬托出,即为肝、脾曲结肠充气的依据。卧位气体多见于横结肠及乙状结肠。麻痹性肠梗阻立位也可见到液平面,但一般少于机械性肠梗阻。多次检查肠管形态改变不明显是本症的又一重要征象。

【诊断与鉴别诊断】

用影像学方法评价临床拟诊肠梗阻的急腹症患者时,应注意以下几个方面:

1.对有无肠梗阻的判定　在发生完全性机械性肠梗阻数小时之后,梗阻近端的肠曲扩张并且有积气、积液。在立位腹平片和侧卧水平投照腹平片上,可见到扩张的肠曲,其中可见到气液平面。在完全性肠梗阻发生后的24~48小时内,梗阻远端的肠管内的气体即被吸收,表现为梗阻段以下肠管内看不到肠气。虽然在肠梗阻的早期或不完全性肠梗阻的病例,结肠内有气体存在,但小肠机械性梗阻时小肠含气量明显多于结肠。根据这种表现可以和小肠、结肠均匀扩张的麻痹性（动力性）肠梗阻相鉴别。

2.对肠梗阻部位判定　根据肠曲扩张和液平面的部位、数量及肠黏膜皱襞的特点可以判断肠梗阻的大致部位。由于梗阻段以下的肠管处于空虚状态，不含气体和液体，所以肠管扩张和液平面的位置常可提示梗阻段的大致位置。小肠近端的梗阻扩张的肠曲少、液平面少并且多位于上腹部。小肠远端的梗阻则扩张的肠曲多、液平面多，有时扩张积气的肠曲和液平面可遍及全腹，如回肠末端的梗阻。结肠梗阻时，由于回盲瓣的单向通过作用，在梗阻的早期，积气和积液主要发生在结肠；而小肠的积气和积液现象则不明显。随着病程的进展，回盲瓣的功能丧失，此时小肠也可有较多的肠曲扩张和积气、积液。小肠和结肠同时明显扩张的情况更常见于麻痹性肠梗阻。根据扩张肠管黏膜皱襞的类型也可区分小肠和结肠，小肠黏膜呈弹簧状，贯穿肠管横径的全长，而结肠的半月瓣仅能到达肠管横径的一部分。

3.对肠梗阻有无绞窄性的判定　绞窄性肠梗阻由于肠系膜血管受到压迫，必然引起不同程度的血运障碍。绞窄的后果，除引起肠腔通道完全阻塞外，肠壁由开始的淤血、肿胀、增厚、大量渗出到缺血，以致最终坏死。故绞窄性肠梗阻可出现如下征象：①闭袢内大量积液形成假肿瘤征。②闭袢大量积气扩张形成所谓咖啡豆征。③若出现肠坏死可见肠壁内出现线状或小泡状气体影。④病变发展快，1～2天内可出现腹水，腹脂线不清。

（二）胃肠道穿孔

胃肠道穿孔常继发于溃疡、创伤破裂、炎症及肿瘤，其中胃十二指肠溃疡穿孔最为常见。创伤破裂通常发生于肠管，多由闭合性损伤引起。肿瘤穿孔是因肿瘤坏死或肿瘤引起的肠梗阻所致。此外，肠伤寒、局限性肠炎、坏死性肠炎以及溃疡性结肠炎也可造成肠穿孔。

【临床与病理】

胃十二指肠溃疡穿孔多发生在前壁，穿孔直径一般为0.5～1.6cm。穿孔的同时胃十二指肠内的气体和内容物流入腹腔，引起气腹和急性腹膜炎。慢性穿孔多发生在后壁，尤其多见于十二指肠后壁，穿透前浆膜与附近组织器官粘连，有时溃疡虽很深，但内容物不流入腹腔。由于小肠肠曲彼此紧靠，穿孔后纤维蛋白沉着，相互粘连，穿孔很快被封闭，故小肠内容物流出少，且小肠气体少，也较少造成气腹。结肠气体量较多，穿孔后肠内容物随大量气体流入腹腔，易形成气腹和局限性或全腹膜炎。

临床特点是起病骤然，持续性上腹剧痛，不久可延及全腹，产生腹肌紧张，全腹压痛与反跳痛等腹膜刺激症状。

【影像学表现】

1.X线　腹部平片检查发现气腹是诊断胃肠道穿孔的重要征象，但属非直接征象。因此发现气腹后首先应排除非胃肠道穿孔所致之气腹。气腹常能提示胃肠穿孔，但不能定位。此外，还应注意虽有穿孔但无气腹，故X线检查未见气腹也不能完全排除胃肠道穿孔。

当胃肠道穿孔穿入腹腔内时，主要X线表现为气腹、腹液、腹脂线异常和麻痹性肠胀气等征象，其表现如前述。

在X线检查中，以游离气腹最重要。应注意几种情况：①胃、十二指肠球部及结肠，正常时可以有气体，因此穿孔后大都有游离气腹征象；②小肠及阑尾，正常时一般无气体，穿孔后很少有游离气腹征象；③胃后壁溃疡穿孔，胃内气体可进入小网膜囊，如网膜孔不通畅，气体则局限在网膜囊内，立位照片于中腹显示气腔或气液腔，即网膜囊上隐窝充气，而气体并不进入大腹腔；④腹膜间位或腹膜后空腔器官向腹膜后间隙穿孔，气体进入肾旁前间隙，还可进入腹膜后其他间隙，出现腹膜后间隙充气征象，而腹腔内并无游离气体。因此，没有游离气腹征象并不能排除胃肠道穿孔。

2.腹腔内积液及气液征象　为胃肠穿孔后，胃肠内容物进入腹腔引起的化学性和细菌性腹膜炎表现，还可发生相邻胁腹脂线变模糊、肠曲反应性淤积、肠麻痹等征象。

3.腹腔脓肿征象　局限性腹膜炎可形成腹腔脓肿,多位于腹腔间隙或隐窝中,常以腹壁、器官及韧带形成脓腔壁。主要X线表现:

(1)可见气液空腔或气泡征象。

(2)脓腔无气体时,表现为组织肿块影。

(3)脓肿相邻器官受压移位。

(4)脓肿周围炎性浸润,相邻脂肪线增宽、密度增高或消失。

(5)炎症扩散,相关间隙、隐窝因脓液引流而形成新的脓肿,因此有时可见多发脓肿征象。

(6)上腹腔淋巴炎性引流,可出现胸腔积液、肺底炎症及小叶肺不张等。

(7)膈下脓肿,出现压迫膈、肝等征象。结肠旁脓肿位于结肠旁沟时,结肠旁沟增宽,邻近结肠受压移位。盆腔脓肿常使相邻盆壁脂肪线发生改变,直肠受压向对侧移位。

CT:胃肠穿孔后,CT检查能敏感地发现少量气腹和腹膜后积气,亦可确认积液以及积液的部位和量,特别是能显示少量积液。如横结肠系膜上方的腹腔积液最初位于肝后下间隙内,居肝右叶后内侧与右肾之间,是横结肠系膜上方腹腔最低处,表现为围绕肝右叶后内缘的水样密度。横结肠系膜下方的积液,早期位于盆腔的膀胱直肠陷窝或子宫直肠陷窝内,表现为边界清晰水样密度,其后可延伸至结肠旁沟内。大量积液时,小肠漂浮,集中在前腹部,这时低密度脂肪性肠系膜在周围腹水衬托下可清楚显示。而小网膜囊积液于胃体后壁与胰腺之间呈水样低密度区,大量积液时,脾胃韧带受推移。

CT对于腹腔脓肿的显示较X线清晰,而且对比增强扫描可见脓肿壁呈环状强化。

超声:胃肠道穿孔主要表现是腹腔内游离气体和游离液体。超声检查在腹腔高位处,可见闪烁强回声,后方伴部分声影。胃肠道穿孔后,内容物流入腹腔,腹膜受刺激而产生渗出液,局部出现腹水征以及局限性或全腹膜炎征象。

【诊断与鉴别诊断】

胃肠道穿孔以胃、十二指肠溃疡穿孔最常见。穿孔穿入腹膜腔内时,主要出现气腹、腹液、腹脂线异常以及麻痹性肠胀气等征象,一般不难诊断。

胃前壁穿孔在腹膜腔内形成游离气体。但要注意后壁穿孔的气体局限于小网膜囊内;腹膜间位或腹膜后空腔器官向腹膜后间隙穿孔,气体进入并积存于肾旁前间隙及腹膜后其它间隙,而腹腔内并无游离气体。因此,没有游离气体并不能排除胃肠穿孔。继发腹膜炎征象,主要是腹液、邻近胁腹脂线变模糊、邻近肠曲反应性淤积及肠麻痹,对诊断也有一定价值。

原发性腹膜炎无气腹征象,可与胃肠穿孔所致继发性腹膜炎区分。

总之,胃肠道穿孔以X线透视、腹部平片检查为主,结合临床症状、体征和发病经过,易明确诊断。CT和超声检查则主要用于检查胃肠道穿孔后的并发症。

(三)腹部外伤

腹部外伤主要是指腹部受到外力的撞击而产生的闭合性损伤,常累及实质性脏器如肝、脾、肾和/或空腔脏器,可发生在腹膜腔或腹膜后间隙。

【临床与病理】

实质脏器闭合性损伤可在实质内或包膜下形成血肿,亦可破裂而合并邻近腹腔间隙、陷窝内积血。空腔脏器外伤性破裂依受累脏器位于腹膜内或腹膜外而有不同改变。例如,胃、空肠、回肠、横结肠等,发生破裂,其胃肠内容物及出血进入腹膜腔可导致急性腹膜炎;而十二指肠降、升段或升、降结肠向后方破裂,肠内容物及出血则进入到腹膜后间隙。在临床表现上,暴力点及体征方面也各有一定特点。实质性脏器损伤的发生率依递减顺序为脾、肝、肾、胰等。

【影像学表现】

实质脏器包膜下血肿:超声检查肝、脾、肾包膜基本上完整,肝、脾、肾切面形态失常,其表面与腹壁间可见扁圆形代表血肿的无回声区,内部可见散在小光点回声,并有漂浮感,血肿位置若较深,在肝、脾实质周边出现边缘不清低回声或边界清晰的无回声区,有时还可见条索状间隔回声,为血凝块所致。CT 扫描包膜下血肿呈高或等密度影,脏器实质可显示压迫内陷。

实质脏器内血肿:在超声及 CT 扫描中,子肝、脾、肾实质内可显示血肿征象。超声呈局限性边界不清的不规则低回声区,其内部有小片状无回声区及不规则回声增强等。CT 扫描,肝、脾实质内血肿密度与正常组织形成明显差异。CT 平扫时急性出血区密度可以增高;出血较久,其密度可以较低。

实质脏器破裂:其包膜不完整,超声及 CT 扫描不一定显示。但于膈下、肝肾陷窝、肾周、盆腔及左右结肠旁沟等区域可识别积血,超声显示积血形成的无回声区,CT 扫描显示不同密度的积液,并可见相应的肝、脾、肾脏内的血肿表现。

【诊断与鉴别诊断】

腹部闭合性损伤影像表现有:脏器实质内或包膜下血肿,腹腔内积气、积血和急性腹膜炎征象等。结合明确的外伤史、相应的临床症状与体征,诊断并不难。

腹部闭合性损伤首选的检查方法是 CT 检查,有很高的敏感性与特异性,且可明确损伤的类型与范围,必要时行 CT 增强扫描还可提供更多的诊断信息;超声检查也有一定的诊断价值,而 X 线平片则提供的诊断依据不多,腹部平片结合超声检查可互补其不足。

腹部闭合性损伤常需与非外伤性出血,如脾自发性破裂、肝癌破裂等鉴别,结合临床、超声及 CT 表现不难区分。

五、各种影像检查的比较与优选

对于急腹症影像检查方法的优选,一般以普通 X 线检查为主,如透视、常规 X 线平片等。除个别情况外,大多可提供诊断信息。对此类疾病,CT 检查较 X 线检查显示的影像征象更加丰富和明确,如对显示脏器破裂伤、包膜下血肿、器官周围出血、腹腔内积液、脓肿、肠套叠以及机械性和血运性肠梗阻、急性胆囊炎、急性阑尾炎、阑尾周围脓肿等疾病可提供更多的诊断信息。而超声检查则在检查腹部实质性脏器的外伤、腹腔积液、局限脓肿、胆系结石、胆道梗阻、泌尿系结石、肠套叠、急性胆囊炎、急性胰腺炎及其并发症、急性阑尾炎等均有一定价值,且其简便、经济,能弥补腹部平片的不足。急性胃肠道大出血则应行急诊血管造影,可在解决诊断的同时进行介入治疗。

(刘新田)

第二节　肝脏

肝脏、胆系和胰腺是重要的消化器官,解剖和生理学都存在着相互协同和制约的关系,疾病的发生和发展也往往互为因果。脾虽然不是消化器官,但与肝脏关系密切且同位于上腹部。肝脏、胆系、胰腺和脾常见的疾病有炎症、肿瘤、结石和弥漫性病变等,现代影像学检查对这些病变大都能够做出明确的定位和定性诊断,是临床重要的检查手段。

一、检查技术

1.X 线检查

(1)X 线平片:包括腹部平片和右上腹区平片,临床上很少应用。

(2)肝血管造影:①肝动脉造影:采用 Seldinger 插管技术把导管插入腹腔动脉或肝动脉,用压力注射器注射对比剂后行 DSA 连续采集影像,获得肝动脉期、实质期、肝静脉期血管造影像;②门静脉造影:是把导管插入脾动脉或肠系膜上动脉后注入对比剂,经门静脉回流至肝脏而使之显影的方法。

2.超声检查　检查前不需特殊准备,患者仰卧,探头经右侧肋间、右肋缘下、正中剑突下行有序的矢状、横断、纵断、斜切面扫查,从各种切面显示肝脏。彩色多普勒血流显像可显示肝脏血管。

3.CT 检查

(1)平扫检查:肝脏的 CT 扫描实际上包括了上腹部的 CT 扫描。扫描前常规口服 1%～2% 的泛影葡胺 500～800ml 以使胃肠道显影。扫描范围自膈顶至肝的下缘。扫描层厚一般为 10mm;小的病灶,层厚可用 2～5mm。多层螺旋 CT 扫描层厚为 5～10mm,并能以 1～2mm 薄层重建,还可视需要在后处理工作站上进行图像的冠状位、矢状位等 MPR 重组。

(2)增强检查:在平扫发现异常,特别是发现占位性病变难以鉴别,或其它检查提示有占位性病变而平扫未发现病灶时,通常需行对比增强检查。方法是使用非离子型或离子型对比剂 100ml,以 2～3ml/s 的流量经静脉注射,分别于开始注射后 20～25s、50～60s、110～120s 进行扫描,以获得肝脏动脉期、门静脉期和平衡期的 CT 图像。行图像后处理还可获得 CTA 图像,更清楚地显示肝动脉、门静脉、肝静脉等血管。

4.MRI 检查

(1)普通检查:常进行轴位和冠状位成像。检查范围为全部肝脏,常规采用 SE 和 FSE 序列,包括 T_1WI 和 T_2WI,必要时可辅以脂肪抑制技术,以进一步鉴别病灶内是否存在脂肪组织。

(2)增强检查:普通检查发现病变难以鉴别时可进行对比增强检查。对比剂常用钆-二乙三铵五醋酸(Gd-DTPA)。静脉注射对比剂后,可进行多期扫描,获得肝实质增强的各时相 MRI;或行血管增强追踪检查,获得清晰的肝动脉、门静脉和肝静脉全貌的 MRA,为肝占位性病变的鉴别诊断或为清晰显示肝血管提供有价值的信息。静脉注射超顺磁性氧化铁(SPIO)后扫描,对比剂被正常肝内 Kupffer 细胞摄取,使肝实质在 T_2WI 上信号明显降低,而不合 Kupffer 细胞的肿瘤组织则保持原来相对高信号,从而增加肿瘤的检出率。

二、正常影像表现

1.X 线检查　肝脏的 X 线平片检查临床应用价值不大。肝动脉造影或门静脉造影可清楚显示肝动脉和门静脉。肝动脉表现为肝实质内树枝状分布的血管影,自肝门至外围逐渐变细,走行自然,边缘光滑整齐。肠系膜上静脉与脾静脉汇合为门静脉后,在肝门处分为左、右支入肝。肝静脉多数情况下显影不佳。

2.超声检查　正常肝脏呈楔形,右叶厚而大,向左渐小而薄。超声除了显示解剖上的左叶、右叶和尾叶外,通过清晰显示的肝左、中、右静脉和门静脉及其走向,又把肝分为八个 Couinaud 解剖功能段,即尾叶为 S1,左外上段为 S2,左外下段为 S3,左内段为 S4,右前下段为 S5、右后下段为 S6,右后上段为 S7,右前上段为 S8。肝脏表面光滑锐利。其大小形态因体形、身长与胖瘦而异。左叶下缘角和外缘角小于 45°,右叶下缘角大于 75°。右叶前后径为 8～10cm,最大斜径为 10～14cm,左叶厚度不超过 6cm,长度不超过 9cm。肝实质表现为均匀一致的弥漫细小点状中等度回声。肝血管表现血管壁回声较强,血管腔无回声。肝门区可见门静脉及左右分支,门静脉壁较厚,回声增强;肝静脉壁比较薄,回声比较低,平直走向汇入下腔静脉。在胰腺上缘的横断层面可显示腹腔动脉干及其主要分支肝总动脉。

3.CT 检查　横断图像不同层面上,肝脏的形态和大小不同。MPR 图像亦可从冠状位或矢状位上清楚观察肝脏的大小与形态。肝脏边缘轮廓光滑,棱角锐利,外缘紧贴腹壁。正常肝脏由膈顶至肝下缘不超过15cm。可通过肝叶径线测量并计算比例来评估肝叶的大小。方法为在肝门横断面上,以门静脉主干的右缘为界,分别测量左、右叶最大前后径和右、尾叶最大横径,正常肝右/左叶前后径比值约为 1.2～1.9,肝右/尾叶横径比例约为 2～3。肝实质平扫表现为均匀一致的软组织密度,比脾密度高,CT 值为 55～75HU。肝静脉或门静脉通常在肝实质内表现为条形或圆形低密度影。肝脏为肝动脉和门静脉双重供血的器官,前者约占血供 25%,后者约占血供 75%。

对比增强检查时,动脉期可显示肝动脉及其分支,表现为散在分布的线状、点状高密度影,此期肝实质还没有出现对比增强;门静脉期肝实质发生对比增强,密度明显增高,增强密度均匀一致,门静脉及其左右分支增强更为明显,能够清楚显示,边缘清晰;平衡期肝实质对比增强密度逐渐下降,并于第二肝门层面显示增强的左、中、右三支肝静脉回流入下腔静脉,为肝段划分的血管标志(图 2-2-1)。

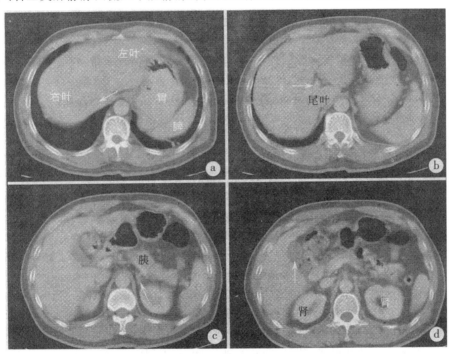

图 2-2-1　正常肝脏 CT(增强检查)

a.第二肝门层面,可见肝左、中、右静脉汇入下腔静脉(↑),三支肝静脉为肝段划分标记;b.肝门层面,肝门处可见门静脉(↑),其左侧为肝动脉;c.肝门下方层面,肝各叶逐渐变小,可见胰腺和肾上腺(↑);d.肝下缘层面,右叶下段呈菱形,边缘内凹、光滑锐利,清楚显示胆囊(↑)

4.MRI 检查　MRI 图像所显示肝脏的形态、边缘轮廓和大小与 CT 相同。正常肝实质表现为 T_1WI 中等信号,并高于脾的信号,T_2WI 表现为低信号,且明显低于脾的信号,信号均匀一致(图 2-2-2)。对比增强后,肝实质表现 T_1WI 信号增高,增强效果与 CT 相同。较大的肝动脉、门静脉、肝静脉及下腔静脉由于流空效应,SE 序列 T_1WI、T_2WI 都表现无信号的管状结构,但肝内较小的血管结构则表现为流动相关增强效应,而呈高信号的条状管状结构。胆管在 T_1WI 也表现为低信号影,在 T_2WI 表现高信号影。梯度回波快速成像或增强后血管增强追踪检查,二维或三维成像可更好地显示门静脉、肝静脉,表现为高信号血管结构。

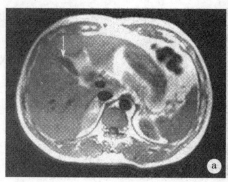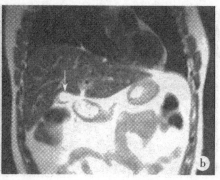

图 2-2-2　正常肝脏 MRI

a.T_1WI,肝实质呈中等信号并高于脾实质信号,胆囊呈均匀低信号(↑),腹主动脉、下腔静脉、门静脉由于流空效应,表现边缘光滑的类圆形低信号区;b.T_2WI,肝实质表现均匀低信号,胆囊(↑)及肝内血管、胆管表现为高信号

三、基本病变表现

1.肝的大小与形态异常　肝明显增大,如有巨大的占位性病变,X线平片可见右膈隆起,肝下角下移,超声、CT、MRI 可见肝边缘变钝,超声显示肝随呼吸上下移动幅度变小,CT 或 MRI 表现肝叶饱满,前后径及横径超过正常范围;肝萎缩则相反,如肝硬化,表现全肝体积缩小,变形,肝外缘与腹壁距离增宽,肝裂、胆囊窝增宽,也可表现一个肝叶增大而另一肝叶萎缩,导致各肝叶大小比例失常。

2.肝的边缘与轮廓异常　肝硬化再生结节或占位性病变等突出肝表面,致使肝边缘与轮廓发生异常,超声、CT、MRI 显示肝缘角变钝,失去正常的棱角或光滑的外缘,肝轮廓凹凸不平,边缘呈锯齿状或波浪状。

3.肝的弥漫性病变　各种病因引起弥漫性肝细胞变性、坏死,超声显示肝实质光点稍增粗,回声稍增强,呈不均匀、密集小点状分布的异常回声;CT 表现全肝、或某一肝叶、肝段的密度增高、减低或混杂密度,依病变的不同,境界可清楚或模糊,密度均匀或不均匀;MRI 表现灶性或弥漫性异常信号,重度脂肪浸润T_1WI 呈高信号,T_2WI 呈稍高信号,脂肪抑制序列则表现信号明显减低,如果肝发生含铁血黄素沉着,则T_2WI 和 T_2WI 都表现为低信号。

4.肝的局灶性病变或占位性病变　肝囊肿、脓肿、寄生虫病和肿瘤可形成肝内肿块,对周围肝实质、血管、胆管等组织产生推压移位,即为占位性病变。血管造影显示肝血管受压移位,肿块内可出现病理血管,肿瘤染色;无血供的肿块,在显影的肝实质内出现无对比剂的充盈缺损区。超声检查占位性病变可表现低回声、等回声、高回声和混杂回声肿块,境界清楚或不清楚,部分肿块周围可见低回声晕。CT 平扫肝占位性病变多表现为单发或多发的圆形或类圆形低密度肿块,少数表现为高密度,如血肿或钙化。增强 CT 扫描,囊肿或缺乏血供的病变不强化或仅轻度强化;脓肿表现肿块边缘明显强化;海绵状血管瘤动脉期表现边缘明显结节状强化,门静脉期至平衡期及延迟期,强化逐渐向肿瘤中心扩展;肝细胞癌在动脉期多表现为明显或比较明显强化,但门静脉期强化程度很快下降。MRI 对占位性病变的大小、形态、数目、边缘的显示与 CT 所见相似,而 MRI 信号则可为低信号、等信号、高信号和混杂信号。大多数病变在 T_1WI 表现为低信号,T_2WI 表现为高信号。肝囊肿在 T_1WI 上呈极低信号,T_2WI 呈极高信号;海绵状血管瘤在 T_1WI 上表现稍低信号,T_2WI 呈明显高信号;肝细胞癌在 T_1WI 上表现稍低信号,T_2WI 表现稍高信号。静脉注射对比剂后行快速多期检查,肿块对比增强表现与 CT 多期扫描表现相同。

5.肝血管异常　肝血管异常包括肝动脉、肝静脉和门静脉的异常。血管造影可见肝血管增粗、变细、血管浸润、狭窄、阻塞和门静脉充盈缺损。超声检查,肝硬化可见门静脉内径增加,门脉高压可出现门静脉反向血流,副脐静脉开放、胃冠状静脉扩张等;门静脉癌栓亦见门静脉扩张,腔内出现局限性实性回声肿块,血管壁破坏。增强 CT 扫描,肝硬化合并门静脉高压可见肝动脉变细、扭曲,门静脉主干扩张,胃底和食管静脉曲张;门静脉或肝静脉血栓或癌栓在对比增强后显示充盈缺损;血供丰富的肝肿瘤在对比增强扫描,可显示供血血管增粗,肿瘤内部出现大小不等、走向混乱、扭曲的血管团,为肿瘤的病理血管;在动脉期扫描,一旦出现门静脉或肝静脉显影则提示动静脉瘘。MRI 检查,门静脉癌栓表现门静脉增粗,T_1WI 呈低信号或稍高信号,T_1WI 呈高信号。静脉注射 Gd-DTPA 行血管增强追踪多期检查,更容易显示门静脉高压的门静脉增粗或癌栓引起的门静脉充盈缺损。

四、疾病诊断

肝脏常见的疾病主要包括弥漫性病变和占位性病变,前者如肝硬化、脂肪肝等,后者如原发性肝癌、海绵状血管瘤、肝脓肿等,大部分肝脏疾病通过超声检查、CT 检查和 MRI 检查可做出影像学诊断。

(一)肝脓肿

【临床与病理】

肝脓肿为肝组织局限性化脓性炎症。临床上以细菌性和阿米巴性肝脓肿常见。这些致病菌通过血液循环到达肝脏,产生溶组织酶,病变的肝组织充血、水肿及大量白细胞浸润。随之,白细胞崩解,组织液化坏死,形成脓腔,周围肉芽组织增生形成脓肿壁,脓肿壁周围肝组织可有水肿。脓肿常为单房,部分为多房,可单发或多发。临床上表现为肝大、肝区疼痛和全身性炎症反应。

【影像学表现】

1.X 线　较大的脓肿,平片可见右膈膨隆,肝区可出现含气或液平的脓腔影。肝动脉造影显示血管受压移位,脓肿周围可见新生血管或脓肿壁染色,脓腔不染色。

2.超声　可见单发或多发的低回声或无回声肿块,脓肿壁表现强回声,厚薄不等,外缘光滑,内缘不平整。脓肿后壁回声增强,侧壁清楚,无回声失落现象。脓肿后方亦见回声增强。脓肿周围显示由亮逐渐变暗的环状回声,为水肿带。脓腔的无回声、脓肿壁的强回声和周围的低回声形成了所谓"环中环征"。脓肿内如出现气体,则在气体后方出现狭长带状强回声即"彗星尾征"。

3.CT　平扫显示肝实质内圆形或类圆形低密度区,中央为脓腔,密度均匀或不均匀,CT 值高于水而低于肝实质,部分病例脓肿内出现小气泡或液平面。环绕脓腔可见密度低于肝而高于脓腔的环状影为脓肿壁。急性期脓肿壁外周可出现环状低密度水肿带。对比增强检查,脓肿壁呈环形明显强化,脓腔无强化,而周围水肿带发生延迟强化。低密度的脓腔和环形强化的脓肿壁以及周围早期无强化的低密度水肿带构成了"环征"(图 2-2-3)。"环征"和脓肿内的小气泡为肝脓肿的特征性表现。

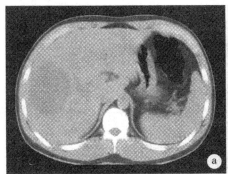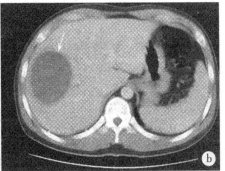

图 2-2-3　肝脓肿 CT

a.平扫,肝右叶见一约 5cm×6cm 大小的类圆形均匀低密度病灶;b.对比增强扫描,病灶内部无强化,周围脓肿壁强化(↑),壁外周见低密度水肿带,形成"环征"

4.MRI 检查　肝脓肿的脓腔在 T_1WI 呈均匀或不均匀的低信号，T_2WI 表现高信号。脓肿壁 T_1WI 上的信号强度高于脓腔而低于肝实质，T_2WI 上的信号强度则低于脓腔并略高于肝实质。周围的水肿带 T_2WI 上呈明显高信号。Gd-DTPA 对比增强后，脓肿壁呈环形强化。

【诊断与鉴别诊断】

　　CT 和超声是肝脓肿首选的影像学检查方法，MRI 则有助于肝脓肿的鉴别诊断。细菌性和阿米巴性肝脓肿有共同的 CT 和超声征象，大多表现为厚壁的囊性病灶，同时出现典型的"环征"和病灶内的小气泡。两者的鉴别诊断有赖于临床资料，后者血白细胞和中性粒细胞计数不高，粪便中可找到阿米巴滋养体。早期肝脓肿未出现液化时需与肝细胞癌鉴别，结合临床有无炎症反应，甲胎蛋白（AFP）是否升高或短期复查脓肿有明显变化可以鉴别，必要时可穿刺活检确诊。

（二）肝海绵状血管瘤

【临床与病理】

　　肝海绵状血管瘤为常见的肝良性肿瘤，根据 Adam 等统计占肝良性肿瘤的 84%。好发于女性，为男性的 4.5～5 倍。多见于 30～60 岁。临床上可无任何症状，偶然在体检中发现。巨大肿瘤可出现上腹部胀痛不适，肿瘤破裂可引起肝脏出血。

　　肿瘤 90% 为单发，10% 为多发。直径从 2mm 到 20cm 不等，超过 5cm 者称巨大海绵状血管瘤。肿瘤实际上是由许多扩张、扭曲的异常血窦组成，内衬单层的血管内皮细胞。血窦内纤维组织不完全间隔形成海绵状结构，并充满新鲜血液。偶尔肿瘤内血栓形成，并可出现钙化。

【影像学表现】

　　1.X 线　肝动脉造影主要表现为：供血动脉增粗，巨大肿瘤压迫周围血管呈弧形移位，出现"抱球征"；动脉早期，肿瘤边缘出现斑点、棉团状染色；静脉期，肿瘤染色逐渐向中央扩散而达到均匀一致；这种轮廓清楚、均匀的肿瘤染色一直持续到肝实质后期。

　　2.超声　肿瘤表现为圆形或类圆形肿块，境界清楚，边缘可见裂开征、血管进入或血管贯通征。肿瘤多表现为强回声，少数为低回声，或呈高低混杂的不均匀回声。巨大肿瘤，扫查中用探头压迫肿瘤部位，可见肿瘤受压变形。

　　3.CT　平扫表现为肝实质内境界清楚的圆形或类圆形低密度肿块，CT 值约 30HU。对比增强多期扫描是 CT 诊断海绵状血管瘤的关键。动脉期，可见肿瘤边缘出现斑状或结节状增强灶，密度接近同层大血管的密度；门静脉期，增强灶互相融合，同时向肿瘤中央扩展；延迟期，可使整个肿瘤增强，由原来平扫低密度的肿块变成与周围正常肝实质密度相同的等密度或高密度肿块，并持续 10min 或更长。整个对比增强过程表现为"早出晚归"的特征（图 2-2-4）。

　　综上所述，以下三点可做为肝海绵状血管瘤的 CT 诊断标准：

　　（1）平扫表现境界清楚的低密度灶。

　　（2）增强扫描从周边部开始强化，强化密度接近同层大血管的密度，并不断向中央扩展。

　　（3）长时间持续强化，最后与周围正常肝实质成等密度或高密度。CTA 可见供血血管增粗，瘤内血窦形成管状结构。

　　4.MRI　基于海绵状血管瘤内的血窦和血窦内充满缓慢流动的血液，其 MRI 信号颇具特征性。肿瘤在 T_1WI 表现为均匀的低信号；T_2WI 表现为均匀的高信号，随着回波时间延长，信号强度增高，在肝实质低信号背景的衬托下，肿瘤表现为边缘锐利的极高信号灶，称为"灯泡征"（图 2-2-5）。Gd-DTPA 对比增强后行多期扫描，肿瘤强化过程及表现与 CT 相同。

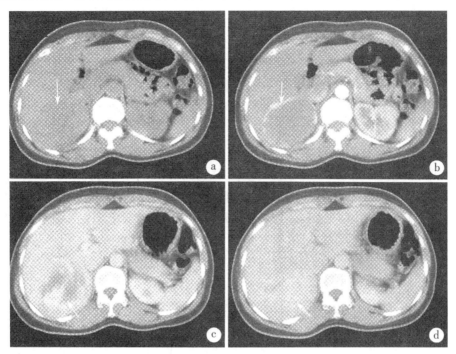

图 2-2-4 肝海绵状血管瘤 CT

a.平扫,肝右叶有一境界清楚较大的低密度软组织肿块(↑);b.动脉期扫描,肿块边缘开始出现斑片状明显强化(↑);c.门静脉期扫描,强化范围逐渐向肿块中央扩展(↑);d.延迟期扫描,肿块(↑)被对比剂完全充填,略高于周围肝实质密度

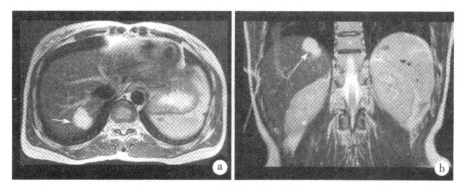

图 2-2-5 肝海绵状血管瘤 MRI

a.肝轴位 T_2WI 扫描,见右叶有一约 2cm 大小的明显高信号肿块(↑),呈"灯泡征",肿块边缘分叶;b.肝冠状位 T_2WI 扫描,高信号肿块位于肝的膈面(↑)

【诊断与鉴别诊断】

出现典型 CT 和超声的特征者,诊断不难。90%海绵状血管瘤 CT 可以确诊。同时发现 MRI 的"灯泡征";超声的肿瘤边缘裂开征、血管进入或血管贯通征,则可提高诊断正确率。血管造影一般只在计划同时进行介入治疗时选用。肝海绵状血管瘤常需与多血供的肝细胞癌或肝转移癌鉴别。后两种肿瘤 CT 也出现早期明显对比增强,但持续时间短,多数在门静脉期出现明显消退,接近平扫密度。

(三)肝细胞癌

【临床与病理】

原发性肝癌中,90%以上为肝细胞癌(HCC),HCC 常简称为肝癌。男性多见,好发于 30~60 岁。发病与乙型、丙型肝炎和肝硬化密切相关。早期一般无症状,中晚期表现肝区疼痛,消瘦乏力,腹部包块。大部分患者 AFP 阳性。

病理学上分三型：巨块型，肿块直径≥5cm，最多见；结节型，每个癌结节<5cm；弥漫型，<1cm 的小结节弥漫分布全肝。直径不超过 3cm 的单发结节，或 2 个结节直径之和不超过 3cm 的结节为小肝癌。肝细胞癌主要由肝动脉供血，90％病例血供丰富。

肝细胞癌容易侵犯门静脉和肝静脉引起血管内癌栓或肝内外血行转移；侵犯胆道引起阻塞性黄疸；淋巴转移可引起肝门及腹主动脉或腔静脉旁等处淋巴结增大；晚期可发生肺、骨骼、肾上腺和肾等远处转移。

【影像学表现】

1.X 线　肝动脉造影可出现以下改变：供血的肝动脉分支扩张；肿瘤内显示病理血管；肿瘤染色，勾画出肿瘤的大小；邻近肝血管受压拉直、移位或被肿瘤包绕；动静脉瘘；肿瘤湖征。

2.超声　显示肝实质内单发或多发的圆形或类圆形团块，多数呈膨胀性生长，致局部肝表面隆起。肿块内部表现均匀或不均匀的弱回声、强回声或混杂回声。肿瘤周围可见完整或不完整的低回声包膜，在侧后方形成声影。少数肿瘤周围血管受压，在肿瘤周围产生窄环状低回声带。有门静脉、肝静脉、下腔静脉癌栓或胆管内癌栓，则在扩张的血管内或胆管内见到高回声的病灶。还可显示肝门、腹主动脉旁等腹腔淋巴结增大。

3.CT　平扫常见肝硬化表现；肝轮廓显示局限性突起，肝实质内出现单发或多发、圆形或类圆形边界清楚或模糊的肿块，肿块多为低密度，巨块型肝癌中央可发生坏死而出现更低密度区；周围可见更低密度的线状影，为肿瘤假包膜。对比增强多期 CT 扫描时：动脉期，主要由门静脉供血的正常肝实质尚未出现对比增强，而以肝动脉供血的肿瘤很快出现明显的斑片状、结节状强化，CT 值迅速达到峰值；门静脉期，正常肝实质密度开始升高，而肿瘤密度迅速下降；平衡期，肿块对比增强密度继续下降，而在明显强化肝实质的对比下，又表现为低密度（图 2-2-6）。整个对比增强过程呈"快进快出"征象。胆道系统受侵犯，可引起胆道扩张；肝门部或腹主动脉旁、腔静脉旁淋巴结增大提示淋巴结转移。CTA 可清楚显示邻近血管的受压移位，肿瘤内出现的病理血管以及门、腔静脉内出现的充盈缺损。

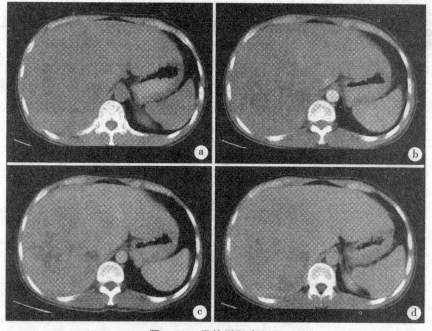

图 2-2-6　巨块型肝癌 CT

a.平扫，肝右叶巨大低密度肿块，密度较均匀，境界较清楚；b.动脉期扫描，肿块实质不均匀明显强化，其中可见多支病理血管，周围正常肝实质未见强化；c.门静脉期扫描，肿块强化程度下降，边缘有一细条无强化低密度带为肿块假包膜，周围肝实质明显强化；d.平衡期扫描，肿块对比增强密度继续下降

4.MRI 在 T_1WI 上肿瘤表现为稍低或等信号,肿瘤出血或脂肪变性表现为高信号,坏死囊变则表现低信号。T_2WI 上肿瘤表现为稍高信号,巨大肿块的信号多不均匀。假包膜在 T_1WI 上表现为环绕肿瘤周围的低信号影。Gd-DTPA 对比增强多期扫描,肿块增强表现与 CT 相同。用超顺磁性氧化铁增强后,正常肝实质 T_2WI 呈低信号,而肿瘤表现为高信号。

【诊断与鉴别诊断】

影像学检查在肝癌的临床诊断中占有举足轻重的地位。肝癌的影像学诊断依据包括:肝内肿块,肿块边缘出现假包膜征,对比增强肿块表现"快进快出"征象,肿块 MRI 表现 T_1WI 低或等信号、T_2WI 为稍高信号。还可发现门、腔静脉癌栓,肝门或上腹部淋巴结增大,肝外器官转移灶等。超声和 CT 对肝癌大都能做出诊断,包括肿瘤的类型、部位、大小及肝内外转移等。MRI 对小肝癌的鉴别诊断要优于 CT 和超声。表现不典型的肝癌需与血管瘤、肝硬化再生结节、炎性假瘤、肝转移瘤、肝腺瘤、局灶性结节增生等鉴别。

(四)肝转移瘤

【临床与病理】

肝转移瘤在我国发病率仅次于肝细胞癌。转移途径主要有:①邻近器官肿瘤的直接侵犯;②经肝门部淋巴转移;③经门静脉转移,如消化道恶性肿瘤转移;④经肝动脉转移,如肺癌转移。病理呈肝内结节,一般为多发,直径从数毫米到 10cm 以上不等。易坏死、囊变和出血,可有钙化。临床表现除原发性肿瘤症状外,还有肝大、肝区疼痛、消瘦、黄疸、腹水等。AFP 多为阴性。

【影像学表现】

1.X 线 血管造影可见血供丰富的多发结节灶,灶内有病理血管,并出现肿瘤染色和动静脉瘘等。周围血管受压弯曲。

2.超声 常见肝内多发强回声或低回声结节。如为乳腺癌转移常出现中央高回声周围低回声环的"牛眼征"或"声晕样"声像图;结肠癌转移常伴有钙化,可见强回声结节,后方有清晰声影;胰腺癌转移可见均匀低回声结节,后方无回声增强;肺腺癌、卵巢癌等转移可见囊变或囊实性结节声像图;黑色素瘤表现多发弱回声结节,中心出现多发点状强回声。

3.CT 平扫可见肝实质内小的圆形或类圆形的低密度肿块,常为多发,少数也可单发。肿块密度均匀,发生钙化或出血时,则内有高密度灶,液化坏死、囊变区则呈水样密度。液化坏死即使在很小的肿瘤也可发生,这与肝细胞癌不同。对比增强扫描动脉期呈不规则边缘强化,门静脉期可出现整个瘤灶均匀或不均匀强化,平衡期对比增强消退。部分肿瘤中央见无增强的低密度灶,边缘强化呈较高密度,构成"牛眼征"(图 2-2-7)。

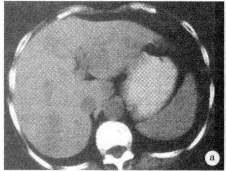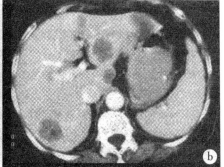

图 2-2-7 肝转移瘤 CT

a.平扫,显示肝左、右、尾叶多发类圆形低密度肿块,境界不清;b.对比增强扫描,肿块边缘部分表现较明显强化,肿块中心未强化部分为肿瘤坏死区,形成"牛眼征"

4.MRI　显示肝内多发或单发、边缘清楚的瘤灶。T_1WI 常表现均匀的稍低信号,T_2WI 则呈稍高信号。少数肿瘤中心在 T_2WI 上呈高信号,T_1WI 呈低信号,称为"环靶征"。约 30% 肿瘤周围 T_2WI 表现高信号环,称为"亮环征"或"晕征",这可能与肿瘤周边水肿或丰富血供有关。

【诊断与鉴别诊断】

肝外原发恶性肿瘤诊断明确,一旦发现肝内多发结节,肝转移瘤的诊断比较容易。原发瘤不明的肝内多发性转移瘤,特别是囊性者,需与肝脓肿、肝棘球蚴病,肝结核等肝内多发病变相鉴别。

(五)肝棘球蚴病

【临床与病理】

肝棘球蚴病亦称肝包虫病,是棘球绦虫的幼虫寄生于肝脏引起的寄生虫病,流行于牧区。棘球蚴有细粒棘球蚴和多房棘球蚴之分,前者多见,引起囊型肝棘球蚴病,亦称囊型肝包虫病,后者引起泡型肝棘球蚴病即泡型肝包虫病。以下仅介绍常见的囊型肝棘球蚴病。

【影像学表现】

1.X 线　腹部平片常显示肝区有钙化。其中环状、半环状或蛋壳样钙化,提示囊壁钙化;而囊内钙化表现圆形、类圆形结节状或分层状钙化。

2.超声　超声表现与一般囊肿相同,可见单囊或多囊的无回声暗区。根据棘球蚴囊肿的超声表现,分为单囊型、多囊型、囊沙型、混合型和母子囊型。常可见囊中囊即母囊和子囊回声,以及钙化囊壁的强回声,少数囊内呈均匀细粒状、条带状或岛屿状的囊沙回声。

3.CT　平扫显示肝实质内单发或多发、大小不等、圆形或类圆形的低密度囊性病灶,边缘光滑锐利,境界清楚,CT 值约-14～20HU。有时可见环状、半环状、条索状或结节状钙化。囊壁一般不显示,除非囊壁钙化。囊内有囊为其特征性表现,即于母囊内有大小不一、数目不等的子囊。内外囊分离表现特殊,分、离程度不同,出现所谓"双边征"、"水上百合征"、"飘带征",为本病的可靠征象(图 2-2-8)。对比增强后囊肿无强化。

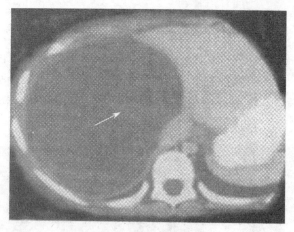

图 2-2-8　肝棘球蚴病 CT

肝右叶巨大囊性肿块,境界清楚,边缘光滑,密度均匀,大囊内可见内囊完全分离脱落,表现环状高密度影,呈"飘带征"(↑),对比增强扫描,肿块无强化

4.MRI 检查　细粒棘球蚴囊肿的 MRI 表现为 T_1WI 低信号、T_2WI 高信号的圆形或类圆形病灶,信号均匀,境界清楚,边缘光滑。囊肿周围因无水肿,故无晕环。亦可见囊内囊征象。Gd-DTPA 增强后囊肿无强化,或仅囊壁轻度强化。

【诊断与鉴别诊断】

囊型肝棘球蚴病的X线平片和CT表现有特征性的钙化,CT、MRI、超声显示单囊、多囊病灶,尤以显示囊肿中的囊内囊和囊壁分离征象颇具特征性。有时需与肝囊肿、肝脓肿鉴别。肝囊肿与单囊棘球蚴囊肿表现相似,但后者常有钙化。肝棘球蚴囊肿周围无水肿带,对比增强后无强化,与肝脓肿不同。

（六）肝囊肿

【临床与病理】

肝囊肿是胆管发育异常形成小胆管丛;逐渐扩大融合形成的肝囊性病变。囊肿的大小从数毫米到数厘米,囊壁很薄,囊内充满澄清液体。临床症状轻微,巨大囊肿可致上腹胀痛。偶有囊肿破裂、出血。

【影像学表现】

1.X线 肝动脉造影.巨大囊肿时动脉期显示血管受压移位,实质期可出现边缘光滑的无血管区。

2.超声 病灶表现为圆形或类圆形的均匀无回声暗区。囊壁清晰,厚度约1mm,前壁和后壁均呈弧形、光滑高回声,比周围肝组织回声强,侧壁回声失落,囊肿后方显示回声增强(图2-2-9a)。

3.CT 平扫显示肝实质内圆形低密度区,边缘光整,境界清楚,囊内密度均匀,CT值为0～20HU。对比增强后囊内无增强,在强化的肝实质的衬托下,囊肿境界更加清楚,囊壁一般不能显示(图2-2-9b)。

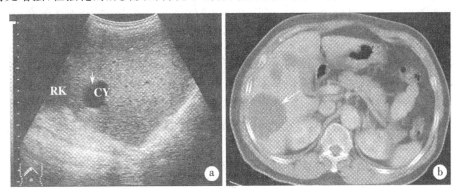

图2-2-9 肝囊肿

a.肝囊肿超声,显示类圆形均匀无回声暗区(CY),囊壁清晰,后方显示回声增强;b.肝囊肿增强CT,肝右叶有一约4cm直径大小低密度病变,边缘清楚锐利(↑),病变未见强化,其前方可见表现相同的两个小囊肿

4.MRI 囊肿呈边缘光滑、锐利,T_1WI呈低信号,T_2WI呈极高信号的圆形病灶。由于囊肿内含水量达95%以上,T_1和T_2均较海绵状血管瘤更长。

【诊断与鉴别诊断】

超声和CT对肝囊肿的检出比较敏感,MRI显示囊肿也有较高价值。典型的肝囊肿,CT和超声容易诊断。有时要与囊性转移瘤、肝脓肿、囊型肝棘球蚴病等鉴别,依病变囊壁的显示、厚度、钙化和强化表现,通常不难鉴别。

（八）肝硬化

【临床与病理】

肝硬化病因很多,常见病因为病毒性肝炎和酗酒。肝硬化早期,肝细胞弥漫性变性、坏死,进一步发展致纤维组织增生和肝细胞结节状再生,使得肝变形、变硬,肝叶萎缩或增大,同时引起门静脉高压。

【影像学表现】

1.X线 胃肠道钡餐造影可显示食管、胃底静脉曲张。动脉造影可见肝动脉分支变小、变少、扭曲;脾、门静脉扩张。

2.超声　显示肝脏大小、形态、回声异常以及脾大、门脉高压等改变。典型者肝脏萎缩,边缘角变钝,回声弥漫性增高呈粗颗粒样,并可见肝内门静脉变细、僵直、纡曲并显示模糊,门静脉末梢甚至不能显示,提示肝脏纤维化,肝血流量明显减少。

3.CT　肝硬化可为全肝萎缩,但更多的表现为尾叶、左叶外侧段增大和右叶、左叶内侧段萎缩,也可表现为右叶增大和左叶萎缩或尾叶萎缩,结果出现肝各叶大小比例失常;肝轮廓显示凹凸不平;肝门、肝裂增宽;以及脾大、腹水、胃底与食管静脉曲张等门静脉高压征象(图 2-2-10)。CTA 可清楚显示门脉高压继发的增粗、扭曲的侧支循环静脉。

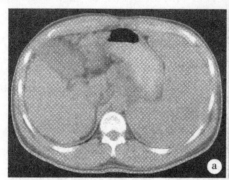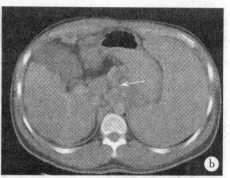

图 2-2-10　肝硬化 CT

a.平扫,显示肝脏左叶萎缩,肝表面凹凸不平,肝裂、胆囊窝增宽,脾明显增大;b.对比增强扫描,肝实质强化效果较差,胃底、胆囊窝等部位可见增粗扭曲的血管(↑),提示门静脉高压

4.MRI　肝脏大小、形态改变和脾大、门静脉高压征象与 CT 表现相同。肝血管分支细小、混乱,同时存在脂肪变性或肝炎可见肝实质信号不均匀。其中 T_2WI 上可见弥漫分布大小不等、低信号的再生结节,为其特征。

【诊断与鉴别诊断】

影像学检查不是诊断肝硬化的主要手段,但在检查时可以发现肝硬化。早期肝硬化影像学表现缺乏特异性。中晚期肝硬化 CT、超声、MRI 一般都可做出诊断。30%～50%的肝硬化合并肝癌,诊断中必须提高警惕。再生结节有时需与早期肝癌鉴别,前者为门静脉供血而非肝动脉供血,故动脉期 CT 增强扫描结节没有强化,而静脉期只有轻度强化,与肝癌增强表现不同。

(八)脂肪肝

【临床与病理】

正常肝脏脂肪含量低于 5%,超过 5%则为肝脏脂肪浸润,常简称为脂肪肝。根据脂肪浸润范围,分为弥漫性和局灶性脂肪肝。

【影像学表现】

超声:肝大,肝实质回声增强,表现"光亮肝",肝轮廓不清,变圆钝。肝内血管变细、减少,肝内血管与肝实质回声水平接近,回声反差消失。

1.CT　CT 扫描是最有价值的影像学检查。平扫显示肝的密度降低,比脾的密度低。弥漫性脂肪浸润表现全肝密度降低,局灶性浸润则表现肝叶或肝段局部密度降低。严重脂肪肝时,肝实质密度明显减低,肝内血管呈相对高密度而可清楚显示,但走向、排列、大小、分支正常,没有受压移位或被侵犯征象。对比增强扫描,肝比脾的强化差,强化的肝内血管显示更为清晰(图 2-2-11)。局灶性脂肪肝,平扫有时表现片状或类圆形低密度区,可与肝癌等占位性病变混淆,但前者的低密度区内有分布正常的增强血管,可资鉴别。

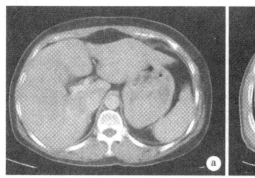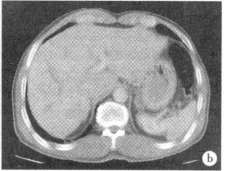

图 2-2-11　脂肪肝增强 CT

a.弥漫性脂肪肝,全肝强化程度低于脾,肝内强化的血管、走行和形态正常;b.局灶性脂肪肝,肝左叶密度均匀降低,低密度区内可见强化的分布和形态正常的肝血管通过

MRI:轻度脂肪肝可表现正常。明显的脂肪肝 T_1WI 和 T_2WI 可出现肝实质信号增高,采用脂肪抑制序列扫描可见肝实质信号降低。

【诊断与鉴别诊断】

影像学不是诊断脂肪肝的主要手段,但行影像学检查可发现脂肪肝。尤以 CT 及超声易于显示。对脂肪肝的影像学表现应有所认识,弥漫性者诊断不难,局灶性者应与肝癌等病变鉴别。

五、各种影像检查的比较与优选

肝脏检查,X 线平片应用价值非常有限。血管造影除非同时要进行介入治疗,否则一般很少用于肝脏检查。超声检查简便易行,常做为肝脏疾病的筛选检查,对显示占位性病变,特别是囊性实性病变的鉴别有较高的价值。CT 在肝占位性病变,特别是肝癌的检查中,已经成为临床最常用的影像检查手段。CT 增强多期扫描,有利于肝占位性病变的鉴别以及了解病变中的血供情况。CT 多方位重组和 CTA,在肝脏疾病的定位、定性诊断中亦具有重要价值。MRI 也可很好地显示肝脏病变。在超声、CT 对肝占位性病变鉴别有困难时,MRI 往往能提供更多有价值的诊断信息。MRI 增强检查,对肝肿瘤的诊断和鉴别诊断具有显著的价值。

（张士波）

第三章　中枢神经系统影像学诊断

中枢神经系统包括脑和脊髓,深藏在骨骼包围的颅腔和椎管内,一般物理学检查不易达到,影像学检查具有重要意义。飞速发展的现代影像技术如 DSA、CT、MRI 等提供了高分辨力和高对比度的直观图像,极大提高了中枢神经系统疾病的诊断水平。

第一节　脑

一、检查技术

(一)X 线检查

1.颅骨平片　常用后前位和侧位。方法简单、经济、无创伤。对颅骨骨折多能够明确诊断,对颅内病变的诊断有限度,目前已很少使用颅骨平片做颅内病变的诊断。

2.脑血管造影　脑血管造影是将有机碘对比剂引入脑血管显示脑血管的方法,包括颈动脉造影和椎动脉造影。常用 DSA 技术,分别摄取脑动脉期、静脉期和静脉窦期图像。

(二)CT 检查

1.平扫 CT　横断面扫描为主,头部固定,以眦耳线(眼外眦与外耳孔中心连线)为基线依次向上扫描 8～10 层,层厚 10mm。检查后颅窝则取与眦耳线成 20°角。有时加扫冠状面。

2.增强 CT　经静脉注入有机碘对比剂后再行扫描。剂量按每公斤体重 1.5～2ml 计算,静脉内推注或滴注。增强后病灶常显示更清楚,可显示出平扫未显示的病灶。碘过敏者不宜行增强 CT 检查。

3.CTA　静脉团注有机碘对比剂后,当对比剂流经脑血管时进行螺旋 CT 扫描,并三维重组脑血管图像。

4.CT 灌注成像　快速静脉团注有机碘对比剂时进行连续扫描,以获取受检脑组织在对比剂首次通过时的时间-密度曲线,并据此重组脑实质血流灌注参数图像。它反映脑实质的微循环和血流灌注情况。

(三)MRI 检查

1.普通 MRI　常规采用横断面成像,依病变部位再选择冠状面或(和)矢状面成像。一般层厚 6～8mm,薄层用 2～5mm。常用 SE 序列 T_1WI 和 FSE 序列 T_2WI。

2.增强 MRI　对比剂用 Gd-DTPA,按 0.1～0.2mmol/kg 计算。增强检查显示病灶更清楚,并可显示普通检查未能显示的细小和多发病灶,明确病变的部位和范围,推断病变的性质,鉴别病变与水肿、肿瘤术后复发与术后改变等。

3.MRA　无需注射对比剂即可显示颅内大血管,是唯一成熟的无创性脑血管成像技术。常用 TOF 法和 PC 法。

4.功能性 MRI　利用 MR 成像技术反映脑的生理过程和物质代谢等功能变化。主要包括：MR 扩散成像,反映水分子的扩散状况,主要用于急性脑缺血性疾病的早期诊断,在扩散成像基础上和扩散张量成像还能显示病变造成的脑白质纤维束受压、移位和破坏、中断;MR 灌注成像,反映脑组织微循环的分布和血流灌注,主要用于脑血管性疾病及肿瘤良恶性鉴别;MR 波谱分析,主要为 1H 波谱分析,用于脑组织代谢产物的定量分析;脑功能成像,用于研究脑皮层活动的功能定位,已初步应用于临床。

(四)超声检查

应用很少。婴幼儿通过前囟行冠状面和矢状面扫描,可观察大脑脚、丘脑和侧脑室体部等结构。成人主要应用经颅多普勒(TCD)获取脑动脉血流动力学信息。

二、正常影像表现

(一)X 线检查

颈动脉 DSA 检查的动脉期正常脑血管表现如图 3-1-1 所示。

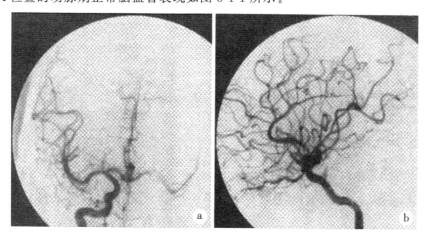

图 3-1-1　正常颈内动脉 DSA 表现

a.后前位;b.侧位

颈内动脉经颅底入颅后,先后发出眼动脉、脉络膜前动脉和后交通动脉,终支为大脑前、中动脉。大脑前动脉主要分支依次是额极动脉、胼缘动脉、胼周动脉等;大脑中动脉主要分支依次是额顶升支、顶后支、角回支和颞后支等。这些分支血管多相互重叠,结合正侧位造影片容易辨认。

正常脑动脉走行纤曲、自然,由近及远逐渐分支、变细,管壁光滑,分布均匀,各分支走行较为恒定。

(二)CT 检查

正常脑 CT 表现如图 3-1-2 所示。

1.颅骨　颅骨为高密度,颅底层面可见其中低密度的颈静脉孔、卵圆孔、破裂孔等。鼻窦及乳突内气体呈低密度。

2.脑实质　分大脑额、颞、顶、枕叶及小脑、脑干。皮质密度略高于髓质,分界清楚。大脑深部的灰质核团密度与皮质相近,在髓质的对比下显示清楚。尾状核头部位于侧脑室前角外侧,体部沿丘脑和侧脑室体部之间向后下走行。丘脑位于第三脑室的两侧。豆状核位于尾状核与丘脑的外侧,呈楔形,自内而外分为苍白球和壳核。苍白球可钙化,呈高密度。豆状核外侧近岛叶皮层下的带状灰质为屏状核。尾状核和丘脑与豆状核之间的带状白质结构为内囊,分为前肢、膝部和后肢。豆状核与屏状核之间的带状白质结构为外囊。

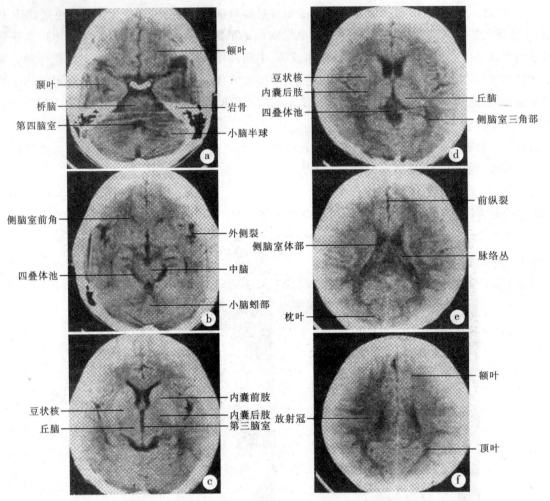

图 3-1-2　**正常脑 CT 表现**

a.桥脑层面;b.中脑层面;c.第三脑室层面;d.丘脑层面;e.侧脑室体部层面;f.侧脑室顶部层面

3.脑室系统　包括双侧侧脑室、第三脑室和第四脑室,内含脑脊液,为均匀水样低密度。双侧侧脑室对称,分为体部、三角部和前角、后角、下角。

4.蛛网膜下腔　包括脑沟、脑裂和脑池,充以脑脊液,呈均匀水样低密度。脑池主要有鞍上池、环池、桥小脑角池、枕大池、外侧裂池和大脑纵裂池等。其中鞍上池为蝶鞍上方的星状低密度区,多呈五角形或六角形。

5.增强扫描　正常脑实质仅轻度强化,血管结构直接强化,垂体、松果体及硬脑膜明显强化。

（三）MRI 检查

1.脑实质　脑髓质组织结构不同于皮质,其 Ti 和 T$_2$ 值较短,故 T$_1$WI 脑髓质信号稍高于皮质,T$_2$WI 则稍低于皮质。脑内灰质核团的信号与皮质相似。

2.含脑脊液结构　脑室和蛛网膜下腔含脑脊液,信号均匀,T$_1$WI 为低信号,T$_2$WI 为高低号,水抑制像呈低信号。

3.颅骨　颅骨内外板、钙化和脑膜组织的含水量和氢质子很少,T$_1$WI 和 T$_2$WI 均呈低信号。颅骨板障和脂肪组织,T$_1$WI 和 T$_2$WI 均为高信号。

4.血管　血管内流动的血液因"流空效应",T$_1$WI 和 T$_2$WI 均呈低信号。当血流缓慢时则呈高信号。

5.增强检查　脑组织的强化情况与 CT 相似。

三、基本病变表现

(一)X 线检查

脑血管造影检查,颅内占位病变使脑血管受压移位、聚集或分离、牵直或扭曲。一些肿瘤可不同程度地显影。脑 DSA 是诊断脑血管疾病的金标准,但面临着 CTA 和 MRA 日益严峻的挑战。

(二)CT 检查

1.平扫密度改变

(1)高密度病灶:见于新鲜血肿、钙化和富血管性肿瘤等。

(2)等密度病灶:见于某些肿瘤、血肿、血管性病变等。

(3)低密度病灶:见于炎症、梗死、水肿、囊肿、脓肿等。

(4)混合密度病灶:为各种密度混合存在病灶,见于某些肿瘤、血管性病变、脓肿等。

2.增强扫描特征

(1)均匀性强化:见于脑膜瘤、转移瘤、神经鞘瘤、动脉瘤和肉芽肿等。

(2)非均匀性强化:见于胶质瘤、血管畸形等。

(3)环形强化:见于脑脓肿、结核瘤、胶质瘤、转移瘤等。

(4)无强化:见于脑炎、囊肿、水肿等。

3.脑结构改变

(1)占位效应:由颅内占位病变及周围水肿所致,表现局部脑沟、脑池、脑室受压变窄或闭塞,中线结构移向对侧。

(2)脑萎缩.范围可为局限性或弥漫性,皮质萎缩显示脑沟和脑裂增宽、脑池扩大,髓质萎缩显示脑室扩大。

(3)脑积水:交通性脑积水时,脑室系统普遍扩大,脑池增宽;梗阻性脑积水时,梗阻近侧脑室扩大,脑池无增宽。

4.颅骨改变

(1)颅骨本身病变:如骨折、炎症和肿瘤等。

(2)颅内病变累及颅骨:如蝶鞍、内耳道和颈静脉孔扩大,可协助颅内病变的定位和定性诊断。

(三)MRI 检查

1.肿块　一般肿块含水量高,呈长 T_1 和长 T_2 信号改变;脂肪类肿块呈短 T_1 和长 T_2 信号改变;含顺磁性物质肿块如黑色素瘤呈短 T_1 和短 T_2 信号改变;钙化和骨化性肿块则呈长 T_1 和短 T_2 信号改变。

2.囊肿　含液囊肿呈长 T_1 和长 T_2 信号改变;而含黏液蛋白和类脂性囊肿则呈短 T_1 和长 T_2 信号改变。

3.水肿　脑组织发生水肿时,T_1 和 T_2 值延长,T_1WI 呈低信号,T_2WI 呈高信号。

4.出血　因血肿时期而异。急性血肿,T_1WI 和 T_2WI 呈等或稍低信号,MRI 上不易发现;亚急性血肿,T_1WI 和 T_2WI 血肿周围信号增高并向中心部位推进;慢性血肿,T_1WI 和 T_2WI 均呈高信号,周围可出现含铁血黄素沉积形成的低信号环;囊变期时 T_1WI 呈低信号,T_2WI 呈高信号,周围低信号环更加明显。

5.梗死　超急性期脑梗死在扩散成像上呈高信号,TWI 和 T_2WI 信号多正常;急性期由于脑水肿、坏死和囊变,呈长 T_1 和长 T_2 异常信号;纤维修复期呈长 T_1 和短 T_2 或长 T_2 信号。

脑结构的 MRI 形态变化分析与 CT 相同。脑病变的增强 MRI 表现与 CT 相似。

四、脑肿瘤

（一）星形细胞肿瘤

星形细胞肿瘤属于神经上皮组织肿瘤，是神经胶质瘤中最常见的类型，也是颅内最常见的肿瘤，成人多发生于大脑，儿童多见于小脑。

【临床与病理】

肿瘤按细胞分化程度不同分为Ⅰ～Ⅳ级，Ⅰ级分化良好，呈良性；Ⅲ、Ⅳ级分化不良，呈恶性；Ⅱ级是一种良恶交界性肿瘤。Ⅰ级肿瘤的边缘较清楚，部分Ⅰ、Ⅱ级肿瘤易发生囊变，肿瘤血管较成熟；Ⅲ、Ⅳ级肿瘤呈弥漫浸润生长，肿瘤轮廓不规则，分界不清，易发生坏死、出血，肿瘤血管丰富且分化不良。临床上，常伴有局灶性或全身性癫痫发作及颅内压增高等表现。

【影像学表现】

1.CT　病变多位于白质。Ⅰ级肿瘤通常呈低密度灶，分界清楚，占位效应轻，无或轻度强化（除毛细胞和室管膜下巨细胞型外）。Ⅱ～Ⅳ级肿瘤多呈高、低或混杂密度的肿块，可有斑点状钙化和瘤内出血，肿块形态不规则，边界不清，占位效应和瘤周水肿明显，可呈不规则环形伴壁结节强化，有的则呈不均匀性强化（图 3-1-3）。

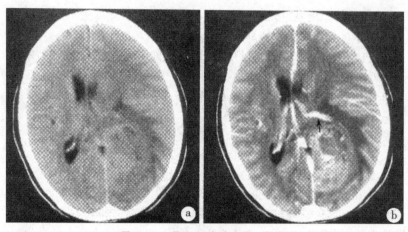

图 3-1-3　星形细胞肿瘤Ⅱ～Ⅲ级

a.CT 平扫，左侧顶枕叶呈低密度，同侧侧脑室三角部受压闭塞；b.CT 增强扫描，肿瘤呈不均匀强化，同侧脉络丛向前移位（↑）

2.MRI　病变 T_1WI 呈稍低或混杂信号，T_2WI 呈均匀或不均匀性高信号。恶性度越高，其 T_1 和 T_2 值愈长，强化亦愈明显。

【诊断与鉴别诊断】

根据上述 CT 和 MRI 表现，大多数肿瘤可以定位、定量，80％可做出定性诊断。CT 上，Ⅰ级低密度无强化肿瘤需与脑梗死、胆脂瘤、蛛网膜囊肿等鉴别。脑梗死的低密度灶形态与血管供应区一致，皮髓质同时受累，边界清楚，有脑回状强化；蛛网膜囊肿的 CT 值更低；胆脂瘤可为负 CT 值，MRI 上呈短 T_1 和长 T_2 信号。环形强化的肿瘤需与脑脓肿、转移瘤、血管母细胞瘤等鉴别。脑脓肿壁较光滑，厚薄均匀，一般无壁结节；转移瘤的壁较厚且不均匀，内缘凹凸不平；血管母细胞瘤好发于小脑半球，壁结节小，囊壁无强化。少数肿瘤的密度较高，均一性强化，类似脑膜瘤和转移瘤，可根据病史及骨质改变等鉴别。磁共振的波谱和扩散加权成像检查对这些病变的鉴别诊断亦有很大的帮助。

（二）脑膜瘤

脑膜瘤约占颅内肿瘤的 $15\%\sim20\%$，多见于中年女性。

【临床与病理】

起源于蛛网膜粒帽细胞，多居于脑外，与硬脑膜附着。好发部位为矢状窦旁、脑凸面、蝶骨嵴、嗅沟、桥小脑角、大脑镰或小脑幕，少数肿瘤位于脑室内。肿瘤包膜完整，多由脑膜动脉供血，血运丰富，常有钙化，少数有出血、坏死和囊变。组织学分为脑膜皮型、纤维型、过渡型、砂粒型、血管瘤型等 15 型。

【影像学表现】

1.CT 平扫肿块呈等或略高密度，常见斑点状钙化。多以广基底与硬脑膜相连，类圆形，边界清楚，瘤周水肿轻或无，静脉或静脉窦受压时可出现中度或重度水肿。颅板侵犯引起骨质增生或破坏。增强扫描呈均匀性显著强化（图 3-1-4）。

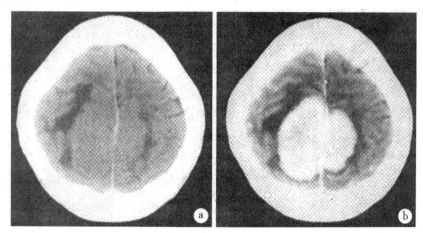

图 3-1-4 脑膜瘤

a.CT 平扫，大脑镰两侧肿块呈等密度；b.CT 增强扫描，肿块强化明显，边界清楚，密度均匀

2.MRI T_1WI 呈等或稍高信号，T_2WI 呈等或高信号，均一性强化，邻近脑膜增厚并强化称为"脑膜尾征"，具有一定特征。MRA 能明确肿瘤对静脉（窦）的压迫程度及静脉（窦）内有无血栓。

【诊断与鉴别诊断】

根据上述 CT 和 MRI 表现，结合脑膜瘤的好发部位、性别和年龄特征，容易诊断。少数表现不典型的脑膜瘤，需与星形细胞肿瘤、转移瘤和脑脓肿等鉴别。

（三）垂体瘤

垂体瘤绝大多数为垂体腺瘤。占脑肿瘤的 10% 左右，以 $30\sim60$ 岁常见，性别无明显差异，但分泌泌乳素的微腺瘤多为女性。

【临床与病理】

垂体腺瘤按其是否分泌激素可分为非功能性和功能性腺瘤。功能性腺瘤包括泌乳素、生长激素、性激素和促肾上腺皮质激素腺瘤等。直径小于 10mm 者为微腺瘤，大于 10mm 者为大腺瘤。肿瘤包膜完整，较大肿瘤常因缺血或出血而发生坏死、囊变，偶有钙化。肿瘤向上生长可穿破鞍隔突入鞍上池，向下可侵入蝶窦，向两侧可侵入海绵窦。临床上，主要表现为垂体功能异常和视野缺损。

【影像学表现】

1.CT 蝶鞍扩大，鞍内肿块向上突入鞍上池，可侵犯一侧或者两侧海绵窦。肿块呈等或略高密度，内常有低密度灶.均匀、不均匀或环形强化。局限于鞍内小于 10mm 的微腺瘤，平扫不易显示，宜采取冠状面薄层增强检查,增强时呈等、低或稍高密度结节。间接征象有垂体高度≥8mm,垂体上缘隆突,垂体柄偏移和鞍底下陷。

2.MRI 对垂体微腺瘤显示优于 CT。肿瘤在 T_1WI 呈稍低信号,T_2WI 呈等或高信号,有明显均匀或不均匀强化(图 3-1-5)。MRA 可显示肿瘤对 Willis 环形态和血流的影响。

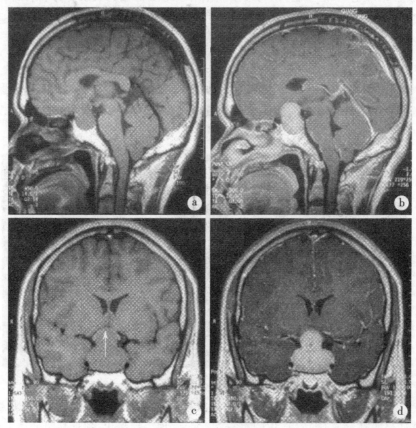

图 3-1-5　垂体腺瘤

图 a 和 c 为 MRI T_1WI;图 b 和 d 为 T_1WI 增强像,均显示鞍内肿瘤,延伸至鞍上,将视交叉向上推移(↑)

【诊断与鉴别诊断】

根据上述 CT 和 MRI 表现,结合内分泌检查结果,95% 垂体腺瘤可做出诊断。少数较大的垂体腺瘤需与鞍上脑膜瘤、颅咽管瘤等鉴别。垂体微腺瘤的诊断主要靠 MRI,增强检查更为明确。

(四)听神经瘤

听神经瘤系成人常见的颅后窝肿瘤,占脑肿瘤的 8%～10%,男性略多于女性,儿童患者少见。

【临床与病理】

听神经瘤多起源于听神经鞘膜,早期位于内耳道内,以后长入桥小脑角池,包膜完整,常有出血、坏死、囊变。多为单侧,偶可累及双侧。临床上主要有听力部分或完全丧失及前庭功能紊乱等症状。

【影像学表现】

CT:桥小脑角池内等、低或混杂密度肿块,瘤周轻～中度水肿,偶见钙化或出血,呈均匀、非均匀或环形强化。第四脑室受压移位,伴幕上脑积水。骨窗观察内耳道呈锥形扩大。

MRI:表现与 CT 相似(图 3-1-6),增强 MRI 可无创性诊断内耳道内 3mm 的小肿瘤。

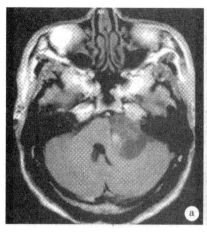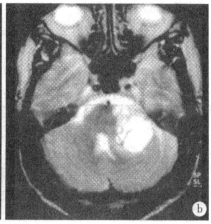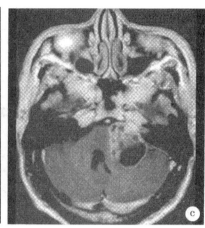

图 3-1-6　听神经瘤

a.MRI T_1WI,左侧桥脑小脑角肿瘤信号不均匀,第四脑室向右移位;b.T_2WI,肿瘤呈高信号,与脑脊液界限不清楚;c.T_1WI增强扫描,肿瘤强化不均匀,坏死囊变部分无强化

【诊断与鉴别诊断】

根据听神经瘤的特征性位置和影像学表现,绝大多数可以确诊。当听神经瘤表现不典型或肿瘤较大时,有时需与桥小脑角脑膜瘤、胆脂瘤、三叉神经瘤等鉴别。

（五）颅咽管瘤

颅咽管瘤是颅内较常见的肿瘤,占脑肿瘤的 $2\%\sim6\%$,儿童和青年多见,男性多于女性。

【临床与病理】

颅咽管瘤是来源于胚胎颅咽管残留细胞的良性肿瘤,肿瘤多位于鞍上,可分为囊性和实性,囊性多见,囊壁和实性部分多有钙化。临床上主要表现发育障碍、视力改变和垂体功能低下。

【影像学表现】

1.CT　鞍上池内类圆形肿物,压迫视交叉和第三脑室前部,可出现脑积水。肿物呈以不均匀低密度为主的囊实性病灶,囊壁的壳形钙化和实性部分的不规则钙化呈高密度。囊壁和实性部分呈环形、均匀或不均匀强化。

2.MRI　肿瘤信号依成分而不同,T_1WI 可为高、等、低或混杂信号,T_2WI 多为高信号。增强 T_1WI,肿瘤囊壁和实性部分发生强化。

【诊断与鉴别诊断】

上述 CT 和 MRI 表现,结合其多有钙化的特点较容易诊断,肿瘤发生在鞍内与鞍上时需与垂体瘤等鉴别。

（六）转移瘤

转移瘤较常见,占脑肿瘤的 20% 左右。多发生于中老年人,男性稍多于女性。

【临床与病理】

转移瘤多自肺癌、乳腺癌、前列腺癌、肾癌和绒癌等原发灶,经血行转移而来。顶枕区常见,也见于小脑和脑干。常为多发,易出血、坏死、囊变,瘤周水肿明显。临床主要有头痛、恶心、呕吐、共济失调、视神经乳头水肿等表现。

【影像学表现】

1.CT　脑内多发或单发结节,单发者可较大,常位于皮髓质交界区,呈等或低密度灶,出血时密度增高。瘤周水肿较重。呈结节状或环形强化,也可混合出现。

2.MRI　转移瘤一般呈长 T_1 和长 T_2 信号，瘤内出血则呈短 T_1 和长 T_2 信号。MRI 更易发现脑干和小脑的转移瘤。增强 MRI 可更敏感地发现普通检查未能显示的小转移瘤。

【诊断与鉴别诊断】

根据上述 CT 和 MRI 表现，结合肿瘤病史容易诊断，但需与其他多灶性病变如多发性胶质瘤及脑脓肿等鉴别。

五、脑外伤

脑外伤是一种严重的损伤，急性脑外伤死亡率高。自 CT 和 MRI 应用以来，脑外伤诊断水平不断提高，极大降低了死亡率和致残率。

【临床与病理】

由于受力部位不同和外力类型、大小、方向不同，可造成不同程度的颅内损伤，如脑挫裂伤、脑内、脑外出血等，脑外出血又包括硬膜外、硬膜下和蛛网膜下腔出血。

【影像学表现】

1.脑挫裂伤　脑挫伤病理为脑内散在出血灶，静脉淤血和脑肿胀；如伴有脑膜、脑或血管撕裂，则为脑裂伤。二者常合并存在，故统称为脑挫裂伤。

（1）CT：低密度脑水肿区内，散布斑点状高密度出血灶，有占位效应。有的表现为广泛性脑水肿或脑内血肿。

（2）MRI：脑水肿 T_1WI 呈等或稍低信号，T_2WI 呈高信号；血肿信号变化与血肿期龄有关。

2.脑内血肿　多发生于额、颞叶，位于受力点或对冲部位脑组织内，与高血压性脑出血好发于基底节和丘脑区不同。

（1）CT：呈边界清楚的类圆形高密度灶。

（2）MRI：血肿信号变化与血肿期龄有关。

3.硬膜外血肿　多由脑膜血管损伤所致，脑膜中动脉常见，血液聚集硬膜外间隙。硬膜与颅骨内板粘连紧密，故血肿较局限，呈梭形。

CT：颅板下见梭形或半圆形高密度灶，多位于骨折附近，不跨越颅缝（图 3-1-7）。

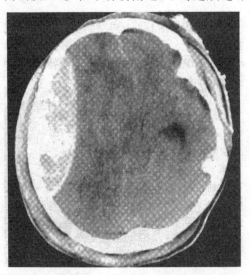

图 3-1-7　硬膜外血肿

CT 平扫，右侧额颞顶区血肿呈梭形高密度影，边缘锐利

4.**硬膜下血肿**　多由桥静脉或静脉窦损伤出血所致,血液聚集于硬膜下腔,沿脑表面广泛分布。

CT:急性期见颅板下新月形或半月形高密度影,常伴有脑挫裂伤或脑内血肿,脑水肿和占位效应明显。亚急性或慢性血肿,呈稍高、等、低或混杂密度灶。CT 图像上等密度血肿,MRI 常呈高信号,显示清楚(图 3-1-8)。

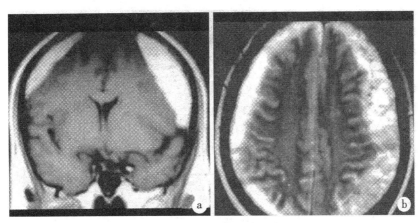

图 3-1-8　双侧硬膜下血肿

a.MRIT₁WI 冠状面像,双侧额顶区血肿呈高信号,双侧侧脑室内聚;b.T₂WI 横断面像,双侧额顶区的血肿呈带状高信号

5.**蛛网膜下腔出血**　儿童脑外伤常见,出血多位于大脑纵裂和脑底池。

CT:表现为脑沟、脑池内密度增高影,形成铸型。大脑纵裂出血多见,表现为中线区纵行窄带形高密度影。出血亦见于外侧裂池、鞍上池、环池、小脑上池或脑室内。蛛网膜下腔出血一般 7 天左右吸收,此时 CT 检查阴性,而 MRI 检查仍可发现高信号出血灶的痕迹。

【诊断与鉴别诊断】

根据上述 CT 和 MRI 表现结合外伤史一般易于诊断。对于急性脑外伤的出血部分,CT 显示较 MRI 为佳;对于亚急性和慢性脑外伤的出血部分,MRI 常优于 CT。

六、脑血管疾病

(一)脑出血

脑出血属于出血性脑血管疾病,多发于中老年高血压和动脉硬化患者。

【临床与病理】

自发性脑内出血多继发于高血压、动脉瘤、血管畸形、血液病和脑肿瘤等。以高血压性脑出血常见,出血好发于基底节、丘脑、脑桥和小脑,易破入脑室。血肿及伴发的脑水肿引起脑组织受压、软化和坏死。血肿演变分为急性期、吸收期和囊变期,各期时间长短与血肿大小和年龄有关。

【影像学表现】

CT:急性期血肿呈边界清楚的肾形、类圆形或不规则形均匀高密度影,周围水肿带宽窄不一,局部脑室受压移位(图 3-1-9)。破入脑室可见脑室内积血。吸收期始于 3～7 天,可见血肿周围变模糊,水肿带增宽,血肿缩小并密度减低,小血肿可完全吸收。囊变期始于 2 个月以后,较大血肿吸收后常遗留大小不等的囊腔,伴有不同程度的脑萎缩。

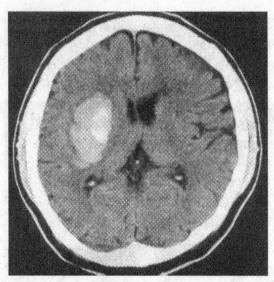

图 3-1-9　脑内血肿

CT 平扫显示右侧基底节区血肿呈不均匀高密度,占位征象明显

MRI:脑内血肿的信号随血肿期龄而变化。急性期血肿 T_1WI 呈等信号,T_2WI 呈稍低信号,显示不如 CT 清楚;亚急性和慢性期血肿 T_1WI 和 T_2WI 均表现为高信号;囊肿完全形成时 T_1WI 呈低信号,T_2WI 呈高信号,周边可见含铁血黄素沉积所致低信号环,此期 MRI 显示比 CT 敏感。

【诊断与鉴别诊断】

根据典型的 CT、MRI 表现和突发的临床症状,脑内出血容易诊断。CT 和 MRI 对脑出血的检查有很强的互补作用,为脑出血不同时期的鉴别诊断提供了有力帮助。临床症状不明显的脑出血在吸收期 CT 检查时可能为等密度,需和脑肿瘤鉴别。

(二)脑梗死脑梗死

是缺血性脑血管疾病,其发病率在脑血管疾病中占首位。

【临床与病理】

脑梗死为脑血管闭塞所致脑组织缺血性坏死。其原因有:①脑血栓形成,继发于脑动脉硬化、动脉瘤、血管畸形、炎性或非炎性动脉炎等;②脑栓塞,如血栓、空气、脂肪栓塞;③低血压和凝血状态。病理上分为缺血性、出血性和腔隙性脑梗死。

【影像学表现】

1.缺血性梗死　平扫 CT 在发病后一天内常难以显示病灶,灌注成像则能发现异常。其后平扫 CT 上表现为低密度灶,部位和范围与闭塞血管供血区一致,皮髓质同时受累,多呈扇形。可有占位效应,但相对较轻。2～3 周时可出现"模糊效应",病灶变为等密度而不可见。增强扫描可见脑回状强化。1～2 个月后形成边界清楚的低密度囊腔。

2.出血性梗死　常发生在缺血性梗死一周后。CT 示在低密度脑梗死灶内,出现不规则斑点、片状高密度出血灶,占位效应较明显。

3.腔隙性梗死　系深部髓质小动脉闭塞所致。缺血灶为 10～15mm 大小,好发于基底节、丘脑、小脑和脑干,中老年人常见。发病一天后,CT 表现为脑深部的片状低密度区,无占位效应。

MRI 对脑梗死灶发现早、敏感性高。发病后 1 小时可见局部脑回肿胀,脑沟变窄,随后出现长 T_1 和长 T_2 信号异常(图 3-1-10)。MR 扩散和灌注成像可更早检出脑梗死。MRI 对基底节、丘脑、小脑和脑干的腔隙性梗死灶十分敏感。MRA 检查还能显示脑动脉较大分支的闭塞。

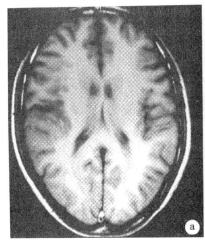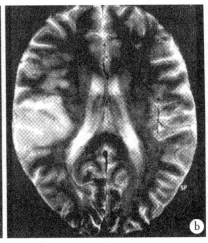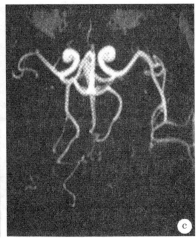

图 3-1-10　脑梗死

a.MRIT$_1$WI 显示右侧颞顶叶呈低信号；b.T$_2$WI 显示右侧颞顶叶呈高信号；c.MRA 显示右侧大脑中动脉部分闭塞

【诊断与鉴别诊断】

根据上述典型的 CT 和 MRI 表现结合病史可以明确诊断，表现不典型时应注意与胶质瘤、转移瘤等相鉴别。脑肿瘤占位表现常较脑梗死更显著，胶质瘤多呈不规则强化，转移瘤常呈均匀或环形强化，均不同于脑梗死。

（三）动脉瘤动脉瘤

可发生于任何年龄，女性略多于男性。

【临床与病理】

动脉瘤好发于颅底动脉环及附近分支，是蛛网膜下腔出血的常见原因。多呈囊状，大小不一，囊内可有血栓形成。

【影像学表现】

1.CT　分为三型，Ⅰ型无血栓动脉瘤，平扫呈圆形高密度区，均一性强化；Ⅱ型部分血栓动脉瘤，平扫中心或偏心性高密度区，中心和瘤壁强化，其间血栓无强化，呈"靶征"；Ⅲ型完全血栓动脉瘤，平扫呈等密度灶，可有弧形或斑点状钙化，瘤壁环形强化。动脉瘤破裂时 CT 图像上多数不能显示瘤体，但可见并发的蛛网膜下腔出血、脑内血肿、脑积水、脑水肿和脑梗死等改变。

2.MRI　动脉瘤瘤腔在 T$_1$WI 和 T$_2$WI 上呈圆形低信号灶，动脉瘤内血栓则呈高低相间的混杂信号。

DSA、CTA 和 MRA 可直观地显示动脉瘤、瘤内血栓及载瘤动脉（图 3-1-11）。小于 5mm 的动脉瘤容易漏诊。增强 MRA 及三维观察可提高小动脉瘤的显示率。

【诊断与鉴别诊断】

根据病变位置、CT 或 MRI 特征性表现，或 DSA、CTA 和 MRA 可明确诊断。

（四）血管畸形

血管畸形可发生于任何年龄，男性略多于女性。

【临床与病理】

血管畸形系胚胎期脑血管的发育异常，分为动静脉畸形（AVM）、静脉畸形、毛细血管畸形、大脑大静脉瘤和海绵状血管瘤等。AVM 最常见，好发于大脑前、中动脉供血区，由供血动脉、畸形血管团和引流静脉构成。

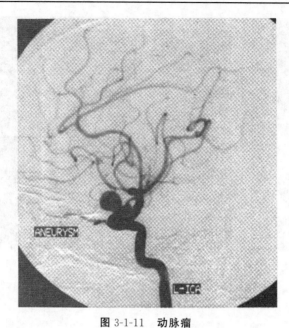

图 3-1-11 动脉瘤

DSA 显示左颈内动脉虹吸段宽颈动脉瘤,瘤腔光滑

【影像学表现】

1.CT 显示不规则混杂密度灶,可有钙化,并呈斑点或弧线形强化,缺乏水肿和占位效应(图 3-1-12)。可合并脑血肿、蛛网膜下腔出血及脑萎缩等改变。

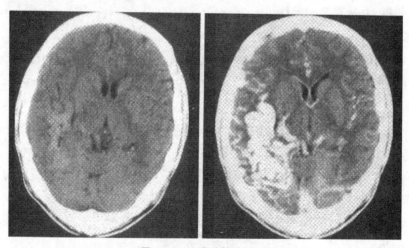

图 3-1-12 脑动静脉畸形

a.CT 平扫右侧颞叶部分病灶呈略高密度;b.CT 增强扫描,右侧颞叶呈条、片状强化,显示大量畸形血管

2.MRI 见扩张流空的畸形血管团,邻近脑实质内的混杂或低信号灶为反复出血后改变。DSA、CTA 和 MRA 可直观地显示畸形血管团、供血动脉和引流静脉。

【诊断与鉴别诊断】

根据上述 CT 和 MRI 的典型表现可做出诊断,DSA、CTA 和 MRA 可明确诊断。

七、颅内感染

(一)脑脓肿

脑脓肿是化脓性细菌进入脑组织引起的炎性改变,进一步导致脓肿形成。

【临床与病理】

脑脓肿以耳源性常见,多发于颞叶和小脑;其次为血源性、鼻源性、外伤性和隐源性等。病理上分为急性炎症期、化脓坏死期和脓肿形成期。急性期常伴发全身中毒症状。

【影像学表现】

1.CT　急性炎症期呈大片低密度灶,边缘模糊,伴占位效应,增强无强化;化脓坏死期,低密度区内出现更低密度坏死灶,增强呈轻度不均匀性强化;脓肿形成期,平扫见等密度环,内为低密度并可有气泡影,增强呈环形强化,代表脓肿壁,其一般完整、光滑、均匀,部分脓肿可为多房分隔状。

2.MRI　脓腔呈长 T_1 和长 T_2 异常信号,Gd-DTPA 增强呈光滑薄壁环形强化。

【诊断与鉴别诊断】

根据上述 CT 和 MRI 的典型表现结合局部或全身感染等症状可做出诊断。

（二）结核性脑膜脑炎

结核性脑膜脑炎是继发性病变,常发生于儿童和青年人。

【临床与病理】

结核性脑膜脑炎是结核杆菌引起的脑膜弥漫性炎性反应,并波及脑实质,好发于脑底池。脑膜渗出和肉芽肿为其基本病变,可合并结核瘤、脑梗死和脑积水。

【影像学表现】

1.CT　早期可无异常发现。脑底池有大量炎性渗出时,其密度增高,失去正常低密度;增强扫描脑膜广泛强化,形态不规则。肉芽肿形成则见局部脑池闭塞并结节状强化,脑结核瘤平扫为等或低密度灶,增强检查呈结节状或环形强化。

2.MRI　脑底池结构不清,T_1WI 信号增高,T_2WI 信号更高,水抑制像病变的形态、范围显示更清楚,呈高信号。结核瘤 T_1WI 呈略低信号,T_2WI 呈低、等或略高混杂信号,周围水肿轻。

【诊断与鉴别诊断】

根据上述 CT 和 MRI 的表现结合病史及全身中毒症状等,不难做出诊断。

（三）脑囊虫病

脑囊虫病是最常见的脑寄生虫病,其发病率约占囊虫病的 80%。

【临床与病理】

脑囊虫病系猪绦虫囊尾蚴在脑内寄生所产生的病变。人误食绦虫卵或节片后,被胃液消化并孵化出蚴虫,经肠道血流而散布寄生于全身。脑囊虫病为其全身表现之一,分为脑实质型、脑室型、脑膜型和混合型。脑内囊虫的数目不一,呈圆形,直径 4～5mm。囊虫死亡后退变为小圆形钙化点。

【影像学表现】

脑实质型 CT 表现为脑内散布多发性低密度小囊,多位于皮髓质交界区,囊腔内可见致密小点代表囊虫头节。MRI 较有特征,小囊主体呈均匀长 T_1 和长 T_2 信号,其内偏心性小结节呈短 T_1 和长 T_2 信号。囊壁和头节有轻度强化。囊虫死亡后呈钙化小点。不典型者可表现为单个大囊、肉芽肿、脑炎或脑梗死。

脑室型以第四脑室多见,脑膜型多位于蛛网膜下腔,和脑膜粘连。CT 和 MRI 直接征象有限,多间接显示局部脑室或脑池扩大,相邻脑实质光滑受压。常合并脑积水。囊壁、头节和脑膜有时可强化。

【诊断与鉴别诊断】

根据上述 CT 和 MRI 的表现结合有绦虫病史、囊虫补体结合试验阳性等,可做出诊断。不典型者需与肉芽肿、脑炎或脑梗死等鉴别。

八、脱髓鞘疾病

脱髓鞘疾病是一组以神经组织髓鞘脱失为主要病理改变的疾病。20岁～40岁女性多见。

【临床与病理】

脱髓鞘疾病可分为原发性和继发性两类。多发性硬化(MS)是继发性脱髓鞘疾病中最常见的一种,病因不明,以侧脑室周围髓质和半卵圆中心多发性硬化斑为主,也见于脑干、脊髓和视神经。临床常见于中年妇女,表现为多灶性脑损害,或伴有视神经和脊髓损害症状,病程缓解与发作交替且进行性加重。

【影像学表现】

1.CT   侧脑室周围和半卵圆中心显示多灶性低或等密度区,也见于脑皮层、小脑、脑干和脊髓,多无占位效应。活动期病灶有强化,激素治疗后或慢性期则无强化。

2.MRI   矢状面上较有特征,病灶呈条状垂直于侧脑室。硬化斑 T_1WI 呈稍低或等信号, T_2WI 和水抑制像均呈高信号(图 3-1-13)。MRI 对硬化斑的显示远较 CT 敏感,尤其是在小脑和脑干。

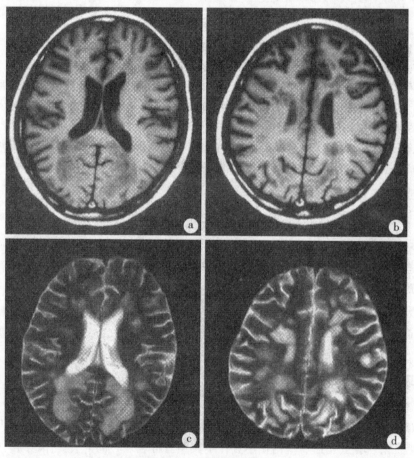

图 3-1-13   多发性硬化

a、b.MRI T_1WI 显示双侧侧脑室周围及深部脑白质多发斑片状低信号;c、d. T_2WI 呈高信号,未见占位效应

(二)Chiari 畸形

【诊断与鉴别诊断】

根据上述 CT 和 MRI 的典型表现常可诊断。但需与皮层下脑动脉硬化、多发性脑梗死等鉴别。

九、先天性畸形

（一）胼胝体发育不全

胼胝体发育不全是较常见的先天性颅脑发育畸形。

【临床与病理】

胼胝体发育不全包括胼胝体完全缺如和部分缺如,常合并脂肪瘤。可有癫痫或伴随其它先天性畸形等症状。

【影像学表现】

1.CT　双侧侧脑室前角扩大、分离,体部距离增宽,并向外突出,三角部和后角扩大,呈"蝙蝠翼"状。第三脑室扩大并向前上移位于分离的侧脑室之间,大脑纵裂一直延伸到第三脑室顶部。合并脂肪瘤时可见纵裂间负 CT 值肿块伴边缘钙化。

2.MRI　矢状面和冠状面上,可直观地显示胼胝体缺如的部位和程度,其中压部缺如最常见。合并的脂肪瘤呈短 T_1 长 T_2 异常信号。

【诊断与鉴别诊断】

根据上述 CT 和 MRI 表现可明确诊断。Chiari 畸形又称小脑扁桃体下疝畸形,系先天性后脑的发育异常。

【临床与病理】

小脑扁桃体变尖延长,经枕大孔下疝入颈椎管内,可合并延髓和第四脑室下移、脊髓空洞和幕上脑积水等。常出现小脑、脑干和高位颈髓受压症状。

【影像学表现】

1.CT　主要表现为幕上脑积水,椎管上端后部可见类圆形软组织,为下疝的小脑扁桃体。

2.MRI　为首选方法。矢状面上,小脑扁桃体变尖,下疝于枕大孔平面以下 3mm 为可疑,5mm 或以上可确诊;第四脑室和延髓可变形、向下移位。可见脊髓空洞和幕上脑积水。

【诊断与鉴别诊断】

根据上述 CT 和 MRI 典型表现可明确诊断。

十、各种影像检查的比较与优选

从脑的各种影像学正常表现与基本病变分析可以看出,X 线、DSA、CT、MRI 和超声等成像技术在反映脑部病变上各有优势和不足。因此,在设计某种疾病的影像学检查程序时,要针对所需解决的问题,制订个性化的最优解决方案。

颅骨本身的病变或颅内病变对颅骨的侵犯,颅骨平片仅能大致反映骨质改变,已极少应用于临床,而 CT 和 MRI 不但能更敏感更详细地显示骨质改变,而且还能显示与骨质相关的颅内病变。脑血管造影的定位、定性诊断作用已很少单独应用,多作为介入治疗的组成部分。CT 已成为脑部检查的主要技术,结合增强扫描可对大部分病变包括颅内肿瘤、颅脑外伤和脑血管疾病等做出定位及定性诊断。MRI 对中线结构、颅后窝和近颅底病变的显示较 CT 优越,功能性 MRI 更有利于占位性病变的鉴别诊断和治疗,对肿物钙化的显示则劣于 CT。颅内炎症和脱髓鞘性病变,只能行 CT 和 MRI 检查,且 MRI 较 CT 更敏感。颅内出血,大多行 CT 检查,尤其是急性期出血 CT 优于 MRI,但慢性期出血呈等密度时 CT 不如 MRI。脑血管性病变,DSA 虽然作为诊断的金标准,但为创伤性检查,应用大为减少;TCD 可提供脑血管大致的血流动力学信息,对诊断有帮助;无创性 MRA 和微创性 CTA 的诊断作用逐步得到肯定,应用范围不断扩大,对 DSA 提出了日益严峻的挑战。

(刘新田)

第二节　颅内肿瘤

一、星形细胞瘤

星形细胞瘤为胶质瘤中最常见的一类肿瘤,占颅内肿瘤的 17%。男女发病比例为 1.89∶1。成人多见于幕上,儿童多见于小脑。

按细胞分化程度将星形细胞瘤分为 I～IV级,I 级分化良好,呈良性;III、IV 级分化不良,呈恶性;II 级是一种良恶交界性肿瘤。

分化良好的肿瘤含神经胶质纤维多,可有囊变,肿瘤血管近于成熟。分化不良的呈弥漫浸润生长,与脑实质分界不清楚,有时沿白质纤维或胼胝体纤维向邻近脑叶或对侧半球发展。多有囊变、坏死和出血,肿瘤血管形成不良,血脑屏障不完整。小脑星形细胞瘤 80% 位于小脑半球,20% 位于蚓部。可为囊性或实性,囊性者边界清楚,实性呈浸润性生长,无明显边界。

局灶性或全身性癫痫发作是最重要的临床表现,神经功能障碍和颅内压增高常在病变后期出现。

1.CT(图 3-2-1)

(1)I、II 级星形细胞瘤

1)脑内低密度病灶,类似水肿。

2)肿瘤边界多不清楚。

3)90% 瘤周不出现水肿,少数有轻度或中度水肿。

4)增强扫描常无明显强化,少数表现为囊壁和囊内间隔的轻微强化。

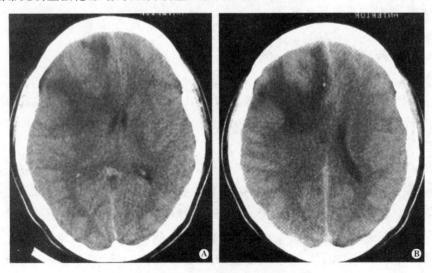

图 3-2-1　右额叶星形细胞瘤(I～II 级),女性,26 岁

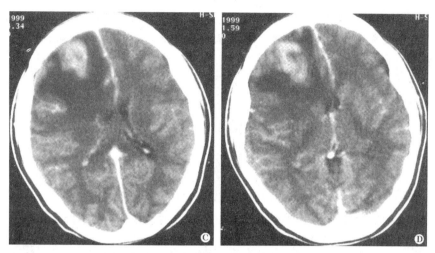

图 3-2-1　右额叶星形细胞瘤（Ⅰ～Ⅱ级），女性，26 岁（续）

CT 平扫（A、B）示右额叶见一略高密度的结节影，周围有片状低密度水肿区，占位征象明显；增强后扫描（C、D）结节明显强化，边缘不规整

（2）Ⅲ、Ⅳ级星形细胞瘤（图 3-2-2）

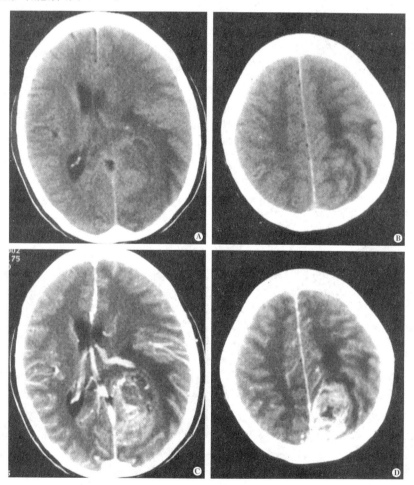

图 3-2-2　左侧枕、顶叶星形细胞瘤Ⅱ～Ⅲ级，女性，50 岁

CT 平扫（A、B）左侧枕、顶叶见环形略高密度影，周围见大片状低密度水肿区，同侧侧脑室受压、变形；增强扫描（C、D）病灶呈环形不均匀强化

1)病灶密度不均匀,以低密度为主的混合密度最多。肿瘤内的高密度常为出血或钙化,但钙化出现率仅为2.3%～8%。低密度为肿瘤的坏死或囊变区,后者密度更低,且其边缘清楚、光滑。

2)约91.7%的肿瘤有脑水肿。

3)增强扫描可呈不规则的环状或者花环状强化,在环壁上还可见强化不一的瘤结节。若沿胼胝体向对侧生长,则呈蝶状强化。

4)各级肿瘤均有占位征象,尤以Ⅲ～Ⅳ级占位征象显著。

(3)小脑星形细胞瘤(图3-2-3)

1)80%位于小脑半球,20%位于小脑蚓部。

2)囊性者平扫呈低密度,边界清楚,增强后囊壁、瘤结节不规则强化。

3)实性者呈高低不等混合密度改变,常伴坏死、囊变,增强后实性部分明显强化。

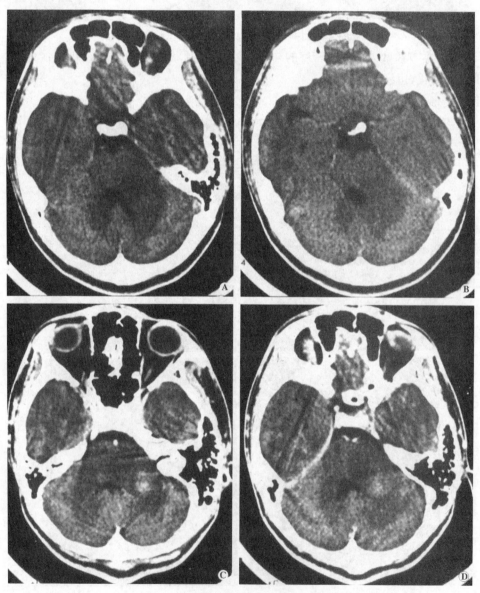

图3-2-3　左小脑脑桥星形细胞瘤Ⅰ级,男性,20岁

CT平扫(A、B)示左侧桥臂有一片状略低密度区,CT值35Hu,第四脑室轻度受压、变形;增强扫描(C、D)病灶明显强化,边界较清楚

2.MRI(图 3-2-)

(1)Ⅰ、Ⅱ级星形细胞瘤

1)脑内占位性病变,边缘不甚清楚。

2)肿瘤 T_1WI 低或略低信号,T_2WI 高信号。

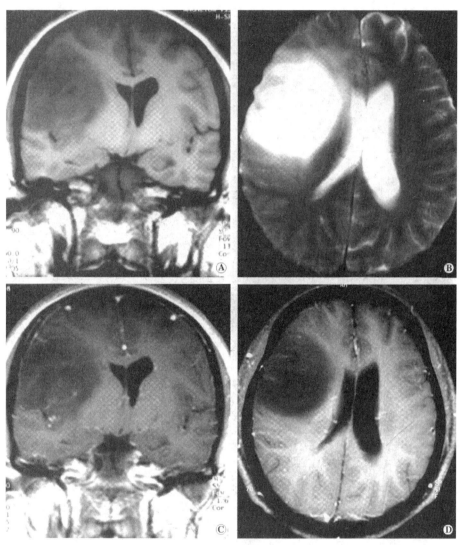

图 3-2-4 右额叶星形细胞瘤(Ⅱ级),女性,33 岁

MRI平扫示右额叶占位性病变,边界欠清,信号不均。$T_1WI(A)$以低信号为主,$T_2WI(B)$呈高信号,周围脑质水肿。增强扫描(C、D)病变强化不明显,同侧侧脑室受压变窄,中线轻度左移

1)周围脑组织轻度水肿。

2)增强扫描同 CT。

(2)Ⅲ、Ⅳ级星形细胞瘤(图 3-2-5~7)

1)病灶信号不均匀,多见囊变、坏死、出血,呈混杂信号。

2)病灶边缘不规则,边界不清,可跨胼胝体向对侧扩散。

3)周围脑组织水肿明显,占位效应显著。

4)增强扫描呈不均匀强化,可呈不规则环状或花环状强化,在环壁上可见瘤结节,若沿胼胝体向对侧生长则呈蝶状强化。

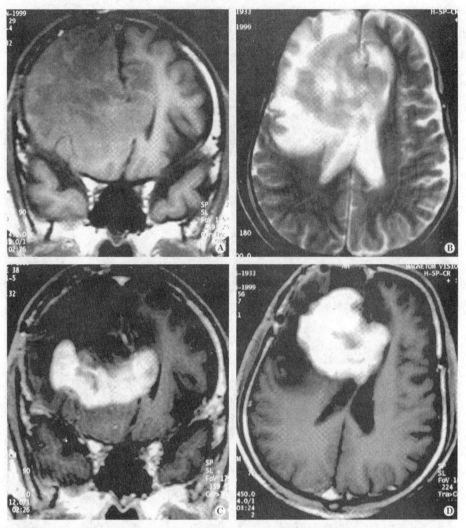

图 3-2-5　右额叶星形细胞瘤(Ⅲ～Ⅳ级),男性,66 岁

MRI 平扫示右额叶占位性病变,呈浸润性,边界不清。T₁WI(A)为低信号,T₂WI(B)为稍高混杂信号。增强扫描(C、D)肿块明显强化,并沿胼胝体跨越中线向对侧生长,侧脑室受压变窄,中线左偏

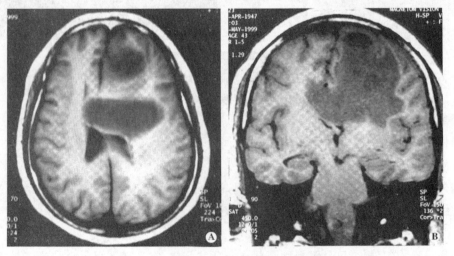

图 3-2-6　左额叶星形细胞瘤(Ⅲ级),女性,50 岁

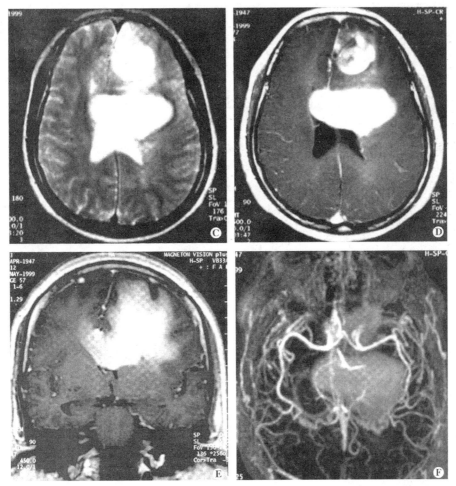

图 3-2-6 左额叶星形细胞瘤（Ⅲ级），女性，50 岁（续）

MRI 平扫示左额叶占位性病变（2 个），边界清。T$_1$WI（A、B）为不均匀低信号，T$_2$WI（C）为高信号。增强扫描（D、E）病变均明显强化。MRA（F）示左大脑中动脉分支受压，向外侧推移

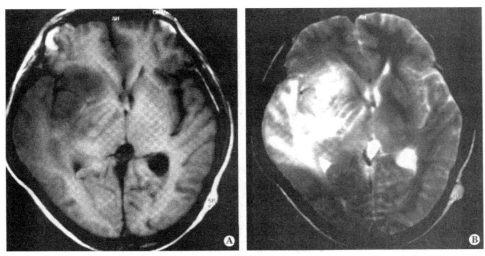

图 3-2-7 右额颞叶星形细胞瘤（Ⅲ级），男性，54 岁

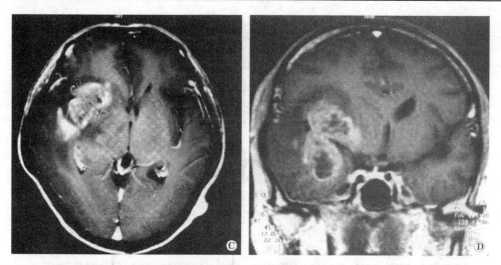

图 3-2-7　右额颞叶星形细胞瘤（Ⅲ级），男性，54 岁（续）

MRI 平扫示右侧额颞叶占位性病变，呈浸润状，边界不清，信号不均，T_1WI（A）为低、等混杂信号，T_2WI（B）为高信号，周围脑质水肿明显。增强扫描（C、D）病变呈不规则环状强化，中央为坏死囊变区，侧脑室受压变窄，中线向左移位

（3）小脑星形细胞瘤（图 3-2-8）

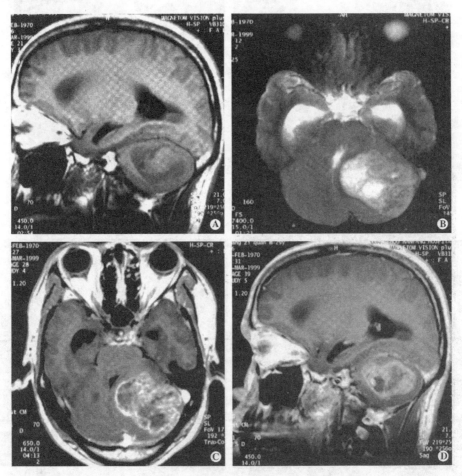

图 3-2-8　左小脑半球星形细胞瘤（Ⅲ级），男性，29 岁

MRI 平扫示左小脑半球占位性病变，边界清。T_1WI（A）呈低、等混杂信号，T_2WI（B）呈不均匀高信号。增强扫描（C、D）示病变呈不规则蜂窝状强化，脑干、第四脑室受压变形向右侧移位，伴阻塞性脑积水

1)囊性者 T_1WI 低信号，T_2WI 高信号。

2)实性者呈不规则信号。

3)增强扫描后实性部分明显强化，囊性者不强化，囊壁、瘤结节有强化。

3.诊断、鉴别诊断及比较影像学　根据病变的发生部位(白质)、病灶影像及增强特征，结合水肿及占位征象，可诊断星形细胞瘤。各级星形细胞瘤虽有一定特征，但由于肿瘤细胞分化程度不一，影像学征象互相重叠，因此准确分级有时较难

星形细胞瘤需与无钙化的少突胶质细胞瘤、单发转移瘤、近期发病的脑梗死、脑脓肿、恶性淋巴瘤等鉴别，一般脑梗死有一定的血管供应区分布，脑回状强化；脑脓肿环形强化，壁厚薄均匀、内壁光滑。此外，发病年龄、病史可鉴别。单发脑转移瘤、淋巴瘤需结合病史鉴别。小脑星形细胞瘤尚需与髓母细胞瘤、室管膜瘤及血管母细胞瘤鉴别。髓母细胞瘤常见于小脑蚓部，室管膜瘤多位于第四脑室，两者均强化明显；血管母细胞瘤发病年龄偏大，增强后结节强化明显，囊壁不强化。

CT 和 MRI 对星形细胞瘤定位准确率达 85.8% 以上。显示幕下肿瘤，MRI 胜过 CT。要显示肿瘤与大血管的关系，可行血管造影、MRA 及 CTA。

二、少突胶质细胞瘤

少突胶质细胞瘤占颅内胶质瘤的 5%～10%，为颅内最易发生钙化的脑肿瘤之一。成人多见，好发年龄 35～45 岁，绝大多数(95.91%)发生在幕上，常见于额叶白质。约 70% 的肿瘤内有钙化点或钙化小结。大多生长缓慢，病程较长。临床表现与肿瘤部位有关，50%～80% 的患者有癫痫，1/3 有偏瘫和感觉障碍，1/3 有高颅压征象，还可出现精神症状等。

1.X 线　平片常显示肿瘤的钙化呈条带状或团絮状。

2.CT(图 3-2-9)

(1)常为类圆形，边界不清楚，密度不均匀。

(2)钙化是其特点，约 70% 的病例有钙化。可呈局限点片状、弯曲条索状、不规则团块状、皮质脑回状。

(3)肿瘤周边水肿占 37.9%，多为轻度水肿。

(4)增强扫描多数呈轻度强化。

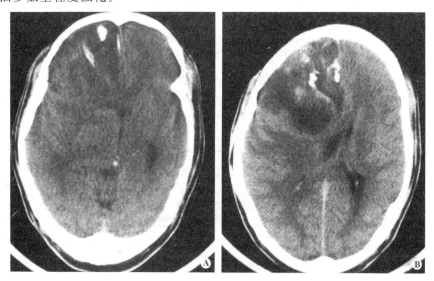

图 3-2-9　右额叶少突胶质细胞瘤，男性，42 岁

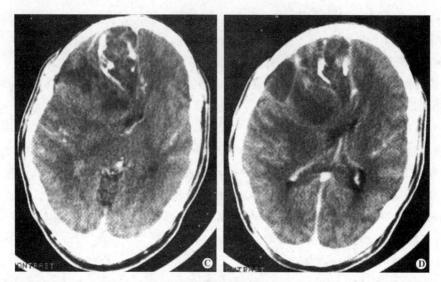

图 3-2-9　右额叶少突胶质细胞瘤,男性,42 岁(续)

CT 平扫(A、B)见右额叶大片状混杂密度影,内有条、片状钙化灶,病灶占位效应明显;增强扫描(C、D)病灶呈不规则性强化,周围有片状低密度水肿区

3.MRI(图 3-2-10)

(1)T$_1$WI 肿瘤为低或等信号,具有少突胶质瘤特征性的条带状、斑片状钙化呈低信号。

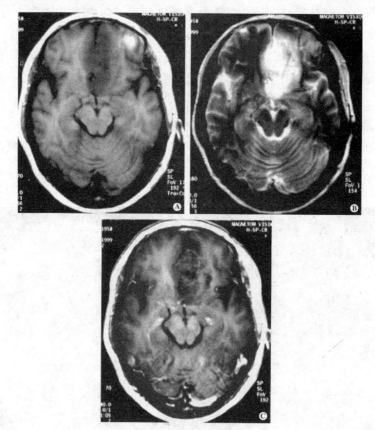

图 3-2-10　左额叶少突胶质细胞瘤,女性,41 岁

MRI 平扫示左侧额叶直回区异常信号区,中线结构向右移位,左侧外侧裂较对侧小,鞍上池变形。T$_1$WI(A)为低信号,T$_2$WI(B)以高信号为主,增强扫描(C)肿瘤区点、条状强化

（2）T_2WI 肿瘤为高信号，信号不均匀。钙化也呈低信号。

（3）增强后多数强化不明显，少数有不均匀的强化。

（4）周围轻度或无水肿，占位征象轻。

4.诊断、鉴别诊断及比较影像学

额叶内有条带状钙化的不规则形占位性病变是少突胶质细胞瘤的特征性表现。

少突胶质细胞瘤有时需与星形细胞瘤和脑膜瘤鉴别。条带状钙化有助于与星形细胞瘤鉴别，但当少突胶质细胞瘤钙化表现不典型或星形细胞瘤钙化显著时，则难以鉴别。少突胶质细胞瘤强化程度相对轻，可与脑膜瘤鉴别。

CT 检测钙化比 MRI 敏感，定性诊断较 MRI 好。但 MRI 显示病变范围常较 CT 准确。

三、室管膜瘤

室管膜瘤为起源于室管膜细胞的肿瘤，约占颅内胶质瘤的 8%～16%，生长缓慢，儿童及青少年多见。绝大多数位于第四脑室内（＞90%），少数发生在大脑半球实质内。囊变及钙化常见，常影响脑脊液循环，伴有梗阻性脑积水。临床表现常有头痛、恶心、呕吐、共济失调和眼球震颤等。

1.X 线

（1）平片显示高颅压征象。

（2）有时显示肿瘤钙化，呈点状分布。

2.CT（图 3-2-11）

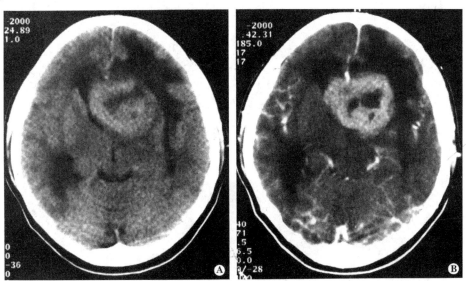

图 3-2-11　左额叶深部脑实质室管膜瘤（Ⅲ型），女性，50 岁

CT 平扫（A）示左额叶深部类圆形略高密度影，内有不规则低密度区，增强扫描（B）肿块明显强化，周围伴低密度水肿区。左侧侧脑室及中线结构受压向对侧移位

（1）多位于第四脑室内，平扫常呈等或高密度分叶状肿块，可有钙化和囊变。

（2）增强扫描常呈均匀或不均匀强化。

（3）常伴有梗阻性脑积水。

（4）可发生室管膜下转移。

3.MRI(图 3-2-12～14)

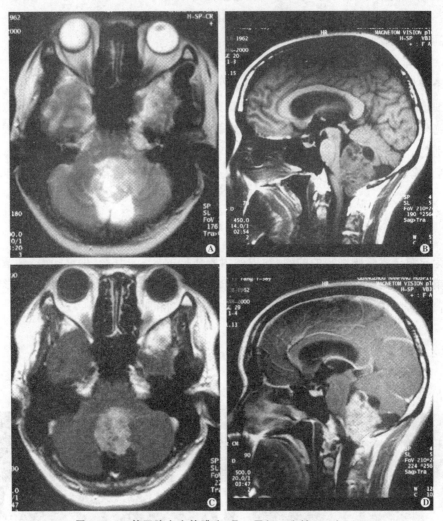

图 3-2-12 第四脑室室管膜瘤(Ⅱ～Ⅲ级),女性,35 岁 MRI

$T_2WI(A)$示第四脑室区高信号为主的异常信号,矢状面 $T_1WI(B)$肿瘤呈不均匀略低信号,幕上脑室扩张、积水;增强扫描(C、D)肿瘤呈斑片状明显强化

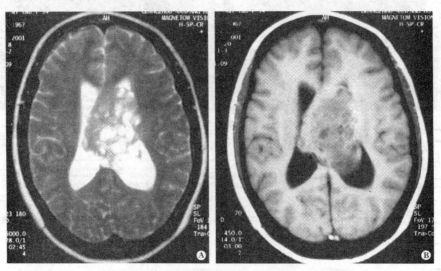

图 3-2-13 左侧侧脑室室管膜瘤(Ⅱ级)。女性,34 岁

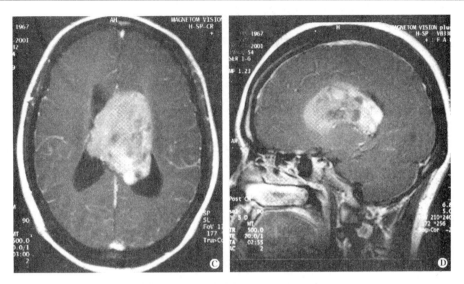

图 3-2-13　左侧侧脑室室管膜瘤（Ⅱ级）。女性，34 岁（续）

MRIT₂WI(A)示左侧侧脑室体部呈不均匀性高信号，双侧侧脑室扩大。T₁WI(B)肿瘤呈不均匀性低信号；增强扫描横断面、矢状面(C、D)肿瘤呈不均匀性明显强化

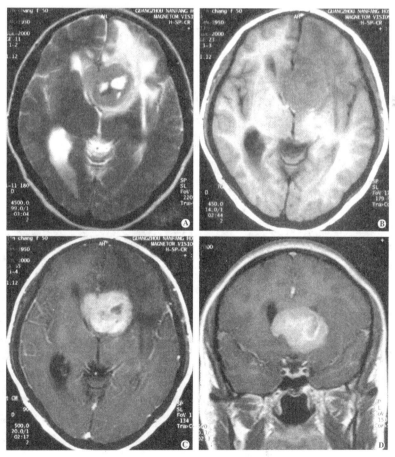

图 3-2-14　左额叶深部室管膜瘤，女性，50 岁

MRIT₂WI(A)示左额叶一类圆形肿块，大小约为 5.0cm×5.2cm，呈不均匀稍高信号；T₁WI(B)肿瘤为低信号；增强扫描横断面及冠状面(C、D)肿瘤明显强化，其内坏死区及周围水肿区无强化

（1）信号常不均匀，T_1WI 呈等或低信号，T_2WI 为高信号。

（2）Gd-DTPA 增强扫描肿瘤常为不均匀明显强化。

（3）常伴有梗阻性脑积水。

4.诊断、鉴别诊断及比较影像学　根据病变的位置及影像学表现，可做出诊断。

幕下室管膜瘤需与髓母细胞瘤、星形细胞瘤鉴别。病灶位于第四脑室内，呈分叶状并有点状钙化有利于诊断室管膜瘤，但有时鉴别困难。

幕上脑室外室管膜瘤则难与星形细胞瘤、转移瘤等鉴别，年龄和临床病史有时对鉴别有参考价值。

CT 和 MRI 对幕上肿瘤均有较好的诊断价值。幕下肿瘤可首选 MRI 检查。

四、髓母细胞瘤

髓母细胞瘤是一种极度恶性的肿瘤，约占颅内胶质瘤的 4%～8h。主要见于儿童（75%），是儿童最常见的颅后窝肿瘤。主要发生在小脑蚓部，容易突入第四脑室，常致梗阻性脑积水。此瘤最好发生脑脊液转移，并广泛种植于脑室系统、蛛网膜下腔和椎管。肿瘤囊变、钙化、出血均少见。临床常见躯体平衡障碍、共济运动差、高颅压征象。本病对放射线敏感。

1.X 线

（1）颅内压增高征象，偶有钙化。

（2）脑血管造影多为少血管性肿瘤，仅显示颅后窝中线区占位征象。小脑后下动脉向下移位。

2.CT（图 3-2-15、16）

（1）肿瘤位于颅后窝中线区，边界清楚。

（2）平扫呈略高或等密度，46% 的肿瘤周围有水肿。

（3）增强扫描肿瘤呈均匀增强，肿瘤阻塞第四脑室致使幕上脑室扩大。

（4）肿瘤可通过脑脊液循环转移至幕上脑凸面或脑室系统。

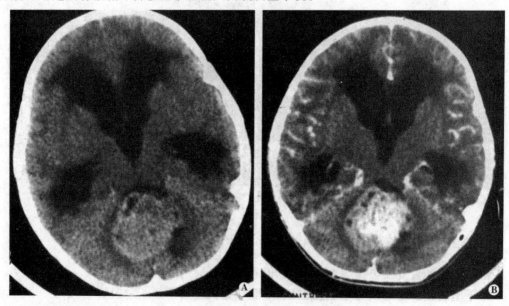

图 3-2-15　小脑蚓部髓母细胞瘤，男性，9 岁

CT 平扫（A）示小脑蚓部一类圆形稍高密度肿块，周围脑组织水肿不明显，第四脑室受压、前移，幕上脑室扩张积水；增强扫描（B）肿瘤明显强化

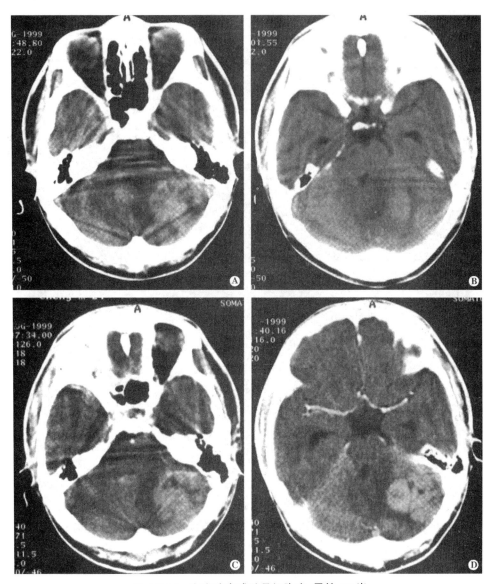

图 3-2-16　左小脑半球髓母细胞瘤,男性,24 岁

CT 平扫(A、B)示左侧小脑半球一不规则略高密度影,边缘不清,其周围可见带状低密度影;增强扫描(C、D)病变强化较明显,内见不规则点、线状低密度区,第四脑室受压、变窄,向右侧移位

3.MRI(图 3-2-17、18)

(1)肿瘤常位于小脑蚓部,突入第四脑室。

(2)T_1WI 为低信号,T_2WI 为等或高信号。

(3)Gd-DTPA 增强扫描肿瘤呈明显强化。

(4)第四脑室向前上移,常有中度或重度脑积水,其他征象与 CT 相似。

4.诊断、鉴别诊断及比较影像学　儿童颅后窝中线区实体性肿块,增强检查有明显均一强化,多为髓母细胞瘤。

需与星形细胞瘤、室管膜瘤鉴别,尤其当少数髓母细胞瘤发生点状钙化时,与室管膜瘤鉴别困难。

CT 和 MRI 对髓母细胞瘤定位和定性都有很高的价值。MRI 鉴别肿瘤与脑干的关系,显示肿瘤形态、脑脊液通路梗阻的位置和程度以及种植性转移情况均优于 CT。

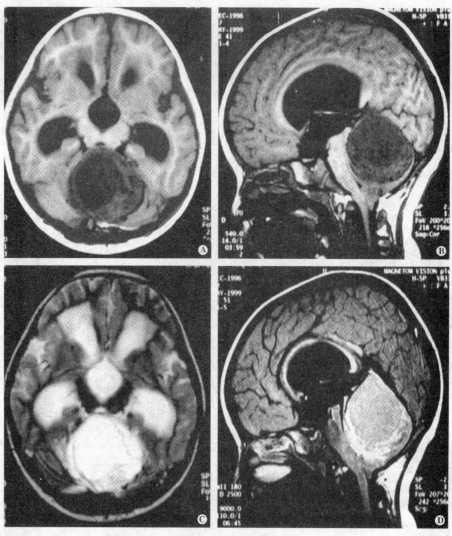

图 3-2-17　小脑蚓部髓母细胞瘤,男性,3 岁

　　MRI 平扫示小脑蚓部巨大占位性病变,横断面、矢状面 $T_1WI(A、B)$ 呈低、等混杂信号,$T_2WI(C)$ 以高信号为主,肿块内有囊变区,呈类圆形更高信号。矢状面水抑制像(D)示肿块呈中等度高信号。第四脑室受压、前移,幕上脑室扩张、积水

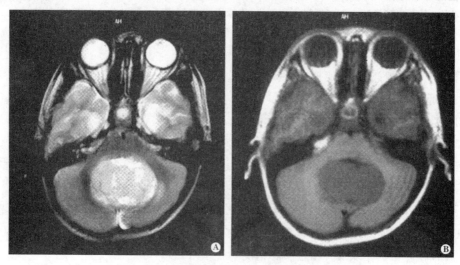

图 3-2-18　髓母细胞瘤,男,7 岁,步态不稳半个月

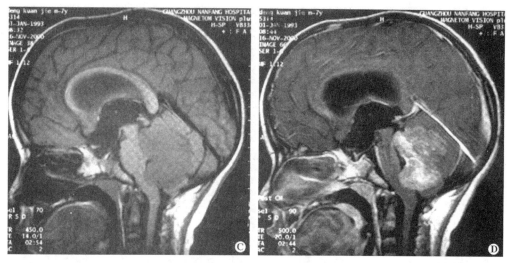

图 3-2-18 髓母细胞瘤,男,7 岁,步态不稳半个月(续)

MRI 平扫示后颅窝中线小脑蚓部异常信号区,$T_2WI(A)$ 呈高信号,$T_1WI(B,C)$ 呈低信号,边界尚清;增强扫描(D)明显不均匀强化,第四脑室受压变形,伴幕上梗阻性脑积水

五、脑膜瘤

脑膜瘤发病仅次于胶质瘤,占颅内肿瘤的 15%～20%,来自蛛网膜粒细胞,与硬脑膜相连。多见于成年人,女性发病是男性的 2 倍。

肿瘤大多数居脑实质外,其好发部位依次是矢状窦旁、大脑镰、脑凸面、嗅沟、鞍结节、蝶骨嵴、小脑脑桥角、小脑幕、斜坡和颅颈连接处等。肿瘤多为球形,包膜完整,质地坚硬,可有钙化或骨化,少有囊变、坏死和出血。肿瘤生长缓慢,血供丰富,供血动脉多来自脑膜中动脉或颈内动脉的脑膜支。脑膜瘤多紧邻颅骨,易引起颅骨增厚、破坏或变薄,甚至穿破颅骨向外生长。

临床上因肿瘤生长缓慢、病程长,颅内压增高症状与局限性体征出现较晚且程度较轻。大脑凸面脑膜瘤患者常有癫痫发作。位于功能区的脑膜瘤,可致不同程度的神经功能障碍。

1.X 线

(1)常出现颅内压增高和松果体钙斑移位。

(2)有定位乃至定性诊断价值的表现为骨质改变、肿瘤钙化和血管压迹的增粗。骨质变化包括增生、破坏或同时存在。

(3)脑血管造影除肿瘤引起脑血管移位外,肿瘤内血管可显影,动脉期可见呈放射状排列的小动脉,尚可能看到供血的脑膜动脉,毛细血管期或静脉期呈致密块影,边界清楚,有时可见代表囊变的低密度区。

2.CT(图 3-2-19～21)

(1)肿瘤呈圆形或分叶状,以宽基靠近颅骨或者硬脑膜。

(2)平扫大部分为高密度,少数为等密度,密度均匀,边界清楚。

(3)大部分肿瘤有轻度瘤周水肿。

(4)瘤内钙化占 10%～20%。出血、坏死和囊变少见。

(5)增强扫描呈均匀一致的显著强化,边界锐利。

(6)可有白质塌陷,以及颅骨增厚、破坏或变薄等脑外肿瘤征象。

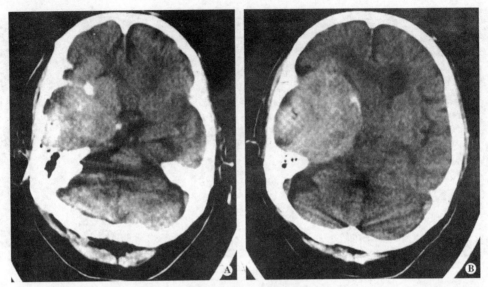

图 3-2-19　右侧颅中窝底部脑膜瘤,男性,67 岁

CT 平扫(A、B)示右侧颅中窝底部可见一约 7.2cm×6.9cm 的高密度影,边缘较清楚,可见小片状钙化灶,以宽基底与颅骨内板相接触,占位征象明显,周围脑组织水肿不明显

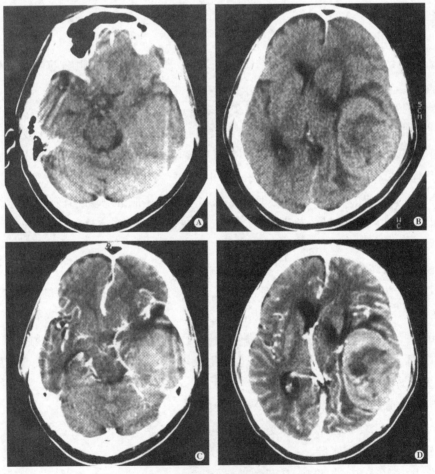

图 3-2-20　左颞顶部过渡细胞型脑膜瘤,男性,64 岁

CT 平扫(A、B)示左侧颞顶部一类圆形略高密度肿块影,边界清楚,肿块内密度不均,周围见低密度水肿区;增强扫描(C、D)肿块强化明显,左侧脑室受压、变形

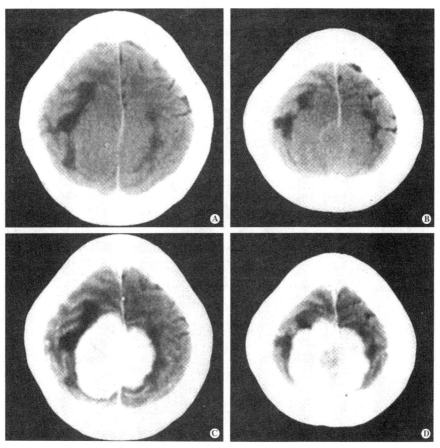

图 3-2-21　大脑镰旁脑膜瘤,男性,56 岁

CT 平扫(A、B)示双侧顶部大脑镰旁可见略高密度影,边界清楚,周围可见条、片状低密度区,增强扫描(C、D)病灶明显强化

3.MRI(图 3-2-22～25)

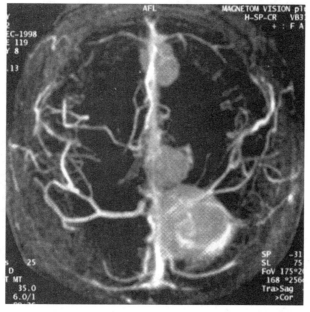

图 3-2-22　上矢状窦旁脑膜瘤(混合细胞型),女性,60 岁

增强 MRA 示上矢状窦左侧多发类圆形占位性病变,强化明显,均匀一致,周围血管受压移位

（1）脑膜瘤信号多与脑皮质接近，1WI 为等信号，T_2WI 多为等或稍高信号。

（2）内部信号可不均匀，表现为颗粒状、斑点状，有时呈轮辐状，与肿瘤内血管、钙化、囊变、沙粒体及肿瘤内纤维分隔有关。

（3）周围水肿 T_1WI 为低信号，T_2WI 为高信号。

（4）因肿瘤血管丰富，其内尚可见流空血管影。

（5）脑膜瘤侵及颅骨时，其三层结构消失，弧形的骨结构不规则。

（6）脑膜瘤与水肿之间可见低信号环。它是由肿瘤周围的小血管及纤维组织构成的包膜，以 T_1WI 更明显。

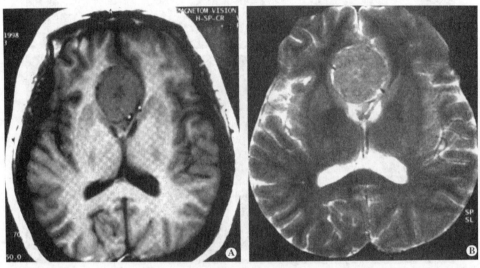

图 3-2-23　鞍结节脑膜瘤，女性，33 岁

MRI 平扫示鞍结节上方巨大占位性病变，$T_1WI(A)$ 和 $T_2WI(B)$ 均与皮质呈等信号。增强扫描矢状面（C）示病变均匀显著强化，双侧脑室前角受压，间距增大，且合并空蝶鞍

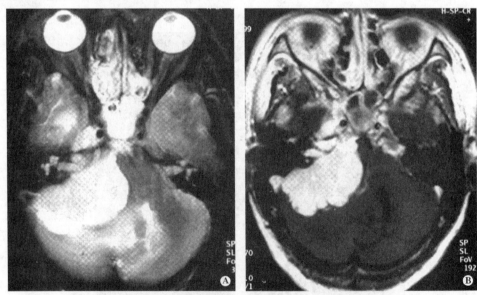

图 3-2-24　右侧小脑脑桥角区脑膜瘤（血管内皮型），女性，61 岁

MRI 示右小脑脑桥角区巨大占位性病变，边界清，$T_2WI(A)$ 呈中等度高信号，增强扫描（B）示肿瘤明显强化，以广基底与硬膜相连。双侧听神经未见异常.第四脑室、脑干及小脑半球受压变形、移位。蝶窦及筛窦炎症，其内黏膜增厚，$T_2WI(A)$ 旱高信号，增强扫描（B）强化不明显

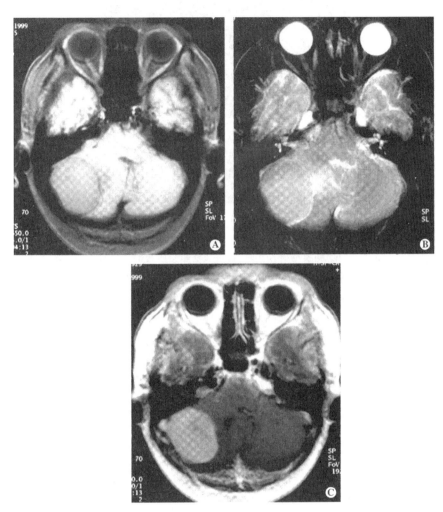

图 3-2-25　右乙状窦区脑膜瘤(纤维型),女性,20 岁

MRI 平扫示右乙状窦区类圆形占位性病变,边界清。T_1WI(A,脂肪抑制像)为等信号,T_2WI(B)为稍高信号,肿块边缘可见一薄层长 T_1、长 T_2 信号带。增强扫描(C)肿块均匀强化,以广基底与硬膜相连

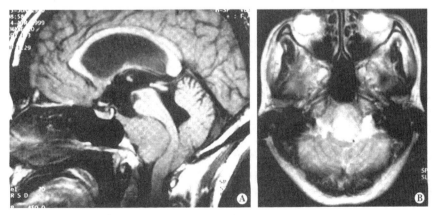

图 3-2-26　斜坡脑膜瘤(过渡型),女性,49 岁

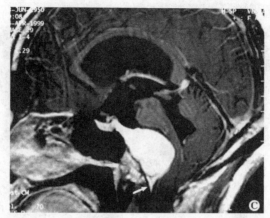

图 3-2-26 斜坡脑膜瘤(过渡型),女性,49 岁(续)

MRI 平扫示斜坡区占位性病变,矢状面 $T_1WI(A)$ 呈等信号,横断面 $T_2WI(B)$ 呈中等度高信号,增强扫描矢状面(c)示肿瘤明显强化,以广基底与硬膜相连,并见"脑膜尾征"(↑)。脑桥及延髓受压变形呈弓状,第四脑室流出道受阻

4.诊断、鉴别诊断及比较影像学 典型的脑膜瘤有其好发部位,影像学特征为边界清楚,以广基与硬脑膜或颅骨相连,CT 呈高密度,MRI 信号强度与脑皮质接近,增强扫描呈显著均匀强化,95% 的脑膜瘤可做出诊断。

位于大脑凸面的脑膜瘤需与胶质瘤鉴别,位于鞍结节者需与垂体腺瘤、脑动脉瘤鉴别,位于颅后窝者需与听神经瘤、脊索瘤鉴别。

MRI 和 CT 对脑膜瘤的显示都有很好的效果。显示肿瘤与相邻结构和大血管的关系、颅底扁平状脑膜瘤、枕骨大孔区脑膜瘤,MRI 优于 CT。MRA 及脑血管造影有助于了解肿瘤血供及肿瘤与大血管的关系。

六、听神经瘤

听神经瘤是颅内常见肿瘤之一,占颅内肿瘤的 5%～10%,常见于 30～60 岁成人,是成人颅后窝最常见的肿瘤,男性略多于女性。小脑脑桥角区是本病的好发部位,占小脑脑桥角区肿瘤的 80%～90%,大多数来源于听神经的前庭支,少数来源于耳蜗支,多为单侧,一般由 Schwann 细胞发展而来,为良性脑外肿瘤。肿瘤呈圆形或椭圆形,有完整包膜。早期位于内听道内,以后发展长入小脑脑桥角,可有内听道扩大。肿瘤长大可退变或脂肪变性,亦可囊变。肿瘤可压迫脑干和小脑,使其移位,产生阻塞性脑积水。

临床主要表现为小脑脑桥角综合征,即病侧听神经、面神经和三叉神经受损及小脑症状。肿瘤亦可压迫脑干出现锥体束征。后期肿瘤压迫第四脑室,脑脊液循环受阻出现脑室系统扩大。

1.X 线

(1)早期平片可显示正常。

(2)内听道扩大或骨质破坏。

(3)严重者见不到内听道而形成骨缺损。

(4)椎动脉造影可见小脑上动脉、大脑后动脉向上、向内移位,基底动脉可移向对侧。

2.CT(图 3-2-27)

(1)小脑脑桥角肿块,等密度占 50%～80%,其余多为低密度,少见高密度。

(2)肿瘤前、后脑池增宽,这是脑外肿瘤的鉴别点。

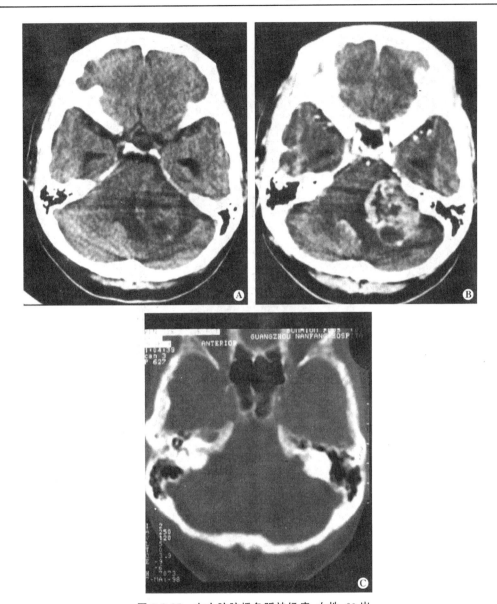

图 3-2-27　左小脑脑桥角听神经瘤,女性,60 岁

　　头晕、耳鸣 2 年。CT 平扫(A)左侧小脑脑桥角区见一混杂密度影,边界不清,第四脑室受压移位;增强扫描(B)肿瘤呈不均匀性强化;骨窗像(C)示左侧内听道扩大

　　(3)内听道扩大呈漏斗状或大片岩骨缺损。

　　(4)肿瘤大时可压迫脑干、小脑,压迫第四脑室形成阻塞性脑积水。

　　(5)增强扫描,肿瘤密度可迅速升高,强化可均匀,亦可不均匀。

3.MRI(图 3-2-28、29)

　　(1)显示肿瘤位置、形态及相邻改变与 CT 表现相似。

　　(2)肿瘤 T_1WI 以低信号为主,T_2WI 以高信号为主,可不均匀。

　　(3)Gd-DTPA 增强,肿瘤实性部分可明显强化,坏死囊变不强化。

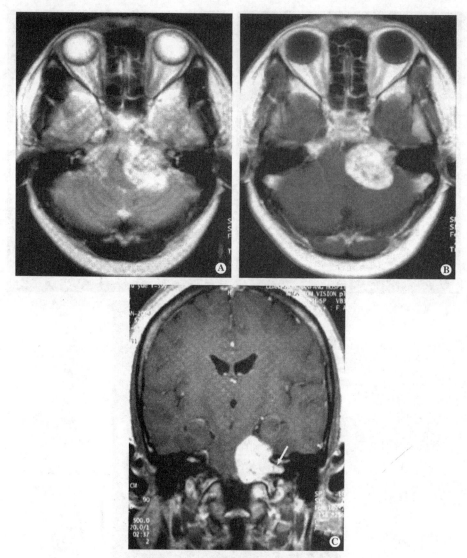

图 3-2-28　左侧听神经瘤,女性,59 岁

　　MRI平扫示左小脑脑桥角区占位性病变,T₂WI(A)为不均匀高信号,间杂多个点状稍低信号;增强扫描横断面、冠状面(B、C)示肿块不均匀显著强化,左侧听神经增粗(↑)

　　4.诊断、鉴别诊断及比较影像学　单侧耳鸣、耳聋,逐渐出现小脑脑桥角综合征,后期可出现脑干及小脑受损的定位体征,影像显示小脑脑桥角占位病变,可伴有内听道扩大,脑干、小脑及脑室受压移位,可以确定诊断。

　　当听神经瘤不典型时,需与小脑脑桥角脑膜瘤、胆脂瘤及三叉神经瘤鉴别。脑膜瘤增强扫描明显均匀强化,多无囊变。胆脂瘤CT为低密度,增强扫描不强化,无内听道扩大。三叉神经瘤的典型位置多在岩尖,其形态、密度、信号强度与听神经瘤相似。但其临床症状以三叉神经受损的感觉及运动障碍受累为主,无内听道扩大。

　　X线平片只能显示内听道扩大及骨质破坏,不能直接显示肿瘤的大小及范围。CT及MRI能直接显示肿瘤大小及范围。CT显示内听道骨质破坏较MRI直观。听神经瘤直径<1cm,MRI显示比CT敏感,但两者都需行增强扫描,否则容易漏诊。

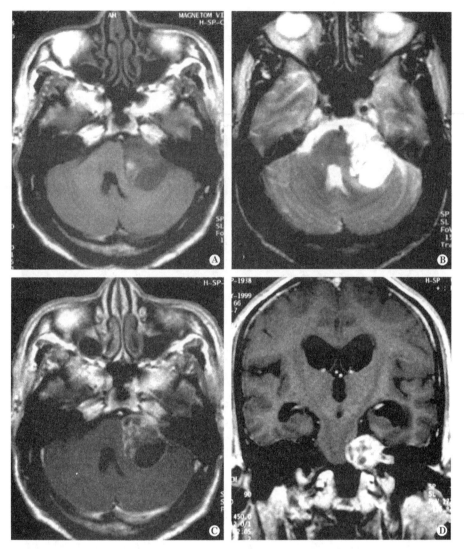

图 3-2-29 左侧听神经瘤，男性，60 岁

MRI 平扫示左小脑脑桥角区占位性病变，信号不均，其内见多个圆形、类圆形呈长 T_1(A)、长 T_2(B)改变的囊变区，实质部分呈等信号。肿块边缘见一斑片状短 T_1、长 T_1、信号，提示肿瘤内少量出血。增强扫描横断面及冠状面(C、D)示肿块实质部分不均匀明显强化，肿瘤已延伸至内听道

七、三叉神经瘤

三叉神经瘤比较少见，约占颅内肿瘤的 0.2%～1%。多见于青壮年，男性发病略多于女性。50% 源于三叉神经半月神经节，余 50% 源于颅中窝。三叉神经痛常不典型，持续时间长。肿瘤增大后，相继出现眼部征象或周围型面瘫及耳鸣、耳聋等。

1.X 线 岩骨前缘、蝶骨体、前床突可受压变薄。

2.CT

(1)平扫肿瘤呈卵圆形或哑铃状，位于颅中窝鞍旁、岩尖或小脑脑桥角。

(2)肿瘤可分为低或混杂密度，亦可囊变。

(3)瘤周多无水肿。鞍上池或第四脑室受压变形。

（4）岩尖及鞍旁骨质吸收或破坏。

（5）增强扫描肿瘤实性部分均匀强化，坏死区不强化。

3.MRI(图 3-2-30～31)

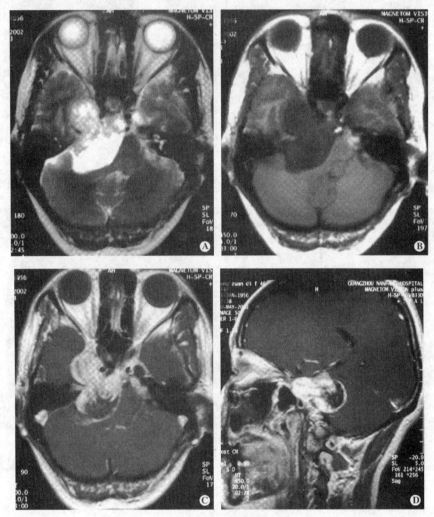

图 3-2-30　右侧三叉神经鞘瘤，女性，46 岁

右侧小脑脑桥角区及右颅中窝底部可见不规则异常信号区，$T_2WI(A)$为高信号，$T_1WI(B)$为低信号，边界清楚；增强扫描横断面、矢状面（C、D）病变实性部分明显强化，囊变区显示更清楚

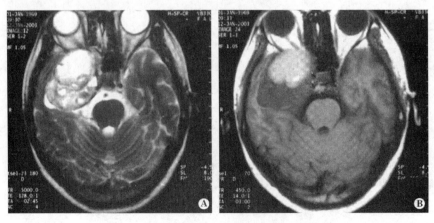

图 3-2-31　右侧颅中窝海绵窦旁三叉神经鞘瘤

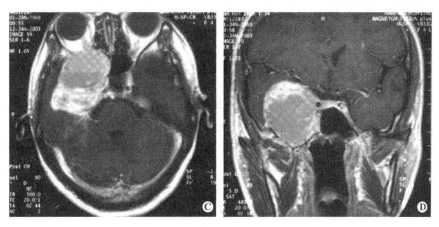

图 3-2-31 右侧颅中窝海绵窦旁三叉神经鞘瘤(续)

MRI平扫示右侧颅中窝海绵窦旁一类圆形异常信号区,T₂WI(A)呈不均匀高信号,T₁WI(B)呈不均匀低信号,其内可见一高信号区,为内部囊变所致;增强扫描(C、D)病变呈不均匀性强化,囊变部分未见强化,同侧颞叶、海绵窦、上颌窦后壁及视神经根受压

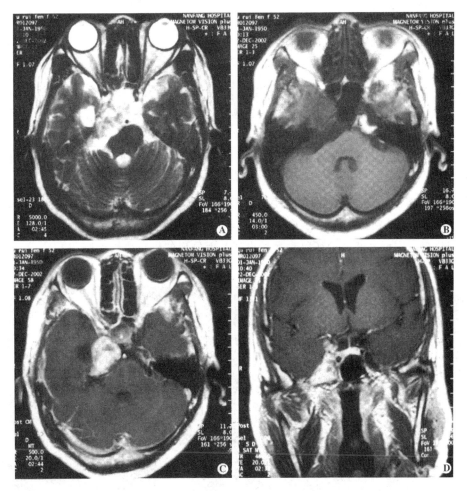

图 3-2-32 右侧岩骨尖区三叉神经鞘瘤

MRI平扫示右岩骨尖、鞍旁及海绵窦区可见一跨颅中窝、颅后窝生长的不规则异常信号区,T₂WI(A)呈不均匀高信号,T₁WI(B)呈不均匀低信号,增强扫描(C、D)明显强化,其内囊变区未见强化,右小脑脑桥角池扩大,脑干受压,向后、向左移位,内听道未见异常

（1）较小肿瘤呈圆形或椭圆形，T_1WI 比脑脊液信号高，T_2WI 比脑脊液信号低。

（2）较大肿瘤在信号强度上无特征性表现，T_1WI 呈低信号，T_2WI 呈高信号，常跨越颅中窝、颅后窝。

（3）增强扫描，肿瘤明显增强。

（4）较特征的表现是颞骨岩尖部 T_1WI 的高信号消失。

（5）随着肿瘤的生长，侧脑室颞角变形，幕上发生脑积水；海绵窦内信号也发生异常。

4.诊断、鉴别诊断及比较影像学　典型的三叉神经鞘瘤根据其部位、密度、信号、形态及强化特征诊断较为容易。

临床上需与听神经瘤、鞍旁脑膜瘤和鞍旁巨大动脉瘤鉴别。三叉神经瘤的信号与听神经瘤相仿，鉴别两者的关键在于三叉神经瘤位于三叉神经节附近，不累及内听道。鞍旁脑膜瘤强化明显而囊变少见，邻近骨质增生而非受压变薄，少见跨颅中窝、颅后窝生长，瘤内可见钙化灶。鞍旁巨大动脉瘤平扫多为高密度肿块，强化显著且均匀，MRI 上动脉瘤呈流空信号。

MRI 和 CT 对三叉神经瘤都可很好显示。显示岩骨尖、蝶骨体和前床突骨质情况 CT 优于 MRI。

八、生殖细胞瘤

生殖细胞瘤是一种少见的肿瘤，仅占颅内肿瘤的 1% 以下。好发于儿童和青少年，幼儿和老年人罕见。男性多见，男女比约为 3 : 1。

生殖细胞瘤的组织学特点表明它与性腺外生殖细胞异常增殖直接相关，源自胚胎发生的数周内移行的原始退化生殖细胞，其生物学特征与性腺生殖细胞大致相似。大体观肿瘤大小不一，切面呈灰红色，质脆软，可有出血、坏死、囊变和钙化。

颅内生殖细胞瘤多见于脑的中线部位，尤其在松果体区和鞍上，亦可发生在基底节、脚间池、小脑蚓部和额、颞叶深部等。肿瘤可通过脑脊液循环造成蛛网膜下腔播散。

生殖细胞瘤的临床症状与肿瘤所在部位有关。松果体区者多表现颅内压增高症状及 Parinaud 征，鞍上者则以多饮多尿、垂体功能低下及视力下降为主。

1.X 线　可见颅内压增高的各种征象和过早出现大而异形的松果体钙化斑。

2.CT（图 3-2-33）

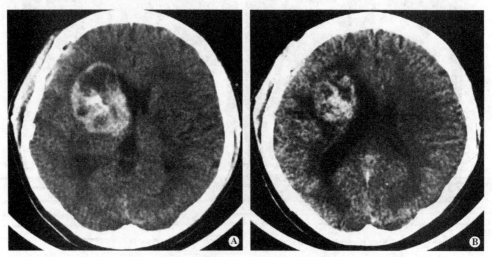

图 3-2-33　右侧基底节区生殖细胞瘤，男性，13 岁

CT 平扫（A、B）示右侧基底节区混杂密度影，其内可见条、片状钙化灶，同侧侧脑室和第三脑室受压、变形及移位

（1）平扫多表现为均匀的等或稍高密度病灶，肿瘤本身多无出血和钙化。

（2）增强扫描肿瘤多表现为均匀一致的增强，少数肿瘤内可见小囊状改变。

（3）肿瘤多呈圆形或类圆形，边缘较规则、清楚；肿瘤较大时，可呈分叶状，边缘可不清楚。

（4）生殖细胞瘤的部位不同，其 CT 表现也有所不同，主要分四型。松果体区型：发生于松果体，常有松果体钙斑增大，可以侵及第三脑室或两侧丘脑，向下侵及脑干。鞍区型：肿瘤位于鞍上区，可见肿瘤侵及整个鞍上池或其前方大部分，呈类圆形或多边形，边缘清楚，轮廓稍不规则，但无钙化。基底节区型：肿瘤位于一侧基底节，可侵及颞深部和丘脑，部分压迫侧脑室和第三脑室，明显时可引起中线移位。多发病灶型：肿瘤为多发型，CT 表现具有特征性，除在松果体区有高密度影外，在第三脑室、侧脑室等的室壁亦可见带状高密度。

3.MRI（图 3-2-34～36）

（1）T_1WI 上多数肿瘤表现为均匀的等信号或稍低信号，囊变时可见低信号区；T_2WI 上肿瘤为高信号，囊变区信号更高。

（2）增强扫描，多表现为均匀一致的增强。

（3）肿瘤内出血信号改变同一般脑内血肿，多数在 T_1WI、T_1WI 上均表现为高信号。

（4）肿瘤区病理和生理性钙化在 T_1WI 和 T_2WI 图像上均为低信号或无信号。

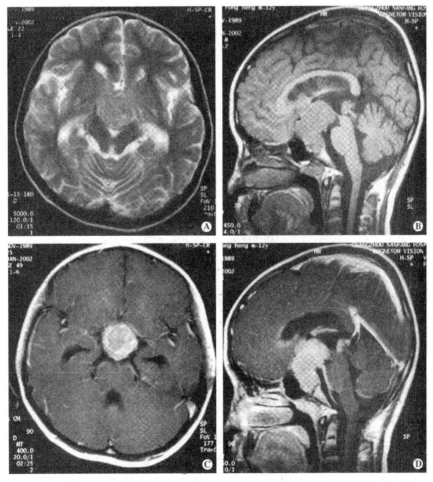

图 3-2-34　鞍区生殖细胞瘤并松果体区种植转移，男性，12 岁

MRI 平扫示鞍区及松果体区形态不规则的异常信号影，横断面 T_2WI（A）为较高信号，矢状面 T_1WI（B）与脑灰质信号相似，边界清楚，瘤周未见水肿区；增强扫描（C、D）肿瘤明显强化

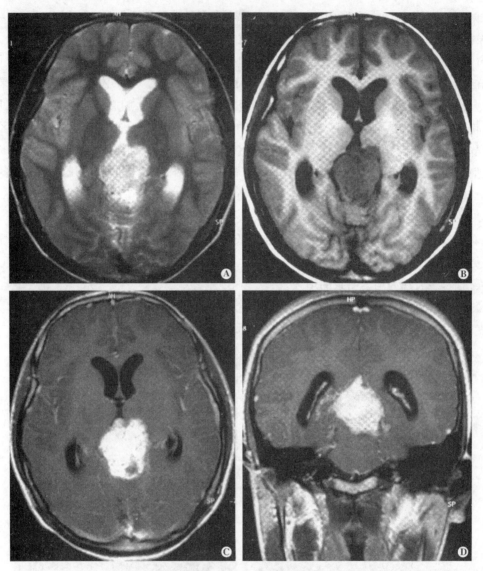

图 3-2-35　松果体区生殖细胞瘤,男性,13 岁

MRI 平扫示松果体区边缘不规则的类圆形异常信号影,$T_2WI(A)$呈高信号,$T_1WI(B)$呈低信号,信号不均匀;增强扫描(C、D)病灶明显强化.双侧侧脑室扩张、积水

4.诊断、鉴别诊断及比较影像学　典型的生殖细胞瘤,根据其生长部位、肿瘤及其邻近结构的形态改变以及随脑脊液在蛛网膜下腔或脑室内种植转移的特点诊断不难。诊断困难时可行试验性放射治疗,生殖细胞瘤极为敏感,可帮助确诊。

常需与以下疾病鉴别:①松果体实质肿瘤:起源于松果体的实质细胞,包括松果体细胞、松果体母细胞及中间分化的松果体实质肿瘤。发病率仅为生殖细胞瘤的 1/3,可发生于任何年龄。松果体细胞瘤以均匀等密度或稍高密度为主,是青年女性中松果体区最常见的肿瘤,增强程度不如生殖细胞瘤明显。松果体母细胞瘤恶性程度高,与松果体细胞瘤相比,其外形不规则,边界不清,浸润性强。部分病例尚需病理学鉴别。②颅咽管瘤:囊变率高,常见典型蛋壳样钙化。③畸胎瘤:成分混杂,强化程度不及生殖细胞瘤。④胶质瘤:多以不均匀密度、低密度为主,肿瘤占位效应明显,灶周多有水肿带。

CT 对肿瘤钙化敏感,MRI 较 CT 更能显示出肿瘤的确切部位、侵袭范围、邻近结构的受累、血管的移位及脑积水。

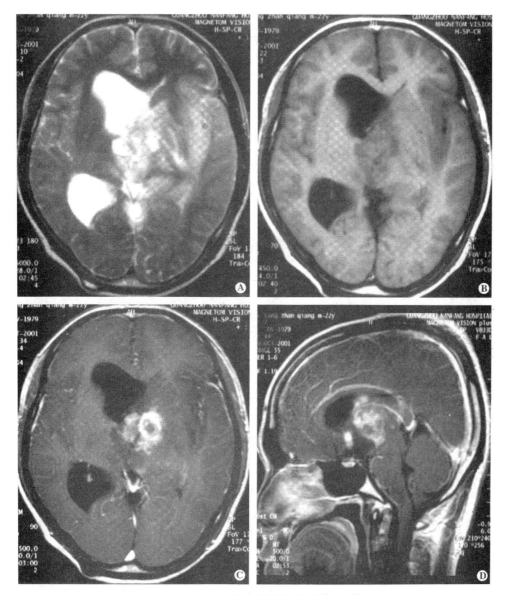

图 3-2-36　左丘脑生殖细胞瘤,男性,23 岁

左侧丘脑可见长 T_2(A)及长 T_1(B)不均匀混杂信号影;增强扫描(C、D)病变呈环形及不规则形强化,边缘凹凸不平;左侧侧脑室受压、变形,向对侧移位,伴对侧侧脑室扩张、积水

九、表皮样囊肿

表皮样囊肿又称表皮样瘤、胆脂瘤、真性胆脂瘤或珍珠瘤。占颅内肿瘤的 0.73% ~3.07%。男性略多于女性。以 20 ~50 岁为最多见。以小脑脑桥角最多见,约占 1/2 以上。肿瘤呈圆形或椭圆形,表面光滑或呈分叶状、菜花状。有包膜,与脑组织分界清楚。多为囊性,也可为实质性。表皮样囊肿可包裹血管和包埋脑神经,也可侵犯脑深部。

临床症状与肿瘤所在部位有关,如位于小脑脑桥角者可累及第Ⅶ、Ⅷ、Ⅸ对脑神经,表现为面瘫、听力障碍;位于颅后窝者引起走路不稳等小脑症状,严重者出现颅内压增高症状。位于鞍区及颅中窝者可引起视力下降、眼球活动障碍及复视等。

1.X 线

(1)头颅平片脑内型多无特征性表现,脑外型有时可见颅骨出现波浪状边缘硬化的骨缺损。

(2)脑血管造影常显示无血管区的占位。

2.CT(图 3-2-37)

(1)脑内型肿瘤为圆形或椭圆形;脑外肿瘤具有沿裂隙、脑池生长的特点,常表现为不规则形态。

(2)典型者表现为低密度病灶,其内有散在点状钙化,低密度区 CT 值-30～25Hu。少数表现为高密度,类似脑膜瘤,其内多含有陈旧性出血及角蛋白。

(3)增强扫描,肿瘤内容物及包膜无强化。偶有部分囊肿轻微增强。

(4)表皮样囊肿自发破裂,脂类物质浮于脑脊液之上,出现"脂肪-脑脊液"液平。

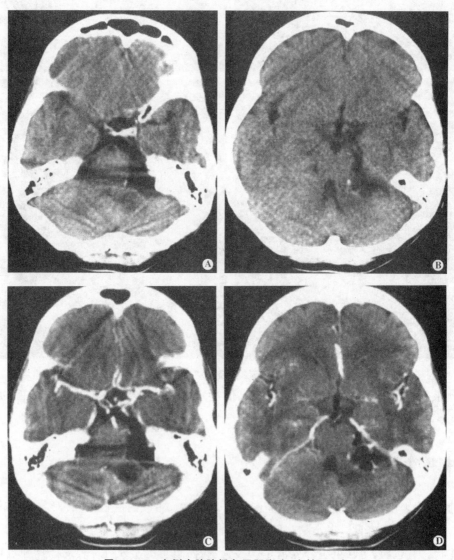

图 3-2-37　左侧小脑脑桥角区胆脂瘤,女性,61 岁

CT 平扫(A、B)示左侧小脑脑桥角区低密度影,其内侧缘可见一点状钙化影;增强扫描(C、D)病灶边缘轻微强化.囊内 CT 值为 5Hu,第四脑室向右移位,左小脑脑桥角池轻度扩大

3.MRI(图 3-2-38～39)

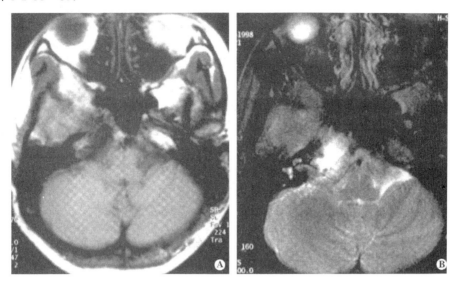

图 3-2-38　胆脂瘤,女性,21 岁

CI 平扫示右岩骨区不规则占位性病变,T_1WI(A)为低、等混杂信号,T_2WI(B)呈高信号。

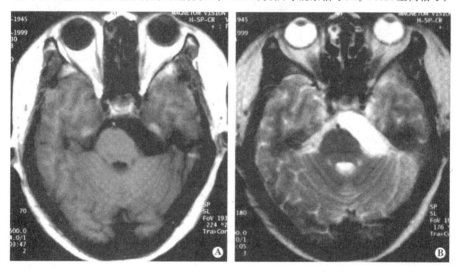

图 3-2-39　左小脑脑桥角及脑桥腹侧区胆脂瘤,女性,54 岁

MRI 平扫示左小脑脑桥角及脑桥腹侧偏左条形占位性病变,沿间隙生长,T_1WI(A)呈低信号,T_2WI(B)呈高信号。基底动脉向右移位,脑桥左侧受压、变形

(1)T_1WI 典型的表皮样囊肿为低信号,但有一部分表皮样囊肿分别为高信号。极少数可呈混杂信号。T_2WI 为高信号,与脑脊液相仿。

(2)Gd-DTPA 增强:绝大多数的表皮样囊肿不强化,仅少数的表皮样囊肿在感染时可有强化。

(3)表皮样囊肿是否有沿脑池、脑沟延伸扩展的趋势是诊断的重要依据。

4.诊断、鉴别诊断及比较影像学

典型的表皮样囊肿的 CT 表现为第四脑室、小脑脑桥角或鞍上池等部位的低密度病灶,其密度低于脑脊液,病灶无增强;MRI 表现为在 T_1WI 呈低信号,T_2WI 呈高信号。

表皮样囊肿应与蛛网膜囊肿、脂肪瘤、听神经瘤囊变相鉴别。

CT 和 MRI 结合诊断则意义更大。

十、血管母细胞瘤

血管母细胞瘤又称成血管细胞瘤或血管网状细胞瘤,是真性血管性肿瘤,占颅内肿瘤的1%~2%。90%发生于小脑半球,多见于20~40岁中年男性。部分病人伴有视网膜血管瘤,称为VonHippel-Lindan(VHL)病。

肿瘤大小不一,分囊性和实性两种。在小脑多呈囊性,常呈大囊,伴有小的、表面光滑的壁结节。囊壁为胶质纤维或胶原纤维的薄膜,囊内含透明黄色液体。幕上多为实性。肿瘤属良性,但手术后易复发。

临床表现有颅内压增高表现、走路不稳及共济失调等。

1.X线

(1)头颅平片出现颅压增高表现。

(2)血管造影典型表现为一簇细小动脉与毛细血管充盈之均匀阴影混成一堆,与一血管环相连,形成"戒指"状,小脑后下动脉向外、下移位。

2.CT(图 3-2-40)

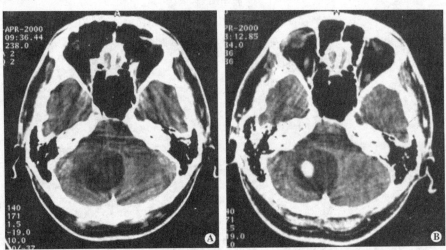

图 3-2-40　右侧小脑半球血管母细胞瘤,男性,21岁

CT平扫(A)右侧小脑半球近中线区见一约3.6cm×3.4cm的囊性低密度影,第四脑室明显受压向左前方移位;增强扫描(B)囊壁右侧见一个明显强化结节,囊壁边缘清晰,无强化

(1)大多数在颅后窝出现边界清楚的低密度区,因囊液含蛋白质和出血,故CT值高于脑脊液。

(2)壁结节多为等密度,突入囊内。常因结节小、靠近颅底等因素而显示不清楚。

(3)增强扫描壁结节明显增强,囊壁可呈细条、不连续的强化,提示囊壁为胶质纤维或胶原纤维成分。

(4)实性肿瘤中间坏死,呈不规则环形强化。实性肿瘤周围可有轻度或中度脑水肿。

(5)第四脑室受压移位,幕上梗阻性脑积水。

3.MRI(图 3-2-41)

(1)T_1WI表现为低信号囊性肿块,囊壁上可见等信号壁结节,囊液内蛋白含量高,其信号不同于脑脊液信号。有时壁结节与周围正常脑组织信号一致,平扫难以显示壁结节。

(2)T_2WI囊肿表现为高信号,壁结节为等信号。

(3)Gd-DTPA增强扫描,壁结节强化明显,病灶外常有一根或数根较粗大血管伸入病灶。

(4)囊壁不增强或仅有轻微增强。其他征象与CT相似。

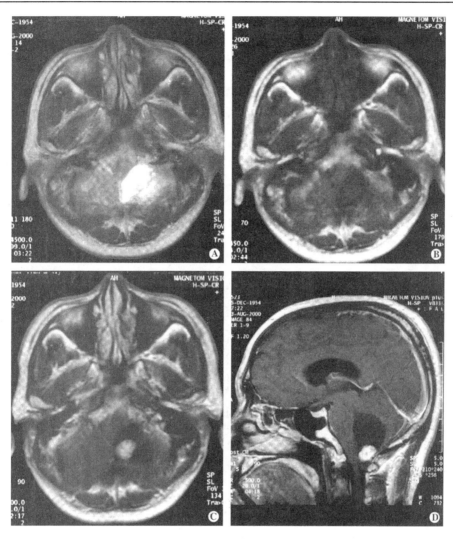

图 3-2-41　左侧小脑半球血管母细胞瘤,男性,46 岁

MRI 平扫左侧小脑半球区可见长 T_2(A)和长 T_1(B)异常信号区,其后下方囊壁上可见小结节状异常信号突向囊腔;增强扫描(C、D)囊壁结节明显强化,囊腔未见强化

4.诊断、鉴别诊断及比较影像学　成年发病可有小脑及颅内压增高征象。影像显示颅后窝边界清楚的囊性肿瘤,伴有明显强化的壁结节,可诊断本病。囊性血管母细胞瘤需与小脑星形细胞瘤、蛛网膜囊肿、小脑单纯性囊肿等鉴别。血管母细胞瘤呈环形强化需与星形细胞瘤、转移瘤、脑脓肿鉴别。

CT 和 MRI 对本病均有较高诊断价值,但 MRI 优于 CT,尤其是显示颅后窝底部病灶。

十一、颅咽管瘤

颅咽管瘤是颅内常见肿瘤,约占颅内肿瘤的 2%～4%,常见于儿童,也可发生于成人,20 岁以前发病接近半数。

颅咽管瘤可沿鼻咽后壁、蝶窦、鞍上至第三脑室前部发生,但以鞍上多见。肿瘤可分为囊性和实性,囊性多见,占 83.7%,多为单囊,囊壁光滑,囊液呈黄褐色,为漂浮胆固醇结晶和角蛋白的油状液体。囊壁和肿瘤实性部分多有钙化。

临床表现儿童以发育障碍、颅内压增高表现为主;成人以视力障碍、精神异常及垂体功能低下表现为主。

1.X线

(1)平片常显示鞍区钙化。

(2)蝶鞍异常:床突消失、扩大等。

(3)颅内压增高征象。

(4)钙化的 X 线发现率占颅内肿瘤首位,在儿童可达 80%～90%。

2.CT(图 3-2-42、43)

(1)鞍上圆形或类圆形肿块,以囊性和部分囊性为多,CT 值变动范围大,含胆固醇多则 CT 值低,相反含钙质或蛋白质多则 CT 值高。

(2)大多数病例在实体部分与囊壁可出现钙化。囊壁呈壳状钙化,实体肿瘤内钙化呈点状、不规则形。

(3)增强扫描 2/3 病人有强化,囊性者呈环状或多环状囊壁强化,实性部分呈均匀或不均匀强化。

(4)肿瘤增大致室间孔阻塞则出现脑积水。

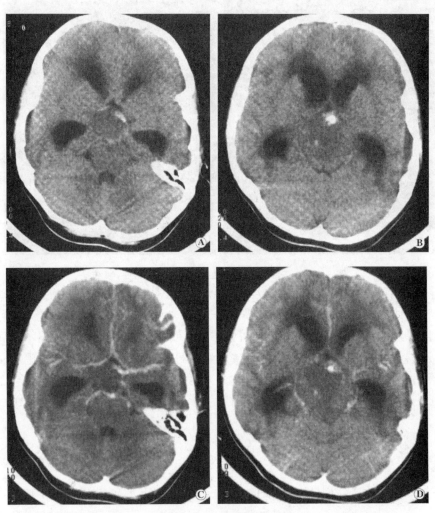

图 3-2-42　鞍上池区颅咽管瘤,男性,11 岁

CT 平扫(A、B)鞍上池扩大,且见低密度占位,病灶边缘可见不规则钙化灶;增强扫描(C、D)病变无明显强化

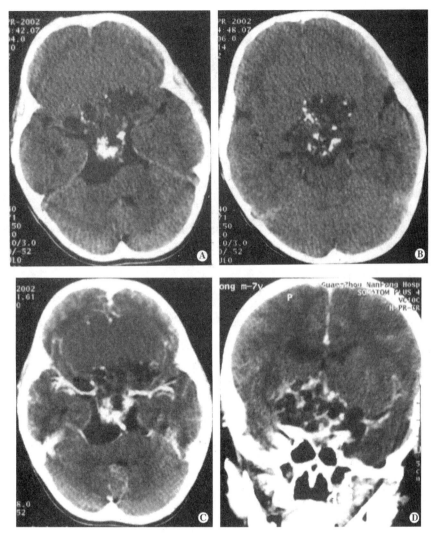

图 3-2-43 鞍上池区颅咽管瘤,男性,7 岁

CT 平扫(A、B)鞍上池区可见不规则混杂低密度影,散在分布小点、片状钙化灶;增强后横断面、冠状面扫描(c、D)病灶未见明显强化

3.MRI(图 3-2-44、45)

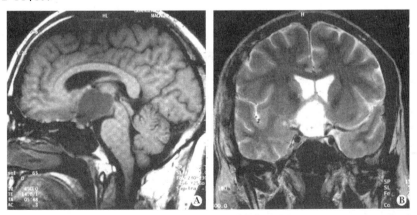

图 3-2-44 鞍上池区囊性颅咽管瘤,男性,41 岁

MRI 平扫示鞍上池区占位性病变,边缘清,呈分叶状。矢状面 T_1WI(A)为均匀低信号,冠状面 T_0WI(B)为高信号。视交叉、漏斗受压上移,垂体受压变扁

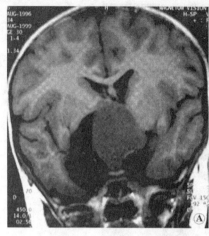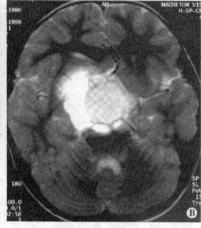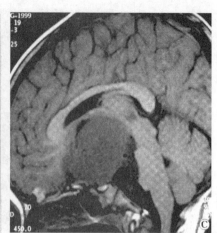

图 3-2-45　鞍上池区颅咽管瘤,女性,3 岁

MRI 平扫示鞍上池区巨大肿块,分实性和囊性两部分。冠状面、矢状面 $T_1WI(A、C)$ 示实性部分为稍低信号,横断面 $T_2WI(B)$ 呈中等度高信号,囊性部分呈新月形,位于肿块的右侧缘,呈长 T_1、长 T_2 改变

（1）颅咽管瘤 MRI 信号变化多。T_1WI 可以是高信号、等信号、低信号或混杂信号。这与病灶内的蛋白、胆固醇、正铁血红蛋白、钙质及散在骨小梁的含量多少有关。

（2）T_2WI 以高信号多见。但钙质、骨小梁结构可为低信号。

（3）注射 Gd-DTPA 后,肿瘤实质部分呈现均匀或不均匀增强,囊性部分呈壳状增强。其他占位征象与 CT 相似。

4.诊断、鉴别诊断及比较影像学　儿童多发,鞍上区囊性占位病变并钙化是颅咽管瘤的诊断依据。囊性颅咽管瘤需与上皮样囊肿、皮样囊肿、蛛网膜囊肿鉴别;实性颅咽管瘤需与脑膜瘤、垂体瘤、巨大动脉瘤、生殖细胞瘤等鉴别。

X 线平片和脑血管造影均有较好的诊断价值,但不能完整地显示肿瘤范围。CT 和 IRI 对肿瘤定位及定性诊断均较准确,CT 显示钙化优于 MRI,MRI 显示肿瘤范围及与周围结构的关系优于 CT。

十二、颅内脊索瘤

颅内脊索瘤源于脊索残余,是一种先天性间叶组织肿瘤。良性者生长缓慢,恶性者呈破坏性生长。好发年龄 20～40 岁,主要症状有头痛、进行性脑神经麻痹、长束征,可有颅内压增高。

颅内脊索瘤绝大多数见于斜坡,常常累及鞍下、鞍旁区,向前可延伸到鼻咽部,向后可影响到脑桥和延髓,使之明显受压、移位。其显著特点是对骨组织呈浸润性生长,骨质破坏明显。

1.X 线

（1）平片可见以鞍背及斜坡为中心的骨质破坏。

（2）有时可见鼻咽部软组织块影。

2.CT（图 3-2-46）

（1）以斜坡或岩骨尖为中心的圆形或不规则形的略高密度块影;其间散在点、片状高密度影,病灶边界较清楚,伴有明显的骨质破坏。

（2）增强扫描肿瘤呈均匀或不均匀强化。

（3）肿瘤较大时,可见相应的脑组织、脑池和脑室系统受压的表现。

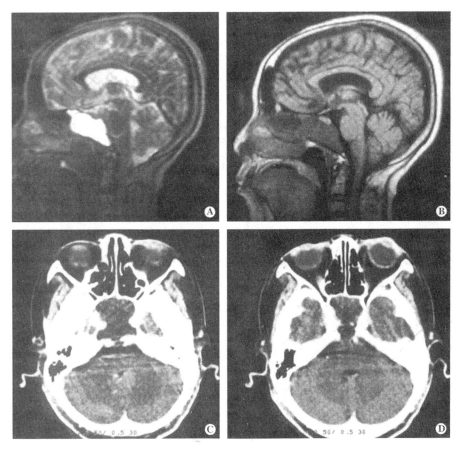

图 3-2-46　脊索瘤

　　MRI 平扫示斜坡蝶骨体异常信号区，$T_2WI(A)$呈高信号，$T_1WI(B)$呈低信号，边界光整。CT 增强扫描(C、D)示斜坡、蝶骨体及鞍背不规则骨质破坏区，其间散在点、片状强化影

　　3.MRI(图 3-2-47)

　　(1)T_1WI脊索瘤为分叶状团块，边界较清，信号不均匀，以低信号为主，混杂有等信号。T_2WI多数表现为高信号。

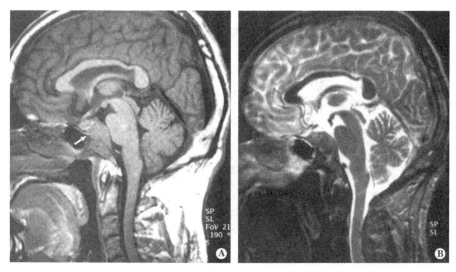

图 3-2-47　斜坡脊索瘤，男性，52 岁

MRI 平扫示斜坡上部占位性病变(↑)，$T_1WI(A)$呈等信号，$T_2WI(B)$以等信号为主，间杂少量点片状高信号

（2）可以显示较大的钙化,表现为低信号。

（3）Gd-DTPA增强后肿瘤可以强化,多数为不均匀强化。

（4）肿瘤较大压迫脑干时可有脑干的水肿和移位。

4.诊断、鉴别诊断及比较影像学　起源于斜坡附近的肿块并有颅底特定部位的骨质破坏和钙化,诊断一般不难。

对发生于斜坡和岩骨尖的脊索瘤,鉴别诊断中除软骨性肿瘤外,还应考虑转移瘤、脑膜瘤、神经瘤、颈静脉球瘤和表皮样囊肿。

MRI多平面成像较CT能更全面、清楚地显示肿瘤的范围及与周围组织结构的关系。

十三、垂体腺瘤

垂体腺瘤是鞍区最常见的肿瘤,约占颅内肿瘤的10%,成年多见,泌乳素瘤多见于女性。

按肿瘤大小分为垂体微腺瘤及垂体大腺瘤,前者局限于鞍内,直径不超过1cm;后者直径大于1cm且突破鞍隔。按肿瘤分泌功能分为有分泌激素功能和无分泌激素功能两类,前者包括分泌生长激素的嗜酸细胞腺瘤、分泌促肾上腺皮质激素的嗜碱细胞腺瘤和分泌催乳素的泌乳素腺瘤,后者为嫌色细胞腺瘤。垂体腺瘤属脑外肿瘤,包膜完整,与周围组织界限清楚。

临床表现有:①压迫症状,如视力障碍、垂体功能低下、阳痿、头痛等。②内分泌亢进的症状,如泌乳素（PRL）腺瘤患者出现闭经、泌乳,生长激素（HGH）腺瘤患者出现巨人症或肢端肥大,促肾上腺皮质激素（ACTH）腺瘤患者出现库欣综合征等。

1.X线

（1）平片显示蝶鞍扩大,前、后床突骨质吸收、破坏,鞍底下陷。

（2）部分病例可见颅内压增高征象。

2.CT（图3-2-48）

（1）垂体微腺瘤。

1）垂体高度增加。但正常高度的垂体并不除外微腺瘤的可能。

2）垂体内密度改变:快速注射对比剂后迅速扫描肿瘤为低密度,延迟扫描为等密度或高密度。

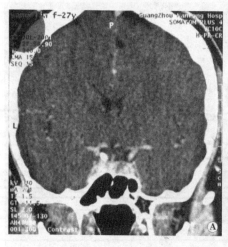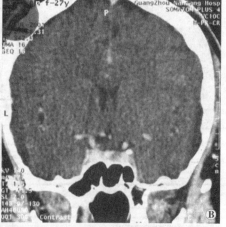

图3-2-48　垂体微腺瘤,女性,27岁

CT冠状面2mm薄层直接增强扫描（A、B）示垂体左侧有一约0.8cm×0.6cm的低密度影,边界不清,上缘轻度膨降,垂体柄右偏

3)垂体上缘膨隆:冠状面扫描膨隆可以居中,偏侧更有意义。

4)垂体柄变化:偏侧的肿瘤使垂体柄挤向对侧,居蝶鞍中部的肿瘤可使垂体柄变短。

5)鞍底骨质改变:冠状面可以显示鞍底骨质变薄、凹陷或侵蚀。

(2)垂体大腺瘤

1)肿瘤呈圆形,也可呈分叶或不规则形。冠状扫描显示肿瘤呈哑铃状(束腰征)。

2)平扫大多数为等密度或略高密度,增强扫描多均匀强化,坏死、液化区不强化。

3)肿瘤向上压迫室间孔;向旁侧侵犯海绵窦延伸至颅中窝,可将明显强化的颈内动脉推移向外甚至包裹,偶尔可引起颈内动脉闭塞;向后可压迫脑干;向下可突入蝶窦。

3.MRI(图 3-2-49～53)

(1)垂体微腺瘤

1)一般用冠状面和矢状面薄层(≤3mm)检查。

2)T_1WI 呈低信号,多位于垂体一侧,伴出血时为高信号;T_2WI 呈高信号或等信号。

3)垂体高度增加,上缘膨隆,垂体柄偏斜与 CT 所见相同。

4)Gd-DTPA 增强后,肿瘤信号早期低于垂体,后期(55 分钟后)高于垂体。

(2)垂体大腺瘤

1)冠状面及矢状面显示鞍内肿瘤向鞍上生长。

2)信号强度与脑灰质相似或略低。

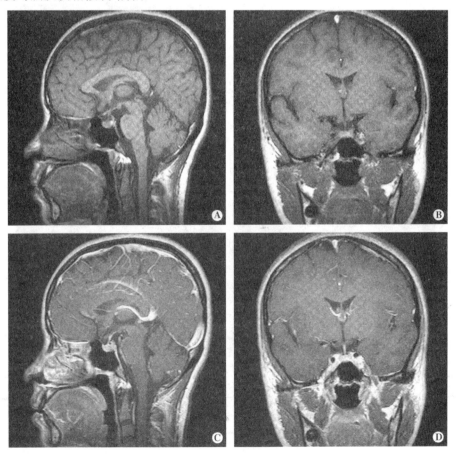

图 3-2-49　正常垂体 MRI

MRI 矢状面 T_2WI 平扫及增强(A、C),冠状面 T_1WI 平扫、增强(B、D)

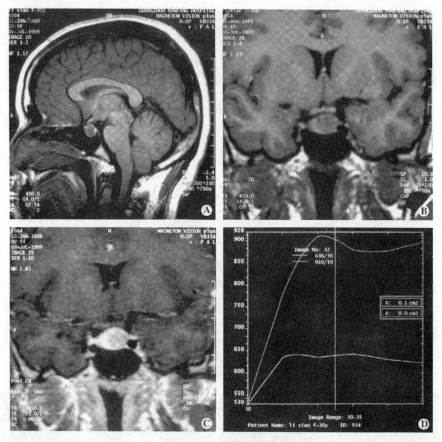

图 3-2-50　垂体微腺瘤

MRI 矢状面、冠状面 T_1WI(A、B)平扫示垂体高度异常,上缘隆起,于垂体左侧见一低信号结节,直径为 0.8cm,垂体柄右偏;增强扫描(C)正常垂体明显强化,肿块呈低信号;动态增强扫描曲线(D)示正常垂体强化为"迅升型",微腺瘤呈"缓升型"

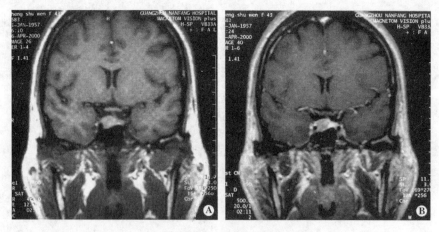

图 3-2-51　垂体微腺瘤

MRI 冠状面 T_1WI(A)平扫示垂体右侧上缘膨隆,鞍底下沉,其内见一结节状略低信号区;增强扫描(B)呈结节状低信号影,低于正常垂体,显示更加清楚,垂体柄受压,向左侧偏移,视交叉未见明显异常

3)正常垂体多被完全淹没而不能显示。

4)肿瘤向鞍隔上生长,冠状面呈葫芦状,鞍上池亦可受压变形、闭塞。肿瘤还可向鞍旁生长,影响颈内动脉和 Willis 环。

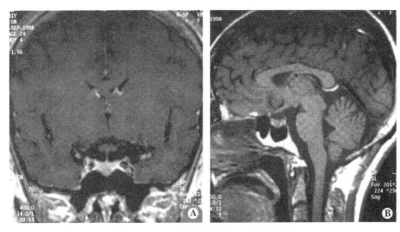

图 3-2-52 垂体微腺瘤,女性,32 岁

MRI 矢状面 $T_1WI(B)$ 垂体下缘可见一圆形低信号区,其内信号略不均匀;增强扫描冠状面(A)示垂体下缘肿瘤向下突呈倒置驼峰状,信号低于周边正常垂体

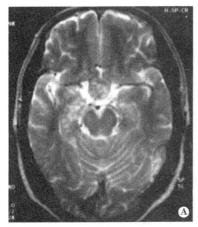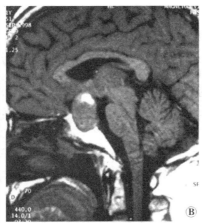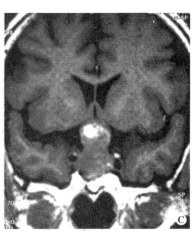

图 3-2-53 垂体大腺瘤,女性,61 岁

MRI 平扫示垂体窝占位性病变,$T_2WI(A)$ 呈等、高混杂信号,$T_1WI(B、C)$ 以等信号为主,其内可见斑片状高信号,为肿瘤内出血所致,可见典型"束腰征"(c)

5)MRA 可显示 Willis 环的扩大、变形及血管的移位,以及血流是否中断及代偿情况等。

4.诊断、鉴别诊断及比较影像学 CT 与 MRI 诊断垂体肿瘤可靠,对 95% 以上的垂体肿瘤可做出诊断,但组织分型需结合临床。

垂体大腺瘤需与颅咽管瘤、脑膜瘤、动脉瘤等鉴别,能否见到正常垂体为其主要鉴别点之一。垂体微腺瘤需与空蝶鞍鉴别。

显示肿瘤与大血管和相邻结构的关系,MRI 胜过 CT。

十四、脑转移瘤

脑转移瘤较常见。发病高峰年龄 40～60 岁,约占 80%,男性稍多于女性,男性以肺癌转移最多,女性以乳腺癌转移最多。

发生脑转移的原发肿瘤由多到少依次为肺癌、乳腺癌、胃癌、结肠癌、肾癌、甲状腺癌等。10%～15% 查不到原发瘤。转移部位以幕上多见,占 80%,70%～80% 为多发,多位于皮、髓质交界区。肿瘤中心常发生坏死、囊变和出血。肿瘤周围水肿明显,水肿程度与肿瘤类型有关。转移途径以血行转移最多见;脑膜播散型则肿瘤沿脑脊液播散,位于脑膜、室管膜,以颅底多见,位于软脑膜者称癌性脑膜炎。

临床表现主要有头痛、恶心、呕吐、共济失调、视盘水肿等。有时表现极似脑卒中。5%～12%的患者无神经系统症状。

1.X 线平片

(1)常无阳性表现。

(2)当转移瘤侵及颅骨时,以溶骨性破坏常见。

2.CT(图 3-2-54、55)

(1)60%～70%的病例为多发,多位于灰白质交界区,大小不等。

(2)肿瘤小者为实性结节,大者中间多有坏死,呈不规则环状。

(3)平扫肿瘤密度不等,高、等、低、混杂密度均有。

(4)增强扫描,94.4%的病例有增强,呈结节状(无坏死)或环状,环壁较厚,不规则。

(5)87%的病例有脑水肿,肿瘤小、水肿大为转移瘤的特征,然而直径 4mm 以下小结节常无水肿。

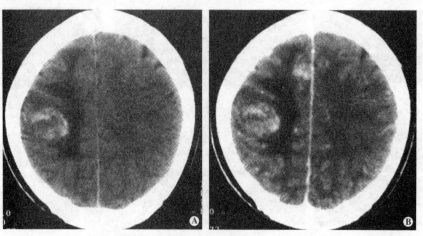

图 3-2-54　肺癌脑转移瘤,女性,40 岁

右肺癌术后一年半,CT 平扫(A)右额、顶区皮质下可见两个类圆形高密度影,其内密度不均,周围见大片状低密度水肿区;增强扫描(B)病灶轻度强化

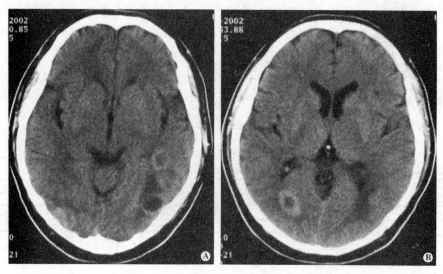

图 3-2-55　肺癌脑转移瘤,男性,50 岁

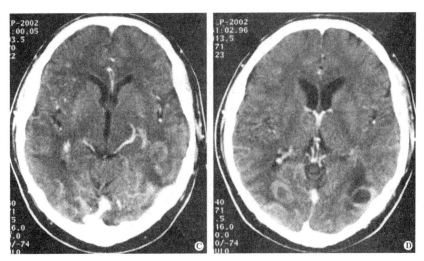

图 3-2-55　肺癌脑转移瘤,男性,50 岁(续)

　　右肺小细胞肺癌化疗后半年,CT 平扫(A、B)双侧幕上半球可见多个环形及结节状略高密度影,周围伴不同程度的水肿;增强后扫描(C、D)病灶中等度强化,显示更清楚

　　(6)癌性脑膜炎仅见脑池、脑沟增宽,也可以有脑室扩大。增强后可见脑膜或室管膜强化,小脑幕也可呈不规则强化。部分患者仅表现为脑积水。

　　3.MRI(图 3-2-56)

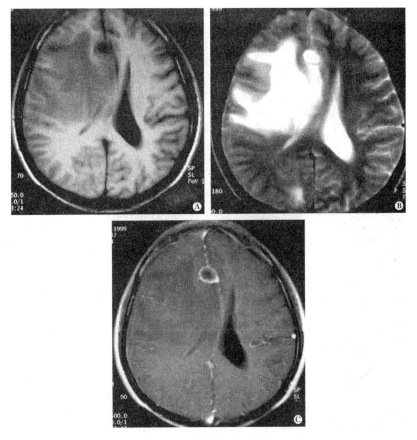

图 3-2-56　肺癌脑转移瘤,男性,34 岁

　　MRI 平扫示右额叶皮质下多发占位性病变,部分病变内有囊变区,呈长 T_1(A)、长 T_2(B)改变。实质部分呈稍长 T_1 和稍长 T_2 信号。增强扫描(C),病变均呈不规则环形强化。周围脑水肿明显,右侧侧脑室受压狭窄,中线左偏

（1）肿瘤在 T_1WI 为低信号，T_2WI 为高信号，肿瘤周围水肿广泛，占位效应明显。

（2）注射 Gd-DTPA 后，肿瘤有明显强化，强化形态多种多样，如结节状、环形、花环状，有时内部还有不规则小结节。

（3）在 T_2WI 肿瘤表现为低信号或等信号，多半是结肠癌、骨肉瘤、黑色素瘤。有出血的转移瘤，提示来自黑色素瘤、绒毛膜癌、甲状腺癌和肺癌等。

4.诊断、鉴别诊断及比较影像学　多发性病灶，位于皮质下区，病灶周围有明显水肿，有均匀或环状强化，则多可诊断为转移瘤，特别在身体其他部位有原发癌瘤时。但应注意与多发脑脓肿鉴别。单发大的转移瘤需与囊性星形细胞瘤及脑梗死等鉴别。

对脑转移瘤的诊断 MRI 优于 CT，特别是对颅底、颅顶以及脑干和小脑转移灶的显示。显示直径 1cm 以下的小病灶，MRI 也优于 CT。

（王彦宏）

第三节　脊髓疾病

一、脊髓内肿瘤

脊髓内肿瘤占椎管内肿瘤的 $10\%\sim15\%$。室管膜瘤及星形细胞瘤最常见。室管膜瘤约占 60%，成人多见。起源于中央管的室管膜细胞或终丝等部位的室管膜残留物，好发于腰骶段、脊髓圆锥和终丝。肿瘤边界比较清楚，46% 可发生囊变。星形细胞瘤约占 25%，多见于儿童，以颈、胸段最多，病变可呈浸润性生长，累及多个脊髓节段，甚至脊髓全长。肿瘤与正常脊髓组织无明显分界，38% 可发生囊变。

疼痛为最常见的首发症状，逐渐出现肿瘤节段以下的感觉异常和运动障碍。

1.X 线

（1）平片检查可无明显异常，有时可见椎管扩大、椎弓根间距增宽，偶见肿瘤钙化。

（2）脊髓造影，多数见脊髓增粗，但无移位。蛛网膜下腔部分阻塞时，对比剂呈对称性分流。完全阻塞时则呈大杯口状梗阻，两侧蛛网膜下腔均匀变窄或完全闭塞。

2.CT（图 3-3-1）

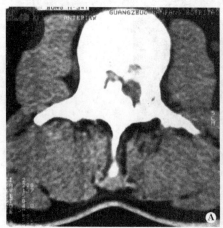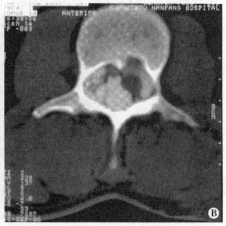

图 3-3-1　腰 3 椎体平面室管膜瘤，男性，34 岁

双下肢无力 3 个月。CTM 软组织窗（A）腰 3 平面的硬脊膜囊内可见一低密度充盈缺损影，将马尾推向右侧，骨窗（B）椎管扩大、周围骨质破坏伴有硬化边缘

（1）脊髓密度降低，囊变表现为更低密度区，外形呈不规则膨大。

（2）肿瘤边缘模糊，与正常脊髓分界欠清。

（3）增强后肿瘤实质部分轻度强化或不强化。室管膜瘤可见中央管周围轻度强化，为其特征性改变。

（4）CTM可见蛛网膜下腔变窄、闭塞、移位，延迟扫描有时可见对比剂进入囊腔。

3.MRI（图3-3-2）

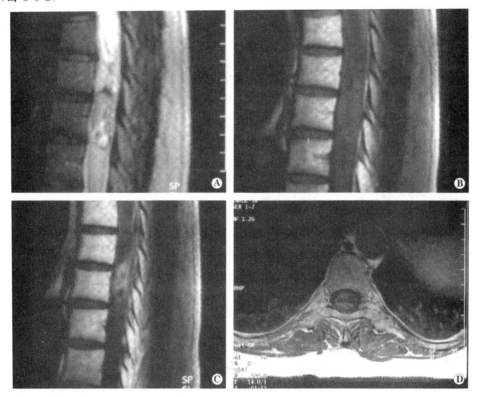

图3-3-2　胸髓星形细胞瘤，女性，40岁

MRI平扫矢状位胸9水平脊髓增粗，呈极不规则、不均匀的异常信号，以长T_2(A)、等T_1(B)信号为主，四周蛛网膜下腔狭窄；增强扫描(C、D)病变呈斑片状明显强化

（1）脊髓呈梭形膨大，其周围蛛网膜下腔变窄。

（2）肿瘤在T_1WI信号低于脊髓，在T_2WI呈高信号，其信号强度可不均匀，坏死和囊变表现为更长T_1和长T_2信号。

（3）Gd-DTPA增强扫描可见肿瘤实质强化，室管膜瘤比星形细胞瘤强化显著。

4.诊断、鉴别诊断及比较影像学　根据上述CT和MRI表现，髓内肿瘤不难诊断。星形细胞瘤与室管膜瘤的鉴别在于前者多见于儿童，以颈、胸段最为常见，累及范围较大，伴发囊肿的机会较少。而室管膜瘤范围较大，呈边界清楚的结节状，并伴广泛的囊肿。星形细胞瘤与多发性硬化鉴别困难，多发性硬化在急性期亦可表现为脊髓增粗、信号减低，但其信号均匀一致，周围常有正常脊髓组织环绕，占位效应不明显，晚期常出现脊髓萎缩。脊髓无明显肿大的肿瘤内发生囊肿时，需与脊髓空洞症鉴别，后者囊肿边缘清楚，多有流空现象。

二、神经鞘瘤与神经纤维瘤

神经鞘瘤是最常见的椎管内肿瘤，占所有椎管内肿瘤的29%，起源于神经鞘膜的施万细胞，故又称施万细胞瘤。神经纤维瘤起源于神经纤维母细胞,含有纤维组织成分。

病理上以颈、胸段略多,呈孤立结节状,有完整包膜,偏一侧生长,常与1~2条脊神经根相连,肿瘤生长缓慢,脊髓受压移位或变细。肿瘤易从硬膜囊向神经孔方向生长;使相应神经孔扩大。延及硬膜内外的肿瘤常呈典型的哑铃状。多发性神经纤维瘤常见于神经纤维瘤病。

临床最常见于20~40岁,常表现为神经根压迫症状,初为疼痛,以后出现肢体麻木、感觉减退等。

1.X 线

(1)平片可见椎弓根骨质局限吸收、破坏,有时可见椎间孔扩大以及椎管内病理性钙化。

(2)脊髓造影可见肿瘤侧蛛网膜下腔增宽,阻塞端呈典型的浅杯口状;健侧变窄而短,呈尖刀状。脊髓受压并向健侧移位。部分阻塞时,对比剂围绕肿瘤边缘形成充盈缺损。

2.CT(图 3-3-3)

(1)肿瘤呈圆形实质性肿块,密度较脊髓略高,脊髓受压移位。

(2)增强扫描肿瘤实性部分呈明显强化,囊变坏死区无强化。

(3)肿瘤易向椎间孔方向生长,致神经孔扩大,骨窗像可见椎弓根骨质吸收破坏,椎管扩大。

(4)当肿瘤穿过硬膜囊神经根鞘向硬膜外生长时,肿瘤可呈哑铃状外观。

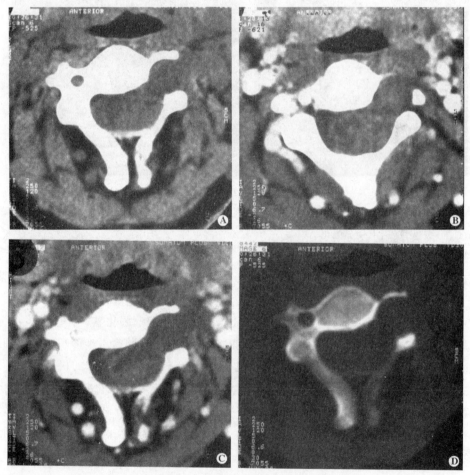

图 3-3-3　颈 2~4 平面神经鞘瘤,女性,22 岁

四肢无力伴颌下平面皮肤感觉迟钝1年,四肢肌力3级。CT平扫(A)颈2~3椎体平面左侧椎管内髓外硬膜下见一哑铃形占位病变,边界尚清,密度略低于肌肉,并沿颈2左侧椎间孔向外生长;增强扫描(B、C)病灶轻度强化,骨窗(D)左侧椎间孔扩大,邻近骨质受推压

(5)CTM可清楚显示肿瘤阻塞蛛网膜下腔的部位、肿瘤与脊髓的分界以及脊髓移位情况,肿瘤阻塞部位上、下方的蛛网膜下腔常扩大。

3.MRI(图 3-3-4)

(1)肿瘤形态规则,边缘光滑,常较局限,脊髓受压移位,肿瘤同侧蛛网膜下腔扩大。

(2)T_1WI 上肿瘤呈略低于或等于脊髓信号,T_2WI 上肿瘤呈高信号;伴囊变坏死时其内信号不均。

(3)Gd-DTPA增强,肿瘤实性部分明显强化,边界更加清楚锐利,与脊髓分界清楚。

(4)横断面或冠状面图像能清晰观察到肿瘤穿出神经孔的方向和哑铃状肿瘤全貌。

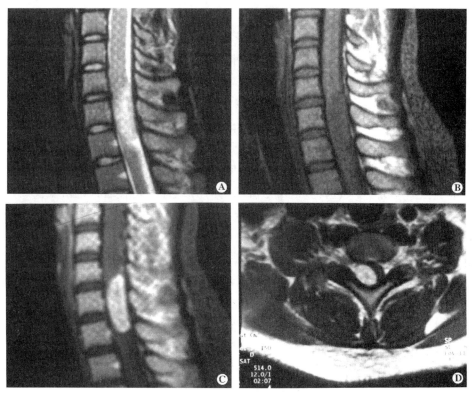

图 3-3-4　颈 6～胸 1 平面神经鞘瘤,女性,24 岁

MRI平扫示颈6椎体下缘至胸1椎体上缘弧形异常信号影,T_2WI(A)呈不均匀高信号,T_1WI(B)呈略低信号,下端蛛网膜下腔呈"杯口"状;增强扫描(C、D)病变明显强化,脊髓受压向左移位

(王彦宏)

第四章　乳腺疾病影像学诊断

乳腺 X 线片检查是目前诊断乳腺癌的最佳方法之一。尤其在乳腺癌发病率上升的今天,研究探讨乳腺癌早期诊断是医学影像诊断学的重要课题。1913 年德国一位外科医生为提高手术活检的阳性率:采用 X 线定位方法,共拍了 3000 余例乳腺 X 线片,发现在 100 例术后病理诊断乳腺癌的病例中,有 85%~95% 术前可在 X 线片中显示肿块,从而启示人们采用 X 线片取得乳腺癌的术前诊断。1964 年 X 线片诊断乳腺肿瘤的价值已被人们所公认,并开始有专著发表。EsaukJecnigue 首先采用了低电压、大 MAS、近距离、纸板夹的照相方法,共拍了 3000 余例乳腺片,其中 728 例乳腺癌得到手术证实。1965 年中国医学科学院肿瘤医院在国内首先总结了 142 例乳腺摄片经验,在中华放射学杂志发表,引起我国放射学界的关注。

乳腺 X 线检查虽然经历了半个世纪,但由于所采用的 X 线球管是普通钨靶阳极投照,软组织分辨率差,早期乳腺癌确诊率比较低,所以在 20 世纪 60 年代以前此项工作进展缓慢。1967 年意大利学者专门设计一种用钼作焦点的软线摄影装置,球管电压 25~35kV、射线波长 6~6.9nm 左右,适于对原子序数低的软组织投照。而且这种球管的焦点(F)值小,照片清晰,相应的又有专供乳腺拍片的高对比胶片问世,为开展乳腺 X 线摄片的临床应用提供了物质基础,使乳腺癌的诊断水平得到提高。Ⅰ 期乳腺癌术后 10 年生存率 90% 左右,微小癌 20 年生存率可达 95% 以上。因此,目前世界各技术发达国家都在探索诊断率高、可以发现小癌和微小癌,对人体无害以及效率高价钱便宜的乳腺癌普查新方法,如 B 型超声断层检查、液晶、微波、红外线、近红外线检查、针吸细胞学检查等,但诊断率最高尚属 X 线干板照相。此法早在 1937 年由美国物理学者 C.F.卡尔逊所发明,1949 年初步形成干印术。鉴于当时半导体技术尚居初期阶段,所以只能满足简单的文字复印,1952 年以后医学界为开辟干板照相在临床应用的新领域与工业界密切合作取得进展,70 年代初医用板机相继问世,中国、英国、美国、前苏联等不同类型的干板机开始用于临床,并在乳腺癌早诊方面取得比较满意的效果。

1970 年中国举办了全国干板新技术推广学习班,在各省市进行推荐工作,北京、上海、杭州、天津等市在乳腺干板照相的临床应用方面都取得了不少经验,充分利用干板照相对软组织的边缘效应,观察乳腺癌的间接征象的研究取得了一些成绩,为乳腺癌早期诊断提供了物质基础。北京市肿瘤防治研究所通过 705 例手术病例(其中癌块直径 1cm 以下者 235 例,1cm 以上者 235 例,良性肿瘤和其他疾患 235 例)进行对照研究,发现有 10 种 X 线干板征象在病理大切片上证实是乳腺癌的重要指标,其中直接显示肿瘤的(下称直接征象)只有 4 种,而在癌旁发生的间接征象则有 7 种之多,并研制成功以干板照相和计算机为主要诊断手段的乳腺癌普查车,为开展乳腺癌普查和早期诊断工作开辟了一条新路。1972 年英美合资的兰克西洛公司,首先向国际市场提供了质量稳定、照相清晰的兰克西洛 RAHK、XEROX、SYSFEM125 型自动干板系统,并先后在英、美、德、日等二十几个国家开展使用。

1973 年美国 Horston 报道,检查 1535 名妇女乳腺,开始时为了观察干板和软片的诊断质量,采用两种方法同时对照,当进行到 100 例以后发现干板效果突出而取消了软片对照。

应着重提出,美国底特律乳腺癌检查中心 J.N.Wolfe 于 1977 年来我国讲学时所发表的有关干板照相对乳腺疾病诊断的临床研究报道,在乳腺癌早诊工作方面是有建树的。例如 J.N.Wolfe 的 N1、Pl、P2、DY、QDY 的 X 线乳腺分型以及他对乳腺良恶性钙化灶的研究和论述,都是该领域中发表最早的论文。

乳腺疾患的 X 线检查经历了钨靶、钼靶、干板等三个阶段,由于钨靶软片远不如钼靶软片和干板,所以至今已很少有人继续使用。20 世纪 90 年代 X 线干板照相逐步被 X 线钼靶软片照相所替代。

在这段时间里,钼靶软片照相发展到一个新水平。首先将 X 线球管进一步缩小,发明了微焦点照相,使照片的清晰度大幅度提高,可以清楚地显示出微小肿块和细小的钙化点,为乳腺癌的早期诊断提供了一个很好的基础。由于 X 线可以发现极微小的病灶,使得临床组织学检查出现新的问题,就是对癌组织的取材问题。因此,又发明了电脑定位针吸组织检查技术。近几年来由于乳腺癌发病率逐年上升,很多国家投入大量财力研究多种诊断的早诊方法。

乳导管造影对乳腺疾病的诊断不应忽视。尤其是对导管内病变的诊断有重要价值,据美国斯底芬报道,每 15 例导管溢液通过造影可能被最后证实有一例是乳腺癌。笔者十几年来从数千例乳导管造影的手术结果统计乳腺癌占导管溢液的 1/12.5,而且可能是小癌、微小癌,足以提醒人们注意导管造影的重要性。

对乳腺疾病诊断 X 线检查只是许多方法之一,在任何时候都不能忽略与其他检查的相互配合,因为任何一种检查方法既有特异性,同时也有一定局限性,所以只有开展综合性诊断才能真正提高乳腺癌的早诊率。

X 线检查可以发现病变、明确部位、确定性质,还可以通过 X 线照片对妇女的乳腺实质类型进行分析,判断不同乳腺实质类型的癌发生情况。这已是当今国际上从事乳腺癌研究的课题。我们对中国妇女的乳腺实质类型进行了数万例的临床统计分析,发现有些乳腺类型癌发生率明显偏高。这些研究报道对测算和估计人群的癌发生情况,预测和筛选出危险人群,作重点监测或提前作些干预性治疗,可能会对控制晚期乳腺癌和减少癌发率有一定意义。

一、正常乳房的 X 线表现

乳腺是一终身变化着的器官,故乳房组织解剖与 X 线所见在不同时间有所不同。这一点必须掌握以免造成误诊。

1.乳头　X 线所见:乳房组织中密度最高的,常常以此作为密度的对照标准,乳头后方透亮,先天性乳头内陷时乳晕部位形态一般不改变。

2.乳晕　X 线所见:呈盘状,近乳头部稍较周围部厚,下部较上部厚,稍向外膨出。

3.皮肤　X 线所见:皮肤厚约 1~2mm,乳头以下厚约 2~3mm 甚至厚一倍,Egan 报道有 10mm 厚的,但内缘光滑。国内报道不一,自 0.5~3mm 不等,一般大乳房的皮肤较厚,小乳房较薄。

4.皮下脂肪　X 线所见:皮下的脂肪层呈透亮带,宽窄个体差异较大,青春期妇女较窄,乳晕部脂肪带薄,有时看不见。脂肪透亮带内有交错的细纤维结缔组织、Cooper 韧带及静脉血管等。乳腺后缘的脂肪组织为一条与胸壁平行的透亮线,约 0.1~0.5cm 宽。

5.悬韧带(Cooper 韧带)　X 线所见:显示在皮肤与腺体之间呈细条状结构。

6.腺体组织　X 线所见:随着年龄的增长,乳腺组织在 X 线上所见区别较大。青年妇女因腺体丰富,周围结缔组织致密,而脂肪组织少,显示"实性"结构,为致密腺体型。中年妇女腺体组织逐渐萎缩,脂肪组织增加,X 线所见,有不规则透亮区,为中间混合型。老年妇女腺体完全萎缩,被周围脂肪组织取代,密度普遍降低,为透亮脂肪型。若腺管系统增生,周围结缔组织增厚,X 线可见乳腺内索条状结构形成导管型乳腺。

7.乳腺血管　X线所见:血管影一般两侧对称,血管一侧增粗应先除外摄片加压的因素,动脉钙化呈双轨样或柱状。

8.乳腺淋巴　乳腺淋巴组织丰富,对乳腺癌诊断有重要价值,包括腺泡周围的毛细淋巴间隙,乳晕下淋巴网,胸骨旁淋巴结,腋窝淋巴结,腹壁、肋下淋巴结。X线所见:乳腺淋巴引流方向不一,各象限都可引至腋窝淋巴结和胸骨旁淋巴结。

乳内淋巴结一般不显影,偶尔在乳房内可见小卵圆形乳内淋巴影直径5～6mm,良性淋巴结门部位有脂肪组织透亮压迹便于辨认。如果在乳尾部出现增粗的淋巴管及致密的淋巴结显示,应提示乳腺癌发生的可能。

二、乳腺疾患的 X 线检查

乳腺实质和间质内发生赘生性或假赘生性改变等,属X线检查之适应证。乳腺分布于体表,在病变明显时,如肿瘤等通过触检应当能被发现。提高乳腺癌疗效之关键在于早发现、早诊断、早治疗。对于1cm以下的小癌、导管内原位癌以及无肿块亚临床癌等靠触诊比较困难,X线检查是早期诊断的重要环节。

X线检查目的是发现病变,明确部位、确定性质。可以早期发现微小肿块、恶性钙化灶、淋巴管癌栓等,不仅对手术前诊断极为重要,对术后病检亦往往需要借助于X线定位取材方得成功。

(一)乳腺良性疾患

1.乳腺肥大——巨乳症　对巨乳症的检查,X线并非特异性,只要详细询问病史,通过临床检查即可确诊。但临床往往需要与恶性肿瘤加以鉴别,尤其在单侧发生,或巨乳症的初期,如果乳房增长快、患者自觉疼痛、有时触及肿块,则需要进行X线拍片进行确诊。

X线所见:

1)乳腺外形增大,丰满的腺体占据整个乳房,皮下脂肪几乎完全消失,呈致密腺体型。

2)皮肤正常,乳晕区扩大并增厚,尤以乳晕下方皮肤增厚最为明显,但乳头并非成倍增大,以扁平形居多。

3)少数病例乳房中下带有囊样透亮区,是由于间质脂肪团所致。

4)血管丰富,异常扩张血管增多。

2.炎症性疾病　乳腺炎症性疾患一般根据临床症状确诊,但某些肿块型乳腺炎、慢性乳腺炎、亚急性乳腺炎或乳腺炎后遗症等,需要拍片与肿瘤鉴别,尤其需要与炎性乳腺癌加以鉴别。另外,化脓性乳腺炎形成水肿时,可能出现皮肤粘连和厚皮征,亦必须照相加以鉴别。

(1)乳头乳晕炎:局限于乳头和乳晕部位,为大部分暴露在体表的炎症,常见于授乳期或擦伤、湿疹、疥癣、乳头先天内陷长期糜烂所引起,细菌由伤口直接侵入或导管内分泌物所引起的乳头肿大,于乳晕附近发生脓肿,又称乳腺前脓肿,临床体征酷似乳腺癌。

X线所见:

1)乳头增大或致密或变成扁平状,有时可见乳头内的小囊肿。

2)乳晕皮肤表面粗糙,乳晕后缘增厚一般比较光滑,此特点可与恶性鉴别。

3)有脓肿或钙化出现时,X线所见呈球形致密团,往往由乳头根部向内突出,这时乳头会更加隆起以区别于恶性肿瘤。

(2)急性乳腺炎:乳腺的急性炎症多发生于分泌性乳房,病原体大多为金黄色葡萄球菌,经由乳头破裂处或逆导管而入。另外也可能发生在任何不泌乳年龄的妇女或初生儿。

X线所见:肿块部位密度减低,乳腺小梁结构紊乱出现少量的纤维索条影。有脓肿时呈球形或椭圆形,边界锐利,密度均匀,与恶性肿瘤鉴别的主要鉴别点是后者所触及的肿块与皮肤粘连,皮肤后缘不光滑,出现淋巴和血管与皮肤垂直成条索状影,可能伴有泥砂样钙化灶等。

(3)慢性乳腺炎:好发于绝经前后,或有授乳困难史的妇女,部分由于内分泌失调而引起导管上皮增生、间质细胞浸润和结缔组织增生。由于分泌功能失常,导管内往往积聚大量的脂质分泌物,因此引起导管扩张或乳头溢液,刺激导管周围组织引起脂肪坏死及炎症变化,病程较长,可反复发作,由于导管壁纤维化,使导管缩短,乳头内陷或外形发生改变,乳晕可触及坚实的肿块,临床易误为癌。早期组织学变化可见扩张的导管上皮增生,腔内有脱落的上皮细胞和含脂质分泌物,所以需行导管造影确诊。

乳导管造影X线所见:①溢液导管扩张扭曲变形;②导管腔内可能充盈不全;③部分分支导管不显示,出现假性堵塞。

此症后期可使导管周围及间质受累,在导管周围出现脂肪组织坏死称为脂肪坏死性乳腺炎。末支导管及小叶结构被破坏形成囊腔,X线下可能看不到异常改变,但脂肪坏死X线改变则与恶性肿瘤的毛刺状肿块相类似,在组织学上细胞改变与癌细胞也不大容易区别。

(4)结核性乳腺炎:此病较少见,发生在中青年妇女,原发者更少见,多发于身体其他部位结核病,临床可触及坚硬的肿块,与皮肤粘连,很容易触及腋窝巨大之淋巴结,易误为乳腺癌淋巴转移。

X线所见:

1)圆形或椭圆形肿块,边界整齐,密度均匀,常可见肿物尾部有淋巴管显示。

2)结节型,多为结核性肉芽肿,密度不均,肿块尾部有淋巴管增粗影和层叠结构,形态比较特殊,有些结核灶向周围浸润形成毛刺,可与皮肤粘连,形成厚皮征。

3)腋下淋巴结易呈分叶状肿大,密度较高,大部分有钙化,干板相上容易显示。

4)乳腺结核形成:乳头乳晕炎X线示意图窦道与皮肤粘连,X线可见厚皮征及窦道内钙化。

(5)脂肪坏死:此病前已述及,是发生在皮下或乳腺组织之间的脂肪组织内,由于炎症、手术或外伤等原因引起的脂肪坏死,好发于中年妇女,不论临床触检或X线所见都与乳腺癌相象。

X线所见:"毛刺"状肿块,一般被认为是乳腺癌的特征,同时脂肪坏死症也可能出现。笔者在几十年里发现有几十例是因为脂肪坏死后产生毛刺,通过大切片作组织学分析,毛刺主要是在坏死组织的周围有明显的纤维组织增生,呈放射状的瘢痕样组织,瘢痕内可有含铁血黄素及钙盐沉积,X线所见可能有小钙化点,因此,更难与乳腺癌鉴别。通过回顾复习上述病例唯一可以与癌性毛刺状肿块区别的是,前者毛刺数量少,呈短毛刺,粗细均匀,边界清楚显锐,与周围组织界限清楚,周围无透亮区,无异常血管,而乳腺癌毛刺表现很不规则,周围易受波及,且容易伴有透亮环,异常血管增多。毛刺形态以根部粗尖端细、长短不齐等特点。

(6)乳腺梅毒:此病甚罕见,发生在梅毒之各期。

初期硬下疳:主要表现乳头部位的变化,乳头增大、变厚、乳晕肿大等,类似乳头湿疹改变。

第二期:乳晕周围出现丘疹,或出现皱襞呈叠垒状凸起。

第二期:乳腺实质开始出现橡胶样肿,形成硬块,皮肤亦可受侵。

乳腺梅毒诊断应结合病史,X线检查可与癌及佩吉特病鉴别。前者一般无实性肿块,表现慢性炎症或乳腺内结构紊乱,更可通过临床病史予以鉴别。

(7)外生性肉芽肿:常见于成年妇女,为乳腺成型注射增脂肪刺激素或石蜡等药物引起的间质大量肉芽生长,年久逐渐形成圆形肿块,部分周壁形成钙化,临床触检容易误认癌肿。

X线所见：

双侧性，多处圆形或椭圆形致密团形似卵石，边界锐利，密度均匀，最大直径 4～5cm，亦有不规则形，索条状结节形等；

年久者可见周壁钙化，可压迫乳腺及皮肤，出现厚皮或漏斗征，严重者造成乳头回缩等类似乳腺癌某些间接征象。

3.乳腺增生性疾病

(1)乳腺增生症：增生性疾病是妇女最常见的非炎性乳腺疾患，包括多种既有联系又各有特征的病变。其共同特点是乳腺组织实质成分的细胞在数量上增多，在组织形态上发生变异，由此而产生了乳腺结构紊乱，表现出组织学方面的一系列改变以及临床上患者可产生胀痛等各种自觉症状，有更多的人从组织学观点出发，称此病为乳腺结构不良，也是因为乳腺增生症过于复杂而寻找的一个概括的通称。此病在命名和分类上还不太统一，有些问题尚需进一步探讨。笔者根据几家著作，认为阚氏的乳腺增生分类观点较为合理，其特点：①系统化；②注意到对不同增生症性质的分析，尤其与癌变的关系即所谓癌前病等加以分析；③与X线所见容易对照。

阚氏把乳腺增生分为 5 种类型：小叶增生、导管增生、纤维组织增生，其他大汗腺化生、肌上皮细胞增生症等。

此病首先波及乳腺小叶，其次是导管的改变，按病理发展过程可分为三期：小叶增生期、纤维腺病期、纤维化期。增生初期小叶腺泡和导管上皮细胞增生成复层，小囊状扩张，腺泡增大，月经前排卵期可能有胀痛感或触到"肿块"，经后上述症状会逐渐消失。如果增生组织继续发展，将累及小叶纤维组织与其溶成团块状结节，逐渐扩大形成大片状，造成乳腺严重的结构不良，临床检查似触及肿瘤，需加以鉴别。

导管增生是乳腺增生症另一种表现，此征主要表现在大导管和主要的支导管上皮增生成复层，可部分出现，亦可累及整个乳腺导管，据 J.N.Wolfe 分型，增生的导管占全部乳腺的 1/4 以下者称 P1 组，超过 1/4 者称 P1 组，据沃氏报道 P2 组癌发率高于 P1 组的 37 倍。可能与癌发率有一定关系。

虽然乳腺增生症主要表现在实质部分，但增生后期亦会使间质受累，如悬韧带(Cooper 韧带)、血管和乳晕的变化等，在X线片皆有所表现。乳腺增生症的X线所见大致可分以下几种：

1)斑点状：乳腺部分或全部呈斑点状致密结节，直径平均 0.5～1cm 左右，边界不清，形态不规则，似雪片样或结节状。此类多居于小叶增生，或小叶与周围纤维组织溶为一团，形成密度很高的增生结节，这种增生结节重叠在一起，在侧位片可以看到片状的致密影。

2)条索状：大多是导管增生的表现，以乳头向内呈放射形的条索状致密影，有脂肪衬托则反差明显，导管径可增加到 3～5mm。

3)膨突型：腺体前缘凹凸不平，呈弧形或结节状向皮下脂肪突起，悬韧带(Cooper 韧带)增厚或形成尖角，腺体后缘模糊，密度降低。

4)肿块型：形状不规则，其大小和数目每个患者也很不一致，有片状、球形、不规则形等各种形态，有些边界不清而大部分边缘比较模糊。此型以腺瘤样增生较常见，有单发或多发性。

5)致密型：乳腺广泛增生，细胞变异使整个乳腺呈一非常致密的大团状影，Wolfe 定为 DY 组。另外男性乳腺增生大部分累及全乳，形成半球形致密肿块，临床诊断为男性乳腺女性化，与肿瘤较容易鉴别，增生的腺体前缘与皮肤界线分明，边缘非常光滑、清楚，或较模糊。

(2)纤维囊性乳腺病：此病是退化性囊肿性病变，临床常见于 40～50 岁绝经期前后的妇女，单发或多发，囊肿直径平均在 2～3cm 左右，分布乳腺的中下带或后缘。此病是增殖性病变，也是乳腺退化过程中的一种乳腺变异。从组织学分析不论肉眼或镜下观察，皆与增生症相近似，囊肿切开后可看到绿色或透明的粘稠液体,当手术切开囊肿时外观奇特,呈暗蓝色,因此 Bloodgeod 将其命名为蓝顶囊。一般囊腔内积满了特殊化的脂肪球,就其本身来说很少癌变,但囊壁肿瘤则时有发生,故 X 线检查常常需要仔细观察囊壁的变化。此病 X 线所见:

1)空洞型:呈球形透明区,可以看到完整的囊壁,在腺体较丰满的乳腺时会出现一个圆形的密度减低区,形态如肺结核空洞,故名。

2)蜂房样:好发于中下带,呈蜂房样多囊性透亮区,囊壁致密,能随体位变形,例如采用牵拉位投照,囊腔会被拉成长圆形。此型为多囊性纤维囊性乳腺病。

3)囊壁增厚:纤维囊性乳腺瘤的囊壁厚度一般平均在 1mm 左右,如果发现局部囊壁有增厚现象,应注意有否新生物出现。

(3)囊肿:哺乳期和分泌性乳腺,因乳汁潴留或导管梗阻后潴留形成囊肿,常见的有积乳囊肿、单纯囊肿等。X 线所见:

1)空洞型:环形致密的囊壁中间密度减低,一般直径平均在 1~2cm 左右,X 线所见如肺结核纤维空洞,故名。

2)乳石症:囊肿钙化型,或囊肿内日久潴留有油样填充物,钙化后密度很高,其间可能见到有不规则的透亮区。

3)卵石样:这是扩张的大导管内多发性积乳囊肿的特殊型 X 线表现。大导管管腔极度扩张,于管腔内堆积着大小不一、形态各异的小卵石样囊肿。

乳腺囊肿病的 X 线所见比较典型,大多数边界光滑锐利密度减低或呈中等度,绝大部分是圆形和卵圆形。乳腺囊肿还有其他种类,如外伤后血肿、慢性炎症等引起的囊性肿瘤,此症亦可采用 B 型超声断层检查。

4.乳腺良性肿瘤　乳腺腺病和囊性增生的发展过程,由于管泡和纤维组织的增生,可同时伴有纤维腺瘤形成。导管上皮高度增生亦可形成管内乳头状瘤和乳头内乳头状瘤病等。乳腺良性肿瘤最常见的是纤维腺瘤,其次是导管内乳头状癌,另外还有腺瘤、脂肪瘤及其他少见肿瘤等。导管内乳头状瘤必须施行导管造影方能确诊,本节着重对 X 线平片诊断良性肿瘤加以论述。

(1)纤维腺瘤:可分为:单发为圆形或椭圆形,肿块密度均匀、致密、边界锐利,可发生在乳腺内的各个部位。多发者好发于中、青年妇女,亦常见于纤维腺瘤手术后继发为多发性纤维腺瘤。密度中等度,大小不同,在第一次手术附近原位生长或在其他部位长出新的病灶。笔者曾发现在切除部位继发 19 个大小不等的肿瘤,直径最大 3cm,小的有 0.5cm。青春型纤维腺瘤发生在青春期妇女,肿物增长较快,质地较硬,但密度并不太高,X 线所见可显示肿瘤的增长轮。花瓣状肿瘤呈花瓣状分叶,边界光滑,境界清楚。钙化型纤维腺瘤其中纤维成分容易发生钙化和骨化,一般钙化点数量少,密度高,形态圆形或斑片状,可与恶性钙化鉴别。

巨大纤维腺瘤(分叶型纤维腺瘤)一般认为肿瘤直径 7cm 以上为巨大纤维腺瘤,好发于 45~58 岁妇女,文献报道最大重达 18kg。形状不尽圆形,一般边界清楚、锐利与皮肤界线清楚,腺体和导管可能被推移,但一般不发生粘连。瘤中心或其任何部位皆可能出现钙化灶,此病与叶状囊肉瘤难以区别,后者的形态学表现宛如低度恶性纤维肉瘤。

(2)乳头内乳头状瘤(乳晕下导管乳头状瘤病):发生在乳头内,一般不超过 0.5cm,见于 40~50 岁左右妇女。或伴乳头肿大、糜烂、溃疡、湿疹,乳头稍突出,触检能摸到小豆粒大硬结。组织形态与管内乳头状瘤不同,后者近似于汗腺瘤,主要是导管上皮增生。X 线所见:①乳头内圆形肿物,密度均匀,边界清楚;②乳头可有增大、膨突。

（3）导管内乳头状瘤（见乳腺导管造影）。

（4）脂肪瘤：可分腺内脂肪瘤和间质性脂肪瘤两种，后者好发于乳腺后贴胸处，亦称乳腺后脂肪瘤。此病常发生在单侧，形态和大小不同，生长缓慢，触诊质软，边界清楚但容易移动，组织学无特殊所见，主要是特殊化的脂肪组织。

X线所见：①好发于乳房下方或后方；②呈圆形、椭圆形或分叶状透亮区，大小皆有似囊样改变。薄薄的纤维包膜构成清晰的瘤壁；③瘤体易受外力影响而变形；④一般X线所见远大于触诊时肿块的直径。

（5）其他良性肿瘤：乳房还分布有其他良性肿瘤，如血管瘤、淋巴管瘤、肌瘤、软骨瘤、骨瘤、粉瘤、寄生虫性囊瘤等临床不多见，应注意与乳腺癌鉴别。

（二）乳腺恶性肿瘤

乳腺恶性肿瘤大部分可以通过X线进行鉴别，但早期乳腺癌比较困难。因此通过研究乳腺癌各种X线征象的病理基础，利用大切片和病理标本作X线对照，进一步明确乳腺癌发生后所产生的一系列X线征象，可以进一步提高早期的诊断率，具体方法是：首先将术前肯定诊断的病理标本制作成蜡块，采用软线照蜡块标本像与术前X线对照，两者所见相符者，做成大切片，然后用幻灯放大定位找到大切片的病变在显示征象部位作上标记，再用高低倍显微镜观察，作微观（组织学所见）与X线所见进行综合分析，得到X线征象的组织病理学依据。

乳腺癌各种征象及其组织病理学基础：乳腺癌是乳腺导管及末梢导管上皮的恶性肿瘤，当肿瘤发生以后，肿瘤本身及其周围将会产生一系列的组织病理学的变化，这些变化是产生各种X线征象的病理基础。早期乳腺癌不一定都有肿块，所谓亚临床癌，无肿块癌，不仅临床触及不到肿块，甚至手术切开也找不到明确的肿块，但可能出现某些间接征象。如大导管扩张，血管和淋巴管异常相尤其值得重视的是在腺泡和导管内出现的泥砂样和小杆状恶性钙化灶等，明确肿瘤的性质十分重要。因此，本节将从有肿块直接征象和无肿块间接征象两个方面加以论述，以做到乳腺癌的早期诊断。

1.直接征象　肿块为乳腺癌X线直接征象。常见的直接征象有毛刺状肿块、分叶状肿块、透亮环肿块、肿块伴小杆状钙化灶、边缘模糊肿块、囊壁肿块及圆形或椭圆形肿块等。有些肿块如毛刺状肿块、透亮环肿块、肿块内伴小杆状钙化灶等，对乳腺癌诊断极具特异性。余者尤其圆形肿块应结合间接征象与良性瘤鉴别。诊断恶性肿瘤除从形态上进行鉴别，还应注意肿瘤的密度与良性对照。由于肿瘤组织密度一般高于周围组织。故可以在X线下显影，但显影密度与肿块的厚度、性质、乳腺本身的类型有密切关系。较致密的乳腺内，小的肿块显示不清，而脂肪型乳腺则容易显示。另外，癌细胞比较密集的硬癌、髓样癌等显示清晰。X线干板上有时可见肿块中密度不均匀现象，大切片对照主要是由于癌的多中心性，在癌组织之间夹杂有正常的或增生的乳腺组织。有些则是较幼稚的纤维结构组织，肿瘤中心坏死也是肿块密度不匀的原因之一。

（1）毛刺状肿块：癌组织向周围组织浸润的表现，也有些毛刺的主干是小导管和周围的结缔组织增生，其间可能有癌细胞浸润，亦有些为单纯的导管增生和结缔组织增生而无癌细胞可见。不同类型的毛刺可在同一肿块中出现。毛刺的密度高，在周围脂肪组织对比之下显示清楚，而在腺体丰富的致密乳腺内则毛刺往往不易显示清楚。毛刺状肿块的构成以癌床为中心向外放射出根粗尖细的毛刺状致密影，形态不大一致，有海星状、蟹足状或葱须状等。短毛刺几毫米，长毛刺十几厘米，以形成毛刺的组织类型划分：有导管型毛刺、血管型毛刺、淋巴管型等。良性肿瘤一般不会出现毛刺，但结核及手术后瘢痕亦可能产生毛刺，应结合临床进行鉴别。

（2）分叶状肿块：恶性肿瘤生长速度较快，肿块生长发育过程中可能受到周围的影响，如血管的压迫、自身部分组织坏死或炎症浸润等都会造成瘤体发育增长的不平衡，呈分叶生长。我们可以从大切片上清楚地看到肿瘤受到边缘的血管压迫以后影响生长,形成向内陷入的峪沟。另外,恶性肿瘤周边可能出现坏死组织也会影响生长。一般肿块在 lcm 以下或微小癌,这种分叶状改变不太明显,但肿瘤直径超过 2cm 以后,这种变化特点会逐步突出,有些恶性肿瘤虽然在一张照片上看到肿块呈圆形,但经变化角度投照可能发现部分边缘有不规则分叶改变或尖角样改变。良性分叶状肿瘤的边界比较整齐光滑,一般呈花瓣形。

(3)透亮环肿块:从 X 线下观察肿块的中心部分密度较高,外围密度减低,与正常组织之间形成环状透亮带,其密度和形态多不相同,此种征象多发生在触及的肿块直径大于 X 线看到的肿块直径,而肿块加上透亮环的外径往往才是所触及肿块的直径。

从镜下观察透亮环的组织结构主要是脂肪组织,炎性渗出或局部组织水肿加大了肿块与周围乳腺组织间的间隙,通过干板的边缘效应产生明显的明暗对比,出现不规则的环状密度减低区,是诊断恶性肿瘤的重要特征。良性肿瘤周围有脂肪包膜时也可能出现透亮坏,但间隙窄而光滑,与肿块外围呈平行分布,可与恶性鉴别。

(4)肿块内恶性钙化灶:乳腺肿瘤常可能出现钙化,据统计 40% 的乳腺癌有钙化灶出现,因此不论肿块形态如何,只要在肿块内出现小杆状或泥砂样微细的钙化点,是恶性肿瘤的标志,而圆点状、斑片状和其他大颗粒钙化灶则不属此列。当然在某些情况下,由于乳腺代谢障碍引起的小叶内泥砂样钙化,有人称其为珍珠样钙化也属于良性之列。

对上述两种恶性钙化,认为是肿瘤坏死后引起含铁血黄素沉积的结果,看来并不确切。从肿瘤性质分析大部分是导管粉刺癌在腺泡和导管内的癌细胞坏死后的钙化。此节将在间接征象内进一步说明,此不赘述。本节应强调在出现两种恶性钙化以后,不论肿块形态上是否符合良性肿瘤,都应该看作癌变的可能最大。

(5)模糊肿块:乳腺癌的多中心性使肿块的部分边缘模糊,呈磨玻璃样改变,肿块中心的密度高。

(6)囊壁肿块:大部分囊性肿物密度减低,囊壁薄,厚度平均 2~3mm 左右,而且囊壁光滑,与周围无粘连;若发现部分囊壁增厚,出现分叶状肿块,毛刺状肿块等,则应考虑到癌变之可能。

2.间接征象　间接征象为非肿块本身造成的 X 线征象,初步总结以下 7 种。

(1)恶性钙化灶:X 线所见恶性钙化常见有三种形态:小杆状、泥砂样和团簇状钙化;从大切片镜检证实,它们分别发生在不同组织内。导管内钙化大多是小杆状,大部分发生在导管癌及单纯癌,有些钙化灶充填在末支导管分叉处,形成与导管形状相似的叉状钙化。小杆状钙化对乳腺癌诊断有重要价值,凡有此种钙化的部位,导管内均可见到癌的浸润及大量癌细胞,故可直接以此钙化灶作定位取活检。泥砂样钙化大部分发生在肿瘤外围的腺泡内,镜下所见粉刺样分泌物堆积现象,此种钙化数量多、分布广泛、颗粒细小而均匀,形态如纤细的泥砂状,与肿瘤引起的乳腺异常代谢有关,因而它虽不是肿瘤处的钙化,但与肿瘤的发生有密切关系。某些良性肿物亦可能出现类似情况,但后者钙化点数量稀少,颗粒分散,大小不尽一致,密度也较高,X 线下可以作出鉴别。团簇状钙化的颗粒较大,形态不规则,发生在肿瘤坏死区才有诊断价值,所以 X 线所见化灶在肿块未长成之前先从 X 线片上看到钙化点。从我们分析的乳腺癌钙化病例中有 1/3 的病例钙化点在 10 颗以下,有些仅 3~5 颗。但是泥砂样钙化点必须数量多、密集、颗粒细小、分布均匀才有诊断价值,这种钙化在镜下观察,大部分沉积在正常腺泡,也有些在间质里,所以用泥砂样钙化点定位取样不一定找到癌细胞,但它是乳腺癌发生后重要的间接征象。团簇状钙化与肿块同时出现才有诊断价值,往往出现在坏死的肿瘤部位。乳腺良性钙化种类繁多,如圆点状、圆圈状、双轨样和柱状(大杆状)等不同形态。良性钙化灶密度较高,颗粒大小和形态不一,大部分是混合出现,松散分布,与恶性钙化灶可以区别。

(2)大导管相:导管由低柱状上皮细胞组成,与腺体和结缔组织密度相差无几,所以在 X 线平片无法显示,需靠造影才能获得导管的影像。导管增生以后,管腔上皮增生成复层,密度高,管腔变粗,在背景为脂肪型高对比的乳腺内,可在平片上看到其导管直行呈正常解剖分布,X线下呈索带型。导管内发生癌变以后出现管内癌栓导管极度扩张,进而向附近导管浸润发生粘连,造成多导管病变,与周围的血管、淋巴管、结缔组织连成一条条粗大的大导管相,有些病例尚可看到分布在导管内的小杆状钙化和叉状钙化灶,此征为乳腺导管癌的特征。若肿物侵及大导管时,有可能在肿块与乳头之间出现粗大导管相,形成"癌桥",与此同时乳晕区增厚,密度增高,乳头开始有受牵拉内陷等表现。

(3)漏斗征:由于导管牵引乳头或乳晕发生肿瘤粘连的结果。部分是由于乳晕区慢性炎症引起,病程长进展慢,逐渐形成的。恶性肿瘤进展快,而且是进行性的;首先乳头呈扁平,继而向内陷入,压迫乳晕,局部淋巴循环障碍,皮肤水肿,真皮层由于大量炎性细胞及胶原质堆积形成外宽内窄的漏斗形致密影。典型病例乳头完全陷入,X线下称漏斗征,为了与良性鉴别,一方面结合临床表现,另外可在1～2个月内追查,由于癌引起漏斗征变化明显。

(4)厚皮征:乳房皮肤的平均厚在在2～3mm左右,乳晕及下方靠近腹部的皮肤稍厚,但内缘光滑表皮平整,并且与其他部分皮肤无明显分界,是逐步增厚,一般不超过0.5cm。癌引起的皮肤增厚表现为内缘粗糙。而且大多是局部突然增厚,一段皮肤出现明显的不规则突起,有时可以看到与皮肤垂直的淋巴管和屈曲粗大的血管。典型病例表皮有橘皮征和粗大的毛孔。厚皮征病理组织学改变一种是受肿瘤直接侵犯,附近淋巴管形成癌栓,淋巴循环障碍使皮肤增厚;另一种情况是局部皮肤直接受到癌肿压迫而造成淋巴回流障碍形成水肿,后者作皮肤病理切片看不到癌细胞,只是皮肤间隙变宽,胶原纤维增生,并有大量的炎症细胞渗出。乳腺癌引起的厚皮征,进展快,短期内复查变化明显X线示厚皮征可比临床提前3～6个月被发现。

(5)血管异常相:癌发生以后癌细胞内产生一种促血管生长因子,使得大量的新生血管产生。癌组织代谢旺盛血液循环加快,血管流量增加,从病理标本和大切片上也可以看到有很多新生血管向肿瘤周围集中,另外有时可以看到扩张的癌栓血管残端以及密集成排的血管通向肿瘤中心。对乳腺癌诊断有特异性的血管有3种:A形血管——放射血管;B形血管——排笔形血管;C形血管——残端引流血管。另外在肿瘤周围及乳腺其他部位看到增粗的血管称D形血管,有一定参考价值,但应与月经前、肝硬化、手术后、良性肿瘤等引起的血管增粗加以鉴别,尤其异常血管呈镜面相时,更要首先考虑是否是乳腺癌以外的原因所引起。

对以上四种血管通过计算机处理,也进一步证明了A、B、C三形血管的诊断价值,像D形血管则只能作为结合其他征象分析时的参考。

(6)牛角征(Cooper韧带):正常乳腺的悬韧带一般在X线下不显示,或仅可见到条索状增厚、致密,Cooper韧带受癌浸润以后在腺体与皮肤之间形成牛角形致密影,显微镜下分3带:癌床带;炎症细胞带;结缔组织增生带。从大切片上看到以上3带和丰富的小血管和淋巴管,可作为鉴别诊断的重要指标,对乳腺癌诊断有重要价值。

(7)淋巴管癌栓——塔尖征:乳腺上方向脂肪内伸展一笔直的细条状致密影,其下方有些直接与肿块连接,有些单独存在。此条状影由于非常微细,作病理大切片所见主要为淋巴管扩张及其管腔内癌栓形成,亦可见与其平行分布有小导管及毛细血管丛生,周围被结缔组织环绕。此征良性病内非常罕见,是乳腺癌的重要特征。发生在乳腺上方时,容易合并腋下淋巴转移,但并非所有的淋巴结都是癌转移的结果,淋巴结炎症亦可出现淋巴结肿大,所以就要注意鉴别。乳腺癌转移淋巴结以单发居多,多发亦有之,形态和大小与良性鉴别均有一定困难,所以更多的要依靠临床病史但至于直径超过2cm以上的淋巴结,不论其性质如何都要引起重视并积极处理,有些临床上的隐性乳腺癌首先从腋下淋巴结病理切片得到证实。

3.乳腺良恶性病的X线鉴别诊断　影像学诊断对特异性较强的病例容易确诊,但对于非特异性或早期乳腺癌与良性肿瘤鉴别则较难。现将X线可显示的几项重要特征列表如表4-1。

表 4-1　乳腺良恶性病的 X 线鉴别诊断

项目	良性	恶性
皮肤	表面光滑呈弧形、厚度 2～3mm	增厚、凹陷成角、厚皮征、橘皮征
皮下脂肪	光滑整齐与皮肤平行,界限清	粘连与皮肤之间界限消失
悬韧带	细锯齿样或不显影	粗钝、牛角样改变
乳头	正常突起略向外向下	扁平、内陷或出现漏斗征一
肿块成像比例	触诊与 X 线显示肿块等大	X 线显示较触诊测量小 1～4 倍
肿块形状	圆形或椭圆形,少数有分叶状	分叶状,不规则形
肿块边界	光滑锐利,清楚整齐	模糊不光滑,有水肿环或毛刺
肿块密度	均匀一致	不均匀,中间或边缘可能出现坏死透亮区
肿块与周围组织的关系	境界清楚,一般不发生粘连,肿块较大时有推压现象	容易粘连,乳腺纹理紊乱,导管与小梁向肿物集中,出现引流血管塔尖样改变
肿块移动性	牵拉位容易移动和变形	较固定,位置变化不明显
肿块增长速度	复照(相隔 2～3 个月)增长不明显	较明显
钙化灶	圆形、双轨样或斑片、无定形游离、散在,一般数量比较少,珍珠样小颗粒状	小杆状(针尖样)、泥砂样或团簇状聚积成堆量多、密度均匀分布于实质内等三个特点
血管	呈镜面相,哺乳期静脉增粗,老年人动脉容易发生钙化	与肿物连接的血管增粗、增多、迂曲与肿块呈放射状
淋巴结	分散、数量少、不易显示	集中、量多、易显像
淋巴管	淋巴管不显像	有癌栓形成时可以出现塔尖征

三、乳腺造影

利用具有与乳腺组织有明显对比的造影剂,通过各种渠道进入乳腺显示乳腺疾患的形态、性质的方法称乳腺造影,包括有乳导管造影、囊肿内注气造影、肿物周围注气造影、淋巴管造影、乳腺血管造影等。

（一）乳导管造影

乳导管造影是一种简便易行,对乳腺导管内的病变具有特殊诊断价值。

1.适应证　凡有乳头病理性溢液的患者,其诊断不明确均应做导管造影,对 X 线片上良恶性肿块不易作出鉴别的或 X 线片上无肿块而有某些恶性肿瘤的间接征象时,即使无乳头溢液也可做乳导管造影帮助明确诊断。乳头溢液患者特别是有血性溢液,必须提高警惕,据统计约 1/10 的血性溢液患者为乳腺癌所致,一般乳腺癌患者 2%～7% 有乳头溢液,导管内癌则有 34% 乳头溢液。

2.造影方法　事先做好碘剂过敏试验。患者仰卧,常规消毒皮肤,术者需戴消毒手套,小心挤压乳头,观察溢液导管开口,只有在少量溢液涌出时才能清楚辨认。随后把经加工、尖端磨钝而光滑的注射针头(也可用鼻泪管冲洗针)缓缓送入导管,此时患者应无痛苦感觉,针头粗细以 5～6 号为佳,皮试针头过细易插入,但易使造影剂溢出,深度约 2～3cm,先抽吸有无液体,尽量抽出液体后再注射造影剂。造影剂采用 30%～60% 的泛影葡胺,适用于干板照相,而一般 X 线胶片则需浓度较高的造影剂,以 60% 的泛影葡胺为宜,碘水刺激性大,造成患者痛苦,乳管痉挛而致使造影失败。一般注射 1～2ml,个别可至 5～6ml,应根据溢液量的多少,注射时阻力大小而定,注射不能过于缓慢。因导管壁还有吸收药物功能。约一分钟内完成。注射完毕后,乳头用棉球稍加压迫,或用封闭剂封口,外加乳腺压迫器摄取侧位和轴位 X 线片,必要时加拍斜位及乳头牵引位,还可以投照穿胸前后位等。

3.X 线导管分型　导管造影由于先天变异或病理原因大致可分为干型、支干型、支叶型等三型。

(1)干型:主导管显影,支导管及腺小叶均不充盈造影剂。

(2)支干型:主导管和分支导管显影。

(3)支叶型:主导管、分支导管、末支导管包括腺小叶都有造影剂充盈。

3 种导管形态与乳导管病变分布有一定关系,如导管内乳头状瘤多分布在干型内,而支干型更多的属于导管扩张。导管内发生癌变时以支叶型和支干型兼有之。

4.X 线所见

(1)导管内癌:常发生在第二级导管,不仅局部破坏且可向周围或延管腔蔓延,X 线所见以下各种改变。

1)虫蚀状:造影剂分布于病变局部,呈虫蚀状改变,鼠尾状狭窄,不规则充盈缺损,管壁阻塞,管腔阻塞等改变,这是由于局部管壁破坏和肿瘤占位所致。

2)断续状:造影剂沿管腔呈断续状分布,因肿瘤沿管壁或向管腔内不规则生长,阻塞不全,造影剂部分渗入所致。

3)潭湖状:病变导管周围造影剂外溢形成大小不等之斑片状影,这是因病变区导管破坏造影剂由该处溢出至间质,此时淋巴管易显影。

4)其他类型:造影剂于肿瘤局部可见鼠尾状狭窄、虫蚀状改变,突然中断,一侧管壁僵直等改变,北京市肿瘤研究所在 1981 年 6 月前所作 200 例资料齐全的乳导管造影,其中 20 例为乳腺癌,其临床所见 15 例有溢液,8 例有肿块触及,X 线平片阳性所见较少而导管造影的乳腺癌征象有 52 项,平均每人 2 项。

(2)导管内乳头瘤:该类肿瘤导管造影所见大致分三种:

杯口状充盈缺损:导管因局部发生乳头状瘤常导致管腔阻塞;阻塞端造影剂在肿瘤周围充盈形成杯口状压迹,近端导管常因肿瘤生长而扩大,较大的杯口状边缘常呈桑葚状。

沙钟状导管狭窄:乳头状瘤沿管壁环形生长,管腔中心部分尚能有少量造影剂通过,形成似沙钟状改变,近端或远端导管均明显扩张。

管内充盈缺损:肿瘤沿管壁一侧生长,造影时可见管腔内有充盈缺损,切线位时可见充盈缺损来自于侧壁,据统计有 50% 乳头溢液患者为乳头状瘤,其中一半为血性溢液。

(3)慢性导管炎:各级导管有程度不等囊状或柱状扩张,以后者多见,化脓性导管炎尤为明显,约有 50% 乳头溢液患者有慢性导管炎之改变。

(4)乳腺增生:导管造影时见导管排列紊乱,有时可见导管聚焦,无导管破坏扩张征象。

(5)乳腺良性肿瘤:导管除受压变形移位,仍保持导管的正常分支结构。

(二)乳腺囊肿注气造影

1.适应证　囊性肿瘤或疑有囊壁肿瘤时可作囊肿注气造影。

2.造影剂　一般用空气或碘剂,亦可用碘气双重造影,碘剂常用 30%～60% 的泛影葡胺。

3.造影方法　常规皮肤消毒,皮下注射麻醉药,应尽可能避开乳晕部位较敏感区,术者一手固定肿块,一手将针头刺入,抽吸囊内容物,有时内容物粘稠,所用穿刺针可用粗针,同时应改变位置尽量抽尽内容物,取部分送病理化验,然后原针注入滤过空气、肿块恢复原形即可,也可同时注入碘剂,剂量以肿块复原为准,也可注入碘剂转动体位后再注入空气,使有双重对比效果。

4.摄片　正侧位、各方向切线位观察囊壁。X 线所见:良性肿瘤囊壁薄而光滑。积乳囊肿囊壁可能不光滑,但改变体位后囊壁无明显占位性改变恶性肿瘤囊壁边缘不整,有分叶状、毛刺状等肿块向囊腔内或外突出。

(三)乳腺淋巴系统造影

乳腺的淋巴组织极为丰富,与乳腺这种疾患特别是乳腺癌的关系密切,但目前尚无法使乳腺的淋巴组织全部显影,现用的方法仅使部分淋巴管及淋巴结显影。

1.乳头内注射法　乳头内淋巴组织丰富,局麻后注入 1ml Myodil 能使乳外侧淋巴及部分腋淋巴结显影。

2.乳晕下注射法　从乳晕下淋巴内注入造影剂如 30%～60% 的泛影葡胺 5～10ml 可使引向腋窝淋巴管显影。

3.乳腺实质内注射法　用 30%～60% 的泛影葡胺直接注入瘤周围的乳腺实质内,可使病灶周围淋巴管显影,可观察到病灶引流淋巴管的异常改变。

(四)乳腺其他造影

1.乳腺血管造影　为鉴别癌肿及其他良性肿瘤应用血管造影有较大的价值,一般采用动脉高压注入 60% Conray 40ml 注射 10 秒后连续拍片约 10 余张。内乳动脉插管法,该法较复杂。血管造影必须消毒严格,以防感染,对患者也有一定的损害,应尽量采取其他诊断方法确诊。

2.肿物周围注气造影　使肿物边缘衬托得比较清晰,对乳腺疾患的鉴别诊断有一定的帮助,一般采用空气或二氧化碳,注气量 20～30ml,为一种简便的辅助诊断方法。

四、乳腺实质的 X 线分型

(一)乳腺分型概况

1.乳腺分型的意义　妇女乳腺是一个多变的器官,从胚胎开始,经过青春期、生育哺乳期、更年期等不同生理阶段,乳腺的组织结构受内分泌的影响会产生一系列的变化。如孕期妇女在胎盘激素作用下乳腺导管和腺泡开始发育增长,哺乳期受泌乳素刺激分泌乳汁,哺乳停止以后乳腺重新恢复正常。进入更年期的妇女卵巢功能逐渐减退,随着雌激素水平下降乳腺组织也逐渐退化实质萎缩,被脂肪和纤维组织所取代。另外,某些乳腺疾病或人为地改变乳腺正常生理过程,也会引起乳腺发生组织病理学改变。从一些研究报道表明,早生育、长期哺乳、绝经早的妇女会促进乳腺退化。反之月经初潮早、生育晚、哺乳少、多次人工流产手术、绝经期推迟、有乳腺疾患的妇女乳腺退化时间可能推迟,有些甚至会变成终身的退化。近些年人们开始注意到饮食、遗传和地理环境对乳腺的影响。上述因素都直接影响乳腺组织结构的变化。乳腺结构是形成 X 线影像的基础,因此可以通过 X 线乳腺分型来研究癌发几率,提出危险人群的图像基础,采取阻断性治疗措施改变乳腺的组织状态,对于预测乳腺癌的发生和降低癌发率有重要意义。

2.国际分型研究概况

(1)海伦分型法:1960 年海伦总结了 3000 例乳腺照片,其中 2000 例有活检切片结果,作为海伦分型研究的基本资料共分为 4 型:

1)未成熟型:月经初潮前期至 20 岁左右妇女。X 线所见大片状致密影,间有小梁结构。

2)腺体型:生育期妇女,X 线所见有导管阴影及大片状腺体致密影。

3)退化型:自然或人工终止月经后,X 线所见透亮网结构,有部分致密影。

4)萎缩型:为退化型之延续,小梁很细,周围有透亮的脂肪组织。该型以不同生理时期划分,不以 X 线影像为据。故可能有相似的 X 线形态而所属类型不同。

海伦是较早提出乳腺影像学分型的学者之一，为后来人们研究乳腺分型有很大的启迪。通过组织学基础研究及 X 线所见，并与临床密切结合为探讨乳腺疾病的发生有重要意义。但是，海伦分型对各型癌发关系未能提出明确的论述，在分型的标准和内容上还值得商讨。

(2)沃尔夫分型法：沃尔夫分型于 1976 年发表，采用 X 线干板照相的方法获得了几万份清晰的乳腺干板片作为分型标准，分五型：

1)N_1 型——最低危险组：第一次明确提出按患乳腺癌的危险程度分型，乳腺实质成分减少，以脂肪组织为主。X 线所见影像透亮小梁结构在脂肪衬托下显示清晰，青年妇女可能留下少量的小片状致密区。高龄妇女腺体几乎完全退化所以呈现大片透亮区。此型 30 岁以上妇女占 41.4%，被认为是癌发率最低型。

2)P_1 型——低危险组：在脂肪衬托下伴少量导管结构，由于导管扩张，导管周围有过多的胶原组织沉积形成条索状增生，所以 X 线所见呈条索状致密影。Wolfe 以导管的总量占据乳房的比例分成两组，导管相<1/4 是 P_1 型，而>1/4 是 P_2 型，Pl 型在 30 岁以上妇女中占 26%，此型癌发率高于 N_1 型，属低危险组。

3)P_2 型——高危险组：本型组织成分及 X 线所见与 P_1 相似，仅导管索带影像超过乳腺的 1/4 以上，此型癌发率高于前两型属高危险组。

4)DY 型——最高危险组：主要以结缔组织增生为主。X 线所见密度普遍增高，间有脂肪组织呈透亮区，伴有纤维增生和乳腺腺病改变。Wolfe 称其为乳腺结构不良，此型癌发率最高，50 岁后 DY 型癌发率达50%，属最高危险。

QDY-可转化组：主要组织结构与 DY 型相似，但严格规定此型的年龄在 40 岁以前，此型属不定型，可以变为 N_1、P_1、P_2，由于规定在 40 岁以内癌发率不高，所以未划进危险组。

1978 年 Wolfe 通过各分型组织学对照分析认为，从大切片分析结节状影是小叶病变，许多小叶病变的弥漫性纤维化形成块状或片状致密影。条状致密影是导管周围及小叶周围的纤维化，通过组织学分析 N_1 型表现为正常导管及小叶间质，P_1、P_2 型为导管和小叶周围纤维化，伴有小叶病变、非典型增生等。DY 型显示的融合性纤维病变及小叶大量的非典型增生，所以 P_2 与 DY 型都属于癌前危险组。

沃尔夫分型确立了影像学分类与乳腺癌发生关系的研究基础，很多学者重复 Wolfe 分型也取得研究成果，笔者曾多次以 Wolfo 分型与中国妇女进行对照，有些结果相近。如 P_2 与 DY 型在中国妇女中癌发率高。但中国妇女乳腺的生物特性与美洲和欧洲人不同，发病年龄比美国人提前 10 年，为 35～55 岁间，其中45 岁左右为乳腺癌高峰年龄段。而美国高峰年龄在 50 岁左右，并且 60 岁以后再次出现高峰年龄段。另外，沃尔夫分型尚不能完全包括所有的乳腺形态，每一型尚应另增加若干亚型。而且分型标准尚有待商讨之处。因此，我们结合中国妇女乳腺特点进行了新的分型。

（二）中国妇女乳腺 X 线分型

中国妇女乳腺的影像学与国外大致相同，但由于乳腺的生物学行为的差异，各型发病时间和发病率有所不同。1978 年开始，我们使用干板摄影逐步积累了 20000 多例的乳腺干板片，其中 1000 份为手术证实的乳腺癌病例，并严格地以 X 线干板片所见作为分型的标准，包括了妇女各年龄段的乳腺型，共分四型，各型又分成 2～3 个亚型。

乳腺分型首先必须具备清晰的图像基础，另外应以 X 线图像作为标准。有些分型由于图像本身质量太差，以及把 X 线所见与临床体征混淆造成概念上的错误，这种分型是不会有临床价值的。乳腺实质的 X 线分型是以 X 线所见与乳腺实质结构相互对照进行分类。

1.进行乳腺分型应按下述原则

(1)全面包括各种乳腺的影像学形态。

(2)严格以 X 线影像学作为分型标准。

(3)提出 X 线影像学的分型的病理和组织学基础。

(4)阐明各型癌发率,找出危险组。

(5)阐明各型癌发的年龄段。

(6)阐明各型互相转化关系。

2.乳腺四型　　根据上述分型原则可分 4 型:Ⅰ型:致密型;Ⅱ型:透亮型;Ⅲ型:索带型;Ⅳ型:混合型。各型根据程度不同,又分成 2～3 个亚型,即:Ⅰa、Ⅰb;Ⅱa、Ⅱb;Ⅲa、Ⅲb、Ⅲc;Ⅳa、Ⅳb、Ⅳc。

3.乳腺各型 X 线所见及组织学基础

(1)致密型:X 线所见以乳头为中心向内呈锥形或半圆形腺体致密影,与皮肤之间出现弧线形透亮带是皮下脂肪层,一般厚度不超过 1cm。后缘可见与胸壁平行的透亮间隙,在大片致密影中偶见少量的圆形或弧形透亮区。亦可见密布的致密结节,多发生在小叶增生症和哺乳期乳腺。此型为非退化型,主要是腺体及小叶内结缔组织,间质成分较少,多见于青春期和未哺乳期妇女,此型又分两个亚型:

1)Ⅰa:腺体前缘光滑整齐,边界清楚,密度均匀,属正常型,癌发率最低。

2)Ⅰb:腺体前缘凹凸不平,呈锯齿状,常可看到 Cooper 韧带增粗成牛角形,在致密Ⅲb:导管增生＞1/4。

(2)透亮型:此型为退化型。乳腺实质消失被脂肪组织取代,所以 X 线表现透亮度高,密度普遍下降。可见网状致密的乳腺小梁。多见于更年期以后,或哺乳时间长的妇女,某些肥胖者脂肪丰富,亦容易形成透亮型。临床统计 60 岁以上占 60%。此型可分两个亚型:

1)Ⅱa:正常型。

2)Ⅱb:病理型:可见乳腺的中、下段呈圆弧形或蜂房样改变,乳腺增生、慢性囊性乳腺病改变。透亮型属癌发率低型。

(3)索带型:腺体退化,在脂肪衬托下可看到条状或索带形致密的导管增生影,以乳晕为中心向内呈放射状排列,导管上皮细胞增生呈复层或管腔堵塞,扩张以后周围沉积较多的胶原质而致密度增高。导管增生明显,细胞明显变异,非典型增生改变。根据导管增生的数量及程度不同又分三个亚型:

1)Ⅲa:导管增生＜1/4。

2)Ⅲb:导管增生＞1/4。

3)Ⅲc:导管走行异常,已出现大导管像,管径在 0.5cm 以上。

导管增生可逆性差,属于终身性乳腺疾病,癌变率较高,多见于 45 岁以后妇女或者高年初产妇女、人工流产后及未哺乳的妇女,导管增生型要在腺体退化以后才会显示更清楚。

(4)混合型:前三类的混合型即腺体、导管、脂肪等混合存在。X 线所见皮下脂肪透亮带增宽,腺体萎缩,形成三角形或不规则形致密区。致密区内可能出现大小不等的透亮区及不规则的致密结节,索带导管影及片状或团球状致密团。此型分布的年龄较广,中年妇女多见。

混合型部分属于病理型,细胞高度变异增生活跃或呈非典型增生改变,所以癌发率高,可分三个亚型:

1)Ⅳa:单纯的锥体形致密影或小片状均匀致密影,皮下脂肪境界清楚,边缘光滑。属正在退化阶受所以此型癌发率很低。

2)Ⅳb:腺体前缘凹凸不平,Cooper 韧带增厚形成锯齿状或牛角形,密度不均匀,可见圆形、半圆形或不规则致密影,病理学有细胞变异,此型癌发率较Ⅳa高。

3)Ⅳc:在Ⅳb的基础上有导管增生和大导管像,腺体部分已形成团块状,呈棉絮样改变,乳腺结构不良,为癌发率高危险组。

4.乳腺分型排序

(1)分型次序乳腺4型及亚型:

1)致密型:Ⅰa-正常型,Ⅰb-增生型

2)透亮型:Ⅱa-正常型,Ⅱb-增生囊变型

3)索带型:Ⅲa-导管轻度增生型,Ⅲb-导管中度增生型,Ⅲc-导管重度增生型

4)混合型:Ⅳa-退化型,Ⅳb-增生型,Ⅳc-重度增生型

(2)各型癌发危险程度:

1)最低危险组:Ⅰa、Ⅱa、Ⅲa、Ⅳa。

2)低危险组:Ⅰb、Ⅱb。

3)危险组:Ⅲb、Ⅳb。

4)高危险组:Ⅲc、Ⅳc。

45～55岁为乳腺癌发病率的高峰年龄段,各型的发病年龄有所不同。

①致密型:致密型属于最低危险组,癌发率不高,也没有明显的高峰年龄段,我们通过1000例乳腺癌病例统计,属于致密型只有3%左右,而且发生自20岁至65岁共45个年龄组中,其中Ⅰa主要发生在20～55岁之间。Ⅰb病例主要发生在20～65岁。

统计学分析无明显乳腺癌高发年龄段。致密型并非固定型,青春期以后,特别是哺乳以后的妇女,乳腺逐渐退化,部分腺体和导管开始萎缩,脂肪逐渐占据实质的空间。这种取代过程使乳腺发生形态上的变化,由致密型(Ⅰ型)转变成混合型(Ⅳ型)、最终亦可能转化成透亮型(Ⅱ型)或索带型(Ⅲ型)。但是,在一些高龄妇女中,此型乳腺的变化比较缓慢。

②透亮型:透亮型是退化型,分布于26～80岁之间,癌发率占5%左右,40岁以上居多,但没有明显的高峰年龄段。此型分两个亚型,其中癌发病例主要分布在Ⅱb型内。此型是由Ⅰ型、Ⅳ型转化(退化)而成。

③索带型:索带型是导管增生型,其中Ⅲb、Ⅲc癌发率高。尤其Ⅲc属癌发高危险组,癌发病例分布在40～65岁之间,50岁左右是高峰年龄段,但各型又稍有差别。

Ⅲc型癌发率最高。发病年龄段35～60岁,50岁左右为癌发高峰年龄段。

Ⅲb型癌发率较高,发病年龄在45岁以后,高峰年龄段在55岁左右。

Ⅲa型癌发率低危险。仅占Ⅲ型总癌发率的5%左右。

此型是由Ⅰ型和Ⅳ型转化(退化)而成。此型各亚型转化过程是由Ⅲa变成Ⅲb或Ⅲc。

④混合型:混合型是由退化型和增生型两种混合类型组成。其中Ⅳa是正常退化型,Ⅳb及Ⅳc属增生型,也是乳腺癌高发型,尤其Ⅳc是高危险组。该型癌发率在各年龄段都有分布。但比较集中分布在35～50岁之间,45岁左右是该型的高峰年龄段。此型皆由Ⅰ型退化而来。其中Ⅳa是正常退化型。而Ⅳb为病理型,但以上两型以腺体为主。Ⅳc型可见导管增生像,所以癌变率更大,但混合型若不在危险年龄段则癌发率低。因此,Ⅳb或Ⅳc若在非危险年龄段转化为Ⅳa或Ⅲa,则可以改变原来的高危险组而变成低危险组。

五、数字化乳腺摄影及其在微小乳腺癌的诊断运用

在伦琴发现X线之后18年,即1913年,德国外科医生Salomon首先获得世界上第一幅乳腺X线影

像,这是乳腺 X 线摄影的最早尝试。再经过 56 年后,1969 年法国人 CharlesGros 首创适合软组织成像的钼靶乳腺 X 线摄影机。美国最早用乳腺 X 线检查进行乳腺癌普查,如 HIP(1963 年始,随访 20 年)、BCDDP(1973~1981 年)等。在 BCDDP 中,59％的非浸润性乳腺癌仅用乳腺 X 线摄影发现,单凭乳腺临床检查发现的非浸润性癌仅为 6％。Tabar 等报道 X 线摄影可在乳腺癌发展成为触诊阳性的肿块之前两年加以显示。因此,乳腺摄影已成为乳腺疾病的常规检查方法。随着时代的进步,乳腺 X 线摄影技术日臻成熟,尤其是 2000 年前后,逐渐出现从传统的模拟成像向数字化成像转变的趋势。目前,以使用碘化铯-非晶硅平板、非晶硒平板为代表的数字化乳腺摄影机具有低曝光剂量、全视野成像、优化的像素尺寸、高抑制噪声能力和宽广的对比度动态范围等优良性能,又称为全视野数字化乳腺 X 线摄影(FFDM),可以获得优质的乳腺 X 线图像。近年来,乳腺癌发病率持续升高,早期发现乳腺癌,不但挽救患者生命,而且能够提高患者生存质量。数字化乳腺 X 线摄影在此方面发挥着重要作用。

(一)数字化乳腺摄影

1.数字化乳腺摄影设备的发展　数字化摄影最重要的部件是数据采集装置,即所谓的数据探测板。根据其探测范围和工作原理的不同有以下分类:

(1)小视野探测板:1995 年 Parker 等论述了电荷耦合器件(CCD)作为探测板的优点和缺点。其线对可以达到 10 线对/mm,可作为探测板快速成像。但是其面积较小,约 5cm×5cm,因此,常常只能在采用乳腺摄影引导穿刺乳腺时使用。其原理是:将 X 线信号通过影响增强器在荧光屏上转换成可见光信号,通过 CCD 作为探测器采集荧光影像,并转换成电信号,经模/数转换,计算机处理得到数字化图像。

(2)全视野探测板:

1)第一代全视野乳腺摄影:计算机 X 线摄影(CR)产生在 1980 年代,在 1994 年首次应用于乳腺检查。CR 采用一种具有特殊辉烁性荧光物质的影像板(IP 板)取代传统 X 线胶片接受 X 线照射,影像板感光后在荧光物质中形成潜影,将带有潜影的 IP 板插入读出器中用激光束扫描,再经光电转换最终得到数字化图像。CR 缺点是操作复杂,空间分辨力较差,获得优质乳腺图像常常需要增加 X 线照射剂量。因此,普通 CR 在乳腺摄影方面受到一定的限制。直到 2006 年,有厂家推出乳腺专用的双面读取技术 IP 板的乳腺专用 CR,X 线曝光量有所减少,且像素仅为 50mm,CR 才为其在乳腺摄影方面开拓了新的应用前景。乳腺专用 CR 的一个重要优点是对已经购有常规模拟式乳腺摄影机的医院可以利用既有设备使乳腺摄影数字化,而不需要立刻购买更为昂贵的全视野数字化乳腺摄影机。

2)第二代全视野乳腺摄影:目前所谓的全视野数字化乳腺 X 线摄影(FFDM)就是指第二代全视野乳腺摄影。即采用数字化大平板技术的乳腺摄影,包括嵌合的 CCD 和数字化 X 线摄影(DR)。使用特制的整块数字化平板取代传统 X 线胶片接受 X 线照射。不像 CR 那样需要将影像板取下到另外的设备上进行扫描获取图像,FFDM 不需拆卸平板就可在显示器屏幕上直接快速观察图像,也可激光打印胶片。

1995 年多个小块(可达 12 块)的 CCD 通过特殊工艺嵌合成 18cm×24cm 的 CCD 面世,但是其嵌合边缘的像素需要结合数学算法及计算机技术进行整合弥补。因此,在 2000 年真正意义上的平板技术——乳腺 DR 投入使用,首先是碘化铯-非晶硅平板,其后是非晶硒平板。DR 的成像物质采用电子成像板(平板)。电子成像板有大量微小的带有薄膜晶体管(TFT)的探测器。由于光与电的转换模式不同,又分为间接 DR 和直接 DR。间接 DR 使用碘化铯-非晶硅平板,X 线经过碘化铯闪烁屏转变成可见光,通过光电转换再被探测器接收。直接 DR 使用非晶硒平板,X 线经非晶硒直接释放电子被探测器接收。从物理学理论上说,直接 DR 板的空间分辨力应比间接 DR 板的要高,但是,由于前者的背景电子噪声比后者要高,前者受温度、电流等环境因素的影响较后者为大,所以,直接 DR 板的实际量子检出效率(DQE)并不比间接 DR 的高。

FFDM 动态范围宽,具有多种后处理功能,放射剂量低于常规的乳腺屏片系统(SFM)约 40%,其图像清晰,对于检测乳腺疾病的有效性已得到认同,甚至对年轻女性、致密乳腺、绝经前期和刚绝经的女性发现肿瘤 FFDM 更优于 SFM。

2.数字化乳腺摄影的要求　注意数字化成像的像素和空间分辨力;量子检出效率对于描述数字化图像是重要的依据;放射曝光剂量应降低;注意符合 DICON3 的要求,便于图像重建、传输及后处理;强调在后处理工作站上进行软阅读。

3.数字化乳腺摄影的优点

(1)数字化图像,层次和对比度均可调节,动态范围宽,与模拟图像比较,密度分辨力更优。

(2)根据需要,适时放大图像,显示细节清晰,测量病灶大小更便利、准确。

(3)可应用软件,进行计算机辅助诊断(CAD)。

(4)影像数字化传输、贮存。

(5)通常配合使用钼铑或钼钨双靶自动选择技术,适合检查不同厚度、密度的乳腺,对病员放射剂量较低而合理。

(6)出图较快,可更快速适时地对乳线微小病灶进行乳腺摄影引导下的二维或三维穿刺定位。

(二)微小乳腺癌的诊断运用

1.微小乳腺癌的定义　关于微小乳腺癌,文献上各家定义不同。Gallager 和 Martin 等认为所有的原位癌、非浸润性管内癌及不大于 5mm 的浸润性乳腺癌均属于微小癌,他们发现此类病例 93% 生存率在 20 年以上。Wanebo 等称所有不超过 10mm 的肿瘤,且无淋巴结受累而位于乳腺外周象限者为微小癌,与原位癌合并在一起,其 5 年生存率为 98%。Beljan 等将所有临床不超过 20mm,且无淋巴结转移的乳腺癌定位"早期癌"。Otto 和 Karhoff 将在标本上小于 20mm 的乳腺癌定义为微小乳腺癌,并报道 43% 小于 20mm 的微小乳腺癌临床不能扪及,其中,60% 小于 10mm 的病例和 30% 大于 10mm 的病例临床不能扪及。我们将 X 线所见小于 15mm 的乳腺癌及 15~25mm 直径范围的临床不能扪及肿块的以单纯钙化为表现的乳腺癌定义为微小乳腺癌。我们一组 158 例微小乳腺癌中,67.32% 的病例不能为临床扪及。

在概念上值得注意的是微小乳腺癌与早期乳腺癌和隐匿性乳腺癌不同。Suzuki 等指出,早期乳腺癌是指临床 TNM 分期中的 I 期或更早的病例,换言之,早期乳腺癌是指没有淋巴结肿大和没有转移,临床触诊病变不大于 2cm 直径的病例,无论肿瘤是浸润性还是非浸润性。微小乳腺癌仅指癌瘤较小,并不能表明其他部位有否转移。由于行乳腺 X 线摄影时尚不能确定全身其他部位有否肿瘤转移,故在首次 X 线诊断时只能使用微小乳腺癌这一提法而不是使用早期乳腺癌这一称谓。微小乳腺癌亦不能与隐匿性乳腺癌混为一谈。隐匿性乳腺癌是指临床不能扪及乳腺肿块,但首先表现为其他部位的转移症状和体征的乳腺癌,显然与微小乳腺癌有差异。

2.微小乳腺癌的 X 线征象　采用全乳数字化乳腺 X 线摄影机对微小乳腺癌的检出率非常高,通过仔细观察可以发现乳腺癌的直接与间接征象。

(1)X 线直接征象:微小钙化是微小乳腺癌最易察觉的征象,可以单独出现,也可以合并存在于其他征象。恶性钙化主要分为两种类型:边缘模糊的铸型钙化和不定形点状钙化,可以散在分布,也可以成簇分布。结合病理改变,铸型钙化首先发生在导管内,病变沿导管方向排列,可以范围较大而临床不能触及肿块;不定形点状钙化首先于终末导管小叶单位内,成簇分布。钙化几乎是小于 5mm 的微小乳腺癌的唯一征象。然而,随着病灶的增大,其他征象的比例增多。小结节影有一定轮廓,常有分叶,通常在内外斜位和头尾位两个方位上均可显示,边缘大多比较模糊。毛刺可合并出现在致密病变边缘部,向四周放射状伸出,此种具有致密星核,周围多数毛刺的病灶即为星状影,与结节影最大不同是其耀眼的毛刺。最易忽略及漏诊的征象表现为局部结构紊乱的致密片影,其边缘往往模糊不清,可合并钙化、毛刺影,本组发现此种征象多数病例体积较大。凡出现双乳不对称性改变均应仔细观察,如局部出现结构紊乱的致密片影应引起高度重视,伴有其他直接或间接征象则更有力证明乳腺癌可能。

(2)X线间接征象:与临床能扪及的较大乳腺癌不同,微小乳腺癌间接X线征象出现较少,应与乳腺癌本身较小向周围浸润轻微有关。这些征象包括皮肤乳晕增厚,浅筋膜浅层局限增厚或帐篷征,癌周透明脂肪组织增生带。

3.微小乳腺癌的X线检查方法　　常规拍摄方法:乳腺头尾位、内外斜位。乳腺压迫板压力为12daN(120N)左右,应用自动参数选择(AOP)技术根据乳腺厚度、密度自动确定阳极靶面、滤波片、kV和mAs。发现微小病灶应加作采用1mm微焦点的点压放大摄影。使用医生工作站高分辨竖屏显示器观察图像。在工作站自动给出的标准数字化图像基础上,利用窗技术调整影像的亮度,使原本较暗的乳腺外周脂肪组织、皮肤及淡薄实质组织等亮度增加,以显示乳腺外周微小病变,或调整影像的对比度,使原本较灰的乳腺实质对比增加,以显示细节,发现乳腺实质中的异常影像。利用工作站放大镜技术观察乳腺微细结构。

4.微小乳腺癌的显示技术　　乳腺癌的征象显示除与病变大小相关以外,还与乳腺实质背景相关。在所有乳腺实质类型中均能很好显示的征象是钙化。以Wolfe分型为例,结节影在乳腺实质丰富的DY、P_2型乳腺中发现较少,而在乳腺实质稀疏甚至缺乏的P_1、N_1型乳腺中,乳腺癌能被发现较多的征象却是结节影。在乳腺实质丰富的DY、P_2型乳腺中,仔细分辨可以发现较多的结构紊乱致密片影和星状影等乳腺癌征象。显然,乳腺癌的显示技术非常重要。

规范的投照方位、适当的乳腺压迫、自动参数选择技术的运用,均可提高乳腺照片质量,有利于微小乳腺癌的发现。此外,在实际工作中,尤其应注重乳腺影像的软阅读和点压放大技术。

全视野数字化乳腺X线摄影机提供了两种影像阅读方式:常规胶片阅读和后处理工作站屏幕阅读,后者又称为软阅读。软阅读是全数字化乳腺成像的另一主要优势,它能充分体现该机的对比度动态范围宽的优点。调节图像的窗宽窗位,可以显示不同密度的生理性或病理性乳腺组织,做到动态的组织均衡,使乳腺实质的类型对征象的显示率的影响降到最低。同时,软阅读还可在屏幕上放大图像,显示病变细节。与PACS联网可以读取病员既往乳腺X线图像,进行对照分析,发现微小乳腺癌。软阅读改变了传统阅读时图像不能调节,乳腺组织结构黑白对比不能兼顾,不能放大,导致细微病变显示不清,甚至遗漏病变的情况,最大限度地满足了临床诊断的需求。

作为常规投照技术的补充,发现微小病灶应加作点压放大摄影。点压放大是使用微焦点、特殊的小的乳腺压迫板和放大台板,对常规图像所显示的可疑区域进行局部摄影并放大的技术。微焦点使得X线散射减少,局部压迫使兴趣区乳腺组织变薄更甚,充分而有效利用数字化图像的像素矩阵,使图像质量进一步提高,显示微小病变更加清晰,增加了微小乳腺癌的检出率。

5.不能扪及的微小乳腺癌或其他微小病变钩丝定位技术　　乳腺X线检查发现的微小病变,通常面临两种选择:随访观察或手术切除。随访观察一般需要较长时间(6个月或更长),如为恶性病变则不能除外在观察期间发生转移的可能,从而贻误最佳手术治疗时机。即使诊断为良性病变,医师也面临来自病员尽快要求定性或局部手术切除的压力。但是,若选择手术切除,常因病灶不能扪及,常规定位困难,致手术创面过大或漏切病灶。穿刺钻取活检术虽可以帮助定性,但是,穿刺活检后外科性肿瘤切除仍然需要。因此,在X线引导下采用钩丝定位技术对临床不能扪及的乳腺微小病变进行手术活检前或手术切除前定位很有必要。

对X线检查设备的要求:除常规乳腺压迫板外,并备二维穿刺引导专用的有孔乳腺压迫板或三维立体定位附件。

定位程序(以二维定位为例):

(1)定位前准备:在常规的头尾位和内外斜位两个投照方位图像上确定乳腺内有临床不能扪及的病灶(如结节、钙化),且高度怀疑为恶性,临床欲作切除活检,或虽疑为良性,但临床欲作手术切除的病例。术前病员没有手术禁忌证。准备材料:乳腺定位钩丝、清洁的医用橡皮手套、酒精棉球或苯扎溴铵棉球、纱布敷料及医用胶布。

(2)定位步骤:对患侧乳腺首先拍摄头尾位和侧位,观察病变,确定穿刺进针方向和深度,以病灶距离皮肤最近选择穿刺点为原则。如病变位置在乳腺外上象限、内上象限,则采用头尾位从上向下进针;如在外下象限则采用从外内位(LM)自外向内进针;如在内下象限则采用内外位(ML)从内向外进针。对 X 线检查台、有孔压迫板消毒。病员取坐位,常规皮肤消毒,在选定的方位上用有孔压迫板压迫乳腺后摄影(注意压力不能太大,以能固定乳腺为原则,通常采用 6~10daN),确定穿刺点。注意应调节控制台有关程序,使拍摄后压迫板不要自动松开。

放射科医师戴消毒手套,垂直进针,进针深度根据穿刺前的测量初步确定:结合病变位置和乳腺厚度来确定,如病灶在厚度的 1/3 处,则穿刺进针深度则适当超过 1/3 乳腺厚度的尺寸,超过多少尚需要根据乳腺内脂肪和实质的多寡而灵活选择,脂肪成分多则穿刺针针尖超过略多,实质成分多则超过略少,这样松开压迫板后乳腺组织回弹,穿刺针可能恰在穿刺目标区。穿刺针预计到达目标区后,拍摄图像,观察针尖与病灶的位置关系,可作适当调整,确认针尖正对病灶后,松开压迫板。

小心翼翼地将乳腺连接穿刺针(注意穿刺针不能移动)退出投照区,换上常规压迫板,改为与刚才投照位置垂直的方位压迫乳腺、投照,核定穿刺针针尖的位置,使针尖在病灶内。(以上步骤可在带有三维立体定位系统的乳腺 X 线摄影机上进行,对病灶行左右分别倾角 15°的投照后自动计算进针深度后将穿刺针插入预定位置。)

将前述带有可弹开金属钩丝内芯的穿刺针穿刺至病灶,定位准确后释放钩丝,摄片确认。钩丝露出皮肤部分使用清洁敷料覆盖,并用胶布固定,避免钩丝移动。送外科行乳腺局部手术。

(3)定位后处理:应向外科手术医生描述定位深度、方位.便于后者确定最短捷的活检手术入路。外科所切除标本(连金属钩丝)在送病理科行快速切片组织学检查之前,常规行标本 X 线摄片,目的是观察外科是否切除图像所见病灶,可向手术医师提出相关建议。同时,向病理科医师提出标本病灶所在,便于准确切取组织显微镜观察,避免遗漏病变。

(4)钩丝定位成功与否的技术细节:①病例的选择,强调 X 线诊断基本功;②进针方位的确定;③进针深度的掌握;④导丝与穿刺针的分离;⑤穿刺后为外科医师测量;⑥手术标本的检测及为病理科医师的定位。

六、乳腺影像报道数据系统(BI-RADS)简介

自 1961 年 Gershon-Cohen 等证明乳腺 X 线摄影能够发现临床不能扪及的乳腺癌以来,乳腺摄影在乳腺疾病的影像学检查方面扮演着重要的角色。随着其他乳腺检查技术的发展,乳腺癌的检测已经形成首选乳腺 X 线摄影和彩色多普勒超声,补充 MRI,必要时进行 X 线或超声引导下的定位穿刺或手术病理活检的规范化的乳腺影像学检查体系(不包括红外线及热图等检测手段)。1992 年,美国放射学院出版了指导性的文件:乳腺影像报道数据系统(BI-RADS),其后经 3 次修订,至 2003 年不仅指导乳腺 X 线诊断(第 4版),而且,也增加了超声和 MRI 诊断的内容。对乳腺作为一个整体器官的所有影像学正常与异常情况的诊断报道进行规范,使用统一的专业术语、标准的诊断归类及检查程序,使放射科医生的诊断有章可循,同

时,也加强了放射科和临床其他有关科室的协调与默契,使临床治疗医师一看放射科医师的报告即知道下一步该做什么。以下重点介绍适用于乳腺 X 线摄影的第 4 版乳腺影像报告数据系统。

(一)乳腺影像专有词汇

1.肿块　　肿块是通常在两个正交的投照体位上显示出有外突轮廓的三维结构。此前版本"Density"(致密影)用来描述仅在一个体位上显示而另一个投照体位不显示的缺乏外突轮廓、边缘不太清晰的肿块结构。注意"Density"与通常我们理解的"致密影"概念有明显差异,汉语没有与之对应的词汇(汉语所表达的"致密影"并不受投照体位显示情况的限制,更多的是表现密度增高且边缘不太清晰的肿块结构)。但是,"Density"易与肿块混淆,所以,"Density"已经被"非对称性改变"(Asymmetry)这一称谓替代。"Asymmetry"在英语中表示不对称,同时还有不均匀的意思,汉语也没有完全对应的词汇。

BI-RADS 委员会接受了反映术语"肿块"、"局限性非对称性改变"和"非对称性改变"定义混淆的意见。肿块应能够完整地或部分地显示其外突的边缘,并且通常可以在相互垂直的投照体位片上观察到。

非对称性改变是平面的,缺乏外突的边缘,经常含有散在的脂肪组织,不像肿块那样的三维显示。为了更清楚地表述非对称性改变,现在版本使用了"整体性非对称性改变"以区分整体与"局限性非对称性改变"

的不同。"整体性非对称性改变"表示乳腺大部分区域(至少一个象限)受累。缺乏扪诊发现的支持的话,"整体性非对称性改变"通常代表正常变化或是受内分泌影响所致的改变。"局限性非对称性改变"因缺乏外突的边缘而可与肿块鉴别,与"整体性非对称性改变"鉴别点主要在于乳腺受累的面积。局限性非对称性改变比整体性非对称性改变有更多的疑点。对照先前的片子对于评估非对称性改变是至关重要的。在局部没有手术、外伤及感染史的逐渐增大的致密影值得进一步评估。常规检查发现局限性非对称性改变,进一步采用点压放大和(或)超声观察,也许证明是一个边缘模糊的肿块。

结合我国的实际情况,非对称性改变可理解为两方面的内容:其一,包括既往"Density"的含义,即仅在一个体位上显示而另一个投照体位不显示的缺乏外突轮廓、边缘不太清晰的肿块结构。其二,当双侧乳腺比较时,在一侧乳腺发生的缺乏外突轮廓、边缘不太清晰的密度增高影像,这种改变在对侧乳腺相应区域未见显示。

2.钙化　　英语文献中用来描述钙化的两个术语"圆点状"和"细点状"常常被误以为是具有不同特点的两个描述,其实它们的区分主要在于其大小上,小于 0.5mm 直径被称作细点状,大于或等于 0.5mm 直径则称为圆点状。"粗的不均质性"

用来描述中间型的钙化,它们通常直径大于 0.5mm,且在形态和大小上变化比较大。稍小的此类钙化通常出现在受伤后,是机体的反应。当双侧多发成簇出现时,粗的不均质性钙化经常是由于纤维化或纤维腺瘤所致,随访即可。这些钙化倾向于划归到典型的良性钙化类型中去。然而,单一成簇的粗的不均质性钙化,尤其是伴随较小的多形性钙化时,极少部分亦可能是恶性的。其他信息也是需要的,任何钙化的分布情况是必须考虑的。粗的不均质性钙化以线状或段状分布均可能为恶性病变所致。简而言之,本版本增加了"粗的不均质性",还增加了"微细多形性改变"用来描述小于 0.5mm 直径,且形态多变的钙化,提示恶性病变的更大可能性。

(二)报告结构

许多关于报告分类的评价的建议和问题反馈给了 BI-RADS 委员会。为此,从临床的角度已将其进行了改进,使其具有更好的适应性和规范性。BI-RADS 设计作为乳腺 X 线摄影诊断的工具。随着第 4 版 BI-RADS 的诞生,X 线的 BI-RADS 已经结合超声和 MRI 的 BI-RADS。超声和 MRI 的 BI-RADS 均反映了各自的特点,也使应用于乳腺 X 线摄影的 BI-RADS 有了新的发展,但是,所使用的报告评价分类彼此是相同的。注意,英语词汇"Category"是分类的意思,没有"分级"的含义,而且,BI-RA]DS 是对乳腺整个器官的疾病的影像学诊断报告进行规范,其中许多疾病彼此之间没有阶梯递进的等级关系,所以,"Category"应译作分类,而不是分级。

评价分类:BI-RADS 评价被分成了不定类别(0 类,Category0)和最终类别(1～6 类,Categories1,2,3,4,5and6)。不定类别需要进一步的影像学检查,如加摄其他 X 线投照体位、对比旧片、作超声或 MRI(注意:并未推荐红外热图或 CT)。当附加的影像学检查执行后,最终类别的评价就应完成,并且应整合这些影像学检查的内容,得出综合的诊断评价分类。

乳腺 X 线摄影质量规范(MQSA)要求对乳腺 X 线检查提供单一的分析报告。医院或临床医师希望分别提供每一个乳腺的 BI-RADS 分类,这在报告书的诊断结果栏目或诊断描述栏目中提到。并提供单一总的诊断报告,将 BI-RADS 分类表述在整个报告的末尾处。当然,总的最终报告应该基于最令人忧心的事情的存在。例如,假如一个乳腺记为可能良性的发现,而对侧乳腺疑有恶性病变,则总的诊断报告应该记录为"BI-RADS4 类(可疑恶性病变)"。相似地,如果-侧乳腺需要立即进行附加的评价(譬如,患者当时不能等待超声检查),其对侧乳腺可能有良性的发现,这个总的分类应为"BI-RADS0 类,不定型"。

临床扪及病变而影像阴性是很多医院疑惑不解的问题。诊断报告应该做出什么样的最终评价基于影像发现。当影像发现的解释受到临床发现的影响时,最终的评价应该结合两方面进行通盘考虑。临床发现应细致描述到报告中。

0 类:在乳腺常规 X 线摄影之后使用 0 类。限时进一步的诊断评价(如加摄投照体位或行超声检查及磁共振成像检查)或召回旧片分析是需要的。对照旧片可以降低患者回访的必要。然而,对照并非总是必须。在缺乏任何发现的情况下,先前的照片仅仅约 3.2%

(35/1093)是有帮助的。只有乳腺 X 线摄影确定有某些改变需要旧片比较才将其定为 0 类。这常常包括可能代表正常变异的局限性非对称性改变或者 X 线片显示边缘清楚的肿块,它们可能已经在先前的图像上存在。如果没有旧片比较,那就应该进一步检查,如加拍 X 线片和(或)行超声检查。在我国,一些妇女乳房脂肪较少,实质丰富,乳腺组织缺乏自然对比,也需要采用其他影像学方法(如超声、MRD 进一步检查,也可将其评价为 0 类。

1 类:乳腺摄影显示乳腺结构清楚而没有病变显示。注意,在我国常常使用的所谓的乳腺囊性增生症、小叶增生、不伴有肿块的腺病(统称为纤维囊性改变或结构不良)根据 BI-RADS 的描述均归于此类。如果临床扪及肿块,并有局限性不对称性改变,尽管最后诊断为硬化性腺病,亦不能归入此类,可能归入 3 类或 4A 类。乳内淋巴结、腋前淋巴结显示低密度的淋巴结门(侧面观)或者中央低密度(淋巴结门的轴向观)均视为正常淋巴结,属 1 类。

2 类:肯定的乳腺良性肿块(如纤维腺瘤、纤维脂肪腺瘤、脂肪瘤、单纯囊肿、积乳囊肿、积油囊肿)、肯定的良性钙化(如环状钙化、边界清楚的短条状钙化、粗的斑点状钙化、稀疏的大小较单一的圆点状钙化、新月形的沉积性钙化等)均属此类。但是,肿块边缘清楚并不是排除恶性病变的必然条件,对于年龄超过 35 岁的妇女,应该注意扪诊,并召回旧片进行比较,或者随访观察其变化,因此,可能分别被评价为 0 类或 3 类。

3 类:3 类(可能良性)被保留,其发现几乎为肯定良性。必须强调的是,此类并非是不确定的类型,但是对于乳腺 X 线摄影来说,它的恶性几率小于 2%(亦即几乎都是良性的)。其表现被逐渐认识,均是基于对照既往普查结果或者没有既往普查资料对照的图像。用对乳腺加拍其他方位的投照和(或)超声的评估需要定为 3 类(可能良性)。此类型的病变包括在常规的 X 线片上不能扪及的边界清楚的肿块(除非是囊肿、乳内淋巴结或者其他良性病变)、在点压放大片上部分较薄的局限性非对称性改变、细点状成簇钙化。

在常规乳腺X线摄影发现后6个月采用单侧摄片短期随访。如果病变没有变化,建议再在6个月后双乳随访(即在最初发现后12个月随访)。如果第二次双乳随访未观察到其他可疑之处,则报告为3类,建议进行典型的12个月后双乳随访(即首次检查后24个月随访)。如果接下来的随访(第24个月随访)仍然没有发现改变,最后的评估可能就是2类(良性),当然也可能结合临床慎重考虑为3类(可能良性)。根据文献报道,在2~3年稳定后,最终的诊断可能改变为2类(良性),但还是需要随访,必要时还进行放大摄影。

也许,经验较少的医生会坚持认为有一个较小的局限性非对称性改变,从而将其界定为3类。经验丰富的医生通过6、12、24个月的随访可能认定这个改变是正常变异,为此确定为1类(阴性)。

由于临床医生或患者恐惧肿瘤而不愿意随访等原因,3类可能被立即活检,在这些病例中,最终的诊断评估分类应该基于恶性的危险性,而不是基于所提供的处理。超声评判为可能良性的病变包括不能扪及的复杂囊肿。有人报道不能与复杂囊肿区别的不能扪及的卵圆形低回声结节的恶性率小于2%。没有分散实体成分的成簇分布的微囊同样可能被评定为3类。

恰当的3类评定需要审核医生的实践能力。评定在这类的病例的恶性率应该小于2%。对于超声,恶性率也应小于2%,但这还没有看到广泛的文章确认。对于MRI,归于此类型的病例仅进行了短期随访,其恶性率尚需要进一步的研究。

4类:4类用来表示需要做从复杂囊肿抽吸到多形性钙化的活检的介入放射程序,具有30%的恶性可能性。许多单位将4类再细分类,以说明介入处理和恶性危险度的不同。这使用受试者工作特性曲线分析,接受更大的临床检验,以帮助临床医师和放射科医生。4类分为三个亚类便于帮助达到上述目的。

4A类:用来表述需要介入处理但恶性度较低的病变。其病理报告不期待是恶性的,在良性的活检或细胞学检查结果后常规随访6个月是合适的。此类包括一些可扪及的、部分边缘清楚的实体性肿块,如超声提示纤维腺瘤、可扪及的复杂性囊肿或可疑脓肿。

4B类:包括中等拟似恶性的病变(。放射诊断和病理结果的相关性接近一致。在此情形下,良性随访取决于这种一致性。部分边界清楚,部分边界模糊的肿块可能是纤维腺瘤或脂肪坏死是可被接受的,但是,乳突状瘤则需要切除活检。

4C类:表示中等稍强拟似恶性的病变,尚不具备像5类那样的典型恶性特点。此类中包括例如边界不清、不规则形的实体性肿块或者新出现的微细的多形性成簇钙化。此类病理结果往往是恶性的。

4类的这些更细分类应该鼓励病理学家着手对在4C类中报告为良性的病变进行进一步的分析,应该让临床医师明白对诊断为4类但活检报告为良性的病例进行随访复查的必要性。

5类:用来表述几乎肯定是乳腺癌的病变。在BI-RADS早期版本中,当穿刺活检获得组织学或细胞学诊断尚不普及时,5类预示病变最终要被处理而没有先前的组织标本。现在,此类发现的标本必须保留以发现典型的乳腺癌,具有95%的恶性可能性。带毛刺不规则形密度增高的肿块、段或线样分布的细条状钙化,或者不规则形带毛刺的肿块且其伴随不规则形和多形性钙化是归于5类。规范的活检而没有发现典型恶性的病变归于4类。

6类:是新增加的类型,用来描述已被活检证实为乳腺癌但先前仅仅进行了有限的治疗(如外科切除、放疗、化疗或乳腺切除术)的病例。不像BI-RADS4类、5类,6类不需介入处理以确定病变是否为恶性。在先前的标本中发现第2个诊断并显示为恶性,或者检测先于手术前进行的新辅助化疗的效果就可以评定为6类。存在这样的情形:活检证实患乳腺癌的患者被送来进行治疗性放射介入处理前的影像学评价。例如,一侧乳腺确诊患乳腺癌的患者可能被送来评估同侧或对侧乳腺的其他异常(0类)。在任何情况下,最终的评估都应该基于立刻的实际需求。附加评估可能在对侧乳腺显示囊肿(不需要处理的良性发现),而由于有未处理的乳腺癌,附加的最终评价将仍然定为6类。如果,额外的评价发现单独的可疑发现需要活检,那么,总体评价就应该是 4 类(可疑恶性,建议活检)。

如果仅对侧乳腺进行了评价,那么,应该适当定类。然而,在诊断报告中明智地建议对对侧乳腺已知的乳腺癌进行治疗还是需要的。

6 类不适合用来对恶性病灶切除(肿块切除术)后的随访。手术后可能没有肿瘤残留的征象,其最终的评估应该是 3 类(可能良性)或 2 类(良性)。或许残留有恶性可疑的钙化,那最终的评估则应是 4 类(可疑恶性)或 5 类(高度提示恶性),建议活检或手术。

（姜　燕）

第五章　儿童常见疾病影像学诊断

第一节　肺与纵隔疾病

一、呼吸窘迫综合征(RDS)

【定义】

1.流行病学　呼吸窘迫综合征(RDS)发生于 50%～80% 胎龄小于 28 周或出生体重低于 1000g 的早产儿。

2.病因、病理生理及发病机制　由于肺发育不成熟所致的表面活性物质缺乏,引起微小肺不张,肺功能残气量减少,肺内分流,肺顺应性下降。

【影像学征象】

胸片表现

Ⅰ级:肺泡萎陷呈细网状、颗粒状阴影;

Ⅱ级:除上述征象外,可见支气管充气征延伸至肺野外带;

Ⅲ级:心脏、膈肌轮廓模糊,肺间质增厚和间质性肺水肿呈面纱样阴影;

Ⅳ级:"白肺",表现为全肺均匀增白影。

生后 6 小时胸片正常可除外 RDS。罕见胸腔积液。

【临床方面】

1.典型表现　生后呼吸功能不全,呼气性喉鸣,青紫,气促,鼻翼扇动,肋间隙凹陷。

2.治疗选择　尽早插管给予呼气末正压通气,经气管插管应用人工合成表面活性剂。

3.病程与预后　应用表面活性剂后症状不能缓解的原因:极不成熟肺、败血症、持续性动脉导管开放和心脏畸形。

4.并发症　间质性肺气肿,气胸,纵隔积气,心包积气,继发感染,支气管肺发育不良,肺出血。

【鉴别诊断】

1.暂时性呼吸增快(湿肺)

(1)由于吸入羊水和(或)宫内肺泡液引流不畅。

(2)生后 24～48 小时内恢复正常。

2.B 组链球菌肺炎

(1)新生儿肺炎最常见的类型。

(2)常合并胸腔积液。

(2)双肺颗粒状阴影,部分呈斑片状融合阴影。

3.双肺出血

(1)无特征性表现。

(2)鉴别困难(气管血性分泌物)。

4.左心发育不全综合征

(1)左心脏增大呈球形。

(2)左心萎缩导致心尖抬高。

【要点与盲点】

正常的呼气末胸片易被误诊为 RDS。评价胸片表现时应结合临床资料(即妊娠和分娩过程、羊水检查结果)。

二、间质性肺气肿(PIE)

【定义】

1.流行病学　间质性肺气肿(PIE)发生于 30%～40%接受正压通气的早产儿(胎龄小于 32 周、出生体重低于 1200g)。

2.病因、病理生理及发病机制　呼气末正压通气时压力过高的气压损伤,肺泡和终末细支气管过度膨胀而破裂,气体逸入肺间质和淋巴管,肺顺应性下降。

【影像学征象】

肺泡膨胀表现为弥漫性分布的 1～1.5mm 圆形透明影(气泡),仅吸气相可见。肺泡破裂后形成约 2mm 大小的囊状和条状为主的多形性透明影,吸气相和呼气相可不一致。条状影达肺野外带时变窄。可见大的假囊肿,有占位效应。可有气胸和(或)纵隔积气。

【临床方面】

1.典型表现　生后数天内出现症状(急性期),通常先有 RDS 并呼吸功能不全,X 线改变常先于临床症状。

2.治疗选择　降低最大通气压,使 PCO_2 略升高,采取高频通气,选择其他呼吸支持疗法,婴儿患侧卧位,定期摄片随诊。

3.病程与预后　通常为通气参数不恰当时的暂时表现,典型者可发生并发症。

4.并发症　假囊肿,气胸,纵隔积气,心包积气(有急性心包填塞症状应及时处理),气泡栓塞。

【鉴别诊断】

1.支气管肺发育不良

(1)圆形透明度减低区(假囊肿)。

(2)典型者仅发生于出生 1 周后。

(3)病情严重程度变异很大。

2.先天性肺囊性腺瘤样畸形

(1)典型者出生即存在。

(2)囊性透明区常较大且不随时间变化。

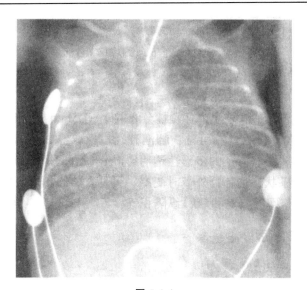

图 5-1-1

间质性肺气肿。前后位胸片示正压通气的 RDS 患儿双肺间质性气肿

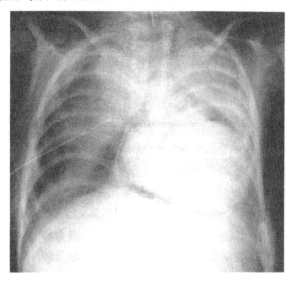

图 5-1-2

间质性肺气肿。前后位胸片示右侧气胸(局部引流)、纵隔积气和心包积气,中心静脉导管和气管插管的位置正常

【要点与盲点】

肺透明度增高时类似病情缓解表王,但应注意肺间质内的气体不能参与气体交换。胸片上间质性肺气肿的条状透明影易与支气管充气征混淆。间质性肺气肿也易误诊为肺气囊或局限性气胸。

三、支气管肺发育不良(BPD)

【定义】

1.流行病学 支气管肺发育不良(BPD)发生于 15％～30％胎龄小于 28 周或出生体重低于 1000g 的早产儿,胎龄大于 32 周罕见。

2.病因、病理生理及发病机制 肺发育不成熟,吸氧(浓度 80％～100％)、气管插管通气以及感染等因素损伤肺泡、支气管黏膜和肺血管,导致其内膜和中层的坏死、水肿、上皮化生和结构改变。

【影像学征象】

胸片表现

支气管肺发育不良的 Weinstein 分级：

1 级：浅淡的稍高密度影，肺野呈面纱样改变；

2 级：条状、网状阴影主要分布于肺门周围；

3 级：条状、网状阴影更明显并延伸至肺野外带；

4 级：3 级表现的基础上出现边界清晰的小囊状阴影，主要位于肺底部；

5 级：条状、网状阴影和囊状阴影的范围相同，囊腔较 4 级增大，主要位于肺底部；

6 级：囊腔范围大于条状和网状阴影，肺野呈囊泡状改变。

继发慢性肺不张或气胸时 BPD 表现可不对称。

【临床方面】

1. 典型表现　气促，肋间隙凹陷，鼻翼扇动，心率增快，青紫，呼气延长，喘鸣，右心衰竭症状，发育迟缓。

2. 治疗选择

(1) 预防：产前应用皮质激素，早期应用表面活性剂，及早发现和治疗持续性动脉导管开放，补充维生素 A，限制人工通气。

(2) 治疗：吸氧，生后应用皮质激素，吸入抗炎治疗，利尿剂，支气管扩张剂。

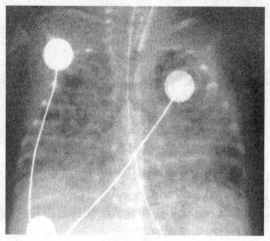

图 5-1-3

未成熟儿，5 级 BPD。前后位胸片示两肺透过度明显减低和囊状阴影

3. 病程与预后　岁内反复呼吸道感染。

4. 并发症　合并细菌感染。

表 5-1-1　BPD 的 Jobe 和 Bancalari 临床分期

胎龄	<32 周		≥32 周
	高于 21% 浓度吸氧至少 28 天，胎龄 36 周 *		产后 56 天 *
轻度 BPD	无需吸氧		无需吸氧
中度 BPD	需<30% 浓度吸氧		需<30% 浓度吸氧
重度 BPD	需≥30% 浓度吸氧和（或）正压通气（PPV 或 NCPAP）		需≥30% 浓度吸氧和（或）正压通气（PPV 或 NCPAP）

＊ 或较早出现在分娩后

【鉴别诊断】

1.BPD1级的鉴别诊断 RDS。

2.BPD2～4级的鉴别诊断

(1)水中毒或输液过量。

(2)动脉导管未闭的肺水肿。

3.BPD5～6级的鉴别诊断

(1)间质性肺气肿。

(2)完全性肺静脉畸形引流并肺循环梗阻。

(3)先天性肺淋巴管扩张症

(4)病毒性肺炎

(5)先天性肺结核

【要点与盲点】

只有与先前影像资料对比,才能发现有无继发感染,如:呼吸道合胞病毒性细支气管炎。了解病史和呼吸状况对诊断新生儿BPD十分重要。肺部表现不典型时应考虑有BPD的可能。

四、胎粪吸入综合征

【定义】

1.流行病学 常见于足月儿或过期产儿,10％～15％分娩时羊水中混有胎粪,约10％病例有胎粪吸入症状。

2.病因、病理生理及发病机制 应激状态,如:胎儿缺氧,导致胎儿反射性排出胎便,胎儿在宫内吸入含有胎便的羊水,最初引起细支气管阻塞,其后为化学性肺炎合并局限性肺过度充气和实变。

【影像学征象】

胸片表现

取决于胎粪吸入的严重程度。重症病例肺野透过度下降,见密度较高的不规则斑片状阴影,部分融合,周围可见囊状透亮区(肺组织局灶性通气不足和过度膨胀并存)。病灶分布常不对称,20％～40％病例可见间质性肺水肿、气胸和纵隔积气,可合并胸腔积液。

【临床方面】

1.典型表现 严重的围生期窒息,"豌豆汤"样羊水。脐带血血气分析有严重的代谢性酸中毒。常无自主呼吸,肌张力低下,心动过缓,皮肤苍白或青紫,呼吸困难,呼气性喉鸣,听诊可闻及啰音,新生儿体表覆有胎粪。

2.治疗选择 彻底清洁鼻腔和口腔,气道吸引,气管插管高频通气,支气管灌洗(能去除表面活性物质),应用碳酸氢钠纠正酸中毒,上述治疗无效者可应用体外膜肺。

3.病程与预后 持续性胎儿循环的概率增高(持续肺动脉高压、经开放的胎儿血管,如:动脉导管或卵圆孔的右向左分流)。

4.并发症 合并细菌感染。

【鉴别诊断】

1.新生儿肺炎 与胎粪吸入综合征难以鉴别

2.新生儿暂时性呼吸增快。

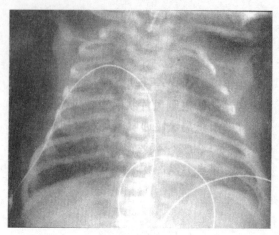

图 5-1-4

胎粪吸入综合征。前后位胸部 X 线平片,示新生儿胎粪吸入后两肺不规则斑片影,部分阴影融合

(1)常继发于剖宫产术。

(2)24～48 小时内缓解。

【要点与盲点】

在生后数天内,临床症状对于鉴别胎粪吸入综合征和新生儿暂时性呼吸增快十分重要。影像学方法不能鉴别胎粪吸入综合征和新生儿肺炎。

五、先天性大叶性肺气肿

【定义】

1.流行病学　男性多见(男女比率为 3∶1),15％合并动脉导管未闭和室间隔缺损。

2.病因、病理生理及发病机制　病因包括支气管软骨异常、支气管黏膜皱襞或黏液栓等腔内阻塞、支气管受动脉导管或迷走左肺动脉压迫、先天性支气管狭窄或肺泡畸形、活瓣机制和远侧肺节段的部分萎陷。

【影像学征象】

1.胸片和 CT 表现　肺段或肺叶过度充气(左肺上叶占 43％、右肺中叶占＋32％、右肺上叶占 20％),相邻肺节段受压而部分萎陷,纵隔向对侧移位,同侧膈肌变平,肺纹理稀少。

2.超声表现　产前超声可显示肺内的有回声区或囊性区。

【临床方面】

1.典型表现　气促,呼吸困难,咳嗽,进行性青紫,患侧肺呼吸音减低,声嘶,忠侧胸壁膨隆。

2.治疗选择　切除异常肺节段。

3.病程与预后　非进行性病例有自行缓解的可能,手术切除可治愈。

4.并发症　合并感染,死亡率约 10％。

【鉴别诊断】

1.支气管闭锁

(1)常见于左肺上Ⅱ＋尖后段。

(2)肺门周围指状致密影(闭锁远端黏液栓)。

2.肺囊肿

(1)先天性:无病史。

（2）获得性：常继发于外伤。

（3）主要位于胸膜下。

3.肺气囊

（1）由活瓣机制形成的含气囊腔，常大于 10cm。

（2）多见于中下肺叶。

（3）婴幼儿主要继发于肺炎。

4.先天性肺囊性腺瘤样畸形（CCAM）　多发火小不等的含气囊性结构

5.先天性膈疝

（1）常见于左侧。

（2）左膈面显示不清。

（3）胸腔内见充气肠祥影。

【要点与盲点】

新生儿刚刚分娩时，病变的肺叶可因尚未通气而表现为充满羊水的致密阴影。

六、先天性肺囊性腺瘤样畸形（CCAM）

【定义】

1.流行病学　先天性肺囊性腺瘤样畸形（CCAM）是罕见的先天性肺疾病，无性别差异。

2.病因、病理生理及发病机制　胚胎发育过程中终末细支气管的腺瘤样增生，囊壁的平滑肌细胞增生，支气管壁软骨缺如，囊肿衬以立方和柱状上皮。

【影像学征象】

1.胸片和 CT 表现　边缘清晰的分叶形囊性肿块，缺乏肺组织结构，偶见气液平面，80%为单侧性，无肺叶差异，87%纵隔向健侧移位，相邻肺节段受压而部分萎陷，同侧肺发育不良。

2.CT 分型和组织病理学表现

表 5-1-2　先天性肺囊性腺瘤样畸形的 Stocker 分型

分型	发病率	特征
Ⅰ型	50%	单一或多个大囊（2～10cm），单一大囊周围多个小囊，无肺泡组织结构
Ⅱ型	40%	多个小囊（<10～20mm），具有黏膜上皮
Ⅲ型	10%	孤立实性肿块并支气管样结构，具有纤毛柱状上皮和多个微囊

3.宫内超声表现　实性或囊性肿块，纵隔移位，66%因食管受压而羊水过多，71%胎儿腹水，8%～47%胎儿水肿。

【临床方面】

1.典型表现　1/3 患儿无症状（偶然发现），2/3 生后即有呼吸窘迫（青紫），反复支气管炎或肺炎。

2.治疗选择　手术切除。

3.病程与预后

Ⅰ型：手术切除预后良好；

Ⅱ型：常合并其他严重畸形，预后不良；

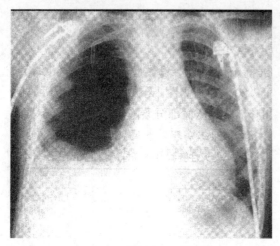

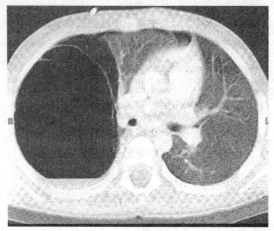

图 5-1-5　CCAM

前后位胸片示右侧胸腔高度透明,纵隔左移,右肺基底段中度通气不良,右肺上叶见引流管

图 5-1-6

CT 肺窗示右肺含气液平面的巨大病灶(Ⅰ型 CCAM)

Ⅲ型:因肺发育不良和积液而预后不良。

4.并发症　罕见,但有可能转变为横纹肌肉瘤。

【鉴别诊断】

1.肺气囊

(1)大的含气囊腔。

(2)由活瓣机制形成。

(3)大于 10cm。

2.支气管囊肿　靠近中线的孤立小囊腔。

3.囊性支气管扩张

(1)与支气管相连。

(2)有已知的肺疾病如囊性纤维化。

4.肺隔离症

(1)胚胎期病灶通常不含气体。

(2)典型者位于左肺下叶。

(3)病灶内有气体代表继发感染

5.先天性膈疝

(1)常见于左侧。

(2)左膈面显示不清。

(3)胸腔内见充气肠袢影。

(4)气液平面较 CCAM 少见。

(5)形态可随患者体位和呼吸发生变化。

6.先天性大叶性肺气肿　肺段过度充气、无囊腔。

7.肺炎或肺脓肿合并空洞形成

(1)临床表现对诊断起决定作用。

(2)病史(既往影像检查资料)和动态变化十分重要。

(3)空洞由肺实质炎性实变基础上缺血坏死形成。

(4)肺脓肿表现为厚壁空洞。

9.肺囊肿

(1)常继发于外伤。

(2)主要位于胸膜下。

【要点与盲点】

若不参考病史和临床表现,CCAM难以与鉴别诊断中的其他疾病相鉴别。

七、肺隔离症

【定义】

1.流行病学　发病率为0.1%~1.7%,通常在10岁前发现。

2.病因、病理生理及发病机制　肺叶的先天性畸形,病变肺叶有独立的体循环供血动脉(通常来自主动脉),肺组织失用性退化。同义词:支气管肺前肠畸形(偶见合并胃肠道畸形)。

叶内型肺隔离症:由脏层胸膜包裹,占75%~86%,多在成年后发现,无性别差异,少数合并其他先天畸形。位于下叶后基底段(左右之比为3:2),偶与支气管相通,体循环供血动脉常来自胸主动脉下段,少数来自腹主动脉或其分支,静脉引流入肺静脉。

叶外型肺隔离症:独立胸膜包裹,占14%~25%,通常于新生儿期诊断,男性发病率为女性的8倍。常合并其他先天性畸形,如:膈肌缺损、CCAM、心脏畸形。一般位于左肺下叶与膈肌之间,由体循环动脉供血,静脉引流入体循环大静脉(下腔静脉、奇静脉、半奇静脉),与支气管无交通。

【影像学征象】

1.胸片表现　邻近膈肌的均匀软组织密度阴影,边缘清晰,呈圆形、椭圆形或三角形,感染时可见气液平面,相邻肺可见肺炎反复发作或慢性支气管炎征象,可有胸腔积液。

2.CT和MRI表现　表现为含液和含气囊腔或密度不均匀肿块,不均匀强化(罕见),CT或MR血管造影可显示血管解剖。

3.宫内超声表现　均匀高回声肿块,多普勒超声能显示隔离段的供血动脉和引流静脉。

4.血管造影表现　明确显示胸主动脉和腹主动脉及其迷走供血动脉和引流静脉。

【临床方面】

1.典型表现　可长期无症状。慢性肺炎反复发作,咯血。

2.治疗选择　广谱抗生素对症治疗,手术切除可根治,体循环供血动脉治疗性或术前栓塞术。

3.病程与预后　手术或栓塞可治愈。

4.并发症　继发感染。

【鉴别诊断】

1.慢性肺炎　典型的临床表现、无肺隔离症影像学表现(尤其是血管解剖正常)。

2.单发肺脓肿或肺炎并脓肿形成

(1)圆形阴影,常有气液平面。

(2)主要位于上叶后段和下叶。

(3)通常由葡萄球菌感染所致。

(4)与支气管相通可形成肺气囊。

3.肺挫伤

(1)外伤史。

(2)3~10天内消散。

4.肺动静脉瘘

(1)多见于左肺下叶。

(2)影像上有典型的形态。

(3)供血动脉来自肺动脉。

【要点与盲点】

肺炎反复发作应考虑有肺隔离症的可能。

八、支气管囊肿

【定义】

1.流行病学　占儿童纵隔肿物的5%～11%,肺内支气管囊肿男性多于女性,纵隔病变无性别差异。

2.病因、病理生理及发病机制　来源于胚胎前肠的异常胚芽分支,为球形空腔,与支气管的连接多闭塞,衬以呼吸道上皮。

(1)肺内型(15%):常与支气管相通,可含有气体、液体或黏液,衬以呼吸道上皮,自身无血供,发生于下叶是上叶的2倍。

(2)纵隔型(85%):通常与支气管无交通,位于气管旁、隆突或肺门附近,一般位于右侧,内含液体,常见部位有后纵隔(50%)、气管隆突周围(35%)、上纵隔(14%)。

【影像学征象】

1.胸片表现

(1)肺内型:圆形或椭圆形,常为含气囊肿,可有气液平面,一般单发,2/3位于下叶。长期随诊可观察到囊肿大小的变化。

(2)纵隔型:圆形或椭圆形,常为含气囊肿,可有气液平面,一般为单发,位于肺外纵隔内,多在右侧,支气管受压引起阻塞性肺气肿或肺不张,气管可受压,偶有食管受压,隆突下囊肿引起支气管分叉角度增大。长期随诊可观察到囊肿大小的变化。

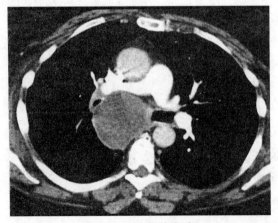

图 5-1-7　支气管囊肿

胸部增强CT示隆突下椭圆形囊性肿块,CT值为10HU,其部位和形态为典型的支气管囊肿

2.CT表现　密度高低取决于囊内容物的性质,边缘清晰,囊壁无强化,若边缘强化提示继发感染,囊内容物无强化,实性成分提示恶变。

3.MRI表现　T_1WI 信号强度取决于囊内容物的性质,T_2WI 呈高信号,强化表现同CT,实性成分提示恶变。

4.超声表现　超声检查可观察囊性病灶。

5.钡餐检查　纵隔囊肿可引起食管受压或移位。

【临床方面】

1.典型表现　50％病例无症状,为常规摄片时偶然发现。新生儿和婴儿可表现为RDS,年长儿有呼吸道梗阻症状,闻及哮鸣音和喘鸣,青紫,呼吸窘迫,慢性咳嗽,肺炎反复发作,上呼吸道感染,肺内病灶能引起咯血。

2.治疗选择　手术切除。抗生素治疗反复肺内感染。

3.病程与预后　手术切除预后良好。

4.并发症　继发感染。

【鉴别诊断】

肺内型支气管囊肿的鉴别诊断

1.球形肺炎

(1)无占位征象。

(2)随诊有动态变化。

2.原发性肺肿瘤　肺母细胞瘤、浆细胞肉芽肿或婴儿肌纤维瘤病极为罕见。

3.先天性肺囊性腺瘤样畸形　多发大小不等的含气囊性结构。

4.肺炎或肺脓肿合并空洞形成

(1)临床表现对诊断起决定作用。

(2)病史(既往影像资料)十分重要。

(3)短期内随诊有动态变化。

纵隔型支气管囊肿的鉴别诊断

1.肠源性囊肿

(1)常合并脊柱畸形(位于囊肿上方)。

(2)常为双侧性。

(3)衬以胃肠道黏膜上皮的真性肠重复畸形。

2.囊性畸胎瘤　并非纯粹囊肿。有钙化和(或)脂肪密度内容物。

3.胸腺囊肿

(1)囊壁可有钙化。

(2)为多房囊肿。

4.异位甲状腺囊肿　异位甲状腺组织具有典型的信号特征和动态增强表现。

5.神经管原肠囊肿

(1)位于后纵隔。

(2)合并神经纤维瘤病和脑脊膜膨出。

【要点与盲点】

非典型部位的囊肿与鉴别诊断中提及的其他疾病鉴别困难。含有高蛋白液体的囊肿在CT上类似实性肿块。囊肿介入性抽吸术后有复发的可能,建议随诊观察。

九、先天性膈疝

【定义】

1.流行病学 活产儿发病率为1:2500,男性是女性的2倍。

2.病因、病理生理及发病机制 胸腹裂孔闭合缺陷或横膈肌部发育不全,腹腔脏器疝出。膈疝发生越早,同侧或对侧肺发育不良越明显。

(1)Bochdalek疝:占85%~90%,脊肋三角(后外侧)疝,80%发生在左侧。

(2)前部疝:Morgagni疝为右侧胸骨后疝;Larrey疝为左侧胸骨后缺损并胸肋三角疝。

(3)迟发性疝:推测最初是肝脏或脾脏阻挡了疝的发生,生后腹腔压力升高而诱发,尚可见于B组链球菌性肺炎。

【影像学征象】

1.胸片表现 生后即发现患侧胸腔软组织密度阴影,其后同侧胸腔内见充气肠祥,相应膈肌影显示不清,腹部肠气明显减少,同侧肺发育不良,纵隔向对侧移位。迟发性疝最初心肺表现正常。胃管位于患侧胸腔内(通常无需造影检查)。右侧膈疝时,肝脏疝出,肠管疝出罕见。

2.CT表现 确诊一般无需CT检查,CT有助于除外胸部其他囊性疾病,胸腔内肠祥易于显示。

3.宫内MRI表现 显示胸腔内肠管(T$_2$WI呈高信号)或实质脏器。宫内肺MRI可测算胎儿肺体积以评价肺发育不良的严重程度。

4.产前超声表现 胸腔内肿块,不均匀回声,可见肠蠕动,心脏移位,腹腔内找不到充盈液体的胃。

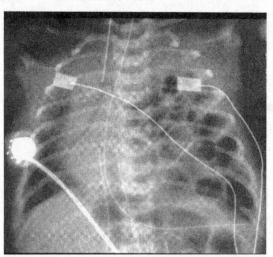

图 5-1-8 新生儿先天性左侧大膈疝

前后位胸片示疝入胸腔的肠祥导致左肺发育不良和纵隔右移

【临床方面】

1.典型表现 可表现为RDS。

2.治疗选择 外科疝修补术。产前确诊者可采取宫内手术,治疗肺发育不良和RDS,重症病例需应用体外膜肺。

3.病程与预后 35%死产,新生儿期死亡率35%,手术死亡率40%~50%。

4.并发症 双肺发育不良,术后肺动脉高压,肺发育不良病例通气后可发生气胸,合并中枢神经系统畸形(28%)、胃肠道畸形(20%)、心血管系统畸形(13%~23%)、泌尿生殖道畸形(15%)。

【鉴别诊断】

1.CCAM

(1)多发大小不等的含气囊性结构。

(2)无腹部扁平表现。

(3)腹部肠气分布正常。

2.含液体的先天性大叶性肺气肿

(1)膈肌显示清晰。

(2)腹部肠气分布正常。

【要点与盲点】

生后胃肠道尚未充盈气体时,胸腔内肠袢易被误认为肿块或胸腔积液。

十、呼吸道合胞病毒性毛细支气管炎

【定义】

1.流行病学　婴幼儿最常见的病毒感染,主要发生于2岁内。

2.病因、病理生理及发病机制　病原体为呼吸道合胞病毒(RSV),占急性毛细支气管炎50%以上,细支气管壁水肿对婴儿的影响较年长儿更明显,后者较少发展为临床上典型的毛细支气管炎。危险因素包括慢性肺病和慢性心脏病。潜伏期为5天,纤毛和杯状细胞坏死,支气管淋巴结坏死,呼吸道黏膜肿胀,黏液分泌增多,呼吸道狭窄和阻塞。

【影像学征象】

胸片表现　双肺过度充气,亚段肺不张,支气管周围套袖征(支气管壁增厚),双肺门周围索条影,肺内可见结节状浸润,肺门淋巴结肿大,胸腔积液少见。

【临床方面】

1.典型表现　呼吸困难,青紫,喘鸣,哮喘样症状,肺部听诊异常。

2.治疗选择　吸氧,支气管解痉剂。

3.病程与预后　通常2周内缓解,死亡率小于1%。

4.并发症　脱水,继发细菌感染。对于合并其他疾病,如:支气管肺发育不良或先天性心脏病的患儿,呼吸道合胞病毒性毛细支气管炎能危及生命。

【鉴别诊断】

1.在新生儿期的鉴别诊断

(1)B组链球菌感染。

(2)葡萄球菌感染(金黄色葡萄球菌见于约90%胸腔积液和脓胸、40%~60%肺气囊或气胸)。

(3)巨细胞病毒感染(无肺门淋巴结肿大或肺门周围间质阴影)。

(4)白色念珠菌感染。

2.在婴儿期的鉴别诊断

(1)衣原体感染(双肺间质改变、临床症状轻微而胸片表现严重)。

(2)肺炎支原体感染。

3.在学龄期的鉴别诊断

(1)肺炎支原体感染(是最常见的病原体,补体结合滴度升高可确诊,常见双肺门淋巴结肿大、早期肺间质改变、后期肺泡病变)。

(2)A型流感病毒感染。

(3)流感嗜血杆菌感染。

(4)链球菌感染。

(5)葡萄球菌感染。

(6)克雷白杆菌感染。

【要点与盲点】

若不结合病史与临床表现,呼吸道合胞病毒性毛细支气管炎难以与鉴别诊断中提及的其他感染相鉴别。

十一、大叶性肺炎

【定义】

1.流行病学　2岁以下儿童罕见。

2.病因、病理生理及发病机制　为下呼吸道感染的并发症,经血行和吸入感染,常累及局部肺泡。最常见的病原体为肺炎链球菌,占70%,较少见的病原体有流感嗜血杆菌、肺炎支原体、黏膜炎莫拉菌、肺炎衣原体、金黄色葡萄球菌。

【影像学征象】

1.胸片表现　胸部正位片即可满足诊断要求。肺泡实变、部分融合,按肺段或肺叶分布的均匀致密影,也可表现为类似肿瘤的球形病灶。受累肺叶体积增大,相邻叶间裂移位。通常局限于单一肺叶,可合并胸腔积液,支气管充气征阳性,葡萄球菌肺炎可继发肺气囊。

2.CT表现　无并发症时无需CT检查。

(1)脓胸:壁层胸膜、胸膜外软组织和肋间脂肪增厚,有强化。

(2)肺脓肿:含气和(或)含液的厚壁空洞,洞壁强化。CT可用于引导脓胸或肺脓肿经皮穿刺引流。

3.超声表现

(1)位于肺外围的肺炎:含气肺组织内的低回声区。

(2)叶间积液:叶间裂处无回声的液体。

(3)合并胸腔积液和(或)脓胸:胸膜增厚,有分隔,纤维索条,渗出液呈高回声。

【临床方面】

1.典型表现　呼吸困难,青紫,哮鸣,发热,咳嗽,白细胞增多,C反应蛋白升高,患肺局部闻及摩擦音。

2.治疗选择　抗生素治疗。

3.病程与预后　通常2周内缓解,一般无需摄片随诊(有并发症者应随诊)。

4.并发症　肺炎旁胸腔积液,脓胸,肺气囊,肺脓肿。

【鉴别诊断】

其他肺内肿块

(1)如支气管囊肿或神经母细胞瘤。

(2)无支气管充气征。

（3）侧位胸片有助于鉴别。

【要点与盲点】

炎症有可能误诊为肿块。

十二、肺结核

【定义】

1.流行病学　儿童发病率为 2.3∶100000,5 岁以下为易感人群。

2.病因、病理生理及发病机制　病原菌:结核分枝杆菌。肺是最常见的受累部位(占 72%),经飞沫传播,潜伏期数周至数月,分为原发性肺结核和继发性肺结核。

（1）原发性肺结核:见于儿童,吸入的细菌进入细支气管和肺泡,引起局部炎症。

（2）原发综合征(Ranke 综合征):肺实质局限性原发病灶(Ghon 病灶)、向心性淋巴管炎和肺门局部淋巴结炎。

①单纯病程:肺实质和淋巴结病灶纤维化和钙化。

②复杂病程(如新生儿、婴儿和免疫抑制患者):淋巴、血行和支气管播散至全肺(粟粒性肺结核)和其他脏器。

③继发性肺结核:见于青少年和成人。通常发生于原发感染后数年,由于再感染或免疫系统抑制后病灶复发,为全身性疾病并播散至脏器。

【影像学征象】

1.胸片表现

（1）原发性肺结核:急性原发病灶表现为肺边缘单发小片状浸润(尤其是肺的中部),气管旁淋巴结肿大导致同侧肺门增大呈多环状改变或纵隔增宽,肺门与原发病灶间可见条状阴影。肺门淋巴结肿大的间接表现:局限性肺气肿、部分或完全性肺不张、继发性肺炎,10% 病例有胸腔积液。细胞免疫缺陷患者可发展为原发性进行性结核性肺炎,纵隔淋巴结明显肿大,中下肺叶浸润性病变。原发感染(特别是新生儿期)经淋巴和血行播散形成粟粒性肺结核,表现为双肺细小结节影,肺门和纵隔淋巴结肿大。

（2）继发性肺结核:

①肺尖单发结核灶:又称 Simon 肺尖病灶或 Assmann 结核性浸润,偶合并渗出性胸膜炎。

②粟粒性肺结核:以上叶为主的细小结节病灶,上肺多于下肺,单侧或双侧胸腔积液,肺门或纵隔淋巴结肿大少见。

③Landouzy 败血症:极其罕见,发生于免疫缺陷患者,多发广泛坏死灶,不伴有任何组织反应。

（3）脏器结核:

①渗出性肺结核:结节状和(或)斑片状渗出,多见于上叶尖后段和下叶背段。

②空洞性肺结核:薄壁含气空洞性病灶。

④纤维硬化性肺结核:肺尖条带状阴影,瘢痕导致的肺门移位,钙化灶,尚可见大疱性肺气肿,支气管扩张,肺体积缩小。

2.增强 CT 表现　用于未确诊病例,对发现肺门和纵隔淋巴结肿大极为敏感。

（1）原发性肺结核:淋巴结肿大可使支气管受压和气管移位,淋巴结液化(增强后呈低密度),淋巴结钙化;原发性进行性结核性肺炎可有浸润和液化;粟粒性肺结核肺内可见弥漫性分布、多发、边缘锐利的细小结节。

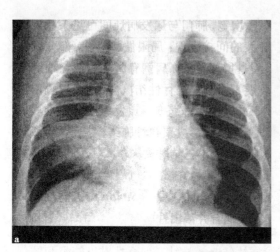
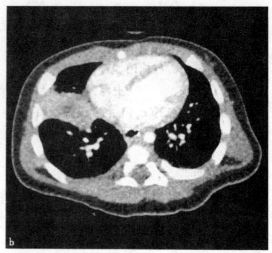

图 5-1-9　a,b 婴儿原发性肺结核和原发性进行性结核性肺炎。

前后位胸片(a)和横断面增强 CT(b)示右肺中叶斑片状浸润(a,b)并液化(b)

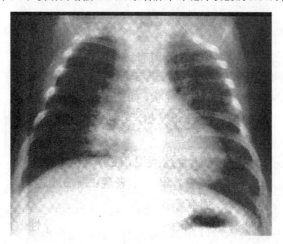

图 5-1-10

6 个月婴儿粟粒性肺结核,前后位胸片示双肺弥漫性细小结节灶,肺门淋巴结肿大以右侧为主

(2)继发性肺结核:可见浸润性、结节状、空洞性病灶,支气管壁增厚。

3.MRI 表现　用于除外其他脏器的播散。

4.超声表现　用于发现和定量胸腔积液。

【临床方面】

1.典型表现　原发性肺结核:临床症状常不明显,轻微感染症状,偶见红斑结节,偶有肺部症状,如:咳嗽、咳痰或肿大淋巴结压迫引起的继发感染和发热,罕见发展为肺叶浸润、空洞病灶和胸膜炎。

继发性肺结核:食欲减退,疲劳,体重下降,寒战,盗汗,咳嗽,咯血,胸痛。淋巴结表现:颈部或腹股沟结节,轻微疼痛、肿胀,偶有瘘管。

粟粒性肺结核:突然起病,发热,非特异性败血症症状,肺部症状出现相对较晚。

2.治疗选择　异烟肼,利福平,吡嗪酰胺,乙胺丁醇,链霉素,丙硫异烟胺。

3.病程与预后　原发综合征在症状出现后即开始缓解,新生儿、婴儿和免疫抑制患者症状严重。预后取决于其临床表现,有播散性、粟粒性结核和脑膜炎者预后不良。

4.并发症　胸腔积液,气胸,肺不张,支气管扩张,支气管狭窄,支气管内膜结核,粟粒性结核,心包积液,缩窄性心包炎,肺源性心脏病,血行播散至骨、肠、肾、中枢神经系统和眼(罕见)。

【鉴别诊断】

1.病毒性肺炎

(1)肺门周围改变通常为双侧性,罕见单侧性。

(2)支气管壁增厚。

(3)肺过度充气、肺不张。

2.细菌性肺炎

(1)肺泡实变融合。

(2)密度均匀的肺段、肺叶实变阴影。

(3)可见胸腔积液。

3.真菌性肺炎

(1)肺叶、间质或支气管肺浸润。

(2)胸腔积液罕见。

(3)胸腔积液和胸壁受累提示放线菌病或诺卡菌病。

4.霍奇金淋巴瘤

(1)纵隔烟囱样增宽。

(2)肺门淋巴结不一定肿大。

(3)血管压迫常见。

(4)支气管阻塞罕见。

(5)胸腔积液罕见。

5.非霍奇金淋巴瘤

(1)常为单侧性纵隔肿块。

(2)与肺分界不清。

6.结节病

(1)双侧肺门和(或)纵隔淋巴结肿大。

(2)间质性肉芽肿改变。

【要点与盲点】

婴儿单侧肺门淋巴结肿大应考虑结核。最初怀疑结核的肺部浸润若在3～6周内消散则不符合肺结核诊断。对于可疑肺结核病例,加摄侧位胸片能更好地显示肺门淋巴结,若仍有怀疑,CT有助于确诊。

十三、肺囊性纤维化

【定义】

1.流行病学　欧洲最常见的先天性代谢性疾病,发病率为1：2500,无性别差异,亚洲和非洲罕见。杂合子双亲的子女发病危险为25％,母亲有严重疾病者发病率为1：50。

2.病因、病理生理及发病机制　常染色体隐性遗传性缺陷(囊性纤维化跨膜通道调节因子,第7对染色体)。氯化物转运缺陷,外分泌腺分泌大量高度浓稠的黏液,导致肺泡和支气管阻塞,气体潴留引起局部肺过度充气,反复细菌感染,支气管扩张。

【影像学征象】

1.胸片表现　新生儿肺部表现正常。早期征象是局限性或弥漫性肺过度充气,其后出现支气管壁增厚,支气管周围间质炎症形成线样阴影。支气管扩张表现为圆形结节影(扩张的支气管内黏液脓性分泌物嵌塞)或印戒征(扩张的支气管内无分泌物),细菌感染呈结节状浸润,可见肺不张和肺大疱,肺门增大〔淋巴结肿大和(或)肺动脉高压〕,间质性肺气肿,病变常累及上叶,晚期有肺源性心脏病并右心衰竭。

2.CT(高分辨CT)表现　优于平片,特别是在早期。早期的特征性表现为马赛克征和呼气相气体潴留,支气管壁增厚,间质炎性条状影,支气管扩张(柱状、囊状),黏液嵌塞,急性浸润,肺不张,肺大疱,肺气肿,肺门淋巴结肿大。有并发症时CT能发现或除外曲菌病或脓肿。CT尚可用于肺移植前的检查。

【临床方面】

1.典型表现　10%～15%病例的最初症状为胃肠道梗阻(胎粪性肠梗阻或其他疾病),反复肺部感染,慢性咳嗽,发育迟缓,鼻窦炎,胆结石,胰腺功能不全并糖尿病和脂肪泻,肝硬化。

2.治疗选择　溶黏蛋白剂,抗生素,理疗有助于浓稠黏液咳出,增加热量摄入,胰酶,胰岛素,咯血者行支气管动脉栓塞,肺移植。

3.病程与预后　预后取决于临床过程,肺部表现常为决定性因素,平均寿命在40岁以上。

4.并发症　气胸,肺炎,曲菌病,咯血,肺源性心脏病,肺动脉高压,胎粪性肠梗阻样表现(远端肠梗阻综合征),肝硬化并门脉高压,胰腺功能不全。

【鉴别诊断】

1.哮喘

(1)过敏史

(2)可逆性肺部阻塞并支气管壁增厚、过度充气、气体潴留和肺不张。

(3)合并过敏性支气管肺曲菌病者支气管扩张并黏液嵌塞较少见。

2.原发性纤毛运动障碍综合征

(1)先天性呼吸道上皮功能障碍。

(2)反复鼻窦和支气管感染。

(3)内脏转位(Kartagener综合征:完全性内脏转位并支气管扩张和鼻窦炎)。

3.反复误吸

(1)肺部病理改变相对较轻。

(2)常见于神经肌肉疾病。

(3)支气管扩张常发生于下叶和后段。

【要点与盲点】

肺囊性纤维化的早期征象易被误诊为哮喘性疾病。

(丁志勇)

第二节　心血管疾病

一、迷走右锁骨下动脉

【定义】

1. 流行病学　是主动脉弓最常见的血管畸形,正常人群发生率为 0.5%,30% 合并 Down 综合征。

2. 病因、病理生理及发病机制　迷走右锁骨下动脉起自左锁骨下动脉远侧的降主动脉,经食管后缘右行,少数走行于气管与食管之间。罕见主动脉弓右位者,迷走左锁骨下动脉经食管后缘达对侧。食管受压引起吞咽困难,气管受压引起喘鸣。

【影像学征象】

1. 胸片表现　一般正常。

2. 钡餐造影表现　侧位可见典型的食管后缘压迹,前后位显示食管自左下向右上的轻微压迹。

3. CT 和 MRI 表现　清晰显示血管解剖和周围纵隔结构,显示伴随畸形。无需常规血管造影。

【临床方面】

1. 典型表现　通常无症状(偶然发现),罕见吞咽困难,极少数由于气管受压引起咳嗽和喘鸣。

2. 治疗选择　有症状者应行迷走右锁骨下动脉切断和松解术,将血管移植至升主动脉。

3. 并发症　吞咽困难不能进食的婴儿可有营养不良,气管受压可致肺部并发症。

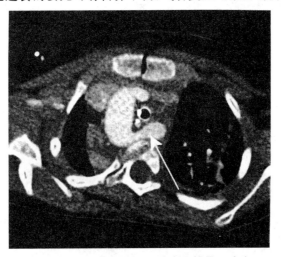

图 5-2-1　主动脉弓右位,迷走左锁骨下动脉

增强 CT 示主动脉弓和降主动脉位于右侧,左锁骨下动脉经气管和食管(内见胃管)后缘达左侧(箭头),胸骨切开术后改变,气管内插管

【鉴别诊断】

1. 迷走左锁骨下动脉

(1) 食管后缘压迹。

(2) 钡餐造影前后位显示食管右下至左上压迹。

2.双主动脉弓

(1)食管双侧压迹。

(2)右弓常较左弓发达。

【要点与盲点】

对原因不明的营养不良和反复支气管肺部感染者不能忽视食管的影像学检查。

二、双主动脉弓

【定义】

1.流行病学 占血管环畸形的55%,通常无其他畸形。

2.病因、病理生理及发病机制 永存第四对鳃动脉弓。双主动脉弓起自单一升主动脉,两弓融合形成单一降主动脉,75%降主动脉左位,每一主动脉弓发出一支颈总动脉和一支锁骨下动脉。80%病例的左弓较小且偏下,位于食管和气管前方,右弓常位于食管后方。

【影像学征象】

1.胸片表现 气管受压(右缘常较左缘明显)、狭窄和移位,气管旁软组织影突出。

2.钡餐造影表现 食管平3~4胸椎水平见宽阔的水平压迹,前后位显示食管两侧受压。钡餐造影已不是常规的诊断方法。

3.CT和MRI表现 CT或MR血管造影用于术前检查。显示双主动脉弓、食管和(或)气管受压情况。多平面和三维重建已取代常规血管造影。

【临床方面】

1.典型表现 喘鸣,呼吸困难,幼童期反复肺炎,少数生后即出现肺炎症状,罕见吞咽困难,有时可无症状。

2.治疗选择 开胸行较小动脉弓切除术。

3.病程与预后 由气管软化引起的持续性呼吸困难(可行主动脉固定术)。

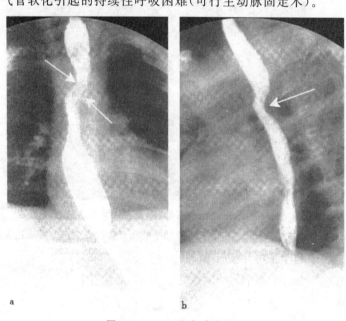

图 5-2-2 a,b 双主动脉弓。

钡餐造影前后位(a)和侧位片(b)示主动脉弓水平典型的食管狭窄(箭头)

4.并发症　严重的气管受压威胁生命。

【鉴别诊断】

1.右位主动脉弓并迷走左锁骨下动脉

(1)通常仅能在横断面图像上鉴别。

(2)主动脉弓位于食管右后方,左锁骨下动脉为其发出的最后分支。

(3)从降主动脉延伸至左肺动脉的动脉韧带压迫气管和食管。

2.左肺动脉异常起源纵隔肿瘤

(1)胸片显示气管后缘压迹。

(2)进一步诊断需做 CT 和(或)MRI 检查。

【要点与盲点】

胸片征象不典型时可遗漏诊断,若有典型症状,应做其他检查确诊。

三、主动脉缩窄

【定义】

1.流行病学　占先天性心脏病总数的 5%～8%,男性发病率是女性的 4 倍。

2.病因、病理生理及发病机制　主动脉弓与降主动脉交界处狭窄,体循环阻力增加引起左心室向心性肥厚。

(1)导管前型:婴儿型,头臂动脉起始部远侧长段主动脉发育不良,常合并心脏畸形和动脉导管未闭。

(2)导管后型:成人型,动脉导管起始部远侧的短段狭窄,一般无心脏畸形,为偶然发现,动脉导管多闭合。

上半身动脉压升高,狭窄远端血压降低。

(3)侧支血管:锁骨下动脉至肋间动脉、脊髓前动脉、胸廓内动脉、胸外侧动脉、颈动脉。

(4)合并畸形:主动脉瓣二叶畸形(25%～50%)、心内畸形(高达 30%,如室间隔缺损)、Turner 综合征(高达 36%)、脑动脉瘤、缩窄远端真菌性动脉瘤、Shone 综合征(二尖瓣瓣上狭窄、"降落伞"二尖瓣、主动脉瓣下狭窄和主动脉缩窄)、主动脉以上血管分支的其他畸形。

【影像学征象】

1.胸片表现　肋骨切迹(>10 岁),上纵隔向右侧增宽(狭窄近端升主动脉扩张)、"3 字"征(纵隔左上缘主动脉弓与降主动脉交界处切迹)。

(1)有症状的主动脉缩窄:心脏功能不全征象、心脏普大、肺充血、肺淤血。

(2)无症状的主动脉缩窄:心尖正常或抬高,主动脉以上血管扩张(高血压)。

2.钡餐造影　不作为常规检查,可见"反 3 字"征、ε 征。

3.超声心动图表现　显示狭窄的部位和范围。

4.MRI 表现

(1)SE 序列心电触发 T_1WI(黑血):显示狭窄的部位和范围(通过主动脉弓的矢状斜位)及狭窄处横断面直径(轴旁斜位)。

(2)梯度回波电影序列(白血):显示血管解剖(矢状斜位)、收缩期喷射血流(黑色)以及主动脉反流(主动脉瓣二叶畸形)。

(3)相位对比法 MR 血管造影:测定血流压差,显示侧支血管。

(4)三维 MR 增强血管造影：显示主动脉弓分支血管的异常起源和侧支血管。

5.血管造影　非必需的方法，用于介入治疗和压差测量。

【临床方面】

1.典型表现　婴儿期严重的主动脉缩窄和缺乏侧支循环导致心脏功能不全。可长期无症状。两侧肩胛骨间和腹主动脉上可闻及杂音，上半身高血压，可合并卒中、头痛、鼻出血、反复下肢疼痛、股动脉搏动减弱、颈前震颤或收缩期杂音。

2.治疗选择　一药物治疗：新生儿期应用前列腺素能延缓动脉导管的闭合以保证下半身血流灌注。治疗心脏功能不全。

(1)外科手术治疗：切除缩窄段和动脉导管组织，主动脉端.端吻合，补片主动脉成形术。

(2)介入治疗：球囊血管成形术（姑息治疗或用于缩窄残留）。

3.病程与预后　6 个月以下死亡率 11%，孤立性导管后型主动脉缩窄手术的风险为 0～3.5%。

4.并发症　下半身血液灌注减少引起的肾功能不全。术后并发症：缩窄残留（32%）、慢性持续性高血压、肠系膜动脉炎、新生儿术后再缩窄（较常见，占 15%～20%）、术后动脉瘤（见于 24%行补片血管成形术者）。

【鉴别诊断】

1.主动脉弓离断

(1)主动脉弓完全中断。

(2)血流经开放的动脉导管进入降主动脉。

2.假性主动脉缩窄大动脉炎

(1)主动脉弓扭曲而非狭窄。

(2)主动脉壁的炎症过程。

(3)血管壁强化。

(4)累及主动脉以上血管分支。

(5)慢性病程可导致主动脉及分支狭窄或闭塞。

【要点与盲点】

早期常缺乏典型的 X 线表现，应进一步行其他影像学检查。

四、肺动脉吊带

【定义】

1.流行病学　占主动脉弓畸形总数的 3%～6%。

2.病因、病理生理及发病机制　病因不清。第六对动脉弓发育缺陷，左肺动脉起自右肺动脉，跨越右主支气管，在气管与食管之间左行。

【影像学征象】

1.胸片表现　气管远段或隆突上气管后缘压迹，气管远段或右主支气管可前移，左肺门向下移位，两肺体积可不对称，由于支气管受压可引起右肺和（或）左肺肺气肿或肺不张。

2.钡餐造影表现　不作为常规检查方法。食管前缘压迹。

3.CT 和 MRI 表现　CT 或 MR 血管造影用于术前检查，显示肺动脉吊带和气管受压，多平面和三维重建已取代常规血管造影。

【临床方面】

1.典型表现　喘鸣,呼吸困难,幼童期反复肺炎,少数生后即出现肺炎症状,罕见吞咽困难。可无症状。

2.治疗选择　迷走血管再植术。

3.病程与预后　症状可持续至术后(由于气管和主支气管发育不良或发育异常)。

4.并发症　常合并其他先天性疾病,如:心脏畸形(动脉导管未闭或房间隔缺损)。

【鉴别诊断】

1.右位主动脉弓并迷走左锁骨下动脉

(1)通常仅能在横断面图像上鉴别。

(2)主动脉弓位于食管右后方,左锁骨下动脉为其发出的最后分支。

(3)从降主动脉延伸至左肺动脉的动脉韧带压迫气管和食管。

2.双主动脉弓

(1)气管受压,右侧较左侧重。

(2)气管右侧压迹较左侧更明显。

(3)气管后缘受压或移位。

3.纵隔肿瘤　进一步诊断需做 CT 和(或)MRI 检查。

【要点与盲点】

胸片表现不典型时易遗漏肺动脉吊带的诊断。

五、三尖瓣下移畸形

【定义】

1.流行病学　占先天性心脏病总数 1% 以下,无性别差异,常为特发性,可能多见于妊娠前 3 个月母亲服用含锂抗抑郁药物者。

2.病因、病理生理及发病机制　发育不良的三尖瓣隔瓣和后瓣向右心室内移位,常有二尖瓣关闭不全,右心室缩小和心房化,有时仅存流出道,仅有少量血液射入肺动脉(肺动脉可能发育不良)。50% 病例有卵圆孔未闭或房间隔缺损(第二房间隔缺损),通过开放的卵圆孔右向左分流量取决于肺循环阻力增加的程度。右心容量负荷过大,最终由于右心明显扩大而导致左心室功能不全。

【影像学征象】

1.胸片表现　右心明显增大(“盒形”心),肺动脉发育不良导致肺动脉段凹陷,严重的右向左分流可引起肺血减少。

2.超声心动图表现　三尖瓣移位合并右心室部分心房化,卵圆孔未闭或第二房间隔缺损和分流,三尖瓣反流。

3.MRI 表现

(1)SE 序列心电触发 T_1WI、长轴位:显示解剖结构。

(2)梯度电影序列和 SSFP 序列:观察瓣膜结构与功能,容积测量。

(3)相位对比法血管造影:显示分流。

4.血管造影　初步诊断少用。

【临床方面】

1.典型表现　约 50% 病例出生时无症状。青紫,右心功能不全,心律失常(典型者心房颤动),胸骨左缘第四肋间收缩期和舒张期杂音,运动耐力降低。

2.治疗选择   治疗心律失常,三尖瓣重建术或置换术,纠正合并的心脏畸形,如:修补房间隔缺损。

3.病程与预后   取决于血流动力学状态。儿童期均有临床症状。

4.并发症   房性心律失常患者突然心源性猝死,房间隔缺损的交叉性栓塞及卒中。

【鉴别诊断】

1.大量心包积液

(1)无青紫。

(2)超声检查可鉴别。

2.三大房间隔缺损

(1)无青紫。

(2)肺血增多。

(3)心房水平左向右分流。

3.多瓣膜病变或三尖瓣关闭不全   超声心动图有特征性表现。

【要点与盲点】

易误诊为心包积液或多瓣膜病变。

六、法洛四联症

【定义】

1.流行病学   占先天性心脏病总数的 7%~10%,男性多见,是最常见的青紫型心脏病,常见于 Down 综合征、Noonan 综合征和其他染色体畸形。

2.病因、病理生理及发病机制

(1)典型表现:肺动脉狭窄、室间隔缺损、主动脉右位(主动脉骑跨)、右心室肥厚。始终为右向左分流,右心室流出道漏斗状梗阻(随年龄加重)导致右心室向肺动脉射血减少和经室间隔缺损连续的右向左分流。

(2)法洛五联症:除法洛四联症的典型表现外尚有房间隔缺损。肺血减少可由动脉导管未闭或大的主动脉.肺动脉侧支血管(MAPCAs)部分代偿。

(3)合并畸形:冠状动脉畸形(10%)、肺动脉瓣二叶畸形(49%)、左肺动脉狭窄(40%)。

【影像学征象】

1.胸片表现   婴儿期心脏外形一般正常,其后表现为典型的"靴形"心(心尖圆隆上翘),肺动脉段凹陷,肺挺累的减少,肺野透明度增高,后期由于主肺动脉侧支循环使肺内血管影增多,25%的病例有主动脉弓和降主动脉右位。前后位胸片上可显示 Blalock-Taussig 分流术后改变,表现为上纵隔边缘锐利的外凸阴影。

2.超声心动图表现   为诊断法洛四联症的可靠方法,显示心脏畸形和分流。

3.MRI 表现

(1)SE 序列心电触发 T_1 WI、横轴位:肺动脉解剖的术前评价,Blalock-Taussig 分流术后观察分流血管是否通畅。

(2)梯度电影序列和 SSFP 序列、心脏短轴位:评价右心室功能。

(3)相位对比法 MR 血管造影:评价右心室功能,显示分流。

(4)三维 MR 增强血管造影:显示解剖结构、MAPCAs 和冠状动脉。

5.血管造影　显示冠状动脉解剖和 MAPCAs,行肺动脉狭窄球囊血管成形术。

【临床方面】

1.典型表现　生后心脏收缩期杂音,新生儿初期可无青紫,青紫最迟 1 岁后出现。可有运动耐量降低和生长发育迟缓,红细胞增多,杵状指、趾,心律失常,意识不清和癫痫间歇发作,阵发性缺氧发作和蹲踞症状。

2.治疗选择　预防心内膜炎。姑息性 Blalock-Taussig 分流术:锁骨下动脉与肺动脉端-侧吻合。姑息性改良 Blalock-Taussig 分流术:植入补片,降主动脉与肺动脉间姑息性中心主肺动脉分流术。手术修补:纠正右心室流出道梗阻,关闭室间隔缺损。

3.病程与预后　未治疗的病例有 10% 可存活至 20 岁以上。早期外科矫治预后良好,远期预后取决于右心室功能不全的程度。

4.并发症　缺氧发作(常为致死原因),交叉性栓塞(如:脑栓塞),细菌性心内膜炎,右心功能不全并心脏衰竭。

【鉴别诊断】

1.肺动脉闭锁并室间隔缺损和 MAPCAs　超声心动图可鉴别

2.三尖瓣闭锁并室间隔缺损　超声心动图可鉴别。

【要点与盲点】

影像学方法通常能明确诊断。

七、大动脉转位

【定义】

1.流行病学　大动脉转位(TGA)占先天性心脏病总数的 4%～6%,男性发病率是女性的 2 倍。

2.病因、病理生理及发病机制　原发青紫型先天性心脏病,为胚胎发育过程中原始心球分隔成主动脉和肺动脉的异常,主动脉起自解剖学右心室,肺动脉起自解剖学左心室,心房和心室形态正常,主动脉位于肺动脉右前方(D-转位中的"D"代表主动脉右位),肺循环与体循环分离,这导致左心室容量负荷过重而右心室血管阻力负荷过重,只有合并分流者生后能够存活,如:卵圆孔未闭、房间隔缺损(继发孔)、室间隔缺损或动脉导管未闭。常有左心室流出道梗阻(肺动脉瓣下狭窄)和冠状动脉畸形。

形态学上分三种类型:

(1)D-转位、室间隔完整(占 50%);

(2)D-转位并室间隔缺损(占 25%);

(3)D-转位并肺动脉狭窄,有或无室间隔缺损(占 25%)。

【影像学征象】

1.胸片表现　前后位胸片可正常。肺动脉段凹陷,上纵隔变窄,心脏影增大(呈斜卵形),合并室间隔缺损者肺血增多,合并肺动脉瓣下狭窄者肺血减少。

2.超声心动图表现　快速、可靠的诊断方法。

3.MRI 表现　SE 序列心电触发 T_1WI、梯度电影序列和 SSFP 序列、三维 MR 增强血管造影:显示大血管解剖,有无卵圆孔未闭、动脉导管未闭和室间隔缺损,显示肺动脉瓣下狭窄,尤其适用于术后并发症的诊断。

4.血管造影　非术前必需的检查方法,可用于压力测量和姑息性治疗(Rashkind 手术)。

【临床方面】

1.典型表现　重度青紫,氧疗法不能缓解,仅有轻微呼吸困难。

2.治疗选择　姑息性治疗:前列腺素 E,可延缓动脉导管的闭合,病情紧急时在血管造影监视下以球囊导管行 Rashkind 房间隔切开术。

(1)手术治疗:解剖纠正手术(大动脉转换术),闭合室间隔缺损,右心室压力明显低于体循环时采用肺动脉起始部环缩术和 Blalock-Taussig 分流术。Mustard 或 Senning 手术(心房转换术)的指征是生后 6 个月以上诊断或罕见合并复杂的冠状循环者。合并肺动脉瓣下狭窄的 D-转位应行经 Rastelli 右心室管道的心室内矫正术。

(2)术后治疗:有残留缺损者应注意预防心内膜炎。

3.病程与预后　未手术矫正者的生存率:出生 1 周后为 70%,1 个月以上为 50%,大于 1 岁为 11%。解剖纠正手术死亡率为 15%,心房转换术为 5%,心室内矫正术为 10%～30%,远期预后取决于有无冠状动脉畸形。

4.并发症　巨大室间隔缺损能导致右心室衰竭,心律失常,心房血栓形成。

【鉴别诊断】

1.法洛四联症

(1)肺动脉狭窄。

(2)右心室肥厚。

(3)室间隔缺损。

(4)主动脉骑跨于室间隔缺损之上。

2.右心室双出口

(1)主动脉和肺动脉均起自右心室。

(2)超声心动图能明确诊断。

3.肺动脉闭锁

(1)青紫型心脏病,有或无室间隔缺损。

(2)可见多发主动脉-肺动脉侧支血管。

(3)肺血减少。

4.肺静脉畸形引流

(1)上纵隔呈雪人形。

(2)心脏缩小。

(3)肺淤血征象。

【要点与盲点】

可与其他青紫型先天性心脏病相混淆。

(丁志勇)

第三节　胃肠道疾病

一、肠套叠

【定义】

1.流行病学　　肠套叠是婴儿机械性肠梗阻最常见的原因,发病高峰为 3～12 个月。

2.病因、病理生理及发病机制　　近端肠管包括肠系膜及血管套入远端肠腔内,90％累及回盲部,6％仅位于小肠,4％仅位于结肠。婴儿通常为特发性,年长儿常继发于其他疾病(病理性套头),如:感染性淋巴结肿大、梅克尔憩室、淋巴瘤、息肉、肠重复畸形、血肿或囊性纤维化。

【影像学征象】

1.超声表现　　敏感性 100％,特异性 88％。横切面呈同心圆征或牛眼征,小肠套叠的牛眼征直径＜15mm,通常无梗阻征象,纵切面上增厚的肠壁相互平行表现为假肾征。套入段无蠕动、无肠气,肠壁增厚,淋巴结肿大,腹腔游离积液。可显示肿瘤或其他导致肠套叠的原因。套叠近端肠管扩张符合肠梗阻表现。

治疗后肠套叠复位的表现:回盲瓣游离,见液体逆流入末段回肠,无残余牛眼征。可见肠壁增厚和回盲瓣肿胀。

2.多普勒超声表现　　套入段肠管由于肠壁坏死而无血流信号。

3.腹部平片表现　　适用于全身状况差的患者,以除外肠穿孔(游离气体)肠梗阻。腹部肠气减少,可见等密度软组织肿块,25％无异常。

4.对比灌肠表现　　套叠头部表现为充盈缺损,液体的压力可使肠套叠复位。

5.CT 表现　　一般不需要。可见牛眼征和肠缺血,可显示肠套叠的病因。

【临床方面】

1.典型表现　　腹痛,呕吐,血便,休克,腹部触及肿块,症状可间歇性发作并自动缓解,特别是小肠套叠。

2.治疗选择　　液压复位术(经验表明复位尝试最多不超过 3 次):

(1)透视下向结肠内注入不透 X 线、水溶性非离子型对比剂(压力 90～120cmH$_2$O)。

(2)超声引导下生理盐水灌肠(压力 90～120cmH$_2$O)。

(3)透视下控制压力注入气体(80～120mmHg)。

液压复位的绝对禁忌证:

(1)肠穿孔;

(2)腹膜炎征象;

(3)休克、脱水;

(4)大量腹腔积液。

液压复位的相对禁忌证:

(1)多次复发;

(2)病史较长(超过 24 小时);

(3)血便;

(4)回-回型肠套叠;

(5)可疑肿瘤;

(6)年龄大于 3 岁;

(7)肠梗阻征象。

外科手术治疗:适用于液压复位失败或有禁忌证的病例。

3.病程与预后   复发率高达 10%,常发生于复位 72 小时内。24 小时内复位的肠套叠死亡率小于 1%。

4.并发症   自发性肠穿孔或复位中肠穿孔(0.5%~3%),肠梗阻,肠坏死。

【鉴别诊断】

1.正常的胃窦部

2.阑尾炎

(1)胃窦部轻度充盈时类似牛眼征。

(2)牛眼征直径较小。

(3)位于右下腹。

(4)周围组织炎性反应。

(5)盲肠周围脓肿。

3.胃肠炎

(1)胃肠炎可并发小肠套叠,常可自行缓解。

(2)小肠内充满液体。

(3)定向性肠蠕动亢进。

(4)通常无肠壁增厚。

(5)肠系膜淋巴结炎。

【要点与盲点】

肠壁显著增厚和淋巴结肿大时应做超声除外恶性淋巴瘤。勿将肠套叠的牛眼征与重症小肠结肠炎的牛眼征相混淆。建议复位后行超声随诊以明确肠套叠的病因。小肠套叠易误诊为回盲肠套叠。

二、阑尾炎

【定义】

1.流行病学   儿童急腹症最常见的原因,12~14 岁为发病高峰。

2.病因、病理生理及发病机制   由阑尾腔阻塞(如阑尾粪石)并分泌物积聚、继发感染所引起的阑尾炎症。

【影像学征象】

1.超声表现   为首选方法,敏感性 90%,特异性 95%。纵切面显示壁增厚的管状结构,腔内偶有液体。横切面上见异常的牛眼征,直径超过 6mm(囊性纤维化患者该征象不可靠),探头压迫时疼痛明显。相邻的肠系膜脂肪因水肿而回声增强。阑尾旁积液(早期渗出)或 Douglas 腔内积液(阑尾穿孔后)。可见阑尾粪石。肠系膜淋巴结肿大。阑尾穿孔可仅表现为不规则软组织肿块。

2盲肠周围脓肿:常见部位是右结肠旁区、回盲部、膀胱后、肝下区(Morrison 囊)、右膈下区以及肠袢之间。

2.彩色多普勒超声表现   炎性充血引起血管增多。

3.腹部平片表现   一般不需要。可除外腹腔游离气体。可见腰椎向右侧

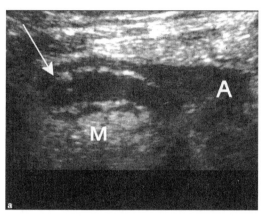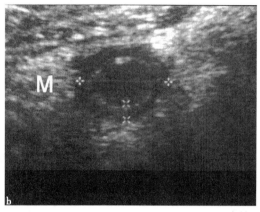

图 5-3-1　阑尾炎

右下腹超声纵切面(a)和横切面(b)示典型的牛眼征,符合充满液体、壁明显增厚的阑尾(箭头),相邻肠系膜脂肪炎性水肿(M),周围组织液体潴留符合盲肠周围脓肿(A)弯曲,形成脓肿时下腹部见气液平面,右侧腰大肌影消失,腹膜炎时见麻痹性肠梗阻征象。

【CT 表现】

CT 在其他检查表现不典型时有帮助。静脉、口服和直肠内应用对比剂。可见阑尾壁增厚,周围脂肪和相邻肠管(小肠和乙状结肠)可受累,淋巴结肿大,可见脓肿。

【临床方面】

1.典型表现　腹痛,恶心,呕吐,非特异性胃肠道症状,右下腹压痛、叩痛和反跳痛,发热,白细胞增多,C 反应蛋白升高。患者年龄越小,症状越不典型。

2.治疗选择　阑尾切除术。穿孔者应用抗生素,经皮脓肿引流,延期手术治疗。

3.病程与预后　手术可治愈。

4.并发症　包裹性阑尾穿孔(盲肠周围脓肿),麻痹性肠梗阻,腹膜炎。

【鉴别诊断】

1.肠系膜淋巴结炎

(1)淋巴结肿大。

(2)小肠壁增厚可能与肠襻间和 Douglas 腔少量积液有关。

2.克罗恩病

(1)常有典型病史。

(2)相应的临床表现。

(3)好发于末段回肠。

3.淋巴瘤

(1)可原发于肠壁(黏膜相关淋巴组织淋巴瘤)。

(2)肠系膜和腹膜后淋巴结肿大。

4.卵巢囊肿扭转

(1)有出血和典型的分层。

(2)紧邻附件区。

(3)肠管一般正常。

5.肠套叠　典型的超声形态和临床表现。

6.梅克尔憩室炎

(1)临床上不能区别。

(2)由于肠气的掩盖超声通常不能发现。

【要点与盲点】

不能仅在典型的部位(右下腹)寻找阑尾,阑尾有可能位于肝下、盲肠或膀胱的后方。超声无异常发现不能除外阑尾炎。

三、克罗恩病

【定义】

1.流行病学   常发生于青年,25%于儿童期或青春期起病,无性别差异。

2.病因、病理与生理及发病机制   病因不清,为肠管全层的肉芽性炎症,可累及全消化道,胃占 2%～20%、十二指肠 4%～10%、小肠 80%、结肠 22%～50%、直肠 35%～50%。合并结节性红斑和坏疽性脓皮症。

肠外表现:肝脏脂肪变性、胆石症、硬化性胆管炎、淀粉样变性、骶髂关节炎、强直性脊柱炎。

【影像学征象】

1.内镜检查   食管、胃、十二指肠镜检查、回肠结肠检查和组织学活检。

2.超声表现   受累肠壁增厚、层次消失,可见牛眼症,簇状炎性肿块。肠管节段性受累,末段回肠最常见。邻近肠系膜脂肪水肿呈高回声,反应性淋巴结肿大,肠系膜炎性反应和脂肪增生导致肠袢分离。肠蠕动消失、呈管状改变。病情复杂者可有脓肿。

3.彩色多普勒超声表现   肠壁血管增多。

4.小肠造影表现   动态检查显示肠黏膜皱襞增粗呈鹅卵石样外观,有溃疡形成,肠腔炎性狭窄,狭窄近端肠管扩张,肠管系膜缘对侧假性憩室,跳跃性病变,瘘管形成。

5.CT 表现

有助于显示瘘管和脓肿,在 CT 引导下脓肿引流。

6.MRI   基本上取代小肠造影。

(1)准备:1 小时内口服 1000ml 2.5%甘露醇,按体重应用丁基东莨菪碱。

(2)检查序列:True FISP(FFE)、TSE-SPIRT$_2$WI、SE 序列脂肪抑制增强 T$_1$WI。

(3)MR 表现:病变肠管相邻肠系膜血管炎性增生呈"梳样征",淋巴结增大,肠系膜脂肪增生(匍匐脂肪)并肠袢分离,瘘管和脓肿形成,肠腔炎性狭窄。必要时 MR 引导下脓肿引流。

【临床方面】

1.典型表现   腹泻,腹部绞痛,体重减轻,血便,贫血,肛周脓肿并瘘管(40%),吸收不良(30%)。

2.治疗选择   保守疗法:饮食疗法,口服铁剂,叶酸,维生素 B$_{12}$替代疗法,5-氨基水杨酸(磺胺吡啶),糖皮质激素,硫唑嘌呤,英夫利昔单抗,抗生素(甲硝唑)。

手术绝对适应证:肠穿孔,腹腔和肛周脓肿,严重肠梗阻反复发作,急性阑尾炎,急性尿潴留,中毒性巨结肠(罕见)。

3.病程与预后   手术切除后复发率高达 40%,通常发生于术后 2 年内,死亡率为 7%,外科手术不能治愈。

4.并发症   下肢和盆腔深静脉血栓,瘘管(占 33%,小肠结肠间、肠管与腹壁间、会阴部),腹膜后和腹腔脓肿,肉眼可见的肠穿孔,中毒性巨结肠,肠梗阻,输尿管受压所致的肾盂积水,发育障碍,青春期延迟。

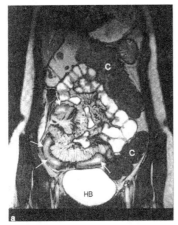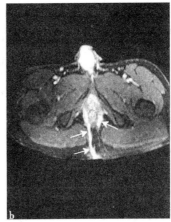

图 5-3-2　克罗恩病

　　MR balanced FFE 序列冠状面(a)能清晰显示小肠而无伪影,见多节段小肠受累(箭头)、肠系膜脂肪增生(F)、肠系膜血管充血明显(梳样征)。SPIR 序列 T_1WI 增强扫描(b)清晰显示两侧肛周瘘管(箭头)。C＝结肠,HB＝膀胱

【鉴别诊断】

1.耶尔森菌病

(1)局限于末段回肠。

(2)肠系膜淋巴结明显肿大。

(3)3～4 个月内消退。

(4)可行粪便检查确诊。

2.沙门菌病

(1)典型者结肠受累。

(2)可行粪便检查确诊。

(3)急性起病、水样泻。

3.肠结核

(1)通常累及盲肠。

(2)有肺部病变。

(3)结核菌素试验阳性。

4.溃疡性结肠炎

(1)肠管连续受累。

(2)结肠受累。

(3)逆行性回肠炎。

5.放射治疗　结合病史。

6.淋巴瘤

(1)肠腔狭窄不典型。

(2)邻近组织无炎性反应。

(3)无脓肿或瘘管。

(4)其他部位淋巴结肿大。

7.假膜性结肠炎　应用抗生素病史。

【要点与盲点】

影像检查正常者不能除外慢性肠道炎性病变。克罗恩病累及阑尾者易误诊为阑尾炎。

四、梅克尔憩室

【定义】

1.流行病学　发病率为2%～3%,男性是女性的3倍。通常在2岁前出现症状,仅25%～50%的病例临床症状明显。

2.病因、病理生理及发病机制　卵黄管近端残留,是最常见的导管残留。60%有症状儿童的憩室壁含有异位的胃肠道黏膜(胃黏膜最常见),其中95%有胃肠道出血。憩室位于末段回肠的系膜缘对侧,距回盲瓣80cm以内。

【影像学征象】

1.超声表现　形态上与阑尾炎不易鉴别,病变易被肠气掩盖。

2.彩色多普勒超声表现　炎症时血管增多。

3.CT表现　用于其他检查表现不典型时。CT增强血管造影可显示出血(在大量出血时十分重要)。口服对比剂有利于定位。表现为末段回肠有盲端的囊袋,囊壁增厚、液体潴留,位于右下腹和中腹部近中线处,邻近肠系膜炎症。

4.核医学成像表现　^{99m}Tc显像可明确诊断,异位的胃黏膜见核素浓聚。无异位胃黏膜或胃黏膜较少以及肠扭转或肠套叠导致肠缺血时可出现假阴性。

【临床方面】

1.典型表现　通常临床表现隐匿。腹部绞痛反复发作,血便,黑便,肠梗阻。

2.治疗选择　手术切除。

3.病程与预后　手术可治愈。

4.并发症　由异位胃黏膜消化性溃疡引起的憩室出血,穿孔,肠套叠,复发性憩室炎,恶变(罕见)。

【鉴别诊断】

1.阑尾炎　临床和形态学表现常难以鉴别。

2.脐尿管囊肿

(1)可与膀胱顶相连。

(2)位于中线,紧邻前腹壁。

(3)排尿困难。

3.肠系膜囊肿

(1)与肠管无直接关系。

(2)通常较憩室大。

(3)邻近组织无炎性反应。

4.有异位胃黏膜的肠重复畸形　核医学成像阳性。

【要点与盲点】

超声的假阴性结果可延误诊断。

(赵玉刚)

第二篇 放射学诊断篇

第六章 呼吸系统放射学诊断

第一节 气管和支气管疾病

一、气管性支气管

正常情况下,气管分为左、右主支气管。如从气管直接分出一个异位的支气管或一个额外的支气管到肺叶或肺段称为气管性支气管。这一畸形很少见,且都发生于右侧。一般气管性支气管开口离气管隆突较近。

临床无任何症状。常规 X 线难以显示,而支气管造影和 CT 可以发现。

二、先天性气管狭窄

【病因病理】

本病是气管先天性发育异常或胚胎期前肠分隔气管与食管时发生障碍引起气管狭窄。根据病变范围及病因可分为两种:①局限性:主要为纤维性狭窄,气管腔内有环形或新月形隔膜。②弥漫性:累及气管全长,主要由气管软骨环发育不全所致。

【临床表现】

多无临床症状,可有喘憋、呼吸困难及上呼吸道反复感染。

【X 线表现】

X 线检查可以确定病变的部位、范围及狭窄的程度。常用侧位摄片,也可用高电压或体层摄影。一般不做造影检查。纤维性狭窄病变范围短,呈漏斗状。气管软骨环发育不全则病变范围长,为普遍性气管狭窄。

CT 可见气管内腔横断面各个径线变小。气管软骨的异常有软骨环缺如。

【鉴别诊断】

1.外伤、手术或导管长期滞留所致的气管狭窄 CT 表现为有肉芽组织和息肉形成的软组织影像,结合病史不难鉴别。

2.应注意与外压性狭窄和气管肿瘤及复发性多软骨炎等鉴别。

三、先天性气管软化症

为气管壁的异常软弱,可累及主支气管,故又称气管、支气管软化症。

【病因病理】

气管软骨环发育不全时,气管壁的支持力不足,造成呼气期气管变形或完全萎缩。呼气时表现为气管冠状径缩小。

【临床表现】

可以是非特异性的喘鸣、喘息和咳嗽。过度的伸颈呼吸和反射性的呼吸暂停常提示本病。气管内分泌物引流不畅可致上呼吸道反复感染。

【X线表现】

气管冠状径狭窄、矢状径正常。一般冠状径小于矢状径的50%即可诊断本病。狭窄的气管内壁光滑,管壁无增厚,也无钙化。深吸气末或尽力呼气后屏气摄片,管腔可有变化。

【鉴别诊断】

1.刀鞘样气管:病因不明,可能为反复咳嗽后造成的气管软骨的退行性变。特征为胸内气管冠状径缩小、矢状径正常,但其管壁可见钙化、不同呼吸时相管腔的形态无改变(结合透视动态观察很有价值)。

2.需注意结合病史与长期插管气管壁损伤所致的局限性软化鉴别。此外,多软骨炎、周围肿块的压迫、邻近血管压迫、食管气管瘘,也可导致气管软化。对于长期应用肾上腺皮质激素所致者,应注意结合病史鉴别。

四、巨气管支气管症

又称为Mounier-Kuhn综合征、气管支气管巨大症。

【病因病理】

是因气管和主支气管平滑肌和弹力纤维发育不良而引起的管腔明显扩张。病理上因气管和支气管壁异常无力,导致尽力呼气和咳嗽障碍,阻碍正常的纤毛运动,且因为反复感染,最终导致支气管扩张。

【临床表现】

多为30～40岁男性。可伴有反复的肺部感染。也有少数无明显症状。

【X线表现】

普通X线检查可见气管主支气管吸气时扩张,而呼气时可有萎缩,与单纯呼气时才有的气管狭窄或萎缩,而无明显扩张的气管软化症不同。而且巨气管支气管行支气管造影显示异常扩张的巨气管、支气管和位于软骨环处的管壁有切凹形成。必须注意的是婴幼儿气管软骨环较软,呼气时气管可有轻度狭窄。

气管和支气管内径增大:可达30～50mm,最宽达50～60mm,主支气管内径可达25～35mm;叶和叶以下支气管多正常,但亦可扩张。气管内壁光滑,在软骨环间向外突出,但X线和CT不易发现。肺内可有斑片状炎症。总之,当气管横径、前后径男性超过25mm、27mm或左、右主支气管径超过18mm、21mm;而女性则分别超过21mm、23mm和17.4mm、19.8mm即可诊断。以CT测量为优。

【鉴别诊断】

应注意与以下疾病相鉴别:①结节病和囊性纤维化等导致的严重肺上叶纤维化可牵拉气管、支气管导致其扩张;②慢性气道感染如吸烟、慢支、肺气肿和囊性肺纤维化可引起气管支气管软化,亦可表现为弥漫性气道扩张和软化;③气道感染性疾病如过敏性支气管肺曲菌病亦可引起中央气道或中央性支气管扩张。

五、气管憩室

气管憩室是先天性气管壁的局部缺陷所致的罕见病。

【病理】

一般见于气管的后壁即气管软骨环的缺口处或气管的膜部。憩室常有较窄的颈部,而有人将基底部较宽者称为囊样膨出。一般多偏于右侧,因气管左壁与食管紧邻,故左侧少见。单个的憩室也可能为原始异位支气管芽的遗留。多发的憩室可伴有巨气管支气管、气管壁内肌肉和弹力纤维发育不全。

【临床表现】

气管憩室本身无症状,而偶然发现。如继发气管支气管炎可出现相应症状。

【X线表现】

可见气管局限性增宽,气管旁(多为右侧)低密度含气腔,边缘光滑,以狭颈或广口与气管相通。其内偶可见液气平面影。以CT检查显示为佳。

【鉴别诊断】

1.支气管含气囊肿继发感染　系支气管囊肿继发感染后与气管支气管发生交通,但常有继发感染的临床及影像学表现,可予区别。

2.颈部气管重复畸形　系喉气管沟先天性发育异常所致,可形成颈部包块。影像学见颈部气管旁-含气囊腔影,无直接交通口。但手术可见含气腔结构与气管壁相连。

六、先天性支气管闭锁

【病因病理】

本病为胚胎发育过程中节段性的支气管从索状演变为管道受障所致。好发于两肺上叶尖后段支气管开口处,尤以左侧多见,也可位于肺叶或肺亚段支气管。闭锁远端的支气管盲端黏液积聚形成黏液栓或圆形黏液囊肿;相应肺组织发育正常,由侧支通气而含气。

【临床表现】

可概括为无症状和反复呼吸道感染两种。继发感染出现相应的临床表现。约1/3患者有气短、咳嗽等症状。局部呼吸音可减低,可有哮鸣音。

【X线表现】

局限性阻塞性肺气肿和支气管黏液栓塞或黏液囊肿为主要征象。

1.局限性阻塞性肺气肿　吸气期气体从病变周围正常的肺泡内经过Lambert管和肺泡孔进入病变肺叶内,而呼气期不能顺利排出,最终导致局限性阻塞性肺气肿。

2.支气管黏液栓塞　平片表现为近肺门区的分支状肿块影像,可伴邻近肺气肿和支气管扩张。黏液栓塞的支气管与CT扫描层面平行时呈"V"形、"Y"形或多个分支条状、手指状影像;支气管与扫描层面垂直时呈结节状影像。其CT值为-5~20Hu,黏液浓缩后为30~50Hu。这时远端肺组织密度可减低。

3.黏液囊肿　近肺门区,呈圆形,边缘光滑,密度同上,亦可伴邻近肺气肿和支气管扩张。

【鉴别诊断】

需注意与气管内肿瘤、过敏性支气管肺曲菌病、肺血管畸形等相鉴别。

七、先天性支气管囊肿

先天性支气管囊肿可发生于肺和纵隔,发生于肺内者称为肺囊肿。

【病因病理】

肺芽从胚胎的原始前肠发生。从胚胎第六周起,两侧肺芽开始分叶,右侧三叶,左侧两叶。支气管发育是从索状组织演变成中空的管状组织。期间如发育停止,不能使索状结构成为贯通的管状结构,远端支气管分泌物不能排出,可积聚膨胀形成囊肿。如仅涉及一个支气管芽则形成孤立性囊肿;如不发育的索状部分已分支,涉及多个支气管芽,则形成多发性囊肿;如有局部小块组织从整个组织上脱落,则形成与支气管毫无联系的囊肿(此种情况多见于纵隔)。

囊肿壁较薄,病理上囊肿壁由支气管组织构成,有呼吸上皮、软骨、平滑肌和黏液腺体等结构,壁内无尘埃附着,易与后天性囊肿区别。先天性肺囊肿可合并先天性或继发性支气管扩张及肺发育不全。尤其多发性支气管囊肿可合并支气管肺发育不良。本病一般下叶比上叶多,左肺多于右肺。

【临床表现】

新生儿期一般无症状,仅有少数有呼吸困难。较大儿童和青年可出现反复感染症状如发热、咳痰、咯血和喘鸣,也可无症状。肺囊肿易反复感染。

【X 线表现】

1.孤立性肺囊肿

(1)含液囊肿:呈圆形或椭圆形高密度灶,密度均匀、边缘光滑锐利。液体一般较稠厚、含有较多胶冻样蛋白质成分,故密度较一般囊肿高,CT 值约 20~30Hu。

(2)含气囊肿:如囊肿与支气管相通,液体排出代之以空气而形成含气囊肿;或因支气管发育畸形而使肺内中、远端支气管形成活瓣性阻塞,气体易进难出而形成单纯含气囊肿。囊壁菲薄,约 1mm 左右,多<2mm。有时有间隔,呈多房性。

(3)液气囊肿:囊肿与支气管相通仍含有部分液体而形成液气囊肿;或因含气囊肿继发感染所致。后者囊肿壁可增厚,周围可有斑片状渗出灶。

2.多发性肺囊肿　多为含气囊肿,可分布于一叶或多叶、一侧或两侧。呈弥漫性多发薄壁环形透亮影,边缘锐利,部分囊肿内可有浅小液平。气囊大小不等,自豌豆至桃子大小,密集者形如蜂窝。有时呈串珠状高密度灶。可合并支气管肺发育不良,表现为肺体积缩小,常伴胸膜增厚。

有人将肺囊肿分为薄壁囊腔型、厚壁囊腔型(壁厚>2mm)和肿块样型。厚壁型与反复感染有关;肿块样型与囊内出血、含高蛋白液体或含钙乳样物质,以及囊壁大量纤维组织增生、肉芽肿形成或合并炎性假瘤形成有关。

3.其他表现

(1)含气囊肿可继发曲菌球,呈囊肿内球环形软组织影。

(2)囊壁可有钙化(软骨钙化及反复感染、出血所致),呈点状或弧形,以弧形最具特征性。

(3)囊肿周围可有局限性肺气肿,在肺内孤立性球形病灶中,其他疾病很少有此表现。

(4)可合并其他先天性疾病如肺隔离症、先天性膈疝等。

(5)肺囊肿偶可破裂形成气胸。

4.肺囊肿并发感染　若肺囊肿继发感染,则在其周围出现浸润性炎症病灶,邻近胸膜可增厚;也可感染时囊肿增大,感染控制后缩小。囊壁增厚多>2mm。囊肿与周围组织粘连使其形态不规则、边缘模糊。有时边缘有分叶征、毛刺征,尤其肿块样型与肺癌可难以鉴别。CT增强扫描可提供一定的鉴别诊断依据。

有时肺囊肿继发感染后,囊内有干酪脓液、肉芽组织及少量气体,而在囊内形成半月形的低密度空气区,称为空气半月征。

5.恶变表现　先天性肺囊肿有少数可发生恶变,显示含气囊肿的囊壁内缘有不规则软组织结节生长,或含液囊肿迅速增大、边缘不规则。

【鉴别诊断】

1.肺脓肿　先天性肺囊肿继发感染后,囊肿周围有炎症浸润、囊肿内可有少量液平,类似肺脓肿。其区别为:①先天性肺囊肿周围的炎性浸润比肺脓肿少;②囊内液体与腔外浸润不成比例;③囊壁相对比脓肿壁薄;④急性肺脓肿治疗后可完全消失;⑤慢性肺脓肿往往有较广泛的纤维化,而囊肿反复感染见纤维化局限于囊壁周围。此外,先天性肺囊肿继发感染后往往能找到一段比较规整且薄的囊壁有鉴别意义。

2.后天性肺气囊肿可不易鉴别

(1)气肿性大疱:伴有周围组织的气肿征象。

(2)感染后肺气囊肿常有肺部化脓感染史,但残留的感染后肺气囊周围肺野可无任何异常改变。

3.肺隔离症　亦可呈囊状表现,但常位于下叶后基底段,以左侧多见。结合其异常的主动脉供血血管影多能鉴别。

4.先天性囊腺瘤样畸形　为细支气管和肺泡的发育畸形所致。呈多发的囊状或囊实性改变,病灶较大且有明显的占位征象,纵隔向健侧移位有助于鉴别。但也可呈单发的薄壁囊肿,且无血供异常,则与肺囊肿难以鉴别。

5.肺包虫囊肿　呈水样密度且边缘光滑的囊性肿块,可与支气管相通而含液气平面。囊壁钙化以及内囊分离为其典型表现。结合疫区居住史和血清试验可资鉴别。

6.肺良性肿瘤　含液囊肿呈圆形,椭圆形,似有水滴感,以侧位明显,沿纹理走行,深呼吸时可见囊肿大小形态改变。良性肿瘤则无上述改变。CT增强扫描囊肿不强化,可资鉴别。

八、气管支气管骨软骨形成症

又称骨化性气管支气管病、骨软骨发育不良性气管病。是指在气管、支气管内有结节性骨、软骨增生。

【病因病理】

本病的发生可能与慢性炎症、退行性变、化学或机械刺激、代谢异常、先天性素质等有关。病理主要表现为小结节内可见软骨灶和骨化灶。

【临床表现】

多见于50岁以上,男性多于女性。通常无症状,可有呼吸困难、干咳、咳痰、咯血等症状。

【影像学表现】

早期可见气管软骨环处(一般不累及气管的后部膜性部分)向管腔内突出的小结节状影像。CT值较高,部分钙化为骨性密度。大小1~7mm不等,多为2~4mm。一般黏膜下高密度钙化影与气管环不连接。可累及叶支气管。病变严重者可有气管支气管壁增厚、气管环钙化、多发性骨化及软骨结节、长段管腔狭窄。

【鉴别诊断】

多发黏膜下高密度钙化小结节并突向管腔内是气管支气管骨软骨形成症的较特征性表现。而且由于多不累及气管的后部膜性部分而与复发性多发性软骨炎、气管淀粉样变(也可有管壁钙化)不同。

九、复发性多发性软骨炎

本病主要累及全身软骨组织和含有多量粘多糖类的组织。

【病因病理】

病因尚不明,可能与黏多糖代谢异常及自身免疫性血管炎(属结缔组织疾病)有关。病理改变为软骨破坏和结缔组织增生。可见嗜碱染色的软骨早期丧失,可发展到软骨结构的溶解和碎裂。病变边缘处有纤维结缔组织向内生长,最后替代损伤的软骨,而过量生长导致气道狭窄,并可有管壁塌陷。可累及喉和气管,甚至累及主支气管等。

【临床表现】

以40岁左右多见,男女发病率相近。临床可见两个或两个以上部位的软骨反复发生炎症。早期表现为声音嘶哑(喉受累),甲状软骨处可有触痛。耳、鼻软骨受累可有相应表现,如耳廓红肿、听力下降。气道受累约占半数,有咳嗽和呼吸困难。总之,其主要特点为多关节炎、动脉炎、葡萄膜炎和复发性软骨炎,反复肺部感染是病人发病和死亡的主要原因。

【影像学表现】

X线一般摄颈部软组织侧位及气管正位体层片,可显示气管软骨环塌陷导致的气管狭窄。喉部狭窄需造影检查;影像学表现为真假声带肿胀、活动受限,声门下及气管管壁增厚、管腔狭窄。骨关节间隙增宽,骨质疏松。

总之,主要表现为:①较广泛的、长段的气管、主支气管狭窄和腔壁增厚、钙化,还可累及中间段和上、下叶支气管。②杓状软骨和环状软骨肿胀、密度增高及钙化。③肺内常合并肺炎和肺气肿改变。

【鉴别诊断】

弥漫性中央气道狭窄除复发性软骨炎外,主要还有溃疡性结肠炎、淀粉样变、结节病、韦格纳肉芽肿、气管支气管骨软骨形成症和各种感染,并均可有气管壁增厚、狭窄和钙化。恶性肿瘤偶可引起弥漫性中央气道狭窄。军刀鞘状气管与弥漫性气管狭窄表现相似,是慢性阻塞性肺疾病的表现,亦可有轻度支气管壁增厚伴气管环的钙化。

十、急性支气管炎、支气管周围炎

【病因病理】

急性支气管炎一般与气管炎并发,常由气管延及支气管。其病因为感染或冷空气与刺激性气雾等,而以感染为常见因素。病原体主要为病毒,亦可为细菌如链球菌或葡萄球菌等。病理上主要涉及气管、主支气管和肺叶支气管。主要侵及黏膜和黏膜下层。有充血、水肿及浆液性或黏液性渗出。细菌感染则呈脓性。

支气管周围炎可以是急性支气管炎向远侧细支气管甚至呼吸性细支气管的继续延续,也可以是支气管肺炎的前驱改变。主要累及叶支气管远端的支气管、细支气管。

【临床表现】

本病可发生于任何年龄,体质虚弱者更易发生。主要表现为喉痒、咳嗽、白色黏痰或少量黄色黏痰,重者可有发热。

【X 线表现】

对急性支气管炎,胸片一般显示正常或仅有肺纹理增粗现象,无诊断意义。有时胸片检查是为了观察肺部有无并发炎症或由黏痰所引起的气道阻塞现象,如局限性肺气肿或肺不张。

支气管周围炎或者说支气管周围炎性浸润,X 线表现"肺纹理增强"伴有多发性、绒毛状或界限不清的小结节影,和腺泡实变相似。这些结节和粟粒性结节不同,主要是界限不清晰或呈绒毛样边缘。对大多数支气管肺炎患者而言,这些小结节表现是一时性的,很快被更具特征的小叶式样的、直径 1～2cm 的阴影代替。

支气管周围炎可以是支气管肺炎的前驱病变,但不一定发展为支气管肺炎,故绝不可把其诊为支气管肺炎。

十一、细支气管炎的分型

1.闭塞性细支气管炎(BO),又称为缩窄性细支气管炎。
2.闭塞性细支气管炎并机化性肺炎(BOOP),又称为增生性细支气管炎、隐源性机化性肺炎。
3.细胞性细支气管炎,又称感染性细支气管炎。
4.全细支气管炎,又称为弥漫性全细支气管炎。
5.呼吸性细支气管炎(RB)及呼吸性细支气管炎-间质性肺病(RB-ILD)。
上述 5 类细支气管炎的影像学改变是非特异性的,应密切结合临床,且多需活检确诊。

十二、闭塞性细支气管炎(BO)

亦称为缩窄性细支气管炎、细支气管炎闭塞综合征。其病理定义是导致气道腔变窄或阻塞的小气道壁的不可塑性纤维化。

【病因病理】

与感染、免疫等因素有关,特发少见。其主要病因有儿童时期的病毒、支原体、麻疹等感染,有毒气体、化学物质、刺激性气体的吸入,结缔组织病,器官或骨髓移植及药物(青霉素、可卡因)反应等。此外,中年妇女可出现原因不明的 BO。其病理特点是细支气管壁瘢痕引起的向心性狭窄、平滑肌细胞增生肥大以及黏液栓塞。

【临床表现】

严重的进行性气道阻塞而致呼吸困难。尽管类固醇治疗可阻止病程发展,但肺功能很少随之改善,因为小气道的瘢痕是不可逆的。继发于小气道感染(主要为腺病毒)的 BO 可导致 Swyer-James 综合征,典型者在 8 岁前即肺泡尚没有完全发育时发病,这个特殊的综合征仅指儿童,其典型影像学表现为:肺野透光度高、肺容量减少,同侧肺门变小,外周血流减少,以及出现空气滞留征。

【影像学表现】

早期由于肺泡的充气程度较轻平片和常规 CT 多无异常,而呼气相 HRCT 可显示不同程度和范围的空气潴留。随病情进展平片和 CT 可见两肺密度弥漫性减低。发病 3-6 个月后可出现弥漫性柱状支扩。

HRCT 主要表现如下。①直接征象:唯一的征象为细支气管壁增厚,呈小叶中心的分支样影和小叶中心结节。②间接征象:常见的有支气管细支气管扩张、肺密度的马赛克表现及呼气性空气滞留。

十三、闭塞性细支气管炎伴机化性肺炎(BOOP)

亦称为增生性细支气管炎、闭塞性细支气管炎伴腔内息肉、隐源性机化性肺炎(COP,属于特发性肺间质性肺炎的范畴)。其病理定义是指小气道被息肉样肉芽组织填塞(闭塞性细支气管炎)以及蔓延到气道远端肺泡的扩散过程(机化性肺炎)。BOOP 曾经与 BO 相混淆,1985 年英国学者将其作为一种临床病理学类型从 BO 中独立出来。

【病因病理】

本病特发多见,亦可与感染有关。一些特发性病例与结缔组织疾病、自身免疫性疾病、药物反应以及骨髓和肺移植等相关。其病理改变为细支气管、肺泡管、肺泡囊内成纤维细胞导致的不完全纤维化或颗粒状息肉形成,在细支气管肺泡周围出现巨噬细胞、单核细胞浸润,其管腔内有局限性纤维化。

【临床表现】

平均发病年龄 55 岁。多呈亚急性,病程短,症状可持续 2～6 个月(平均<3 个月)。表现为咳嗽、咳痰、呼吸困难、发热、不适以及体重下降。与 BO 的区别是:BOOP 为亚急性病,而不像 BO 为慢性病;肺功能试验是限制性的,而不像 BO 以阻塞性改变为主,而且 BOOP 类固醇治疗有效。

【影像学表现】

BOOP 的 X 线和 CT 可见单侧或双侧磨玻璃样变或片状实变,具有胸膜下分布的倾向,也可主要在中央沿支气管血管结构周围蔓延。本病可出现小结节(<1cm)和大结节(>1em),并可见空气支气管征。

典型 HRCT 表现为:①片状实变或磨玻璃影,通常为胸膜下或支气管旁分布;②小叶中心结节;③肺病变区内支气管壁增厚或扩张;④碎路石征(即磨玻璃影伴小叶间隔增厚)亦常见;⑤还可见不规则线状影及胸膜下轻度的蜂窝影、胸膜渗出。以①最常见。

十四、感染性细支气管炎

又称细胞性细支气管炎。本病是指支气管壁和腔内急性、活动性炎症的过程。儿童急性细支气管炎即属此病范畴。

【病因病理】

急性感染性细支气管炎是其原因之一,包括病毒、支原体、流感嗜血杆菌、结核、曲霉菌感染等,以炎性细胞浸润为特征。在婴儿呼吸道合胞病毒感染亦是常见原因。其他与哮喘、吸入性肺炎、慢性细支气管炎和过敏性肺炎有关。病理可见上皮细胞脱落坏死、管腔内充满炎性渗出物及脱落的上皮细胞,使管腔部分或完全阻塞。成年人的感染性细支气管炎是可逆的。

【临床表现】

急性感染性细支气管炎常见于婴幼儿。临床以发热、气短、喘息、过度充气为主。

【影像学表现】

HRCT 表现:①外周小叶中心的线状或结节状阴影即所谓的"树芽征"。②另一表现是小而边界不清晰的小叶中心结节,均匀、弥漫分布,高度提示高敏感性肺炎。③还常见非特异性斑片状、磨玻璃状高密度灶,说明可能伴随感染引起的支气管肺炎。④间接征象有空气潴留、亚段肺不张。

急性细支气管炎 X 线表现主要引起弥漫性空气积聚,肺过度充气,透光度增高,甚至胸廓轻度扩大的阻塞性肺气肿征象。典型者可见肋间膨出征而无肺实质阴影,但有时可见小点状阴影,为支气管周围炎表现。诊断本病时应排除其他呼吸困难的病变。急性细支气管炎可以是支气管肺炎的前驱病变,但不一定发展为支气管肺炎。

十五、全细支气管炎

又称为弥漫性全细支气管炎,是原因不明的慢性炎症。在北美和欧洲少见,是亚洲人种的一种特发感染的肺部疾病,尤其多见于日本男性。

【病理】

为呼吸性细支气管的单核细胞炎症。其特征包括细支气管的淋巴细胞渗出引起管壁增厚,支气管扩张引起的分泌物和泡沫样巨噬细胞填充于有慢性炎症的气道和与之相邻的肺泡。炎症范围从小叶中央的气道到相邻的间质,不累及气腔。后期可出现细支气管腔狭窄,伴有病变部位近端细支气管扩张。

【临床表现】

由于呼吸道的反复感染,多表现为非特异性进行性呼吸困难、咳嗽、咳痰、肺功能损害。大多抗生素(红霉素)治疗有效,但长期预后仍较差。

【HRCT 表现】

结节样表现和小气道分支不透光影主要沿小叶中央分布即树芽征,是小气道嵌塞所致。常伴轻度柱状支气管扩张,少数可见马赛克表现。可发展为闭塞性支气管炎(BO),且可继续进展为 BOOP。

十六、呼吸性细支气管炎及呼吸性细支气管炎-间质性肺病

(一)呼吸性细支气管炎(RB)

又称为"吸烟者"的细支气管炎。是大多数吸烟者肺组织学的表现。

【病理】

其特征为呼吸性细支气管轻度慢性炎症和呼吸性细支气管及相邻肺泡内巨噬细胞及色素聚集,伴有细支气管周围轻度纤维化。

【临床表现】

很少有临床症状和胸片的异常表现,肺功能检测轻度受限、通气量减少。

【HRCT 表现】

X 线平片没有异常。HRCT 仅少数有异常表现,最常见的是散在分布的磨玻璃样及小叶中心的微小结节密度灶。同时上叶区域常见肺气肿。

(二)呼吸性细支气管炎-间质性

肺病(RB-ILD)是指有症状的呼吸性细支气管炎,该类病人有大量吸烟或长期接触烟草史。其病理和影像学类似于间质性肺炎的改变,故称为 RB-ILD

【病理】

其特征为呼吸性细支气管及相邻肺泡内巨噬细胞及色素聚集,同时伴有中度细支气管周围的间质纤维化增厚。尽管组织学与 RB 相似,但 RB-ILD 有大范围的肺实质组织受累。

【临床表现】

常常表现为慢性咳嗽、呼吸困难和限制性肺功能障碍。停止吸烟后症状改善。

【HRCT 表现】

X线平片可显示肺纹理紊乱及肺气肿表现。HRCT 常表现为磨玻璃样密度影或小叶中心结节、支气管壁增厚、线状或网状小叶间隔增厚、肺气肿、肺膨胀不全,亦有学者发现与脱屑性间质性肺炎的病变相似。有的亦可无明显异常。

十七、支气管哮喘

哮喘是非特异性炎症,大小气道均可受累。

【病理】

其病理学改变是多细胞参与的,其炎细胞与炎性介质均处于活动状态而组成复杂的细胞网,可减轻炎症,但同时可导致气道重塑,从而使大小气道内腔发生改变。哮喘病人的炎性反应主要出现在外围的中央气道。有研究发现在大小气道同时出现 T 细胞、嗜伊红细胞的聚集,同时活动性嗜伊红细胞出现在小气道的数量多于大气道。哮喘引起的气体交换异常部分原因在于小气道。其他病理改变包括上皮受损、倒伏、气道壁纤维化、平滑肌细胞肥大及血管扩张等均可导致气道壁增厚。

【临床表现】

1.外源性哮喘　即过敏性哮喘。多有明显季节性,发作前有致敏源接触史。可分为前驱期、发作期和缓解期。发作期以发作性、呼气性呼吸困难为突出症状,两肺满布哮鸣音,以呼气末更明显。

2.内源性哮喘　多指感染性哮喘而言。其发作期较长,当感染控制后哮喘可缓解,但不易彻底。内源性哮喘还包括药源性、职业性、神经精神性、运动性等。

【影像学表现】

本病并无特征性 X 线表现,早期表现正常。肺气肿为哮喘的主要 X 线表现.早期可恢复,晚期可并发肺动脉高压和肺心病。黏液嵌塞可致肺不张,以右中叶多见。本病与一般肺气肿稍有不同之处,即肺纹理直径大都显示正常,无纤维化现象。

HRCT 其表现是多样的。常仅有很轻微的变化,也可有气管壁增厚、支气管扩张、小叶中心结节、气肿、马赛克样灌注和气体潴留。其中特征性表现为细支气管壁的显著增厚。气管壁的增厚与哮喘的严重程度相关。

十八、慢性支气管炎

本病是指气管、支气管黏膜及其周围组织的慢性非特异性炎症。支气管内长期产生多量黏液分泌是其主要症候。

【病因病理】

本病的致病因素有细菌或病毒感染、空气污染、吸烟、气候变化、过敏反应等外界因素和病人机体抗病能力低下、自主神经功能失调及内分泌功能减退等内因。病理可见支气管黏液腺体增生、腺管增宽,支气管内分泌物增多、黏稠,常堵塞小支气管。支气管黏膜充血、水肿、上皮细胞萎缩、鳞状上皮化生。支气管管壁弹性纤维破坏及增生,支气管周围慢性炎症及纤维化。可合并肺内炎症、肺气肿、肺间质纤维化和肺源性心脏病。

【临床表现】

咳嗽、咳痰,严重时有发热、喘憋和呼吸困难。临床诊断标准为慢性和复发性咳嗽、咳痰,每年至少持续发病 3 个月,并连续 2 年或 2 年以上;如每年不足 3 个月以上,而有明显的客观依据(如 X 线表现、肺功能异常等)亦可诊断。但临床诊断必须排除其他肺部疾病。临床分为 2 型:①单纯型,仅有反复咳嗽、咳痰者。②喘息型,除咳嗽、咳痰外尚有喘息,可闻及哮鸣音。

【X 线表现】

慢性支气管炎患者是否出现 X 线表现和特异性表现与病史长短有重要关系。粗略统计 50% 无异常发现,其余 50% 也并一定出现特异性表现,所以放射医师对慢性支气管炎的诊断必须结合病史。许多人将肺纹理显著、肺野过度充气、肺血量减少、管状阴影列为对慢性支气管炎有诊断意义的 X 线征象,这些征象实际已属慢支的后期表现,其中肺野过度充气和肺血量减少是由肺气肿所造成。

其 X 线表现可分为单纯型和喘息型。前者主要为支气管改变,后者则有明显弥漫型肺气肿征象。其基本 X 线征象如下。①肺纹理增浓、增粗、扭曲变形,并伸达肺野外带,主要见于单纯型。②肺纹理纤细:主要见于喘息型。③支气管壁硬化:形成管状阴影或称双轨征,也可见于支气管扩张。④肺纤维化:可呈网格状、小点状甚至呈绳索状(状如麻团)。⑤肺野透光度增强(见于喘息型)或减低(见于单纯型或伴有弥漫性间质性病变者),并可见肺大疱。⑥膈的位置低平及深呼吸肺野透光度差减少。⑦肺动脉高压及肺心病:肺门区肺动脉增粗,右下肺动脉干宽>15mm;肺心病时右心室增大。⑧支气管造影检查最为特征的表现是造影剂通过增生扩张的腺管充盈到增生支气管黏液腺内显示为憩室状突起,常见于 1～2 级大支气管。

总之,上述改变并非慢性支气管炎所特有。CT 检查可提供更多、更可靠的的影像学征象。

【鉴别诊断】

本病所引起的肺间质纤维化与特发性肺间质纤维化等表现相似,但慢支常引起肺气肿改变,且有显著的胸廓增大和膈位置下降。

十九、支气管扩张症

本病是指 1 支或 1 支以上支气管不可逆性增宽的慢性疾病。

【病因】

1.先天性

(1)纤毛无运动综合征:为常染色体遗传性疾病,由于呼吸道纤毛和精子尾部运动障碍,导致支扩和男性不育。

(2)先天性免疫球蛋白缺乏症:即低丙种球蛋白血症。

(3)肺囊性纤维化。此外,先天性支气管扩张、内脏反位和鼻窦炎三联症称为 Karta-gener 综合征。

2.后天性　基本原因是感染、阻塞和牵拉,三者互为因果。见于慢性肺炎、肺结核、肺纤维化晚期等。由化脓菌和病毒感染所致者多位于两下肺;继发于结核或其他肉芽肿病变者多位于上叶和下叶十段;过敏性支气管肺曲菌病可引起肺中央部支扩,而周围无扩张。

【病理】

根据其形态分为 4 型:①柱状;②静脉曲张状;③囊状;④混合型。

【临床表现】

有咳嗽、咳痰、咯血三大症状。往往是多量臭味脓痰,发热、胸痛亦为常见症状。极少数病人无咳嗽、咯痰,只有反复咯血,临床上称为"干性支气管扩张"。

【影像学表现】

支气管扩张平片约有 10% 左右无明显异常。

1.X 线平片　粗乱的肺纹理中见到杵状、管状阴影或囊状、蜂窝状阴影为其较为特征的表现。囊状影直径约 0.5～3cm,其内可见小液平。其他如肺纹理增强、肺实质炎、肺不张等均不是支气管扩张所特有。即使看到上述特征性改变,亦不能从平片上确定受累范围,需支气管造影以明确诊断和确定范围。

先天性支气管扩张,常在肺发育不全的基础上发生。其典型表现是在实变肺(不发育肺)内有多个圆形透光影,可为一侧或两侧。

2.支气管造影

(1)柱状扩张:呈柱状或杵状。

(2)囊状扩张:病变多侵犯 5～6 级以下的细小支气管。

(3)混合型:柱状和囊状混合存在。

(4)局限梭形扩张:少见,多在肺亚段或其分支,但其上下支气管腔均正常。

(5)曲张型:支气管扩张重、外形不规则,结核性扩张可状如鸡爪。

3.CT 表现　高分辨率 CT 对支扩的诊断很有价值。其诊断标准为:①某一支气管的远端大于或等于近端,②胸壁下 1.0cm 范围内见到支气管;③支气管内径与伴随的肺动脉横径之比≥1.5(呈椭圆形时,以短轴为准)。其 CT 表现主要如下。

(1)柱状扩张根据支气管与扫描层面的关系(平行、垂直或斜交)而形成双轨状、圆形或椭圆形透亮影。圆形扩张的支气管与伴行的肺动脉断面构成图章戒指(印戒)样称为"印戒征",有助于支扩的诊断。如扩张的支气管内被黏液所充填,则表现为与血管伴行且粗于血管的柱状或结节状高密度灶。

(2)静脉曲张型扩张:呈不规则串珠状。当与扫描层面垂直或倾斜时呈囊状或柱状扩张的表现。

(3)囊张扩张表现为多数散在或簇状分布的囊腔,直径约 0.5～3cm,其内可见液平面,一般位于肺野内中带。如果这种囊腔从肺门到肺周排成一行或多个囊腔集成一簇时,强烈提示为支扩。如囊内充满液体则呈一串葡萄状。

【鉴别诊断】

1.弥漫性肺纤维化　因肺弹性阻力及胸腔内负压的增加,支气管可呈特征性的"塞钻状"扩张表现,但这种牵引性支扩与常见的支扩病因不同,也无相似症状。

2.组织细胞增生症　有时可见似支气管扩张的囊状改变,多代表空洞性肉芽肿。病变多位于上、中叶,并伴有结节。

3.巨气管支气管症　位于中央部,无支气管壁增厚有助于鉴别。

4.卡氏肺囊虫肺炎,多发性空洞性肺肿瘤　尤其是来自肺泡癌者,也可误为支扩。但这些病变无连续性。

二十、支气管黏液栓塞

黏液栓塞是橡皮样黏稠的痰栓塞于支气管内,一般见于肺段或亚段支气管。

【病因病理】

主要见于哮喘病,有时见于过敏性曲菌病、黏稠物阻塞症或慢性支气管炎患者。黏液栓子呈灰绿色,可长达 1～3cm,宽 1～2.5cm。其所在支气管管腔因栓子的不断扩大而扩张,管壁可有感染、重者软骨破坏等。

【临床表现】

可无症状,而偶然发现。有的可表现为发热、咳嗽,干咳或有黏痰,胸痛或咯血。有的可咳出橡皮样质地的痰栓。

【影像学表现】

X线平片呈圆形、椭圆形密度增深阴影,边缘清晰、光滑。病灶有时多发,呈"V"形或"Y"形,甚至手套状或一串葡萄状,尖端指向肺门。多见于肺段或亚段支气管,以上叶多见。因有侧支通气,往往无不张征象。如有不张,黏液栓不易辨认。黏液栓塞亦可引起阻塞性炎症、脓肿或支气管扩张。

CT检查对黏液栓塞的诊断优于平片,当支气管与CT扫描层面平行时呈"V"形、"Y"形或多个分支条状、手指状、一串葡萄状稍高密度灶,尖端指向肺门;支气管与扫描层面垂直时呈结节状影像。其CT值约为—5～20Hu,黏液浓缩后CT值约30～50Hu。如有不张,在不张的肺内黏液栓可呈上述条状、分枝状等低密度灶。

二十一、支气管结石

支气管腔内有钙化物质存在称为支气管结石。本病为少见病。

【病因病理】

多与感染有关。在欧美以组织胞浆菌引起者多见。我国则以结核病引起者常结见,其次为肺炎、支扩、肺脓肿等,极少数为真菌病、寄生虫感染所致。结石成分85%～90%为磷酸钙,10%～15%为碳酸钙。

来源:①最多见的是钙化的淋巴结向支气管穿破;②支气管软骨坏死钙化,而后与支气管分离脱落入管腔内;③吸入的支气管异物形成结石核心而继发钙化;④支气管扩张时富于钙盐的分泌物滞留与凝结;⑤肺内钙化灶向支气管腔内穿破。

【临床表现】

可有咳嗽、咳痰等呼吸道感染症状,或咳血丝痰。有的病人诉有小结石咳出。

【X线表现】

支气管结石的X线表现为钙化阴影,密度甚高,边缘不规则,2～8mm大小,位于肺门及其附近。连续复查胸片见单个钙化消失或多个钙化灶数目减少,与结石咳出有关。形态和位置的改变可作为该病的诊断依据之一。此外,结石阻塞支气管可产生肺不张、阻塞性肺炎或黏液潴留。体层摄影和CT有助于确诊。

二十二、气管、支气管异物

气管、支气管异物多发生在幼儿,临床多依靠病史、症状和体征及普通X线检查进行诊断。

【临床表现】

1.异物进入期　因异物突然刺激,当即出现剧烈咳嗽和气梗。

2.安静期　异物停留后,症状可暂时减轻或不明显。

3.阻塞期　由于异物存留和黏膜肿胀,出现喘鸣、气短、阵咳和呼吸困难。

4.并发症期　并发支气管或肺部感染,有发热、咯脓或血痰等。

【X线分期】

1.双向通气期　异物进入24小时内,无阳性X线表现。

2.活瓣期 异物吸入气管内 12～48 小时,X 线示患侧肺气肿,纵隔向健侧移位。

3.活瓣关闭期 超过 48 小时,X 线示患侧肺不张,纵隔向患侧移位。但影响 X 线表现的因素还有异物的大小、形态和性质。

【X 线表现】

1.气管异物 较小的气管异物 X 线检查可无明显异常。其 X 线表现如下。

(1)直接征象:金属异物可由 X 线直接显示。气管内扁平状异物的最大径面呈矢状位,即在正位上异物呈条状影,侧位上才显示出最大径面的片状影。非金属异物可借助腔内气体的对比显示其轮廓。

(2)间接征象:在透视或呼吸两像摄片对比下,较常见为两肺透光度高,横膈运动幅度减弱。明显者还可见呼吸两像心影大小反常变化,即吸气像时心影反常增大,呼气像时心影反常变小。这种奇特现象的形成机理是:吸气时声门及气管扩张,气体尚可进入两肺,而呼气时气管收缩,加重异物阻塞,排气受阻,致两肺充气扩张,故呼气时心脏纵隔被肺气肿挤压以致变窄。这种心影大小反常变化还可见于双侧支气管或气管加支气管异物,以及喉异物。

气管异物如移动或位于气管下端偏于隆突一侧,可类似支气管异物表现,颇难由 X 线征象鉴别。

2.支气管异物 支气管异物下叶支气管远较上叶支气管为多,且右侧较左侧多 1 倍以上。右下支气管为异物最常见的部位。其原因为右主支气管行径较直向下,气管隆突位置偏左,以及右主支气管管腔较大和气流较大,故异物较易吸入右下支气管内。也有统计笔帽易进入左支气管内,可能为左支气管较细长,笔帽易嵌留之故。

(1)直接和间接征象不透光异物可直接显示,透光支气管异物常见的 X 线表现如下:①肺气肿;②肺不张;③纵隔摆动;④横膈运动或位置异常;⑤肺部炎症性改变,除一般肺炎外,有的可形成肺脓肿、支气管扩张、胸膜炎,甚至脓胸;⑥支气管腔形状改变,异物在管腔的阴影所致。

(2)支气管异物的位置判断如果患侧出现局限性肺气肿或一侧肺气肿、肺不张、肺部炎症不难诊断,但在早期多依据纵隔摆动而定位。①如果吸气时纵隔居中,呼气时移向一侧,则为呼气性活瓣阻塞,且异物位于呼气时所移侧的对侧。②如果吸气时纵隔偏向一侧,呼气时纵隔居中,则为吸气性活瓣阻塞,且异物位于吸气时所移向的一侧。

有时气管、支气管异物可出现多发性肺部改变,破裂的异物也可同时存在于不同支气管内,产生多部位改变,定位诊断较为复杂困难。CT 可有利于异物的显示和定位。

二十三、气管、支气管损伤

【病因病理】

本病可因挫裂或穿通伤引起,造成大气管的完全断裂或不完全断裂。挫裂伤造成的断裂好发于气管隆嵴下 2cm 左右处。

【临床表现】

患者咳嗽、咯血及呼吸困难。因有张力性气胸存在产生广泛纵隔、皮下气肿,尤以颈部的气肿为著。

【X 线表现】

1.气胸和纵隔气肿:外伤病人如有张力性气胸和纵隔气肿而无胸腔积液,应首先想到气管、支气管裂伤。

2.环绕气管、支气管的透亮气带影。

3.主支气管柱突然中断或成角变形。

4.严重的支气管完全断裂可使一侧不张的肺完全脱离肺门坠入胸腔的最低部,称为肺坠落征。卧位投照萎陷肺可向外上移位,称为肺浮动征。肺坠落征和肺浮动征是一侧主支气管断裂的特征性间接征象。

5.急性期和慢性期均可发生肺不张。

6.可合并胸骨和第1～3肋骨骨折。

7.可有气管狭窄、气管食管瘘、纵隔炎或支扩等并发症。

CT检查可弥补X线平片的不足,可以更直接的显示气管、主支气管柱的中断、闭塞、移位和成角畸形;对纵隔及皮下气肿的检出率高于X线平片。

二十四、气管、主支气管肿瘤

本病是引起气道慢性梗阻的重要原因之一,极易漏诊和误诊。

【病理】

1.良性肿瘤 占成人原发性支气管肿瘤的不到10％。主要有乳头状瘤、纤维瘤、平滑肌瘤、错构瘤、软骨瘤、神经纤维瘤、脂肪瘤等。

2.恶性肿瘤

(1)成人原发性气管肿瘤中90％为恶性肿瘤。最常见的为鳞状细胞癌和腺样囊性癌(分别占55％和18％～40％),少见的有腺癌、类癌、黏液表皮样癌、软骨肉瘤、平滑肌肉瘤及恶性淋巴瘤等。

(2)主支气管最常见的是非小细胞肺癌,所谓"腺瘤"通常主要指类癌。

(3)气管转移瘤可继发于食管、甲状腺、纵隔和肺等恶性肿瘤的血行转移或直接侵犯。此外,还可继发于肾癌、黑色素瘤、其他腺癌和肉瘤等。

【临床表现】

早期为间断性咯血,但常无任何症状。肿瘤增大后因气管阻塞而表现憋气、气喘、呼吸困难和肺内感染。恶性者转移至邻近脏器可出现相应症状。

【影像学表现】

1.良性肿瘤 向腔内突出的孤立的、直径<2cm、边缘光滑的圆形结节。气管壁一般无增厚、受侵。肿瘤位于远端时可阻塞主支气管引起肺不张及炎症。软骨瘤密度较高;错构瘤具有骨、软骨及脂肪的CT值;脂肪瘤呈脂肪密度。

2.恶性肿瘤 多位于气管中下部,近半数位于气管中下1/3处。肿瘤早期阶段呈向腔内突出的息肉状或结节状软组织影,结节基底较宽、无蒂,可见气管壁轻度增厚。病变进展形成气管内较大的肿块,管壁明显增厚,可累及管壁一部分或呈环状生长。病变后期向气管周围浸润、软骨破坏,并形成气管外肿块。发生于主支气管者主要表现为肺门肿块和阻塞性改变。约30％～40％直接侵犯纵隔引起纵隔及肺门的淋巴结增大;颈部气管肿瘤可直接侵犯喉部;胸膜转移可引起胸水及胸膜结节。

【鉴别诊断】

1.恶性肿瘤与良性肿瘤的主要区别为管壁增厚,无管壁增厚时与良性肿瘤不易鉴别。

2.气管结核的狭窄范围长,可累及主支气管及叶、段支气管,肺内有结核灶。

3.气管恶性肿瘤向内外生长,管壁增厚,肿块跨越管壁,可与纵隔肿瘤鉴别。但纵隔恶性肿瘤侵及气管壁有时鉴别困难。一般说纵隔肿瘤多使气管移位,而气管肿瘤多无气管移位。如肿瘤位于气管后壁可向后压迫食管出现吞咽困难,但食管黏膜正常,呈受压表现。

(刘吉刚)

第二节 肺先天性疾病

一、肺不发育和肺发育不良

【病理】

胚胎在3～24周的时期发育异常可引起肺发育畸形,可合并半椎体、心血管、肾不发育等其他肺外畸形。

1.肺不发育 如一侧肺完全缺如,称为一侧肺不发育。

2.肺发育不良 是指肺组织形态类似胚胎早期阶段,未发育为成熟的结构。可局限于一个肺叶、肺段或一侧肺脏。常合并先天性支气管扩张或闭锁。

3.发育不良综合征 一侧肺发育不良合并同侧血管畸形称为肺发育不良综合征。

【临床表现】

可无症状而偶然发现,患侧胸廓变小或正常。一侧肺不发育呼吸音消失,肺发育不良合并感染可有发热、咳嗽、咳痰等症状。

【影像学表现】

1.一侧肺不发育 患侧胸腔密度增高,是移位纵隔、心脏大血管等形成的影像。上胸腔可见健侧疝入之肺组织形成的含气低密度区。患侧主支气管缺如,或可见部分残存。患侧胸廓小、肋间隙变窄、膈肌升高。较小患儿患侧胸廓缩小可不著。对侧肺脏血管增粗、分布稀疏。增强扫描可见患侧肺动脉缺如。

2.肺发育不良 一侧、一叶肺密度增高,体积缩小。一侧支气管变细、分支少;CT增强扫描可见肺动脉缺如或细小。密实肺组织内可见含气支气管影像及薄壁空腔,有的可见支气管狭窄及远端的支气管扩张。合并支气管闭锁(好发于上叶)时,其远端可有黏液栓形成。

【鉴别诊断】

一侧肺不发育诊断不难,但肺发育不良有时不易与肺不张及肺炎区别。肺不张除显示胸腔密度均匀增高及纵隔、心影移位外,病变尚具有体积缩小的叶、段解剖形态,有胸廓塌陷变形及肋间隙变窄,体层摄影或CT检查病变区内有充气聚拢的支气管。肺发育不良由于病侧胸腔早期即被移位的纵隔和心脏所充填,故胸廓形态早期可正常。

二、肺发育不良综合征

本病是一种少见的先天性发育畸形,几乎都发生于右侧。

【病理】

其特征性改变是异常增粗的下肺静脉呈弧状沿右心缘引流到下腔静脉或毗邻的右心房,形成所谓的"弯刀征"或"镰刀征"。若合并右肺发育不良,右肺动脉发育不良,异常气管支气管树,肺部分或全部体动脉供血,心脏异常(如房间隔缺损、动脉导管未闭、法洛四联症、室间隔缺损)和心脏右移(旋),称为"弯刀"综合征、"镰刀"综合征或肺发育不良综合征。因病灶由体循环动脉供血,故有学者把它作为肺隔离症的变异之一。其上述特征在同一病例并非都能出现。

【临床表现】

一半以上病人无症状,但肺发育不良较严重或伴先心病的病例在婴儿期即可有明显的呼吸困难和反复的感染。

【影像学表现】

除可见右心缘旁异常增粗引流的下肺静脉外,右肺变小且通常有气管支气管、肺叶、叶间裂畸形。如上叶或中叶及横裂可缺失,右主支气管可抬高,使右肺类似于左肺。局部肺组织可密度增高。25%伴先心病,而有相应 X 线表现。

CT 检查的价值:①明确增粗弯曲的肺静脉引流途径;②证实异常的体循环血供;③显示畸形萎陷的肺叶内稀疏变细的肺血管,发现肺和肺动脉的发育不良。

三、新生儿肺透明膜病

又称为新生儿特发性呼吸窘迫综合征。它是新生儿早期呼吸困难最常见的病因之一。

【病因病理】

本病多见于早产儿,胎龄越小,发病率越高。此外,糖尿病孕妇、剖宫产、围产期缺氧窒息宫内窘迫新生儿容易患此病。本病系Ⅱ型肺泡细胞发育不成熟,使肺泡表面活性物质合成不足而造成的肺泡萎陷。由于缺氧、肺泡壁毛细血管通透性增加,血浆渗入肺泡内产生纤维蛋白沉积。随着呼吸活动,纤维蛋白被推向肺泡壁及肺泡管壁等而形成透明膜。

【临床表现】

一般于出生后 2~6 小时或 12 小时内出现。患儿出现呼吸急促,呼气性呻吟,吸气时出现"三凹征",病情进行性加重,继而出现呼吸不规则、发绀、昏迷、呼吸衰竭。体检呼吸音减弱。无发热和白细胞计数升高。患儿于 24~48 小时病情最重,病死率高。如能度过危险期,则随肺成熟度增加而自愈,其病程约为 3 天。肺感染为常见并发症。

【X 线表现】

肺透明膜病主要表现为:①两肺颗粒状影;②两肺透亮度低;③支气管充气征;④胸廓扩张良好。过度充气扩张的肺泡管和终末细支气管等足以代偿萎缩肺泡的容量,构成了广泛的肺泡萎陷而胸腔容量无改变即胸廓形态和横膈位置均正常的特征性表现。

1.X 线分期　分为期。Ⅰ期:即初期,肺散在颗粒状影或细小结节影,肺泡弥漫萎缩,肺纹理增多呈网状,即肺泡弥散萎缩致毛细呼吸性支气管扩张所致。肺的发育由上到下发育,故下部成熟晚,因而病变以肺下部表现显著。Ⅱ期:颗粒影进一步融合,使颗粒增粗、呈片状,肺野透光度减低,可见线状透明影,即支气管扩张充气所致,心膈面清晰(图 6-2-1)。Ⅲ期:萎缩肺泡多于充气肺泡,融合进一步加重,肺透光度进一步降低,充气的气管支气管树明显,心膈面模糊。Ⅳ期:肺泡几乎全部萎陷实变,肺呈磨玻璃样,气管支气管充气征更加明显,心膈面难以辨认。

2.并发症　间质性肺气肿是其常见的并发症,并进而导致气胸、纵隔积气、心包积气等。气胸的出现往往提示病情严重。亦可并发肺炎和肺出血,X 线不易识别。

3.肺透明膜病的 X 线演变　肺透明膜病的演变取决于萎陷和充气肺泡的比例,其 X 线表现为肺野透光度的改变。①病变的吸收:吸收期 X 线表现肺透亮度进行性增高,网粒影减少,支气管充气征模糊,以至完全充气透亮。病变的吸收通常需 1 周左右,其中上叶较下叶吸收为早。②病变的恶化:肺野透光度进行性减低,小颗粒影增多、融合,心影、纵隔及横膈轮廓模糊不清,支气管充气征更为显著。病变的恶化通常发生于患儿出生后 2～3 天之内。

在这类病婴摄片时,必须在吸气期摄片。因正常新生儿在呼气期摄片亦可呈类似的 X 线表现,但是无支气管充气征存在,以此可与晚期恶化的肺透明膜病相鉴别。

【鉴别诊断】

1.未成熟肺　未成熟肺 X 线虽可呈普遍性小颗粒状阴影,与肺透明膜病相似,但无支气管充气征。临床上均见于体重极低的新生儿(1.5kg 以下),无呼吸困难症状可资鉴别。

2.新生儿原发性肺膨胀不全　常为肺内残存羊水阻塞支气管所致。与肺透明膜病相似,但无支气管充气征,常于 48 小时内逐渐膨胀完全。亦无气急和发绀等症状。

3.新生儿湿肺　是由于充满肺泡液的肺泡通过产道时或剖宫产未经产道时,婴儿肺泡液未能全部排出体外所致。早期肺泡积液表现为局限性和广泛分布的斑片状、颗粒状或小结节状。晚期肺血管充血表现为两侧对称、增深的纹理由肺门向外围呈放射状分布。亦无支气管充气征。

4.羊水吸入综合征　肺内可见颗粒状和片状阴影,亦无支气管充气征。本病 X 线表现无特征性,但结合临床鼻咽部有泡沫样黏液诊断不难。

四、新生儿肺发育不成熟

亦称为未成熟肺、早产儿肺。

【病理机制】

国外有学者描述一组体重≤1.5kg、胎龄≤32 周出生的极低体重儿,其生化指标表现肺泡表面活性物质功能成熟。认为是宫内应激,孕妇激素分泌增加促使了肺泡表面活性物质的形成,以致极少发生肺透明膜病。而胸部 X 线表现肺野内广泛颗粒影,命名为"未成熟肺"。早产儿肺泡无论在数量上还是质量上均处于不断的发育中,且肺泡壁以立方上皮细胞为主,间隔较厚。这些解剖结构方面的不成熟是导致出生后早期异常 X 线表现的解剖生理基础。

【临床表现】

临床上均见于体重极低的新生儿(1.5kg 以下),但无呼吸困难等症状。

【X 线表现】

出生后 24 小时内表现为弥漫性或局限性小颗粒状阴影,与肺透明膜病相似,但无支气管充气征。还可见肺纹理增粗,肺野透亮度减低、叶间积液等表现。随着时龄增长,肺泡壁上皮细胞演变为扁平上皮细胞,多于 24～48 小时内复查小颗粒状阴影消失。

五、新生儿肺成熟不全

又称为 Wilson-Mikity 综合征。

【病因病理】

早期为肺泡细胞发育不成熟,以致部分肺泡萎陷,部分肺泡过度代偿扩张;后期肺泡细胞发育渐趋成熟,肺泡呈过度囊状扩张。

【临床表现】

临床见于早产儿,患儿体重低于 1.5kg,呼吸困难大多数始于生后 1～4 周,病情逐渐加重,病程迁延达数月至数年。死亡率为 30%～50%。

【X线表现】

X线早期显示为两肺分布广泛均匀、大小不一的粗结节影,伴小囊状透亮影;后期表现为两肺广泛分布、大小不一的气肿泡,泡壁清晰、菲薄,以两下肺为显著。

【鉴别诊断】

应注意与呼吸器肺(又称支气管肺发育不良、肺纤维形成)相鉴别,为长期使用80%～100%纯氧和呼吸器(即呼吸机)治疗新生儿呼吸窘迫综合征而发生的慢性肺部疾病。它与Wilson-Mikity综合征的X线表现相似,但以肺纤维化为特点,易并发肺动脉高压和右心室肥厚。其X线表现为网格状不规则囊状病灶,索条状阴影,胸腔容量明显增大。结合治疗史不难诊断。

六、新生儿湿肺病

又称为新生儿暂时呼吸困难或新生儿气急。

【病理机制】

正常肺内含有80～110ml液体。在分娩过程中,胎儿胸廓受产道挤压部分液体被挤出。大部分肺液则在出生后经肺泡壁毛细血管吸收至间质组织,然后经淋巴和静脉迅速转运清除,通常仅需数小时至24小时即可顺利完成。如肺液过多(异常的分娩、产程过长、胎儿窘迫、窒息或低蛋白血症等因素)和(或)淋巴转运功能不全则造成肺泡和间质内液体的积聚。

【临床表现】

多见于异常产。主要症状为气急、青紫和呻吟等。生后24～36小时内逐渐加重,2～4天内症状迅即消失。

【X线表现】

1.肺泡积液　见于病程早期(生后24小时内),分为局限型和广泛型,呈斑片状、颗粒状或小结节状,边缘较模糊。一般右肺较左肺显著,下肺野较上肺野密集。

2.间质积液　表现为粗短的条状密度增深影,边缘略模糊,交织成网状,广泛分布,或呈叶间和(或)胸腔积液。

3.肺血管充血　见于病程后期(最迟不超过生后72小时),为肺液清除好转的标志。表现为两侧对称性肺纹理增粗,由肺门向外围呈放射状分布。总之,上述征象是一个连续的过程,但可混合出现,即肺泡积液为早期征象,肺血管充血是后期表现。间质积液被认为是淋巴运转的主要环节,但网状间质改变征象不易显示,因此将叶间积液和胸腔积液作为间质积液的重要征象。病灶一般于2～4天内吸收消失。

【鉴别诊断】

吸入性肺炎以斑片状影伴急性阻塞性肺气肿为特征,吸收亦较湿肺病为迟,约需1周左右。

七、先天性大叶性肺气肿

【病因病理】

本病为肺叶支气管不完全阻塞所致。为先天性支气管发育异常如软骨发育不良、腔内黏膜增生、狭窄等,也可为未闭的动脉导管或腔外迷走血管压迫等。以单叶肺气肿最常见,约占95%以上,其中左上叶约占45%,右中叶约占30%,右上叶约占20%,两叶及以上的肺气肿约占5%。病理特征为受累肺叶过度充气扩张而不伴有肺泡间隔的破坏。

【临床表现】

多发生于生后 6 个月内,呼吸困难为常见症状,表现为生后气急、喘鸣、发绀。

【X 线表现】

病变肺叶过度充气膨大而密度减低,病变区肺纹理稀疏。邻近肺叶常因受压而膨胀不全,纹理聚拢。患侧胸腔增大,纵隔向健侧移位(图 6-2-2)。

【鉴别诊断】

1.肺发育不良　勿将压迫不张的肺看作发育不良,把肺气肿的病叶看作代偿性气肿。肺发育不良纵隔向患侧移位,无压迫性征象。

2.特发性单侧透明肺　与肺气肿相似,密度低,但患侧肺容积正常或缩小,肺纹理细小或普遍稀疏。肺门血管亦示细小,纵隔及邻近病变的肺叶移向患处而与肺气肿不同。

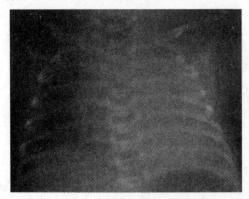

图 6-2-1　新生儿肺透明膜病

肺野透光度减低,可见线状透明影,即支气管扩张充气所致

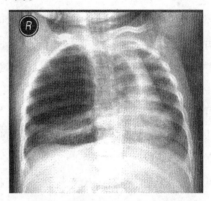

图 6-2-2　先天性大叶性肺气肿

右上叶充气膨大、密度减低,右中下叶受压;并可见纵隔疝形成

八、特发性单侧透明肺

又称为单侧肺过度透明症、Swyer-James 综合征。

【病因病理】

可为先天性一侧肺动脉发育不全所致,也可以是病毒、细菌、支原体等感染所致,可影响一叶或一侧肺,左肺多于右肺。国外文献认为与病毒、细菌、支原体等所致的感染后闭塞性细支气管炎密切相关,婴儿期和儿童早期患急性细支气管炎可导致终末细支气管和呼吸性细支气管的破坏并影响肺泡芽的正常发育(因为肺泡的发育一直持续到 8 岁)。肺泡芽的破坏使病变区肺循环减少,为维持正常肺容积,段支气管和近端细支气管过度充气扩张,出现肺气肿。肺动脉发育不全可能为继发,也有学者认为可能为原发。病理学主要呈闭塞性细支气管炎的慢性炎性改变,阻塞支气管的远端气道和气腔扩张。

【临床表现】

好发于儿童,亦可见于青少年和成年人,以女性多见。表现为反复咳嗽、咳痰、喘息和咯血,少数无明显症状。主要与有无支扩和扩张的类型有关。

【X 线表现】

1.可为一二侧肺或仅累及一叶或一个肺段。表现为密度减低,其内血管纹理细小、稀疏,同侧肺门缩小,但与肺气肿不同的是肺容积缩小或正常。CT 增强扫描对细小肺血管的显示更优,尤其易于显示肺门缩小、中央肺动脉变细。

2.吸气时纵隔向患侧移位,呼气时向健侧移位。

3.肺动脉造影患侧肺动脉显著缩小,对侧代偿增粗。

4.同位素扫描通气及灌注均下降。

【鉴别诊断】

注意除外支气管内病变引起的不完全阻塞、一侧肺大疱或气胸、单纯肺动脉发育不全、肺动脉栓塞等。

九、先天性肺囊性腺瘤样畸形

本病是一种肺的发育异常性疾病,有文献认为是肺错构瘤样囊性发育畸形。病变最早发生在胚胎第 5～10 周。

【病理】

由不同大小和分布的、异常增生的毛细支气管及肺泡样结构组成,部分增生呈乳头状隆起。通常与正常支气管无交通而大多经侧支通气,大部分由肺循环供血。可分为 3 型。

Ⅰ型:占 65%,由大小不等的囊构成,但其中含有单个或数个厚壁大囊(囊径 3～10cm)。

Ⅱ型:约占 25%,由为数众多的均匀分布的小囊组成(囊径 0.5～3.0cm)。

Ⅲ型:约占 10%,由大块实性成分组成,其内有肉眼难辨的毛细支气管样小囊(囊径＜0.5cm)和不规则的细支气管样结构。Ⅱ型和Ⅲ型可合并先天性心血管、肾、小肠和骨骼系统畸形。

【临床表现】

可发生于任何年龄,1 岁以下儿童多见。大多于生后 6 个月内出现症状,常见为呼吸窘迫,以后可出现咳嗽、发热和反复肺部感染。Ⅰ型预后好;Ⅱ型预后取决于并发畸形的多少及严重程度;Ⅲ型并发畸形多,往往死于宫内,预后差。本病常有恶变的报道。

【X 线表现】

本病局限于单一肺叶者占 95%,累及双肺者不超过 2%。下叶发病率最高,中叶最低。病灶可累及一叶或两叶。典型表现为一团多发薄壁含气的囊状结构,囊通常大小不等;部分呈囊实性表现。部分病灶内可见液气平面影,但并不代表感染;继发感染时液气面更为常见,且可见渗出灶。必须重视的是病灶均有占位效应,致纵隔向对侧移位甚有意义。少数可恶变成间充质肉瘤使病灶呈软组织密度块。

【鉴别诊断】

1.肺囊肿　常为单个或多个囊腔聚集,一般壁较光滑,继发感染的概率高,因此多含气液面。肺囊肿常与肺囊性腺瘤样畸形鉴别困难,但多无纵隔移位或因伴肺发育不良而使纵隔向患侧移位;而囊性腺瘤样畸形多使纵隔向健侧移位。此外,对囊腔不规则、壁厚薄不均、壁内有息肉样突起或大囊周围伴有较多小囊样结构者,应考虑到囊性腺瘤样畸形可能。

2.肺隔离症　有较特异性的发病部位,即多见于下叶尤其左下叶后底段,CT 增强扫描发现来自体循环的异常供血可确诊。但肺隔离症可伴发先天性肺囊性腺瘤样畸形,且以Ⅱ型多见。

3.囊状支气管扩张　小儿较少见,可为先天性,易继发感染。可表现为成簇的含气及气液面的囊腔,囊腔大小较一致,按肺段分布。支气管造影及 HRCT 可见囊腔与支气管相通,患肺体积可缩小。

4.膈疝　与疝入胸腔的肠腔常易混淆,但肠腔疝入胸腔后,腹腔内无充气肠袢可资鉴别。

5.葡萄球菌肺炎　其并发的多发囊性腔隙可类似先天性囊性腺瘤样畸形,但葡萄球菌肺炎伴有胸腔积液等并发症,结合临床高热病史和脓毒血症不难鉴别。

十、肺隔离症

又称支气管肺隔离症。合并与支气管或食管异常交通者,称为先天性支气管肺前肠发育畸形。支气管肺隔离症是指一部分肺发育不全,无呼吸功能,与相邻肺叶的正常部分相隔离。

【病因病理】

其病因不明,有人认为可能是胚胎发育时连接肺芽和原始主动脉的吻合支血管未按时退化萎缩,便会产生一支或多支异常的动脉供应肺段组织。还有人认为胚胎期肺动脉发育不全而使一部分肺组织血供受障,并由主动脉分支代替肺动脉供应该区肺组织。由于来自主动脉的血含氧量与来自肺动脉者完全不同,使该段肺组织的呼吸功能无法进行,因而发育不全,形成肺隔离症。

病变的肺组织不能由正常肺动脉供血而来自主动脉分支,病变部失去正常肺组织的形态结构而呈囊状、囊实性或实性的肿块。

可分为 3 型。

1.肺叶内型   占75%。多位于下叶后基底段,尤以左侧多见(60%～90%)。肺叶内型病变区与同叶正常的肺组织被同一层胸膜所包裹。

2.肺叶外型   为副叶或副肺段,有独自的脏层胸膜,90%位于左侧。与膈关系密切,可位于膈上、膈下甚至包围在膈肌中。还有位于左上纵隔旁的报道。肺叶外型可伴有膈肌发育异常(如膈疝、膈膨升)、隔离肺与胃肠道瘘,以及骨骼系统和心脏发育异常。

3.混合型   罕见。

肺隔离症的供血来自胸、腹主动脉及其分支。部分性肺静脉异位引流所继发的肺发育异常,亦由异常主动脉分支供血,所以弯刀综合征实属肺隔离症的一种。

【临床表现】

20 岁左右的青年人多见。主要表现为反复发生的肺部感染症状,如咳嗽、咳痰、咯血、胸痛等。肺叶外型可无肺部症状,而因其他合并畸形就诊。

【X 线表现】

1.肺叶内型   分为两型。

(1)实质型:见于隔离肺组织与支气管不相通时,表现为团块状或分叶状、边缘清楚、密度均匀的致密影。此阴影常位于下叶后基底段。其长轴指向内后方,提示与胸或腹主动脉有联系。合并周围感染则边缘模糊。此型偶有恶变。

(2)囊肿型:见于合并感染与邻近支气管相通者,显示为含气的囊肿样阴影,边缘清楚,壁薄呈单囊或多囊阴影,内有液平面。

肺叶内型肺隔离症体层或 CT 检查常可见到粗大血管阴影或条索状物,由肿块或囊肿延向内后方。支气管造影于病变区无造影剂充盈,必要时须主动脉造影确诊。

2.肺叶外型   位于膈上或膈下的胸部或腹部块影,常需主动脉造影最后确诊。

综上所述,肺隔离症 X 线平片上没有特异性表现。但如果在有多次肺炎发作或没有症状的青年患者中,见到肺下叶后基底段囊性病变或块状阴影,则在鉴别诊断中应考虑到本病的可能,需作进一步检查。与肺脓肿、肺囊肿等病难以鉴别,需进行 CT 检查甚至主动脉造影鉴别(图 6-2-3)。

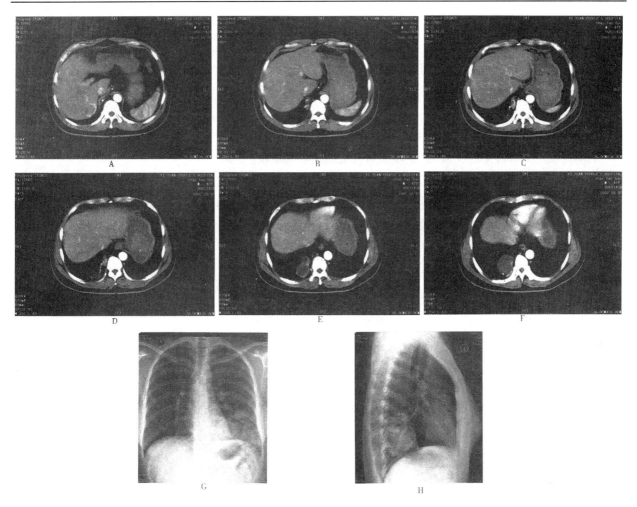

图 6-2-3　肺隔离症

　　A～F 为同一患者由下向上的连续层面。A～D 可见由膈下向上伸延的异常供血动脉(箭);E、F 可见右侧下叶后底段边缘强化的囊状水样密度灶(囊肿型隔离肺);G、H 为同一患者,可见左下叶后底段近囊状密度增高影

【鉴别诊断】

　　1.肺囊肿　多呈单囊性,而肺隔离症呈单囊者相对少见。与异常的血管相连是肺隔离症的典型特征。

　　2.肺脓肿　肺隔离症合并感染时,其表现与肺脓肿相似。一般急性肺脓肿周围有较重的炎性改变,而且经抗感染治疗吸收可资鉴别。

　　3.膈疝　疝入胸部的胃肠道可与肺隔离症表现相似,但气体衬出的胃肠道黏膜、服泛影葡胺后 CT 扫描及钡餐检查可确诊。

　　4.囊状支气管扩张　多呈大小不等的多发囊状,可合并肺不张,咯血症状明显。支气管造影或 HRCT 可见囊腔与支气管相通,患肺体积可缩小。

十一、肺动静脉畸形

　　本病命名繁杂,又称为肺动脉瘘、肺动静脉瘤、肺血管瘤等。是一种较少见的先天性血管畸形,由胎儿期毛细血管吻合支持续存在所致。

【病因病理】

本病除先天性外,肝硬化、血吸虫病、甲状腺癌肺转移及外伤亦可继发肺动静脉畸形。大约 60%～70% 的病人同时伴有皮肤、黏膜或其他内脏的遗传性出血性毛细血管扩张症;而患遗传性出血性毛细血管扩张症的病人,约 15%～50% 伴有肺动静脉畸形。

本病常见于两下肺,以单发多见,两肺同时发生者约占 10%～20%。其特征为肺动脉与肺静脉直接相连,其间无毛细血管床。可分为 3 型。

1.单纯型　为最常见的类型,供血动脉和引流静脉均为单根。

2.复杂型　为多支供血动脉和引流静脉。

3.弥漫型　亦称为毛细血管扩张型,以两肺散在多发的微小动静脉瘤为特征。亦有人将其分为囊状和弥漫型两型,前者又分为单纯型和复杂型。

【临床表现】

本病以中青年多见。运动性呼吸困难、发绀和杵状指为其最常见的症状。部分病人可表现为咯血、血胸等。有些患者可无症状,偶然透视发现。若病灶贴近胸膜面可听到心外杂音。实验室检查红细胞可增多,并可有脑血栓形成。

【X 线表现】

本病分为 4 个类型:①孤立性病变;②多发的和分散的、伴一个或几个明显的病灶;③多发而分散的大小一致的病灶;④弥漫型(毛细血管扩张)。

其病灶表现为圆形或椭圆形致密阴影,可略有分叶,密度均匀,边缘清晰,直径可在 1～10cm。多发病灶分布于两侧肺野或一侧肺野的两叶以上。病灶和肺门之间有粗大的血管影相连。大多数透视下行 Valsalva 或 Muller 试验,病灶有搏动征象。若为肋间动脉与肺静脉交通则可见肋骨下缘切迹(严格说该类型不应属于肺动静脉瘘的范畴)。复杂型亦可呈大片状致密影,类似肺炎。弥漫型表现为两肺纹理明显增多、扭曲或粗网状改变,弥漫串珠状伴小结节影、多发细小的结节状影,少数可表现正常。必要时需行体层、CT 血管成像或血管造影确诊(图 6-2-4)。

十二、肺动脉瘤

肺动脉瘤为肺动脉及其主要分支,甚至周围肺野小分支的管腔局部膨胀。本病极少见。

【病因】

先天性者见于特发性肺动脉扩张或马方综合征;获得性者有感染(血管内感染)和外伤两个原因,任何细菌感染引起者称为细菌性肺动脉瘤。此外,还有肺动脉夹层的报道。

【临床表现】

与主动脉瘤相比,其发病年龄要小的多。先天性特发性肺动脉扩张者往往无临床症状。有些病人有先心病病史并发细菌性心内膜炎或先有肺部感染史,以后出现呼吸困难、气短等症状,也可有咳血,甚至大咯血而死亡。

【X 线表现】

可发生于主肺动脉或左右分支,表现为局限性增粗;在周围肺野则呈单个或多个高密度结节。细菌性动脉瘤大小、边缘变化快。血管造影可明确动脉瘤的诊断。CT 增强扫描病灶均与肺动脉强化曲线一致。

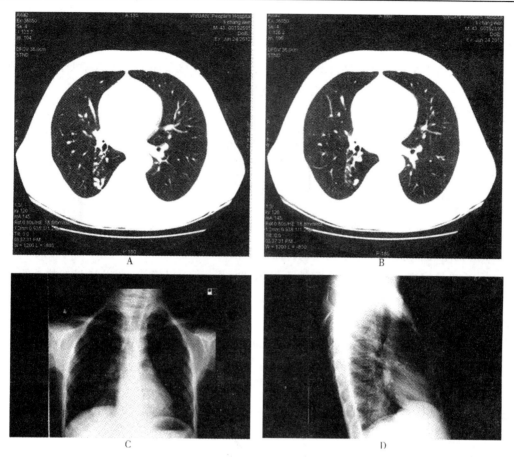

图 6-2-4　肺动静脉畸形

A、B 为同一患者。右肺下叶背段可见纹理明显增多,多发细小的结节状影;并可见纡曲的静脉(B 图所示)向肺门方向引流 C、D 为同一患者。右肺下叶后底段有不规则密度增高影,与右肺门有异常血管相连

十三、迷走左肺动脉

本病是一种罕见的先天性畸形,可引起上呼吸道阻塞症状。

【病理】

左肺动脉从主肺动脉发出后向右走行,在气管下端及右主支气管的前上方通过,然后向后、向左在气管和食管之间向左行,到达左肺门。

【临床表现】

多见于婴幼儿。患儿多在出生后不久即出现喘鸣,喂乳时易哭闹及青紫,易患呼吸道感染。

【X 线表现】

气管下端的空气柱影稍狭窄,并稍偏左。出现右肺或两肺气肿征象,有时可见肺部炎症。吞钡片见在气管下端水平,食管向左移,食管右侧壁及前壁有压迹。侧位胸片可见气管下端后壁略前凸。休层摄影有助于诊断。CT、肺动脉造影可显示其走行关系并确诊。

十四、肺静脉曲张

本病是指肺静脉进入左房开口部位的瘤样扩张和局限性扩大。

【病因病理】

其病因肖无定论,半数伴二尖瓣病变。大多认为可能系肺静脉的发育异常,可伴肺内或心脏大血管异常,特别是二尖瓣关闭不全。病理示肺静脉进入左房前的一段扩张及扭曲。血管壁变薄,平滑肌萎缩由纤维组织代替,或局部血管壁因有多量纤维组织增生而增厚。

【临床表现】

可发病于任何年龄,多在 30～45 岁,性别无差异。多无症状而偶然发现。少数有咯血甚至大咯血。若曲张静脉内的血栓脱落,可引起其他器官的栓塞症状。后天性二尖瓣病变继发者可有相应的症状和体征。

【X 线表现】

平片表现为肺野内带的结节状阴影,呈圆形或椭圆形,边缘清晰,略分叶。病变右肺多于左肺。在右肺常发生于下叶的基底静脉的近端,左侧则较多见于舌段静脉。透视下作 Valsalva 试验或 Muller 试验大小有改变,提示血管性病变。肺血管造影病灶于静脉期显影,可予以确诊。CT 增强扫描或平扫可见肿块与左房相连,并且 CT 值一致,可予以诊断并和其他占位(尤其心包囊肿)相鉴别。

【鉴别诊断】

主要应与肺动静脉畸形相鉴别。肺动静脉畸形平片可见粗大的血管与肺门相连;血管造影或 CT 增强扫描于肺动脉期显影,并同时显示扩大的肺动脉和肺静脉。与肺静脉曲张不难鉴别。

十五、肺部淋巴管扩张症

又称为弥漫性淋巴管瘤病。是较少见的先天性发育异常,可全身淋巴系统广泛受累,或只侵及肺部淋巴系统。它与肺部淋巴管平滑肌增生症(淋巴管肌瘤病)非同一疾病。

【病因病理】

胚胎第 12～16 周时,肺部各处淋巴组织已发育成熟,且与肺部其他成分比较相对较多。至 18～20 周时,肺部结缔组织减少,淋巴管亦相应变窄。若此时淋巴管不相应减退,则成为淋巴管扩张症。有时可伴有先天性心脏病及静脉回流受阻,血流动力学的因素促使淋巴管保持扩张,所以有人认为此病也有继发性的。淋巴管极度扩张可呈囊状,囊肿周围的肺可因受压而过度充气、不张或感染。淋巴管扩张可引起瓣膜功能不全,致淋巴液倒流产生乳糜胸。

【临床表现】

本病多见于婴幼儿。可分为早发型和晚发型。前者于出生后几分钟即发生呼吸困难、青紫,多在 1～2 天或数天夭折。后者多发病于儿童或成年,可表现呼吸困难或因胸水、胸部囊性病变而进一步检查。

【X 线表现】

1.弥漫性间质改变,呈网状、细小结节改变,伴有间隔线。

2.肺内有高密度的囊肿样病变,代表囊肿样扩张的淋巴管,大小 1cm 至数厘米不等,病灶附近可有肺气肿的透亮区或局限性肺不张。

3.单侧或双侧胸腔积液。

4.有些只表现一般肺部炎性病变或局限性肺气肿。

5.合并有先心病者可有相应表现。

6.淋巴管造影示淋巴管广泛扩张呈网状。

十六、新生儿呼吸困难的胸片分析

引起新生儿呼吸困难最常见的疾病是肺炎,其次是先天性心脏病、肺透明膜病等。呼吸困难的新生儿在胸片可能有的 X 线表现及疾病如下:

1.无异常发现　可见于:①Wilson-Mikity 综合征;②支气管肺发育不全。

2.肺纹理增强　可见于:①误咽综合征,在宫内误咽羊水中胎粪所致,多见于过熟儿;②新生儿一过性多呼吸症,出生后呼吸频率逐渐增加;③肺炎。

3.肺内弥漫性阴影　可见于:①肺透明膜病;②Wilson-Mikity 综合征;③肺淋巴管扩张症;④先天性囊性腺瘤样畸形;⑤支气管肺发育不全。

4.肺内粗大条索阴影及斑片影　见于肺炎。

5.肺内局限阴影　可见于肺出血等。

6.局限性透光度增高　可见于大叶性肺气肿。

7.横膈升高　可见于由于难产损伤膈神经引起的膈麻痹;膈膨升以及膈疝。

8.气胸　新生儿气胸可能是先天性脏壁两层胸膜缺损或薄弱。

9.心脏影像异常　主要见于先天性心脏病。

（刘吉刚）

第七章　循环系统放射学诊断

第一节　主动脉病变

一、先天性主动脉缩窄

本病是一种常见的主动脉局限性狭窄、闭塞畸形。

【病因病理】

本病病因不明,可能为婴儿期动脉导管的闭塞延伸及邻近的主动脉,或者胎儿期主动脉的原始分支的交接或退化异常所引起。约90%以上缩窄发生在左锁骨下动脉开口远端的动脉导管或韧带所在区域(即峡部)。多为局限性狭窄,少数病例狭窄较长,在左锁骨下动脉近端,或累及其开口部。主要改变为中膜变形及内膜增厚,呈膜状或嵴状向腔内突出。严重者可仅有一数毫米的小孔,甚至完全闭锁。本病的分类尚未统一,多主张分为下列两型。

1.单纯型　约占70%。缩窄在左锁骨下动脉开口远端的主动脉峡部,病变局限,动脉导管已闭合,无其他重要的心血管畸形。

2.复杂型　约占30%。又分为两个亚型:①甲型缩窄在左锁骨下动脉开口近端主动脉弓部,或缩窄同时累及左锁骨下动脉开口部或其远端的主动脉,病变较长,可合并迷走右锁骨下动脉。②乙型合并动脉导管未闭、室缺等。乙型约占4/5。故甲型可有两上肢血压不等,只有单侧肋骨切迹。乙型则常有左向右分流征象。

主动脉缩窄的病理生理变化主要表现为血流动力学的失常。具体包括:

(1)缩窄近心端高血压的形成,继发左心室肥厚、劳损,甚至出现左心衰竭。脑部血管长期承受高血压可出现动脉硬化改变,乃至发生脑血管意外。

(2)缩窄远端血流减少,血压降低,甚至测不到。

(3)侧枝循环的形成。即缩窄部近心端的血流主要通过锁骨下动脉的分支与胸部和下半身的动脉相沟通,对缩窄远端的血液供应起着重要作用。

【临床表现】

单纯型缩窄,尤其轻症者,儿童期可无症状,至青少年甚至成年时始出现高血压及心脏症状。病人诉头痛、头晕、画部潮红、鼻出血、心悸及下肢无力、冷及麻木感等。上肢高血压和下肢低血压或无血压、下肢动脉搏动减弱或扪不清为其典型体征。如两上肢血压不等,则应想到为复杂型缩窄。心前区、背部肩胛区常可听到收缩期杂音或血管杂音。心电图多见左室肥厚。重度缩窄或(和)合并粗大动脉导管未闭、室缺者常于婴幼儿期发生心力衰竭。

　　婴幼儿生后数周即出现症状,下肢血流依赖于动脉导管,如果动脉导管生后逐渐闭合,由于婴儿侧枝循环不足,缩窄远端器官缺血导致肾衰和酸中毒,同时左心负荷加重引起急性充血性心力衰竭。

【X线表现】

1.主动脉弓及上纵隔阴影的改变

　　(1)主动脉左缘可见"3"字征,即主动脉左缘呈双弧样。上方之弧系主动脉结,下方之弧系缩窄后扩张之降主动脉。此外,扩张之左锁骨下动脉与主动脉结亦可共同形成双弧样之"3"字征,但位置较高。

　　(2)主动脉弓上左上纵隔阴影增宽或(和)搏动增强,为扩张的左锁骨下动脉所致,是重要而常见的征象。

　　(3)升主动脉扩张或(和)主动脉结缩小,后者系缩窄部向前内方牵拉主动脉弓,或缩窄波及主动脉弓本身所致,并非常见的征象。

2.降主动脉上段的狭窄后扩张　钡餐检查于主动脉弓下方,食管中上段左前缘或右前方有局限性压迹或移位,为常见的重要征象。

3.肋骨切迹　肋骨切迹为纡曲扩张肋间动脉对肋骨下缘的压迫侵蚀所致。好发于第4～8后肋下缘,一般为双侧对称性。只见于右侧的肋骨切迹,提示缩窄位于左锁骨下动脉开口的近端或缩窄同时累及左锁骨下动脉。只见于左侧者,提示合并异位右锁骨下动脉。

　　应该注意:主动脉缩窄侧支循环的形成,大致与缩窄程度成正比,和缩窄部位也有密切关系。锁骨下动脉、内乳动脉、肋间动脉、椎动脉、颈动脉、肩胛动脉系统为重要的侧支循环通路。先天性主动脉缩窄于肋骨下缘产生的肋骨切迹为反映侧支循环的重要X线征象。法洛四联症、上腔静脉长期阻塞、肺动脉闭锁等和神经纤维瘤病亦可产生肋骨下缘切迹,但相对少见。此外,类风湿关节炎及麻痹性脊髓灰质炎可产生肋骨上缘切迹,与侧支循环的肋骨切迹不同。

4.心脏改变　心影不大或轻至中度增大,以左心室为主,肺血正常。合并动脉导管未闭或室缺时,有左向右分流征象,易延误主动脉缩窄的诊断。

5.造影检查　可显示缩窄段及缩窄近、远端和侧支循环的情况。

三、主动脉弓离断和闭锁

　　主动脉弓与降主动脉间的离断为少见的先天性畸形。它可分为两类:主动脉弓完全离断;或弓部与降部之间仍有残余的纤维索带相连,称为主动脉弓闭锁。两者从血液动力学、临床和X线表现上难以区分,属于同一类畸形。

【病理】

　　主动脉弓离断或主动脉弓闭锁多位于左锁骨下动脉开口的下端,少数位于左颈总动脉甚或右头臂动脉的远端。作为降主动脉的血液通路,常通过动脉导管由肺动脉供应。室缺也是常见的畸形。尚可合并其他畸形。或与主动脉闭锁、二尖瓣闭锁等共同构成"左心发育不全综合征"。

【临床表现】

　　患婴约75%在1个月内死亡。由于主动脉远端动静脉混合供血,可出现下半身发绀。

【X线表现】

　　平片一般表现为伴有肺动脉高压的大量左向右分流征象。升主动脉阴影显示不清或细小,无主动脉结或相应的食管压迹。左心缘上段被高度膨隆的肺动脉代替。左前斜位或左侧位显示降主动脉与扩张的主肺动脉相连续的低位"主动脉弓"征象,提示有主动脉弓离断。因降主动脉由肺动脉供血,肋骨切迹少见。如有明显肋骨切迹,则反映导管未闭细小或已闭锁。

三、右位主动脉弓

本病为最常见的主动脉弓畸形,可单独存在或合并于其他先天性心血管异常。

胚胎早期与正常相反,第4对弓动脉的左侧者缩小或消失,右侧者继续发育。升主动脉自左室发出,位置正常,弓部则位于气管或食管的右侧,并跨越右主支气管下行,与降主动脉相连。降主动脉位于脊柱右侧者构成右位降主动脉,至膈上再转向左侧形成所谓低位交叉。主动脉弓跨过右主支气管在气管和食管的后方绕至左侧,与位于脊柱左侧的降主动脉相连,则为左位降主动脉。主动脉由弓后段立即左转和下行,又称为高位交叉。

右位主动脉可分为3个主要类型:①镜像右位主动脉弓;②右位主动脉弓伴迷走左锁骨下动脉;③右位主动脉弓伴左锁骨下动脉分离。

(一)镜像右位主动脉弓

镜像右位主动脉弓是正常左位主动脉弓的镜面像。头臂动脉按下列先后顺序自主动脉升部及升弓部发出:第1支为左无名动脉,第2支为右颈总动脉,第3支为右锁骨下动脉。本型可与镜像右位心存在,亦可见于法洛四联症等。

【X线表现】

主动脉弓位于右上纵隔,位置升高。服钡剂后主动脉食管压迹位于右侧。

(二)右位主动脉弓伴迷走左锁骨下动脉

本型头臂血管的分支顺序为:左颈总动脉、右颈总动脉、右锁骨下动脉、左锁骨下动脉。迷走左锁骨下动脉作为第4支于食管左后方单独自降主动脉起始部发出。该部位因左第4弓退化不全常残留憩室样突出,称为主动脉憩室。

【X线表现】

1.右上纵隔可见主动脉结影,左上纵隔同一水平或略低亦可见轻度突起,为憩室样扩张所引起。

2.服钡剂后于食管的右缘和左缘分别见较大而浅、小而浅的切迹。右前斜位或侧位可见食管后壁的反向压迹。如压迹小于后前位所见的右弓阴影,且降主动脉位于脊柱右侧,则为右弓右降及主动脉憩室的指征。如反向压迹与右弓的大小相等,且降主动脉位于脊柱左侧,则提示为右弓左降,而主动脉憩室不易分辨。

(三)右位主动脉弓伴左锁骨下动脉分离

锁骨下动脉窃血综合征包括右位主动脉弓伴左锁骨下动脉分离,以及大动脉炎时,某一侧锁骨下动脉闭塞,靠同侧椎动脉逆行供血。临床上患者有颅脑缺血症状或(和)两侧上肢血压不对称,为本病特点。

右位主动脉弓伴左锁骨下动脉分离时,左锁骨下动脉不与主动脉及任何头臂动脉相连,而单独分离,借左侧闭锁的动脉导管与左肺动脉相连。

【X线表现】

与镜像右位主动脉弓无异,确诊需经心血管造影检查。

四、双主动脉弓

【病因病理】

本病是由于胚胎早期第 4 对弓动脉退化障碍,左、右主动脉弓持续存在所致。升主动脉一支在气管和食管的右后方,称右弓或后弓;另一支经气管的前方向左,称左弓或前弓。两者在气管和食管的后方汇合成降主动脉,通常在左侧下降。

【临床表现】

多数病例在出生后 1 个月内即出现气管、食管压迫症状,即出现吞咽障碍、呕吐、呼吸困难等症状。

【X 线表现】

两上纵隔旁见凸出的主动脉及阴影。气管向左向前偏移。服钡剂检查食管的两侧均见压迹,其中右侧较深而大,左侧较浅,斜位或侧位见后壁亦有压迫。

X 线表现与右位主动脉弓伴左锁骨下动脉相似,但后者成年后随左锁骨下动脉硬化而产生气管、食管症状,而且无气管左前移位。必要时造影可鉴别。

五、迷走右锁骨下动脉

本病系右锁骨下动脉不自左位主动脉弓的右无名动脉发出,而作为第 4 支直接开口于左锁骨下动脉远端的左位降主动脉上部。异位的右锁骨下动脉于食管后方自左下向右上斜行至右上臂者,约占这类畸形的 80%。少数病例穿行于气管和食管之间的约占 15%,或走行于气管前方约占 5%。

本病一般无症状,有时偶感吞咽不适。

【X 线表现】

胸部平片一般无异常发现。部分病例主动脉弓顶部可能见到一向右上斜行的带状致密影。X 线诊断本病主要依靠钡剂食管造影。后前位或斜位见食管于主动脉弓上缘～左下向右上斜行的螺旋形压迹。侧位多位于食管后壁。如穿行于食管和气管间,则压迹位于前壁。有时可见搏动。该处食管黏膜皱襞仍然规则完整,动脉压迹以上的食管无扩张。CT 检查可清楚显示异常走行的同花顺位右锁骨下动脉。

六、先天性主动脉褶曲畸形

这是以峡部即动脉韧带附着处为中心,主动脉弓和降部上段形成略呈"S"形的弯曲变形。与主动脉缩窄不同,褶曲部无明显管腔狭窄,血流易通过,但其形态有相似之处,因此又称为假性主动脉缩窄。

【X 线表现】

1.后前位　左上纵隔呈双弓阴影或"3"字征。

2.右前斜位　由于褶曲的主动脉弓重叠,于弓部后下方可形成致密的圆形阴影。

3.左前斜位或侧位　主动脉弓于峡部呈锐角阿前下褶曲,而其远端则向后方并略向上弯凸,后者常有轻度扩张。此种弓部的急剧褶曲具有重要诊断价值。

4.服钡剂后　于食管左缘常可看到褶曲远端扩张所致的压迹。

七、马方综合征

马方综合征是一种少见的常染色体显性遗传性疾病。1896 年由 Marfan 首先报道。常有家族史。

【病因病理】

其病因可能与结缔组织代谢缺损有关。其病理表现为：①30％～60％累及心血管系统，常为致死的原因。最常累及升主动脉。基本病变为动脉中层囊性坏死，主动脉窦和升主动脉呈瘤样扩张，引起主动脉瓣环扩张及主动脉瓣关闭不全，可发生主动脉夹层动脉瘤。②管状骨明显伸长，肌肉发育不全，肌张力低，韧带松弛，皮下脂肪少。③眼晶状体脱位或半脱位。

【临床表现】

典型病例具有骨骼肌肉系统、眼和心血管系统 3 方面的改变。可有四肢细长，蜘蛛指、趾；高弓腭，胸部及脊柱畸形，关节过度伸展，高度近视眼；还可有心绞痛、胸闷、心悸、气促、乏力等。心脏增大，严重者发生心力衰竭。

【X 线表现】

1.典型病例可示升主动脉梭形瘤样扩张、左室增大及主动脉关闭不全的征象。当有二尖瓣关闭不全时，可有左室、左房增大，后期有淤血。偶见有气胸。

2.可见蜘蛛指、趾。胸廓畸形，腰椎椎体高度增大，椎体后缘凹陷，椎弓根延长，椎间孔扩大及椎管增宽等表现。

心血管造影检查：逆行主动脉造影示主动脉窦明显扩张，3 个窦均呈瘤样扩张。

【鉴别诊断】

本病应注意与高胱氨酸尿症相鉴别。后者为常染色体隐性遗传，骨骼虽然细长，但有骨质疏松和椎体扁平。晶状体脱位都偏于内下方。常有精神迟钝。心血管的病变发生在大型和中型动脉和静脉的内膜，常有局部血栓形成。而胸主动脉很少受累，不出现主动脉夹层。尿液氰化物硝普盐试验阳性。

八、主动脉粥样硬化

动脉粥样硬化为常见的一种动脉硬化类型。

【病理】

其特点为受累动脉的内膜有脂质的沉着，引起内膜增生，其后内膜与中膜均逐渐退化与钙化。动脉粥样硬化主要累及大、中型肌弹力型动脉。以主动脉、冠状动脉、脑动脉及肾动脉等为常见。

【临床表现】

一般无自觉症状。听诊可发现主动脉瓣区第二心音亢进，并可听到收缩期杂音。

【X 线表现】

1.主动脉纡曲、延伸及扩张。

2.主动脉壁钙化，是本病诊断的重要依据，多见于主动脉结、胸主动脉、腹主动脉。升主动脉极少钙化，如有钙化，主要围绕冠状动脉及大血管开口处。

3.主动脉密度增加。

4.心脏大小一般正常，如动脉硬化延及主动脉瓣或合并高血压时，左心室可增大。合并冠状动脉硬化可有冠心病表现。

九、胸主动脉瘤

主动脉某部的病理性扩张称为主动脉瘤。

【病因病理】

按病因分为梅毒性、动脉粥样硬化性、感染性、创伤性、先天性和特发性等。解放前后以梅毒性最常见,现以动脉粥样硬化性者最为常见,感染性和创伤性动脉瘤的发病率也有所升高。

由于动脉中层弹力纤维破坏,为纤维组织所代替,使管壁变薄而失去弹性,在血流冲击下,向外膨出形成动脉瘤。按病理解剖及形态变化,分为真性、假性及夹层动脉瘤3种。前者瘤壁由内、中、外膜构成,形态可分为囊状、梭状和混合型等。一般为单发,可多发。瘤内可有附壁血栓,并可有钙质沉着。

【临床表现】

本病一般发病缓慢。瘤体较小者可无自觉症状。瘤体长大或至后期,症状主要来自瘤体对周围组织器官的压迫和侵蚀。常见的症状和体征有:

1.疼痛　常为胸背痛。多隐痛、胀闷痛、酸痛等,可持续存在或为阵发性突然胸痛,撕裂样或刺割样,并可向一定部位放射,为夹层动脉瘤及动脉瘤穿破的重要指征。

2.呼吸道症状　以气短、咳嗽为常见。

3.压迫症状　声音嘶哑、吞咽困难、咯血或呕血和静脉怒张等。这些症状虽不常见,但为反映瘤体较大或穿破的重要指征。

4.体表的异常搏动　为晚期主动脉瘤外穿的表现。局部有收缩期震颤及血管杂音,对诊断有较大帮助。

【X线表现】

1.纵隔影增宽或形成局限性肿块影　某一位置上,与胸主动脉某部不能分开。根据胸主动脉各部的解剖位置,除少数特殊情况,升部的瘤体位于纵隔的右前方,弓降部及降部者位于左后方。梭形扩张易辨认其为胸主动脉的一部分。囊状动脉瘤,尤其蒂较细小的诊断更为困难。

2.搏动　肿块或纵隔增宽阴影可见扩张性搏动。

3.瘤壁钙化　特别是升主动脉壁的钙化,对梅毒的定性诊断有较大帮助。

4.间接征象　瘤体可压迫和(或)侵蚀周围器官,例如胸骨或脊椎的压迫侵蚀,气管、支气管、食管的移位及管腔狭窄。

5.心脏改变　多正常,如升主动脉瘤并发主动脉瓣关闭不全,则出现相应改变。

6.当主动脉瘤的扩张性搏动进行性增强时,特别是当瘤体明显增大时,应考虑动脉瘤壁逐渐变薄,有破裂的危险。

【鉴别诊断】

动脉血管壁因某种原因破裂后形成局部血肿,当血肿表层的机化形成纤维组织囊壁,并且囊腔与管腔相通时,称为假性动脉瘤。常见的原因有外伤和血管重建术后。此外,胰腺炎、白塞综合征、动脉硬化等也可引起假性动脉瘤。应注意与上述的真性动脉瘤相鉴别。

十、主动脉夹层

本病过去曾称为夹层动脉瘤。本病是主动脉最常见的危重性疾病,发病后 48 小时病死率达 36%～71%,合并器官缺血者的病死率达 60%。

【病因病理】

90%病例伴高血压和动脉粥样硬化。40 岁以下年轻患者多见于主动脉囊性中层坏死(伴或不伴 Mufan 综合征)。本病亦可见于主动脉瓣二叶式或单瓣畸形、主动脉狭窄和妊娠等。此外,外伤和医源性损伤也是原因之一。病理特点是主动脉内膜撕裂后,血液进入主动脉中层形成血肿或假性通道,所以它不是真正的主动脉瘤。常见的撕裂部位即入口点在主动脉瓣上方的近端主动脉(4cm 以内)或主动脉峡部。在远端可有一个继发撕裂,即再入口点,形成真假两腔。夹层管道趋向螺旋形。夹层可累及分支如主动脉弓分支、肾动脉和髂动脉。De Bakey 等于 1965 年将其分为 3 型:Ⅰ 型,夹层起源于主动脉近端,累及主动脉弓及降主动脉;Ⅱ 型,夹层起源于升主动脉,终止于无名动脉,即仅累及升主动脉;Ⅲ 型,夹层起自主动脉峡部.仅累及降主动脉,可伸展到腹主动脉。

【临床表现】

多见于 40 岁以上男性.40 岁以下多见于囊性中层坏死者。按发病情况有急性和慢性(以起病两周为界)之分。多起病急,最常见的症状是胸背部撕裂痛,疼痛可向下延及腹部。部分病人可无症状和症状模糊,其他主要是压迫上腔静脉、喉返神经、食管而出现相应症状。

对突发的非心性和非胸膜性胸痛一般多首先考虑主动脉夹层,其次为急性主动脉壁间血肿(非典型主动脉夹层)、漏血的主动脉瘤、主动脉硬化性溃疡(穿通性)、心包炎、肺动脉栓塞、纵隔血肿等。

【X 线表现】

1.平片表现　急性和亚急性主动脉夹层动脉瘤主要征象为:①两上纵隔或主动脉弓阴影急速增宽,边缘可较模糊,或主动脉壁的钙化较过去明显内移;②心影可因心包积血或急性主动脉瓣关闭不全而增大。如破入胸腔内可见胸腔积液。慢性期可显示边界清楚的主动脉弓以至降主动脉的增宽、扩张,有时可见弓部囊状膨凸(图 7-1-1)。

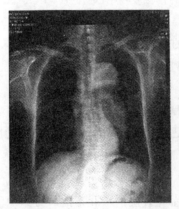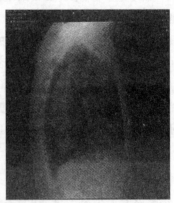

图 7-1-1　主动脉夹层

主动脉弓及降主动脉显著增宽、扩张,可见弓部囊状膨凸

2.造影表现　本病确诊需主动脉造影。主要征象为:①双腔主动脉;②假腔进药迟、排空迟,亦可不显影;③双腔之间有一透亮带。CT 增强扫描对本病有特异性诊断价值。

十一、无名动脉瘤样纤曲

无名动脉从主动脉弓发出向右上斜行,经右头臂静脉和气管之间,至右胸锁关节处分为右锁骨下动脉和右颈总动脉。无名动脉一端被主动脉弓所固定,另一端被颈部软组织所固定。当发生主动脉硬化或高血压时,主动脉扩张伸展,主动脉弓和无名动脉向头侧抬高,由于其上方固定,以至无名动脉弯曲,构成了右上纵隔的边界,使右上纵隔阴影增宽。

【X线表现】

1.右上纵隔增宽或呈瘤样突出的块影。

2.肿块外下缘清楚,上缘模糊且无边界。

3.肿块下界与主动脉弓不能分开。

4.边缘可有线样钙化。

5.气管不受压,但可牵拉右移,而肿块不随吞咽而上下移动。

6.透视下肿块阴影有搏动。

7.左锁骨下动脉纤曲可致左上纵隔增宽,为诊断本病的重要依据。

【鉴别诊断】

无名动脉瘤单独发生者少见,常由升主动脉瘤向上蔓延而形成;无名动脉瘤多呈梭形扩张,上下界清楚,而且邻近器官如气管、食管等甚至主动脉有受压表现,可与无名动脉纤曲相鉴别。

十二、大动脉炎

又称无脉病、高安病、主动脉弓综合征。是一种非特异性动脉炎,病因不明。

【病理】

本病以中膜损害为主。动脉全层呈弥漫性或不规则的增厚和纤维化,引起主动脉及其主要分支的狭窄和阻塞,也可发生管腔扩张并形成动脉瘤。少数有粥样斑块和血栓形成。显微镜下中膜有广泛的弹力纤维和平滑肌断裂、破坏以及炎性细胞浸润、肉芽组织增生。病变为多发性,主要侵及胸、腹主动脉及其主要分支,如头臂动脉、颅内动脉、肾动脉、髂动脉等,也可累及肺动脉及其分支,并产生相应的动力学变化。可将本病分为4型:Ⅰ型,病变主要累及主动脉弓及其分支;Ⅱ型,病变主要累及胸降主动脉、腹主动脉及其分支;Ⅲ型,常见,为混合型;Ⅳ型,主要累及肺动脉。

【临床表现】

本病是我国、日本和亚洲其他地区的一种常见的血管疾病,多见于青、少、壮年,尤其见于女性。平均年龄23.8岁。头臂动脉狭窄或阻塞表现为上肢脉搏微弱或消失,颅内缺血症状(主动脉弓综合征);肾动脉狭窄表现为肾血管性高血压;降主动脉和上段腹主动脉狭窄表现为上肢高血压、下肢低血压(主动脉缩窄征群);髂动脉狭窄则下肢缺血,引起间歇性跛行。

【X线表现】

1.心影和大动脉阴影可无明显异常。

2.降主动脉中、下段边缘凹陷、不规则,搏动减弱以至消失,提示降主动脉狭窄。

3.弓降部主动脉边缘不规则,或局部膨凸,提示管腔扩张或动脉瘤形成。

4.有的病例有升主动脉扩张现象。

5.主动脉壁可有钙化,见于狭窄段或扩张段。

6.左锁骨下动脉扩张时,可显示左上纵隔增宽,搏动增强。

7.病程持久者,心影增大,以左心室为主。心衰时可有肺淤血和间质性肺水肿。

8.肺动脉分支狭窄可引起一侧性或局限性肺血管减少。

9.少数病例可见到中下部后肋骨下缘的切迹,但程度轻,多为单侧性。

10.心血管造影对本病有特殊诊断价值。

(魏中华)

第二节   心包病变及心脏肿瘤

一、心包积液

心包积液可分为急性、亚急性和慢性。

【病因】

其病因很多,有感染性、非感染性的,也可为全身疾病的一部分或邻近组织病变蔓延而来。其中常见的是结核性、化脓性、病毒性及非特异性心包炎。此外,还有寄生虫(如原虫)性,以及伴随全身疾病所致的心包炎和心包积液如风湿热、结缔组织疾病、尿毒症、黏液性水肿、脚气病、低蛋白血症、心肌梗死后综合征、心衰、穿透性损伤、胸导管损伤、出血性疾病、放射损伤、心包肿瘤等。心包积液可分为浆液性、血性、化脓性、浆液纤维蛋白性、乳糜性等。

【临床表现】

心前区疼痛、呼吸困难及其他心包填塞症状,如面色苍白、发绀、上腹胀痛、水肿、乏力等。体征为心界扩大、心音遥远,颈静脉怒张,静脉压升高、奇脉(吸停脉)、脉压差降低,肝大、腹水和水肿等。超声波和CT检查有特异诊断价值。

【X线表现】

心包积液在250～300ml以下者,X线难以发现。积液达300～500ml时,X线检查方能发现。心包积液的典型表现为:①心影在短期内迅速增大而肺野清晰,心影普遍性向两侧扩大,呈烧瓶样或球状,心缘正常各弧段消失;②上腔静脉增宽;③主动脉影变短;④心脏搏动明显减弱甚至消失,但主动脉搏动正常。

诊断本病时应注意:①心膈角多为锐角。当大量心包积液同时横膈抬高时,心膈角也可显示为钝角。②少量心包积液时,心搏可正常。有人认为心包内液体主要积聚在下面、前面和两侧。记波摄影时,心脏前面搏动减弱、消失,而心脏后方搏动正常,辅以食管服钡可显示良好的心脏传导性搏动。此点有助于本病的诊断。③合并左心衰竭可有肺淤血。④当心包积液不太多时,立位心脏与膈的交界面宽,卧位心脏与膈的交界面窄,而心底部横径较立位时宽。此征象有一定局限性,亦可见于心脏无力者。⑤可有气管隆突角增大。

二、缩窄性心包炎

急性心包炎后,部分患者脏、壁两层粘连增厚,引起心脏舒张功能障碍者,称为缩窄性心包炎。其中,部分病例起病隐匿,并无急性心包炎病史,仅有心包粘连,而心脏功能不受影响者,称为粘连性心包炎。心包积液同时伴有心包增厚、粘连,限制心脏运动,引起功能异常者,称为渗出-缩窄性心包炎。

【病因病理】

缩窄性心包炎的常见病因为结核性、化脓性、病毒性和非特异性炎症,其中以结核性最常见。近年来,心脏手术后的心包缩窄病例越来越多。此外,还可见于创伤性、尿毒症性、心包恶性肿瘤放疗后、风湿热等。缩窄性心包炎病理可见心包有不同程度的不规则增厚、粘连,部分病例可有继发的钙盐沉着形成心包钙化。最有临床意义的两个缩窄部位是心室面的缩窄和房室沟处的缩窄。心包增厚可达 1cm 以上,最厚者可达 2.5cm。

【临床表现】

缩窄性心包炎的临床症状可出现在急性心包炎后数月至数年。主要表现为心悸、气急、乏力和腹胀等。体检可见颈静脉怒张、静脉压升高、肝大、腹水和下肢水肿等。

【X 线表现】

大部分患者具有下列征象:①心脏大小正常或轻度增大,心缘不规则、僵直,正常弧度消失;②心脏及主动脉搏动减弱,甚至心搏消失;③上腔静脉增宽,主动脉结变平变小;④肺淤血;⑤可有心包钙化或伴有胸膜增厚。

诊断本病时应注意:①心影轻到中度增大者约 40%～45%。少数明显增大,可由于心包腔内有液体所致,也可由于心室舒张障碍、心房增大所致。心缘平直可局限于一侧,而对侧膨出。当包裹的心包厚薄不均时,厚部心包僵直,而薄弱处可有局部膨出。②心搏明显减弱或消失为本病的重要征象。③心包钙化为本病的特征性表现。国内报道占缩窄性心包炎的 12.3%～15.6%,国外报道占 50%。呈不规则的蛋壳状、带状、斑片状、结节状等。钙化最常分布在心脏的膈面和前面,其次为房室沟。④左心缩窄则出现左心房增大及肺淤血表现。⑤CT 检查有较特异性诊断价值。

三、心包积气和液气心包

心包积气很少见,可发生在先天性心包缺如而同时有气胸时。如心包积气且伴有积液,即为液气心包,可发生在心包中有产气细菌的感染、胸部创伤、心脏术后、肺结核空洞以及由于异物或癌肿所引起的食管或其他含气器官穿破时。心包内液体可为浆液性、血性或脓性。

【X 线表现】

心包积气的 X 线检查可明确诊断。透视或 X 线平片可见壁层心包清楚显示;与心脏分开;心脏搏动明显增强呈拍击样;如果有心包积液存在,可随心脏搏动而颤动。

四、心包脂肪垫

脂肪垫位于纤维心包与纵隔胸膜之间。左、右心包脂肪垫的上方都起源于心脏外缘,然后向下延伸至横膈。有些脂肪垫的外缘好像是心界的延长线;另有些脂肪垫沿着心界向下向外延伸,与心界一起构成弧形线。以上两种 X 线征象的共同点是脂肪垫的外缘恰好是心外界的自然延续,可以是直线状或弧状,故称之为延续型心包脂肪垫。另一种脂肪垫的外缘与心界构成一定角度,故称之为成角型心包脂肪垫。有时可伸入叶间裂,侧位片上与斜裂前下部呈三角影,酷似叶间积液。

延续型心包脂肪垫应注意同下叶肺不张和肺炎鉴别。不张者阴影内可见肺纹理聚拢,肺炎多可与心脏分开,且随呼吸与肺纹理一起移动可资鉴别。成角型心包脂肪垫多位于心膈角区,宽基底贴于心脏,且侧位位于心脏前下方、胸骨后下方。必要时可 CT 助诊。

五、心脏原发性肿瘤

心脏肿瘤是一种少见疾病,在心脏肿瘤中以转移性多见,是原发性肿瘤的 16～40 倍。

原发性心脏肿瘤可来自心内膜和心肌。以良性较多,占原发性肿瘤的 75%～80%。还有文献将心包肿瘤亦作为心脏肿瘤论述。①来自心膜者:最常见为黏液瘤,还有纤维瘤及各种肉瘤等。②来自心肌者:有脂肪瘤、纤维瘤、平滑肌瘤、畸胎瘤及横纹肌肉瘤等各种肉瘤(表 7-2-1),以恶性肉瘤多见。

最多见的原发良性肿瘤成人为黏液瘤,儿童为横纹肌瘤。最常见的原发恶性肿瘤依次为血管肉瘤、横纹肌肉瘤及间皮瘤。

心脏肿瘤的诊断 CT 检查优于 X 线检查。

表 7-2-1   常见的心脏原发性肿瘤

部位	良性	恶性
心肌及心内膜	黏液瘤、横纹肌瘤、纤维瘤、脂肪瘤、血管瘤、房室结间皮瘤。其他:淋巴管瘤、平滑肌瘤、神经纤维瘤等	血管肉瘤、横纹肌肉瘤、纤维肉瘤、骨肉瘤。其他:脂肪肉瘤、平滑肌肉瘤等
心瓣膜	瓣膜乳头肌瘤、瓣膜血液囊肿	

六、心脏黏液瘤

本病为最常见的心脏原发性肿瘤,人群发病率为 0.5/100 万。左心房内占 75%,其次为右心房占 20%,而左、右心室各占 2.5%。

【病理】

大多起源于房间隔卵圆窝附近的原始内皮细胞和心内膜细胞。多为单发,偶可累及多个心腔,一般不会累及心瓣膜。肿瘤常有蒂,呈圆形或分叶状,质软,呈半透明胶冻状,可有出血、钙化。镜下瘤体内含大量黏液样基质,瘤细胞为多边星状细胞,还杂有纤维细胞、平滑肌细胞等。

【临床表现】

好发于 30～60 岁,女性多于男性。少数为家族遗传性,以青年男性多见,常多发,伴皮肤色素沉着、黑痣等。本病常见的表现为劳累后心慌气短症状,有间歇晕厥史、心衰,心尖部杂音可与体位有关。房室瓣口和(或)心室流出道的梗阻可有猝死的可能,需及时手术。有间歇晕厥史、心衰经内科治疗无效也是本病特点。

【X 线表现】

1.左房黏液瘤   如患者病程进展迅速,杂音多变,有晕厥史及无明显诱因的栓塞史。X 线平片类似于二尖瓣病变,但肺淤血程度轻,左房增大而左心耳不突出者(突出者多为风心病),应高度警惕左心房黏液瘤的可能。

2.右房黏液瘤   如合并卵圆孔未闭,可产生紫绀。X 线平片类似三尖瓣狭窄。总之,本病确诊需造影、超声检查或 CT 检查。

七、心包原发性肿瘤

心包原发性肿瘤比心脏的原发性肿瘤少见，而心包转移性肿瘤要比心肌受侵犯常见。原发性心包肿瘤明显比转移性少见。原发性心包肿瘤中半数为恶性，其中以间皮瘤常见。心包良性肿瘤有心包囊肿、脂肪瘤、畸胎瘤、支气管囊肿、平滑肌瘤和血管瘤等（表 7-2-2）。

表 7-2-2　常见的心包原发肿瘤

良性	恶性
心包囊肿、脂肪瘤、心包内畸胎瘤、淋巴管瘤。其他：血管瘤、平滑肌瘤、纤维瘤、心包内支气管源囊肿等	间皮瘤、恶性畸胎瘤、血管肉瘤。其他：纤维肉瘤、横纹肌肉瘤、脂肪肉瘤等

八、心包间皮瘤

【病理】

心包间皮瘤可为单个或多个斑块状实质性肿块，发生于脏层和壁层心包，可并心包积液、积血和心包缩窄。本病除原发外，很多由胸膜间皮瘤转移而来，但有时确定原发部位较难，心包间皮瘤可不同程度侵及心肌，惟心内膜通常不受侵犯。并经常波及邻近的胸膜和纵隔结构，远处转移极少。

【临床表现】

缺乏特异性。多为胸痛、干咳、心力衰竭、心律失常、心脏填塞和缩窄性心包炎的症状。

【X 线表现】

X 线表现通常显示心影增大、心脏搏动减弱等心包积液的征象。平片多不能定性诊断，心包充气造影显示心包膜形态及心包内肿块，具有诊断意义。CT 检查对于鉴别肿块来自心脏、心包或纵隔有较大帮助。

九、继发性心脏、心包肿瘤

继发性心脏、心包肿瘤远比原发性肿瘤多见。常见心脏与心包同时受侵，以心包受累尤为常见。最常见的原发灶在男性为肺癌（特别是左上叶肺癌），在女性为乳腺癌。其次为白血病和淋巴瘤。其他原发灶有纵隔内胸腺肿瘤和甲状腺肿瘤、泌尿生殖道肿瘤及皮肤黑色素瘤等。继发性心脏和心包肿瘤多数是从邻近淋巴组织直接蔓延而来，也有血行转移者。心包转移可产生血性心包炎、心包积液及心包增厚或两者兼有。

【临床表现】

可表现为心力衰竭、心包积液及心律失常等症状。

【X 线表现】

无特征性。主要显示心包积液征象。有的病例可见心脏阴影呈局限性膨出。如发现胸部有原发或转移性肿瘤或身体其他部位的肿瘤，对诊断很有帮助。

（魏中华）

第八章　消化系统放射学诊断

第一节　食管

一、检查方法

（一）常规造影检查

1.造影剂　所用钡剂要求高能度低黏度的混悬液,具有良好的附着性和流动性,以 100％～160％（重量/体积,W/V）的微粒钡较好,对显示黏膜皱襞与咽、食管轮廓均有利,便于检查者观察。若遇食管梗阻患者,应使用稀钡。若婴幼儿食管病变,还可使用碘液或碘化油进行检查。

2.检查前准备　一般不必作任何准备,但不宜于食后立即检查,这可避免少许食物残渣附在黏膜上造成误诊。若是梗阻病人,可视病情适当禁食。

3.操作方法　病人取立位或卧位均可。一般情况是梗阻患者取立位,非梗阻者取卧位,防止钡通过食管过快影响检查。病人先取后前位观察食管颈段的轮廓与黏膜皱襞。随之将病人转到右前斜位,使食管位于心影与脊椎之间,自上而下观察各段食管充盈后的轮廓和蠕动,待大部钡剂通过后观察黏膜皱襞。最后再行正位和左前斜位观察,从而获得食管的全面概况。

（二）辅助检查方法

1.呃气法　服钡后,让患者作呃气动作,将胃内气体向上冲,此时食管和咽部有短暂而明显的扩张,并形成双对比像。此法简单易行,对判断食管是否有局限性狭窄、浸润、僵硬颇有价值。

2.低张造影法　①更好的确定肿瘤的范围和病理形态;②由于食管静脉充盈较好,可使静脉曲张的检出率提高约 25％,特别有利于显示轻度静脉曲张;③可使食管失弛缓症的狭窄段略有舒张,有助于此病与癌的鉴别;④有利于发现小的裂孔疝;⑤能协助区别痉挛性还是器质性狭窄。

3.头低腹部加压法　采用卧位,头低 15°～35°,可消除钡剂的重力作用,减慢钡剂的流动速度,有利于病变的观察。

4.双对比造影法　食管双对比造影法优于传统的钡餐检查法,它的优点是:①可显示传统检查法不能显示的某些病变征象,特别是早期食管癌的征象;②食管病变的 X 线征象显示更为清晰与明确;③对显示食管胃交界处的解剖形态和病变有利。

二、食管先天性疾病

（一）先天性食管闭锁和食管气管瘘

食管发源于前肠，原为实质性，后来其中发生多数空泡，融合而成为管形。如发育过程中受到障碍，有一部分未形成，即成为食管闭锁。如发育过程中食管和气管未被分隔即成食管气管瘘。两者可合并存在。本病并不罕见，发生率约 1/4000，临床症状：主要是新生儿第 1～2 次喂奶时即有呕吐和喂奶时呛咳、发绀。一般分为五型：①食管上段和气管沟通，下段成盲管状；②食管上段成盲管状，下段与气管沟通，此型占90％以上；③食管上、下段分别于气管沟通；④食管上、下段均成盲管；⑤食管气管瘘：气管与食管沟通而食管通畅。此病常合并其他的先天性畸形如肛肠畸形、心脏畸形等。

X 线表现：X 线平片或透视可看到食管盲端充气扩大，如见到放导管受阻即可确定诊断。盲端大多在2～5 胸椎水平。经导管注入少量碘油，可显示食管盲端，并可看到有无碘油从瘘管进入气管。这是观察上段食管闭锁和食管气管瘘的有效方法，但有增加吸入性肺炎的可能，不必作为常规方法。要确定下段食管是否与气管沟通，应注意观察胃肠道有否气体，若有气体则说明下段食管与气管沟通，无气体多说明两者不通。对于食管闭锁患者，还需注意检查有否其他先天畸形以及有无肺炎等。

（二）先天性食管狭窄

本病较罕见，多由食管膜、蹼或纤维肌增厚等所致，以食管膜或蹼较常见。

X 线表现：透视下可见食管有局限性环状或管状狭窄，边缘光滑，管壁柔软可以扩张，皱襞正常。钡剂受阻、滞留，有时需用钡棉来发现钡剂受阻的狭窄情况和部位。若是食管膜所致狭窄阻塞，可见钡剂被隔膜搁住，形如架棚状，钡剂经管腔一侧流过。

（三）先天性食管囊肿

本病又称为食管重复，较少见，重复畸形具有消化道的结构，但实际上大都是一个不与食管相通的囊肿，常位于后纵隔，大小不定，可将食管向前推移，与其他囊肿和肿瘤难以鉴别。食管重复与后纵隔成神经细胞瘤之不同点为前者不侵犯脊椎与肋骨。此病常伴有颈、胸椎畸形。在少数情况下，重复畸形可以与食管腔相通，服钡可以显示出长形或圆形囊腔。

（四）先天性贲门弛缓症

1.病因　一种系由于原因不明的贲门括约肌缺乏张力，另一种可累及食管下 2/3，食管呈扩张状态。

2.临床症状　病儿在生后数日出现吐奶。多在喂奶后把病儿平放时出现。

3.X 线诊断　通过鼻管注入硫酸钡造影剂后，可见食管和胃的结合部（贲门上下）呈扩张状态，无功能性收缩。在平卧位可见硫酸钡逆流到食管内，贲门呈开放状态。有时可见食管下 2/3 均扩张，无收缩蠕动。

（五）大血管畸形造成食管压迫、狭窄

【右侧主动脉及双主动脉弓】

1.病因　正常的主动脉弓在食管的前面由右向左到主动脉弓部再向下形成降主动脉。右侧主动脉弓时，自右向上，越过右气管后绕到食管的后方，再沿脊柱左缘向下。双主动脉弓时除右侧主动脉弓外，另有一弓在气管前面，两支再重新结合成为降主动脉。大多数病人前支较小，这种畸形比单纯右侧主动脉更容易产生症状。

2.临床症状　主要症状为吞咽困难及在咽下运动以后产生呼吸困难，发生青紫。双主动脉比单纯右侧主动脉弓症状更为明显。

3.X 线　诊断 X 线检查可协助确诊。于前后位可见主动脉弓位于右上纵隔,吞钡后进行侧位检查可见局部食管有压迹,压迹的特点是在食管后壁相当主动脉部位有一明显的比较深的压迹。在透视下压迹可见搏动性阴影。双主动脉弓时,有时可见气管也同时受压,管腔变窄。

【锁骨下动脉畸形】

1.病因　迷走的右锁骨下动脉可发生在主动脉的左方然后向右后方绕行,经过食管的后面而压迫食管引起症状。

2.临床症状　主要为食管受压迫而造成的咽下困难。程度并不严重。

3.X 线诊断　主要依靠吞钡剂检查。在斜位或侧位观察,于第 2、3 胸椎水平处,可见食管后壁局部有一压迹。压迹的特点是宽度比右侧主动脉弓狭窄,约 1cm 左右。边缘光滑,有时压迫呈斜行压迹,因锁骨下动脉从其后方斜行向右上方所造成。这也是诊断本症的特有征象。

三、食管异物

食管异物主要分为可透 X 线异物及不透 X 线异物两类。多发生在儿童。异物多易停留在食管生理狭窄处,尤以食管入口之第一生理狭窄处最为多见,其次在主动脉弓压迹处及左主支气管压迹处。小的或圆钝异物较不易在食管内存留。临床上常有明确异物吞入史,检查前了解异物的性质、形状、大小及病人疼痛、梗阻的部位,常有助于设计较合适的检查方法来显示病变。症状主要是异物感、梗阻感、疼痛感或吞咽困难等。X 线检查时诊断食管异物的重要方法之一,它可以显示异物的有无、位置、大小、形态,供食管镜检查参考。

【X 线表现】

可透 X 线异物无论用透视或摄片均较难显示。半透 X 线异物在合适的摄片中仔细观察或可发现。此类异物若较大者,在钡剂检查中可显示充盈缺损征象,但细小异物则需反复吞服钡剂,在钡剂流入胃内后,仔细观察食管有无涂布钡剂的异物,或被损伤的食管黏膜上是否附着钡剂。发现食管黏膜附着钡剂并非能确定异物存在。吞服含钡之棉絮常需慎用,若为插入食管壁之鱼刺,则可便鱼刺插入更深或鱼刺折断。不透 X 线异物常在透视或摄片中即可发现,从而可以确定异物大小、形状和位置。当食管内异物穿破食管壁时,应注意颈部或纵隔的脓肿、气肿、食管气管瘘、胸膜瘘等征象。

四、食管憩室

食管憩室指食管局部较固定的向食管外膨出的囊袋状病变。其分类方法多样。按其发生原因可分为先天性与后天性两类。先天性憩室极少见,系由支气管性、胃源或肠源性小囊肿与食管交通而成,需依靠组织学才能确定诊断。后天性憩室占绝大多数。按照憩室发生机理可分为内压性憩室与牵引性憩室两类。按其形态可分为广基型与带蒂型两种。按憩室壁的结构可分为真性憩室和假性憩室两种,真性憩室的壁由食管壁的全层组成,假性憩室则只含食管壁的部分结构。食管憩室的发病部位,胸段多,约占 90%左右,颈段约占 10%左右。大多数病人没有症状,仅在 X 线钡餐造影时偶然发现。少数病人可有吞咽不适感或咽下梗阻感。大的憩室可有食物潴留和食物反流等症状。咽食管憩室较大时在颈部可触及软囊袋,压之食物可自口返出。

(一)内压性憩室

多发生在咽食管及膈上段。较少见。咽食管处后壁正中央是斜行的咽下缩肌和横行酌环咽肌之间一个缺少肌层的小三角形薄弱区。当咽下缩肌与环咽肌功能失调时,食管内压增加,可导致局部黏膜及黏膜下层自该薄弱区向后膨出而形成咽食管憩室。膈上憩室多发生于膈上 5～6cm 内,因局部肌纤维缺少和内压增加所致,常伴有贲门痉挛与裂孔疝。

(二)牵引性憩室

多发生在食管中段,气管分叉处。较多见。多因食管外因素的牵引使食管壁向外突出,憩室壁包括食管壁的全层,为真性憩室。常见于纵隔内淋巴结炎症(结核性多见)的粘连收缩、纵隔炎、偶见胸主动脉硬化的伸长、迂曲。

X 线表现:牵引性憩室一般较小,形如三角形或帐篷状,尖端指向外方或外上方,广基底,不潴留食物,常单发。牵引内压性憩室较大,呈囊状,也有带蒂者,造影时可见钡餐在内存留。咽食管憩室位于咽部向后突出,呈圆形或椭圆之囊袋状,直径可自 1～2cm 到 5～10cm。边缘光滑,大者可压迫食管引起梗阻。膈上憩室较少见,多为内压性,早期因憩室肌层仍存在,故大小可变化,晚期憩室扩大明显,肌层萎缩可下垂于膈上,常可见钡剂滞留。食管多发性憩室较少见,表现为多数小憩室影突出于食管壁外,部分还可见蒂存在。

五、食管运动功能障碍

(一)食管痉挛

食管痉挛为食管任何部分因运动功能紊乱所致食管暂时性狭窄。食管痉挛分为局部性痉挛(又称节段性痉挛)和弥漫性痉挛。多发生于对食管物理性及化学性刺激,中枢神经性或周围神经性疾患,以及药物或金属中毒等情况;也可继发于食管器质性病变,为食管神经肌肉功能异常的表现。弥漫性食管痉挛的病理为弥漫性食管肌肉的肥厚。其与食管失弛缓症不同的是神经节细胞数目并不减少,临床表现主要为胸骨下疼痛及压迫感,严重者似发作性心绞痛。可有吞咽困难,呈间歇性反复发生,可持续数年。发作时用抗痉挛药物,症状可以缓解。男女均可患此病,任何年龄均可发病。

X 线表现:钡餐造影常无阳性发现。节段性痉挛者多发生于食管中 1/3,呈相隔 1～2cm 的 4～5 个较深的环形收缩,食管边缘光滑、柔软、黏膜皱襞正常,一过性食管显示正常,或肌注解痉药后食管显示正常。弥漫性食管痉挛发作时作钡剂检查多见于食管远 2/3 为不规则,不协调之收缩波。食管呈螺旋状、波浪形或串珠状比较对称的狭窄,狭窄段随收缩波而上下移动,管壁光滑柔软,狭窄近段食管无扩张。

(二)贲门失弛缓症

贲门失弛缓症又称贲门痉挛,食管失蠕动,巨食管等,是指食管无任何器质性狭窄病变,而只因食管神经肌肉功能障碍所致的一种疾病。1674 年由 Willis 最先提出。1915 年被 Hurst 命名为失弛缓症。本病特征是食管高度扩张和贲门痉挛同时存在。病因尚未完全阐明,目前研究认为可能为神经源性疾病。多数人认为是由于该区食管壁肌间神经丛的神经节变性和数量减少而导致交感与副交感神经功能失调,以致贲门不能弛缓,食管扩张。本病好发于 20～30 岁的青壮年,病史较长,可延及数十年。临床表现以吞咽困难为主,90％的典型病例对食物均感咽下困难。病情进展可极为隐匿、缓慢,直到梗阻晚期才予以重视而诊断。亦可受情绪波动、刺激性食物而诱发。早期仅有吞咽时胸骨后疼痛,进热食(饮)或舌下含硝酸甘油片尚可缓解。梗阻严重者可有呕吐、干咳、气短,或并发食管炎、糜烂、溃疡等。久病者呈营养不良。

【X 线表现】

1.胸部检查　长期贲门痉挛患者往往在胸透与胸部平片中发现右纵隔影自上而下显著增宽,呈宽带状,轮廓光滑整齐,有时在增宽的纵隔影中出现较大液平面。这是由于极度扩大的食管造成的,勿误为纵隔积液,服钡后检查即可区别。

2.食管造影检查　早期,食管下端显示变窄、光滑,如漏斗状,其上端食管呈一般性扩张。当钡剂大贲门时,常只有少量钡剂通过贲门到胃内,黏膜皱襞正常。在一般情况下,蠕动时微弱的,有时出现食管第三收缩波与活跃的逆蠕动。晚期,见食管下段呈圆锥状狭窄,如鸟嘴或大萝卜根,长约3~5cm。上端食管普遍扩张,超过正常约4~5倍。其内滞留大量食物或液体.有时出现三层现象(食物、液体、气体),使纵隔向右增宽。食管张力低、蠕动消失;显示延长、迂曲、柔软。由于贲门不能开放,胃底常看不到气体。若贲门完全阻塞,可让患者服数口温水,服多量钡剂,或硝酸甘油类药物,方可克服贲门痉挛之阻力,将少量钡剂间歇性地向胃内喷流。局部黏膜皱壁显示完整。

【诊断与鉴别诊断】

长期间歇性咽下困难,伴胸骨下或中上腹疼痛,并因情绪激动或进冷的食物、或刺激性食物而诱发加重者,结合典型的X线征象容易对本病进行诊断。当本病与食管下段浸润型食管癌难以鉴别时,除仔细分析X线造影所见征象外,也可试作乙酰甲胆碱试验:皮下注射乙酰甲胆碱5~10mg后,正常人食管压力基线稍升高,蠕动略增强;但本病病人注射药物1~2分钟后食管发生强烈收缩,食管内压力骤增,症状加重,产生剧痛和呕吐,X线表现更明显,食管收缩波增强而频繁、狭窄更甚,并向上段延伸。对食管极度扩张者有时可无反应。本病还应与心绞痛、食管神经症、食管良性狭窄、胃和胆囊病变所致的反射性食管痉挛及硬皮病相鉴别。

（三）贲门弛缓症

贲门弛缓症(或贲门失禁),病因尚不清楚,多数人认为是由于交感神经和副交感神经兴奋得不平衡所致,尤其是迷走神经兴奋增强而交感神经受抑制,故表现为贲门失禁。临床主要表现为暖气,饭后1小时胸骨后烧灼感,时有半边胸痛不适感。

【X线表现】

于仰卧位观察,可见钡剂从胃反流至食管,可达气管分叉部,甚至可达食管入口部。同时还可见不规则的逆蠕动波出现。

六、食管静脉曲张

食管静脉曲张主要表现在食管黏膜下以及食管周围静脉。按其发生的行向,食管静脉曲张可分为下行性和上行性两类,下行性食管静脉曲张较少见,是由于颈部疾患如甲状腺癌等病变引起的,这些疾患使食管上段(包括食管静脉丛、奇静脉丛)的静脉血回流至心脏的必经通道即甲状腺下静脉压迫受阻,于是产生淤滞而致食管静脉曲张。上行性食管静脉曲张最常见,是由于腹部疾患所造成。最常见的原因是肝硬化所致的肝内阻塞,其次是由于脾门静脉系统栓塞所致的肝外阻塞。正常食管黏膜下层和食管周围各有一组静脉丛,汇集食管的静脉血,食管下半段的静脉网与门静脉系统的冠状静脉、胃短静脉间存在吻合与交通,在肝内型或肝外型门脉阻塞时,因门静脉血流流通所阻,产生门静脉高压,从而使胃冠状静脉、胃短静脉等均呈淤血曲张,大量门静脉血液反流,经过侧支循环即食管下段的黏膜下静脉和食管周围静脉丛,经奇静脉引入上腔静脉,从而形成食管静脉曲张。此类静脉曲张是门静脉高压的重要并发症,发生率约占食管静脉曲张的80%~90%,故一般所讲的食管静脉曲张是指上行性食管静脉曲张。

上述曲张的静脉是由松散的黏膜下层结缔组织所支持,常受到粗糙之食物损伤或黏膜面溃疡糜烂而破裂,引起急性大出血。临床表现早期常无症状,中晚期主要为门静脉高压所致的脾肿大,脾功能亢进,腹腔积液等引起的消化系统症状。食管及胃底静脉曲张破裂后,发生急性大量出血时,有呕血和柏油样大便。由于此时食管管壁薄弱,缺乏弹性收缩,又因肝功能失常,脾功能亢进引起血凝结机制紊乱,出血不易自止,病人可产生休克,甚至死亡。X线检查对于食管静脉曲张的诊断是一种主要的方法。

【X线表现】

若有肝硬化等明确病史结合X线表现,很易确定诊断。

食管静脉曲张的放射学诊断目前仍以钡剂造影为主,严重者CT检查也能显示良好。双对比检查对诊断早期食管静脉曲张较为困难。

病变早期食管下段见局限性黏膜增宽,稍呈迂曲,皱襞呈虚线状,但柔软,时见串珠状或蚯蚓状充盈缺损。管腔边缘不规则略呈锯齿状凹陷,深度约1～3毫米。随病变加重,增粗迂曲之静脉突入腔内,X线显示管壁边缘明显不规则。晚期,食管张力减低而轻度扩张,管壁蠕动减弱,伸缩性存在,排空稍有延迟。严重者管腔明显扩张,不易收缩,钡剂排空延迟。其黏膜皱襞近乎消失,食管中下段呈蚯蚓状和串珠样的充盈缺损。管壁边缘呈高度不规则锯齿状凹陷,深度约可超过0.5～0.6cm以上。

食管静脉曲张常始于食管下段,渐延及食管中段及胃底,极少数可波及食管上段。胃底部静脉曲张时可显示胃底及贲门附近黏膜皱襞呈多发息肉状,呈圆形、椭圆形或弧形充盈缺损,双对比时可显示为环形、半环形或蚯蚓状。偶呈分叶状团块影时可作CT强化很易鉴别。

【鉴别诊断】

1.空气泡或唾液造成小的负影酷似静脉曲张　重复检查时,空气泡所致的小充盈缺损消失,非恒久存在,而食管静脉曲张则多次检查始终存在,位置不变。

2.第三收缩波　也造成管壁波状或齿状不齐,但其黏膜皱襞正常不增粗。

3.食管癌　食管癌尤其是髓质型食管癌应与局限性中度以上食管静脉曲张相区别,前者管壁僵硬,管腔狭窄、固定、食管有梗阻征象,后者管壁柔软,管腔扩张良好。

4.裂孔疝　裂孔疝之膈上疝囊内出现粗大迂曲或颗粒状胃黏膜皱襞影时易误认为曲张的食管静脉,但在胃内充盈钡剂后,不难鉴别

显示食管静脉曲张的注意点:

(1)食管内存钡不宜太多,以显示良好的黏膜皱襞像。

(2)要在食管静止时透视或摄片,才能显示皱襞像。食管正在收缩或扩张时不能显示静脉曲张。

(3)透视下在各种体位观察很重要,早期改变必须摄片才能显示。

(4)尽量避免咽入空气泡或唾液。

(5)深吸气法有助于食管静脉曲张的显示,因为深吸气时胸腔负压增加,食管松弛,静脉充血较多。同时横膈下降,食管易于观察。

(6)注射抗胆碱药物,使食管张力减低,分泌减少,有利于显示轻度扩张。

七、食 管 炎 症

(一)腐蚀性食管炎

腐蚀性食管炎义称食管腐蚀伤,是由于系吞服或误服腐蚀剂造成的一种瘢痕性的食管狭窄,部分可致食管坏死穿孔。腐蚀剂通常分两大类:强酸及强碱。强酸有硫酸、盐酸、硝酸、石炭酸等,强碱有工业用火碱等。其它还有卤水、农药、来苏尔、氨水等。强酸使食管黏膜水肿,组织蛋白凝固致黏膜呈黑色坏死。强碱具有强烈的吸水作用,脂肪皂化作用和蛋白溶解作用,使食管黏膜高度肿胀、溃疡、组织坏死,发展到瘢痕性狭窄,甚而穿孔。病变通常以损害中下段为重,因为腐蚀剂一般经过食管上段较快,而达膈上、食管下

段都停留片刻才入胃,故有时损伤仅局限于食管下段。若浓度很高,病变在食管上段即开始,随即可累及整个食管。病变的范围及程度与腐蚀剂种类、浓度及吞咽速度由密切关系。

【病理改变】

急性期通常 1~10 天,食管黏膜接触腐蚀剂后,立即产生急性卡他性反应,黏膜高度水肿,表面糜烂,出现渗出、出血及组织坏死,食管痉挛等,产生食管早期梗阻。水肿多在 3 天后开始消退。亚急性期为第 11~20 天,此期炎性反应渐消失并伴有组织修补过程。3 周后的慢性期,主要是食管黏膜和肌层被增厚的纤维组织所代替,瘢痕形成及挛缩,产生食管狭窄。狭窄近端管腔有不同程度的扩张与管壁增厚。严重的腐蚀性食管炎并发症有食管穿孔、纵隔炎或毒素被吸收所致的中毒。腐蚀性食管炎的病变范围和损伤程度常与服用腐蚀剂的性质、浓度、剂量和吞服速度有明显关系,也与对症治疗是否及时,措施是否得当有关。由于食物在食管下段常速度减慢或停留片刻,所以食管下段的损伤常较重。临床表现为服腐蚀剂后即刻口腔及胸骨后剧烈疼痛,唇舌及口腔黏膜均被灼伤,流涎,进食吞咽困难。严重者伴有发热,呕吐,呕血,吸入性呼吸道感染甚而昏迷等症状。经数日到一周后,吞咽疼痛,梗阻症状渐有减轻,病人能进流食,半流食。3~6 周后,因食管挛缩而再度发生吞咽困难,并逐渐加重到完全梗阻,滴水不入。检查可采用稀钡、碘油或碘液进行。

【X 线表现】

依据病变损伤程度及病史长短,食管 X 线表现不一。

1.早期食管显示轻度水肿,痉挛造成的狭窄,食管黏膜增粗、紊乱。病变严重者,早期多有明显痉挛和不规则收缩造成广泛狭窄,食管壁不规则,可伴有多发小刺状、线状、斑片状糜烂或溃疡。

2.病变较轻者,后期食管造影可未见异常改变或下段食管壁稍显僵直,管腔轻度狭窄。后期不同程度的管腔狭窄,也造成近端食管不同程度的扩张。

3.严重者正常食管与狭窄交界处呈漏斗状或鼠尾状。狭窄段常起于主动脉弓下方,呈向心性,边缘光整或轻度不规则,造影见狭窄食管呈线状或带状。狭窄范围均较长,多为连续性,也有为间断性。食管黏膜或平坦消失,或增粗呈息肉样充盈缺损。

4.当食管穿孔时可见造影剂流入或弥散到纵隔内。食管气管瘘形成时见气管、支气管显示造影剂。

【鉴别诊断】

依据吞服腐蚀剂病史,造影检查发现食管狭窄,即能明确诊断。食管造影可确定病变狭窄部位、长度、程度,显示食管镜无法了解的狭窄远端食管和胃的情况。伴食管穿孔形成纵隔炎病人作 CT 检查能了解纵隔炎范围。腐蚀性食管炎狭窄段较短时,应与硬化型食管癌鉴别,后者管壁僵硬,病变与正常食管分界明显。本病尚需与反流性食管炎鉴别,胃内容物的反流,或裂孔疝的存在均为鉴别依据。灼伤后的食管癌变率极高,为正常人之十倍,故病程较长者应定期检查以期早日发现癌变。

(二)反流性食管炎

反流性食管炎,又称消化性食管炎。是由于胃食管连接部的抗反流功能失调,不能阻止胃或十二指肠内容物(胃酸、胃消化酶、胆汁等)反流至食管内,于是胃酸、胃消化酶、胆汁等经常作用于食管黏膜,长期反复地刺激食管黏膜。由于食管黏膜的鳞状上皮对反流的胃酸及碱性肠液等极为敏感,一旦接触后引起食管下段黏膜的炎症。本病是最为常见的一种食管炎,常继发食管裂孔疝,晚期可因瘢痕而致食管狭窄。其病因主要有贲门切迹的瓣膜功能和膈肌裂孔的钳闭作用减弱或完全消失,食管下端括约肌功能减弱,食管胃底之间锐角(His 角)变钝甚而消失,食管排空功能或食管黏膜防御机制下降等。胃大部切除、食管贲门区手术、严重呕吐、饮酒、吸烟及某些药物等也能导致本病。

以其不同发展过程,病理上分三期:早期:病变轻微期;中期:炎症进展及糜烂形成期;晚期:慢性溃疡形成及炎症增生期。内镜所见:早期:食管黏膜无异常表现或呈弥漫性、斑块状充血;中期:沿食管长轴之条纹状糜烂区,偶呈片状糜烂;晚期:单发或多发可融合之食管溃疡,环行溃疡及瘢痕形成。瘢痕组织可使管腔弹性消失、变硬、狭窄。反流性食管炎病变程度取决于反流物的性质,病程时间的长短及食管对反流物的清除能力。

其临床表现为烧灼痛,心绞痛样疼痛,反酸,嗳气,甚至吞咽困难,呕血等。因酸性反流物对食管上皮下感觉神经末梢的化学性刺激所致烧灼痛,多发生在餐后1～2小时,发生率达58%～85%。常随体位改变(如:仰卧、侧卧)而加重。疼痛大部分位于胸骨后,其它有放射到臂部、肩背部、颈部、耳部等,发生率达66%。食管狭窄或因炎症继发食管痉挛均能引起吞咽困难。化验室检查有食管内pH值测定,食管压力测定,食管滴酸试验等。

【X线表现】

食管双对比造影最为常用,其表现如下:

1.食管下段痉挛性收缩,常在食管下段有数厘米至十数厘米长的轻微痉挛性狭窄,钡剂通过受阻,狭窄段一般管壁光滑规则。偶见锯齿状第三收缩波。

2.由于瘢痕收缩可形成食管管腔的器质性狭窄。狭窄段不超过10厘米,管壁僵硬,毛糙,边缘不规则。狭窄段常有短缩而呈拉紧,变直,有时呈息肉状改变。狭窄以上食管多呈扩张,狭窄处则呈漏斗状。

3.部分病人在作双对比检查时,显示胃内对比剂的反流征象。尤其在卧位时更易显示。

4.部分病人显示滑动性食管裂孔疝,表现为横膈上方见疝囊,疝囊上方见狭窄之食管。也有显示为短食管性的裂孔疝。

【鉴别诊断】

当病人主诉胸骨后烧灼痛,并与体位有明显关系时应考虑本病,尤其有胃部分切除史者,反流性食管炎可能性更大。内镜检查可对本病作病理上分期,并可取活体组织。双对比检查对本病早期诊断不易,中晚期又常与其他类型食管炎难以鉴别,常需结合病史及其他诊断方法。反流性食管炎呈严重狭窄、短缩时,应同硬化型食管癌鉴别,前者狭窄食管壁与正常部分分界不明显,系渐进改变,狭窄段常见小龛影。后者狭窄段与正常食管壁界限清楚,狭窄段较短,一段不超过5cm。反流性食管炎呈现颗粒状改变时应与肉芽肿性食管炎、感染性食管炎鉴别。当出现食管溃疡时,需与Bareett食管炎鉴别,后者溃疡较深,易引起出血或穿孔,内镜活检可确诊。

(三)白色念珠菌食管炎

白色念珠菌食管炎又称食管真菌病,近年来由于大量广谱抗生素、皮质激素、抗肿瘤药物的广泛应用,加上急性或慢性传染病所致之全身和局部抵抗力降低等,使本病的发生有增多的趋势。白色念珠菌病发生于食管主要表现为大量纤维素及白细胞浸润,随之发生炎性坏死、假膜形成,重者可波及肌层,引起出血和溃疡。临床表现主要是胸骨后烧灼感、咽痛、肝大、吞咽困难、鹅口疮等。本病之诊断需密切结合实验室检查和病理检查。

【X线表现】

1.在病变区的食管有激惹和痉挛现象,钡剂通过较快,当有黏膜水肿和假膜形成时,则显示食管壁不光滑,呈颗粒状,形成许多大小不等的鹅卵石状的充盈缺损,严重时可波及全段食管。

2.当假膜剥脱时,深层组织就出现充血、水肿和炎性改变,并形成各种形状的小溃疡,食管轮廓不规则,呈锯齿状。

3.由于本病发展迅速,如治疗不及时可致食管腔狭窄,黏膜皱襞不规则甚至完全消失。

八、食管其他疾病

（一）食管贲门黏膜裂伤综合征

食管贲门黏膜裂伤综合征（又名 Mallory-weiss 综合征）1929 年 Mallory-Weiss 首次描述。报告了 4 例，均系在酗酒后因剧烈呕吐而引起大量呕血。尸解发现食管及胃交界处有黏膜撕裂。我国对此病报道仍少。

【病因】

任何原因引起的腹内压力或胃内压力骤然升高是产生黏膜裂伤的主要原因。常见原因为剧烈呕吐、剧烈咳嗽、分娩等。食管裂孔疝、溃疡病、肝硬化等症可能为诱因。

【病理】

为食管和胃的交界处的黏膜及黏膜下层发生纵行撕裂。裂伤多为单发，但也可为多发。

【临床表现】

在暴饮暴食发生呕吐以后，产生呕血、黑便的病例应考虑有本病的可能。本病出血特点多为无痛性。出血量一般较多。部分病例仅有少量血丝在呕吐物中。

【X 线诊断】

食管钡剂造影多无明显阳性所见，仅偶尔在双对比造影下可以看到钡剂进入裂伤口内，形成条纹状钡剂存留。阴性结果可以排除食管静脉曲张。明确的诊断多在内镜下可以看到裂伤及出血。腹腔血管造影在急诊情况下，如有条件，可以协助确诊并注射血管收缩剂加以止血治疗。

（二）柱状上皮食管（Barrett 食管）

【病理】

Barrett 食管是食管一部分上皮被覆柱状上皮细胞并存在溃疡。正常情况下，整个食管被覆鳞状上皮细胞。柱状上皮细胞可从胃向上延伸到食管下 1/2～1/3，同时可以发生溃疡。溃疡呈局灶性，较深。

【病因】

可能为先天性或后天性。

先天性异常：在胎儿时期，食管上皮为简单柱状上皮，到 5～6 个月以后，鳞状上皮代替柱状上皮。从食管中段开始向两侧发展。如果这一发育中断，柱状上皮就可能部分残留在食管。

后天性异常：多由于反流性食管炎引起炎症及糜烂，然后发生柱状上皮再生。有时食管可以发生类似小肠的上皮。

【临床症状】

吞咽困难为主要症状。有时并发疼痛，烧心也是主要症状之一，为溃疡形成的症状。

【X 线诊断】

为首选方法，主要表现如下：

1.食管位于膈上　约 7cm 左右处可发生局部狭窄，呈环行狭窄。狭窄以上为鳞状上皮，以下则为柱状上皮细胞。

2.溃疡形成　发生率为 27%～68%。

3.并发裂孔疝　并发率为 80% 左右，呈滑动型。

4.食管下端黏膜皱襞增厚，不规则　呈粗网格状或颗粒状（类似胃小区状）。此为诊断 Barrett 食管的重要依据之一。

（三）食管功能紊乱

常因局部存在病变或胃肠道其他部位有病变而引起,但大多数情况下可不伴有临床症状。

1.食管第三收缩波　　在食管中下段出现不规则、紧密排列的收缩环,分布不对称。此收缩环可一个紧接一个出现,几秒钟后,该现象消失,恢复常态。在 X 线平片上,可见食管壁边缘不规整,呈起伏状改变,凹陷深度不一,凸起也不对称,可以是圆钝的,也可以是尖锐的。

2.食管功能性憩室　　在食管中下段出现多数很深的环状收缩波,使食管钡柱明显弯曲如螺旋或波浪形(有人称为"软木塞样"食管),或者使食管呈分节,状如一串念珠或憩室。食管第三收缩波和功能性憩室往往没有临床表现,但多数人认为这是神经肌肉功能不协调所致。功能性憩室可认为是一种加深的第三收缩波,也迅即自行消失。

（四）横膈疝

【横膈 X 线解剖】

横膈是分隔胸腔与腹腔的隔膜,其周边为肌肉组织,附着于胸腔底的四周。横膈有三个较大的孔,一个是主动脉的通道,一个是下腔静脉的通道,一个是食管的裂孔。食管裂孔位于主动脉及下腔静脉通道之间。由于裂孔周围有可滑动的结缔组织,易于发生疝。如果在胚胎时期横膈的裂隙未能闭合,即可形成先天性疝,如位于后外侧的胸腹膜裂孔,位于胸骨后的胸肋三角孔。

【横膈疝的分类】

1.先天性横膈疝

(1)胸腹膜裂孔疝:多见于左侧。症状多于生后数日或数周突然发生呼吸困难、青紫,有的患儿可发生呕吐。X 线检查可见左胸腔内有充满气体的胃或肠腔。横膈看不到。应进行急诊手术治疗,否则死亡率很高。

(2)胸腹三角横膈疝:较为少见。多发生在胸骨后,可无症状。也有主诉腹痛及肠梗阻症状。照正侧位胸部 X 线平片可协助确诊。主要依据为前胸部可见有充以气体的肠腔阴影。可以用钡剂灌肠证实诊断。

(3)食管裂孔疝:胃经过横膈裂口上升进入胸腔。这类滑动疝没有疝囊。发生原因系由于先天食管横膈韧带薄弱,再加上后天腹压增高或肥胖等因素造成。

滑疝可完全无症状,偶在胃肠造影检查时发现。当出现症状时多主诉胸骨下疼痛,或有嗳气及呕吐,呕吐物有时有血液。

X 线诊断:

(1)先天短食管型:先天性食管短,胃疝入胸腔。短食管直接与胃相连,没有疝囊形成。

(2)食管旁型:食管-胃结合部仍在膈下,但胃底在食管旁侧疝入胸腔。

(3)滑动性裂孔疝:发病率最高。多在俯卧位时,右前斜位进行 Valsalva 试验时发现。

固定型的滑动疝疝囊可相当大,口服钡剂后胃底部及体部脱向横膈以上,食管偏向右侧,与脱出的胃相连,贲门多在横膈上方。

对可逆性、滑动性裂孔疝,一般常规检查方法难于发现。典型 X 线征象为"三环征"的出现。可在横膈以上看到食管有三个环形狭窄:上环是食管与膈壶腹上部的交界;中环为食管-胃结合部(脱入胸腔);下环为脱出的胃经过横膈所产生的狭窄区。

2.外伤性横膈疝　　多发生于车祸之后,横膈破裂造成。外伤病人常规胸片检查如发现胸腔内密度增高但有充以气体的肠或胃腔,则应考虑为横膈疝的可能。

（五）食管外压和牵拉性疾病

食管的四周紧邻有许多组织和器官。在颈部，食管之前方有气管，两侧有甲状腺之侧叶及颈部血管神经束。在胸部，于第6胸椎高度处有主支气管横过其前，在第4胸椎水平有主动脉弓跨越于其左前，继而胸降主动脉伴行于其左，在食管裂孔上方，胸主动脉又交叉于其右。食管下端的前面贴于心包膜。当食管四周的脏器发生病变时，均可能引起食管位置的改变。造成这种改变的原因甚多，尤以后纵隔肿瘤，心血管病变，脊椎畸形，胸部疾患等最为常见。临床表现主要为吞咽不适与咽下困难。食管吞钡检查时，食管移位常有一定的征象和规律，对诊断胸部和纵隔内器官的疾患可提供很有价值的诊断依据。对于右位主动脉、迷走右锁骨下动脉、风湿性心脏病等有诊断意义，对于脊椎病变、纵隔肿瘤、淋巴结病变以及胸部疾患等的诊断也有很大帮助。

1.纵隔肿瘤　纵隔肿瘤对食管的影响，尤以中纵隔和后纵隔的神经性肿瘤及原发或继发淋巴结病变等为多见。X线征象：在平片上多能发现纵隔肿瘤阴影。服钡后可显示食管的弧形受压与移位。食管黏膜皱襞正常。食管限局性受压变窄，边缘光滑整齐，钡剂通过稍迟缓，管壁柔软。根据食管受压的方向和形状，可协助判断纵隔肿瘤的位置和性质。

2.心血管病变　食管中下段与大血管根部及心脏后方紧密相邻，故有心脏及主动脉病变时，检查食管颇为重要。特别是大血管的先天畸形，可造成咽下困难等症状，正确诊断更为必要。

(1)左心房扩大致食管改变：主要使主动脉弓下段相当左房区之食管向右向后呈限局性弧状受压移位，黏膜皱襞显示正常，钡剂通过顺利。

(2)心脏普遍增大或心包积液致食管改变：主要使食管中下段均匀向后受压移位，此移位较左心房增大之局限压迹要广泛得多。

(3)主动脉扩大(动脉瘤)致食管改变：升主动脉弓扩大使该处食管向左后移位，降主动脉弓扩大使食管向右后移位，降主动脉扩大使食管向右前移位。

(4)主动脉迂曲致食管改变：使食管呈"S"形弯曲，上段向右后，下段向左前移位。此外，降主动脉可造成食管下段右后壁半圆形压迹。

(5)主动脉弓畸形致食管改变：①右位主动脉弓：主动脉结阴影出现在纵隔右旁，在食管右旁转折向后成降主动脉而下行。吞钡正位观，见相当于主动脉弓处食管右缘有一弧形压迹影，右前斜位观，于后方出现小半圆状压迹，勿误为纵隔肿瘤。②双主动脉弓：升主动脉在主动脉弓处分为两支，一支在气管之前，一支在食管之后，两支重新合成一支成为降主动脉，大多数病人后支较大。这种畸形能造成不同程度的食管和气管压迫症状。透视见两侧皆有主动脉结节影。吞钡正位观，食管的左右缘均有压迹。斜位或侧位可见食管后壁相当于主动脉弓部位有弧形压迹。

(6)异位右锁骨下动脉致食管改变：此种血管起源于主动脉弓左侧最后一支，向右上方走行，达到它正常部位。据国内统计约70%位于食管之后，20%位于食管与气管之间，10%位于气管之前。多因吞咽梗阻而就诊，易误为食管癌。又名迷走右锁骨下动脉。X线表现：正位及右前斜位见食管压迹是从左下行至右上方，呈典型的螺旋状。左前斜位及右侧位，相当于主动脉弓水平稍后上方，有一弧形压迹，透视下可见该处血管搏动现象。其局部黏膜正常。

3.肺部病变

(1)肺癌致食管改变：中心型肺癌伴有肺不张者，可使食管中等度向患侧移位，移位距离相当于肺不张区域，而食管外形多光整齐。纵隔淋巴结转移可使食管受压移位，或包绕食管而使之狭窄。

(2)结核或慢性炎症致食管改变：食管呈现明显和不均衡的向患侧牵拉移位，移位距离较病变范围要大，食管显示扭曲。若有胸膜增厚、肺纤维化则食管向患侧移位更显著，有时伴脊椎侧弯。

4.脊椎畸形　胸椎后突、侧突畸形致食管改变,主要使胸段食管不同程度的向后、向左或向右移位。食管可扭曲,但柔软,黏膜正常。

5.颈部病变　颈部肿物(甲状腺肿瘤、脓肿等)引起食管改变,主要使颈段食管向一侧移位。

6.颈椎椎间盘退行性变引起食管改变　明显的肥大性改变有骨赘向前伸出,可使食管后壁局限性受压或向前方移位。病人可有吞咽不适感。

九、食管肿瘤

食管肿瘤概括地分可分为良性及恶性两大类。大多数为恶性肿瘤,主要是食管癌;肉瘤和类癌较少见。食管良性肿瘤也少见,主要有起源于黏膜和黏膜下层的乳头状瘤、腺瘤、脂肪瘤、纤维瘤和血管瘤;发生在肌层的则有平滑肌瘤,且较常见。

【良性肿瘤】

比较少见。但在诊断及治疗上均有其特殊性。X线检查对病变的部位、范围及组织类型均可以提供重要参考资料。良性肿瘤可分为壁间型及腔内型或二者混合型。病理上以平滑肌瘤多见,其次为息肉、脂肪瘤、血管瘤、纤维瘤及神经纤维瘤等。有的肿瘤可生长一较长的蒂,肿物甚至可伸入胃内,此为良性肿瘤的特点。

(一)平滑肌瘤

占食管良性肿瘤的 2/3,常见于中年人,男性较女性为多。

1.病理　肿瘤起源于食管壁的肌层,多数位于食管下 1/3。肿瘤可大可小,大者可达 10cm 以上。瘤体坚硬,表面光滑。切片组织学所见为平滑肌组织。

2.临床症状　肿瘤体较小时,多无症状。发生症状则以咽下困难为主。症状时间较长但多无明显消瘦。

3.X线诊断　肿瘤为壁间型,但肿物可见于腔内或同时向腔外生长,并可同时向两侧生长。肿物表面光滑,形成充盈缺损,食管发生偏心性狭窄,局部呈现僵硬表现。周围黏膜皱襞完整,没有破坏,但皱襞的距离可以增宽,肿瘤达到一定程度以后皱襞也可以消失。造影剂可沿肿物两侧向下呈分流状态。蠕动在肿瘤较小时可以正常,当肿物增大时则可以消失。在侧或斜位时可以看到软组织肿物。

(二)其他良性肿瘤

有乳头状瘤、腺瘤、纤维瘤、脂肪瘤、神经纤维瘤、血管瘤等。这些肿瘤可以生长很大而无症状,到一定大小以后才产生轻度的食管梗阻症状。X线检查可发现一限局性充盈缺损,周围黏膜完整无缺,蠕动多无大变化。带蒂肿物在透视下可以看到肿物上、下活动;肿物如靠近贲门则可以脱到胃内。

【恶性肿瘤】

(一)食管癌

1.临床表现　食管癌是一种常见的恶性肿瘤,在消化道癌瘤中居首位,好发于 40 岁以上的人,男性多于女性,尤以北方地区较多。主要症状是进行性吞咽困难,时有胸闷和胸背痛。若肿瘤侵及喉返神经可出现声嘶。若侵破气管,形成食管气管瘘,出现进食呛咳。晚期有贫血、消瘦、恶病质等现象。

2.病理

(1)早期食管癌:癌肿位于黏膜及黏膜下层,没有转移。病灶多呈糜烂性小缺损,与周围境界清楚。糜烂处呈细颗粒状。有的病变呈小乳头状突起,瘤体一般在 3cm 以下。有的早期癌肿黏膜表面有轻度充血或黏膜轻度紊乱、增粗,肉眼不易看出,但镜下检查可找到癌肿细胞。

　　(2)中晚期食管癌:癌肿侵及肌层或达浆膜或浆膜以外,有局部或远处淋巴转移。可分为以下几型:

　　1)溃疡型:肿瘤表面形成深溃疡;可达肌层甚至达到周围组织,溃疡周边稍隆起,癌组织侵及周围组织。

　　2)蕈伞型:瘤体呈圆形或椭圆形,肿块隆起而突入腔内,表面可形成浅溃疡。瘤体主要向腔内发展。

　　3)缩窄型:瘤体形成明显的环形狭窄,病变往往较短,但侵及全周。瘤组织较硬。食管近端扩张。

　　4)髓质型:瘤体同时向腔内及外扩展,并累及周径大部,上下侵犯较长。切面呈灰白色,如脑髓样。

　　3.X线检查方法　通常准备稀、稠两种钡剂。检查时,可先服稀钡一口进行观察,倘钡通过甚快,不易观察,可用稠钡。食管癌的检查,常规方法是转动病人多轴位透视(特别是卧位、后前位、左、右前斜位等),必要时摄片。这种透视检查可以避免钡剂通过时将小的病变遮掩,导致漏诊,特别是它可以克服由于单一后前位遗漏后壁病变或单一右前斜位遗漏左后壁病变的弊病。故此法对于观察食管壁局限性癌肿浸润较好,是食管癌诊断的有效方法。近年来发展起来的低张双对比造影法,有利于显示各型早期食管癌的病变征象,值得采用。其他各种辅助检查法或特殊检查法均可视情况而选用。

　　4.X线表现

　　(1)早期食管癌:对于早期或可疑食管癌的诊查,检查者应详细观察食管黏膜皱襞的改变,了解食管的充盈象以及功能变化。对于可疑的病变区,还应摄数片进行分析。倘临床症状明显,而X线又无所发现者,还应在2～4周内短期追踪复查,以免延误治疗。

　　早期食管癌的X线征象:主要表现在食管壁的一段或一侧的小部分柔软度及扩张度消失和僵硬,局部黏膜增粗,扭曲,紊乱,交错,边界粗糙发毛,甚至中断,有轻度破坏改变。有时,还可发现0.2～0.4cm大小的小溃疡龛影。若仔细观察,还可发现管壁内突出的小结节状充盈缺损,最小约0.5cm大小(图8-1-1)。有时钡剂通过时速度突然缓慢,暂时停留,这是由于局部伴有炎症引起痉挛所致。

　　虽然X线检查可发现一些早期食管癌的征象,但检查还是有限度的。特别是对食管的黏膜粗糙的分析和小溃疡的显示均有一定困难,因此还需进一步借助临床食管镜检或活体组织病理学检查,或者用"拉网法"进行组织细胞学的检查等。只有进行综合检查,早期食管癌的阳性诊断率才可大大提高。

　　(2)中晚期食管癌概括起来有三点特征:

　　1)黏膜皱襞改变:由于癌组织表面粗糙,高低不平,因而正常黏膜皱襞出现中断消失和破坏现象(图8-1-2)。

　　2)管腔狭窄:由于癌肿呈环状或短管状的增殖性改变,使食管显著增厚,因此出现食管向心性环状狭窄,轮廓可光滑整齐,也可不规则,病变一般较局限。狭窄近端食管呈漏斗状扩张。病变区食管壁僵硬,不能扩张,尤其吞服大口钡剂或作呃气动作时表现更明显。有时在管腔狭窄相应处还可见到软组织肿块阴影,系肿瘤向腔外扩展。病变区蠕动消失。

　　3)腔内充盈缺损:当癌肿呈扁平小结节状增厚时,管腔内可出现广泛的不规则小结节状及条索状充盈缺损。当癌肿自黏膜侵犯肌层浅层时,癌肿便成较大块影,如菜花状椭圆形突入管腔,使管壁边缘不规则,一侧或二侧出现大小不等、不规则充盈缺损,从而食管腔也呈不规则的狭窄。如为溃疡型癌,则在充盈缺损区内出现一个较大的长形龛影,与食管的纵轴一致。正位观,在相应区见不整齐的存钡影。切位观,此龛影可略突出于食管轮廓外(图8-2-3)。

　　由于食管无浆膜层,外层结缔组织与周围组织直接相连,因此食管癌很易累及邻近器官。

　　食管癌溃疡可以穿入气管、支气管、肺和主动脉。纵隔脓肿和食管(支气管)瘘为多见并发症。

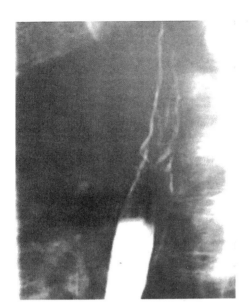

图 8-1-1　早期食管癌

食管上段局部黏膜增粗，扭曲，边界有轻度破坏改变，
管壁略显僵硬

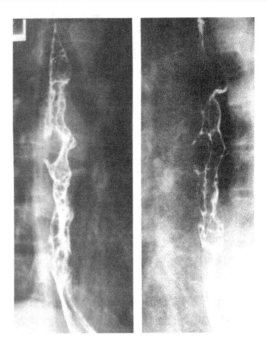

图 8-1-2　中晚期食管癌

黏膜相：食管中下段黏膜皱襞中断、破坏、消失

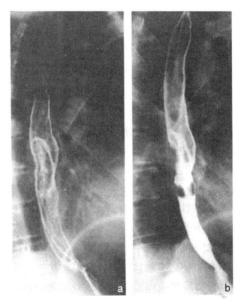

图 8-1-3　蕈伞型食管癌

a.黏膜相；b.充盈相：管壁边缘不规则，管腔一侧出现不规则充盈缺损，食管腔呈不规则的狭窄

（3）各种病理类型食管癌的 X 线表现：

1）浸润型：由于病变属管壁内浸润，因而主要引起食管不同程度的狭窄。常见环形狭窄，病变较局限，
长约 3～5 厘米，严重者可呈漏斗状狭窄。狭窄以上之食管明显扩张。（图 8-1-4）大多数黏膜皱襞较平滑，
肿瘤软组织影多不能见到。个别患者癌肿的黏膜面可因小结节和表浅溃疡而呈细微锯齿状。

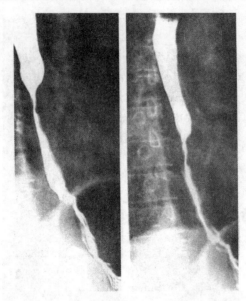

图 8-1-4　浸润型食管癌

中段呈环形狭窄,病变较局限,狭窄以上之食管明显扩张

2)增生型:由于肿瘤向腔内生长,因而主要表现为腔内有不规则的充盈缺损,多呈类圆形或菜花状。因肿块向腔内突出,故导致食管呈偏心性狭窄,钡剂通过可视癌肿范围而出现程度不同的梗阻,管腔有轻度或中度扩张(图图 8-1-5)。当肿瘤的表面黏膜破坏时,常可见到深浅不一,大小不等,轮廓不规则的龛影。

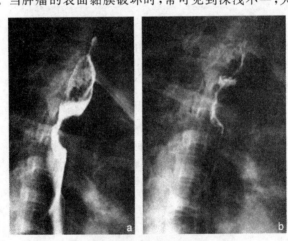

图 8-1-5　增生型食管癌

a.充盈相;b.黏膜相:上段食管腔内有不规则的充盈缺损,呈半圆形,食管腔呈偏心性狭窄

3)溃疡型:癌自黏膜层侵犯深达肌层,主要表现为溃疡龛影。此龛影多呈卵圆形或不整形,常与食管之纵轴一致,多位于食管轮廓之内(图 8-1-6)。在龛影周围还可见到一个环状透亮充盈缺损区,类似环堤。一般钡剂通过食管无明显梗阻。

4)混合型:多具两种类型以上的 X 线表现。

(4)不同部位食管癌的 X 线表现:

1)食管上段癌:较早出现梗阻和呛咳,食物易入气道。侧位观察,见气管后软组织影增宽,喉头向前方推移。服钡后见局部呈不规则狭窄和充盈缺损,阻塞严重者,钡可反流至食管。因此,有人主张用碘油进行检查。

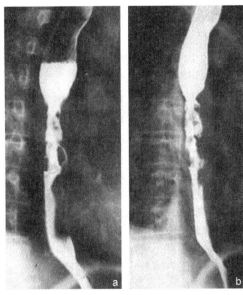

图 8-1-6　溃疡型食管癌

龛影呈卵圆形或不整形,位于食管轮廓之内

2)食管中段癌:因附近淋巴丰富,尽管癌原发灶小,但气管分杈部淋巴结已受侵犯。X线可主要表现为外在性肿块所引起的移位和压迫,如不注意观察黏膜皱襞和管壁轮廓改变,则常引起本身病变的遗漏。对此,双对比检查很有帮助。

3)食管下端癌:常为胃贲门癌累及食管下段所致,显示食管下段不规则狭窄,管壁僵硬,钡剂通过受阻。胃贲门部和胃泡内可见软组织块影。立位和俯卧位,利用气钡双对比观察胃贲门、胃底病变即可满意显出。

5.鉴别诊断

(1)贲门痉挛食管下段贲门部显示变窄,管壁光滑,呈漏斗状或鸟嘴状,其近端食管扩张较均匀,用解痉剂可缓解,局部可见细致平行状黏膜皱襞,无充盈缺损。食管癌则反之。

(2)食管良性狭窄多有误服或吞服强酸强碱以及某些金属盐类如升汞、硝酸银等的病史。其食管狭窄多较广泛,边缘较食管癌稍光滑,病变区与正常食管间逐渐移行而无截然分界,无肿块状充盈缺损。

(3)食管静脉曲张:多有肝硬化病史,食管并无狭窄。黏膜增宽,但不同于癌肿黏膜之中断,破坏。管壁柔软,不同于癌肿管壁之僵硬和扩张不良。其表现虫蚀状充盈缺损区蠕动多显正常,而在肿瘤充盈缺损区,局部蠕动消失。

(4)消化性食管炎易与食管下段浸润型癌相混淆。炎症常在食管下段 1/3,后期由于疤痕狭窄,管腔可以持续变窄,但仍可舒张,而且无黏膜皱襞破坏。而癌则显示管腔窄且僵硬,边缘不规则,黏膜纹有中断、破坏。

(5)食管外压性改变:多由纵隔内肿瘤、甲状腺瘤、纵隔淋巴结肿大、血管异常等压迫引起。X线表现为食管边缘有光滑压迹,局部黏膜纹规则,食管常有局限性向对侧移位。特别是向腔内生长的增殖型癌,有时不易与外压性病变区别,必须结合临床资料予以分析。

(二)食管肉瘤

极为少见,国内报道者有纤维肉瘤、平滑肌肉瘤、网织细胞肉瘤、淋巴肉瘤和横纹肌肉瘤等。可发生于任何性别与年龄,大多为单发,有人将其分为乳头型和溃疡型。前者是乳头型的梭形细胞瘤自食管的黏膜层向管腔内生长,境界分明,发展和转移慢,组织破坏也较轻微;后者是溃疡型的圆形细胞瘤呈弥漫性浸润、生长迅速,可致阻塞、出血和穿孔等。如造成食管狭窄者则可有吞咽困难及胸口烧灼感。

X 线表现:

1.发生于黏膜层的肉瘤,大多形成一个巨大的肿块样充盈缺损,管腔狭窄,狭窄以上食管通过受阻。它与癌难以区别。

2.发生于壁内或黏膜外的肉瘤,则可见食管某一段出现整齐的圆形或卵圆形的肿块状充盈缺损,也可出现类似食管良性肿瘤的"环形征",钡柱偏流或叉状分流。如又向腔外突出时,则可勾画出整个肉瘤的外形大小及范围。此外,在肉瘤的表面也可出现坏死形成溃疡,显示龛影。

(谢　强)

第二节　胃

一、先天性肥厚性幽门狭窄

由胃的幽门环状肌先天性高度肥厚引起的幽门狭窄,伴有不同程度的梗阻,称为先天性肥厚性幽门狭窄。

【病因病理】

本病病因不明,可能与幽门管通过受阻,引起幽门肌肉代偿性肥厚;或由于幽门肌间奥氏神经丛发育不全或变性而致幽门肌肉开放不良;或由炎症刺激、功能失调等原因引起幽门管通过受阻。病理可见幽门环肌增厚肥大,并逐渐向正常胃壁移行,在十二指肠侧突然终止于十二指肠的起端。肿块一般长约 2～3cm,直径 1.5～2.0cm,肥厚的肌层厚约 0.4～0.6cm。

【临床表现】

男性远较女性发病率高,约 8～9：1。少数有家族史。主要表现为呕吐,多开始于出生后 2～3 周,少数第 1 周内发病,呈进行性加剧。呕吐物不含胆汁。右上腹可触及坚硬肿块。

【X 线表现】

检查时让患儿用奶瓶吸吮钡剂后以俯卧位观察为佳。①幽门部狭窄变形:幽门管狭窄延长,并于球基底部及胃幽门前区见有蘑菇样充盈缺损,其间为线样管道为诊断本病的最可靠 X 线征象。②胃扩张、排空迟缓:平片即可见胃充气扩张,下缘低于第 2 腰椎水平,其内可见斑片状、泡沫状胃内容物。③小肠和结肠充气减少;

钡餐检查可见到以下较为特征的 X 线征象。

1.幽门线样征　幽门呈一线状影,呈凹面向上的弧形或直线状,长 1.5～3.0cm,代表狭窄的幽门管。

2.双肩征　幽门管狭窄,于十二指肠球基底部及胃窦幽门前区见有蘑菇样充缺,形成所谓"双肩征"。幽门肿瘤可有类似表现。

3.毛刺胃窦征　肥厚性幽门狭窄的狭窄段轮廓呈毛刺状,局部蠕动消失。这是由于肌纤维群不均匀肥厚所致。

4.鸟嘴征　钡剂在幽门前区未进入狭窄的幽门管或幽门管完全梗阻,显影似鸟嘴状。

5.幽门乳头征　显示梗阻的胃窦及其在胃窦小弯向外突起,似乳房及乳头。此突起是由于持续性蠕动企图通过梗阻段而形成,又称幽门"小突征"。

6.幽门双轨征　程度较轻的幽门肥厚性狭窄,幽门管变扁平,钡剂涂布在幽门管的两侧所形成。

【鉴别诊断】

本病应注意与幽门痉挛鉴别。后者为暂时性,开放时可达正常,幽门不延长、肥厚,无胃扩张,无肿块可及。

二、胃肠道异位胰腺

异位胰腺又称为迷走胰腺。在胚胎发育过程中,胰腺组织除与十二指肠毗邻外应与其他脏器分离,在分离过程中有可能小块胰腺组织附着在其他脏器上,在适宜条件下发育成为带有胰管的胰腺。

【病理】

多发生在胃、十二指肠及空肠(90%),亦可见于其他小肠及结肠、食管、胆囊、肝、脾、肠系膜、大网膜及脐部,偶见于纵隔、肺、输卵管、肾、皮肤、淋巴结等。消化道异位胰腺呈圆形或不规则形,73%多位于黏膜下层,17%位于肌层,10%位于浆膜层。位置表浅时可见脐形凹陷,此常为胰管开口处。

【临床表现】

异位胰腺的表面覆盖黏膜易于发炎、糜烂、溃疡和出血,而出现相应的症状和体征。消化道异位胰腺多有腹痛、腹部不适、反酸、恶心、呕吐及便血等症状。亦可表现为肠套叠、幽门梗阻和肠梗阻等症状。

【X线表现】

迷走胰腺表现为圆形或椭圆形境界清楚的充缺,病灶多<2cm,偶达4cm。黏膜完整或推压变平。迷走胰腺的排泄导管开口于胃肠道黏膜面上,使其具有特征性"脐样征"或"导管征"(深约3~5mm、宽1~5mm)。但典型表现不及半数。不典型病例难与良性肿瘤相鉴别。

三、胃肠道内胃黏膜异位症

本病是一种先天性疾病,可能由于胎儿期内胚层分化不全所致。胃黏膜可位于从口腔至直肠消化道各段。多发生于食管下端、十二指肠球部及回肠末端,甚至发生在美克尔憩室内,亦可异位于胆囊、胆总管、胰腺、膀胱及未闭锁的脐尿管内。

临床上可表现典型的溃疡症状。

【X线表现】

病变处胃肠道内的黏膜受压及息肉状、结节状充盈缺损,有时可见小溃疡形成。

四、胃重复畸形

消化道重复畸形是少见的胚胎发育畸形,可发生于从舌至肛门的任何部位。其病因及发病机制存在着多源性。其发病部位以回肠及回盲部多见(包括阑尾),约占50%~70%,其次为大肠、空肠、食管、胃、十二指肠。胃的重复畸形最少,仅占3.8%~5%。

【病理】

本病病因不明。病理表现为囊性肿块,出生时较小,以后由于分泌物的聚集而逐渐增大,多位于大弯侧,偏向幽门部,位于胃与横结肠间。重复胃与正常胃壁共用平滑肌层和胃网膜血管,并可与正常胃腔相通。重复胃腔内可出现胃黏膜、肠黏膜,有报道出现胰腺组织。发生癌变者亦有报道。可并发食管、小肠、十二指肠重复畸形及其他先天畸形如呼吸系统异常等。

【临床表现】

多见于小儿。临床表现包括两方面：①其内异位黏膜引起的相关病变；异位胃黏膜有时可见消化性溃疡症状及胃出血，而异位胰腺组织并发胰腺炎亦有报道。②压迫症状：如肠梗阻等，其本身亦可穿孔。本病最常见的体征是触及腹部肿块。

【影像学表现】

X 线平片多无阳性发现，偶尔胃肠道造影可见重复的胃腔内有对比剂充填，但多数情况下仅显示为肠道外压迹。胃肠道重复畸形超声和 CT 检查可发现胃肠道内、壁内或腔外邻近部位的囊性肿块，单房或多房，与所附着的消化管壁相连，囊壁厚、光滑，界限清晰，并多有钙化。增强扫描囊壁可有强化。

【鉴别诊断】

胃重复畸形的鉴别诊断包括肠系膜囊肿、胰腺假性囊肿、大网膜囊肿等，但大部分胃重复畸形的最终诊断方法为腹部手术探查。

五、胃憩室

胃壁局限性向外膨出的囊袋状结构称为胃憩室，本病少见。

【病因病理】

分先天性及后天性两种。先天性者多位于胃贲门区近小弯侧后壁，是因此处为胃壁生理性薄弱点，缺乏肌层所致。后天性多发生于幽门附近，常为胃周围淋巴结等炎性瘢痕粘连牵引所致。大多数单发。病理分为 3 种类型。①真性憩室：憩室壁具有胃壁各层结构。②假性憩室：憩室壁无肌层参与。③壁内憩室：即胃黏膜面突入胃肌层内，未超过浆膜面，此种憩室十分少见。

【临床表现】

多无症状，有的亦可引起上腹部不适，当有并发症时可产生溃疡、出血或穿孔等症状。

【X 线表现】

先天性多位于贲门区上下的小弯侧或后壁，多呈圆形或椭圆形，有窄颈囊袋样突出（大者可呈长袋状下垂），排空差，易并发炎症。后天性者多位于幽门附近，由于多为炎性粘连牵拉所致，故多为宽颈；排空可。憩室大小多在 2.0～3.0cm，有的长径可达 6.0cm。壁内憩室多在胃窦部大弯侧，直径不超过 1.0cm，底浅平光滑，颈部较窄，随着胃的舒缩可有变化。

无论是何种性质的憩室，憩室内有正常黏膜纹与胃黏膜纹相连续，壁光滑柔软，是与胃溃疡及胃癌的重要鉴别依据。

六、急性胃炎

【病因病理】

急性胃炎分为外来与内生两大类。前者系指口服物理或化学的刺激性饮食或药物所致，后者系指全身或局部细菌感染所致（包括幽门螺杆菌）。病理变化为轻重不一的胃黏膜层充血、水肿、糜烂、出血和坏死，严重者可深达肌层，甚至穿孔。急性胃炎可为单纯性、糜烂性、化脓性、腐蚀性。

【临床表现】

胃肠道症状为上腹部疼痛、恶心、呕吐等。全身症状常见于腐蚀性胃炎和细菌感染所致的胃炎,前者为休克或虚脱的症状,后者多为全身感染症状。

【X线表现】

急性胃炎一般不依赖X线检查,尤其病情严重并怀疑穿孔者,忌作钡餐检查。病理变化轻微者无阳性发现。病理变化达到一定程度时,可见胃黏膜纹增粗、紊乱,胃内滞留液增多,腐蚀性胃炎可有胃窦狭窄。化脓性细菌感染可致胃部蜂窝织炎。平片检查可见部扩张,如为产气菌感染或有气体自黏膜之破溃处进入胃壁,可见积聚的小气泡。总之,急性胃炎的X线检查意义不大。

七、慢性胃炎

【病因和分类】

目前认为幽门螺杆菌是慢性胃炎的主要致病因素,可能还与下列因素有关:急性胃炎经久不愈,刺激性食物(如烈酒、浓茶、辣椒)或药物(如水杨酸类)的长期作用,反流十二指肠液(包括胆汁)的持续刺激,吸烟等。部分萎缩性胃炎患者血清中有抗胃壁细胞抗体和抗内因子抗体,因而认为部分萎缩性胃炎的发生与'自身免疫有关。所以,根据萎缩性胃炎是否与自身免疫有关,及有无伴发恶性贫血,可分为A、B两型。A型的发生与自身免疫有关,多伴有恶性贫血。我国绝大多数属于B型。A型病变主要在胃体和胃底,B型病变主要在胃窦。

1990年在悉尼世界胃肠病学大会上提出了新的胃炎和分级系统,尽管仍有争议,但大多倾向于采用它。该会将慢性胃炎分为3类。①非萎缩性:即浅表性(主要与幽门螺杆菌有关)。②萎缩性:包括自体免疫性、多灶性萎缩性(主要与幽门螺杆菌、饮食因素有关)。③特殊型:包括化学性(包括胆汁反流性)、放射性、淋巴细胞性、非感染性、肉芽肿性、嗜酸细胞性、其他感染性胃病。

【临床表现】

部分患者可以没有症状。多有食欲不振、上腹不适、饱胀、暖气、反酸或无酸、疼痛、恶心、呕吐等,病情具有时缓时发的特点。有的可与溃疡病相似,即有规律性上腹部疼痛。少数有呕血。萎缩性胃炎可出现萎缩性舌炎、口角炎、贫血和营养不良等。

【X线表现】

过去通常将慢性胃炎分为浅表性、肥厚性和萎缩性。表现如下。

1.慢性浅表性胃炎　常无明显异常X线表现;可见胃窦及体部局限性不规则挛缩波,黏膜纹略粗、紊乱,有时可见浅表小溃疡,局部压痛,壁柔软。

2.慢性萎缩性胃炎　黏膜纹常纤细、稀少或消失,呈光滑无凸征象(特别是气钡双重造影有价值);黏膜沟增宽,大于5mm;有时也可见局限性挛缩波,胃张力低。

3.慢性肥厚性胃炎　黏膜纹隆起、粗大而宽(胃体大弯侧黏膜纹宽有时可达1cm以上)、排列紊乱、扭曲不整,皱襞数量减少、表面粗糙,常有多发表浅小溃疡及大小不等的息肉样结节。本病多发生于胃窦,常致功能挛缩狭窄。胃内有滞留液。可见胃壁柔软及黏膜纹可塑性,无破坏中断。常伴胃黏膜脱垂及十二指肠球炎和溃疡。气钡双重造影可见胃小区增大。

就病理而言,慢性胃炎可见黏膜层充血、水肿、炎性细胞浸润和纤维组织增生。或伴有上皮细胞变性、坏死、剥脱和增生等。日本学者尸检发现从出生三天后,胃黏膜即可有炎性浸润,也就是说人类几乎100%患有慢性胃炎。上述改变可不伴胃腺体的变化,也可伴有胃腺体的萎缩,即主细胞和壁细胞数目减少,腺体变小变少，严重者可致腺体完全消失，这就是所谓的萎缩性胃炎；在个别情况下，还可见腺体增生、肥大，这就是所谓的肥厚性胃炎；如果没有腺体变化，上述上皮变化和炎性浸润仅限于黏膜层者即所谓的浅表性胃炎。

萎缩性胃炎发展到一定阶段，腺体萎缩极其显著，腺外组织的炎性浸润可以消退，以致黏膜层变得很薄，黏膜皱襞变少、变浅甚至消失，胃内壁变得平坦一片。

综上所述，萎缩性胃炎黏膜纹并非一定变细、稀少。病变早期或程度较轻者，甚至可有黏膜粗大表现。同时也应注意由于检查手法不当等原因可使黏膜纹局部显示不清（诚然，萎缩性胃炎的黏膜纤细、稀少为弥漫性）。所以说，X线对肥厚性、萎缩性胃炎的分法是不恰当的，萎缩性胃炎的黏膜纹亦可较为粗大。必须认识到，约90%的幽门螺杆菌感染者可见胃窦黏膜皱襞轻到中度增粗，严重者增粗皱襞可达1cm以上。有时幽门螺杆菌胃炎也可见胃体和胃底部黏膜皱襞粗大。

但有学者认为用肥厚性胃炎或胃窦炎（慢性胃窦炎除外）等病名并不恰当，应予废用。至于由壁细胞增生、胃小凹细胞增生所致的胃黏膜皱襞肥厚应分属于 Zollinger-Ellison 综合征、Menetrier 病，但因后二者与胃炎存在着相似的影像学表现。

八、胃窦炎

胃窦炎也称为慢性胃窦炎。是一种原因不太清楚而局限于胃窦的慢性非特异性炎症。

【病理】

其病理变化多局限于黏膜层，但亦可延及肌层和浆膜层。黏膜固有层充血水肿，有大量炎性细胞浸润，腺体囊样扩张，以及淋巴滤泡和间质增生包括黏膜肌的增生等。此外，黏膜面糜烂、腺体萎缩与肠化生也常能见到。病变延及肌层后肌层肥厚，部分肌层增厚明显而黏膜层不厚，甚至稍变薄。

【临床表现】

多见于30岁以上成人。常有中上腹部或右上腹隐隐作痛、胀痛或难以忍受的疼痛，常呈周期性发作。有的可与溃疡病相似，即有规律性上腹部疼痛。可伴恶心、呕吐、食欲不振等症状，少数有消化道出血的症状。部分无症状。

【X线表现】

除少数病理变化较轻的不出现阳性X线征象外，多数出现下列部分或全部X线征象。①胃窦激惹：胃窦特别是幽门前区呈半收缩状态，不能在蠕动波到达时扩大如囊状，但能缩小至胃腔呈线状，还常出现不规则痉挛收缩。②黏膜纹增粗：黏膜纹宽度超过胃体之黏膜纹，有时增粗的黏膜纹迂曲盘绕，X线下呈息肉状透光区。慢性胃窦炎病人约2.20%～3.25%可见肥厚性幽门前区皱褶（又称为肥厚性幽门窦皱褶，此征偶见于无症状病人），表现为幽门近端小弯侧、与胃长轴平行的、长约2.0cm的边缘光滑的，或略分叶状的黏膜下块影，随蠕动或扪压略有改变，此征可能与幽门窦或幽门括约肌的解剖和功能异常有关。③黏膜纹紊乱：虽然胃窦呈半收缩状态，但黏膜纹仍多呈横行或环行。④黏膜纹不及正常柔软：黏膜纹不能像正常那样容易用手法压平，并且蠕动波到达时黏膜纹也不会变得像正常那样细。⑤胃窦向心性狭窄：为胃窦或幽门前区痉挛，持续较长时间后进一步造成肌层肥厚所致。其柔软度减低，形态比较固定，故有人称为僵直性胃窦炎。而且狭窄段压在十二指肠球底部，可形成光滑对称或不对称的压迹。⑥胃黏膜脱垂。

【鉴别诊断】

1.胃窦溃疡　多数胃窦溃疡因不能显示龛影而被误诊为胃窦炎。但少数胃窦炎黏膜紊乱较重，钡餐停留在皱襞间沟纹交叉处，显示为点状密度增高影时，被误诊为溃疡龛影。但这种点状影有以下特点可与溃疡相鉴别：①与皱襞间沟纹相通，并位于沟的交叉点上；②手法加压，形态和大小甚不固定；③随黏膜纹的排列、走向发生变化而消失。

2.胃窦癌　胃窦炎的胃窦狭窄有下列特点可与胃窦癌鉴别：①有黏膜纹存在；②轮廓光滑整齐；③可缩小至极细，即有一定柔软度。此外，胃窦炎的黏膜息肉样变化，扪之较软、形态可变、胃壁柔软、蠕动存在等特点可与胃癌鉴别。

3.成人幽门肥厚症　表现为幽门管狭长、内有黏膜纹通过。可为先天性幽门肥厚的继续，也可继发于其他原因的幽门括约肌肥厚。胃窦炎的肌层肥厚可以局限于幽门括约肌，这实际上就是继发性成人幽门肥厚症。但多数胃窦炎的肌层肥厚不仅限于幽门括约肌，狭窄段长度相对较长，鉴别不难。

九、胃糜烂

任何原因（物理的、化学的、生物的）所造成的胃黏膜局限性和浅表性（只伤及黏膜层而不深达黏膜下层）缺损均可称为胃糜烂。它可见于胃炎或非胃炎（无症状）病人的胃黏膜上。当然，更常伴发或并发于许多不同病理的胃黏膜上。

胃糜烂是急、慢性胃炎的一种特征性征象，它常由3种致病因素（幽门螺旋杆菌感染、非甾体抗炎药和饮酒）中的一种或几种引起。长期以来，一直把"糜烂性胃炎"看作一个病目，而且国外有学者提出糜烂性胃炎在影像学上可显示皱襞增厚、息肉样结节和糜烂灶，但这3种表现常同时出现于多种病因和不同类型的胃部慢性炎症，尤其萎缩性胃炎中，故1990年在悉尼世界胃肠病学大会上认为所谓"糜烂性胃炎"可能就是浅表性胃炎和萎缩性胃炎的某些表现，不应将它列为一种病目或特殊型胃炎。

【分型】

胃糜烂胃镜检查可分为3型。Ⅰ型：即完全型，糜烂位于隆起的黏膜上，其边缘有壁围绕，即通常所说的痘样糜烂或疣状胃炎。Ⅱ型：即不完全型，糜烂灶位于平坦的黏膜上，周边围以粉红色边缘，即片状糜烂。Ⅲ型：即出血-糜烂性胃炎，在平坦的黏膜上有多个小出血性糜烂灶。其中以Ⅱ型最常见（占81%）。

【X线表现】

钡剂造影只有双对比造影才能较好地显示胃糜烂，一般造影只能显示胃镜所谓的完全型（Ⅰ型）糜烂，对不完全型（Ⅱ型、片状糜烂）常不能显示。这种片状糜烂可显示为由正常或异常胃小区包绕的涂钡不均匀区，状如扁平型早期胃癌。对胃镜所谓的Ⅲ型糜烂一般不能显示。

Ⅰ型糜烂的X线表现见后述。但目前认为，糜烂可见于多种胃炎或胃病，而并非特异性糜烂性胃炎或疣状胃炎所特有。

十、疣状胃炎

过去认为本病是一种具有特异性病理变化的独立类型的胃炎（目前有异议），最早于1933年Henning作了放射学上的诊断，1974年佐野等经病理组织学研究后命名为疣状胃炎。此外，它还有慢性糜烂性胃炎、息肉样胃炎、疱疹样胃炎及大花样糜烂之称。也有人提出命名为痘疹状胃炎最能表示出病灶的形态特征。疣状胃炎为糜烂性病灶，黏膜缺损但未累及肌层，如累及肌层则为胃溃疡。

【病因病理】

本病病因不明。主要病理改变为黏膜表面糜烂，周围水肿隆起，直径一般为5～12mm、中心糜烂面为2～8mm。组织学表现为黏膜腺体或腺上皮增生和炎性细胞浸润等。

【临床表现】

可有上腹部不适、疼痛、恶心、呕吐等症状,也是上消化道出血的主要原因之一。

【X线表现】

1.丘状隆起的病变　中心糜烂即糜烂性病灶可表现为靶样征、脐凹征及牛眼征;隆起性病变周围无黏膜集中征象。紊乱较重,钡餐停留在皱襞间沟纹交叉处,显示为点状密度增高影时,被误诊为溃疡龛影。但这种点状影有以下特点可与溃疡相鉴别:①与皱襞间沟纹相通,并位于沟的交叉点上;②手法加压,形态和大小甚不固定;③随黏膜纹的排列、走向发生变化而消失。

2.胃窦癌　胃窦炎的胃窦狭窄有下列特点可与胃窦癌鉴别:①有黏膜纹存在;②轮廓光滑整齐;③可缩小至极细,即有一定柔软度。此外,胃窦炎的黏膜息肉样变化、扪之较软、形态可变、胃壁柔软、蠕动存在等特点可与胃癌鉴别。

3.成人幽门肥厚症　表现为幽门管狭长、内有黏膜纹通过。可为先天性幽门肥厚的继续,也可继发于其他原因的幽门括约肌肥厚。胃窦炎的肌层肥厚可以局限于幽门括约肌,这实际上就是继发性成人幽门肥厚症。但多数胃窦炎的肌层肥厚不仅限于幽门括约肌,狭窄段长度相对较长,鉴别不难。

十一、胃糜烂

任何原因(物理的、化学的、生物的)所造成的胃黏膜局限性和浅表性(只伤及黏膜层而不深达黏膜下层)缺损均可称为胃糜烂。它可见于胃炎或非胃炎(无症状)病人的胃黏膜上。当然,更常伴发或并发于许多不同病理的胃黏膜上。

胃糜烂是急、慢性胃炎的一种特征性征象,它常由3种致病因素(幽门螺旋杆菌感染、非甾体抗炎药和饮酒)中的一种或几种引起。长期以来,一直把"糜烂性胃炎"看作一个病目,而且国外有学者提出糜烂性胃炎在影像学上可显示皱襞增厚、息肉样结节和糜烂灶,但这3种表现常同时出现于多种病因和不同类型的胃部慢性炎症,尤其萎缩性胃炎中,故1990年在悉尼世界胃肠病学大会上认为所谓"糜烂性胃炎"可能就是浅表性胃炎和萎缩性胃炎的某些表现,不应将它列为一种病目或特殊型胃炎。

【分型】

胃糜烂胃镜检查可分为3型。Ⅰ型:即完全型,糜烂位于隆起的黏膜上,其边缘有壁围绕,即通常所说的痘样糜烂或疣状胃炎。Ⅱ型:即不完全型,糜烂灶位于平坦的黏膜上,周边围以粉红色边缘,即片状糜烂。Ⅲ:即出血-糜烂性胃炎,在平坦的黏膜上有多个小出血性糜烂灶。其中以Ⅱ型最常见(占81%)。

【X线表现】

钡剂造影只有双对比造影才能较好地显示胃糜烂,一般造影只能显示胃镜所谓的完全型(Ⅰ型)糜烂,对不完全型(Ⅱ型、片状糜烂)常不能显示。这种片状糜烂可显示为由正常或异常胃小区包绕的涂钡不均匀区,状如扁平型早期胃癌。对胃镜所谓的Ⅲ型糜烂一般不能显示。

Ⅰ型糜烂的X线表现见后述。但目前认为,糜烂可见于多种胃炎或胃病,而并非特异性糜烂性胃炎或疣状胃炎所特有。

十二、疣状胃炎

过去认为本病是一种具有特异性病理变化的独立类型的胃炎(目前有异议),最早于1933年Henning作了放射学上的诊断,1974年佐野等经病理组织学研究后命名为疣状胃炎。此外,它还有慢性糜烂性胃炎、息肉样胃炎、疱疹样胃炎及天花样糜烂之称。也有人提出命名为痘疹状胃炎最能表示出病灶的形态特征。疣状胃炎为糜烂性病灶,黏膜缺损但未累及肌层,如累及肌层则为胃溃疡。

【病因病理】

本病病因不明。主要病理改变为黏膜表面糜烂,周围水肿隆起,直径一般为 5~12mm、中心糜烂面为 2~8mm。组织学表现为黏膜腺体或腺上皮增生和炎性细胞浸润等。

【临床表现】

可有上腹部不适、疼痛、恶心、呕吐等症状,也是上消化道出血的主要原因之一。

【X 线表现】

1.丘状隆起的病变:中心糜烂即糜烂性病灶可表现为靶样征、脐凹征及牛眼征;隆起性病变周围无黏膜集中征象。

2.修复期的隆起病灶可表现为息肉征象。

3.不规则的条形征、蛇样征,即由于腺管、腺体增生及固有层内大量炎性细胞浸润,使黏膜皱襞粗大或节段性膨大所致。有学者认为隆起性病变多沿粗大皱襞的顶部分布呈串珠状,为其特征性表现。

总之,隆起病灶可由 0.5cm 至 1.0~2.0cm 大小,多为多发病灶,呈散在或成排的串珠状排列;极少为单发病灶;病灶多位居胃窦及胃体部。

十三、胃黏膜巨大肥厚症

又名巨大肥厚性胃炎、假肿瘤性胃炎、肥厚性胃病、胃巨大皱襞症及 Menetrier 病等,是一种病因不明的少见病。

【病理】

巨检以胃黏膜局限性或弥漫性脑回状增大为特征。镜检示胃小凹黏液细胞增生所致的胃黏膜皱襞肥厚,并伴有轻度炎症细胞浸润和水肿。

【临床表现】

多见于 40~60 岁男性。临床症状与胃炎、胃溃疡相似,可有腹痛、腹胀、恶心、呕吐、厌食、呕血和黑便,并伴有低蛋白血症(由于腺体分泌大量蛋白所致),可出现顽固性周身水肿,胃酸变化不大。

【X 线表现】

其特点为:病变以胃底、体部为著,胃窦少受累。

1.黏膜皱襞的巨大肥厚、扭曲成角,呈分叶状和肿块样,以胃大弯侧和胃底为著。

2.粗大胃黏膜所致充盈缺损形态可变。

3.胃壁柔软、蠕动基本正常,胃壁厚 1.0cm 以上。

十四、胃黏膜脱垂

胃黏膜向外移动居于胃外,称为胃黏膜脱垂。它可以通过贲门逆行向上,移入食管下端,这很罕见。常见的是由胃幽门区移向二指肠球部。

【病因】

1.常见的炎引起胃黏膜和黏膜下层增生、冗长,膜皱襞易向十二指肠内脱垂。

2.幽门前区功能障碍。胃黏膜脱垂开始总是可复性的,亦可发展为不可复性,甚至引起幽门梗阻。

【临床表现】

其临床症状与慢性胃炎、溃疡病相似,常伴有胃窦炎、十二指肠球炎或溃疡。

【X 线表现】

1.部分或单侧的黏膜脱垂　蠕动到达时,十二指肠球基底的一侧出现一、二条粗大皱襞形成的充盈缺损,呈索状或息肉状。蠕动过后或加压按摩后消失,且胃内无相应充缺复现,可与胃息肉脱入十二指肠鉴别。

2.完全性或对称性脱垂

(1)球基底部呈凹凸不平的半球形充缺或蕈伞状充缺,能随手法加压时大时小、时隐时现。

(2)幽门管多增宽,球基底外缘呈锐角。

(3)伴有胃窦、十二指肠球炎,亦可伴幽门溃疡。

十五、胃溃疡

胃溃疡是胃壁溃烂形成的缺损,又称壁龛。是一种较常见的消化系统疾病,其病因不甚明了。

【病理】

溃疡有急、慢性两种,急性常为多发,慢性常为单发。溃疡先从黏膜层开始,逐渐殃及黏膜下层、肌层,以至浆膜层,形成深浅不一的壁龛。溃疡呈圆形或椭圆形;溃疡的底部一般平坦,但也可高低不平;溃疡的口部光滑整齐。如溃疡穿破达浆膜,称为穿透性溃疡;如溃疡穿破浆膜层,称为穿孔;若溃疡穿孔通向游离腹腔,即所谓急性穿孔;若胃壁与邻近组织或脏器粘连,溃疡穿入邻近组织或脏器,即所谓的慢性穿孔或穿孔性溃疡。

胃溃疡多为单发,少数为多发,多发者常见于胃窦,而胃体前后壁、大弯和胃底较为少见。国内有资料统计:97.0%为单发,3.0%为多发。发生部位分布如下:胃体小弯(包括角切迹)51.0%、胃窦40.4%、胃底3.8%、胃体前后壁2.9%、胃大弯1.9%。有人提出,对胃大弯侧及前后壁溃疡应首先考虑到癌性溃疡。

【临床表现】

常有比较长期的上腹疼痛,多在进食后不久出现,持续1～2小时后逐渐减轻至消失。可伴有饱胀感、烧灼感及消化不良等。临床症状常反复发作。病情重者可反复呕吐,甚至上消化道出血而有呕血和柏油样黑便等。并发穿孔出现急性腹膜炎症状和体征。

【X 线表现】

急性穿孔时禁忌钡餐检查,必要时可采用适量含碘造影剂检查。

1.主要 X 线征象

(1)龛影与胃腔关系:乳头状半圆形突向腔外,甚至呈长方形。壁龛内如含有食物残渣或血块等物,密度可不均匀。溃疡愈合过程中可呈锥形。

(2)龛影的正面观:呈圆形或椭圆形,边缘光滑整齐。少数轮廓十分锐利,但不十分光滑整齐,这是由于溃疡形态欠规整,也可因四壁有血块等附着物所致。溃疡底部的高低不平和龛影密度不均,同样可以反映在正面和斜面观上,表现为龛影内结节状或不规则充缺。这种充缺伞部位于龛影内,而口部可光滑整齐,不要误为恶性病变。

(3)龛影口部情况:光滑整齐,正面观可呈细线样环状阴影,切面观平直锐利。

(4)龛影邻近胃壁的特征:①良性溃疡边缘的黏膜线,亦称 Hampton 线;②狭颈征和项圈征;③龛影周围黏膜纹特征,表现黏膜纹纠集及"黏膜纹通入龛影征",有些溃疡由于龛影浅小而没有皱襞纠集,或由于溃疡的所在部位特殊(如胃底)不易显示,或因重力的关系,纠集皱襞受牵拉而倾向于纵向平行;④溃疡周围隆起,正面观加压呈宽窄一致的透亮区,切面观隆起与上下正常胃壁相移行,无明显界限。

2.次要 X 线征象

(1)胃小弯侧溃疡对侧大弯侧出现指状压迹致胃体环形狭窄,形成"葫芦胃"、"沙钟胃"。

(2)胃小弯缩短,形成"蜗牛形"胃。

(3)幽门狭窄和梗阻。

(4)局部压痛。

(5)胃分泌增加。

(6)蠕动的变化,即溃疡较大时邻近胃壁蠕动可减弱。

3.相关 X 线征象解析

(1)Hampton 线:即良性溃疡周围黏膜线。切线位时龛影与胃腔交界处可显示一宽约 1～2mm 的透亮细线,为轻微凸出并略向溃疡腔倒卷的肿厚黏膜固有层所造成,为良性溃疡的特征。常见于龛影的上下两端,但亦可见于龛口的整个边缘。

(2)狭颈征和项圈征:切面观溃疡口部与胃腔连接处宽约 0.5～1.0cm 一段的口径狭于龛影的口径,形如颈状,称狭颈。有时狭颈表现为宽约 0.5～1.0cm,边界光整的密度减低区,形如颈部带有一项圈,称为项圈征。有时溃疡并无狭颈,但口部也可见类似透光带,为项圈征的另一表现。上述两征象其形成机制与 Hampton 线大致相同,但后者宽度小。

(3)"黏膜纹通入龛影征":溃疡周围胃壁肿胀,向胃腔内、外隆起。切面观察,凸出于胃壁轮廓之外的,与壁龛四壁相延续的那部分胃壁并非真正的壁龛。其表面的黏膜层仍存在,可造成好像黏膜纹通入龛影的现象。这种现象是一种可靠的良性征象,故曾被称为"黏膜纹通入龛影征"。它实际上仍是黏膜皱襞到达溃疡口部的表现。

4.特殊部位的溃疡

(1)胃窦溃疡:半数以上的胃窦溃疡,由由于为多发和壁龛较浅或浅而小,所以出现下列特殊的表现。①局限性胃炎征:为壁龛较小,伴发局限性胃窦炎的变化显著及胃内潴留液较多所致。②盘状龛影:有的胃窦溃疡并不小,但很浅,且愈近口部愈浅。通常深在 0.5cm 以下,直经约 2cm 左右,形如盘状,易误为恶性。但局部黏膜纹随蠕动和收缩而变化,龛口无裂隙征和指压迹征,邻近胃壁柔软,治疗 2～4 周可见龛影明显缩小,有助于与胃癌鉴别。

(2)胃底和贲门区溃疡往往并不出现曲型表现。直径在 1cm 以下的溃疡显示困难,直径在 1.5cm 以上的较大溃疡或穿透性溃疡与癌肿鉴别困难,而且贲门下区溃疡以恶性多见。胃底和贲门区的较小溃疡,往往首先被发现的是胃底和胃体上部大弯侧指状切迹和贲门痉挛等次要 X 线表现,较大溃疡则易出现胃底贲门癌的 X 线征象。下列征象判断为良性溃疡:①龛影位于腔外;②狭颈征;③龛口光整;④周围黏膜纹广泛、均匀纠集并达龛口。

(3)幽门溃疡可表现幽门较长,易误为十二指肠球部溃疡,可致幽门梗阻。亦可由于周围黏膜牵拉而闭锁不全。

5.穿透性溃疡 穿透性溃疡除具有胃溃疡的一般 X 线表现之外,其特征为龛影甚深,至少在 1cm 以上,形如囊袋状,即其狭颈十分明显。壁龛内常有液体和气体潴留。可见龛影内阴影分为 3 层,即由上至下为气体、液体和钡剂。

穿透性溃疡恶性变的可靠指征有:①龛影底部不规则或呈结节状增生;②龛影邻近胃黏膜呈杵状或波

浪状不规则;③龛影邻近胃黏膜呈杵状增粗或中断破坏;④龛影邻近胃壁僵直。以上四种征象既可单独出现,也可同时出现。对于蠕动减弱乃至消失并不能作为鉴别的可靠依据。因为良性胼胝性溃疡大量纤维组织增生及胃周粘连亦可使蠕动减弱乃至消失,并使胃壁固定。

6.胼胝性溃疡 胼胝性溃疡在病理上是以大量纤维组织增生为特征的。溃疡底的纤维组织常厚达 1~2cm,而正常各层结构均消失。溃疡四周的黏膜下层和肌层也全被较硬的纤维组织所代替。其宽度和厚度常达 1~2cm,甚至更多。溃疡四周的黏膜固有层存在。这类溃疡呈圆形或椭圆形,常较大,直径多超过2cm,多相对较浅。其深度不超过 1cm,少数也可深达 2~3cm。部分病例表现溃疡位于腔内或半腔内,龛周似有环堤而易误诊。但常见下列特征可与溃疡型胃癌相鉴别:①龛影口部光滑整齐,没有裂隙征和指压迹征;②有时正面观钡餐充填在溃疡口部向溃疡腔倒翻的黏膜层和溃疡腔之间的缝隙内,形成一沿龛影口部约 1~2mm 的整齐的线状不透光影,不出现于溃疡型胃癌;③龛影周围的透光带,宽窄一致,表面光整,与溃疡腔和正常胃壁之间的分界十分光滑整齐。

7.胃线形溃疡 胃线形溃疡尚没有公认的定义。国内有学者认为线形溃疡和杆样溃疡的长度应≥8mm,宽度分别为 1.5mm 和 2.5mm 以下。线形溃疡为良性溃疡的一种表现形式。其形成有多种因素,主要为壁龛发生及其修复过程中瘢痕组织增生牵拉所致。日本学者研究认为胃线形溃疡的形成有 4 种方式:①从开始起病即呈线形壁龛;②为大的圆形壁龛呈纵向修复,以致胃长轴短缩而形成线形壁龛;③为圆形溃疡的多次复发和愈合形成;④为复发性溃疡的融合。十二指肠线形溃疡的形成机制与 X 线表现与胃线形溃疡相似。

X 线表现:形态多种多样,有单线形、点线形、蝌蚪形、马鞍形、弧线形、螺旋形。应与溃疡瘢痕鉴别。溃疡瘢痕无龛影存在。

8.多发溃疡、复合溃疡 在胃内发生两个以上的溃疡称为多发溃疡。如胃和十二指肠同时发生溃疡则称为复合溃疡。如胃多发溃疡的位置相距较近,常造成诊断上的困难。胃窦多发浅小溃疡,可表现为局限性胃炎或出现局限性胃壁浸润征。较大的溃疡由于下列因素存在易误为溃疡型胃癌:①两个以上的龛影重叠在一起,表现龛影很大,口部不规则,甚至形成"指压迹征";②每个溃疡周围的炎性浸润和纤维增生联在一起。可造成分界清楚的环堤,皱襞纹中断,龛周结节状缺损等;③各个溃疡之间的疤痕收缩和牵拉,形成各个壁的轮廓极不规则。鉴别诊断甚为困难。

9.卓-艾综合征 本病又称胃泌素瘤,是一种由胰腺或十二指肠的产胃泌素肿瘤引起的,以明显的高胃泌素血症、高酸分泌和消化性溃疡为特征的综合征。有顽固性多发性溃疡,或有异位性溃疡,胃次全切除术后容易复发,多伴有腹泻和明显消瘦。患者胰腺有非 p 细胞瘤或胃窦 G 细胞增生,血清胃泌素水平增高,胃液和胃酸分泌显著增多(与壁细胞增生引起的胃酸分泌过多有关)。75%溃疡位于胃和十二指肠球部,25%位于球后部和近端空肠。

X 线诊断依据为增粗的胃和十二指肠黏膜皱襞、球后溃疡、多发溃疡及胃内大量潴留液。

十六、胃良性肿瘤的分类

胃良性肿瘤种类很多,但少见。其中较常见的为腺瘤与平滑肌瘤。根据肿瘤的起源组织可分为两类。

1.起源于黏膜上皮的良性肿瘤 包括腺瘤(又称腺性息肉)、炎性息肉和乳头状腺瘤(又称绒毛状腺瘤)。乳头状腺瘤有高度恶变危险性,病变越大恶性变可能越大。

2.起源于肌组织和结缔组织的良性肿瘤 包括平滑肌瘤、纤维瘤、神经鞘瘤.血管瘤和脂肪瘤等,这类肿瘤 X 线检查常意义不大,CT 检查可提供更多的诊断信息。

十七、胃息肉和胃腺瘤

本病好发于幽门区、胃窦及胃体前后壁,可单发或多发。

【病理】

分为胃腺瘤、炎性增生性息肉及有遗传倾向的胃息肉。

【临床表现】

临床上可无自觉症状或仅有中上腹不适,息肉发生糜烂或溃疡可有呕血和黑便。

【X线表现】

1.钡餐示胃腔内有 1cm 左右圆形或椭圆形充缺,轮廓光整。病变区黏膜纹展平消失或被推挤移开(图 8-2-1)。胃壁柔软,蠕动存在。带蒂息肉可脱入十二指肠。

2.胃气钡双重造影,息肉表面涂有一薄层钡剂,可勾画息肉的全部轮廓。正面观息肉颈与体部各形成一环影,呈同心圆状。

3.炎性息肉常为多发,而腺瘤多为单发。多发性息肉可形如蜂窝。

腺瘤好发于胃窦部,单发或多发,一般较小,最大者可达 3cm,可有长短不等的蒂与黏膜相连,亦可宽基底连于胃壁。乳头状腺瘤呈广基不规则分叶状、波浪状充盈缺损,可单发或多发;直径为 3～9cm 大小,大者可达 15cm;由于病灶较柔软,故即使病变很大也可无胃肠道梗阻。腺瘤很少有溃疡形成,但恶变倾向大。

十八、胃平滑肌源性肿瘤

胃肠道平滑肌类肿瘤起源于胃肠道的固有肌层、黏膜肌层或与血管有关的平滑肌细胞,但起源于后二者罕见。胃是胃肠道平滑肌源性肿瘤最多发生的部位,是胃的非上皮性肿瘤中最常见的。包括良性的平滑肌瘤和恶性的平滑肌肉瘤,以及虽属良性但可有淋巴和肝转移的平滑肌母细胞瘤。

【病理】

胃平滑肌源性肿瘤的病变部位以胃体部多见占58%,胃底19%,胃窦11%,贲门部11%,底体交界和体窦交界处各占1%。多单发、偶多发。大体病理可分为腔内型、腔外型和腔内外型。镜下平滑肌窟无核分裂、异形性不明显;平滑肌肉瘤则有不用程度的核分裂、异形性明显,如核的多形性、核大而浓染。平滑肌瘤约 2.1% 发生肉瘤变。

【临床表现】

本病以中老年多见,男女之比为 2∶1。症状无特异性,上腹部疼痛、呕血、黑便是常见的症状。

【X线表现】

胃平滑肌瘤和平滑肌肉瘤 X 线及 CT 表现基本一致。

1.平滑肌瘤　钡餐检查突入胃腔内者可见圆形或椭圆形充盈缺损,边缘光滑,与胃壁广基或带蒂相连(图 8-2-2)。发生于胃底者可见半圆形软组织块影。直径多<5cm。发生溃疡时可见脐凹样龛影。局部胃壁柔软,蠕动存在,黏膜皱襞连续。向腔外发展的大平滑肌瘤,可见胃腔受压变形和邻近器官的移位。偶见瘤体大片状、团块状或蛋壳状钙化。

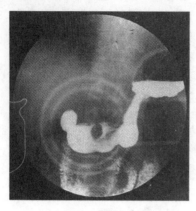

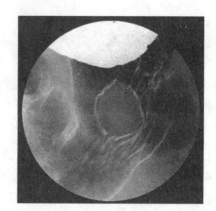

图8-2-1　胃息肉　　　　　　　　　　　**图8-2-2　胃平滑肌瘤**

胃窦部有椭圆形充盈缺损,边缘光滑　　　胃体部可见近椭圆形充盈缺损,边缘光滑

2.平滑肌肉瘤　单凭X线表现难以与平滑肌瘤鉴别,呈椭圆形或不规则分叶状充盈缺损,宽基底与胃壁相连。直径多>5cm。胃内型和胃壁型者部分可有与胃腔相通的窦道形成;胃外型者亦常有大的溃疡并与胃腔相通;肿块巨大者可致定位困难。

总之,除直接浸润和远处转移提示为恶性外,肿瘤大、分叶状及溃疡形成均提示平滑肌肉瘤可能性大。

十九、胃肠道间质瘤

胃肠道间质瘤以往归为平滑肌肿瘤。有学者提出广义的胃肠道间质瘤包括发生于胃肠道平滑肌细胞来源的肿瘤、神经鞘细胞来源的肿瘤、平滑肌和神经鞘细胞双向分化的肿瘤,以及未定分化的肿瘤。随着病理学的发展,尤其是免疫组化和超微结构的研究进展,现多认为是一类独立的、来源于胃肠道原始间叶组织的非定向分化的肿瘤,部分可伴有平滑肌和(或)神经鞘细胞的不完全分化,即狭义的胃肠道间质瘤。国外文献统计,本病是最常见的胃肠道间叶性肿瘤(约占全部胃肠道间叶性肿瘤的80%,但远少于上皮性肿瘤和淋巴瘤),占全部胃肠道肿瘤的1%~3%;而平滑肌瘤和平滑肌肉瘤较为罕见。

【病理】

本病发生于胃肠道固有肌层,目前认为细胞起源为正常成人胃肠道的肠肌神经丛Cajal间质细胞。本病以胃部常见,约占60%~70%,其次为小肠约20%~30%,直肠5%~15%,食管和结肠仅5%。由原始的相对未分化的间质细胞增生而成。可分别由编织状排列的长梭形细胞组成的梭形细胞型(70%)和由成团或成片的上皮细胞组成的上皮细胞型(30%)。大多为恶性,可发生血行及淋巴转移,其良恶性尚无统一病理诊断标准。

【临床表现】

本病以中老年男性多见。以反复发作的腹部隐痛为主要症状,可有慢性消化道少量出血,腹部肿块出现较迟。少数无症状而偶然发现。其最主要的特征是免疫组织化学表达KIT(CD117)几乎均为阳性;约70%同时表达CD34阳性。部分也可表达平滑肌肌动蛋白(20%~30%),少数可表达肌间蛋白或S-100蛋白。

【影像学表现】

与平滑肌类肿瘤相似,无特异性。

1.良性　病灶直径多<5cm,边缘清楚,不侵犯邻近结构,肿块很少坏死。CT增强扫描多轻度均匀强化。

2.恶性　病灶直径多>5cm,边缘常不清楚,多容易侵犯邻近组织器官甚至远处转移,病灶中央常见缺血坏死形成的低密度区,病灶内钙化以恶性者多见。CT增强扫描实性部分可明显强化。坏死严重者,可与肠腔相通形成气液面,但很少出现肠梗阻征象。

二十、胃癌

胃癌是胃肠道最常见的癌肿之一。胃癌好发于胃窦(约占 50%～60%),其次为贲门和胃体小弯,胃大弯和胃底少见。残胃癌的发病率两倍于胃未手术者,主要原因是胆汁胰液的反流、胃酸的缺乏及胃内细菌的繁殖。

【病理】

胃癌起源于胃黏膜上皮细胞,为腺癌。

1.早期胃癌的病理学分型　当前国内外多采用日本内窥镜学会所提出的早期胃癌分型。

(1)Ⅰ型:为隆起型胃癌。肿瘤突向胃腔,高度超过 5mm,呈圆形或类圆形,边界清楚,宽基底,表面毛糙。

(2)Ⅱ型:为表浅或平坦胃癌。肿瘤沿黏膜和黏膜下层生长,分界不清,形状不规则。Ⅱ型早癌又分为3亚型:Ⅱa型,即表浅隆起型,隆起轻微,不超过 5mm,Ⅱb型,表浅平坦型;Ⅱc型,即表浅凹陷型,凹陷轻微,深度不超过 5mm。

(3)Ⅲ型:为凹陷型胃癌。肿瘤发生溃疡,深度在 5mm 以上,界限清楚,形状不一。

上述几型中,凡同时存在两种以上者称为混合型。

2.中、晚期胃癌病理学分型　中、晚期胃癌总称为进展型胃癌。病理也分为 3 型。

(1)增生型:亦称蕈伞型、息肉型、肿块型等。肿瘤向腔内生长、突出,基底较宽广,形如蕈伞,表面高低不平如菜花状,易发生糜烂及溃疡,肿瘤与周围胃壁有明分界。

(2)浸润型:亦称硬性癌。癌组织浸润从黏膜层直至胃壁各层组织,致使胃壁僵硬,黏膜皱襞消失,与正常区域分界不清。侵犯全胃时,胃呈皮革样。一般说,胃癌浸润多限于胃幽门环,但在少数情况下,也可越过此界,侵及十二指肠。

(3)溃疡型:这是最常见的一种类型。可形成大而浅的盘状溃疡,常深达肌层。溃疡边缘隆起称为环堤,为黏膜下层癌肿浸润增生所致。

上述分型混合存在时则称为混合型。

3.胃癌的转移途径其转移途径

(1)淋巴转移:根据癌肿所在部位不同,首先分别转移到胃各组淋巴结(幽门上组、幽门下组、胃上组和脾胰组),其次是腹膜后、肠系膜、门静脉周围淋巴转移。还可以通过胸导管到肺门淋巴结,或到左锁骨上淋巴结。

(2)血行转移:通过门静脉系统转移到肝内是十分常见,肺、骨等处的转移机会比较少。

(3)直接侵犯和移植:胃癌侵及腹膜后,可直接侵犯邻近脏器如胰腺、结肠等。晚期可移植于腹膜或直肠凹。

【临床表现】

本病多发于 40 岁以上,男多于女。早期症状不明显,或有一些缺乏特征性的症状,如消化不良、食欲不振等。待症状明显时,则多为晚期,如上腹部饱胀不适、疼痛、呕吐、便血等,相继出现的有消瘦、贫血,甚至恶病质。常于上腹部触及肿块。出现转移后有相应的症状和体征。

【X线表现】

1.早期胃癌　早期胃癌病灶直径<2cm 时，一般不易为 X 线所发现。病灶直径>3cm 之后，X 线显示机会增多。

(1)Ⅰ型：表现为小圆形充缺，表面毛糙不，在气体的衬托下可见微小的丘状或颗粒类圆形致密影。

(2)Ⅱ型：其Ⅱb 型在造影片上很难甚至不发现；Ⅱa 与Ⅱc 型发现率亦不高，在良好双对比造影片上表现为胃小区消失或黏膜失去正常均匀结构。

(3)Ⅲ型：可出现低凹积钡影，形态不整，限清楚，切线位片呈小的尖刺状突出影，度在 5mm 以上(图 8-2-3)。

2.中、晚期胃癌　中、晚期胃癌的基本线表现有：①黏膜皱襞的改变：表现增生定、隆起变形、破坏中断、凹凸不平、边毛糙、溃疡形成；②充盈缺损；③癌性溃疡；④蠕动改变：表现浅弱或消失。

(1)增生型显示为突入腔内的充盈缺损，充缺的轮廓不整，表现凹凸不平，可呈菜花状，表面常有溃疡形成(图 8-2-4)。但少数亦可表面光滑，形态扁平，甚似胃壁内肿瘤。充缺周围黏膜纹中断或消失。胃壁也稍僵硬，但有时可表现较柔软。

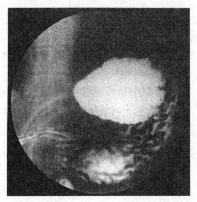 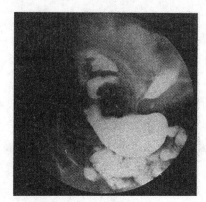

图 8-2-3　胃癌(手术证实)　　　　图 8-2-4　增生型癌
胃角切迹僵硬，局部有少许钡剂存留，　胃窦部有不规则充盈缺损
邻近黏膜纠集

(2)浸润型：表现为病变区胃壁僵硬，轮廓平直，蠕动消失，形态固定(图 8-2-5)；黏膜纹僵直、平坦或破坏消失，亦可增粗呈脑回状。同时可见表浅溃疡。广泛浸润型胃呈皮革囊状，幽门受侵而闭锁不全，从而使胃排空加快。局限浸润型表现局限胃壁僵硬或狭窄。当侵犯胃腔的半圈或小半圈时，可表现"双重阴影"。

(3)溃疡型：①龛影口部：不规整，出现指压迹征和裂隙征(图 8-2-6)。②龛影与胃腔的关系：龛影位于腔内或半腔内为恶性溃疡的特征。③龛影的环堤：即龛影周围一圈不规则透亮区。④龛影周围黏膜纹：黏膜纹至环堤边缘突然中断，断端呈杵状或结节状增粗，黏膜纹可呈不规则纠集。

(4)混合型　常见的是以溃疡为主伴有增生、浸润改变。总之，晚期胃癌难以划分其类型，常表现为以某种类型为主的混合型。

3.Borrmann 对进展期胃癌的分型　Borrmann 将进展期胃癌从大体形态上分为 5 型。Ⅰ型：无明显溃疡，为孤立的息肉状癌。Ⅱ型：有环堤和境界鲜明的溃疡形成癌。Ⅲ型：浸润溃疡型。Ⅳ型：弥漫性癌。Ⅴ型：代表一种未分化类型，即类似于Ⅱc 型早期胃癌的进展期胃癌。Ⅱ、Ⅲ型相当于我国的溃疡型。

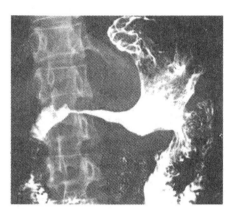 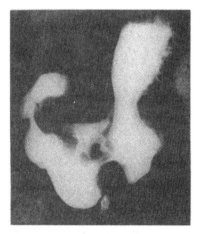

图 8-2-5　浸润型胃癌　　　　　　　　　　图 8-2-6　溃疡型胃癌
胃窦部胃壁僵硬,轮廓平直,形态固定　　胃角切迹处可见不规则龛影,龛口有指压迹
　　　　　　　　　　　　　　　　　　　　征、裂隙征和环堤征

　　Borrmann Ⅱ型和Ⅱ型胃癌在 X 线表现上区别如下:①Ⅱ型的癌堤多呈环带状隆起,连续完整,可见环堤外缘呈清晰锐利的致密白线(暂称环堤外缘线),与正常胃壁分界清晰,是因为堤外胃壁无癌浸润。Ⅲ型的癌堤不规则,不能显示环堤外缘线,与正常胃壁分界不清,是因堤外胃壁有癌浸润。②"癌堤角"的大小是区别两型的另一可靠 X 线征象。所谓"癌堤角"即当病灶侧面观时,隆起癌堤与邻近胃壁形成的角度。Ⅱ型为锐角(或直角),即≤90。;Ⅲ型是钝角,即>90°这一征象对位于小弯或大弯的癌灶观察意义较大。

　　总之,Borrmann Ⅱ型以团块状和巢状生长方式为主,Ⅲ型以弥漫生长方式为主;Ⅲ型未分化癌所占比例明显高于Ⅱ型;而且Ⅲ型侵及浆膜或穿过浆膜者亦显著高于Ⅱ型。也就是说 Borrmann Ⅲ型恶性程度高。故术前鉴别 BorrmannⅡ、Ⅲ型有重要的临床意义。

　　4.胃癌主要的相关 X 线征象

　　(1)指压迹征:表现为龛影口部有凸面向着龛影的弧形压迹,如手指压迫状。它的病理基础为黏膜层和黏膜下层结节状癌浸润所造成。

　　(2)裂隙征:又名角状征。表现为从龛影口部向外伸出数毫米至2cm 左右的尖角状或树根状钡剂充填影。其病理基础为溃疡周围破溃裂痕或两个癌结节之间的凹陷间隙。

　　(3)环堤征:是指溃疡周围的不规则透亮区。其病理基础为癌肿破溃后留下的一圈隆起的边缘。其形态和宽窄随压力的改变变化不著,而良性溃疡周围的透亮区宽窄则随压力的改变有明显变化。

　　(4)半月征:若龛影骑跨于角切迹或小弯垂直部,作切线位加压投照可构成半月征。

　　(5)袖口征:消化道癌性狭窄近端之正常管道,随蠕动的推进套在僵硬的狭窄段近端之上,似袖口状。多见于胃窦癌。

　　(6)肩胛征:消化道特别是胃窦部癌性狭窄,与其近端正常之管壁交界处呈肩胛状,局部形成折角,又称癌折角征。

　　(7)胃小弯切迹征:胃癌好发于胃窦,在胃体部仅占10%。胃体上部癌,特别是位于胃体上 1/3 部位诊断较困难。已故放射学专家林贵等发现53 例胃体癌中有42 例表现小弯切迹征,占79.2%。其病理基础是癌肿的下限或恶性溃疡的环堤与正常胃壁的交界,切迹以上胃壁僵硬,而切迹以下胃壁柔软。这个切迹的深浅与癌肿侵犯的深度、病变大小、胃的充盈程度以及病变是否转到切线位有关。他们还发现有 5 例显示上下两个切迹。上、下两切迹的形成机制同上。

　　切迹征的出现证明癌肿已侵及肌层或全层,为中晚期胃癌的 X 线征象。尽管这不是早期胃癌的 X 线表现,但当癌肿显示不典型时,对此征又不认识,可延误诊断和处理。他们同时发现胃体上部癌以溃疡型最为常见,所以抓住切迹征,显示好该区域的溃疡十分重要。他们同时强调胃体上部癌以黏膜像、充盈像、双重对比和多位置、多角度、尤其是右前斜位观察十分重要。

5.胃溃疡恶变的X线征象　胃溃疡恶变均发生于溃疡的边缘。大多发生于直径1cm以上的良性溃疡。恶变分为细胞学阶段、肉眼阶段和溃疡型胃癌阶段。胃溃疡一旦恶变则发展迅速,1～3个月内可以从第一期发展到第三期。

X线表现是在良性胃溃疡基础上,龛影口部及其周围出现一种或数种癌变征象:①龛影口部结节状影及指压迹征。②个别黏膜纹呈杵状中断。③小段环堤形成。④龛影口部呈钝角状,良性溃疡切面观,口部平直或整齐自然弯曲,癌变后溃疡口部表现为上、下两条直线相交形成钝角。⑤溃疡变浅变大:溃疡愈合表现变小变浅同时进行,趋向呈小锥体状。而恶变表现为变浅变大或相对变浅变大(即深度不变但变大或大小不变但变浅)。⑥早期癌变与良性溃疡无法鉴别(图8-2-7),后期(第三阶段)表现如溃疡性胃癌。

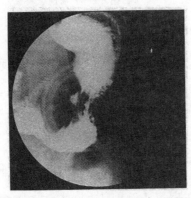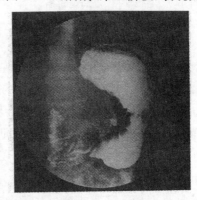

图8-2-7　胃溃疡恶变(手术证实)

胃小弯近角切迹处可见腔外龛影,龛口较规整,邻近黏膜纠集(与良性溃疡不易鉴别)

6.贲门管区癌的分类　据病理组织学分为鳞癌和腺癌2大类;据病理形态学分为浸润型、增生型和溃疡型3类;根据发病的区域可分为:①癌组织以贲门管为主向上、下浸润者,称为贲门管癌;②癌组织主要位于胃体侵及贲门管者,称胃体贲门癌;③癌组织以胃底为主侵及贲门管者,称胃底贲门癌;④癌组织来自食管下段侵及贲门管者,称食管贲门癌。

X线表现:①黏膜皱襞粗大、平坦、中断;②管壁和胃壁切线位可出现癌折角,胃体及胃底的黏膜纹向折角处聚拢;③癌肿处黏膜皱襞增生呈息肉样改变;④贲门管扭曲、不对称性狭窄,有时抬高或下压移位;⑤贲门管僵直、闭锁不全;⑥胃泡内有软组织块影,胃泡变形,胃底肥厚,胃贲门切迹角增大;⑦钡流分叉、转向和喷射现象;⑨食管下段浸润相当常见,是诊断贲门区癌的主要依据之一。

7.弥漫性浸润型　胃癌的漏诊原因分析早期局限浸润型胃癌的确容易漏诊,而弥漫浸润型漏诊或误诊为慢性胃炎原因如下。

(1)检查方法的片面性:胃癌的变化首先表现在黏膜层,故重视对胃黏膜纹的观察无疑是正确的。但此型胃癌的X线特征,如胃腔缩小、胃壁不规则,在充盈像中显示最好,所以应重视充盈像的观察,而不要只看到黏膜纹紊乱就诊为胃炎。

(2)不注意胃大小及形态的变化:正常人胃在空虚状态下可较小,边缘不规则(尤其是大弯侧),但服大量钡剂或产气粉后应有增大,边缘光滑,变换体位如由立位变为仰卧或俯卧观察胃的各部,其大小、形态可有变化,如变换体位各部胃壁形态不变,甚至如管状,就是胃壁僵硬、胃腔狭窄。

(3)不注意胃蠕动和排空情况:弥漫浸润型胃癌蠕动不活跃,排空比正常要快。

总之,对弥漫浸润型胃癌的诊断,关键是思想要重视,尤其是对中老年患者,当看到黏膜纹广泛紊乱或黏膜显示不明确时,应注意分析,不可轻易诊为胃炎。服用产气粉后对胃内壁轮廓线、胃大小形态变化及蠕动的观察分析尤为重要。

【鉴别诊断】

1.溃疡型胃癌与良性胃溃疡的 X 线鉴别诊断　见表 8-2-1。

2.胃窦良、恶性狭窄的 X 线鉴别诊断　见表 8-2-2。

表 8-2-1　溃疡型胃癌与良性胃溃疡的鉴别诊断

	溃疡型胃癌	良性胃溃疡
溃疡的口部	不规则,有指压迹征、息肉状缺损、裂隙征;无狭颈征、项圈征、口部黏膜线	光滑整齐,无指压迹征、息肉状缺损和裂隙征;但有狭颈征、项圈征、口部黏膜线
溃疡和胃腔的关系	切线位观察,位于腔内或半腔内	位于腔外
溃疡的环堤	有环堤征	无环堤征
溃疡周围的黏膜纹	突然中断,近口部呈结节状或杵状增生,黏膜纹呈不均匀纠集或局限纠集	到达龛影的口部,且黏膜纹愈近日部愈细,黏膜纹呈广泛均匀纠集

表 8-2-2　胃窦良、恶性狭窄的鉴别诊断

	良性	恶性
狭窄段近端(人口)	病变与正常分界呈渐行性,可伴有小弯良性溃疡龛影	病变与正常分界突然,有肩胛征和袖口征
狭窄段	黏膜纹存在呈横行或排列紊乱,有时可见浅表溃疡,胃壁可收缩和扩张,狭窄形态可变	黏膜纹破坏消失或呈息肉样增生,呈漏斗形胃壁僵硬不变,有时可见双重阴影
狭窄段远端(出口)	球部无压迹可伴有胃黏膜脱垂、球溃疡	球底不对称性压迹,可伴有"截断"现象

3.胃泡内肿块影的分类和鉴别　胃泡内肿块影大致分为 3 类。①胃外正常结构或病变结构造成的块影:包括心脏、肝脏左叶、异位脾脏、异位肾脏、左肾上腺、胰腺、膈下脓肿、小网膜肿物以及增大淋巴结等胃外结构所造成的胃泡软组织块影。转至切线位把软组织块影移到胃外。胃外的压迫只能将贲门区黏膜压扁平,并不像癌肿一样的黏膜纹破坏中断,一般不难鉴别。②胃内良性病变:包括良性溃疡、胃底静脉曲张、肥厚性胃炎、良性肿瘤、贲门腺肥大、胃底憩室、食管胃套叠等。其中良性溃疡和良性肿瘤与贲门癌难以鉴别,但贲门癌多侵及贲门出现相应 X 线表现有助鉴别。③胃底贲门癌及其他恶性肿瘤:两者鉴别困难。

二十一、胃肉瘤

胃肉瘤主要包括恶性淋巴瘤、平滑肌肉瘤、纤维肉瘤,还有神经纤维肉瘤、血管肉瘤等。以淋巴肉瘤和平滑肌肉瘤为多见。

胃肉瘤生长方式大致有 3 种:①胃壁外发展多侵及脾胃韧带和胃结肠韧带,肿瘤中心因组织坏死可呈囊状。神经纤维肉瘤多属此型。②向腔内生长,突入胃腔,有较宽基底,肿瘤呈半球形,表面常有不规则溃疡形成。平滑肌肉瘤多属于此型。③胃壁广泛破坏,无明显肿块形成;胃黏膜广泛浸润,增生呈息肉样皱襞。淋巴瘤多属此型。实际上胃肉瘤生长可种形式交叉并存。

胃肉瘤的临床表现无特殊性,与癌肿相似,幽门梗阻症状较少,全身情况比一般癌肿好。

二十二、胃肠道黏膜相关淋巴组织(MALT)淋巴瘤

本病是一种特殊类型的胃肠道淋巴瘤,属非何杰金淋巴瘤中的外周 B 淋巴细胞瘤。国外有学者报道,MALT 淋巴瘤占原发性胃淋巴瘤的 50%～72%。MALT 淋巴瘤亦可见于肺、乳房、膀胱、眼结膜、肾、肝、皮肤、唾液腺、甲状腺等。

【临床及影像学特征】

1.年龄在 50 岁以上,多为 Ⅰ、Ⅱ 期低度恶性肿瘤,病程长、进展缓慢,症状轻、疗效好。

2.绝大多数幽门螺杆菌阳性,特别是胃 MALT 淋巴瘤。

3.消化道钡透示胃小区不规则增宽、多发性黏膜下小结节和多发边缘模糊的浅表溃疡;胃肠道黏膜皱襞粗大、紊乱纤曲;晚期呈多发息肉状结节、肿块及较大溃疡。

4.CT 及 MR 示胃肠道壁环形光滑或小结节样增厚,肠 MALT 淋巴瘤可致肠腔狭窄。

总之,多发细小黏膜下病灶及多种征象共存是该病最重要的影像学特点。

二十三、胃恶性淋巴瘤

淋巴瘤按发病部位分为淋巴结和结外两种,结外淋巴瘤占全部淋巴瘤的 20%～25%,而胃肠道淋巴瘤占结外淋巴瘤的 30%～45%,居结外淋巴瘤的发病首位。25% 的结外淋巴瘤发生于胃。胃淋巴瘤占胃肠道淋巴瘤的 50%,其次为小肠、结肠及肠系膜。胃淋巴瘤占胃恶性肿瘤的 2%～5%。

【病理】

起源于胃(肠)黏膜固有层和黏膜下层的淋巴组织;2/3 以上为非霍奇金淋巴瘤(NHL),且绝大多数来自 B 淋巴细胞(70%),小部分来自 T 淋巴细胞(25%),极少数来自组织细胞或其他网状细胞(3%～5%);有原发性(>50%)和继发性之分。可分为低分化、中等分化和高分化。由于淋巴瘤先在胃(肠)黏膜固有层和黏膜下层蔓延,再向腔内、外侵犯,淋巴细胞增殖未破坏正常细胞,无纤维组织增生,故胃(肠)道壁有一定的扩张度、柔软度,梗阻少见。

大体病理形态有 4 型:①浸润型,其中霍奇金病(HD)常出现类似皮革胃样改变;②溃疡型;③息肉型(腔内);④结节型(黏膜下)。

【临床表现】

本病较胃癌的发病年龄小,平均为 43.2 岁,男性多于女性。上腹痛为最常见的症状,无规律性、制酸剂不能缓解,体重减轻、呕吐或黑便也较常见。偶可表现为自发性胃穿孔症状;而继发性可出现发热、体重减轻、肝脾肿大等全身症状。因早期症状不明显,通常病程较长。

【X 线表现】

1.浸润型　局限性或广泛性浸润较常见。局限性浸润表现为黏膜纹不规则粗大,壁略僵硬,在胃窦时形如胃窦浸润型癌。广泛浸润呈现巨大黏膜皱襞、排列紊乱,犹如广泛性胃炎,但压之形态固定。浸润广泛胃腔可缩小,胃壁轮廓呈锯齿状,又形如"革囊状"胃癌。

2.溃疡型　腔内不规则龛影,很像溃疡型胃癌,有的呈多发溃疡。但环堤的外环相对规则整齐,有别于胃癌。

3.隆起型　呈菜花样不规则充缺时,极似增生型胃癌。但息肉型淋巴瘤一般呈多发不规则充盈缺损,大小不一,压之固定。

总之,本病具有多形性、多灶性、弥漫性、范围广泛,胃壁增厚但仍保持一定的柔软性和蠕动为其特点,但易误为胃癌。当下列临床和 X 线表现存在时,提示可能为淋巴瘤:①病变较广泛,跨解剖单位分布,胃蠕动和收缩仍然存在;②类似癌的革囊状胃,但胃腔并不缩小;③胃部病灶巨大,但临床一般情况较好;④胃黏膜纹较广泛增粗,形态比较固定;⑤胃内多发或广泛肿块,伴有溃疡,临床上有其他部位淋巴瘤表现。

根据胃侵犯的范围,其 CT 表现可分为弥漫浸润型、节段型和局灶型(息肉型)3 型。胃淋巴瘤 CT 表现病灶边缘较光滑、清楚,胃周脂肪层仍存在。胃壁广泛增厚或巨大的胃肿块而邻近无侵犯或侵犯不明显是其特点。有人认为胃壁厚度≥4cm,侵犯胃周径 50% 以上淋巴瘤可能性达 83%,胃癌仅占 9%。此外,胃淋巴瘤胃底、体常同时受累。

二十四、胃类癌

胃类癌大多是起源于胚胎时期原始肠道前肠部分黏膜 Kulehitsky 细胞(又称肠嗜铬细胞,是一种神经内分泌细胞)、生长缓慢、低度恶性的胃肿瘤。本病少见,仅占全部类癌的 2% 左右,在胃肠道肿瘤中少于 1%。可分泌组织胺、五羟色胺、血管活性肠肽等 10 余种生物活性物质。

【临床表现】

本病多见于中老年人,早期皮肤潮红,从颜面部开始,进而波及足部,呈发作性。每次持续时间为 7~8 分钟。主要症状为间歇性腹泻和反复性腹部绞痛、呕血和便血。心肺症状为支气管痉挛、哮喘、呼吸困难等。胃肠道类癌可转移至肠系膜淋巴结和肝脏。

【X 线表现】

多呈扁平形或小球形的边缘清楚的充盈缺损,其上的黏膜纹可正常,也可由于隆起而看不出皱襞,充缺内可见龛影。胃类癌亦可表现为浸润型,多发生在体部。大溃疡型少见。极少数胃类癌可为多发。胃类癌大小多为 1~3cm,平均 2cm 左右,5cm 以上者极少见。本病原则上是黏膜下肿瘤,但与胃其他肿瘤鉴别困难。

二十五、胃异物及胃石

【病因病理】

胃异物多见于小儿误吞所玩的物品,如硬币、钮扣、别针、徽章和铁钉等。在成人有精神病和异食癖者可把毛发、布片、绒线、塑料及其他含纤维的物品吞食,这些物品在胃内可累积成团与胃的黏液结成硬块,称为毛粪石。

植物性胃石亦不少见。柿胃石的形成是由于柿子中含有胶酶,与胃酸作用后可发生凝结而形成,其质地坚硬;本书作者孟庆学通过体外和体内实验认为山楂酸的凝聚性是形成山楂胃石的内在因素;香蕉胃石的形成可能与其含有的果胶、树胶有关;蔬菜类胃石因含纤维成分过高有关;橘子胃石可能与橘瓣表面的包膜有关。植物性胃石形成的客观因素是因患者空腹食入上述食物所致。此外,饮酒和浓茶可刺激胃酸分泌,故而对胃石的形成有促进作用。胃排空减慢的各种因素如胃下垂、幽门狭窄等亦是形成胃石的客观因素。

胃内异物及胃石的机械性刺激,可使胃黏膜充血水肿,甚至发生糜烂及溃疡,比重较小的异物由于呈漂浮状态,故溃疡多在小弯侧。

【临床表现】

可出现腹痛,以空腹时为著。如异物或胃石较大,则有闷胀感或部分梗阻的症状,有时可触及可移动块状物。同时应注意追问病史,有无异物或柿子、山楂等物品食入史。

【X线表现】

平片或透视只能发现金属异物及其他不透X线的异物。其位置可随患者体位改变而移动。但它不能显示植物性胃石和毛粪石。

钡餐检查可显示植物性胃石、毛粪石呈活动性充盈缺损(位置能改变)、胃轮廓完整为其特征。胃石数目不一,形态不规整,较松散的胃石(如山楂胃石)可随手法加压而变形甚至碎裂。较大的胃石可形成部分幽门梗阻。有时可显示并发的溃疡。

二十六、胃下垂

胃下垂是胃纵轴向下延长。多见于妇女,尤其是生育多者更多见。此外,瘦长体型的人常有胃下垂。

【临床表现】

本病临床症状多不明显,少数病例可有食后上腹胀痛、消化不良、呃气等。上述症状立位为重。

【X线表现】

胃体明显延长、左移;胃小弯的垂直部和水平部极为接近,几乎皆呈纵行;胃小弯角切迹低于髂嵴连线水平以下。十二指肠被拉长扩大呈垂直位。常合并胃潴留及不同程度的胃炎。

胃下垂的程度一般以小弯角切迹低于两髂嵴连线 1～5cm 为轻度,6～10cm 为中度,11cm 以上为重度。

二十七、胃扭转

【病因病理】

1.先天性因素 如先天性胃转位不全,同时伴有严重的膈膨升,此种不能自行复位。再如胃周围韧带松弛、缺如或膈疝等。

2.后天性因素 有腹内脏器肿大或肿物的推压、粘连、牵拉、肠胀气以及胃癌、胃溃疡所致胃挛缩变形等均可引起不同程度和不同类型的胃扭转。此外,胃功能性挛缩及肥胖病人,也是胃扭转的因素之一。

其病理改变主要表现为在解剖位置上的改变,即沿胃的纵轴(脏器轴)或网膜轴,呈纵向或横向、部分或全部扭转。

【临床表现】

临床上胃扭转分为3型:急性、亚急性和慢性3型。急性病例表现为胃肠道高位梗阻现象,钡透示食管下端梗阻,属急腹症范畴(后述)。亚急性及慢性病例临床表现似溃疡病症状,可持续存在或反复发作。

【X线表现】

胃扭转程度≥180°为完全性扭转,<1800 为不完全扭转。X线表现分为两型:

1.纵向型扭转即脏器轴型 胃沿其纵轴扭转,使胃大弯向前上方或后上方翻转。大弯侧形成胃的顶缘,紧贴膈肌;胃窦部亦随之翻转;十二指肠球由于翻位而斜向右下方;幽门高于十二指肠球,使胃呈蜷虾状。由于胃大弯上翻,从而构成真、假两个胃泡。假胃泡由上翻之胃大弯构成(胃体胃泡)表现泡影大,位置高,紧贴于膈下而且很宽,常伸展至脊柱右缘。真胃泡一般较小且大部重叠在假胃泡的阴影之中。由于左侧膈肌升高,正位见食管重叠在假胃泡内并非真正延长。部分扭转可见胃底及部分胃体仍在正常位置,翻转部黏膜有交叉(图 8-2-8)。

2.横向型扭转即网膜轴型 此型较少见。胃窦胃体沿网膜轴向前方或向后方翻转,胃窦部翻至左侧并抬高,黏膜纹呈交叉状,十二指肠球部亦斜向右下。斜位及侧位观察可见胃体与胃窦绕成圈状。此外,胃内可有液平面,膈肌明显升高(图 8-2-9)。

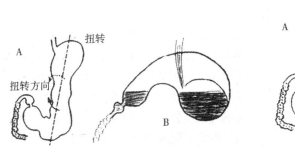 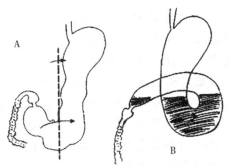

图 8-2-8 胃扭转纵向型　　　　图 8-2-9 胃扭转横向型

二十八、胃血吸虫病

胃血吸虫病很少见,好发于胃窦部,且常伴发肠道血吸虫病,仅涉及胃部者更为少见。

【病理】

本病急性期主要是虫卵内毛蚴分泌毒素作用引起的嗜酸粒细胞浸润,表现为黏膜水肿、黏膜下层嗜酸性脓肿形成。脓肿破溃可形成溃疡,并有肉芽肿形成。到慢性期肉芽组织生长更著,最后有结缔组织增生和纤维化。

【临床表现】

一般表现为上腹部不适,有时可有消化道出血和幽门梗阻的症状。大便孵化可以阳性。

【X 线表现】

1.早期表现 为黏膜纹增粗、紊乱,与胃窦炎表现相似。当脓肿溃破形成溃疡,开始较浅表,也可以变深,与一般胃溃疡相似,可单发,也可多发。

2.后期表现 为息肉样充盈缺损,由于纤维化、瘢痕形成,可导致胃窦部狭窄,胃壁僵硬,局部蠕动消失。本病 X 线表现与胃窦增生型、浸润型胃癌很相似,两者不易鉴别,甚至手术时亦不易鉴别。所以对本病的 X 线诊断应结合其他肠道部位的改变以及病史等全面分析,才能做出正确诊断。

二十九、胃结核

本病十分少见,X 线诊断困难。

【病因病理】

多继发于肺结核、腹膜结核或腹内淋巴结核。结核菌进入胃部的途径有:①随痰液或食物咽入;②通过血液或淋巴侵入;③邻近淋巴结或腹膜结核的直接蔓延。

病理为 4 类。

1.溃疡型　最多见,常发生于小弯近幽门区,有时可穿孔,形成窦道或瘘管。

2.幽门狭窄型　由于瘢痕收缩、附近淋巴结肿大压迫或粘连所致。

3.肿块型　可合并幽门狭窄。

4.粟粒型　见于全身粟粒性播散的病人。

【临床表现】

本病多见于青壮年男性。起病缓慢,其症状与溃疡和胃炎类似,如上腹部不适、隐痛、腹胀、食欲减退及消瘦,晚期可有出血和幽门梗阻症状。半数可扪及肿块。常伴有活动性肺结核。

【X 线表现】

1.类似胃溃疡的龛影,常较大,并呈穿透性。

2.胃内充盈缺损,边缘整齐,呈圆形或椭圆形,类似良性肿瘤,为结核瘤或结核性脓肿所致。

3.局限或广泛性黏膜纹增粗,可间有息肉样变化,胃壁一般尚柔软,但也可僵硬,个别病例呈革囊状胃。

4.胃外淋巴结核压迫和侵蚀,或继发于上述类型而出现局部狭窄,多位于胃窦。

总之,胃结核无特异 X 线征象,下列情况应考虑本病:①同时出现腹膜或肠系膜淋巴结核;②同时有典型肠结核 X 线征象;③胃部类似恶性肿瘤的 X 线征象,病史较长并且有较重的肺结核。

三十、胃嗜酸性肉芽肿

本病亦称为嗜酸性胃炎、炎性纤维性息肉等,可涉及肠道。本病很少见,一般认为是不明原因刺激引起的变态反应。

【病理】

表现为黏膜、黏膜下层及血管周围广泛嗜酸粒细胞浸润合并纤维组织增生,黏膜增粗,逐渐形成蕈状肿块、肌层肥厚、胃腔狭窄,表面可有溃疡形成。根据病变范围可分为弥漫型和局限型。好发于幽门前区。

【临床表现】

发病年龄以 60～70 岁多见,男女发病率相近。临床上一般情况较好,重者可有腹痛、饱胀、食欲不振、腹泻,甚至幽门梗阻等症状。半数患者有过敏史;外周血液中嗜酸粒细胞增高,最高达 60%。

【X 线表现】

1.黏膜纹增粗似肥厚性胃炎,胃窦部常导致不同程度的狭窄,以至幽门梗阻。此时与胃窦部溃疡伴胃窦炎很相似。

2.可表现为息肉样充盈缺损,边缘光滑,有的呈分叶状,可单发,也可多发。单发者可长得很大,表面不整,可有溃疡,病变区胃壁扩张差,蠕动弱,与增生型胃癌甚难鉴别。总之,本病与胃息肉、肥厚性胃炎甚至胃癌难以鉴别。血液检查发现嗜酸粒细胞增高,有助于本病的诊断。

（谢　强）

第九章　神经系统放射学诊断

第一节　胶质瘤

【诊断标准】

胶质瘤是一组具有向胶质细胞分化特征的神经上皮肿瘤的总称,是颅内最常见的原发性肿瘤。通常指星形-少枝细胞和室管膜来源的肿瘤。按照 2007 年 WHO 中枢神经系统肿瘤分类,胶质瘤分为Ⅰ~Ⅳ级,Ⅰ、Ⅱ级为低级别胶质瘤(LGG)包括星形细胞瘤、少枝细胞瘤、星形-少枝细胞瘤和室管膜瘤。WHO 分类Ⅲ级、Ⅳ级为高级别胶质瘤(HGG),属恶性胶质瘤,包括胶质母细胞瘤(GBM)、间变性少枝胶质细胞瘤(AO)、间变性星形胶质细胞瘤(AA)、间变性少枝-星形胶质细胞瘤(AOA)、胶质瘤病(GC)、间变性室管膜瘤。

胶质瘤诊断前应有病史、体检以及必要的辅助检查。最重要的是病理学依据,一般采用手术或者活检取得标本。影像学诊断以 MRI 平扫加增强为主,CT 为辅。对于个别因肿瘤位置险要无法通过手术或活检得到病理的患者,需要完整的临床资料和实验室检查、多种影像学检查(MRI、CT、PET 等)资料,并由神经肿瘤多学科联合会诊做出诊断。

强烈推荐各级医院根据实际情况,选择性开展分子生物学标记检测,以利于患者的诊断、治疗、疗效和预后判断。推荐少枝来源的胶质细胞瘤行染色体 lp/19q 杂合性缺失检测;至少对 GBM 和 AA 行 MGMT 检测;以及 Ki-67、VECF、GFAP、Olig2、EMA、P53 蛋白等进行检测和分类。

【治疗原则】

1.一般原则　胶质瘤患者的治疗应在包括放疗科、神经外科、康复科、神经病理科和神经影像诊断科医生在内的多学科小组共同研究和讨论后决定。

一般情况下手术应作为初始治疗,在最大程度保存正常神经功能的前提下,最大范围手术切除肿瘤病灶。不能实施最大范围安全切除肿瘤者,可酌情采用肿瘤部分切除术、开颅活检术或立体定向(或导航下)穿刺活检术,以明确肿瘤的组织病理学诊断。对于怀疑脊髓胶质瘤但肿瘤局限且没有症状时,可以考虑密切观察;若出现症状,可行最大限度安全切除。若无法切除,可行活检明确病理学诊断。脊髓胶质瘤术后治疗原则可参考颅内胶质瘤。

手术后 24~72 小时内应予复查 MRI,以于术前和手术后影像学检查的容积定量分析为标准,评估胶质瘤切除范围。高级别胶质瘤行 MRI 的 T_1WI 增强扫描是目前公认的影像学诊断金标准;低级别胶质瘤宜采用 MRI 的 T_2WI 或 FLAIR 序列影像。

术后治疗方案的确定应依据肿瘤的来源、WHO 分级、年龄、有无内科合并症、KPS 评分和患方意愿等因素,同时要密切观察术后颅内情况,如颅内血肿、脑积水、术腔周围严重水肿、中线明显移位等都是放疗的相对禁忌证。

2.世界卫生组织的分级治疗原则

(1)Ⅰ级:Ⅰ级的胶质瘤包括毛细胞型星形细胞瘤、室管膜下巨细胞型星形细胞瘤、节细胞瘤等,全切除术后预后良好,不需要行放射治疗。对接受部分切除或者活检术后的患者则建议行术后放疗,放疗原则同Ⅱ级胶质瘤。

(2)Ⅱ级:常见的有星形细胞瘤、少枝胶质细胞瘤、少枝-星形细胞瘤室管膜瘤。目前,最大范围安全切除结合术后放疗仍是低级别胶质瘤的标准治疗,但放疗的时机仍有争议。随机研究显示早期放疗与延迟放疗相比提高无进展生存期,但没有明确的生存优势。对低级别的幕上胶质瘤,59.4～64.8Gy的剂量范围与45～50.4Gy相比也没有明显的益处。这些患者的生存率主要取决于年龄、组织学类型及手术切除的范围,年龄大于40岁和肿瘤切除不彻底的患者预后最差。

因此,对于低级别胶质瘤患者,如存在较多的确定高危因素(年龄在40岁以上、肿瘤切除不彻底及临床症状进展等),可考虑早期放疗,否则可以观察,待肿瘤进展后再行放疗。在任何情况下,出现肿瘤进展均是放疗的明确指征.。

(3)Ⅲ级:Ⅲ级胶质瘤的术后辅助治疗还没有金标准。术后放疗一直以来是推荐的治疗模式,随机研究证实疗效优于单纯手术。虽然术后TMZ同步放化疗合并6个周期的TMZ辅助化疗已经取代术后单纯放疗成为胶质母细胞瘤治疗的金标准,但此方案对间变性胶质瘤还缺乏Ⅰ类证据。研究TMZ、RT、lP/19q三者关系的两项大型随机研究目前正在进行中。

①间变性星形细胞瘤(AA):由于其生物学行为和GBM非常相似,治疗策略上可参照GBM,采用放疗结合TMZ同步、辅助化疗。

②间变性少枝胶质细胞瘤(AO)、间变性少枝-星形细胞瘤(AOA):可根据患者实际情况,包括一般状态、分子生物学标记、治疗需求等采用个体化治疗,治疗选择包括术后单纯放疗或放疗结合TMZ同步和或辅助化疗。

③间变性室管膜瘤:术后应该行脑和脊髓增强MRI、脑脊液细胞学检查。若未出现肿瘤播散,可给予局部外照射;如果脊髓MRI或者脑脊液检查阳性,推荐行全脑全脊髓照射。

④大脑胶质瘤病(GC):GC的标准治疗仍不明确。由于GC病变广泛,进行全切除且不引起严重并发症是不可能的,因此手术在GC的治疗中作用非常有限。通常采用放射治疗作为主要治疗手段,局部照射或全脑照射。化疗是对GC有效的治疗手段,部分研究的结果甚至优于采用放疗作为一线治疗的研究。在化疗方案的选用上,目前也没有标准方案,常用的有单药TMZ化疗、PCV或PC方案联合化疗。不管采用放疗或化疗,GC的预后仍很差。

(4)Ⅳ级:多形性胶质母细胞瘤(GBM)。一个大型随机研究结果显示术后放疗加替莫唑胺(TMZ)同步和辅助化疗显著提高了GBM的2年和5年生存率,因此该治疗方案成为70岁以下、一般情况良好(KPS≥70分)GBM患者的标准治疗。

对于高龄患者(>70岁)、一般情况良好的患者,仍没有公认的标准治疗。从国外报道的几个老年GBM随机研究的初步结果看,同步TMZ放化疗是否能提高生存率仍有较大争议。尽管如此,对于该组患者仍可以考虑行术后放疗同步TMZ化疗。

对于一般情况较差(如KPS<70分)的老年患者,术后根据个体情况选择采用单纯外照射治疗(低分割方案)、同步放化疗、化疗或者支持治疗。

同步放化疗方案:TMZ于放疗期间同步每日口服,剂量为75mg/(m²·d),辅助化疗方案:放疗结束后1个月开始口服TMZ辅助化疗6个周期。TMZ初始剂量为150mg/(m²·d),连用5天,每28天为1个周期;若耐受良好,第 2~6 个周期可将剂量提高为 200mg/(m² · d)。

3.放疗方法及实施

(1)体位固定:根据患者的一般情况和治疗需要选择体位。常选取仰卧位,头枕、热塑头膜、体膜等定位辅助器材固定体位,激光灯摆位。

(2)定位(靶区):强烈推荐具备条件的单位采用 CT 模拟定位。使用静脉造影剂以更好地勾画靶区,勾画靶区时应参照术前、术后和最近的 MRI 资料,要细致甄别残余肿瘤和术腔、术前水肿和手术创伤所致水肿等影像学变化,PWI、MRS、PET-CT 检查有助于靶区的确定。一般采用 6~10MV 的光子射线。推荐有条件的单位开展 CT/MR 的融合。

4.治疗计划　应以 95% 的靶体积定义处方剂量,依据 WHO 分级,肿瘤部位、照射体积大小不同等,推荐使用 45~60Gy 的剂量并分割为每次 1.8~2.0Gy。多数研究表明,常规放疗总剂量大于 60Gy,并未带来临床的益处。推荐采用 3D-CRT 或 IMRT 技术,精确放疗较好地保护了正常脑组织,但其提高放疗剂量的效果在临床上尚未肯定。

(1)高级别胶质瘤(AA、AO、AOA、GBM):建议术后尽快开始放疗,常规分割 1.8~2.0Gy/次,5 次/周,6~10MVX 线的外照射,标准剂量为 60Gy/(30~33)次。推荐肿瘤局部照射,最初的临床靶体积(CTVl)为 T₁ 加权像肿瘤增强区域＋FlAIR/T₂ 加权像上的异常区域＋外放 2cm。缩野推量时的 CTV2 为 Tl 加权像肿瘤增强区域＋外放 2cm。2011 年美国 NCCN 指南建议:对一般状态差(如 KPS＜70)或老年患者也可采用短程放疗方案 DT(40~50)Gy/(3~4)周。

(2)间变性室管膜瘤:通常采用增强 Tl 加权像或 FLAIR/T₂ 加权像上异常信号为 GTV。CTV 为 GTV 外放 1~2cm 间距,总剂量为 54~59.4Gy,每日分割 1.8~2.0Gy。如果脊髓 MRI 或者脑脊液检查阳性,推荐行全脑、全脊髓照射。对于全脑、全脊髓放疗,剂量应为 36Gy/20 次,然后行局部照射,脊髓病变到 45Gy。脑部原发病灶总剂量应为 54~59.4Gy。

(3)大脑胶质瘤病:采用局部(推荐)或全脑放疗,常规分割 1.8~2.0Gy/次,5 次/周,6~10MVX 线,局部剂量 50~60Gy 或全脑剂量 40~45Gy。临床靶体积(CTV)为 FLAIR/T₂ 加权像上的异常区域＋外放 2~3cm。根据病理结果,谨慎推荐替莫唑胺(TMZ)的使用,方案参照以上。

(4)低级别胶质瘤:手术和放疗的最佳间隔时间仍不清楚。通常采用 FLAIR 像或 T₂ 加权像上异常信号为 GTV。CTV 为 GTV 外放 1~2cm 间距,接受总剂量 45~54Gy,1.8~2.0Gy/次。

(5)脊髓胶质瘤:局部肿瘤总剂量为 45~50.4Gy,1.8Gy/次。肿瘤在脊髓圆锥以下可给予总量最高达 60Gy。

(6)危及器官剂量限定:脑干≤54Gy,晶体≤9Gy,垂体≤54Gy,视神经≤54Gy,视交叉≤54Gy,脊髓≤40Gy。

5.验证　物理师完成治疗计划后,主管医师、副主任以上医师评价并确认计划。物理师、医师均需在计划上签字。首次治疗时,主管医师应与物理师及技师共同参与摆位并进行加速器上的治疗验证,拍摄并留取验证片,保证治疗的准确进行。以后每周拍摄验证片。若采用 IMRT 技术治疗,物理师还需行剂量验证。有条件的医院可行 IGRT 验证。

6.质量评估　放射治疗实施中,医师每周检查患者,并核查放射治疗单,观察治疗反应,及时对症处理。合并化疗的患者应注意检测血常规和肝肾功能。

7.疗效及毒性作用

(1)疗效评估疗效随访起止时间从同步放化疗结束后开始直至患者肿瘤进展、死亡。第 1 次于放疗后 1 个月进行,此后 2 年内每 3 个月随访一次;第 2~5 年每 6 个月随访一次,直到患者死亡或临床怀疑肿瘤进展。随访项目包括血常规、生化、EKG、脑增强 MRI 或 CT、PET 等。

(2)毒性作用血液毒性反应在放化疗综合治疗中较常见。如果同步放化疗中出现 3 级或 3 级以上的非血液毒性，或 3～4 级发热性中性粒细胞下降或 4 级中性粒细胞下降持续 7 天以上，停化疗。放射性脑水肿导致颅内压增高症状，可予甘露醇、地塞米松等脱水治疗，减轻脑水肿。

其他毒性作用包括放疗所致脑组织放射性损伤，如垂体功能下降、白内障、放射性脑坏死等。重点在于预防，避免危及器官接受过高剂量的照射。假性进展在 TMZ 同步放化疗患者中尤为常见，临床上难以和肿瘤进展、放射性坏死鉴别，胶质瘤放化疗后包括假性进展、复发和坏死等多种反应的并存导致 PWI、MRS、DWI、PET 和活检的局限性。动态观察 MRI 的变化，是目前最好的建议。

（曹怀宇）

第二节　生殖细胞肿瘤

【诊断标准】

颅内生殖细胞肿瘤起源于胚生殖细胞，依照 WHO 在 2000 年的分类，有以下类型：生殖细胞瘤、畸胎瘤（包括未成熟性、成熟性、畸胎瘤恶性变）、胚胎癌、内胚窦瘤（又称卵黄囊瘤）、绒毛膜上皮癌、混合性生殖细胞肿瘤，后 5 个亚型又称为非生殖细胞瘤性生殖细胞肿瘤（NG-GCTs），除未成熟畸胎瘤以外的 NG-GCTs 又被称为 NG-MGCTs，诊断分为病理诊断和通过诊断性放疗得到的临床诊断。

1.病理诊断　常用取得标本的方法：开颅手术切除、穿刺活检、脑脊液细胞学检查，其中以手术后肿瘤组织的全面细致的病理分析最可靠，穿刺活检因为取材较少，病理分析难以全面、真实地反映肿瘤的实际情况，较易发生误诊。脑脊液细胞学检查有时可查到瘤细胞，但难以确定瘤细胞的来源，因此临床应用十分有限。

2.诊断性放疗　诊断性放疗是生殖细胞肿瘤所特有的一种临床诊断和治疗方式。有些患者由于年幼、体弱、肿瘤位置特殊、肿瘤体积较小，以开颅手术或活检的方式取得病理的风险较大或无法取得，或者因为患者和(或)家属拒绝手术、活检时，可实施小剂量的诊断性放疗。

【治疗原则】

1.一般原则　生殖细胞肿瘤的治疗应在放疗科、神经外科、神经病理科和神经影像诊断科等多学科医师共同研究和讨论后决定，治疗方案的确定应依据患者年龄、性别、体力状况、内科和神经外科情况及术后病理和诊断性放疗结果等因素和患方意愿，来确定治疗的目的和方式方法。

2.治疗方法选择　颅内 GCTs 治疗方法的选择依赖于肿瘤的部位、大小和病理性质等诸多因素。生殖细胞瘤主要治疗手段为放疗和化疗，手术和活检的目的只是取得准确的病理。畸胎瘤主要为手术切除，而其他 NG-GCTs 则必须全面评估手术切除、术前和(或)术后放化疗的利弊，采取个体化的综合治疗。先化疗再手术、术后再化疗和放疗的"三明治"式治疗方法临床常常被采用。

(1)病理确诊生殖细胞瘤：包括通过开颅手术切除和立体定向穿刺活检二种方式取得的组织，首选以铂剂为主的化疗方案，化疗结束后需补充放疗；常用的化疗方案有：VMPP(VCR＋MTX＋PDD＋PYM)，PE[PDD＋(VP-16)]，PVB(PDD＋VBR＋BLM)。化疗目的：减低放疗剂量，尽量避免高剂量放疗带来的严重副损伤，减低肿瘤脑脊液播散概率。

(2)手术切除后病理 NG-MGCTs：应根据患者年龄、一般状况、病理、手术切除程度等来选择放化疗的顺序。目前对此类肿瘤治疗还没有金标准，一般认为，肿瘤切除完全，一般状况良好的患者应首先化疗，否则可先放疗。常用的化疗方案有 BEP、VIP。

（3）通过诊断性放疗临床初步诊断 NG-GCTs 或穿刺活检病理 NG-MGCTs：应根据患者年龄，一般状况，病理，诊断性放疗剂量及神经外科医生的意见等来选择手术和放化疗的顺序。一般认为，多数 NG-GCTs 应首选手术切除，绒毛膜上皮癌、混合性生殖细胞肿瘤可先化疗，如化疗后有明显残余，应考虑手术。

（4）对于通过诊断性放疗临床初步诊断为生殖细胞瘤应根据诊断性放疗剂量决定放化疗的顺序，诊断性放疗剂量低，如 SGy，可先化疗，如剂量为 20Gy，应完成放疗后再化疗。

（5）对于通过分析肿瘤标志物、典型的临床表现和影像学特点初步诊断为生殖细胞瘤这类患者化验的特点是 β-HCG($\pm$)，AFP($-$)，通常先行试验性化疗 1～2 次，如肿瘤完全消失，则进一步证明极有可能是生殖细胞瘤，如肿瘤有明显残余则几乎肯定为非生殖细胞瘤；如 AFP($+$)则可以确认为 NG-MGCTs，手术、放疗和化疗都是可以选择的治疗方式。

3.放疗方法及实施

（1）放疗前准备：

①影像学检查：头颅及脊髓 MRI、平扫＋增强。胸部 CT、腹部 B 超排除颅外疾患（纵隔和妇科生殖细胞肿瘤）颅内转移。

②肿瘤标志物检查：包括 AFP、β-HCG、CEA、PLAP。

③常规化验：除了三大常规、肝肾功能等以外，以下尤其重要。K^+、Na^+、Cl^-：鞍区生殖细胞肿瘤往往有电解质紊乱，早期以低 Na^+ 多见，较晚病例以高 Na^+ 为主。内分泌检查：病程较长的鞍区生殖细胞肿瘤患者甲状腺功能、皮质醇常常低下，相应补充足量的激素能速度改善患者症状。

（2）放疗的具体实施：放疗的实现至少要经过以下四个环节：体模阶段、计划设计、计划确认、计划执行。四个环节的有机配合是放射治疗取得成功的关键。其中肿瘤的准确定位、要害器官的防护以及优化设计的照射方案是治疗的三要素。

①诊断性放疗适应证：根据现有资料（病史、体征、影像学检查情况、化验结果等）临床初步诊断为生殖细胞肿瘤（GCTs）。目的：通过小剂量放疗，了解占位或肿瘤对射线的敏感性，达到间接判断肿瘤或占位性质的目的。方法：局部小野分次外照射，常用剂量 5～20Gy。

注意事项：诊断性放疗应在患者和（或）家属要求并签署知情同意书的情况下进行。完整的临床资料有助于减少误诊和医疗纠纷。实验室检查［血清和（或）脑脊液、β-HCG、AFP、PLAP、CEA］、多种影像学检查（头和脊髓的 CT、MRI、PET 等），神经外科、神经影像科、放疗科等多学科联合会诊做出诊断。GCTs 放疗后影像学的变化过程十分复杂，不同剂量下的诊断性放疗结果的评估，是个人的主观判断，只有经过长期实践，积累了丰富临床经验的医生才能胜任，才能最大限度地减少误诊、误治的可能。因此，诊断性放疗只能由经验丰富的放疗团队实施。诊断性放疗是间接判断生殖细胞肿瘤（GCTs）或颅内占位具体性质的一种简便、实用、较安全的方法，多数情况下可区分生殖细胞瘤和 NG-GCTs 或其他性质占位，但通过此方法得出的初步诊断，仍然有错误的可能。

②靶区和剂量靶区的设计包括：局部小野、脑室系统、全脑、全脑全脊髓，对于何种患者适用于何种照射模式并没有金标准，选择是困难的，临床医师往往是根据对肿瘤的认识和已往的治疗经验来抉择。

单发肿瘤：鞍区：局部小野，生殖细胞瘤总量 36～40Gy，NG-GCTs50～60Gy。三室后部、底节丘脑和其他部位，生殖细胞瘤总量 40～50Gy，NG-GCTs50～60Gy。

多发肿瘤：仅限于鞍区和三室后部各有一个病灶。生殖细胞瘤可采用脑室系统 24～30Gy，肿瘤局部 36～40Gy，NG-GCTs 脑室系统 36～40Gy，肿瘤局部 50～60Gy。

肿瘤播散和种植：大多应采用全脑全脊髓照射（CSI）。生殖细胞瘤全脑全脊髓 24～30Gy。脑室系统，

36～40Gy。如脊髓种植,局部相应补足至 36～40GY。NG-GCTs 脑室系统 36～40Gy,肿瘤局部 50～60Gy,脊髓病灶 40～50GY。

③CSI 绝对适应证 MR 或 CT 已证实肿瘤已脑室和(或)脊髓播散种植;CSF 检查发现肿瘤细胞,全脑全脊髓种植播散的高危因素为 HCG 增高;活检或手术;鞍区肿瘤较大,突入脑室;肿瘤位于三室后部。

(3)放射治疗中需注意的问题

①患儿年龄越小,放疗导致的后遗反应越严重,特别是鞍区的照射剂量是影响患儿生存质量的重要因素。

②不宜采用不恰当的大野照射。在肿瘤放疗过程中,肿瘤的体积变化很快,应尽可能在治疗过程中随着肿瘤的变化缩小照射野。推荐采用 3D 适形放疗和调强放疗(IMRT)。

③注意正常组织的保护和防止漏照。如全脑照射时,特别注意筛板要包括在内(此为肿瘤种植的好发部位),这对防止复发和种植非常重要。全脊髓照射时,相应部分脊柱的椎体和椎间孔应完整包括在射野内,否则部分脊柱照射易引起成年后脊柱侧弯畸形,射野下界在骶 2 或更低。有的作者主张对于年幼患儿胸段脊髓可不照,以保护心脏和肺的发育,骶尾部铲形野也是不必要的,以减睾丸或卵巢的辐射量。对于女性患儿脊髓骶尾照射时,应尽可能避免卵巢被照,可采用 B 超定位或两水平对穿野照射。

④对于年幼体弱患儿采用电子线照射脊髓以减轻放疗反应在国内外均有报道,其优点是照射野外组织受量锐减,患者反应远比采用 X 线轻,有较好耐受性,但照射深度的精确性和不同衔接处的剂量均匀性不好,其远期治疗效果不明确,应慎重。

⑤对于生殖细胞瘤,放化疗的联合是其主要治疗模式,以上剂量为放化疗联合治疗时的推荐剂量,单次量不应超过 1.8Gy,如单纯放疗时,剂量应适当增加。

⑥现有的技术和经验还不能准确预测生殖细胞肿瘤的播散,单发或多发生殖细胞肿瘤,是否进行全脑或全脑全脊髓的预防照射,应该根据患者的年龄、性别、病理、一般状况和患方意愿,来确定治疗的目的和方式方法,一般认为,局限于丘脑底节区的生殖细胞肿瘤播散概率最低,最适于局部照射,对幼小女童选择CSI 应十分慎重。

⑦勾画靶区时,GTV:为 CT/MRI 增强病灶,外扩 0.5～1cm 为 CTV,推荐 CT/MRI 融合。

4.疗效及毒性作用　早反应组织的放射性损伤为急性反应,损伤的出现快慢及严重程度则取决于组织的更新速率,如脊髓照射,首先出现的是胃肠黏膜反应,恶心、呕吐,其次才是白细胞、血小板的减少,而晚反应组织的放射性损伤表现为晚期反应,产生速率与剂量相关,照射剂量越高,放射性损伤也越大,出现时间也更早,如常规分次照射下的脑、脊髓的迟发反应损伤,一般发生在 6 个月～2 年之间,也有 5～6 年甚至更长时间发生的。发生放射性坏死的病例多见于 NG-GCTs。

(1)GCTs 的放射反应:

①消化系统:症状厌食、恶心、呕吐、腹泻为常见症状。特别是鞍区肿瘤常常压迫下视丘导致垂体轴功能紊乱,如 T3、T4、皮质醇低,往往加重了患儿的消化道症状,补充足量的激素特别是糖皮质激素尤为重要。全脑全脊髓照射的患儿,有时合并轻度的生理性腹泻,对症治疗即可。患者消化道症状甚至在放疗结束后 3～6 个月仍然存在。

②循环系统:鞍区肿瘤患者多合并低钠、低钾血症,少数合并高钠、高氯血症,放疗中必须高度重视电解质的调节。

③血液系统:脊髓照射时患儿一般先有白细胞的下降,然后才是血小板和红细胞的下降。放疗期间提供高蛋白、高维生素的饮食是减轻放射性反应的简单、有效的方法。

(2)GCTs 的放射性损伤:

①智力障碍:在放疗后数月至数年发生的脑白质异常、脱髓鞘改变、微血管的钙化及脑萎缩是 MRI 上最常见到的放射后的影像学改变。这些变化导致了患儿认知功能紊乱、IQ 下降,严重的会产生较大的语言障碍,这些损伤的发生与年龄、照射剂量、单次量、照射体积、是否行化疗均相关联。

②身高的影响:儿童接受脊髓照射时,脊柱生长减慢,会出现坐高较矮(短脊柱)的现象。这些变化的产生主要与放射总量、分次量有关。如果治疗不包括脊髓,则放疗后儿童的身高主要取决于 GH。联合放化疗治疗加重骨骼的生长缓慢。

③甲状腺:全脑全脊髓放疗的位置接近甲状腺,它有可能被照射导致甲状腺功能低下,从而影响患儿生长发育,在临床放疗的射野设计中,全脑全脊髓衔接的位置应尽量靠近颈 7 关节,同时注意头仰的角度,这是防止甲状腺少接受剂量的关键。

④性腺:研究表明,脊髓轴如果接受了 35Gy 的剂量,则睾丸卵巢接受的剂量分别为 0.5～1.2Gy 和 0.9～10Gy,由于睾丸和卵巢的位置不同,卵巢接受的剂量比睾丸要高。对患儿今后生育的影响,尚无足够病例说明。

⑤全脑全脊髓照射时,腮腺可能受照,导致急性口干症;牙床受照可导致龋齿;内听道受照导致中耳炎和听力障碍;放疗导致的继发性肿瘤如脑膜瘤、胶质瘤及肉瘤均有不少报道。它的发生与放疗剂量最密切,同时化疗引起的基因损伤同样可以诱发肿瘤的发生。

⑥放射性脊髓炎:在放疗结束后或数月后发现,临床表现为患者低头时出现背部自头侧向下的触电感,放射到双臂、双下肢。若脊髓受照剂量在耐受剂量以内,患者的上述症状可自行消失。激素、营养神经类药物等可作辅助治疗使用。

⑦放射性脑和脊髓坏死:依据放射性坏死的部位而产生相应的症状和体征,如截瘫、偏瘫、失语、视力下降、失明、电解质紊乱、高热、复视等。

5.随访

(1)放化疗结束后,2 年之内每 3 个月随访一次,第 2～5 年每半年一次,5 年之后每年一次。

(2)随访项目:血常规、生化、相关肿瘤标志物、脑平扫和增强核磁,经过治疗的生殖细胞肿瘤可以通过肿瘤标志物的变化(如再度升高则提示肿瘤复发)评价治疗效果。

(曹怀宇)

第三节　垂体腺瘤

【诊断标准】

起源于垂体后叶神经垂体部分的肿瘤(垂体细胞瘤、神经节胶质瘤或迷芽瘤)罕见,因此本节的重点放在垂体前叶的肿瘤。垂体腺瘤是腺垂体前叶的良性肿瘤,是最常见的蝶鞍区肿瘤。绝大部分没有病理诊断,为微腺瘤。垂体腺瘤的诊断需要进行体格检查,询问神经和内分泌病史,在这些指导下进行下列生化评价,包括基线 PRLGH、IGF-I、ACTH、皮质醇、LH、FSH、TSH、甲状腺素、睾酮、雌二醇等,尤其是术前甲状腺素和皮质醇的不足可能导致严重的后果。在治疗前需要行眼科检查包括视野检查及视力测试。影像诊断主要依靠增强 MRI。

【治疗标准】

1.一般原则　治疗决策的制定涉及神经影像科、眼科、内分泌科、神经外科、放疗科和病理科等。其目的在于提高生存和生活质量,消除占位效应和相关症状体征,保留和恢复正常垂体功能,预防肿瘤复发。

对于非分泌型微腺瘤和无症状的小泌乳素腺瘤可以观察。当影像学检查发现肿瘤生长,出现激素分泌过多的症状和(或)视野缺损程度恶化时,则需进行治疗。手术是大多数高分泌型垂体瘤(肾上腺素腺瘤、生长激素腺瘤、促甲状腺素腺瘤)的首选治疗,药物治疗则是泌乳素腺瘤的首选治疗。经蝶窦入路显微手术是垂体腺瘤的标准术式,对选择性切除垂体微腺瘤尤其有效,也可用于超过蝶鞍的垂体腺瘤。对于肿瘤残留、激素控制不佳的患者需行术后放疗。对于分泌型垂体腺瘤,常需配合药物治疗。

常用的放疗技术有常规外照射(EBRT)、立体定向放射外科(SRS)和分次立体定同放射治疗(FSRT)。有不少机构倾向于采用SRS技术,原因为:治疗时间短、垂体功能减退发生率少、达到生化缓解的间隔时间短以及第2原发癌少。但因为对SRS的长期毒性仍不清楚,也无随机研究比较两者的优劣,目前仍无定论。通常SRS的适应证为肿瘤小于3～4cm、影像学界限清楚、距离视路3～5mm以上(这样视交叉和视神经的受照剂量<8～10Gy)者。

2.常见垂体腺瘤的治疗原则

(1)泌乳素分泌型垂体腺瘤:该型为最常见的垂体腺瘤,占27%。有症状的泌乳素分泌型垂体腺瘤患者,可首选多巴胺受体激动剂治疗,可使泌乳素水平达到正常范围,并有效减小肿瘤体积。常用的药物包括溴隐亭和卡麦角林。对于视力迅速下降、经多巴胺受体激动剂治疗后腺瘤体积仍增大、药物治疗后激素水平控制不满意的病例,可采用经蝶窦入路手术治疗。对于肿瘤残留、激素控制不佳的患者可以行放射治疗。多个研究结果显示放疗可以使泌乳素水平下降25%～50%,但很少有患者可以恢复至正常水平。

(2)生长激素分泌型垂体腺瘤:该型占手术治疗垂体腺瘤的15%～20%。对于该型患者,降低血中激素水平与消除占位效应同等重要。首选手术治疗,可以使60%～70%的患者达到治愈标准。对术后有肿瘤残存和生长激素水平持续升高的患者,常规放射治疗和放射外科是合适的辅助治疗手段,而不宜手术的患者两者均可作为根治性治疗方法。局部治疗失败后,药物治疗也是有效的。有三类药物可用于生长激素分泌型垂体腺瘤的治疗:生长抑素类似物(奥曲肽和兰瑞肽)、多巴胺受体激动剂和GH受体拮抗剂(培维索孟)。

(3)促皮质激素分泌型垂体腺瘤:该型占手术治疗垂体腺瘤的10%。选择性经蝶窦入路切除术是表现为库欣综合征的促皮质激素分泌型腺瘤的标准治疗方式,激素治愈率为57%～90%。其他治疗均失败后,患者可接受双侧肾上腺切除手术。放射外科主要作为手术失败或肿瘤残留的解救性治疗。手术或放疗失败的患者可行药物治疗。药物治疗为终生治疗,因此应重视副作用。使用两类药物:一类是调节垂体ACTH释放,另一类则抑制类固醇合成。

(4)无功能型垂体腺瘤该型占手术治疗的25%～30%。此类肿瘤的治疗首先需减轻占位效应,完全切除后可行影像学随诊,不需术后放疗。对于手术后有残留的患者,应行放射治疗以降低复发率。

3.放疗方法及实施

(1)体位固定:根据患者的一般情况和治疗需要选择体位。常选取仰卧位,头枕、热塑头膜等定位辅助器材固定体位,激光灯摆位。

(2)定位(靶区):强烈推荐具备条件的单位采用CT模拟定位,使用静脉造影剂有助于更好地勾画靶区。一般采用6～10MV的光子射线。根据所有临床资料,主要是MRI来确定GTV。GTV为垂体腺瘤,包括其侵犯的邻近解剖区域。因为现在MRI可清晰地显示肿瘤的范围,故CTV仅需在GTV外扩5mm。侵袭性肿瘤如侵及蝶窦、海绵窦或其他颅内结构,应考虑适当扩大靶区边界,通常将整个鞍区和完整的海绵窦也要包括在CTV内。构成PTV最主要的要素是患者每日体位的变化,一般可再外扩5mm。

(3)治疗计划:应以95%的靶体积定义处方剂量。无功能型垂体腺瘤通常总剂量为45.0～50.4Gy,每日1.8Gy;功能型垂体腺瘤剂量要稍高,为50.4～54.0Gy,每日1.8Gy。推荐采用3D-CRT,精确放疗较好地保护了正常脑组织。垂体腺瘤靶区一般不存在显著凹面且体积小,不是IMRT的理想靶区,因此IMRT技术较适用于大的、不规则的垂体腺瘤。

危及器官剂量限定:脑干≤54Gy,晶体≤9Gy,视神经≤54Gy,视交叉≤54Gy,颞叶≤54Gy。

(4)验证:物理师完成治疗计划后,主管医师、副主任以上医师评价并确认计划。物理师、医师均需在计划上签字。首次治疗时,主管医师应与物理师及技师共同参与摆位并进行加速器上的治疗验证,拍摄并留取验证片,保证治疗的准确进行。若采用IMRT技术治疗,物理师还需行剂量验证。有条件的医院可行IGRT验证。

(5)质量评估:放射治疗实施中,医师每周检查患者,并核查放射治疗单。观察治疗反应,及时对症处理。

4.疗效及毒性作用

(1)疗效评估:垂体腺瘤患者治疗后,每年应至少进行一次增强MRI检查,同时进行激素水平监测。对于肢端肥大症患者,目前最常用的指标是治疗后GH水平小于$1.0\mu g/L$。同时需监测胰岛素生生长因子(生长调节素C或IGF-I)水平。泌乳素分泌型肿瘤的治疗目标是将泌乳素水平降低至正常范围。对库欣病的治疗反应评价需要监测血浆和尿液皮质类固醇水平和血浆ACTH水平。性腺、甲状腺和肾上腺功能也需要定期评价,因为在治疗后几年内都可能出现垂体功能减退。最后,放疗后还应定期进行正规视野检查。

(2)毒性作用:急性毒性反应有脱发、中耳炎、脑水肿等。放射性脑水肿导致颅内压增高症状,可给予甘露醇、地塞米松等进行脱水治疗,减轻脑水肿。晚期毒性作用为放疗所致脑组织放射性损伤,如垂体功能下降、认知功能下降、白内障、视神经及视交叉损伤导致视力受损等。重点在于预防,避免危及器官接受过高剂量的照射,放射性脑坏死罕见。

(李　赫)

第四节　脑转移瘤

脑转移瘤约为原发颅内肿瘤的10倍。美国估计每年新诊断的脑转移瘤病例约为1(万~17万,发病率约为(8.3~11)110万。绝大多数脑转移瘤患者已知原发病灶,10%~15%的患者查不到原发灶。脑转移瘤中以肺癌转移为最常见,占30%~60%,其他包括乳腺癌、黑色素瘤、胃肠道癌,泌尿生殖系和皮肤癌较少;儿童则以肉瘤和生殖细胞瘤多见。

转移瘤主要通过血液循环传播到脑,瘤细胞在脑灰质-白质结合部截留,该区的血管腔明显变小;瘤栓达到1mm时,诱导血管源性通透性增加,破坏血-脑屏障,形成生长环境。脑血流量较大区域更易发生脑转移,大脑半球占80%,小脑占15%,脑干占5%;脑膜和颅骨的转移也可见到。

脑转移瘤分为结节型和弥漫型。结节型多呈球形生长,边界清楚,多发的肿瘤大小不一。弥漫型较少见,有时与结节型并存,可为脑膜种植。转移瘤的组织形态学随原发肿瘤的特点而异。对未查明原发病灶的病例,免疫组化技术可指导查明原发病灶。

【诊断标准】

1.临床表现　约2/3的脑转移瘤患者出现症状,包括头痛、癫痫、认知障碍、局限性神经功能障碍、颅内压增高及颅内出血等。当患者疑似转移瘤时,建议做胸部及全身检查。如果还确定不了原发病灶,立体定向活检或手术切除病灶,可以明确最终的治疗方案。

2.辅助检查

(1)影像学:多数已知原发病灶的患者,一旦出现神经系统症状、体征后,需做头部影像学检查。

(2)头颅 CT 扫描:CT 平扫时,转移瘤比周围脑组织的密度低或稍高;瘤中出血表现为高密度的影像。静脉碘对比剂(30~40g)的强化 CT 时,多数转移瘤会被强化。高剂量碘对比剂(80~85g),延迟 1~3 小时扫描,进一步增加了多发性转移瘤的检出率。强化的 CT 扫描能检出大部分软脑膜播散者。

(3)增强 MRI:为当今最好的检查方法,在确定转移瘤的表现、部位和数目上,MR 比其他影像技术更敏感,更具特异性。MRI 能清楚显示转移瘤及其周边血管源性水肿和对周围脑组织的占位性效应。病灶在 T_1WI 上为等至稍低信号,T_2WI 或 FLAIR 上为高信号。灶周水肿为长 T_1WI、长 T_2WI。转移瘤根据病变的组织类型(如出血、坏死和色素等),可表现为不同的信号密度。Gd-DTPA 的薄层 MR 扫描,能检测出更多的小瘤灶,肿瘤被明显强化,与脑组织形成较好的对比,并且影像不受骨伪迹干扰。肿瘤的脑膜种植表现为脑膜的病理性强化。

对肿瘤全切除的患者,定期的影像观察,病灶区有新的强化处,可认为肿瘤复发。而放射治疗后的病灶区新的强化,必须鉴别是肿瘤残留或复发,还是放射性坏死。两者在 MRI 上不好区分,可综合 FDG-PET 的信息加以分析。利用 MR 波谱分析,区分放射性坏死和肿瘤复发有一些初步报道。

影像学上需要鉴别的病变包括胶质瘤、脑脓肿、脑出血甚至脑膜瘤等。

【治疗原则】

脑转移瘤的治疗方案制定涉及神经外科、神经肿瘤科、放射治疗科、影像诊断科和病理科。治疗方法包括:对症的药物、手术、放疗、放射外科、化疗、基因治疗和其他新的方法。治疗方法的选择要根据患者的年龄、现状、系统性疾病的情况、有无其他脏器的转移、既往治疗史、患者对神经认识功能的忧虑和风险承受力及患者的意愿来评估。

1.对症的药物治疗 对肿瘤及其水肿导致症状较重的患者,皮质醇激素(地塞米松或甲泼尼龙)和降颅内压的药能有效缓解高颅内压的症状,待病情平稳后再采取其他治疗方法。有癫痫发作的患者需要进行抗癫痫药物治疗。

2.肿瘤切除 单发脑转移瘤,如果病灶造成明显的占位性效应,并对症药物治疗不能缓解症状时,需要手术切除肿瘤。肿瘤的部位是决定手术的重要因素。手术切除肺、乳腺、直肠和肾细胞癌的单发脑转移瘤,使患者受益;并对有颅外转移患者生存期延长有明显影响。对放化疗敏感的肿瘤,如小细胞肺癌、生殖细胞的肿瘤和原发性或继发性中枢神经系统淋巴瘤引发的症状,多不需要手术。还有对来自胰腺和肝脏的脑转移瘤很少建议手术,这类肿瘤的总生存期很短。

颅内多发转移瘤一般手术是禁忌的,但当病灶威胁性命时或诊断不清楚的情况下,需要手术治疗。放射外科和(或)放射治疗失控的肿瘤有时也需要手术治疗。

3.全脑放疗 目前对脑转移瘤,尤其是多发病灶者,全脑放疗(WBRT)仍是"标准"治疗方案。通常采用的全脑放疗,30~40Gy 的剂量,分 10~20 次照射。在不同剂量、不同分次的临床实践中,虽然没有生存期的差异,但神经系统症状进展的中位时间,在较长时间治疗组中更长。美国放射肿瘤协会(RTOG)的研究显示,根据递归分割分析(RPA),RPA

Ⅰ级(原发肿瘤控制,年龄≤65 岁,KPS≥70,没有中枢神经系统以外的转移灶者)的中位生存期为 7.1 个月;RPA Ⅲ级(KPS<70,年龄>65,有其他系统性疾病者)的中位生存期为 2.4 个月;RPA Ⅱ级者的中位生存期为 4.2 个月。用超分割(每天 2 次),局部补加剂量(54.4Gy),并不使患者总生存期受益,其毒性作用与常规(30Gy/10 次)相似。小细胞肺癌的脑预防照射可降低脑转移的发生,但不能提高 5 年生存率。

全脑放疗作为手术后的补充治疗多数可有限延长患者的生存期。WBRT 联合替莫唑胺[放疗期间

75mg/(m^2·d)]，提高影像学的肿瘤控制率，患者有较好的神经症状改善，中位生存期有延长的倾向。放射敏感剂研究中，Bromodeoxyuridine(溴脱氧尿苷，BrdUrd)(放疗时0.8/m^2，4次/周)、Motexafin Gadolinium(MGd)，对总生存期并没有延长，似乎在改善肺癌组患者神经系统症状进展和认知功能方面起作用。

4.立体定向放射外科(SRS)　对新诊断的≤3个脑转移瘤，影像学上没有明显的占位性效应的可以首选SRS治疗。随诊发现新病灶时，可重复SRS治疗；如再多发，可以联合WBRT或其他治疗。SRS也可作为WBRT后对单个或多个脑转移瘤做强化治疗；还可用于WBRT或手术后残存、复发的脑转移瘤的补偿性治疗。

SRS治疗的肿瘤局部控制率为80%～90%，而不引起WBRT长期的神经毒性或认知方面的副作用。SRS产生间接的血管损伤，最终导致肿瘤供血障碍。WBRT辅以SRS强化治疗，明显地改善了患者的总生存期，RPAⅠ、RPAⅡ和RPAⅢ级，患者的中位生存期分别为16.1、10.3和8.7个月。

有1级、2级、3级、4级循证证据，对单发或多发转移瘤(KPS>70)，SRS＋WBRT比单纯WBRT的生存期明显延长。1级、2级循证证据，SRS＋WBRT比单纯SRS的远处复发率较低，但两者的生存进展情况相当。循证2级证据，手术＋WBRT与SRS＋WBRT均为有效治疗方法，生存率相仿。循证3级证据，对单发病灶，单纯SRS与手术＋WBRT在维持患者功能状态和生存期方面相似；一旦发现远处复发，可反复SRS治疗。对<3个病灶，SRS治疗使患者的生存获益优于WBRT。

5.其他治疗

(1)化疗：对多发脑转移瘤可以考虑进行化疗，药物亚硝基脲类，如BCNU和CCNU；塞替派和替莫唑胺可以通过血-脑屏障。化疗或联合其他治疗方法。

(2)靶向治疗：现有几种药物吉非替尼、厄洛替尼等定向作用于癌细胞生长和增殖的信号通道上，包括DNA修复、细胞生存、浸润、新血管形成、转移和凋亡等。这些新的生物制剂作用于细胞蛋白受体或肿瘤微环境的某些成分，对原发病灶和脑转移瘤有抑制作用，或与放疗、化疗产生协同作用。

(3)基因治疗和其他新的方法在不断的研发中。

【放疗适应证、禁忌证】

单发或多发的脑转移瘤一经确诊，均可考虑放疗和(或)放射外科治疗，但如果肿瘤产生明显占位效应，临床上高颅内压症状危及患者生命时，放疗是禁忌的。

【放疗方法及实施】

1.全脑放疗　对幕上的脑转移瘤，一般给予全脑二侧野对穿放疗(30～40)Gy/(2～4周)；对单发病灶再缩野局部追加剂量，(15～20)Gy/(1.5～2.0)周。放疗期间一般同时使用激素和降颅内压治疗。

2.立体定向放射外科(SRS)　对脑转移瘤的SRS技术包括单次剂量的SRS和2～5次大分割的SRS(HSRS)。放射外科技术的设备包括伽玛刀、射波刀、质子束刀及特殊改造的直线加速器等。

3.伽玛刀　由^{60}Co源发出的多条伽玛射线。每次发放的射线由准直孔校准聚焦于半球的中心。Leksell伽玛刀是国际认可的唯一一为颅内肿瘤提供高精确度的设备。用于HSRS的改良直线加速器设备产生高能量光子，通过不同装置将射线聚焦在形态各异的靶区上，或围绕轴心旋转不同的弧度实现聚焦。直线加速器技术可以达到全身各部位的靶区，但它不能提供基于^{60}Co的头部伽玛刀技术的精确度。质子束系统是靠交义聚焦高能量射线(非Bragg峰)，或用Bragg峰效应发放射线到肿瘤上。

(1)固定伽玛刀　SRS用Leksell：G型头架，1%利多卡因局部麻醉，螺钉固定于颅骨上。对欠合作的患者可辅以镇静剂。大分割的HSRS，用热塑面膜或口持器及负压枕等可重复定位的方法。

首先在患者头部安装Leksell立体定向框架(G型)，头皮局部浸润麻醉(1%利多卡因)，并可辅以静脉注射镇静剂。戴上与立体定向框架相配的标有基准点的图框行高分辨率的MRI扫描，采用3D梯度回波扫描（1~2mm 层厚，无间距），范围包括整个肿瘤及周边重要结构，与 CT 骨窗进行融合并三维重建，或 T_2 加权 MR 扫描（三维重建），有助于观察脑神经及重建内耳结构（耳蜗及半规管）。

（2）定位影像扫描：

①CT 定位扫描：采用静脉注入碘对比剂的强化扫描。用适配器将头架固定于检查床上。CT 定位不存在影像畸变，对颅骨病变表现好。但是，LeksellG 型头架的螺钉层有严重的金属伪影，佩戴头架时，最好将螺钉与病灶层差开 10mm。CT 的碘造影剂存在过敏风险，并受骨伪迹的影响，CT 对病变和脑组织清晰度远不如 MRI，尤其对后颅窝的病变。

②MR 定位扫描：Gd-DTPA 的强化轴位 Tl-WI，或 3D-TOF 扫描，无间隔 2mm 层厚。高分辨率 MR，双倍对比剂强化的全脑扫描，能探明更多的转移瘤，是治疗计划理想的定位方式。体内有金属植入物者不宜做 MR 扫描。

（3）治疗计划：伽玛刀 SRS 习惯用 50% 的等剂量曲线包裹病灶。计划靶区（PTV）尽可能充分覆盖肿瘤体积（GTV），使治疗的剂量—体积直方图（DVH）中接受处方剂量的体积接近 100%。

处方剂量的选择：对单发转移瘤，最大直径≤20mm，单次周边最大耐受剂量 24Gy；直径 21~30mm，周边剂量 18Gy；直径 31~40mm，周边剂量 15Gy。多发转移瘤，预计联合 WBRT 者，单次的处方剂量减少 30%。实际上，治疗的处方剂量很大程度取决于肿瘤的解剖位置、肿瘤体积、既往放疗史和预计副作用的风险评估，一般一次性发放至病灶边缘的剂量为 14~24Gy。

大分割的 HSRS 技术常用于伽玛刀以外的 SRS 设备或肿瘤体积较大的病例中，分次给量之间使亚致死损伤有效修复，提升了破坏肿瘤的剂量，而更好地保护正常脑组织。按每次 2Gy 的等效生物学剂量，可根据肿瘤的 α/β 比值、总剂量和预分割次数推算出。正常脑组织为晚反应组织（α/β 比值为 2Gy），根据 LQ 公式推算，伽玛刀 15Gy/次的放射生物学等效剂量相当于每次 2Gy（NTD2）WBRT 的 37.5Gy/15 次。处方剂量受限于肿瘤周围脑组织的耐受性。

（4）治疗质量保证与实施照射：主管医师与物理师共同完成治疗计划，由副主任以上医师评价并确认治疗计划。核对治疗单与患者信息无误，主管医师和技术员共同启动、监测照射治疗。整个治疗过程的相关人员均需在治疗计划单上签字。

（5）治疗后随访：患者在放射外科治疗结束时可用一次大剂量的类固醇激素治疗，并且患者可遵医嘱继续进行抗癫痫或抗水肿等其他药物治疗，预防性抗癫痫治疗尚未达成共识。但当转移瘤靠近皮层，尤其多发的、灶周水肿严重者，给予适当的抗癫痫治疗是必要的。

按医生建议，放射外科治疗后 2~3 个月进行一次临床随诊和 MR 复查。病情变化随时复查，以及时发现新肿瘤、脑水肿或出血等情况。

【放疗疗效评估方法】

放疗副作用分为近期和远期两类。近期反应包括颅内高压、头痛及呕吐、发热、秃发等。中远期反应为记忆力减退、认知障碍、严重的痴呆、脑坏死等。毒副作用的发生率为 10%~50%。其病理基础是进行性血管狭窄、闭塞和广泛血-脑屏障损害，激素可以预防和治疗。

SRS 总体的副作用有限，但偶尔是非常严重的。SRS 可以引起轻度乏力，有时由于病变仅靠颅骨和头皮，还可引起一过性片状脱发。晚期副作用发生的风险率一般<5%，严重的是肿瘤或邻近脑组织的放射性坏死，并引发放射性水肿使占位效应加重，临床可表现为癫痫及神经功能障碍等。通常用皮质类固醇激素治疗奏效，偶尔需要开颅手术干预。

（李　赫）

第五节　脑膜瘤

【诊断标准】

脑膜瘤按 2007 年 WHO 分类:脑膜瘤多数为Ⅰ级,属良性,生长缓慢和复发危险度低,少数非典型脑膜瘤为Ⅱ级,有侵袭行为,属低度恶性,间变或恶性脑膜瘤为Ⅲ级,有高度侵袭性,预后很差。电离辐射诱导的继发脑膜瘤常常为恶性。确诊需手术后病理确认。

【治疗原则】

1.一般原则　典型的脑膜瘤生长缓慢,多数脑膜瘤病人长期没有症状,发生在邻近功能区的脑膜瘤可产生相应症状,如视力下降、头痛、癫痫、面部麻木等。无症状的脑膜瘤病人可观察,特别是年龄大、有合并症者采用积极干预的措施如 GTR、SRS 并无必须,但应持续地进行影像学随访;有症状或进展的良性脑膜瘤病人应行手术。位于海绵窦及岩斜区的颅底脑膜瘤是神经外科手术治疗的难点,术后致残率高,因此,此位置的脑膜瘤单纯追求肿瘤全切除是不恰当的;治疗应基于减少术后残障率和复发率,保护生活质量。肿瘤的位置、手术切除范围和组织病理学特征(良性或恶性)是决定其预后的重要因素。

2.脑膜瘤分级治疗原则

(1)WHOⅠ级脑膜瘤首选在并发症可接受的情况下,尽可能完全切除肿瘤。全切术后,虽无需辅助放疗,但仍有部分患者的肿瘤复发,持续的影像学随访仍是必要的。术后有肿瘤残余,应辅以常规分次放疗,可提高局部控制率,延缓复发,改善生存。SRS 单独初始治疗或作为术后的辅助治疗脑膜瘤均有不少文献报道,病人的选择极大地影响了最终的疗效,通常肿瘤体积较小的病人获益显著。目前有关脑膜瘤非全切除患者采用观察方法,适形外照射和放射外科治疗的随机Ⅲ期试验(EORTC26021-22021)正在进行中。

(2)WHOⅡ级和Ⅲ级脑膜瘤此类患者即使行完全切除术,复发率很高(5 年复发率为 41%～100%),推荐所有患者术后放疗。

【常规分次放疗方法及实施】

1.体位固定　根据患者的一般情况和治疗需要选择体位。常选取仰卧位,头枕、热塑头膜等定位辅助器材固定体位,激光灯摆位。

2.定位(靶区)　强烈推荐 CT 模拟定位,常规使用造影剂增强,有助于确定和勾画靶区。一般采用 6～10MV 的光子射线。术后放疗的靶区,应根据 CT 或 MRI 扫描和神经外科医生对残存肿瘤的描述来确定。边界外扩取决于肿瘤蔓延方向,特别注意穿过的神经孔、受侵犯的骨组织、脑膜尾征等,GTV 通常为增强扫描后可见的肿瘤和(或)术前肿瘤侵犯的区域。WHOⅠ级脑膜瘤 CTV 仅需在 GTV 外扩 0.5～1cm;Ⅱ级和Ⅲ级脑膜瘤放疗的靶区大于良性脑膜瘤,GTV 通常外扩 1.5～2.0cm,如肿瘤已经侵入脑实质,也应包括在 GTV 中。

3.治疗计划　应以 95% 的靶体积定义处方剂量。Ⅰ级脑膜瘤,放疗剂量通常为 50～54Gy,分割 25～30 次,在 5～6 周完成。Ⅱ级和Ⅲ级脑膜瘤,推荐剂量为 60Gy,分割 30～33 次完成,当然也有些报告,更高的剂量可提高局部控制率。推高剂量需注意危及器官和重要区域(如中央前、后回)的受量以及照射体积不要过大,多野成角照射或旋转照射和 3D 适形技术的应用可以最大程度保护正常的脑组织。

危及器官剂量限定:脑干≤54Gy,晶体≤9Gy,视神经≤54Gy,视交叉≤54Gy。

【疗效及毒性作用】

Ⅰ级脑膜瘤无论是否有手术或放疗史,应每年至少进行一次增强 MRI 检查,Ⅱ级和Ⅲ级脑膜瘤增强

MRI 检查间隔不应大于 6 个月,急性反应除常见的脱发、脑水肿外,同时需注意照射相关区域的毒性作用。

【伽玛刀放射外科治疗】

1.治疗原则

(1)有临床症状或影像学有增长趋势。

(2)治疗目的长期控制肿瘤生长、保留神经功能、保护患者的生活质量。

2.治疗适应证

(1)中、小型深部肿瘤。

(2)开颅术后残留、复发。

(3)不适合开颅手术的高危人群,如老年人、合并多种疾病患者。

3.治疗步骤 主要包括以下几个步骤:上头架、影像定位、制定治疗规划、上机照射治疗、拆除头架、随诊。应注意:

(1)充分发挥伽玛刀放射外科治疗的适形性和选择性特点,严密包裹病灶。

(2)处方剂量一般来讲,脑膜瘤放射外科治疗的剂量窗为:12~15Gy。对于较大的肿瘤,采用分次伽玛刀治疗的方法,即调节剂量-体积间的关系,控制肿瘤的同时,减少水肿发生。

4.并发症

(1)脑水肿一般不到 7%,脑水肿大多发生于照射后 3~8 个月。一旦治疗后出现脑水肿,若患者无明显症状,可暂行观察或口服药对症治疗;如出现神经功能障碍症状,则需应用类固醇激素、脱水剂甘露醇等药物治疗。极个别患者需要开颅手术减压处理。

(2)周围重要神经血管结构损害不到 5%,多见于治疗颅底病灶,尤以视神经和面神经对射线最为敏感,临床上重点在于预防。往往采用小准直器、堵塞子的方法,使视神经的周边受量在 10Gy 以下、面神经受量 14Gy 以下。

【随诊】

每半年定期进行影像及临床检查,明确患者的疗效。伽玛刀放射外科治疗强调疗效的长期性、患者的生活质量,而非单纯以肿瘤影像学上的缩小。

(李 赫)

第六节 听神经鞘瘤

【诊断标准】

听神经鞘瘤是一类生长缓慢、属颅内脑外的良性肿瘤,可分为单侧和双侧,单侧听神经瘤多发生于内听道(IAC)内位听神经的前庭段,少数发生于该神经的耳蜗部,双侧的听神经瘤现被命名为:神经纤维瘤病Ⅱ(NF-2),与基因缺失有关,遗传的概率为 50%,会伴有周围神经纤维瘤、脑膜瘤、胶质瘤等临床表现。

单侧听力的持续下降伴单侧的耳鸣是听神经鞘瘤首发的、最常见的症状,影像学上,CT 和 MRI 均有比较典型特征,确诊需术后病理。

按其临床表现和肿瘤大小可将其发展过程分为四期:第 1 期,管内型(1~10mm),仅有听神经受损的症状;第 2 期,小型肿瘤(1~2cm),增加了邻近神经及小脑症状,且无颅内压增高,脑脊液内蛋白含量轻度增高,内听道扩大;第 3 期,中型肿瘤(2~3cm),开始出现后组颅神经及脑干症状,小脑症状进一步加重,颅内压增高,脑脊液蛋白增高,内听道扩大伴骨质吸收;第 4 期,大型肿瘤(>3cm),病情至晚期,阻塞性脑积水,脑干受损,意识障碍。

【治疗规范】

较大的听神经鞘瘤应首选手术切除,对于体积较小的肿瘤,选择手术和伽玛刀有争议。常规分次放疗极少运用于听神经鞘瘤的治疗。伽玛刀一般适应证:

1.内听道内的中小体积未压迫脑干、无脑积水症状。

2.老年患者。

3.全身状况影响施行开颅手术。

4.术后复发的病例。

【方法及实施】

1.治疗前的评估　MRI 或 CT 检查评估肿瘤大小,临床症状上无明显的脑干受压的症状和体征;纯音听力检查阈值(PTA)及语言辨别力得分(SDS)在内的测听试验,听力分级可依照 Silverstein-Norell 分类法的 Gardner-Robertson 修正案,面神经功能分级可依照 HouseBrackmann 分级标准。

2.治疗前定位　首先在患者头部安装 Leksell 立体定向框架(G 型),头皮局部浸润麻醉(1％利多卡因),并可辅以静脉注射镇静剂。戴上与立体定向框架相配的标有基准点的图框行高分辨率的 MRI 扫描,采用 3D 梯度回波扫描(1～2mm 层厚,无间距),范围包括整个肿瘤及周边重要结构,与 CT 骨窗进行融合并三维重建,或 T_2 加权 MR 扫描(三维重建),有助于观察脑神经及重建内耳结构(耳蜗及半规管)。

3.剂量计划　规划剂量时,应优先考虑处方剂量曲线完全包裹肿瘤并保护面、耳蜗及三叉神经的功能。对于大体积的肿瘤,也应考虑对脑干功能的保护。经验表明,脑神经受照射的长度与脑神经损伤有关,故应注意规避。尽量做到处方剂量曲线包裹肿瘤的高度适形性和选择性。

4.处方剂量　伽玛刀治疗听神经瘤的经典剂量是以 50％的周边剂量曲线包裹肿瘤,给予周边剂量 12～14Gy,实践证明该剂量既可有很高的肿瘤控制率,且有较低的并发症发生率。

【疗效评估】

治疗后所有患者均需做增强 MRI 的连续定期随访,建议遵循以下时间表随访:6 个月、12 个月、2 年、4 年、8 年和 12 年。所有保留部分听力的患者在复查 MRI 的同时,都应做测听试验(PTA 和 SDS)。

【并发症】

伽玛刀治疗后早期,可出现一过性肿瘤肿胀,瘤周水肿,一过性面肌抽搐,一过性面部麻木。晚期可出现听力下降、面部麻木、面部疼痛、面肌无力、脑积水及平衡不稳等,放射外科治疗后一过性体积增大与肿瘤继续生长的鉴别至关重要,仅影像显示肿瘤体积增大而临床症状无进展的患者不应考虑开颅手术。

（李　赫）

第十章　骨与关节放射学诊断

一、概述

【病因】

常见病因是化脓菌通过血行进入骨髓而引起,亦可因邻近软组织的感染扩散至骨髓,或外伤性骨折后细菌直接侵入骨髓所致。常见致病菌是金黄色葡萄球菌,其次为白色葡萄球菌、链球菌、伤寒杆菌、大肠杆菌等。

【病理】

骨髓炎实际是一种累及骨髓、骨质和骨膜的全骨炎症。化脓性骨髓炎病变常起始于干骺端骨松质内,感染后24小时至10天间,仅有软组织炎性水肿,在第10天后骨质破坏、脓肿形成。随着病情发展,脓肿向多个方向蔓延(图10-1):①脓肿可穿破骨皮质到骨膜下形成骨膜下脓肿;②沿骨髓腔蔓延至骨干形成多个脓肿,然后穿破骨皮质至骨膜下再形成骨膜下脓肿;③以上两者骨膜下脓肿均可经哈氏系统又回骨髓腔;④亦可穿破骨膜形成软组织脓肿后破溃成窦道;⑤少数干骺端的脓肿可穿破关节囊内干骺端的骨皮质入关节腔并发化脓性关节炎。一般认为儿童的骺软骨板对化脓性感染有一定的阻挡作用,但亦可穿越骺板。骨膜下脓肿既刺激骨膜增生,又可引起骨膜的广泛掀起并切断骨膜血管,化脓细菌的栓塞也可中断骨的营养血管,形成大片死骨。病变逐渐转为慢性。骨髓炎可同时累及全身多个骨骼与关节,称为多发性骨髓炎。

病理分型:化脓性骨髓炎的临床表现和影像学表现复杂多样,发病类型与致病菌的毒力强弱、患者年龄及机体抵抗力大小、治疗措施等因素密切相关。按病程可分为急性、亚急性和慢性骨髓炎及不典型骨髓炎等。骨组织结构在生长发育期与成人是不同的,骨髓炎的病理过程也有差异,按年龄一般分为以下3型。

1.婴儿型(0~1岁)　与儿童型基本相似,但骺板有血管通过、骨皮质较薄,骨膜附着较松,故病变易侵及骨骺和关节,也易穿破骨皮质形成骨膜下脓肿。因骨膜血管丰富,骨包壳可完全与皮质融合,骨组织可很快痊愈,很少遗留骨髓炎的痕迹。

2.儿童型(1~16岁)　发病大多在长骨干骺端,以膝关节最常见。炎症易于迅速向骨干方向蔓延,波及病骨大部或整个骨干。骺板软骨对化脓感染有一定阻挡作用,故感染一般不穿过骺板侵及骨骺及关节。儿童时期骨膜易被抬起,故易形成皮质死骨。

3.成人型(16岁以上)　病变较局限,多以增生硬,化为主,破坏较轻。成人骨皮质较厚、骨膜附着紧密,故病变多局限在髓腔内扩展,广泛的骨膜反应较少,大的死骨也少见。但易穿破骨膜形成软组织脓肿。

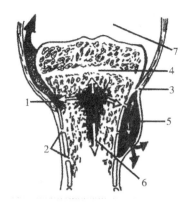

图 10-1　急性化脓性骨髓炎病灶及扩散

1.关节囊附着点扩张；2.哈氏管；3.关节囊附着点；4.骨骺板；5.骨膜下脓肿；6.向骨髓腔扩散；7.关节腔

二、急性化脓性骨髓炎

【临床表现】

多数发病突然,高热、战,患肢剧痛、拒动,红、肿,有压痛,细胞计数增高。若局部形成软组织脓肿,痛减轻,触之有波动感,穿刺可抽出脓液。成人骨髓炎症状多较轻,体温升高不明显,包细胞计数可仅轻度升高。

【X 线表现】

急性化脓性骨髓炎 X 线的改变晚于临床。可概括为以下几个方面:①软组织肿胀:肌肉之间的间隙模糊或消失;皮下脂肪层因水肿而增厚,密度增高,有粗大网状结构;脓肿所在部位有均匀密度增高影。②骨质破坏:首先表现为干骺端骨质稀疏,骨小梁结构模糊;继而出现虫蚀状、斑片状骨质破坏,边界不清,骨皮质破坏呈不规则和不连续的密度减低区(图 10-2)。③骨质增生:除了骨膜的增生骨化外,在骨质破坏区周围也可见骨密度增高,这与骨结核的完全破坏为主的表现不同。④长骨干骺端的结核多易穿破骺板向骨端方向蔓延,而化脓性骨髓炎多向骨干方向蔓延。⑤急性化脓性骨髓炎侵及软组织可形成窦道。

国内有学者认为短期内出现广泛骨膜反应、骨膜成骨及广泛骨质破坏是婴幼儿骨髓炎的特征性表现。

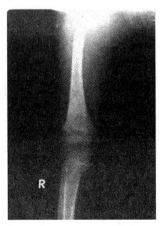

图 10-2　急性化脓性骨髓炎

右股骨干骺端斑片状骨质破坏,并可见骨膜反应

三、慢性化脓性骨髓炎

急性化脓性骨髓炎如治疗不及时或不彻底,可转为慢性骨髓炎。其特征为排脓瘘管经久不愈,或时愈时发。阻碍瘘管愈合的主要原因是脓腔和(或)死骨的存在。

【临床表现】

一般均无明显的全身症状,但局部肿胀、酸痛、脓肿,或窦道形成可以较为明显。有些患者一窦道经久不愈,或多发窦道或瘘管形成为特征。

【X线表现】

1.基本X线表现　慢性化脓性骨髓炎的X线表现以修复为主,即患骨产生明显的骨质增生硬化,通常在脓腔周围。骨内外膜明显增厚,并与皮质融合,使患骨密度明显增高、骨径增粗,轮廓不甚规则。骨质增生硬化使死腔变小、髓腔闭塞。在骨质硬化中可见大小不等的死骨。总之,其基本X线表现有软组织肿胀、骨质破坏、骨质疏松、骨质增生硬化、骨膜反应和骨包壳6种,但以增生硬化和残留死骨、死腔为特征。

2.骨包壳　是婴幼儿和儿童骨髓炎在骨内广泛扩散,脓液经皮质哈氏管和伏氏管向骨膜下蔓延,使骨膜广泛剥离,造成大块死骨,而存活的骨膜显著增生包绕坏死的骨干而形成。骨包壳的血运十分丰富,可生长大量新生血管的肉芽组织,清除坏死骨。开始死骨表面为虫蚀样,随后坏死骨皮质变薄,断续不连,最后被吸收消失,化脓病变也就逐渐愈合。此后,骨包壳则开始塑形。其塑形能力极强。王云钊教授指出:在没有骨包壳形成的部位或骨包壳不连接的部位,过早地手术摘除大块死骨干,虽然使化脓病变提早愈合,但骨缩短畸形的发生是不可弥补的。

3.骨髓炎愈合的X线征象

(1)无死骨存在。

(2)脓腔消失,髓腔内看不到破坏透亮区。

(3)骨干的轮廓整齐密实,髓腔再通。需要注意的是,若骨干仍有增粗硬化,虽无骨破坏,并非真正愈合,遇有机体抵抗力降低,仍可复发(图10-3)。

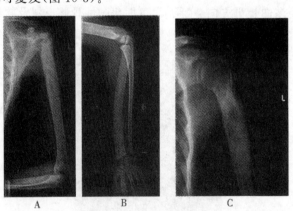

图10-3　慢性骨髓炎

A、B为同一患者,左肱骨、桡骨慢性骨髓炎;C.左肱骨明显增生硬化、骨径增粗,轮廓不甚规则。其内可见死腔,髓腔闭塞

4.急性、亚急性和慢性化脓性骨髓炎的判断标准　急性化脓性骨髓炎以软组织肿胀、骨质斑点状破坏和轻微骨膜反应为特征。慢性骨髓炎以骨膜新生骨增生为主,骨膜下大块死骨和死腔、包壳及瘘道形成为特征。亚急性介于二者之间,但没有大片死骨存在。

5.慢性骨髓炎的恶变　　由于慢性骨髓炎的长期炎性刺激,使窦道或瘢痕组织上皮过度增生,以及溃疡组织修复时细胞变异而发生恶变。窦道瘢痕癌变可以侵及骨质,引起骨质大片坏死。出现下列现象时应高度警惕癌变之可能:①疼痛加重,多量恶臭脓性分泌物,流血,溃疡面凹凸不平,菜花状肿物隆起,局部引流淋巴结增大,这些是恶性变的重要征象;②以溶骨性破坏为主,骨质破坏部位相当于体表窦道处有边缘性宽基底的溶骨性破坏,或骨质破坏和骨质增生及骨膜反应不成比例时,应想到癌变之可能。

四、慢性局限性骨脓肿

又称 Brodie 脓肿,是一种慢性局限性骨髓炎。一般认为是低毒力化脓性感染或机体抵抗力强而使病灶局限。

【病理】

常发生于胫骨、腓骨上下端和肱骨上端干骺区,多为单发,亦可发生于骨皮质(并非原发于骨皮质,而是骨髓炎侵犯皮质后,在皮质内形成的化脓病变)。早期脓腔充满化脓性渗出液。其后被肉芽组织所代替,周围有一硬化环。

【临床表现】

多见于青年人和儿童。临床症状较轻,仅局部疼痛及压痛,劳动后加重,时好时坏、时轻时重。绝大多数无全身感染中毒症状。

【X 线表现】

多在长骨干骺端的中心部分有圆形、椭圆形或分叶状的骨质破坏区域,边界较整齐,病灶周围有不同程度的硬化环且逐渐移行于正常骨质中。一般病变都较小,1~2cm 或 2~3cm 直径。骨皮质增厚,多无或仅有轻度骨膜反应,死骨少见。

骨骺脓肿在儿童可类似结核、软骨母细胞瘤、骨嗜酸性肉芽肿。成人骨骺脓肿可类似邻关节囊肿、骨纤维结构不良等。长骨干骺脓肿应注意与结核、嗜酸性肉芽肿、内生软骨瘤和骨囊肿等相鉴别。

五、慢性硬化性骨髓炎

亦称 Garre 骨髓炎,较少见,一般认为是低毒力性的骨感染,为慢性骨髓炎的特殊类型。本病好发于长骨骨干如胫骨、腓骨、尺骨及距骨等处。发病与外伤常有关,如骨膜下出血是其发病因素。

【临床表现】

本病好发于抵抗能力较强的青年人,其中男性多于女性。一般无全身症状,局部疼痛并反复发作为其特征。

【X 线表现】

慢性进行性骨质增生硬化,皮质增厚,髓腔变窄或闭锁,骨外膜不规则,骨干变粗。没有或仅有轻微骨破坏,看不到死骨形成。

【鉴别诊断】

无葱皮样骨膜反应及瘤骨,可与尤因肉瘤和硬化型骨肉瘤鉴别。无低密度瘤巢可与骨样骨瘤相鉴别,但常需体层摄影或 CT 扫描鉴别。

六、骨皮质炎和骨膜炎

（一）骨皮质炎

亦称皮质型骨髓炎。表现为骨皮质内局限性不规则或囊状破坏,内常见小条状死骨,如累及部位表浅,皮质外缘形成蝶形缺损并伴有骨外膜增生,而很少侵及骨内膜和髓腔。如病灶深,可只累及骨内膜,而骨外膜无明显增生。CT更易发现小死骨。

（二）骨膜炎

可以是一种骨膜下感染或皮质型骨髓炎的早期阶段,多发生在长骨骨干。早期骨膜增生多呈层状,密度交淡,逐渐密度增高并与皮质融合,表现为骨皮质局限性蔓弧状隆起。但无特异性,应结合病史与其他原因的骨膜炎相区别。

七、化脓性脊椎炎

本病主要为血源性感染,致病菌以金黄色葡萄球菌最多见。发病部位以腰椎多见,其次为胸椎、颈椎与骶椎。病变大多发生于椎体,其次为棘突和椎弓,首先侵及横突者少见。发生于附件的比例远比结核高。

【临床表现】

分为急性、亚急性及慢性3种,以急性常见。主要症状是发病急骤,常有恶寒、高热、神志模糊.颈项强直、谵妄,甚至昏迷。白细胞计数增高。可引起神经受压和截瘫等并发症。

【X线表现】

多为相邻椎体及椎间盘受累,偶尔局限于单一脊椎。X线改变多迟于临床症状3周左右。

1.椎间型　病变始于椎体终板下骨松质,CT易于早期发现椎体溶骨性破坏。X线多在2~4周表现为骨质疏松、斑点状或虫蚀样骨质破坏。病变进展快,破坏向椎体中心发展,但一般不超过椎体的1/2,可含有沙粒状死骨或残留骨。椎体可发生楔形变或塌陷。同时,病变破坏椎间盘使椎间隙变窄(2周~2个月),并累及相邻椎体。急性期过后,破坏周围出现骨质硬化,并可在椎旁或前缘形成特征性的粗大骨桥。

2.椎体型　一个或多个椎体同时受累。起病于椎体中心松质骨,并逐渐向周围蔓延。主要表现为椎体骨破坏及并发病理性压缩骨折。破坏压缩虽较明显,但很快出现骨质增生及硬化。邻近椎间隙可长期保持正常或仅轻度狭窄。

3.骨膜(韧带)下型　炎症可掀起椎旁.韧带沿椎周蔓延,表现为骨皮质增厚,前纵韧带和椎旁韧带呈现钙化骨化表现,而松质骨与椎间隙可无改变。

4.附件型　起病于附件。早期呈不规则骨质疏松或破坏,边缘模糊。晚期表现为边缘锐利的骨质缺损或不规则囊样破坏,周围骨质增生硬化,密度增高近于骨皮质。病变可累及小关节,并引起骨性融合。

CT对骨破坏、小死骨及周围软组织的改变显示更佳。

【鉴别诊断】

1.化脓性脊椎炎　亦可分为椎间型、椎体型、骨膜下型和附件型,以胸腰椎多见,可多节段发生。X线表现与结核有许多相似之处,如椎体破坏、椎间隙狭窄、椎旁脓肿。但临床表现发病急,骨质破坏进展快,骨质增生出现早,修复期形成骨桥。X线随诊变化大,与结核不难鉴别。早期诊断结合临床甚为重要,而单凭X线很难与脊柱结核鉴别。需要注意,结核继发感染亦可有骨质破坏区周围的骨质硬化,但其程度和范围均不及椎骨慢性骨髓炎那样广泛。此外,脊椎结核虽可有骨刺形成,但不至于形成脊柱慢性化脓性骨髓炎那样的骨桥。

2.脊椎化脓性骨髓炎　单个椎体破坏(中央型)形成一个椎体的破坏增生,而无椎间隙狭窄时,与恶性肿瘤,特别是转移瘤较难鉴别。恶性肿瘤多无死骨,转移瘤常侵犯椎弓根,椎旁软组织影不像椎旁脓肿那样呈梭形对称。再结合临床可予鉴别。

八、椎间盘炎

亦称为椎间盘化脓性感染、化脓性椎间盘炎、椎间盘感染,为少见病。广义而言椎间盘炎可归入感染性脊椎炎的范畴。

【病因】

致病菌为革兰阳性或阴性菌,最多见的是金黄色葡萄球菌(约占 84%),其次为大肠杆菌,免疫低下病人还可感染真菌。有时为多种细菌混合感染。根据感染途径不同分为原发性和继发性两型。

1.原发性为血行感染,细菌经以下途径进入椎间盘

(1)致病菌经血液循环进入终板下松质骨后再侵犯椎间盘。发育中的椎体动脉主要分布在前侧,进入后侧的血流较少,所以前侧易发病。

(2)经血液循环直接进入椎间盘。儿童椎间盘血供较多,细菌可直接经血液循环进入椎间盘,故儿童可以先引起椎间盘感染,再破坏相邻椎体终板,这是儿童发病多为原发性的原因之一。成年后椎间盘血供消失,但因其退变而有肉芽组织长入,细菌可经肉芽组织进入椎间盘。

(3)经 Batson 静脉系统进入椎间盘,该静脉丛位于椎管内,无瓣膜,与椎间盘紧密相邻,可沟通椎体与骨盆内等椎体外静脉丛。

2.继发性为手术、椎间盘穿刺、开放性外伤等,将细菌直接带入椎间盘。

【病理】

主要包括椎间盘水肿、液化坏死、终板破坏,邻近椎体骨质疏松、破坏等。

【临床表现】

病人腰背疼痛症状剧烈,迅速恶化甚至致死,少数可轻微缓慢。血液或椎间盘标本未能培养出细菌者临床表现多为轻微型。原发性者多见于儿童,少见;继发性者多见于成人。

1.儿童型　年龄多在 1～15 岁,男女之比约 2:1。最常见的症状为背痛、跛行、肌肉痉挛,行走久立后加重,可有呼吸道、胃肠道、耳或泌尿系感染的前期表现。主要体征为脊柱局部压痛、叩击痛和活动受限。有的体征可类似神经肌肉病变、化脓性关节炎、阑尾炎、尿路感染、脑膜炎或骨髓炎等,多预后良好。

2.成人型　年龄平均 56 岁。男女之比约为 2:1。

(1)原发性者常发病缓慢,偶有急性发病。多体温正常或低热、个别高达 39℃ 以上。最常见症状为下腰痛,活动后加重;体征为脊柱局部压痛、叩击痛和活动受限,一般预后好。

(2)继发性:上述临床症状较重,截瘫和死亡率均较高,多有手术指征。

3.实验室检查　血沉增快为本病的一大特点。有学者报道椎间盘术后 2 周腰痛加剧、血沉高于 50mm/h,应考虑为术后椎间盘炎。血培养细菌阳性率不高;椎间盘穿刺活检培养比血培养阳性率高些,但儿童型也有 50%～70% 为阴性。白细胞多数不高。细菌感染时 C-反应蛋白阳性率可达 80%～100%。

【放射学表现】

1.平片表现

(1)原发性:发病后 2～4 周唯一的表现为椎间盘变窄,高度可降 50％以上。一般均可见到,但病灶局限者间盘变窄可不明显。随后出现终板脱钙(或)不规则,同时可出现相邻椎体边缘不规则硬化。有时可见明显骨质破坏,多始于椎体前部即"干骺部"骨髓炎。破坏式有磨角状、波浪状、虫蚀状和溶骨状,累及椎体的高度均在 40％以下。随访可见椎间隙进一步变窄,骨质增生硬化明显,骨赘、骨桥形成,脊椎后突、侧弯畸形等改变,但椎体一般不融合。

(2)继发性:与原发性表现相似,但有文献报道易引起溶骨性破坏,椎体破坏、硬化更显著而广泛。一般术后 1～3 个月出现骨质破坏及骨质硬化。

2.CT 表现　在发现椎体骨质破坏、硬膜外脓肿和脊髓受压方面较平片敏感。

(1)早期主要表现为椎间盘密度减低且变扁变大,类似椎间盘膨隆征象;有时密度明显减低如掏空状。病变椎间盘与腰大肌之间界限模糊。

(2)随后可见椎体前部软骨终板下不规则骨质破坏及增生改变。

(3)多见椎体前侧缘宽约 3mm 的弧形软组织影,与腰大肌间有脂肪 1 间隙存在。但也偶可表现为腰大肌区大脓 1 肿,而与结核难以鉴别。总之,当发现上述椎间盘改变,又无明显脓肿形成时,应考虑到椎间盘炎可能。

【鉴别诊断】

1.脊柱化脓性骨髓炎　关于椎间盘炎与脊柱化脓性骨髓炎的关系和命名尚有争论。有学者认为尽管平片上早期椎间隙变窄,而 MR 已显示有邻近椎体的炎症改变,主张命名为化脓性感染性脊椎炎,将椎间盘炎和脊椎化浓性骨髓炎都包括在内。但很多学者认为当炎症主要侵犯椎间盘时,即称为椎间盘炎。

椎间盘炎一般在早期特征性出现椎间隙变窄,破坏椎体的高度较小;而脊椎化脓性骨髓炎则主要累及椎体,很少或不累及椎间盘。

2.结核　以前常将椎间盘炎误诊为边缘性结核。①结核起病缓慢,病程长,以月、年计算;而椎间盘炎临床症状较急,继发性者可有相应病史,可有高热,在 2～4 周内即出现典型的椎间隙变窄。②结核引起的局部疼痛和叩击痛一般较轻,甚至无明显疼痛,仅感不适;而椎间盘炎均有明显的疼痛和叩击痛。③结核的椎体骨质破坏明显,常楔形变;而椎间盘炎常不造成椎体的楔形变。④结核的椎旁脓肿范围较大;而椎间盘炎常较小。⑤椎间盘炎常有自限性;而结核为进,行性骨质破坏。⑥结核 CT 常呈特征性的碎裂状改变,没有硬化;而椎间盘炎可见确切的破坏灶,其边缘明显硬化。⑦平片显示骨赘形成及椎体终板的硬化为椎间盘炎特征性改变;而结核除非后期或合并化脓性感染没有这些改变。

3.巨大许莫结节　为椎间盘物质突破软骨终板及骨性终板陷入椎体骨质内,而形成较大凹陷,其周围反应性骨硬化,椎间隙可变窄。但元侵蚀样骨质破坏及周围软组织肿胀。

九、颅骨化脓性骨髓炎

本病常由邻近感染灶如中耳乳突、鼻窦、头皮感染蔓延或开放性骨折、头颅手术并发感染所致。病变顺板障蔓延,在板障内引起血栓性静脉炎,使颅骨化脓坏死。外骨板穿破后可形成骨外膜下脓肿;内骨板破坏则可并发硬膜外脓肿,甚至脑脓肿。本病不像在长骨中容易产生死骨,形成死骨也多较小,这与颅骨及其附着的头皮具有丰富的血液供应等因素有关。

【临床表现】

除有全身症状外,亦可有局部软组织肿胀和窦道形成。

【X线表现】

早期可无阳性发现。待化脓坏死发展到一定大小时,可见骨质疏松及细小的透亮病灶,随后逐渐扩大成轮廓毛糙、不规则蜂窝状透亮区,相互毗连或分散成堆,周围的骨质常有骨质硬化。骨质破坏主要在板障,可波及内、外骨板,破坏区内可见到米粒大小的致密死骨影。颅外板外多无骨膜增生,但局部头皮常有软组织肿胀。经久不愈的骨髓炎可产生大片状骨质增生硬化,增厚以内板为著。且在增生区内可见到大小不一的圆形透亮区,为慢性脓肿所在,其中可见到不规则死骨。感染控制后,愈合常需数年,表现为硬化增生的轮廓渐趋整齐、密度均匀、脓腔消失、死骨吸收,且重新出现正常板障结构。

【鉴别诊断】

1.颅骨化脓性骨髓炎如骨质破坏范围较大而骨质增生不多时,应注意与黄色瘤和神经母细胞瘤颅骨转移区别。①黄色瘤的骨质破坏多呈地图样,边缘锐利,没有较宽阔之骨质硬化带;②神经母细胞瘤颅骨转移,常有颅骨广泛侵蚀破坏,且多沿颅缝分布,也没有附近骨质增生硬化,局部无炎性体征。

2.颅骨化脓性骨髓炎如骨质增生较显著时,需与硬化型骨纤维异常增殖症和脑膜瘤骨增生鉴别。一般慢性颅骨化脓性感染骨质增生范围更广泛,若找到脓腔和死骨可作为鉴别的有力证据。此外,局部炎性体征和全身症状有助于鉴别。

3.与颅骨结核鉴别有时其为困难,但颅骨结核的骨质破坏灶轮廓较锐利,周边增生硬化较本病少,死骨也少见。病变相对局限而规则,但不受颅缝限制。而颅骨骨髓炎,破坏不规则,虫蚀样,不跨越颅缝,破坏形态多种多样。

十、髂骨化脓性骨髓炎

髂骨为扁骨。儿童期间,骨化的髂骨翼相当于长骨的骨干。髂骨体上部组成髋臼,有"Y"形软骨与耻坐骨相连,组成"Y"形骺线。实际上,髋臼上部是髂骨的干骺端,髂骨周围也为软骨。青春期以后,髂嵴有二次骨化中心出现,髂嵴骨骺的下方也是髂骨的干骺端。所以,髂骨翼的中心相当于骨干,其四周部是干骺端,这是髂骨解剖上的特殊性。髂骨骨髓炎与长管状骨骨髓炎既有相同的一面,又有不同点,原因在此。

髂骨骨髓炎发生于婴幼儿和儿童时期,化脓感染极易扩散或蔓延全骨,并易侵犯关节,发病急,症状重,骨破坏严重,极易形成大片死骨。成人则病变易局限,多发于髋臼上部,但亦可发于髂骨中心或边缘,死骨较小。

【临床表现】

多见于20岁以下的青年和儿童。儿童常有全身毒血症表现;成人则以局部症状为多,如髋部或臀部疼痛、肿胀,可有明显压痛,髋关节活动受限。局部脓肿形成,脓肿穿破皮肤可发生瘘管或窦道。

【X线表现】

髂骨骨髓炎的X线表现多种多样:或表现为弥漫浸润性骨质破坏;或表现为广泛骨质增生硬化;随着时间的增长,形成较大的骨性空洞或缺损,骨缺损可永久存在。因髂骨皮质薄、血运丰富,故多无大块死骨形成。邻近关节时可出现化脓关节炎及病理性脱位。其他扁骨骨髓炎,有类似表现。

上述改变实际上为一连续发展的前后程,有时易误为恶性肿瘤。但恶性肿瘤以骨性破坏为主,边缘不整且较模糊,破坏围无硬化表现。结核常位于髂骨翼和髂部,破坏区多无死骨可见,周围骨质硬化显著,可资鉴别。

十一、短管状骨骨髓炎

指(趾)骨骨髓炎最多见于软组织感或外伤后感染侵及骨与关节,血源性骨髓甚为少见。血源性感染的 X 线表现和长管骨相似且骨质增生显著。软组织感染侵犯与关节不产生明显增生硬化的原因如下:①软组织感染侵犯骨,首先破坏骨膜组织;②化脓感染侵犯松质骨和骨干,都可造成骨内血运中断,因此骨内也很少产生新生骨。

【临床表现】

多能追溯到外伤史,局部症状如红、肿、热、痛均十分显著。有时可有全身症状出现。

【X 线表现】

以骨质破坏为主,常开始于指(趾)骨掌侧。可以涉及指(趾)骨的一侧或整块指(趾)骨,并出现小片死骨。骨膜反应不著。局部有明显软组织肿胀,表面有破溃现象。及时治疗,病骨可很快恢复正常,否则很少完全修复。

值得注意的是:发生于手、足部的骨感染,往往出现普遍性的严重骨疏松;指(趾)骨的骨端有斑片状骨小梁缺损区,关节结构模糊不清,甚至仅保留下一小薄片骨性关节面;骨皮质有骨膜下吸收,皮质疏松,易误认为骨破坏。其鉴别点为:严重骨疏松的部位软组织可不肿,骨皮质完整,严重骨质疏松和骨破坏有时缺乏明确界限,但二者均为短管骨骨髓炎的重要征象。

十二、骨髓炎的鉴别诊断

骨髓炎的鉴别诊断前已大部分叙述,但还应注意以下几个问题。

1.皮质浸润性破坏伴形态不规则或分层状骨膜增生的骨髓炎与恶性肿瘤的鉴别　皮质浸润性破坏伴形态不规则或分层状骨膜增生这种现象虽以恶性肿瘤如骨肉瘤和尤因肉瘤较多见,但亦可见于骨髓炎。诊断要点是:①如见增生骨膜密度致密硬化,边缘清晰,骨膜增生的范围较皮质破坏广泛,则考虑为骨髓炎。②骨髓炎早期骨膜反应密度较低,随病程延长变的浓密。骨肉瘤的骨膜反应往往早期局限在破坏腔附近,不及炎症广泛。③尤因肉瘤早期的骨膜反应虽可较广,也可呈分层状,但其密度更低,且较纤细,分层与分层之间的透亮影可较每层骨膜宽;而骨髓炎的分层状骨膜较尤因肉瘤密度高且较粗。④随病情发展,骨髓炎破坏加剧时,骨膜随之增多。其形态可多样化,甚至出现柯氏三角,但密度由淡变浓,边缘由模糊趋向光滑整齐,甚至致密硬化,且有部分骨膜与皮质相连。而恶性肿瘤进展后,骨破坏加剧,增生的骨膜被肿瘤破坏,形态更不规整,或残缺不全,或远离皮质。

2.骨干皮质局部梭形增厚的慢性骨髓炎的分析　X 线所见的骨干皮质梭形增厚与骨样骨瘤相似,鉴别时需注意:①破坏腔形态:破坏腔的形态不规则或呈条状;腔内如含深白影,其形态呈小片状(是死骨),应是骨髓炎。隧道样的骨破坏腔更应考虑为骨髓炎。骨样骨瘤的破坏腔形态呈圆形或椭圆形;腔内如含深白影(代表瘤巢钙化),其形态也较圆或呈颗粒状。②破坏腔的位置:如为单个破坏腔,其位置不在梭形增厚的皮质中心(即最厚处)是骨髓炎。骨样骨瘤的巢应在皮质最厚处。③髓腔情况:骨样骨瘤虽可因皮质及骨内膜增厚而使局部髓腔变狭,但不在髓腔内出现骨质增生硬化(即修复现象),而骨髓炎则可出现髓内增生硬化表现。

3.骨髓炎髓内局限性破坏腔的分析　分析时应注意观察破坏腔的形态、边缘及周围骨质情况。①形态不规则的破坏腔或呈地图样破坏,见于骨髓炎或恶性肿瘤。前者破坏腔边缘可较模糊,也可清楚增白;其周围增高的骨密度逐渐向外围减低。恶性肿瘤的破坏腔一般无增白边缘而呈浸润状。②骨髓炎圆形或椭圆形的破坏腔应与良性肿瘤(或肿瘤样变)鉴别。如破坏腔形态基本为椭圆形,但略有弯曲(隧道样),应考虑为骨髓炎;如伴周围骨密度增高,更应考虑为骨髓炎。圆形或椭圆形破坏腔膨胀显著,或呈分叶状,应是良性肿瘤或肿瘤样病变而不是骨髓炎。

十三、急性化脓性关节炎

本病系化脓菌引起的关节内感染。

【病因病理】

较常见的致病菌为金黄色葡萄球菌。其感染途径几乎都是血行感染。①化脓菌经血行侵犯滑膜形成关节内化脓。②血源性骨髓炎侵犯关节。③关节与骨同时血源性感染。此外,开放性关节外伤直接感染,一般较局限;全身症状比血源性感染轻,称为外源性关节感染。

病理上病菌侵入关节首先侵及滑膜。病变进展快,关节内渗出很快由浆液性变为脓性,脓液中的中性粒细胞破碎并释放大量蛋白溶解酶,破坏溶解关节软骨。软骨下骨破坏主要出现于关节面承重部位。

【临床表现】

可发病于任何年龄,以儿童多见。本病发病急骤,常有高热、寒战,关节周围红、肿、热、痛(剧痛)、功能障碍,关节有波动感、浮髌征等。血 WBC 升高

【X 线表现】

最常受累部位为膝、髋关节,其次为肘、肩和踝关节。①早期表现:多在发病 1 周内可见关节囊、关节周围软组织肿胀,关节间隙增宽。少数局部可见低密度气体。关节邻近骨骼骨质疏松。②进展期表现:随病程进展关节间隙狭窄,骨性关节面(骨端)、骨骺和干骺端出现骨质破坏和周围不规则增生硬化,均以关节持重部明显。有时可见死骨。关节可出现病理性脱位、半脱位。③恢复期:骨质破坏区周围骨质增生硬化更为明显,严重者关节骨性强直;关节周围软组织钙化。此时关节周围骨质的密度和骨小梁结构可恢复正常。如感染及时控制,可仅遗留有关节间隙轻度变窄,随后可继发退行性骨关节病。

【鉴别诊断】

主要注意与关节结核鉴别。后者起病缓慢,病程较长,骨端骨质疏松,关节软骨破坏慢,骨质破坏多起始于非持重部。而化脓性关节炎其关节的破坏以持重部关节面出现早也最为明显,而且关节破坏、间隙变窄快,不呈慢性进行性经过与结核有别。

十四、沙门菌骨关节感染

伤寒是伤寒杆菌所致的急性全身性传染病。伤寒、副伤寒杆菌等都属于沙门菌属。其骨关节感染罕见。

【X 线表现】

其 X 线所见不同于其他的血源性骨髓炎及化脓性关节炎。有下列特殊性:

1.沙门菌属骨关节感染　病变分布多数较为广泛。不论四肢长骨与关节、手足诸骨与关节、脊椎骨和椎间盘均可同时受累。

2.沙门菌骨髓炎的 X 线表现　主要以单骨或多骨内大、小脓肿的形式出现,慢性期周围有硬化环包

绕,不形成或很少形成大块骨坏死,骨膜反应轻,无很厚的骨包壳形成。

3.沙门菌关节炎　更易侵犯手、足、腕、踝诸小关节。初期关节软骨广泛破坏,关节狭窄;晚期多发性关节骨性融合及关节脱位、畸形。总之,关节广泛受侵同时伴有多发骨质破坏,不同于类风湿性关节炎及骨关节结核。

4.沙门菌脊柱炎　病变很广泛,多累及多个椎体。活动期可出现椎体破坏,椎间隙变窄,椎旁脓肿,以致晚期多处椎体融合,而不发生椎体变形或后突、侧弯畸形。这种脊椎广泛受侵同时伴有全身各部位骨关节多发病变不同于脊柱结核等疾病。

单个骨病变所引起的局部骨变化与慢性骨髓炎、骨结核和类风湿关节炎相似。其鉴别有赖于了解病史如发病过程有无胃肠炎、肝脾大及血象情况和其他化验检查。

十五、布氏菌骨关节感染

布氏菌病是人畜共患的传染病。病变部位以脊椎常见,尤以腰椎多见。

【临床表现】

儿童和成人均可发病。本病有急、慢性之分。急性发作时可引起全身症状,阵发性发热呈波浪热,全身不适,四肢肿胀、疼痛、压痛及活动受限。发病后 3～4 个月的亚急性期临床症状逐渐减轻,肝、脾、淋巴结可增大。慢性期低热、肌肉萎缩,脊柱发病出现腰背痛等。实验室检查白细胞减少、布氏杆菌凝集试验在 1：80 以上。

【X 线表现】

骨关节感染 X 线表现如下。

1.四肢大关节　急性期表现关节周围软组织肿胀,骨质疏松。随后关节间隙狭窄,关节软骨下囊状破坏,关节囊附着处小的骨质侵蚀。晚期关节面硬化,凹凸不平,骨端增大,亦可发生关节部分骨性融合。

2.骶髂关节　亦可发生破坏、增生与硬化,病变常为两侧。

3.脊柱布氏菌性骨髓炎　常侵及多个椎体。可出现骨质破坏,椎间隙变窄,椎旁脓肿。晚期破坏周围骨质增生硬化,椎体缘骨质增生,韧带骨化。椎间关节破坏或增生。

【鉴别诊断】

布氏菌性骨关节感染,单从 X 线所见有时与其他化脓性和结核性疾病难以区别。其鉴别依赖于是否生活在畜牧流行区,有无肝脾大,布氏杆菌凝集试验等。但脊柱布氏菌性骨髓炎常侵及多个椎体,骨破坏灶小(2～6mm)而多发,多局限于椎体边缘;病灶周围明显增生硬化,新生骨组织中又有新破坏灶形成;椎间盘破坏,关节面增生硬化,相邻骨密度增高;少或者无椎旁脓肿形成等与结核有别。

（谢　强）

第三篇 超声诊断篇

第十一章 心脏超声诊断

第一节 房间隔缺损

一、概述

房间隔缺损(ASD)是胚胎发育过程中,房间隔的发生、吸收和融合出现异常,使左、右心房之间仍残留未闭的缺损。本病约占所有先天性心脏病(简称先心病)的 10%,女性多见,男女发病率之比为 1:(1.5~3.0)。

ASD 可分为单纯原发孔型、继发孔型及冠状静脉窦型。继发孔型自然闭合率可达 87%,其自然闭合与 ASD 大小、出生时间及右心室腔大小有关。

1.3 月龄以前的 3mm 以下的 ASD 在 1.5 岁内 100% 可自然闭合。

2.3~8mm 在 1.5 岁内 80% 可自然闭合。

3.8mm 以上者很少能自然闭合。自然愈合的中位数年龄为 1.6 岁。

4.右心室不大者自然闭合率为 63.6%。

5.右心室增大者自然闭合率为 9.5%。

单纯原发型 ASD 和冠状静脉窦型 ASD 一般无法自然闭合。

大多数 ASD 患者,儿童期一般无症状,多数到了青春期后才出现症状。巨大 ASD 易发生肺动脉高压,40 岁以后病情发展加速,并易发生心房纤颤。部分患者可出现反常栓塞,引起脑梗死。

二、胚胎学基础

胚长约 4mm 时,原始心房后上方逐步隆起,形成一新月形隔膜,成为第一房间隔,向下延伸生长,最后与中心心内膜垫融合,将原始心腔分为左、右两个部分,融合前的孔口称为第一房间孔或原发房间孔。

第一房间隔闭合后,其根部自行吸收穿孔,形成第二房间孔或继发房间孔。与此同时,第二房间孔右侧逐渐被由前向后生长的第二房间隔所遮挡。

左、右心房在胎儿期保持通畅,第一、二间隔之间的孔口称为卵圆孔。第一房间隔较薄,构成卵圆窝的底,第二房间隔较厚,构成卵圆窝前上方的缘。

第一房间孔未闭合则形成原发型 ASD,第二房间孔过大或未被第二房间隔遮挡,则形成继发型 ASD。

左侧心房静脉皱襞形成不完全,使得冠状静脉窦顶部与相对于心房后壁之间的间隔缺损,则形成冠状静脉窦型 ASD。

出生后,随着肺循环的开放,左心房压力高于右心房,推动第一隔与第二隔紧密贴近,关闭左、右心房之间的通道,大多数在 2 周内闭合。如果未发生以上解剖学的完全闭合,则形成卵圆孔未闭(PFO)。

ASD 如合并二尖瓣的狭窄,称为卢滕巴赫综合征。ASD 如合并重度肺动脉瓣或右心室流出道狭窄,许出现房水平右向左为主的分流,则称为法洛三联症。

三、病理解剖与分型

ASD 可分为单纯原发孔型、继发孔型及冠状静脉窦型。

1.单纯原发孔型 ASD　是指在冠状静脉窦开口前方残留房间隔缺损,不累及房室瓣,缺损的下缘为两侧房室瓣环的结合部,前方接近主动脉壁,后缘接近房室结,这种单纯的原发孔型房间隔缺损并不多见。

2.继发孔型 ASD　通常分为四型:

(1)中央型:常被称为卵圆孔型,是临床上最常见的一种类型,缺损位于房间隔中心,相当于卵圆窝的位置,四周有完整的房间隔结构。

(2)上腔型:又称为静脉窦型,缺损位于房间隔后上方,与上腔静脉口无明显界限,此类型较少见,常合并右上肺静脉异位引流。

(3)下腔型:也较少见,缺损位于房间隔后下方,与下腔静脉入口相延续,没有完整的房间隔边缘,后缘为心房后壁,余部为房间隔。

(4)混合型:同时有以上两种或以上的巨大继发孔 ASD。

3.冠状静脉窦型 ASD　是指缺损为冠状静脉窦与左心房后下壁间分隔不全或无分隔的房间隔缺损,常合并永存左上腔静脉,该型很少见。

四、病理生理与临床表现

正常情况下,整个心动周期过程中,左心房压力比右心房压力高 3～6mmHg。当 ASD 时,血液在压差作用下通过缺损口自左心房向右心房分流,使得肺循环容量增加,体循环容量减少,右心房和右心室因容量负荷增加而增大。

如分流量超过肺循环血流量的限度时,便会发生动力型肺动脉高压,如此时还未及时封闭缺口,长期肺动脉高压使肺小动脉管壁增厚,管腔变窄甚至闭塞,肺血管阻力增加而发生阻力型肺动脉高压,房水平左向右分流逐渐减少,严重时发生右向左分流,即艾森曼格综合征。

ASD 的症状与缺损大小和分流量多少密切相关。缺损大者,症状出现较早。缺损小者,可长期没有症状,多数在青壮年期开始出现症状。主要症状为劳累后气急、心悸、呼吸道感染和右心衰竭等。

主要特征为左侧胸骨旁下缘可闻及早-中期舒张期杂音,第二音固定分裂。

五、超声心动图表现

(一)灰阶超声心动图

1.左心室长轴切面　右心室增大,右心室流出道增宽。室间隔收缩期与左心室后壁不一致,甚至同向运动。左心室大小基本正常,或略变小。

2.大动脉短轴切面 房间隔回声中断,断端回声增强,右心房、右心室增大,右心室流出道增宽,肺动脉主干及两侧肺动脉内径增宽。

3.左心室短轴切面 右心室增大,室间隔运动失常。房室瓣环切面可显示扩张的冠状静脉窦长轴,有时可显示冠状窦型 ASD 缺口部位,经食管超声沿冠状静脉扫查,可较明确诊断冠状窦型 ASD。

4.胸骨旁四腔切面 房间隔回声中断,断端回声增强,右心房、右心室增大。中央型 ASD 可见上下缘残存的房间隔组织,上、下腔型及混合型 ASD 仅可见房室瓣环部残存的房间隔,但难以对 ASD 进行分型。

5.剑下两腔切面 该切面是诊断 ASD 最重要的切面,可同时显示 ASD 与上、下腔静脉的关系,对继发孔型 ASD 进行分型,结合 CDFI 还可对微小的 ASD 进行明确诊断。

(二)M 型超声心动图

1.主动脉波群 右心室流出道增宽,主动脉壁呈圆弧状,重搏波消失。

2.心室波群 右心室增大,右心室前壁运动幅度增加,室间隔运动幅度及时相异常,可减低、平坦或与左心室后壁同向。

3.肺动脉瓣波群 较小的 ASD 一般不引起肺动脉瓣波形改变,当 ASD 较大往往引起肺动脉高压,肺动脉瓣曲线 ef 段抬高,a 波减低甚至消失,cd 段呈"W"形或"V"形。

(三)多普勒超声心动图

彩色多普勒显示左心房穿越 ASD 向右心房分流的彩色血流信号,分流束宽度受 ASD 大小及二维超声切面影响。当发生肺动脉高压时,可出现房水平双向甚至右向左分流信号。PW 结合心电图可准确显示房水平分流的方向、速度及时相。

六、ASD 继发肺动脉高压

(一)概述

肺动脉高压(PAH)是一组以肺循环高压为特征的慢性疾病。PAH 患者,肺动脉会发生内膜增生、肌层增厚、纤维化,严重者肺血管发生丛样病变、血管瘤样扩张,甚至坏死性动脉炎。轻度肺动脉高压患者,原发病去除后,肺动脉病变可逐渐恢复正常。重者往往失去手术机会。

根据 WHO,ACCP 等学术机构制定的 PAH 诊断治疗指南并结合我国的实际情况,目前我国 PAH 的诊断标准为:在海平面状态下,静息时肺动脉收缩压(sPAP)>30mmHg(1mmHg=0.133kPa)和(或)肺动脉平均压(mPAP)>25mmHg,或运动后 mPAP>30mmHg。

(二)发病机制

PAH 的发生与血流量超负荷和肺动脉损伤后阻力变化密切相关。ASD 时,发生房水平左向右分流,左、右心房间的压差小,左向右分流的速度不高,对肺血管的剪切力低,不会对其造成直接的损伤,短期不会引起肺动脉阻力的改变。PAH 的发生主要与血流量超负荷的程度和持续时间有关。研究证实,ASD 缺损越大,患者年龄越大,PAH 的发生率就越高。

(三)病理特征

1958 年,Hath 和 Edwardes 根据肺血管的病理变化将其分为 6 个级别:

Ⅰ级:肺小动脉肌层肥厚。

Ⅱ级:肺小动脉肌层肥厚和细胞内膜增生。

Ⅲ级:内膜纤维性增生形成板层样改变。

Ⅳ级:肺血管丛样病变。

Ⅴ级:肺血管瘤样改变。

Ⅵ级:坏死性动脉炎。

一般认为Ⅰ、Ⅱ级为可逆病变;Ⅲ级为临界状态;Ⅳ～Ⅵ级为不可逆病变。

(四)超声心动图表现

1.灰阶超声心动图　多切面显示房间隔回声失落,右心房、右心室增大,右心室壁肥厚。右心室流出道、肺动脉主干及两侧肺动脉内径增宽。

2.M型超声心动图

(1)心室波群:室间隔曲线呈"震颤样"改变。

(2)肺动脉瓣波群:a波低平,cd段呈"W"形或"V"形。

3.多普勒超声心动图　右心导管检查法是目前诊断PAH的"金标准",主要通过外周静脉将带有球囊的漂浮导管插入右心房、右心室、肺动脉直接进行测量来实现,是一种有创检查方法,不作为常规筛查手段。

多普勒超声心动图检查肺动脉高压,又称为"三尖瓣反流法"。通过以下改良的 Bernolli 公式估测:

(1)$sPAP = 4V_{TR}^2 + PRA$

sPAP 为肺动脉收缩压;V_{TR}为三尖瓣反流峰值流速;P_{RA}为右心房压力。

(2)$dPAP = 4V_{PR}^2 + P_{RA}$

dPAP 为肺动脉舒张压;V_{PR}为肺动脉瓣反流峰值流速;P_{RA}为右心房压力。

当右心房大小正常时,PRA 估计为 5mmHg;当下腔静脉增宽时,PRA 为 10mmHg;当发生右心衰竭时,PRA 为 15mmHg。

超声诊断:ASD(中央型)(图 11-1-1～图 11-1-5)。经手术证实。

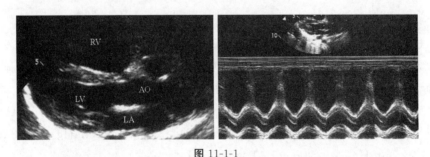

图 11-1-1

左心室长轴显示右心室增大,M 型主动脉波群示右心室流出道增宽

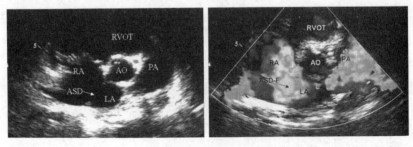

图 11-1-2

大动脉短轴切面显示房间隔回声失落,右心室流出道增宽。CDFI 显示房水平左向右分流

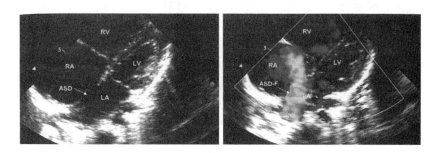

图 11-1-3

胸骨旁四腔切面显示房间隔回声失落,右心房、右心室增大。CDFI 显示房水平左向右分流

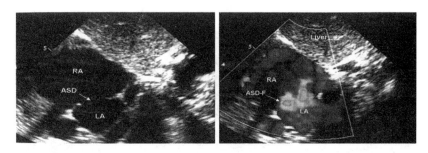

图 11-1-4

剑下两腔切面显示房间隔中央部回声失落。CDFI 示房水平左向右分流

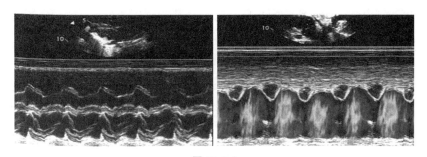

图 11-1-5

M 型见心室波群示右心室增大。剑下两腔切面 CDFI-M 型:房水平左向右分流

超声诊断:ASD(下腔型)(图 11-1-6、图 11-1-7)。经手术证实。

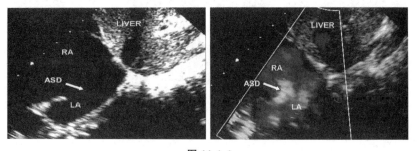

图 11-1-6

剑下两腔切面显示,下腔型 ASD。CDFI 显示房水平左向右分流

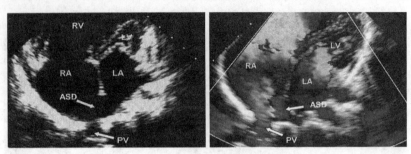

图 11-1-7

　　胸骨旁四腔切面稍下显示房间隔回声失落,心房壁未见残余房间隔结构,并可见右下肺静脉开口于右心房。CDFI 显示受角度影响,房水平左向右分流呈蓝色,右下肺静脉血流入右心房

　　超声诊断:ASD(上腔型)(图 11-1-8)。

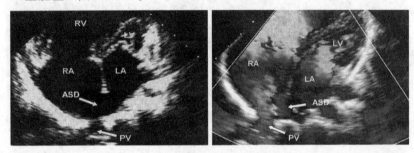

图 11-1-8

　　剑下两腔切面显示,房间隔与上腔静脉连接部回声失落,未见残余房间隔结构。CDFI 示房水平左向右分流

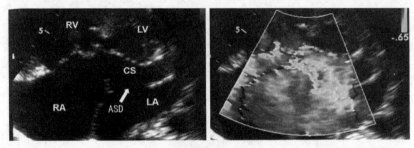

图 11-1-9

　　心尖四腔切面显示冠状静脉窦扩张,管壁可见回声失落

　　超声诊断:ASD(中央部,多孔型)(图 11-1-10～图 11-1-12)。经手术证实。

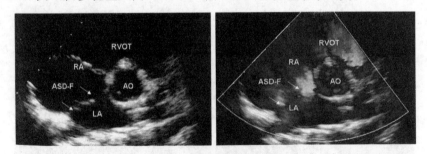

图 11-1-10

　　大动脉短轴切面显示,房间隔多处回声失落。CDFI 显示房水平多处左向右分流信号

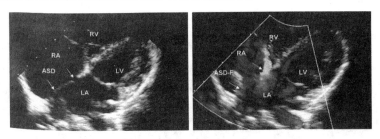

图 11-1-11

胸骨旁四腔切面见房间隔多处回声失落。CDFI 显示房水平多处左向右分流信号

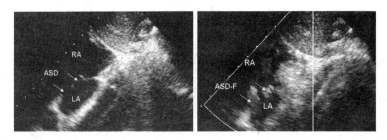

图 11-1-12

剑下两腔切面所示房间隔多处回声失落。CDFI 显示房水平多处左向右分流信号

超声诊断：房间隔膨胀瘤并 ASD（中央型）（图 11-1-13～图 11-1-15）。经介入封堵证实。

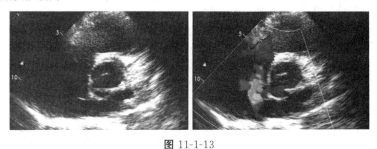

图 11-1-13

大动脉短轴切面显示房间隔膨胀瘤形成。CDFI 显示房水平左向右分流

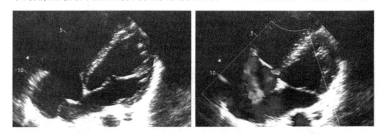

图 11-1-14

胸骨旁四腔切面显示房间隔膨胀瘤形成，瘤体部可见回声失落。CDFI 显示房水平左向右分流

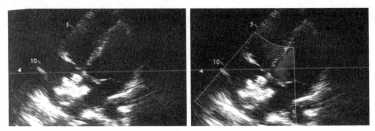

图 11-1-15

胸骨旁四腔切面显示房间隔部封堵器堵闭缺损口。CDFI 显示房水平未见分流信号

超声诊断:ASD 合并重度肺动脉高压(图 11-1-16~图 11-1-19)。

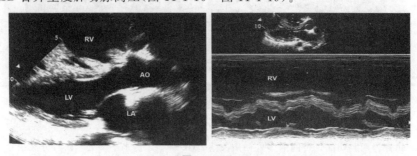

图 11-1-16

左心室长轴切面显示右心房、右心室明显增大。M 型示室间隔呈震颤样曲线

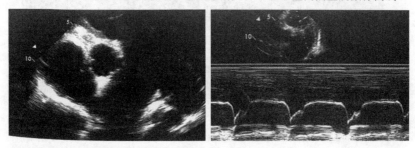

图 11-1-17

大动脉短轴切面显示,肺动脉主干及两侧肺动脉明显增宽。M 型示肺动脉瓣曲线,a 波低平,cd 段呈"W"形

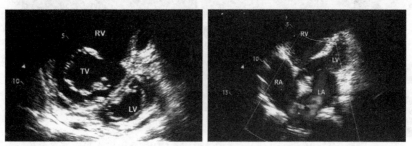

图 11-1-18

房室瓣短轴切面显示右心室明显增大,右心室壁肥厚。胸骨旁四腔切面显示,房水平回声失落,CDFI 见房水平右向左分流信号

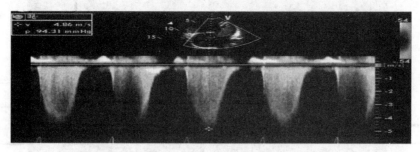

图 11-1-19

CW 测量三尖瓣高速反流信号

(张宗国)

第二节　主动脉畸形

一、主-肺动脉间隔缺损

（一）概述

主-肺动脉间隔缺损（APSD），又常被称为主肺动脉窗，是指升主动脉与肺动脉主干根部相当于半月瓣上方有一缺损，将主动脉和肺动脉的血流互相沟通。其发病率占先心病的 0.1％～0.3％，男女发病率无明显差异，病死率较高，出生后约 40％死亡。及时诊断、尽早治疗对救治 APSD 至关重要。

（二）胚胎学基础

APSD 发病原因尚不十分清楚，遗传和环境致病因素也未得到确认。在胚胎发育第 5～8 周，圆锥动脉干腔内形成左、右两条纵行的嵴状突起，伴随圆锥的旋转，近端圆锥吸收，肺动脉瓣下圆锥部分吸收缩短，但仍保留完整的圆锥结构，而主动脉瓣下圆锥大部分吸收，圆锥结构不完整。在第 6 对主动脉弓形成左、右肺动脉时，动脉干嵴状突起逐步融合，形成与左心室相连的主动脉和与右心室相连的肺动脉。如果动脉干内的嵴融合发生障碍，或第 6 对主动脉弓迁移发生异常，就会导致 APSD，或右肺动脉直接起源于升主动脉。

APSD 存在两组独立的半月瓣，常合并其他畸形，如动脉导管未闭、房间隔缺损、室间隔缺损、右位主动脉弓、右心室双出口、肺静脉异位引流等。

（三）病理解剖与分型

APSD 病理解剖特点是升主动脉和肺动脉主干之间存在交通，主动脉和肺动脉的半月瓣一般没有异常。

APSD 的分型方法尚未统一，目前临床上多采用 Richardson 分型法：

Ⅰ型：主-肺动脉间隔近端缺损，位于左冠窦的上方，紧邻左冠状动脉开口，缺口相对其他两种类型较小。

Ⅱ型：主-肺动脉间隔远端缺损，缺损的位置较高，位于升主动脉后壁与右肺动脉的开口处，与肺动脉主干和右肺动脉同时交通。

Ⅲ型：主-肺动脉间隔完全缺失，升主动脉与肺动脉主干完全相通，右肺动脉完全起自升主动脉右侧。

（四）病理生理与临床表现

APSD 缺口一般较大，主动脉向肺动脉分流量很大，肺动脉血流量明显增多，肺动脉增宽，患者较早便出现充血性心力衰竭，并可引起肺小动脉痉挛，内膜增厚、纤维增生、管腔狭窄甚至闭塞，引起肺动脉高压，晚期可发展为 Eisenmenger 综合征。有文献报道，右肺动脉完全起自主动脉的病例可出现左侧肺动脉高压，这种引起对侧肺动脉高压机制尚不清楚，可能与反射机制有关。

因左向右分流量较大，患者易发生呼吸道感染，出现呼吸困难，或早期便出现心力衰竭症状。体检发现患者发育差，心前区隆起变形，心脏扩大，有的全身发绀。多数患者可在胸骨左缘三、四肋间闻及全心动周期或收缩期粗糙杂音，伴有震颤。肺动脉高压患者肺动脉瓣区第二心音亢进，闻及喷射样杂音。

（五）超声心动图表现

1.灰阶超声心动图

(1)左心室长轴切面：左心房、左心室增大，左心室流出道增宽，主动脉根部内径增宽，二尖瓣运动幅度增大。

(2)大动脉短轴切面：肺动脉主干增宽，左心房增大，将探头向左外侧轻微移动，探头由外向内扫查，使声束方向与肺动脉主干呈一定角度，便于直接显示主-肺动脉缺失部位，避免因声束与肺动脉主干管壁平行而产生的回声失落现象。

(3)二尖瓣短轴切面：显示二尖瓣运动幅度增加。

(4)左心室短轴切面：显示左心室增大，肺动脉高压时，右心室增大，右心室壁肥厚，室间隔运动异常。

(5)心尖五腔切面：显示主动脉根部增宽，微调探头使声束向前，可显示主动脉与肺动脉主干之间的间隔缺失情况。

(6)心尖四腔切面：左心房、左心室增大，肺动脉高压时，全心增大，右心为著，右心室壁增厚。

(7)胸骨上窝主动脉弓长轴切面：此切面可显示主肺动脉远端间隔的情况，声束向肺动脉根部扫查，部分可显示近端间隔连续情况。

2.M型超声心动图

(1)主动脉波群：主动脉增宽，管壁运动幅度增大，左心房增大。

(2)二尖瓣波群：左心室增大，左心室流出道增宽，室间隔与左心室后壁运动幅度增强，二尖瓣前瓣 DE 段幅度增大，EF 斜率加快。

(3)左心室短轴波群：左心室增大，肺动脉高压时，右心室增大，右心室壁增厚，室间隔运动异常。

(4)肺动脉瓣波群：APSD 时，肺动脉高压出现较早，肺动脉瓣 a 波低平，cd 段时间延长，呈"W"形或"V"形。

3.多普勒超声心动图　　APSD 缺口一般较大，主动脉与肺动脉压差较小，流速较低，当主动脉压力高于肺动脉时，CDFI 可显示主动脉水平主动脉通过间隔缺失部位向肺动脉分流，当肺动脉高压时，肺动脉压力高于主动脉，则可观察到双向分流或右向左分流信号。

频谱多普勒结合心电图，可显示主动脉与肺动脉间分流的速度、压差及时相等信息，但因 APSD 时主动脉与肺动脉间压差较小，流速较低，故频谱多普勒常观察到低速的大动脉水平分流信号。

超声诊断：主-肺动脉间隔缺损（图 11-2-1）。经手术证实。

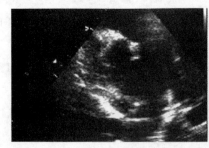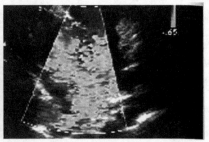

图 11-2-1

大动脉短轴切面显示主-肺动脉间隔远段回声失落，CDFI 显示大动脉水平主动脉向肺动脉分流

二、主动脉左心室隧道

（一）概述

主动脉左心室隧道（ALVT）是指升主动脉与左心室之间存在的经主动脉瓣膜旁侧的异常通道，是一种

罕见的先天性心脏畸形。发病率约占先心病的 0.12%。男女之比为(2~3)∶1。

Edwards 于 1961 年首先报道该病,1963 年 Levy 将其命名为主动脉-左心室隧道。本病易引发患者发生顽固性充血性心力衰竭而死亡,故无论患者有无临床症状,一经确诊均应尽早手术治疗。心血管造影曾经被公认是诊断该病的金标准,但人们逐渐认为超声心动图诊断该病较心血管造影更具优势。

(二)胚胎学基础

ALVT 胚胎学机制尚不清楚。有学者认为可能是因主动脉壁与主动脉纤维架分隔异常所致。也有人认为可能与冠状动脉发育畸形有关,窦状间隙未能将冠状动脉与静脉相连,而是将主动脉与左心室心腔相连。也有学者认为可能是远端心球发育异常所致。

(三)病理解剖与分型

ALVT 的基本病理改变为主动脉与左心室流出道之间存在经主动脉瓣旁的异常通道,大多数起自主动脉右冠窦与升主动脉连接处,少部分发自主动脉左冠窦与升主动脉连接处,经肺动脉后方和左心房前下行人左心室。

Hovaguimian 等根据病理解剖特征,将该病分为四种类型:

1.Ⅰ型　单一窦道,主动脉根部呈裂隙样开口,无主动脉瓣损害。

2.Ⅱ型　异常通道在室间隔内呈瘤样扩张,在主动脉根部呈卵圆形开口,伴或不伴有主动脉瓣损害。

3.Ⅲ型　异常通道在室间隔内呈瘤样扩张,伴或不伴有右心室流出道梗阻。

4.Ⅳ型　同时具备Ⅱ、Ⅲ型的特征。

(四)病理生理与临床表现

ALVT 主要血流动力学变化是左心室舒张期容量负荷增加,引起左心室扩大,导致左心功能不全,如果不及时矫治,将导致顽固性充血性心力衰竭而死亡。类似于主动脉瓣关闭不全,但不完全相同,常较前者为重。

临床表现与主动脉瓣关闭不全相似,有些与主动脉窦瘤破裂或冠状动脉瘘相似,临床上通常难以鉴别。

(五)超声心动圈表现

1.灰阶超声心动图　左心室长轴切面是显示该病的最佳切面,可见主动脉右冠瓣前方或无冠瓣后方存在一异常通道结构,该通道将主动脉与左心室流出道相连通。有时可见通道在室间隔内瘤样扩张,并呈纤曲走行。大动脉短轴显示部分患者可见主动脉右冠瓣或无冠瓣与主动脉壁之间存在新月状或半圆形隧道结构。心尖五腔也是常用切面。

2.M 型超声心动图　无特异性表现。但如果在 CDFI 状态下,主动脉瓣波群具有一定的特异性表现:舒张期在右冠瓣前方或无冠瓣后方可见五彩镶嵌彩色血流信号。这与主动脉瓣反流具有明显的不同。主动脉瓣反流时,五彩镶嵌血流信号位于右冠瓣和无冠瓣的闭合线处。

心室波群显示:左心室腔增大,早期室间隔和左心室后壁运动幅度增强,晚期减弱。

3.多普勒超声心动图　左心室长轴切面显示主动脉和左心室异常通道后,CDFI 可显示异常通道内舒张期为主的主动脉向左心室分流信号。大动脉短轴切面显示主动脉壁与右冠瓣或无冠瓣之间的缝隙内可见舒张期为主的五彩镶嵌血流信号。

超声诊断:主动脉左心室隧道(图 11-2-2~图 11-2-4)。经手术证实。

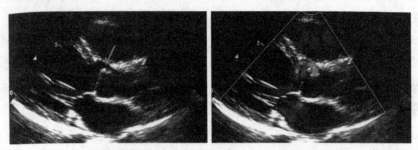

图 11-2-2

左心室长轴切面显示，主动脉与左心室流出道形成隧道结构（箭头所示）。CDFI 显示主动脉通过隧道向左心室流出道分流

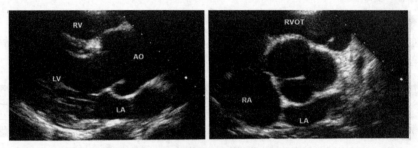

图 11-2-3

大动脉短轴灰阶及 CDFI 进一步证实

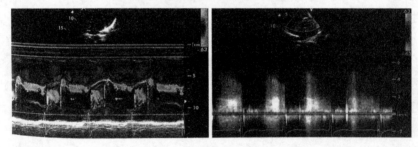

图 11-2-4

CDFI-M 型示舒张期主动脉关闭线无明显反流，主动脉前壁隧道部反流。CW 检测到隧道部舒张期高速湍流信号

三、主动脉窦瘤

（一）概述

主动脉窦瘤（ASA）是指主动脉窦壁在压力作用下变薄呈瘤样扩张。当瘤体破裂至邻近心腔、心包腔或肺动脉等时产生异常分流，称为主动脉窦瘤破裂。Hope 于 1839 年首先报道该病以来，全世界对该病逐渐有了深入的认识。本病发病率较低，占全部先天性心脏病的 0.31%～3.56%。发病率及病理改变存在人种差异，亚洲人发病率显著高于非亚洲人，约为 5 倍。男女之比约 2：1。

本病除先天因素外，主动脉窦壁局部受细菌、真菌或风湿等因素作用，也可使主动脉窦壁变薄而向外瘤样膨出，形成主动脉窦瘤，后天因素导致窦瘤破裂者罕见。

ASA 破裂预后不良，平均生存时间为 2.5 年，死亡原因为充血性心力衰竭、细菌性心内膜炎、脑出血、尿毒症及心律失常等。一旦确诊，应尽早治疗。手术切除瘤壁、缝合主动脉窦口、矫治合并畸形是首选的治疗方法。未发生破裂、无明显症状者，应严密追踪观察。

(二)胚胎学基础

ASA 是由于主动脉窦部先天性缺乏弹性组织或缺乏中膜,致使窦部主动脉中膜从邻近主动脉瓣环的主动脉中膜分离,使得主动脉窦局部变薄。在主动脉压力作用下,向外瘤样膨出,从而形成主动脉窦瘤。病理结果证实,主动脉窦瘤壁主要由血管内膜和疏松结缔组织构成,中层缺乏正常的弹力纤维。

以上病理变化存在人种差异,亚洲人病变偏左,主要位于左、右冠瓣交界部,所以窦瘤破入右心室的比例明显高于非亚洲人。而非亚洲人瘤体更易破入右心房。

(三)病理解剖与分型

主动脉窦分为右、左及无冠窦,窦瘤按起源部位命名。右冠窦的绝大部分邻近右心室、室上嵴及右心室流出道,只有很少一部分靠近房间隔的前下部三尖瓣环的上方;左冠窦邻近左心房的房间隔和后心包;无冠窦位于左、右心房之前。

ASA 最多发于右冠窦,其次为无冠窦,左冠窦罕见。有时可累及两个或全部主动脉窦。瘤壁薄而光滑,瘤颈部多呈圆形,边界清晰,破口多位于瘤体尖端,有时主动脉窦瘤直接破入邻近的心腔,形成二者直接交通的瘘口,瘤体陷落,缺乏膨大结构。

由于解剖关系,右冠窦瘤多破入右心室,无冠窦多破入右心房。破口多为一个,也可有多个。约半数以上合并其他畸形,主要包括主动脉瓣关闭不全、动脉导管未闭、室间隔缺损、右心室流出道受瘤体挤压而狭窄等。

窦瘤破裂目前尚无统一的分型方法。临床上多采用以下方法分类:

1.按窦瘤破入的心腔来分 如右心室型、右心房型、左心房型和左心室型等。

2.按有无主动脉瓣关闭不全来分 如主动脉瓣关闭不全型和主动脉瓣关闭良好型。

3.按是否合并室间隔缺损来分 如室间隔缺损型和室间隔完整型。

(四)病理生理与临床表现

主动脉窦瘤常引起主动脉瓣环扩张、瓣叶移位或脱垂,导致主动脉瓣关闭不全,主动脉瓣反流,引起左心室增大。窦瘤过大时可引起阻塞和压迫,右冠窦瘤常导致右心室流出道狭窄,引起右心室肥厚,右心腔增大。左冠窦瘤压迫左冠状动脉,可引起心肌缺血甚至急性心肌梗死等。

当主动脉窦瘤破裂时,根据破裂部位的不同会引起不同的血流动力学变化。如主动脉窦瘤破入右心室流出道时,使得左心系统容量负荷增加,引起左心房、左心室增大,如不及时纠正可引起左心功能衰竭。主动脉窦瘤破入右心房时,引起右心系统容量负荷增加,导致右心房、右心室增大,严重时引起右心功能衰竭。如窦瘤破入心包腔,可引起心脏压塞导致患者猝死。

主动脉窦瘤的临床表现受窦瘤大小、部位、破裂与否、破口大小、破入部位及合并畸形等因素影响。

主动脉窦瘤未破裂时,除少数因瘤体过大而产生的阻塞或压迫症状外,临床上大多数无自觉症状。窦瘤突然破裂时,患者可突发胸痛、呼吸困难、咳嗽,甚至发绀、急性心力衰竭及休克等。破入心包时,出现急性心脏压塞症状,可致患者突然死亡,部分患者症状出现缓慢.表现为心悸、气急、头晕、乏力等,并逐步加重。少部分患者无临床症状。

主动脉窦瘤破裂后,舒张压明显下降,脉压加大,出现水冲脉和甲床毛细血管搏动等周围血管征。胸骨左缘第3、4肋间可闻及双期连续性响亮杂音,肺动脉瓣第二心音亢进。窦瘤破入右心房或心包腔时可出现相应的急性右心衰竭或急性心脏压塞的体征,左冠状动脉受压时可出现心绞痛或心肌梗死。

(五)超声心动图表现

1.灰阶超声心动图

(1)左心室长轴切面:可显示右冠窦瘤向右心室或右心室流出道呈囊袋状膨出,还可显示窦瘤破口,破入右心室流出道时,左心房、左心室一般增大;破入右心室时,右心室增大。

(2)大动脉短轴切面:右、左及无冠窦瘤及其破口和破入部位,如为左冠窦瘤还可显示左冠脉受压情况。

(3)左心室短轴切面:窦瘤破裂引起的血流动力学变化产生的结果,如心室增大,室间隔运动异常等。

(4)心尖五腔切面:右冠窦瘤、无冠窦瘤并可显示破口情况,可显示窦瘤对主动脉瓣造成的影响,还可显示心腔大小变化。

(5)心尖四腔切面:主要显示因窦瘤破裂所致血流动力学改变造成心腔大小变化情况。

2.M型超声心动图　窦瘤未破裂时,心脏各M型波群无显著变化。如窦瘤破裂时,会引起M型超声心动图相应的变化。右冠窦瘤破入右心室流出道最多见,以其为例阐述M型超声心动图的特征。

(1)主动脉波群:主动脉内径增宽,管壁搏幅增强,左心房增大。

(2)二尖瓣波群:二尖瓣前叶运动幅度增高,主要表现为DE幅度的增高。左心室增大,室间隔及左心室后壁运动幅度增强。

(3)肺动脉瓣波群:右冠窦瘤破裂使得肺动脉血流量增加,可产生肺动脉高压,表现为a波低平或消失,cd段呈"W"形或"V"形。

3.多普勒超声心动图　根据窦瘤是否破裂及破入心腔情况,多普勒超声心动图表现有所不同。当窦瘤未破裂时,CDFI可显示主动脉血流经窦瘤根部向瘤体内分流,呈涡流状。当窦瘤破裂时,主动脉血流经窦瘤及其破口向破入部位分流束,呈五彩状。主动脉窦瘤常合并主动脉瓣关闭不全,故常可见主动脉瓣反流信号。

频谱多普勒可定量测量主动脉向破入部分的分流信号,一般为双期连续的高速血流频谱。

超声诊断:右冠窦瘤(图11-2-5、图11-2-6)。

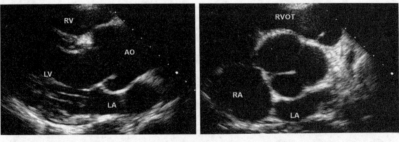

图 11-2-5

左心室长轴切面显示主动脉窦部增宽。大动脉短轴切面显示右冠窦呈瘤样扩张

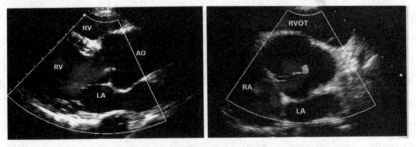

图 11-2-6

左心室长轴及大动脉短轴切面 CDFI 显示主动脉瓣反流

超声诊断:无冠窦瘤破裂入右心房(图11-2-7～图11-2-9)。经 DSA 证实。

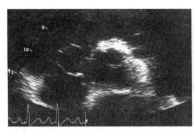
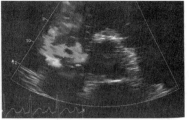

图 11-2-7

大动脉短轴切面显示无冠窦呈囊袋状膨出,瘤顶部可见回声失落。CD-Fl 显示主动脉通过无冠窦瘤向右心房分流

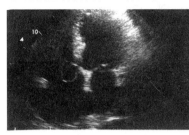
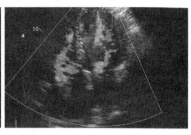

图 11-2-8

心尖四腔切面显示右心房内可见一囊袋状结构,右心房增大。CDFI 显不囊袋内血流向右心房分流

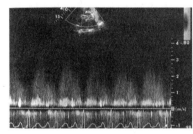
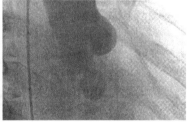

图 11-2-9

CW 显示主动脉向右心房分流,呈湍流。经 DSA 证实

超声诊断:右冠窦瘤破裂入右心室流出道(图 11-2-10～图 11-2-12)。经手术证实。

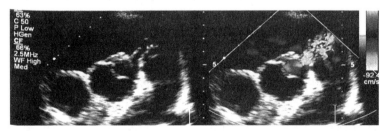

图 11-2-10

大动脉短轴切面显示右冠窦瘤破入右心室流出道。CDFI 显示主动脉向右心室流出道分流

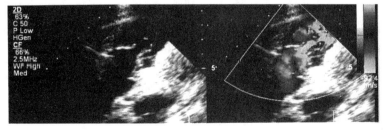

图 11-2-11

连续追踪右冠窦,非标准切面显示以上同样特征

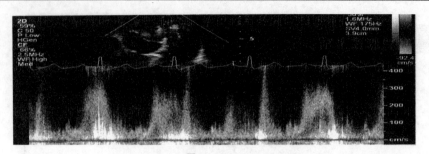

图 11-2-12

CW 检测到右冠窦破口杂乱的湍流信号

四、主动脉缩窄

（一）概述

主动脉缩窄（CoA）广义上是指主动脉任何部分发生的局限性狭窄，目前一般特指主动脉峡部发生的局限性狭窄。发病率占先心病的 7%～14%。男女之比为 3:1。

10% 患儿在出生半年内发生心力衰竭，约 5% 在出生后数周内死亡。85% 的可生存至青少年期，平均寿命为 32 岁，25% 在 20 岁前死亡，90% 在 50 岁前死亡。病死原因主要是心力衰竭、主动脉破裂、细菌性心内膜炎和脑血管意外。

及时手术可大大降低病死率，延长患者寿命。其手术指征为上、下肢收缩压差＞50mmHg，或缩窄率＞50%。

（二）胚胎学基础

其形成的胚胎学机制目前尚存争议，目前认为主要与以下两种因素相关。

1.解剖因素　在动脉导管闭合时，向主动脉壁延伸的动脉导管肌性组织收缩和纤维化，如过度收缩和纤维化，会使得主动脉峡部受到明显波及而发生局限性的缩窄。

2.血流因素　在胚胎期，右心室泵出的血液经动脉导管进入降主动脉，主要为下半身提供血液供应，左心室泵出的血液经主动脉主要为头部和上肢供应血液。主动脉峡部位于左、右心室血液供应的交界处，正常情况下，经过主动脉峡部的血液量仅占体循环的 25%，因此峡部的内径明显小于其他部分。当存在升主动脉血流减少的疾病时，如室间隔缺损、主动脉瓣狭窄、二尖瓣狭窄等，主动脉峡部血流较正常明显减少，易发生主动脉峡部缩窄。当存在升主动脉血流增加的疾病，如 TOF 等，因主动脉峡部血流量增加，则很少发生峡部缩窄。

（三）病理解剖和分型

CoA 长度一般约 1.0cm，内径 2～5mm，有时非常细，仅能通过探针。缩窄部可呈管状，也可呈隔膜状，甚至发生闭锁，闭锁部上、下主动脉壁是连续的，而主动脉弓离断二者不连续，可将其鉴别。隔膜型狭窄远端降主动脉可发生窄后扩张。管状狭窄一般不发生窄后扩张。外观上，主动脉呈锐形凹入或管状变细。腔内观，主动脉壁向腔内凸出，凸出部分由主动脉壁中层和动脉导管组织构成。当狭窄率＞50% 时，局部压差显著增高。

病理分型尚不统一。1951 年，Johnson 将其分为管前型和管后型两大类型。

管前型是指 CoA 处位于动脉导管前，动脉导管常呈开放状态，局部缩窄的范围较广泛，累及部分常达主动脉弓部，多呈管状，侧支循环一般不充分。此型多见于婴幼儿，故也称为婴儿型。常合并心内畸形，病情重，病死率高。

管后型是指 CoA 位于导管之后,且动脉导管多呈闭合状态,也可呈开放状态,累及范围较窄,常为隔膜型狭窄,侧支循环非常充分。此型多见于成年人,故又称为成人型。较少合并心内畸形,患者预后好,多可活至青年。

(四)病理生理和临床表现

本病的基本病理生理特征是:CoA 近端血压升高,以及远端血压降低,二者形成压差。

近端血压升高由以下几种因素造成。

1.主动脉结构和功能异常 主动脉弓平滑肌含量减少,胶原含量过多,使得主动脉硬度增加而顺应性下降。

2.内分泌因素 由于降主动脉以下狭窄,使得肾灌注量减少,肾上腺髓质释放增多。

3.压力感受器 由于血流灌注量不足,使得压力感受器的反应性降低。

远端血压减低主要是由于主动脉峡部缩窄,使远端血流量减少,血压减低。尤其是婴儿型缩窄,侧支循环不能及时建立,如动脉导管闭合,下半身的脏器灌注严重不足及酸中毒,也是导致患儿死亡的重要因素。

侧支循环的建立对该病意义重大。侧支循环是连接缩窄部分近端和远端的重要通路。侧支循环主要发自双侧锁骨下动脉及其分支血管,血液自侧支循环流出到胸主动脉上段,流出的血管主要发自缩窄段远端的前两对肋间动脉,血流方向与正常肋间动脉的方向相反。

单纯 CoA 发生心力衰竭与动脉导管是否闭合、侧支循环建立情况及是否合并心脏其他畸形密切相关。

各个年龄段临床表现有所不同,出现症状的年龄及具体表现与缩窄的严重程度、发生部位及合并心内畸形等因素有关。

1.新生儿与 1 岁以内婴幼儿 呼吸急促、多汗、喂食困难。上肢动脉收缩压高于下肢 20mmHg 以上。可闻及奔马律,胸骨左缘收缩期杂音。股动脉搏动减弱甚至消失。管前型缩窄,动脉导管是开放状态,血液自右心室向降主动脉分流,形成差异性发绀。然而,差异性发绀在临床不多见,因为 CoA 往往合并心内分流,使得下半身血液的氧分压较高,且身体下部的血管阻力往往较肺循环阻力高,因此大动脉水平很少为完全的右向左分流,而是双向分流,少部分也会左向右分流。

2.儿童与成人 一般无明显症状,有的可出现疲倦、头痛。间歇性跛行等,合并其他畸形时会出现相应的症状。上肢血压明显高于下肢,股动脉搏动减弱、延迟甚至消失。儿童期可发生颅内动脉瘤破裂,心力衰竭多发生于 30 岁以后。

(五)超声心动图表现

1.灰阶超声心动图

(1)直接显示 CoA 缩窄部位:胸骨上窝主动脉弓长轴切面是诊断该病的最佳切面。在主动脉峡部管径变细,管前型狭窄部位形态呈管状,外壁内凹,远端降主动脉无窄后扩张。管后型可见狭窄部位管腔内隔膜状结构,造成局部狭窄,外部可见内凹的痕迹,远端降主动脉多呈窄后扩张。

(2)显示动脉导管闭合状况:在胸骨上窝主动脉弓长轴切面和肺动脉长轴切面,显示动脉导管结构,如导管未闭合,因身体下部血液主要由右心室通过未闭的动脉导管供应,因此血流量较大,动脉导管一般内径较宽,灰阶超声心动图一般可直接显示未闭合的导管。一般管前型易发生动脉导管未闭。管后型动脉导管多数闭合。

(3)继发改变:左心室心肌向心性肥厚。管前型缩窄,右心室心肌因后负荷增加也会发生肥厚。

(4)合并畸形:可直接显示心内畸形,如室间隔缺损、房间隔缺损、二尖瓣狭窄及主动脉瓣狭窄等。

2.M 型超声心动图 无法直接显示 CoA 病理解剖变化,但可显示严重狭窄时导致的心肌肥厚及室壁运动异常情况。

3.多普勒超声心动图 胸骨上窝主动脉弓长轴切面,CDFI 可显示狭窄部位呈高速五彩镶嵌血流信号。CW 可定量检测 CoA 缩窄部位收缩期峰值血流速度,狭窄部位呈高速湍流信号。

超声诊断:主动脉缩窄(管前型)(图 11-2-13～图 11-2-15)。经手术证实。

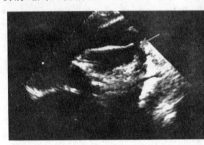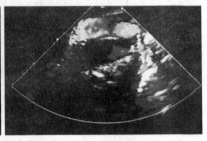

图 11-2-13

胸骨上窝主动脉弓长轴切面显示,主动脉峡部缩窄,可见粗大的 PDA,紧紧位于缩窄部位的下方。CDFI 显示主动脉缩窄部位呈五彩镶嵌血流信号,并可见肺动脉通过 PDA 向降主动脉供血

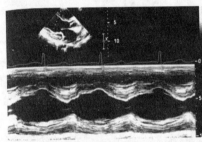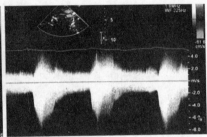

图 11-2-14

M 型示左心室壁向心性肥厚,室间隔和左心室后壁搏幅增强。CW 显示主动脉缩窄部高度湍流信号

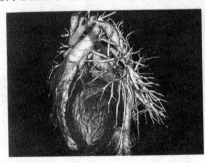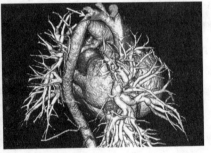

图 11-2-15

经增强 CT 三维重建证实。左图箭头所示为主动脉峡部缩窄;右图白箭头所示为主动脉峡部缩窄部位,蓝色箭头所示为 PDA

五、主动脉弓离断

(一)概述

主动脉弓离断(IAA)是指主动脉弓完全失去解剖学的连续性。发病率占先天性心脏病的 1%～4%。

本病很少单独存在,常合并其他心内外畸形,主要包括:PDA、VSD、主-肺动脉间隔缺损、永存动脉干、右心室双出口、大动脉转位、右肺动脉起源异常、肺动脉瓣狭窄、单心室及三尖瓣闭锁等。

本病自然死亡率高,如无心内、外分流及侧支循环,死亡平均年龄为 4～10d,病死原因主要是充血性心力衰竭。一旦确诊即应手术治疗。

（二）胚胎学基础

原始心血管形成后,由大动脉根部(又称为主动脉囊)发出一对左、右并列的主动脉,向背侧延伸、尾侧走行。向背侧弯曲的部分称为第 1 对主动脉弓,其根部称为腹侧主动脉,背侧走行的主动脉称为背侧主动脉。之后,在主动脉囊和背侧主动脉之间,相继出现第Ⅱ、Ⅲ、Ⅳ、Ⅴ、Ⅵ对主动脉弓,形成了腮弓动脉系统。

第 1 对主动脉弓:逐渐消失,参与乳内动脉的形成。

第Ⅱ对主动脉弓:背侧残留称为舌下动脉干。

第Ⅲ对主动脉弓:逐步形成颈总动脉和颈内动脉的近端。

第Ⅳ对主动脉弓:右侧弓远段消失,近段存留为无名动脉与同侧颈总动脉相连,并形成右侧锁骨下动脉起始部。左侧形成常位的主动脉弓,与同侧的颈总动脉和锁骨下动脉连接,并与右侧无名动脉相连。

第Ⅴ对主动脉弓:迅速消失。

第Ⅵ对主动脉弓:近端形成右肺动脉主干和左肺动脉起始部。左侧远端形成主动脉峡部和动脉导管,右侧远端完全消失。

如主动脉囊、第Ⅳ、Ⅵ对主动脉弓发育异常而导致主动脉弓不能连接,而形成 IAA。

（三）病理解剖与分型

主动脉弓离断可以是管腔闭塞,也可以是弓状结构完全消失,长度颇不一致。

目前多采用 Celoric 和 Patton 的分型方法:

A 型是指左锁骨下动脉和动脉韧带之间中断,约占 40%。

B 型是指左锁骨下动脉和左颈总动脉之间中断,约占 55%。

C 型是指左颈总动脉和无名动脉之间中断,约占 5%。

（四）病理生理与临床表现

IAA 多合并 PDA 和圆锥部 VSD,新生儿早期一般无明显的心脏病表现,但随着左向右分流量的增多,患儿易出现充血性心力衰竭。

如出生后动脉导管闭合、侧支循环又未能及时建立,患儿身体下部脏器会发生缺血性损伤,肝功能异常、酸中毒、无尿,并可发生脏器坏死。如动脉导管闭合,侧支循环丰富,患儿一般可存活一段时间。

临床表现差别较大,部分可出现严重酸中毒、无尿、上肢呈高血压、下肢呈低血压、脉搏减弱,可出现差异性发绀。一股无典型的杂音,合并其他心脏畸形时,可出现相应的体征。

（五）超声心动图表现

1.灰阶超声心动图

(1)直接显示 IAA 离断部位:胸骨上窝主动脉弓长轴切面是诊断该病的最佳切面。二维超声无法显示完整的主动脉弓结构,在离断部位主动脉管壁平行走行的强回声中断,胸骨旁降主动脉长轴切面可显示离断远端降主动脉情况。

检查过程中,应仔细扫查主动脉弓及其三大分支,了解各分支开口与离断部位的解剖关系,可确定主动脉弓有无离断,并根据离断部位进行分型。

A 型可见左侧锁骨下动脉开口处远端,主动脉峡部管腔回声中断。

B 型可见左颈总动脉开口与左锁骨下动脉开口之间主动脉弓管腔回声中断。

C 型可见无名动脉开口与左颈总动脉开口之间主动脉弓管腔回声中断。

(2)合并畸形:PDA 和 VSD 是 IAA 最常见的合并畸形。无 PDA 的患儿很早便死亡。因 IAA 的存在,身体下部脏器的血液由右心室经 PDA 供血,侧支循环也是血液重要来源。二维超声可显示之间粗大的 PDA,可清晰显示 VSD 的部位、大小。

对于合并其他的心脏畸形,如主-肺动脉窗、永存动脉干等,二维超声均有相应的表现。

(3)继发改变:因身体下部脏器主要由右心室经 PDA 供血,易继发右心室心肌肥厚、肺动脉内径增宽等改变,有时也可伴有左心

2.M 型超声心动图　对诊断该病不能提供特异性信息,但可显示心腔大小,室壁厚度及运动情况。

3.多普勒超声心动图　胸骨上窝主动脉弓长轴切面显示 IAA 病变部位,CDFI 显示主动脉弓血流中断。合并 PDA 时,可见右心窜血液经 PDA 向降主动脉分流。因身体下部血管阻力较大,大动脉水平常为双向血流信号。

合并 VSD、主-肺动脉窗、永存动脉干等畸形时,会出现相应的血流动力学特征。

超声诊断:主动脉弓离断(A 型)(图 11-2-16～图 11-2-20)。

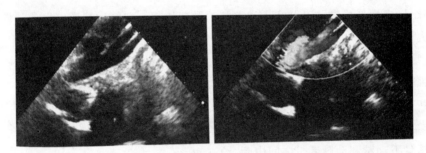

图 11-2-16

胸骨上窝主动脉弓切面显示主动脉峡部与降主动脉连续中断。CDFI 显示主动脉三根主要分支血流正常,主动脉弓与降主动脉之间未见血流连续

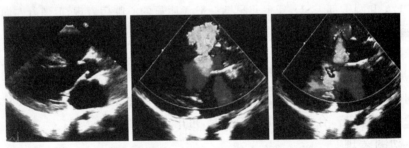

图 11-2-17

左心室长轴切面显示室间隔回声中断,两侧心室及左心房增大。CDFI 显示室水平左向右为主的双向分流信号

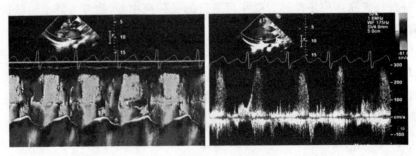

图 11-2-18

CDFI-M 型示室水平左向右为主的双向分流信号。PW 显示室水平左向右为主的双向血流信号

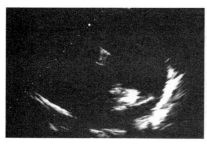
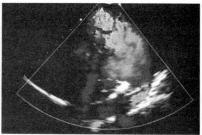

图 11-2-19

肺动脉长轴切面显示肺动脉主干增宽,肺动脉通过 PDA 与降主动脉连通。CDFI 显示肺动脉通过 PDA 向降主动脉分流

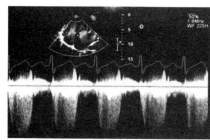
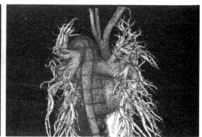

图 11-2-20

CW 检测到三尖瓣高速反流信号。经增强 CT 三维重建显示主动脉自峡部离断,胸主动脉由肺动脉经 PDA 供血

六、主动脉夹层

(一)概述

主动脉夹层是指主动脉内中膜分离,并将主动脉管腔分隔为真腔和假腔两个部分,失去内膜支撑的病变中层在动脉血流压力作用下,不断扩张而形成本病。发病率为 0.2%~0.8%。男女之比为(2~3):1。

本病极为凶险,有研究表明,未经治疗的主动脉夹层,24h 病死率约 33%,48h 内为 50%,1 周内为 80%,大部分死于主动脉破裂。长期随访病死率为 31%~66%。男性发病平均年龄约 69 岁,女性发病平均年龄约 76 岁。早期诊断和积极合理治疗是降低病死率的关键所在。

(二)胚胎学基础

主动脉中层病变和动脉高血压是造成本病的两个基本因素。主动脉中层病变包括先天发育不全、弹力纤维稀少、断裂、坏死、透明性变和黏液性变等,导致中层组织发生退变、坏死,以致内膜撕裂。高血压是促进中层坏死发展的因素,但不是中层坏死的直接原因。不是高血压的严重程度,而是血压的波动幅度与主动脉内中膜撕裂形成夹层的相关性更为密切。

(三)病理解剖与分型

主动脉夹层起始部多位于升主动脉的近心端和降主动脉的起始部。其主要原因是升主动脉近心端所受的血流冲击力比远端大,而降主动脉起始部血流急剧转向,该处内膜所受的剪切力较其他部位大,故夹层破口多位于此处。管壁撕裂层主要位于内膜和中层之间的部分,可能与主动脉滋养动脉血管分布有关。内膜一旦破裂,主动脉腔血流进入中层,使得内膜与中层分离急速扩大向远端延伸。远端可再次形成一个或多个破口,形成双通道主动脉,此时由于假腔压力的缓解,内中膜分离可暂时停止。夹层主动脉瘤易发生破裂,破入心包导致心脏压塞;破入胸腔,可引起内出血.造成大量胸腔积液。

DeBakey 等根据病理解剖情况,将该病分为三种类型,这是目前临床普遍认同的分型方法。

A.Ⅰ型；B.Ⅱ型；C.Ⅲ型

Ⅰ型：病变发生于升主动脉，范围超过弓部至降主动脉或直达腹主动脉，该型约占26.2％。

Ⅱ型：病变起始并局限于升主动脉，较少见，约占10.8％。

Ⅲ型：病变起始于主动脉峡部并向下延伸，可直达腹主动脉，升主动脉未受累及，最多见，约占63％。

（四）病理生理与临床表现

主动脉夹层向近心端延伸可影响主动脉瓣的功能和冠状动脉血流。血流冲击主动脉瓣，可引起瓣膜增厚、瓣环扩张，导致主动脉瓣关闭不全。血流冲击冠状动脉开口，使开口周围肿胀、内皮损伤、增生、狭窄，会造成冠状动脉供血不足，甚至心肌梗死。夹层向上扩张至弓部，易造成分支狭窄，从而引起脑部或上肢供血不足。向下延伸至降主动脉，甚至腹主动脉，累及腹腔动脉干，肠系膜上动脉或肾动脉开口，引起相关的器官供血不足和缺血症状。

临床上按照发病的时间和生存期，分为急性和慢性两大类。

急性期是指主动脉夹层分离开始发生到14d。慢性期是指发病14d以后，生存期在6周以上，可因夹层分离远端再出现破口形成双通道主动脉而使症状得到缓解，或者因为夹层内血肿凝固而机化，自行愈合。本病因受累部位和范围不同，临床表现多变，病情变化较复杂。

1.突发性剧烈胸痛　呈撕裂或切割样，常集中于胸腹中线附近，并向肩背或腹部放散，镇痛药一般不能缓解。常大汗淋漓、恶心呕吐和晕厥。

2.休克和血压改变　脉搏加快、呼吸急促、四肢发凉，呈休克样表现。血压改变与休克表现不呈平行关系。血压多数增高，部分血压呈降低改变。

3.心血管方面　主动脉瓣关闭不全时，左心因容量负荷增加而扩大，主动脉瓣听诊区可闻及舒张期泼水样杂音，脉压增高或呈水冲脉，随后出现心力衰竭。

累及冠脉开口时，患者可出现急性心肌梗死。夹层破裂入心包腔可引起急性心脏压塞。破入胸腔可造成血胸和急性失血性休克。

4.神经系统病变　累及主动脉弓分支并引起狭窄时，可造成脑和脊髓缺血，引起头晕、嗜睡、神志模糊、肢体麻木、偏瘫，甚至发生昏迷，视力和大小便障碍等。夹层血肿压迫喉返神经，引起声音嘶哑。

5.腹部方面　累及腹主动脉分支时，出现剧烈腹痛，伴恶心、呕吐、腹胀，类似急性腹膜炎。肠系膜上动脉受压而闭塞时，可引起小肠缺血坏死和便血。

（五）超声心动图表现

1.灰阶超声心动图　升主动脉、主动脉弓、降主动脉及腹主动脉长轴切面显示：主动脉病变部位呈瘤样扩张，管腔内可见细小回声光带，光带随心动周期在管腔内漂浮运动，将主动脉分隔为两个腔，真腔管壁较假腔厚。升主动脉短轴切面连续扫查，有时可探及夹层破口的位置、大小及数量，并根据以上信息而进行分型。但多数情况下，因胸骨的遮挡及肺气的影响，难以在灰阶超声心动图状态清晰显示破口。

主动脉弓切面显示三大分支受累情况，当夹层累及三大分支时，可见分支血管内强回声光带漂浮，造成管腔狭窄，甚至完全堵塞血管。

夹层向下累及主动脉瓣时，可见瓣膜增厚、瓣环扩大、瓣膜关闭不全，左心室和左心房增大，严重时造成室壁运动减弱，心功能明显减低。

病变累及冠状动脉开口并造成开口狭窄或堵塞时，可见冠状动脉开口异常强回声光带。受累的心肌运动幅度发生异常，甚至出现急性心肌梗死时发生的室壁节段性搏幅低平甚至矛盾运动。

病变累及腹主动脉及其分支时，可见腹主动脉内异常漂浮的强回声光带，并可见受累的血管分支狭窄甚至闭塞情况。

2.M型超声心动图

（1）升主动脉波群：主动脉腔内可见一异常强回声曲线，随心动周期在管腔内摆动。

（2）主动脉波群：主动脉受累而关闭不全时，主动脉瓣曲线增厚，舒张期曲线可见缝隙。左心房增大。

（3）左心室波群：主动脉瓣受累而关闭不全时，左心室增大，冠状动脉受累而狭窄或闭塞时，相应的室壁搏动幅度减低，甚至矛盾运动。

3.多普勒超声心动图　CDFI可显示主动脉分隔的管腔血流情况并可发现破口。当近心端出现一个破口、远心端无破口时，假腔在主动脉管腔内呈囊袋状，血流收缩期呈离心运动，舒张期主动脉弹性回缩，挤压假腔内血液呈向心运动，主动脉内可同时出现红色和蓝色血流信号。当远端也出现一个或多个破口，主动脉呈双通道时，主动脉真腔和假腔内血流呈两条同色的血流信号，真腔血流信号一般较假腔快，颜色更明亮。

主动脉瓣受累而关闭不全时，舒张期可见主动脉瓣反流信号。当主动脉弓分支受累狭窄时，狭窄部位可出现五彩镶嵌血流信号；当分支闭塞时，无血流信号通过。

频谱多普勒可定量检测主动脉真、假腔血流信息。真腔频谱形态多呈窄带层流频谱，假腔一般呈宽带的杂乱的频谱形态。

超声诊断：主动脉夹层（Ⅱ型）（图11-2-21～图11-2-26）。经手术证实。

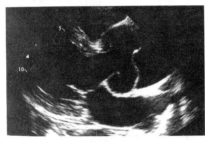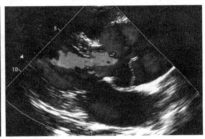

图 11-2-21

左心室长轴切面显示升主动脉内可见异常强回声光带。CDFI显示主动脉瓣大量反流

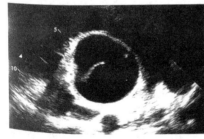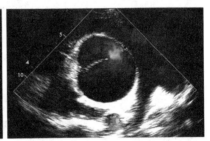

图 11-2-22

主动脉根部短轴切面显示升主动脉异常光带回声中断，为夹层破口。CDFI可见破口部血流信号

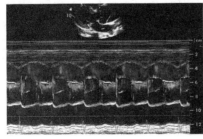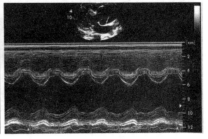

图 11-2-23

CDFI-M型：主动脉瓣反流。心室波群显示左心室明显增大

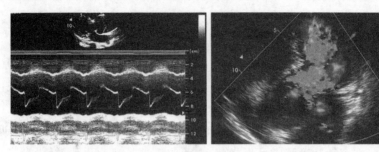

图 11-2-24

升主动脉波群显示主动脉腔内异常光带,随心动周期节律运动。CDFI 心尖五腔切面显示主动脉瓣大量反流信号

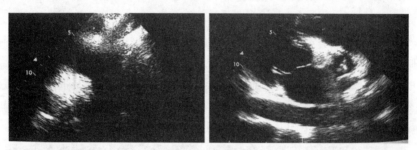

图 11-2-25

主动脉弓切面和胸主动脉长轴切面显示主动脉弓和胸主动脉内径正常,内未见夹层形成

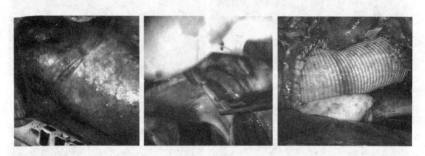

图 11-2-26

术中所见升主动脉瘤样扩张、夹层形成,带瓣人工血管置换

超声诊断:主动脉夹层(Ⅰ型)(图 11-2-27、图 11-2-28)。

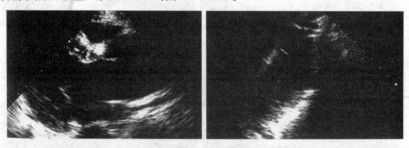

图 11-2-27

左心室长轴及降主动脉长轴切面显示主动脉内可见异常光带漂浮

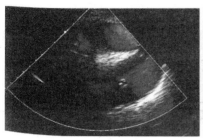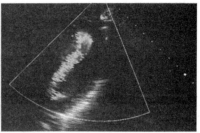

图 11-2-28

CDFI 显示降主动脉外侧腔为主腔,收缩期呈明亮血流信号。舒张期因主动脉壁弹性回缩,致降主动脉内侧腔呈高速的湍流信息,并经破口入主腔

（韩　鑫）

第三节　左心室出口狭窄

一、概述

先天性左心室出口狭窄是指左心室出口存在不同程度的狭窄,造成左心室流出道存在压差,致使左心室排血受阻的一组先天性心血管畸形。包括先天性主动脉瓣狭窄、瓣上狭窄和瓣下狭窄三种类型。瓣膜狭窄占 70％,瓣下狭窄占 25％,瓣上狭窄占 5％。男女之比为 2～6：1。

本病可发生于任何年龄。其最大危险是可发生亚急性细菌性心内膜炎和猝死,40 岁以前病死率高达 50％。轻度狭窄者,10 年内发展为中度者约占 20％,中度狭窄者 10 年发展为重度狭窄者约占 60％。

二、胚胎学基础

胚胎第 6 周,动脉干出现分隔,形成主动脉和肺动脉并开始拧转。主动脉瓣由主动脉根部组织形成,如动脉干根部分隔不均,主动脉根部被分隔过小,则会导致主动脉半月瓣发育不充分,使形成主动脉瓣狭窄、瓣上狭窄、狭窄或瓣环细小。

三、病理解剖与分型

本病的基本病理变化是主动脉瓣、瓣下、瓣上狭窄,生也可同时发生,导致左心室出口狭窄。

根据狭窄发生的部位,主要将其分为以下三种类型:

（一）主动脉瓣狭窄

本病主动脉瓣交界部基本发生不同程度的融合。二瓣、三瓣及四瓣畸形。

单瓣畸形约占 5％,瓣叶融合增厚开放受限,瓣口多偏心。儿一般出生后便有症状。

二瓣畸形最多见,约占 70％,主要表现为主动脉瓣为二叶瓣结构,分为两种类型:①两个瓣膜呈左、右排列,冠状动脉分别自左、右窦发出;②两个瓣膜呈前、后排列,冠状动脉均自前窦发出。二瓣畸形只有少部分会导致瓣膜狭窄。其引发的局部湍流会导致主动脉瓣损伤、粘连、增厚、纤维化,最终导致开放受限,故其发生较晚。

三瓣畸形是指主动脉瓣三个瓣叶不等大,以右冠瓣发育不全居多,瓣叶增厚、交界部融合,引起瓣膜开放受限。

四瓣畸形是指主动脉瓣为四瓣结构,瓣膜交界部融合,引起瓣膜开放受限。

(二)主动脉瓣下狭窄

主要分为三种类型。

1.局限型　该型又可以分为以下两型。

(1)隔膜型:在主动脉瓣下约10mm内形成半月形或完整的纤维隔膜样组织,造成左心室流出道狭窄。

(2)纤维肌性狭窄:主动脉瓣下约15mm内形成纤维肌性狭窄,其基底部为肌肉组织,游离缘为纤维组织,大部分自右冠窦下方向二尖瓣前叶延伸。

2.弥漫型　主动脉瓣下形成环形纤维肌性肥厚,造成左心血受阻。

3.二尖瓣型　是指由于二尖瓣畸形导致左心室流出道狭窄疾病。主要包括:

(1)二尖瓣前瓣裂:房间隔发育完整,二尖瓣前瓣分裂,裂隙旁各自有相应的腱索分别将其牵连于室间隔上,这些腱索有时造成左心室流出道的狭窄。

(2)二尖瓣膜蹼:一些纤维膜或条索形成蹼状结构将二尖瓣瓣与室间隔相连造成左心室流出道狭窄。

(三)主动脉瓣上狭窄

主动脉瓣上狭窄属常染色体显性遗传,具家族性。轻度狭窄患者一般无症状,重度狭窄者,患者多因左心室心肌肥厚、冠脉硬化和心肌缺血而猝死。

根据狭窄的形态、范围等,将其分为两种类型:

1.局限型

(1)隔膜型:多在主动脉嵴部形成纤维隔膜或纤维肌肉隔膜,隔膜中心有孔。升主动脉外观无明显变化。

(2)壶腹型:主动脉瓣上中层和内膜异常增厚,形成环形狭窄,并有一段升主动脉变细。

2.弥漫型　整个升主动脉发育不良,管腔细小,常累及主动脉弓或更远端的主动脉,造成主动脉分支阻塞。

四、病理生理与临床表现

左心室出口狭窄的基本血流动力学变化为左心室排血受阻。当左心室流出道与主动脉压差小于50mmHg,瓣口面积大于$0.7cm^2/m^2$时,心排血量不足部分可由代偿机制及时补充,患者一般不会出现临床症状。根据左心室流出道与主动脉的压差评估严重程度的标准如下:

1.轻度狭窄　25~49mrnHg。

2.中度狭窄　50~79mmHg。

3.重度狭窄　>80rnmHg。

轻度狭窄一般不引起明显的血流动力学改变,临床一般也无症状。中度以上者会引起以下病理生理改变:

(1)左心室肥厚:左心室出口狭窄,导致左心室后负荷增加,心肌向心性肥厚、劳损、最后导致左心衰竭。

(2)左心房增大:因左心室出口狭窄,左心室收缩期延长,舒张末压升高,左心房增大,肺淤血。

（3）心内膜下心肌缺血：左心室肥厚，心内膜表面张力增加，导致供血不足，甚至发生心肌纤维化。

（4）冠脉供血不足：左心室出口狭窄，导致左心向体循环泵血量减少，冠脉血量也会减少，从而引起冠脉供血不足，少数患者会猝死。

（5）右心衰竭：随着肺淤血加剧，肺动脉压力逐渐升高，右心室壁肥厚，最后发生右心功能衰竭。

临床上，中度以上的狭窄主要表现为呼吸困难、面色苍白、多汗、呕吐、肢端发冷、体重低等，严重者会晕厥，甚至猝死。

患儿主动脉收缩压和脉压低，脉搏细弱，心尖搏动增强。主脉瓣听诊区可闻及粗糙喷射性收缩期杂音。

五、超声心动图表现

（一）灰阶超声心动图

1.左心室流出道狭窄　　左心室长轴切面是直接显示狭窄部的最佳切面。

（1）主动脉瓣狭窄：可见主动脉瓣呈单瓣、二瓣畸形，或主动瓣呈大小不一的三瓣畸形，均导致瓣膜开放受限。收缩期瓣尖圆拱状，不能贴壁。

（2）主动脉瓣下狭窄：可显示主动脉瓣下强回声纤维光带、或伴肌肉组织的纤维光带，导致局部狭窄；当主动脉瓣下呈弥漫型狭窄时，可见左心室流出道环形分布的肌束。

（3）主动脉瓣上狭窄：局限型狭窄时，可见主动脉瓣上纤维隔膜强回声，多发于嵴部。弥漫型狭窄时，可见升主动脉弥漫性变细，有时累及弓部，甚至降主动脉。

2.继发改变

（1）左心室肥厚：可见左心室心肌呈向心性肥厚，早期搏动幅度增强，晚期心腔增大，心肌搏动幅度减低。

（2）左心房增大：左心室肥厚，舒张末压升高，导致左心房增大。

（3）心内膜回声增强：心内膜下心肌缺血而回声增强。

（4）右心室肥厚：随着肺动脉压力的升高，右心室后负荷增加，室壁肥厚，并逐步心腔增大，发展为右心衰竭。

（二）M 型超声心动图

1.主动脉瓣波群　　主动脉瓣开放时间延长，主动脉瓣收缩呈震颤样改变。

2.二尖瓣波群　　当主动脉瓣下狭窄时，二尖瓣前瓣收缩期前向运动，即"SAM"征。

3.心室波群　　室间隔和左心室后壁肥厚、搏动幅度增强。晚期，全心增大，室壁搏幅减低。

（三）多普勒超声心动图

左心室长轴切面 CDFI 显示左心室出口狭窄部位呈五彩镶嵌的湍流信号。因角度关系，心尖五腔切面更能清晰显示血流变化的情况。

CW 可定量测量狭窄部的峰值血流速度，并计算压差，对狭窄程度进行评估。

超声诊断：主动脉瓣重度狭窄（图 11-3-1～图 11-3-3）。经手术证实。

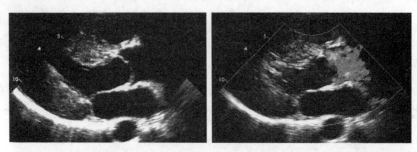

图 11-3-1 左心室长轴切面显示主动脉瓣收缩期开放受限,呈"圆顶帐篷样"。CDFI 显示收缩期主动脉瓣上五彩湍流信号

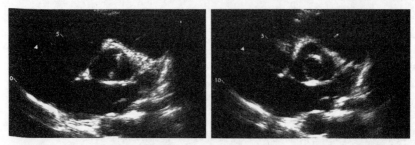

图 11-3-2 大动脉短轴切面显示右冠瓣和无冠瓣交界部分化不良,似二瓣畸形。收缩期见主动脉瓣开放受限,不能贴壁

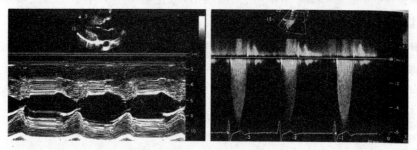

图 11-3-3 M 型示室间隔和左心室后壁明显增厚、搏幅增强。cw 显示主动脉瓣上湍流

超声诊断:主动脉瓣上狭窄(弥漫型)(图 11-3-4~图 11-3-5)。

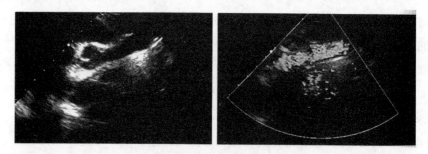

图 11-3-4 升主动脉长轴切面显示,主动脉瓣上弥漫型狭窄。CDFI 显示升主动脉内呈五彩湍流信号

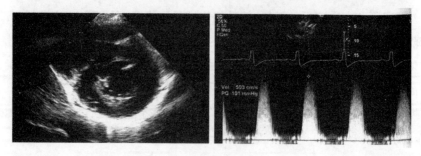

图 11-3-5 心室短轴切面显示左心室壁向心性肥厚。CW 显示主动脉瓣上湍流

(韩 鑫)

第四节 右心室出口狭窄

一、肺动脉瓣狭窄

【概述】

肺动脉瓣狭窄(PVS)是指肺动脉瓣发育不良导致开放受限,使得右心室向肺动脉泵血受阻的一种先天性心脏病。该病一般指不合并 VSD 等心脏畸形的单纯肺动脉瓣狭窄。发病率占先天性心脏病的 8%～10%。男女之比约为 2:1。

近 20% 患儿在出生后 1 个月内死亡,半数死于充血性心力衰竭。2 岁以上右心室心肌肥厚增生,心室收缩力下降、顺应性减低。目前一般用经皮球囊肺动脉瓣成形术治疗。治疗适应证为:儿童肺动脉瓣跨瓣压差≥40mmHg;青少年或成人≥30mmHg,并伴有劳力性呼吸困难、心绞痛、晕厥或先兆晕厥患者。

【胚胎学基础】

胚胎早期,动脉干为单腔管道与圆锥部相连,之后逐渐分隔成主动脉和肺动脉。肺动脉瓣和瓣环由动脉干的近端发育而成。隔过程中,肺动脉瓣开始发育,在肺动脉腔内形成三个动脉干隆起,并向中心生长,之后逐渐吸收变薄,形成 3 个半月形肺动脉瓣,该处外壁形成肺动脉窦。如动脉干隆起发育形成肺动脉瓣发生异常,则会导致肺动脉瓣狭窄或肺动脉瓣数目异常。

【病理解剖与分型】

PVS 时,肺动脉瓣数量多为 3 个,交界部融合,开放时呈圆顶样或漏斗样,瓣叶增厚、缩短,弹性减低、僵硬度增加,瓣膜开放受限、瓣口狭窄。有时呈二瓣畸形,交界处融合,瓣膜开放受限。有时为单瓣畸形。瓣尖增厚,有时可见钙化或疣状物附着。

肺动脉主干或左肺动脉常呈窄后扩张,管壁变薄,在高速血流冲击下损伤而发生纤维增生改变。

由于肺动脉瓣的狭窄,右心系统压力增高,右心房压力高于左心房压力,多伴有卵圆孔未闭或 ASD,临床上有时出现发绀和缺氧的表现,称为 F_3。

临床上根据肺动脉瓣跨瓣压差、右心室收缩压和肺动脉瓣开放内径等,将 PVS 分为轻、中、重三种类型。

1.肺动脉跨瓣压差

(1)轻度狭窄:20～39mmHg;

(2)中度狭窄:40～99mmHg;

(3)重度狭窄:>100mmHg。

2.右心室收缩压

(1)轻度狭窄:30～59mmHg;

(2)中度狭窄:60～119mmHg;

(3)重度狭窄:>120mmHg。

3.肺动脉瓣开放幅度

(1)轻度狭窄:1.5～1.7cm;

(2)中度狭窄:1.1～1.4cm;

(3)重度狭窄:0.5～1.0cm。

【病理生理与临床表现】

PVS主要引起右心室向肺动脉泵血受阻,导致右心室收缩压升高,收缩压与狭窄程度呈正比,与心排血量呈反比。轻度狭窄引发右心室压力变化不明显,心排血量影响不大,一般无临床症状。中度以上狭窄右心室压增高,心排血量减低,严重者可出现周围性发绀甚至晕厥。如合并PFO或ASD,而出现房水平右向左分流,患者可出现中心型发绀和缺氧表现。长期的右心室后负荷增大,右心室心肌肥厚、心腔扩大、心内膜下心肌缺血、心肌劳损,最终导致右心功能衰竭。

轻度狭窄早期没症状,随着年龄的增长而出现胸闷、心悸、易疲劳,晚期出现慢性心力衰竭。重度肺动脉瓣狭窄的患者除上述症状外,还常表现为劳累后胸痛或猝死。

心前区可隆起,可触及抬举性冲动,肺动脉瓣听诊区可闻及征性喷射样收缩期杂音,向左上肢传导。肺动脉瓣区第二心音弱或分裂延长。严重者可有右心功能不全表现。

【超声心动图表现】

1.灰阶超声心动图 大动脉短轴切面显示肺动脉瓣收缩期放受限、瓣尖增厚、粘连,瓣叶收缩期不能贴壁呈圆顶状,瓣膜弹减低、活动较僵硬。肺动脉瓣短轴切面可显示窦部、瓣膜数量、膜增厚、发育情况及交界部粘连情况。

肺动脉主干或左肺动脉呈窄后扩张。右心室壁肥厚,早期动幅度增强,晚期心腔增大,室壁搏幅减低。

2.M型超声心动图 心室波群显示右心室壁肥厚、搏动幅增强,晚期右心室腔增大、室壁搏动幅度减低。

肺动脉瓣波群表现为a波加深,肺动脉瓣开放时间延长。

3.多普勒超声心动图 大动脉短轴切面CDFI显示肺动脉口收缩期呈五彩镶嵌血流信号。肺动脉主干或左肺动脉高速血冲击到分叉部向两侧壁涡流。

CW可定量检测肺动脉瓣上湍流的血流速度和跨瓣压差,还通过三尖瓣反流法,估测右心室收缩压,据此而评估肺动脉瓣狭程度。

超声诊断:肺动脉瓣狭窄(图11-4-1、图11-4-2)。经手术证实。

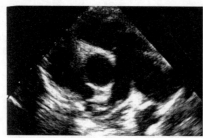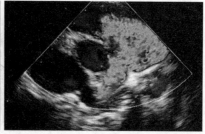

图 11-4-1

大动脉短轴切面显示肺动脉瓣收缩期开放受限,呈圆顶帐篷样,肺动脉主干呈窄后扩张。CDFI显示肺动脉瓣上湍流

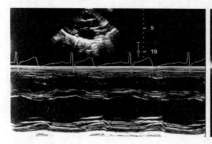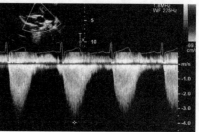

图 11-4-2

M型显示右心室壁肥厚。CW显示肺动脉瓣上湍流信号

二、肺动脉瓣下狭窄

【概述】

肺动脉瓣下狭窄是指右心室和肺动脉瓣之间通道梗阻导致右心室向肺动脉泵血受阻的一种先天性心脏畸形,本病主要指右心室漏斗部狭窄。发病率约占先天性心脏病的1%。男女之比约1:1。约20%的PVS患会继发肺动脉瓣下狭窄。

【胚胎学基础】

胚胎发育早期,圆锥部骑跨于两侧心室上,圆锥间隔将其分为主动脉瓣下圆锥和肺动脉瓣下圆锥。圆锥部发育的最后阶段肺动脉瓣下圆锥向前方拧转移动,与此同时主动脉瓣下圆锥逐吸收。如圆锥部分隔不均,导致肺动脉瓣下圆锥被分隔过小,或分隔均匀但肺动脉瓣下圆锥发育不全、或该处肌束过度发育,便成右心室漏斗部狭窄或梗阻。

【病理解剖与分型】

本病主要的病理改变为右心室漏斗部狭窄。主要分为两种型。

1.局限型　是指在右心室漏斗部形成一纤维环,将右心室分隔为两个大小不一的心腔,近肺动脉瓣的上方心腔和近三尖瓣的下方心腔。上方的心腔室壁正常或稍变薄,下方的心腔室壁肥厚。如纤维环位置较高,接近肺动脉瓣,则伴有肺动脉主干窄后扩张。如纤维环位置较低,则形成类似DCRV的相应病理变化。

2.弥漫型　是指右心室漏斗部肌肉普遍肥厚,导致局部呈管状狭窄。肺动脉主干无窄后扩张。

【病理生理与临床表现】

由于右心室漏斗部狭窄,后负荷增高,收缩压增高,室壁肥厚,右心室收缩压与狭窄程度呈正比。右心室逐渐失代偿而心腔变大,室壁搏幅减低,导致右心衰竭。

临床上重度狭窄患者可出现胸闷、气短,甚至发绀。轻度狭窄一般无明显症状。

胸骨左缘第2～4肋间可闻及粗糙、响亮的收缩期杂音,肺动脉瓣第二心音减弱或消失。

【超声心动图表现】

1.灰阶超声心动图　大动脉短轴、右心室流出道长轴切面显示右心室漏斗部隔膜结构导致局部狭窄,或漏斗部肌肉呈环形增厚导致管状狭窄。隔膜位置较高,接近肺动脉瓣环时,常可见肺动脉主干呈窄后扩张。

右心室壁肥厚,早期心腔通常较狭小,晚期失代偿时,右心室腔增大。

2.M型超声心动图　心室波群可见右心室壁肥厚,对该病诊断无特异性。

3.多普勒超声心动图　大动脉短轴与右心室流出道长轴切面可显示右心室漏斗部狭窄处五彩镶嵌的湍流信号。肺动脉主干后扩张时,可见其内呈涡流信号。

CW可定量检测狭窄处湍流速度及压差,频谱形态显示达峰速推迟,收缩时间延长。

超声诊断:肺动脉瓣下狭窄(弥漫型)VSD(膜周型)(图11-4-3～图11-4-6)。

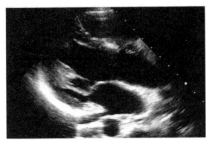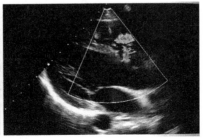

图11-4-3　左心室长轴切面显示室间隔回声中断。CDFI显示室水平左向右分流

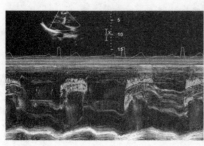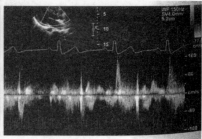

图 11-4-4

CDFI-M 型示右心室流出道五彩湍流信号、室水平双向分流信号。Pw 显示室水平双向分流

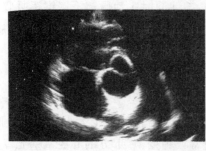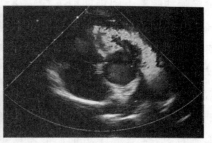

图 11-4-5

大动脉短轴切面显示肺动脉瓣下弥漫性狭窄,CDFI 显示肺动脉瓣下五彩湍流信号

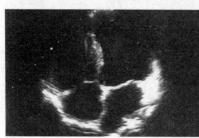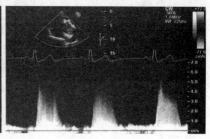

图 11-4-6

右心室壁肥厚,房室腔大小基本正常。CW 显示肺动脉瓣下湍流

三、肺动脉瓣上狭窄

【概述】

肺动脉瓣上狭窄是指肺动脉瓣环至肺动脉末梢之间发生的一处或多处狭窄的一类先天性心脏畸形。发病率约占先天性心脏病的 3%。近半数为单纯动脉瓣狭窄,多并发于其他畸形。

近 20% 患儿在出生后 1 个月内死亡,死亡原因主要是右心室发育不良、充血性心力衰竭。

【胚胎学基础】

肺动脉主干由主动脉球囊发育而来。胚胎早期,主动脉球是单腔管道,经过分隔而逐步发育为升主动脉和肺动脉主干。动脉主干分叉部由第 IV 对主动脉弓发育而来,第 VI 对主动脉弓动脉导管将其与肺动脉连接。左、右肺动脉由肺芽内腮弓后肺管丛发育而来。如果肺动脉主干发育不全,则会发生肺动脉瓣狭窄。第 VI 对主动脉弓和胚胎期肺动脉连接处异常,会导致肺脉主干分叉部狭窄甚至闭锁。左、右肺动脉发育不全,会导致各动脉分支狭窄。

【病理解剖与分型】

肺动脉瓣上狭窄部位内膜纤维组织增生,伴有不同程度的层增厚,导致病变部位血管壁增厚、弹性减低甚至消失。狭窄处观有的似束腰状,有的内壁形成中央带孔环状隔膜,有的整个肺脉主干及分支均狭窄。

A. Ⅰ型;B. Ⅱ型;C. Ⅲ型;D. Ⅳ型

根据狭窄部位主要分为以下四种类型。

Ⅰ型:肺动脉主干或其左、右肺动脉狭窄。

Ⅱ型:肺动脉主干分叉部狭窄并延伸至左、右肺动脉。

Ⅲ型:肺动脉分支多发狭窄。

Ⅳ型:肺动脉主干及周围分支均有狭窄。

【病理生理与临床表现】

肺动脉瓣上狭窄远端肺动脉因灌注量较少而压力减低,右心室与远端肺动脉之间存在不同程度的压力差。肺动脉瓣上狭窄引起右心室后负荷增加,右心排血受阻,右心室压力增高,右心室壁肥厚,心内膜张力升高发生缺血、心肌劳损、心腔扩大,严重者出现充血性心力衰竭。

轻度狭窄一般无明显临床症状,部分运动后呼吸困难、易疲劳。重度狭窄患者,可出现咯血、发绀、杵状指,晚期出现肝大、腹水等右心衰竭症状。

肺动脉瓣听诊区可闻及收缩期喷射性杂音向腋窝传导。肺动脉瓣第二心音亢进。

【超声心动图表现】

1.灰阶超声心动图　肺动脉长轴切面及胸骨上窝切面显示肺动脉主干、左、右肺动脉局部或全程变细。多切面显示右心室壁肥厚、右心腔增大。

2.M型超声心动图　心室波群显示右心室壁肥厚、搏动幅度增强。

3.多普勒超声心动图　CDFI显示肺动脉瓣上狭窄部位呈五彩镶嵌的湍流信号。CW显示肺动脉瓣上狭窄部位呈高速的湍流信号,并可计算狭窄上、下部位的压差。

(张宗国)

第十二章　胃肠道超声诊断

胃肠道为空腔脏器,常有气体影响,超声从体表探测不易得到满意的声像图,胃肠道疾病的诊断常依靠胃镜和 X 线钡餐检查。近年来由于胃肠声学造影术及超声内镜两项技术的发展和应用,拓宽了胃肠疾病的诊断范围。超声检查可清晰显示胃肠壁的层次结构,发现胃肠壁肿瘤的部位、大小和形态,估计病变侵犯胃肠壁的程度,特别是了解周围器官的转移情况,弥补胃镜和 X 线检查的不足,为临床治疗方案的选择提供了可靠的依据。

一、检查方法

【常规超声检查方法】

(一)经腹壁超声检查法

空腹检查:检查前应禁食8~12h,空腹检查。应用高分辨率实时超声诊断仪,探头频率为3.5~5MHz。患者取仰卧位。探头于上腹部胃区体表处做纵、横扫查,可获得胃贲门及胃窦部图像。胃底体部因气体较多,难以显示清楚。依据空肠及大肠的大体解剖部位,依次进行扫查。

(二)胃肠造影超声检查法

1.胃造影检查法　需于前一天晚餐后禁食至翌晨。检查时需口服造影剂(胃快速显像剂10~20ml加入温开水中)500~800ml,使胃充盈,取左侧卧位,检查贲门及胃底部,坐位或站立位检查胃体部及胃窦部。

2.肠造影检查法　查前一天晚餐后禁食,并服用轻泻剂,次晨进行清洁灌肠,10min后排出灌肠液再进行检查。患者口服 20%甘露醇 250ml,10~20min 后加服温开水 300ml,30~45min 空回肠充盈显像检查,1h 后可进行结肠检查。

(三)灌肠检查法

患者检查前应适度充盈膀胱,在清洁灌肠后,取右侧卧位,将已消毒的直肠双腔管送入肛门,使气囊位于肛门括约肌以上,然后向气囊注水约 20ml 并夹紧通气管,使其压迫肛门防止液体外流,此时,嘱患者平卧,向管内注入生理盐水 800~1000ml 后将管夹紧,使结肠各段及直肠充盈,后对各段肠管进行经腹超声检查。

【特殊超声检查方法】

(一)超声内镜检查方法

超声内镜是超声诊断仪和内镜组合一体的检查仪器。采用高频率(5.0~10.0MHz)探头,检查方法与一般的消化内镜相同,通过食管可直接插入胃和十二指肠内腔,观察胃壁的结构,判断病变的大小和浸润深度及邻近脏器受侵犯情况。

（二）经直肠超声检查

采用直肠探头插入直肠进行扫查,可观察直肠黏膜下病变及周围组织受侵犯情况。

（三）三维超声检查方法

三维超声是大容量快速运算的计算机系统和获得连续完整的系列超声图像信息的一种探测装置。通过在 X、Y、Z 三种轴向的旋转及任意切割,可动态连续地多角度、多层次观察充盈胃腔的立体形态及发现细微结构。

二、正常声像图及常用正常值

【正常胃声像图】

（一）空腹贲门声像图

在剑突下贲门部做纵向、横向扫查,位于肝左叶后方的贲门呈——"靶环"征图像,周围为低回声环状管壁,中间为壁黏膜层与腔内黏液构成的强回声。正常贲门大小为 1.5cm×2.5cm,壁厚≤5mm。

（二）充盈胃声像图

胃充盈后胃腔形态随扫查部位不同而异(图 12-1),胃壁光滑完整,呈"三强二弱"结构,即由内到外为黏膜层——强回声,黏膜肌层——低回声,黏膜下层——强回声,肌层——低回声,浆膜层～强回声。正常胃壁厚度 3～5mm。

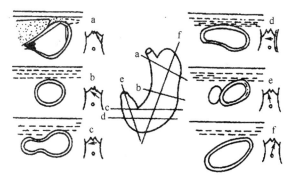

图 12-1　胃各种断面示意图

（三）胃蠕动声像图

正常人在声像图上可见到每分钟 3～4 个蠕动波,自胃底部向幽门部对称性、有节律地运动,正常人胃内液体需 1 小时排空。

【正常肠道声像图】

（一）十二指肠

充盈的十二指肠球部类似三角形,位于胰头的右上方,而降部、水平部呈管状无回声区,包绕着胰头部,升部较短,位于腹主动脉左前方。十二指肠肠壁光滑,其厚度<4mm,充盈管腔内径为 3～4cm。

（二）空、回肠声像图

空肠位于左上腹,回肠位于右下腹。充盈肠腔后见空肠黏膜皱襞呈"鱼刺"样或"键盘"征排列,回肠壁光滑、黏膜皱襞稀少。肠壁厚度<3mm,充盈的肠腔内径<3cm。

（三）结肠声像图

充盈的结肠袋呈对称性有节律的串珠样结构。按解剖部位可分为升结肠、横结肠、降结肠和乙状结肠。肠壁厚 3-5mm,充盈的管腔内径为 3～5cm(图 12-2)。

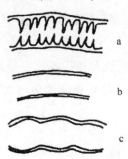

图 12-2　各种不同肠管液体积存时的声像图

a.空肠.b.回肠;c.结肠

三、适应证

【胃疾病】

1.胃肿瘤性病变

(1)胃良性肿瘤:主要有胃息肉、胃平滑肌瘤。

(2)胃恶性肿瘤:主要有胃癌、胃平滑肌肉瘤。

2.溃疡性病变　包括胃溃疡和十二指肠球部溃疡。

3.先天性病变　主要有先天性肥厚性幽门狭窄和贲门失弛缓症。

4.胃其他疾病　如胃黏膜脱垂症、急性胃扩张、胃内异物、胃下垂、胃穿孔、幽门梗阻。

【肠道疾病】

(一)炎症性疾病

超声能显示的肠道炎症性病变主要包括急性阑尾炎和克罗恩病。

(二)肠道肿瘤

1.小肠肿瘤　小肠肿瘤分为良性肿瘤和恶性肿瘤。良性肿瘤主要包括小肠平滑肌瘤、小肠脂肪瘤、小肠腺瘤。

2.大肠肿瘤　大肠癌、平滑肌肉瘤。

(三)其他肠道疾病

1.肠梗阻。

2.肠套叠。

四、胃肠道肿瘤性病变

【贲门癌】

贲门癌较为常见,据统计占胃癌的 20.6%,其发生率仅次于幽门癌。超声图像上因贲门的位置相对固定,形态典型,所以与毗邻组织的关系易于识别。这样,超声对贲门癌的诊断较胃其他部位肿瘤为优。声像图表现如下:

1.贲门切面形态失常,内径增大(正常直径 1.5～2.0cm)。

2.贲门部胃壁不规则增厚,黏膜层被破坏,有时可见肿瘤突入胃腔内。

3.管腔偏移、变形,气体强回声偏心,有时可见多个气体强回声反射。

4.部分患者可有肝左叶或胰腺的侵犯,或周围淋巴结转移。此时可在肝内或胰腺内见到肿块图像,或在贲门周围见到肿大的淋巴结呈类圆形的低回声区。

【胃癌】

胃癌占消化系统癌肿的第一位,是最常见的恶性肿瘤,男女发病之比为(2.3～3.6)∶1,发病年龄以50～60岁多见,但年轻患者也不少见。胃癌绝大部分是腺癌,可发生于胃内任何部位,以幽门区最多见,其次为贲门区及胃体区。病理上可分为早期胃癌和中晚期胃癌。早期胃癌病变仅限于黏膜及黏膜下层,直径在5～10mm者称小胃癌,直径<5mm者称微小胃癌,可单发或多发。中晚期胃癌也称为进展期胃癌,癌性病变侵及肌层或胃壁全层,常有转移。

(一)声像图表现

1.早期胃癌　因病变较小,经腹壁探测显示困难,应用超声内镜(EUS)检查有可能做出诊断。EUS可见黏膜和黏膜下层结构显示不清,癌瘤呈乳头状向腔内突起或呈强回声斑块,边界欠清晰。若为凹陷型,则可见病变处黏膜中断,并有不规则的浅凹陷形成。

2.中晚期胃癌　根据不同肿瘤的形态及病理所见,声像图可分为三型。

(1)肿块型:肿瘤呈结节状或不规则蕈伞形向胃腔内生长,肿瘤部位胃壁显著增厚,正常结构层次消失。

(2)溃疡型:在肿瘤所致的增厚胃壁内膜面可见溃疡形成不规则凹陷区,呈"火山口"样图像。

(3)浸润型:癌肿在胃壁各层浸润生长,胃壁大部分或全部不规则增厚,呈僵硬状,胃腔狭窄。

3.胃动力学改变　癌肿侵犯的胃壁呈僵硬状,蠕动波减弱或消失。如胃窦部肿瘤可引起幽门梗阻,导致胃内容物潴留,胃内可见大量无回声区及杂乱光点回声,有时在近幽门窦部见光点呈逆运动。

4.胃癌可转移至肝、脾、卵巢等脏器　在上述器官内可见转移灶图像。转移到肝门周围、胰腺旁、腹部大血管周围的淋巴结,超声可显示为低回声结节或融合成分叶状低回声团块。当癌肿浸润腹膜时,腹腔内出现腹水无回声区。

5.彩色多普勒血流显像(CDFI)　在胃癌肿块内可探及动脉血流信号。

(二)鉴别诊断

胃良性溃疡与溃疡型胃癌的鉴别诊断有重要意义。鉴别的目的是对胃恶性肿瘤做出早期诊断,及时得到手术治疗。典型的进展期胃癌,超声可做出诊断,部分非典型的溃疡型胃癌与良性溃疡难以鉴别,需做胃镜活检明确诊断。二者鉴别诊断见表12-1。

表 12-1　胃良性溃疡与溃疡型胃癌的超声鉴别

	胃良性溃疡	溃疡型胃癌
溃疡大小	一般较小	常较大(大于2.5cm)
溃疡形状	半圆形凹陷状,光滑,口底一致	火山口状,凹陷不规则,口小,底大
溃疡底部	平滑,回声强	不平整
周缘胃壁	隆起,对称,回声较强,均质,一般小于15mm	隆起,不对称,回声减低,不均质,多数大于15mm
黏膜皱襞	溃疡周围呈放射状显示黏膜"纠集征"	有中断征象
胃壁蠕动	可正常	病变处呈僵硬状,蠕动消失
有无转移	无	有

肿块型胃癌还须与胃息肉、胃腺瘤、胃平滑肌肉瘤等相鉴别。

(三)临床意义

应用胃造影剂显像可显示充盈的胃壁层次结构,对胃壁癌肿的部位、大小、形态、内部回声,以及有无其他脏器及周围淋巴结转移等情况做出诊断。此诊断方法具有非创伤性,且简便易行,特别是对老年人,有高血压、心脏疾病,且不宜做胃镜检查者更有意义。对于部分不能明确诊断者仍需进行胃镜及活检病理明确诊断。

【胃恶性淋巴瘤】

胃恶性淋巴瘤是源于胃黏膜下淋巴组织的恶性肿瘤。肿块常位于胃体窦部,可为单发或多发性的肿块。

(一)声像图表现

1.胃壁呈弥漫性增厚或局限性肿块,正常胃壁的结构消失。

2.增厚的胃壁或肿块内部回声较低,后方回声略增强,提高仪器增益可见肿块内部呈多结节状结构。

3.胃腔狭窄的程度不严重。

4.溃疡型肿瘤可显示溃疡凹陷,无溃疡的肿瘤表面可见完整胃黏膜层回声。

5.彩色多普勒血流显像(CDFI):较大的肿瘤内部可见血流信号显示。

(二)鉴别诊断

胃恶性淋巴瘤应与胃癌、胃平滑肌瘤鉴别。胃恶性淋巴瘤质地较软,探头加压时能使肿块变形,肿块回声较胃癌回声低;胃平滑肌瘤起源于胃壁的肌层,肿块境界清楚,回声均匀,根据此特征可予以鉴别。

(三)临床意义

根据胃恶性淋巴瘤实质回声低,呈多结节样改变,并且肿块质地较软,胃腔的狭窄程度不严重,超声对本病的诊断具有一定的价值。

【胃平滑肌瘤】

胃平滑肌瘤是最常见的一种良性肿瘤,起源于胃壁肌层。绝大多数为单发,仅有 2% 的患者可发生恶变。肿瘤较小时(<2cm),患者可无任何症状,当肿瘤生长较大或伴有溃疡形成时,常可产生胃部压迫不适或上消化道出血等症状。

声像图表现:

1.胃壁肌瘤处肌层明显增厚,多呈圆球形、椭圆形或哑铃状的低回声肿物,内部回声均匀,边缘光滑,界限清晰。

2.肌瘤以单发者多见,多发生于胃上部,大小常在 5cm 以内。

3.肌瘤周围的黏膜层、浆膜层光滑完整,部分肌瘤的黏膜面伴有溃疡凹陷。

4.按肿瘤部位不同,声像可分为三型。

(1)腔内型:位于黏膜下,向腔内生长,局部胃腔变窄。

(2)壁间型:肌瘤在肌层同时向腔内外生长,呈哑铃状向内突起。

(3)腔外型:肌瘤位于浆膜下向腔外生长隆起。

【胃平滑肌肉瘤】

胃平滑肌肉瘤较少见,占胃肿瘤的 2.47%。发病年龄较胃癌小。少数为原发性,大部分由良性平滑肌瘤转化而来。病变多半位于胃的近侧部,可单发或多发。直径一般在 5cm 以上,较大。肿瘤呈球形或分叶状,内部常发生出血、坏死、囊性变。

（一）声像图表现

1.肿瘤较大,形态不规则,边缘回声毛糙。

2.内部回声不均质,可见出血、坏死形成的不规则无回声区及高回声区。

3.黏膜面常有较深的大溃疡形成,并可与液化区贯通,使肿物内部形成假腔。

4.常有肝脏或周围淋巴结转移。

5.CDFI:肿瘤周边及内部可见动脉血流信号。

（二）鉴别诊断

胃平滑肌瘤与胃平滑肌肉瘤的鉴别见表 12-2。

表 12-2　胃平滑肌瘤与胃平滑肌肉瘤的鉴别

	平滑肌瘤	平滑肌肉瘤
大小	较小	较大,常大于 5cm
形态	多呈圆球形	不规则形或呈哑铃形
周缘边界	清晰、较光滑	不光滑,略毛糙
内部回声	呈低回声,均质　强弱不均,内有多发性	无回声区
生长速度	慢	迅速
转移病灶	无	有

（三）临床意义

胃平滑肌瘤作为常见的良性胃肿瘤在胃镜和 X 线检查时呈胃隆起性病变,然而部分病例经上述两种方法检查仍不能做出鉴别,采用胃声学造影检查,不仅可确定肿瘤的性质、胃外何种脏器压迫及有无转移灶,而且可对其良、恶性可做出鉴别。

五、胃息肉

胃息肉可分真性息肉和假性息肉两种,假性息肉是由黏膜炎性增生形成。真性息肉又称息肉样腺瘤,最常见由增生的黏膜上皮构成,可单发或多发,外形呈球形,表面光滑,多数有蒂,一般小于 2cm,可发生在胃的任何部位。此肿瘤的癌变率高达 1/3 以上。一般大于 2cm 的肿瘤就应考虑恶变的可能。早期通常无明显症状,如肿瘤较大或表面糜烂时,溃疡可引起上腹部不适、腹痛及消化道出血等症状。

【声像图表现】

1.胃息肉多呈低回声或中等回声团块,自黏膜层向胃腔内突出。

2.息肉形态为乳头状或指状,有蒂与胃壁相连,大小为 1～2cm,多为单发,也可多发。

3.胃壁各层结构正常。

【鉴别诊断】

（一）胃息肉与胃黏膜脱垂症鉴别

胃黏膜脱垂症显示胃窦部肥厚的黏膜随胃蠕动经幽门管进入十二指肠,随后又可随蠕动波消失回复到胃窦部。肥厚隆起的黏膜因炎症、水肿层次模糊,常呈不均质回声,无蒂部显示,可与息肉鉴别。

（二）胃息肉与慢性肥厚性胃炎鉴别

慢性肥厚性胃炎,声像图改变为胃壁的黏膜弥漫性增厚,呈高回声绒球样团块突入胃腔内,使胃腔内呈"花环"状,胃壁其余各层结构正常。

（三）胃息肉与隆起性胃癌鉴别

胃癌的癌瘤呈不规则隆起,也可呈息肉状突入胃腔,表面呈结节状,一般直径大于2cm,肿瘤基底较宽,内部回声为低回声,且不均匀。

【临床意义】

采用胃声学造影剂显像,有助于胃息肉的显示,通过追踪观察可了解胃息肉的增长情况。

六、胃肠道非肿瘤性病变

【胃溃疡】

胃溃疡是消化道最常见的疾病之一,可发生于任何年龄,但以45～55岁最多见,胃溃疡多位于胃小弯,近幽门处更为多见,尤多见于胃窦部(约占75%)。溃疡通常只有一个,呈圆形或椭圆形缺损,直径多在2cm以内,偶尔可更大些,少数患者可有多个溃疡。临床表现为患者有慢性、节律性、周期性上腹疼痛,部分病例有反酸、嗳气等症状,可并发呕血、便血、幽门梗阻及急性胃穿孔等病变。

（一）声像图表现

1.溃疡底部胃黏膜面出现凹陷,凹陷区形态规整,底部光滑,边缘对称稍隆起,呈"火山口"样改变。

2.凹陷基底部及周围增厚的胃壁呈低回声,部分可呈高回声。

3.凹陷表面可见斑点状的高回声。

4.胃壁蠕动一般正常,较大溃疡者局部胃壁蠕动可减弱。

（二）临床意义

超声对诊断胃溃疡敏感性较低,对表浅或较小溃疡及胃底、体部溃疡易漏诊,不能作为常规方法用于临床,此病确诊仍需胃镜检查及活检病理诊断。但对胃溃疡的大小、深度及治疗愈合情况可作动态观察,也可了解溃疡有无恶变及胃外转移的情况。

【胃壁囊肿】

胃壁囊肿较为少见,多数囊肿继发于胃壁的迷走胰腺,为胰液潴留所致的假性囊肿。

声像图表现为胃壁的黏膜下可见囊性的圆形或类圆形无回声区,囊壁薄而光滑。

【贲门失弛缓症】

又称贲门痉挛,是食管-肌肉功能障碍所致的一种疾病。导致下食管括约肌呈失弛缓状态,临床表现为吞咽困难、胸骨后疼痛及食物反流。本病常见于20～40岁,男女发病率相似。声像图表现如下:

1.空腹显示食管下段明显扩张,部分呈迂曲状,近贲门管处食管长轴呈尖锯状。

2.扩张的食管内可见潴留的液体无回声区及食物形成的光点或光团回声。食管蠕动增强,内容物呈往返运动或逆运动。

3.当食管下段管腔充盈达到一定程度时,内容物可暂时通过贲门入胃,继而又重新阻塞。

【先天性肥厚性幽门狭窄】

先天性肥厚性幽门狭窄是新生儿常见腹部外科疾病。病理改变为幽门全层肌肉肥厚、增生,以环形肌更为显著。整个幽门形成纺锤形肿块,可引起幽门机械性梗阻。临床主要表现为呕吐,且逐渐加重,上腹部可见胃蠕动波。大多数病例于右上腹可摸到橄榄形肿块。

（一）声像图表现

1.幽门肌层显示环状增厚，幽门长轴断面呈梭形或橄榄状实质性低回声区，其长度大于20mm，厚度大于4mm，短轴断面直径大于15mm。肥厚的肌层与胃壁回声带相延续，中间为狭窄的幽门管腔。

2.胃腔扩大，排空延迟，近幽门部蠕动消失或出现逆运动。

（二）鉴别诊断

本病依据典型的声像图特征即可诊断，其他各种原因引起的幽门梗阻均无恒定的幽门肌肥厚特征，以此可资鉴别。

（三）临床意义

超声检查可清晰显示幽门部增厚的胃壁及扩张的胃腔，可作为本病诊断的首选检查方法。

【胃幽门梗阻】

引起幽门梗阻的常见原因有：位于幽门部位的炎症反应所致的黏膜充血、水肿或反射性幽门痉挛收缩；慢性溃疡引起的黏膜下纤维化，形成瘢痕狭窄，引起幽门梗阻；肿瘤阻塞幽门通道造成梗阻。声像图表现如下：

1.空腹时可见胃内有大量的液性无回声区，并有大小不等的光点及斑片状回声漂浮其中。

2.幽门管腔内径狭窄变细，胃壁运动可亢进或消失，在胃窦部常见到逆蠕动。

3.胃窦部肿瘤引起的梗阻，可见到肿瘤为实质性低回声区，呈局限性隆起，幽门管狭窄变形。

【急性胃扩张】

急性胃扩张系因胃及十二指肠内有大量内容物不能排出，从而发生胃及十二指肠极度膨胀，国内报告多认为因暴饮暴食所致。胃及十二指肠呈高度扩张状态，胃壁菲薄。患者可有上腹或脐部胀满、疼痛，继之则出现呕吐。腹部检查有振水音，肠鸣音多减弱，甚至消失。

（一）声像图表现

1.胃腔内有大量液性无回声区及食物残渣形成的光点群或光团回声，部分患者十二指肠球部可明显扩张。

2.胃高度扩张，胃壁变薄，胃蠕动减弱或消失。

3.胃腔体表投影占据整个上腹部，下缘可达脐下。

（二）鉴别诊断

幽门梗阻与急性胃扩张的鉴别见表12-3。

表12-3　幽门梗阻与急性胃扩张的鉴别

	幽门梗阻	急性胃扩张
起病情况	缓慢	急
幽门或胃窦部有无病变显示	有肿瘤或溃疡所致的胃壁不均匀增厚	无
胃扩张程度	轻	重
逆运动波	有	无

（三）临床意义

超声检查对幽门梗阻及急性胃扩张可做出及时诊断，为临床治疗提供可靠的诊断依据。

【胃内异物】

胃内异物分为两类：一类是由胃外进入，另一类在胃内形成。前者系由咽下异物及胃壁外伤引起。后者系因进食不能消化的某种物质后在胃内积聚并与胃黏膜凝结而形成（胃石）。临床上患者可无明显症状，亦可有上腹部不适或疼痛。声像图表现如下：

1.充盈的胃腔内可见圆形或椭圆形的强回声团块，有时见弧形强光带，后方伴有明显声影。

2.强回声团块可随体位改变而移动。

3.若胃内有其他异物，则根据异物性质不同，声像图表现各异。

【胃下垂】

胃下垂是由于胃膈韧带与胃肝韧带松弛无力，致使胃小弯水平下降至髂嵴连线以下。十二指肠球部向左偏移，此病多见于瘦长体型的女性患者。轻度胃下垂多无症状，重度胃下垂患者可有腹胀、慢性腹痛、呕吐等症状。

声像图表现：口服胃造影剂可见充盈的胃腔无回声区，当处于站立位时位置降低，胃小弯低于脐水平下。轻度胃下垂者在脐水平下 5cm 以内，中度胃下垂者胃小弯水平在脐水平下 5～8cm，重度胃下垂者胃小弯水平在脐水平下大于 8cm。

【胃肠穿孔】

胃肠穿孔最多见的原因为胃、十二指肠溃疡向深部发展，穿通胃、十二指肠壁引起穿孔，其次为伤寒、急性胃扩张及外伤等原因导致胃肠道急性穿孔。由于胃肠道内容物经破裂孔流入腹腔引起化学性腹膜炎，患者可有骤然发作上腹剧痛，呈持续性。又由于腹膜炎的发生，疼痛可延及全腹，并可向肩背部放射。腹部触诊，腹肌呈板样紧张，且有压痛及反跳痛。声像图表现如下：

1.在肝脏前缘与腹壁间的肝前间隙可见游离气体强回声，其后方有多重反射。有的病例亦可在脾脏前缘及腹壁间显示游离气体强回声。

2.肝肾间隙及腹盆腔内可见到液性无回声区，其内混有胃肠内容物形成的光点、斑片状强回声。胃及十二指肠后壁穿孔时，易与胰腺被膜粘连，将漏出的胃肠液体与腹膜渗出液局限于小网膜囊内，形成网膜囊积液。

3.穿孔被局限者亦可形成局部脓肿或炎性包块，包块形态不规则，边缘模糊，内部回声强弱不均。

4.常伴有肠蠕动减弱或消失、肠腔积气等征象。

5.穿孔大者，偶尔可显示穿孔的部位、大小及胃内容物流向腹腔的征象。

【小肠肿瘤】

小肠肿瘤较少见，仅占胃肠道肿瘤 1.4%～6%，其中 1/4 为恶性。小肠良性肿瘤以平滑肌瘤多见，恶性肿瘤主要为恶性淋巴瘤和腺瘤。以回肠为多见。临床上可有腹痛、腹部包块，部分患者可有大便潜血阳性或有黑便，有的小肠肿瘤侵及腹膜时可有腹水。声像图表现如下：

（一）小肠平滑肌瘤

位于小肠某一部位可见圆形或椭圆形、分叶状的实质性低回声肿块，边缘光滑，包膜完整，内部回声均匀，在腹腔内可呈移动性肿块，肿块多小于 5cm。

（二）小肠平滑肌肉瘤

肿瘤体积多较大（大于 5cm），形态不规则，内部回声强弱不均，如有坏死、液化，可在肿瘤内见到不规则无回声区，有转移者可见周围淋巴结肿大和肝内有转移性肿块图像。

（三）恶性淋巴瘤

显示小肠壁全周增厚,呈结节状的低回声。斜断面及横断面扫查可呈"假肾"征及"靶环"征图像。

【大肠癌】

结肠癌、直肠癌也称大肠癌,是胃肠道常见的恶性肿瘤,占全部胃肠癌的第二位,其中以直肠癌最为多见,占58.4%,乙状结肠癌次之。近年来近侧结肠癌的发病率逐渐上升,肉眼观可将大肠癌分为三种类型:

1.肿块型　癌肿呈菜花样肿物,向肠腔内突起。

2.溃疡型　癌肿溃疡面为中央凹陷,周围隆起。

3.浸润型　癌肿沿黏膜生长蔓延,使肠腔呈环状狭窄。

实际上临床所见常为三种类型的混合,但必以其中一种类型为主要表现。其临床表现由于左右两侧大肠各在解剖及生理功能上有所不同、发生癌瘤后症状亦不相同。右侧结肠癌依次以腹部肿块、腹痛及便血、贫血为多见。直肠癌以便血、便频、便细最为多见。晚期均可出现腹水和肝、淋巴结转移等征象。

声像图表现:按肿瘤的形态及生长方式可分为表12-4中所列的五种类型。

表 12 -4　大肠癌声像图分型要点

类型	声像图特征
肠壁增厚型	肠壁因癌组织浸润生长多呈不规则增厚、僵直,正常肠壁层次结构消失。横断面见增厚的肠壁呈低回声,中心部位为不规则带状或斑点状的肠黏膜和气体强回声,呈"靶环"征,斜断面扫查呈"假肾"征
肠内肿块型	肿瘤向肠腔内生长,呈息肉状、菜花状的低回声团块,内部回声不均匀。肠造影剂充盈可见部分肿块有蒂,大多数癌肿呈不规则的椭圆形改变,附着面较大,游离面较小,肠黏膜中断,周围肠壁多正常,肠腔变窄
溃疡型	肿瘤显示为边缘隆起、中心部凹陷、基底部粗糙不平的低回声肿块,外观呈"火山口"状,往往侵入整个肠壁使肠腔变窄
肠外肿块型	超声显示孤立的低回声肿块向腔外生长凸起,且肠腔气体强回声明显偏移到肿块边缘。管腔受压,但狭窄变形不明显
混合型	肿瘤向腔内、腔外均凸起,无包膜、界限不清,并侵犯肠壁全层

【急性阑尾炎】

急性阑尾炎系最常见的外科急腹症,按其病理改变可分为:

1.单纯性阑尾炎　为病变早期,阑尾有充血、水肿和白细胞浸润的改变,呈轻度肿胀,腔内有少量积液或积脓。

2.化脓性阑尾炎　阑尾壁各层均受累,并形成小脓肿,阑尾肿胀明显,腔内积脓,阑尾周围的腹腔内可有脓性物积聚。

3.坏疽性阑尾炎　阑尾壁缺血,常合并有穿孔,阑尾区有较多的渗出液。

（一）声像图表现

阑尾位置较深且多变,因肠气干扰,正常时超声极少能显示。当阑尾发生炎症时,因肿胀其内径达7~10mm甚至以上时超声易显示。

1.单纯性阑尾炎　阑尾呈肿胀的管状或指状结构,壁增厚,中央阑尾腔内为无回声区,周围绕以肿胀的阑尾壁呈强(黏膜层)、弱(肌层)、强(浆膜层)回声结构。

2.化脓性阑尾炎　可见阑尾膨胀呈囊状,为低或无回声区.腔内有大量脓性物质形成的光点、光斑或光团,如有粪石,可见强回声光斑或光团,后方伴声影。阑尾壁增厚,周边毛糙、模糊。

3.坏疽性阑尾炎　阑尾边缘无连续性,壁明显增厚,轮廓不清,呈不规则低回声区,内部回声杂乱。

4.阑尾炎穿孔　右下腹显示为炎性包块或阑尾周围脓肿。包块为边缘轮廓模糊、形态不规则的低回声或无回声区,内部常有光点、光斑或气体强回声。右下腹及盆腔内可出现无回声区,内有脓液的光点回声。并发腹膜炎时,可见因肠麻痹引起的肠管扩张,肠蠕动减弱或消失。

(二)鉴别诊断

急性阑尾炎需与尿道结石、肠道炎症、肠套叠等相鉴别,对女性患者还应与附件炎、宫外孕、黄体囊肿破裂、卵巢肿瘤蒂扭转等急腹症鉴别。在鉴别上应结合临床资料和各种疾病的声像图特征加以考虑。

(三)临床意义

高分辨率超声仪对急性阑尾炎显示率较高,可直观地显示肿胀阑尾的大小、部位及周围渗液,有无脓肿形成等征象,有利于临床选择合理的治疗方案。

【克罗恩病】

克罗恩病又称局限性肠炎、节段性肠炎或肉芽肿性小肠结肠炎,是一种慢性炎症性肠道疾病。消化道各部位均可发病,以回肠末端最常见,约占90%。发病年龄多在15~30岁。病变主要累及肠壁全层,常呈节段性分布,相应的肠系膜淋巴结也受累。临床表现为起病缓慢,病程较长,脐周或右下腹疼痛及腹泻糊状粪便为主要症状。少数有低热或中等度发热及便血。声像图表现如下:

1.小肠回盲部或结肠某一段肠壁增厚,多呈均匀或结节状的低回声。管腔变形狭窄,肠内容物通过不畅,近端肠管可扩张。

2.瘘管形成时,肠周围脓肿形成可显示为不规则无回声区或低回声区。

3.病变周围可见肿大淋巴结呈类圆形或椭圆形均质性低回声区。

【肠梗阻】

肠梗阻是外科常见的急腹症,可由于肠粘连、肠扭转、结肠癌、肠套叠、肠蛔虫团、肠结核等原因引起,肠腔内容物不能正常运行或通过肠道发生障碍。肠梗阻的病理改变为肠管扩张,积液和积气,最终发生穿孔和坏死。机械性肠梗阻时,其上端肠管蠕动亢进,麻痹性肠梗阻时,肠管蠕动波消失。临床表现:腹部阵发性绞痛,伴有肠鸣音亢进、呕吐、腹胀。完全性肠梗阻时,无排便排气。声像图表现如下:

1.肠管扩张伴肠腔内积液和(或)积气,扩张的小肠内径大于3cm、结肠内径大于5cm。肠管内见积液的无回声区及肠内容物为浮动的斑片状和气体强回声。

2.梗阻部位的上段可见扩张的肠管蠕动增强,次数频繁,肠腔内的斑片状回声呈往返或漩涡状流动。麻痹性肠梗阻时,受累的肠管高度扩张,肠蠕动减弱或消失。

3.肠管扩张的状态随肠管的不同部位而有所不同。十二指肠、空肠及回肠扩张时,肠壁光滑平行,呈管状;结肠因结肠带短于肠管的长度,使肠管皱缩形成结肠袋状扩张。

4.肠黏膜皱襞水肿增厚。此征象主要表现在空肠,因其黏膜形成发达的环状皱襞,超声显示为无回声区内见两侧肠壁向肠腔内延伸的多条平行线状高回声,呈"鱼刺"状或"键盘"征改变。

【肠套叠】

一段肠管套入邻近的肠管内称为肠套叠,多为近端套入远端,是小儿外科急诊常见病之一,成人较少见。肠套叠部肠壁折叠可形成三层,最外层肠壁称为鞘部,进到内面部分的最内层及返折壁组成套入部。鞘部的开口处为颈部,套入部前端为顶部。

（一）临床表现

为突然发生的腹痛,间隙性反复发作,常有呕吐,发作数小时后多数排果酱样黏液便,而 80% 的病例可在腹部触摸到腊肠样包块。

（二）声像图表现

肠套叠的横断面图像显示为"同心圆"征,即套叠的鞘部反射形成一较大的外圆,是一层较厚、较均匀的低回声环带,为鞘部黏膜水肿所致。低回声带中心部可见一高低相间的混合回声或呈弥漫性较高回声的结构,边缘轮廓多不规则,主要是套入部肠管形成反折的浆膜及内层黏膜相互重叠挤压所致。中心部为肠腔内容物及气体强回声团。套叠部的纵断面呈"套筒"征或"假肾"征。

（厉玉彬）

第十三章　腹部超声诊断

第一节　肝脏

肝脏是人体最大的器官,也是最大的声窗。男性的肝脏重量为 1.4～1.8kg,女性为 1.2～1.4kg,成人的肝脏约占体重的 1/40,而胎儿和新生儿为体重的 1/8,其形态大致呈楔形,左侧边缘薄且锐利。

一、主要功能

1.肝脏每天可产生 700～1200ml 胆汁,清除破碎的血液细胞所形成的胆红素,并分泌产生胆汁。如果胆汁不能排泄到十二指肠,血清胆红素水平升高并产生黄疸。

2.合成大多数血清蛋白,这可促进组织液的重吸收,否则可导致组织水肿。

3.产生肝素避免血管内凝血。

4.形成凝血酶原、纤维蛋白原以调节凝血机制。

5.将剩余的碳水化合物、蛋白和脂肪转化为肝糖原,维持正常血糖浓度。肝衰竭或肝切除后可引起致命性低血糖。

6.脂肪储存转运调节。

7.某些维生素、矿物质和糖类的储存。

8.储备机体所需的抗贫血因子、维生素 B_{12}、维生素 A 和 D。

9.进行乙醇的代谢、某些药物的降解,以利于经肾脏排泄。

10.去除氨基酸含氮的部分,变为尿素,最终经肾脏排泄。

11.存储铁。

12.产生抗体、免疫因子,清除血流中的细菌。

13.调控胆固醇的产生和分泌。

14.产生近半数的淋巴液。

二、解剖学概要

肝脏分五个面,即上、前、背、右侧和脏面,正常情况除前面和脏面交界处比较锐利外,其余的几个面彼此交汇的边缘较圆钝。

肝脏大部分位于右季肋部,向左侧延伸至上腹部和左季肋部,受肋骨和肋软骨的保护。肝脏的膈面呈曲面且光滑,位于右膈下方。肝脏由四个叶组成,即较大的右叶和较小的左叶(占右叶的1/6),以及位于下方或脏面的方叶和尾状叶,目前通常认为方叶是左叶的内段,它和左肝外段形成左叶。方叶(肝中段)位于前部,其左界是肝圆韧带,右界是胆囊。尾状叶位于后部,左界是静脉韧带,右界是下腔静脉(图 13-1-1、图13-1-2)。

　　肝脏上面光滑,通过冠状韧带和左右三角韧带与膈肌相连。肝脏面比较复杂,它包括肝门和许多韧带形成的陷窝和裂隙。肝门包含进出肝脏的血管和胆管,如门静脉、肝动脉、胆总管、交感和副交感神经以及淋巴管。

【肝脏通过和毗邻脏器接触形成一些凹陷或压迹】

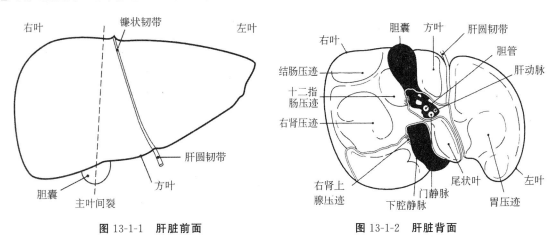

图 13-1-1　肝脏前面　　　　　　　　图 13-1-2　肝脏背面

右叶:

1.结肠肝曲形成的结肠压迹。

2.右肾形成的右肾压迹。

3.右肾上腺压迹。

4.十二指肠压迹。

左叶:胃形成的胃压迹。

　　传统上通过镰状韧带将肝脏分为左叶和右叶,镰状韧带向前延续为肝圆韧带(左脐静脉的残迹),连接脐部和隔肌,向后和下腔静脉延伸时形成静脉韧带(静脉导管的残迹)。1954 年 Couinaud 依据门静脉和肝静脉走行将肝脏分为八段,通常用于肿瘤治疗前的准确定位(图 13-1-3)。

　　肝脏背面的中间有一深的凹陷,在此与脊柱相邻,下腔静脉走行于其右侧。肝脏的前面,通过镰状韧带与腹前壁相连,镰状韧带为双层的腹膜反折形成。

(一)血液供应

　　门静脉携带从胃、脾脏、胰腺和大小肠的血液入肝,其中富含肠道吸收的营养物质,门静脉血流占肝脏血供的80%。

　　肝动脉起源于腹主动脉前上部的腹腔干,占肝脏血供的20%。

(二)静脉回流

　　肝脏通过三条主要肝静脉,即肝右、肝左和肝中静脉回流,将血液直接注入膈下的下腔静脉上部,其中肝右静脉单独汇入下腔静脉,肝左和肝中静脉汇合后注入下腔静脉前部。某些短的肝静脉、肝下静脉群通过尾状叶和下腔静脉之间的血管引流部分肝血液(图 13-1-4)。

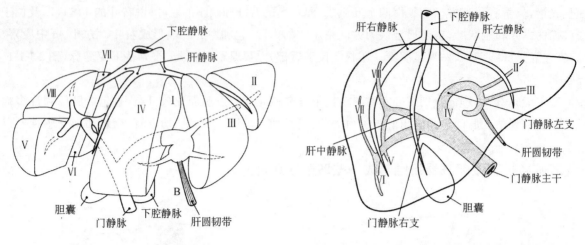

图 13-1-3　Couinaud 肝脏分段　　　　图 13-1-4　肝脏门静脉血供和肝静脉回流

（三）胆汁引流

左、右肝管在肝内或肝外形成肝总管,可使胆汁流入胆囊和十二指肠。肝门位于方叶之后、尾状叶之前。

（四）淋巴引流

淋巴管注入沿肝动脉分布的肝组淋巴结,经肝门出肝,并穿过肝十二指肠韧带。因此,淋巴结肿大时扫查肝门非常重要。

（五）血管的位置

门静脉位于胆管和肝动脉的后方,胆总管位于门静脉前外方,而肝动脉位于门静脉前内方。门静脉进入肝脏后分成左右两支,右支转向右肝后即分为前后两支;左支走向左前方,同时发出分支到右肝其余部分和左肝。肝动脉和胆管分支与门静脉分支相伴行。

解剖上根据镰状韧带将肝脏分为左、右两叶,但其血管分布与分叶并不完全相同。而根据功能划分的左、右肝叶大小相等,血管分布也基本一致,这种划分方法是根据位于胆囊床和下腔静脉之间的大致与肝中静脉走行一致的主叶间裂将肝脏人为分为左、右肝叶。门静脉左支供应肝方叶、部分尾状叶以及肝左叶的血液。

下腔静脉位于肝后面的槽沟内,位置偏右,有时被肝脏组织包绕。腹主动脉位于腹膜后、尾状叶的后方,正好在上 4 个腰椎的左前方。

（六）毗邻关系

1.上方和前方　膈肌和前腹壁。

2.下方　胃、胆管、十二指肠、结肠肝曲、右肾和肾上腺。

3.后方　食管、下腔静脉、主动脉、胆囊、脊椎和膈肌。

（七）体表标志

肝上界为右乳头下方(第 5 肋)经胸剑关节至左锁骨中线上左乳头下方的连线。右肝下界可达肋下1cm,肝下界投影是中线幽门平面交点和左乳头中下方肝左叶侧缘的连线(图 13-1-5)。

1.Reidel 叶是位于右肾前方肝右叶的舌状突出,一般 2～5cm 长,形状不规则,颈部狭小(几乎呈蒂状),或看似肝脏向下的延伸。属于先天性畸形,常被误认为增大的胆囊、胰腺、肾脏肿块或肝肿大,此时肝左叶一般较小。

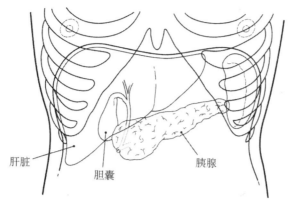

图 13-1-5　肝脏的体表标志

2.尾状叶有时比较小或呈舌状向肝左叶下方延伸。

3.肝左叶较小伴肝右叶代偿性肥大,并出现较深的肋骨压迹。

4.肝左叶缺如很罕见,是由于肝左静脉闭塞所致。

5.肝左叶萎缩可能与门静脉左支受压有关。

6.女性由于装束过紧,可引起正常肝脏的形状发生改变,目前尚未被证实。

7.肝脏完全或部分性转位相当罕见,其发生机制尚不清楚。

（九）触诊

病人取仰卧位,将左手向后放在右侧肋骨下位托起肝脏,右手置于右肋缘下向内上触诊肝脏,嘱病人深吸气,则可触及肝脏边缘,特别是瘦长体型者。正常肝脏边缘较韧、锐利且光滑。

（十）实验室检查

甲胎蛋白	$< 25\ \mu g/L$
癌胚抗原	$<5\mu g/L$
血清胆红素	$< 20\mu mol/L$
丙氨酸氨基转移酶	$5\sim30U/L$
天冬氨酸氨基转移酶	$10\sim40U/L$
碱性磷酸酶	$40\sim110U/L$
血清白蛋白	$35\sim55\ g/L$
凝血酶原时间	$12\sim16s$
γ-谷氨酰转移酶	$11\sim50U/L$(男)
	$7\sim30U/L$(女)

三、检查方法

（一）病人检查前准备

1.禁食 6 个小时使胆囊膨胀。检查时不能进含气、含脂的饮食,同时不能进行经口的其他检查。

2.假如要进行胆道系统检查,儿童要禁食 4 小时,婴儿可以用一瓶葡萄糖水代替奶,不需其他特别准备。

3.检查时婴儿和糖尿病病人优先。

（二）仪器

成人或儿童应选用频率为 3.5～5MHz 的扇形或凸阵探头,婴儿可选用频率为 7.5MHz 的探头。由于扇形探头接触面小更适合经肋间扫查肝脏。

（三）扫查技术

由于病人体型差异较大，必须注意肝脏可能所处的位置，许多解剖结构可以干扰扫查，包括右上方的肺和膈肌、侧前方的肋骨、背面的肋骨和肌肉、下方的结肠肝曲和横结肠内的气体以及左下方的小肠和胃。

【扫查时病人应采取的体位】

1.仰卧位

2.左后斜位（LPO）

3.左侧卧位（LLD）

【通常采用的扫查切面】

1.纵切面

2.横切面

3.斜切面

【检查途径】

1.肋缘下

2.肋间

（四）病人体位

1.仰卧位　根据病人情况，检查时平静呼吸，必要时可深吸气。

(1)纵切面扫查：把探头置于剑突下观察膈肌和肝下缘，可上下调整探头角度。肝脏下缘很锐利（如果变钝，则提示弥漫性肝病），向左侧缓慢调整探头角度以显示肝左叶和肝左静脉，然后将探头慢慢地调回到中线，观察门静脉和肝中静脉。向右轻轻调整探头角度观察肝右叶，同时上下调节扫查角度。在纵切面上寻找静脉韧带、主动脉和下腔静脉。

将探头移到右侧，调至纵切位置，寻找肝右静脉、门静脉和胆管，于肋下向上调整探头角度以观察肝脏。寻找右肾，比较它和肝脏实质的回声强弱，此时应避开结肠内气体的干扰，可嘱病人深呼吸，使肝脏进一步下移，或让病人取左侧卧位。在病人变换体位前，可寻找肝脏表面、侧面及肝下间隙有无游离液体。

假如肋下扫查未发现异常，则需经肋间进行扫查。在腋中线将探头置于肋间，要求扫查平面与肋间隙平行，否则肋骨声影干扰。病人可将手伸过头顶以增大肋间隙（吸气可使肋骨升高，即吊桶效应）。可在不同肋间进行扫查，经肋间扫查可更好地显示肝脏侧面的一些细节。事实上应该在更高的肋间进行检查，膈肌穹隆可在肝脏和探头之间上下活动。

(2)横切面扫查：将探头横置于剑突下方，左右调整角度尽可能远地显示肝左叶和右叶，向头侧调节探头以观察膈肌、肝叶、肝实质及三条肝静脉汇入下腔静脉处，识别肝左右叶之间的肝圆韧带。

(3)斜切面扫查：肋缘下以适当角度用超声波束的长轴进行扫查，理论上可获得肝脏最大切面，仔细检查肝门及入肝血管。

病人取仰卧位开始肝脏扫查，肠内气体经常移位，取左后斜位或左侧卧位可获得较好的声像图，病人取仰卧位时探头对体表的关系基本是相同的。

2.左后斜位　让病人向左转45度，适当给予支撑使病人感觉舒服。抬起右臂使肋骨升高，肝脏可稍微下降有利于观察，同时大肠内的气体上升并从中腹部移开。

3.左侧位　让病人再向左转体45度，同时臀部、膝部略微弯曲以保证体位的稳定。该体位适合于位；肥胖病人的观察。检查时应考虑技术的灵活性和病人的状况来决定是否改变体位。

【注意事项】

1.扫查肝脏时,应追踪和观察所有血管的粗细和分布规律,也应注意肝实质是否正常。同时应该观察肝脏周脏器、血管是否正常和是否存在游离的液体。应从膈肌到肝下缘全面扫查肝脏,技术不过硬者常漏诊膈下病变。

2.如果肝脏小而脾脏过大,应考虑内脏转位的可能,并仔细检查进出血管的情况。

(五)胎儿和新生儿的扫查技术

根据病儿的体态,选择 SMHz 或 7.5MHz 的扇形或凸阵探头进行扫查,取仰卧位,从前面开始。

(六)基本切面

1.纵切面 经左肝显示膈肌、肝脏下界、血管、肝实质和形态。

2.经肝右叶的切面 应包括右肾,以比较回声强弱。

3.横切面 显示肝静脉、下腔静脉汇入部、肝实质和尾状叶的三个切面。

4.纵斜切面 显示肝门、门静脉、肝动脉和胆总管,以合适的角度观察这些管道的横截面。

四、正常超声表现

如果超声诊断仪的增益设置适当,正常肝脏呈中等回声,整体回声均匀,仅在血管、肝内胆管和韧带处中断,其回声比正常肾脏略强,比正常胰腺回声略低,与脾脏相同。

由于靠近胃和肋骨,肝左叶左界和右叶右界常很难看清楚。肝脏的下缘比较锐利,如果变钝,则提示某些弥漫型肝病。

(一)肝内血管表现

1.肝静脉 向后上方走入下腔静脉,其本质是肝内静脉窦,壁薄或无壁,一般看不到静脉壁回声,靠近下腔静脉逐渐变粗,最宽处管径接近 10mm。

2.门静脉 门静脉最大内径约 13mm,一般约 10mm,呈明亮、较厚、回声较强的纤维脂性壁结构,进入肝脏之后向右发出分支,然后向前、向后发出分支。门静脉左支向左前方弯曲走行。

3.肝总管和胆总管 位于门静脉的前内方,管径细、壁薄、明亮,在肝动脉跨过门静脉的位置上内径大约 4~5mm,管径每 10 年可增加 1mm。正常肝内胆管太细不能看到,其最大径约 2mm。

4.肝动脉 在门静脉的前内方走行,位于门静脉和胆总管之间。其位置变异很大,10%~15% 位于胆总管前方。

(二)其他结构

镰状韧带、肝圆韧带位于肝左右叶之间,是脂肪包绕的纤维性结构,在肝脏的横切面上呈圆形、强回声斑块,在纵切面上呈强回声带(图 13-1-6)。

胆囊床和下腔静脉之间的主叶间裂把肝脏分成左右两叶。

静脉韧带位于尾状叶的前方,使得这部分肝脏看起来比别的肝脏组织回声弱,可被误认为肿块。

(三)正常大小

正常肝脏一般在右锁骨中线上,从膈肌到下缘大约 10~13cm 长(个别可达 15cm),文献报道的正常值差异很大。如上腹部脏器正常,肝脏下缘超过右肾则说明肝脏增大,如果肾脏靠近膈肌或在某些瘦长型病人,则不然。

在门静脉水平,正常尾状叶小于肝右叶的 2/3。

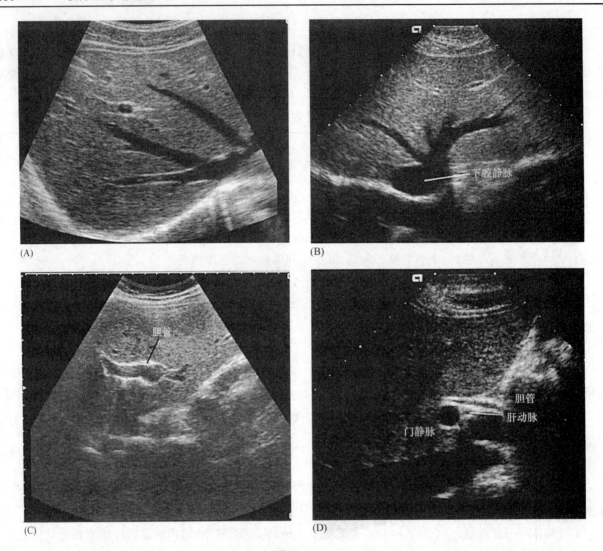

图 13-1-6

(A)肝斜切面显示肝静脉;(B)横切面显示肝静脉汇合部;(C)斜切面显示门静脉和胆管右支;(D)右肝斜切面显示胆管进入肝脏

【注意事项】

触诊发现明显的肝肿大,并不一定是腹部病变所致,也可见于以下原因:

1.气管阻塞性疾病所致的膈肌下降。

2.胸膜渗出。

3.膈下肿物/脓肿。

4.Reidel 叶。

5.右肾低位。

(四)正常脉冲多普勒表现

肝动脉血管阻力低,特征性表现为高收缩相频谱(图 13-1-7A),肝静脉呈三相波样频谱(图 13-1-7B),门静脉呈连续性低速血流,受呼吸运动的影响,平均速度约 15cm/s(范围在 12~20cm/s)(图 13-1-7C)。

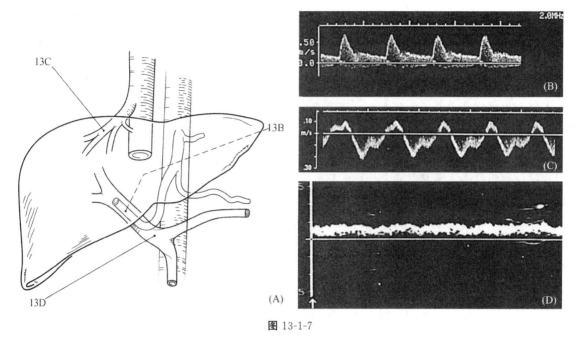

图 13-1-7

(A)肝血管和多普勒频谱信号;(B)正常肝动脉多普勒频谱;(C)正常肝静脉多普勒频谱;(D)正常门静脉血流频谱

五、病理学分类

根据超声表现,肝脏病变可分为局灶性疾病和弥漫性疾病两大类。

(一)局灶性疾病

1.囊肿:单纯性肝囊肿与多囊肝。

2.血管瘤。

3.肿瘤:良性和恶性。

4.感染性疾病。

5.创伤。

(二)弥漫性疾病

1.肝炎。

2.脂肪肝。

3.肝硬化。

4.门静脉高压症。

5.充血性心力衰竭。

6.血管性疾病。

六、局灶性疾病

病灶可以是单发或多发、良性或恶性,有时很难明确判断病灶源于何种器官(例如肝或肾脏),特别是病灶较大时。假如病灶起源于肝脏,呼吸时随肝脏活动,或者病灶周围的血管扭曲变形。如果确定肿块来源困难,可使用 CT、MRI 等以辅助超声检查。

虽然正常肝脏的形态和大小变化很大,但各种病变均能引起肝肿大。有时正常肝脏可存在 Reidel 叶,出现圆钝的游离缘,但弥漫性和其他恶性肿瘤也能使肝脏的下缘变钝。肝局限性病灶或结节可引起肝静脉走行异常,肝脏表面出现团块,腹水时更明显,膈肌表面或大的肝内血管壁上可形成压迹。恶性肿瘤,特别是进展迅速的原发性肝细胞癌可侵犯门静脉、肝静脉,并最终引起堵塞,某些病人可累及下腔静脉,多普勒超声不显示血流信号或出现逆向血流。胆管受侵犯可造成胆管阻塞,并引起肝内胆管扩张。早期恶性肿瘤侵及胆管很少发生黄疸,这是由于某一肝段受累,肝脏能够代偿分泌胆汁,黄疸仅在肝脏被肿瘤广泛侵犯时才发生。

局灶性肝病超声改变可分为如下几种类型:

1.强回声型　肿瘤比周围正常肝组织回声强,如血管瘤、脂肪。

2.低回声型　病灶比周围正常肝组织回声低,且均质,如小肝细胞癌。

3.靶环型病灶　和周围肝组织相比,病灶呈等回声或低回声,周围存在低回声边缘或声晕,膨胀性生长的肝细胞癌声晕较薄(1~2mm),而转移灶较厚(3~5mm)。

4.混合回声病灶　强回声肿块出血或液化时常可见到强回声和低回声混杂改变。

5.镶嵌型病灶　大于4cm的肿瘤如肝细胞癌很少看到,低回声的分隔产生"瘤中瘤"的征象。

6.病灶中心坏死(囊性变)　病灶中心可看到一个无回声区,特别是源于女性生殖系统的恶性肿瘤。

7.钙化灶　不多见,表现为强回声病灶后方伴有声影,见于产生黏液的胃癌或结肠癌形成的转移灶。

8.弥漫浸润性灶　当多结节肝细胞癌增大时可看到,其轮廓模糊。

9.囊性病灶　内部很少出现回声,后方回声增强,大多数是良性病灶。

七、肝脏良性局灶性病变

(一)单纯性囊肿

1.临床表现　囊肿常常是先天性胆道系统发育不良所致,中老年人较多见,女性比男性好发,肝创伤或脓肿也可作为其形成的原因。一般不出现疼痛,不能触及,肝功无变化。

2.超声表现　囊肿壁薄、光滑,边界清,内含清亮的液体而呈无回声,后方回声增强。偶尔囊肿内有薄的分隔,无特别意义(图 13-1-8)。

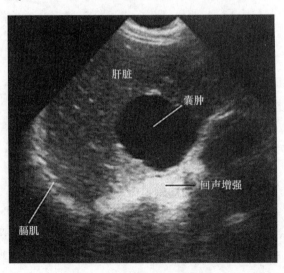

图 13-1-8　肝右叶单发囊肿

【注意事项】

1.注意有无病灶隐藏在囊肿后方回声增强区内；可改变声束方向，如果囊肿位于其他强回声结构的前方，如膈肌，则不出现后方回声增强。

2.肝内胆囊或高位的胆总管囊肿容易被误认为肝囊肿，假如囊肿壁不规则和/或内部出现回声，这可能是肝脓肿、肿瘤坏死液化、血管瘤或转移瘤坏死，假如可疑的话，可引导穿刺抽吸内容物进行细胞学检查（应确保增益设置合适，而不出现囊内回声）。

（二）多囊肝

1.临床表现　多囊性疾病病人中约40%的多囊肾病人可合并多囊肝，而60%多囊肝病人伴有多囊肾。多囊肝可引起肝脏增大。

2.超声表现　肝脏中的囊肿大小、形状不一，肝脏中可以随机存在1或2个囊肿，或整个肝脏被囊样结构占据，多发囊肿后方回声增强可引起肝脏的异常明亮。

由于囊肿的数目众多和大小不一，多囊肝常可引起肝大。如果任何一个囊肿出血或感染，病人可出现不适或疼痛。多囊肝一般无明显的临床症状，对肝功影响不大（图13-1-9）。

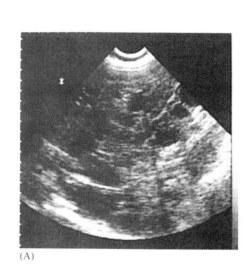
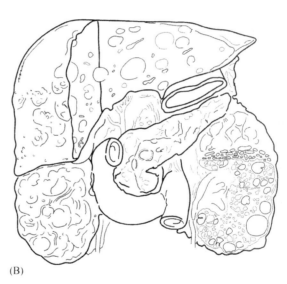

(A)　　　(B)

图 13-1-9

(A)多囊肾累及肝脏；(B)多囊肾可累及的上腹部器官

【注意事项】

1.很难保证其他病变不被囊肿后方回声增强所掩盖，解决的方法是从不同的方向进行扫查。

2.多发囊肿可与多发低回声型肝转移瘤和明显的肝内胆管扩张相混淆，它们都能产生低回声，且后方回声增强。

（三）血管瘤

1.临床表现　海绵状血管瘤是最常见肝脏良性肿瘤，70%～95%见于女性，随年龄增加发病率升高。血管瘤也可见于儿童，可伴有肝肿大、皮肤血管瘤和先天性心力衰竭，这些情况下，发病率和死亡率常升高。血管瘤能向腹腔破溃，但也能自发消失。新生儿往往病情严重，需紧急处理。

2.超声表现　大多数血管瘤直径小于2cm，边界清晰，其中多发小血管呈强回声，且均质。血管瘤多位于肝右叶，靠近肝包膜或血管向外周分布，多为单发，有时也可多发。较大的血管瘤可见浅分叶状边界。有时较大血管瘤可出现明显的后方回声增强，当血管瘤发生坏死和纤维化时，其回声可不均质。

海绵状血管瘤超声表现为较强的回声病灶,边缘不规则状或分叶状,无后方回声增强。如出现引流病灶区的肝静脉增宽,腹腔干和肝动脉扩张而腹腔干远侧的主动脉内径变小时,常提示良性血管性肿瘤,肝脏恶性肿瘤不出现此征象(图13-1-10)。

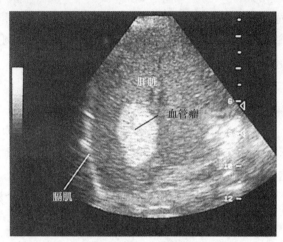

图13-1-10　肝血管瘤

【注意事项】

从其他肝脏局限性病灶辨别出更多的不均质类型很困难。大的血管瘤有时远侧回声增强。如果较小的孤立性病灶呈不均质回声,病人无恶性肿瘤病史,血管瘤的可能性较大的。磁共振检查血管瘤的灵敏度更高,如果疑诊的话,按以往成功的经验还可采取细针活检,但有发生出血的可能。

(四)肝腺瘤

1.临床表现　肝腺瘤很少见,多见于女性,多数与口服雌激素避孕药(OCP)有关。病人出现右上腹部疼痛,能触及肿块,可发生瘤内出血或破溃引起腹腔出血。停服OCP后,肿瘤可萎缩。一般需手术治疗,往往是急诊手术。儿童很少发病,患糖原蓄积症的病人肝腺瘤发病率升高。

2.超声表现　肝腺瘤呈单发、边界清、光滑、圆钝、实性回声肿块,具有部分或完整的包膜。体积可以很大,直径可达5～20cm,超声表现与肝局灶性结节样增生相似,当肿瘤内出血时(60%可出现出血),声像图即发生变化。

放射性核素扫描,肝腺瘤表现为冷结节。

(五)肝脏局灶性结节样增生(FNH)

1.临床表现　这种病很罕见,典型病例以20～40岁女性为主,也可在整个人群中发病。该病在儿童中非常少见。大多数病人无症状,约6%的病人可发生出血,通常采取保守治疗。

2.超声表现　常常为实性、边界清楚的肿块,无包膜,比正常肝组织回声增强或降低,但回声均匀。

【注意事项】

1.直径2～8cm的病灶行放射性核素检查　表现为冷结节,则提示肝局灶性结节样增生。强化CT可见病灶中心星状瘢痕。

2.临床表现　比超声更有助于区分肝局灶性结节样增生和肝腺瘤。

(六)局灶性脂肪肝

1.临床表现　脂肪肝比较常见,是营养失调或毒素影响所致,几周内即可见变化,病灶数天后可消散。

2.超声表现

【注意事项】

1.肝脂肪浸润超声表现与其他局限性病灶相似,其边界锐利、成角;和其他病变不同的是,它不影响静脉结构。超声引导下活检有助于鉴别脂肪性和其他病灶,虽然病变血管不多,但应仔细操作和处理。

2.当肝脏大部被脂肪浸润,常有小的局限性肝组织残余,超声表现为局限性低回声区。方叶一般不受累及,呈椭圆形。

3.肝脂肪浸润可与有回声多发转移瘤或多发血管瘤的声像图表现相似。

八、恶性局灶性疾病

（一）肝细胞癌（HCC）

1.**临床表现**　原发性肝癌(肝细胞癌)是一种常见的恶性肿瘤,特别在远东和非洲的沙哈拉地区。男性发病多,病因包括致癌物(黄曲霉毒素)、血红蛋白沉着病、血吸虫病和已禁用的放射造影剂二氧化钍等。远东地区和西方国家75%～80%的肝细胞癌与肝硬化有关,也可见于乙型肝炎病人。肝细胞癌和源于肝内胆管的胆管细胞癌,病人预后差,大多数在确诊6个月内死亡。婴幼儿极少发病,其高峰年龄是1岁和13岁。

血清甲胎蛋白浓度的正常值小于12KU/L,在慢性肝病时升高,甲胎蛋白水平超过400KU/L可作为肝细胞癌的特异性诊断标准。但在某些小细胞癌,甲胎蛋白一般不会升高到诊断水平,因此超声检查很必要。

诊断肝癌门静脉侵犯,超声优于CT和血管造影,其检出率分别为71%、29%和15%。

2.**超声表现**　肝细胞癌可表现为单发或多发结节,轮廓规则,边界清晰,瘤体可较大(5cm以上),如果和正常肝组织边界不清,则提示弥漫性改变,这种病例肿块边界模糊。肿瘤可侵犯肝脏的大部分区域,肝脏呈强回声或低回声,大多数超声类型为低回声、强回声、等回声(和正常肝组织比较)以及混合回声(图13-1-11)。小的病灶周围可见声晕,约半数病人呈强回声(由于肿瘤坏死和出血所致),小肝癌(直径1～3cm)中的77%呈低回声。据认为,较小的低回声结节比有声晕的较大肿瘤生长更慢,这一点尚未被证实。

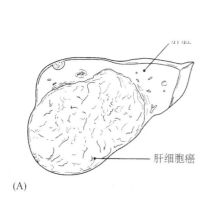
(A)

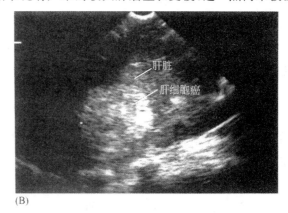
(B)

图13-1-11　肝细胞癌

3.**多普勒表现**　肝细胞癌经常侵犯门静脉系统,脉冲和彩色多普勒检查显示在肿块周围有一特征性血管环状改变。所有直径大于3cm和76%的不足3cm的肝细胞癌可见动脉血流信号。能量多普勒比彩色多普勒更敏感,常用于检测低速血流。

【注意事项】

1.据报道,超声诊断肝细胞癌比 CT、放射性核素扫描或血管造影更灵敏,尤其是对直径不足 2～3cm 的病灶。75％的肝细胞癌可侵犯血管,特别是门静脉,其次是肝静脉和下腔静脉。在左右门静脉分支或门静脉主干内可发现肿物,所以应当对大血管进行仔细扫查。

2.1/3 的婴幼儿和儿童肝肿瘤边界不清,呈强回声,而且多发,超声难以区分肝细胞癌和肝母细胞瘤。

3.肝硬化病人,每个实性结节均应考虑肝细胞癌的可能,必要时经超声引导活检。

4.健康人的直径在 1～3cm 小的强回声肿物一般是血管瘤,如果病灶呈靶环征或出现声晕则提示恶性肿瘤。

5.强回声病灶内出现无回声区常提示转移灶坏死。

6.超声造影剂可有助肝良、恶性病变的鉴别诊断。

（二）肝母细胞瘤

1.**临床表现**　占所有肝脏恶性肿瘤的 7％,发生于三岁以下婴幼儿(50％不足 18 个月)。肿块一般较大,占据肝叶或肝段的大部,可累及右肝的 75％。67％～90％的病人的甲胎蛋白水平升高,肝脏酶学检查一般正常。肝母细胞瘤可以阻塞门静脉,侵犯肝静脉和下腔静脉。手术前化疗可使肿块缩小,病灶常发生钙化或囊性变。

2.**超声表现**　病灶可呈单发或多发,边界欠清,比正常肝组织回声稍强,偶尔可见一些钙化。

（三）肝转移瘤

1.**临床表现**　转移瘤几乎都是多发的,病灶大小不一、随机分布。因为它们的表现很复杂,易和良性肿瘤混淆,故诊断缺乏特异性。转移瘤基本无特异性的血管分布,最小者不足 1 毫米,影像技术很难发现。

除了局部淋巴结以外,肝脏是最常见的转移部位,其发病率是原发性肝癌的 20 倍。

触诊时,肝脏肿大,质地硬且粗糙。引起肝细胞坏死的肿瘤通常可导致血清丙氨酸氨基转移酶、癌胚抗原、碱性磷酸酶和甲胎蛋白水平升高。

2.**超声表现**　肝脏转移瘤按一定规律成群分布,其中 25％呈高回声,37.5％为低回声,37.5％为混合回声。

低回声转移瘤边界清晰,可源于任何类型的原发癌(典型的是源于乳腺或气管),这也是最常见的超声表现类型(图 13-1-12)。

【注意事项】

恶性淋巴瘤也可有同样的超声表现,但往往倾向于弥漫性改变,因此要仔细探查脾脏,寻找有无肿大淋巴结。

高回声转移瘤(图 13-1-13)一般边界清晰,相对容易发现,这取决于病灶的大小。它们最常来源于胃肠道和泌尿生殖器肿瘤,其后方很少出现回声增强或声影。如果整个肝脏可见到小的高回声病灶则提示肝结核。

囊性转移瘤很少见,其后方回声增强,这可见于所有转移瘤的坏死和源于可分泌黏液的原发肿瘤,如卵巢、胃、结肠、胰腺和乳腺。

钙化性转移瘤(图 13-1-14)最常见源于结直肠、胃的原发肿瘤,可产生声影。结直肠转移瘤常是单发的,须和肝圆韧带横断面相鉴别。

靶环征见于较大的转移瘤,虽然缺乏特异性,但常见于支气管癌转移。靶环状病灶可呈高回声周围出现低回声声晕,有时病灶呈甚低回声而声晕则产生较强回声。

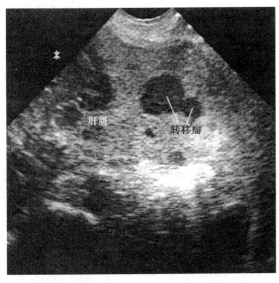

图 13-1-12　**低回声转移瘤**

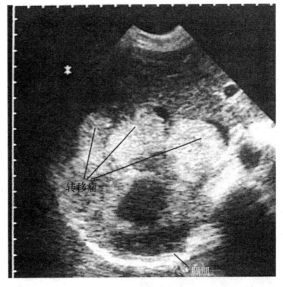

图 13-1-13　**高回声转移瘤**

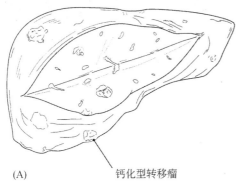

图 13-1-14　**钙化型转移瘤**

坏死性转移瘤见于较大的病变,形状异常,有增厚欠规则的壁,内部为混合型回声。坏死性病灶看似脓肿,但病人无局部疼痛和发热史。

1.肝脏恶性淋巴瘤表现类似于转移瘤,但弥散分布。应仔细探查脾脏,寻找腹部肿大淋巴结。

2.转移瘤的肝内分布可很广,相互融合,肝实质呈斑片状,很难区分正常和异常肝组织。

3.如果转移瘤很小(直径 1mm),可表现为弥漫性肝病,当病变分布均匀且累及整个肝脏时,很难和脂肪浸润、早期肝硬化相区分。

4.转移瘤可引起肝大,肝脏下缘由锐利变为圆钝。没有任何肝硬化特征表现的肝大往往提示肝脏转移。

5.转移瘤如果靠近肝表面,可有结节样改变(图 13-1-15),腹水时容易看到。膈肌纤维和肝脏的上缘可镶嵌形成厚的束带状结构,注意不要和嵌入膈肌的结节状转移混淆。

6.寻找肝转移瘤时,应注意肝脏的血管是否正常,因为转移灶能够使血管移位或阻塞血管。

7.高回声转移瘤血供丰富,而低回声转移瘤血供较少。

九、感染性疾病

(一)肝脓肿

1.临床表现　肝脓肿常继发于腹腔内感染,如胆道、结肠和阑尾炎症及既往腹部手术、创伤、肿瘤或菌血症,可经门静脉、肝动脉或胆道将感染播散入肝,或由肝贯通伤所致。由于肝脓肿的发病率和死亡率高,迅速作出诊断并实施治疗很必要。病人可有发热、疼痛、恶心和呕吐。

通过细针穿刺可以确诊,样本应取自脓肿炎性囊壁,而不应是无菌的脓性部分。

2.超声表现

(1)早期(发病后数天):脓肿呈弥散性,边界不清,由于水肿和炎症可呈低回声。

(2)后期:病变边界清晰,形状不规则,呈低回声,其周围出现声晕(图 13-1-16)。

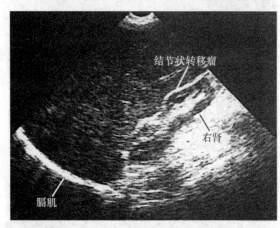

图 13-1-15   转移瘤结节压迫右肾

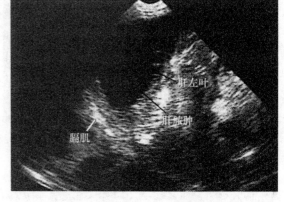

图 13-1-16   肝脓肿

(3)脓肿形成期:形成不规则厚壁,病灶中心由于组织坏死、气体形成、碎屑产生而呈混合回声。如果脓肿变为慢性,可以发生钙化,钙化灶和气体显示明亮的强回声区,后方伴有声影。如果脓肿呈低回声(形成脓液),其后方回声增强。

【注意事项】

1.脓肿易于在膈下或肝下间隙形成,这些间隙是腹腔最独立的部分,盆腔和下腹部通过右侧结肠旁沟和这些间隙直接沟通,因此对伴有脓肿症状的病人进行检查时,要注意肾区和膈下区。

2.脓肿可被误诊为复杂的肝囊肿或肿瘤坏死灶。

(二)阿米巴脓肿

1.临床表现   阿米巴脓肿是由于原生寄生虫组织溶血性阿米巴引起,通过污染的水和食物传播。滋养体消化并进入结肠黏膜,经门静脉进入肝脏,病人可无任何症状,也可出现右上腹疼痛,肝功一般正常。

阿米巴脓肿最常见于肝右叶,靠近膈肌,通常是单发。

2.超声表现   脓肿壁无明显回声,呈圆形或椭圆形,比正常肝组织回声低,且均质(脓肿是肝组织坏死所致),其后方回声增强。

【注意事项】

1.阿米巴性肝脓肿通过甲硝唑试验性治疗来确诊。治疗后病灶应缩小,其内回声减弱。脓肿虽然表现为液体,但实际是半固体,故不能进行穿刺引流。病变完全消散需两年。

2.阿米巴性和细菌性肝脓肿超声表现相似。

(三)肝包虫囊肿(棘球绦虫囊肿)

1.临床表现   肝包虫囊肿是一种多见于牛羊牧区的寄生虫病,中东地区发病率较高。狗接触牛羊尸体时可被感染,然后再传染给人。

2.超声表现   肝包虫囊肿多见于肝右叶,为单发直径 1～20cm 的囊肿,与先天性肝囊肿相似。除非证实是其他疾病,在高发地区发生的任何囊肿均应考虑包虫囊肿。在囊内和囊壁外层可见低回声的包虫沙

（子囊发育不全形成的颗粒），有时可见到双层囊壁。

囊壁可以分离，有时可见囊壁分离、内层脱落、崩解漂浮于囊液中或位于囊肿的底层部分，这就形成超声下的"莲花征"（图 13-1-17）。

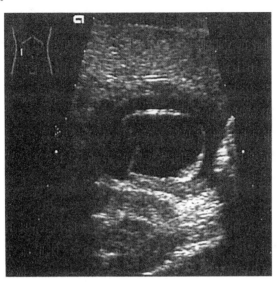

图 13-1-17　肝包虫囊肿

3.子囊　发育成熟的包虫囊肿内壁产生子囊，超声可见囊肿中存在多个小囊，可被形象地描述为车轮状或蜂窝状囊肿。

4.多发囊肿　肝脏的持续感染导致多发性囊肿，可引起肝肿大，如果没有发现囊壁分离或子囊，超声表现就类似于肝脏转移瘤坏死、多囊性疾病、血肿或单纯囊肿。

十、创伤

1.肝血肿的临床表现　在各大医疗中心收治的外伤病例中有 3%～12% 是严重肝损伤，仅次于脾损伤。肝血肿可由腹部的钝性损伤、肝腺瘤或血管瘤破裂以及针吸活检所致。腹部钝性损伤在儿童相对多见，因为他们的胸廓比成人弹性大，而且胸廓周围的保护性脂肪层也较少。

肝损伤可分为三类：

（1）肝和包膜破裂，CT 是判断损伤程度最好的影像学方法。然而病人病情通常非常严重，需要急诊剖腹探查。肝脏破裂常需要立即手术，然而大部分肝血肿病人不需要太多临床处理，但应反复进行检查以观察血肿消散情况。

（2）包膜下血肿

（3）中央型血肿

2.肝血肿的超声表现　肝血肿的超声表现随时间的发展而不同：新鲜血肿是无回声的，几小时后因为纤维蛋白和红细胞聚集而表现出强回声，几天后血肿液化，回声降低，此时血肿会增大，数月后血肿可呈囊性，其中出现线状回声，纤维瘢痕或小囊腔样改变会存在很长时间。

包膜下血肿表现为肝包膜下低回声区，边界较清晰。小的肝包膜下血肿回声和正常肝组织相似，有时难以发现。较大的包膜下血肿因出血量大，新鲜血肿容易被发现。

十一、弥漫性疾病

（一）概述

肝脏疾病通常是由于主要的肝解毒和合成功能衰竭所致,发生黄疸是其常见结果。如果大部分肝细胞破坏可引起严重肝功能受损,造成急性肝功能衰竭,其中80%的病人死亡。

1.急性肝功能衰竭的表现

（1）胆红素代谢异常所致的黄疸。

（2）含氮化合物降解异常所致的昏迷。

（3）蛋白合成异常引起的出血倾向(2、7、9和10凝血因子缺乏)。

（4）因休克造成的肾小球滤过率过低所致的肾衰竭。

2.急性肝功能衰竭的主要病因

（1）毒物(药物、酒精)。

（2）感染(病毒、寄生虫、细菌)。

（3）胆管或肝血管病变。

（4）肿瘤。

3.急性肝功能衰竭的分类

（1）急性肝炎:可见肝细胞坏死并伴有炎症。

（2）慢性肝炎:可见迁延性肝细胞炎症,常导致纤维化。

（3）胆汁淤积:胆管受损所致。

（4）肝硬化:长时间的肝细胞破坏导致肝脏过度纤维化和肝细胞再生结节形成,可引起肝脏结构的改变,使门静脉压力增高(门静脉高压症)。

4.超声表现　如果超声检查前不设定适当的增益,就难以对肝脏进行观察。最好每次检查都和同深度右肾比较,以评估肝脏回声强度。

如果肾脏本身正常的话,正常肝脏的回声比肾实质强。肾脏病变可造成回声变强或变弱,也可引起肝脏自身回声的改变。换句话说,如果肾变暗,那么肝脏就相应会变亮。门静脉壁和肝实质进行比较也相当重要,如果门静脉壁回声明显增强,则肝实质回声减弱(即很亮的静脉壁与暗的肝脏结构形成对比)。相反,肝实质和血管壁的回声相同,且难以分辨,则说明肝脏回声增强。

正常肝实质的回声应当是均匀的(均质),弥漫性肝病引起肝实质发生改变,故可出现细或粗的,以及斑片状回声,也会使肝脏回声变弱或变强,肝脏大小可以发生改变或不发生改变。

引起肝脏斑片状回声的局灶性病变

（1）局限性脂肪肝;

（2）多发脓肿;

（3）多发转移瘤;

（4）大结节性肝硬化。

总而言之,弥漫性肝病的超声表现可以分为回声减弱型和增强型两大类:

（1）回声减弱型:肝脏疾病产生过多的液体,肝实质和血管壁回声反差加大,此时门静脉管壁明显可见(称为"星空征")。肝组织和正常的肾组织具有相同的回声(不要和患有肾小球肾炎病人的肾比较)。

（2）回声增强型:肝组织与血管壁和肝圆韧带回声相同,并且难以发现明显的血管纹理,肝脏呈毛玻璃样。相比之下,正常右肾实质呈低回声,而集合系统与肝脏均呈强回声。

5.肝脏弥漫性疾病的病理分类

(1)肝炎。

(2)脂肪肝。

(3)肝硬化。

(4)充血性心力衰竭。

(5)门静脉高压症。

(二)肝炎

可分为急性和慢性肝炎,可以由病毒感染、药物、酒精和自身免疫性疾病引起。

病人可出现恶心、呕吐、低热及周身不适。肝脏可触及肿大,有触痛。症状出现后 7 天可发生黄疸(皮肤和巩膜变黄),10 天达高峰,一般 3～10 周后消退。

(三)急性病毒性肝炎(甲、乙、丙、丁、戊型肝炎)

1.临床表现

(1)甲型肝炎是由于接触被污染的水或食用污染的海产品引起的,由粪一口途径传播,病毒可从病人的粪便中检出,一般不进行肝活检确诊。

(2)乙型肝炎可通过血液、唾液、精液和皮肤破损处传播,也可经性接触和静脉吸毒者共用未消毒的针头传播。可以发展为慢性肝炎,且病人发展为肝细胞癌的可能性较大。

(3)丙型肝炎的传播途径与乙型肝炎相似,潜伏期在 2 个月左右,出现一般的肝炎症状。有一半的感染者在随后的 2 个月内康复,另一半病人在 1 年内肝功持续异常,之后进入缓解期,然后复发。这一半病人中的 75% 可及时恢复,另外 25% 将发展为慢性肝炎,部分病人可形成肝硬化和肝细胞癌。

(4)丁型肝炎只在乙型肝炎存在的情况下才发病,其传播途径与乙型肝炎相同,可增加慢性肝炎的病变程度,并可导致暴发性肝炎,引起肝细胞大面积坏死。

(5)戊型肝炎与甲肝相似,通过相同的途径传播。其潜伏期大约 1 个月,引起轻度感染,伴有黄疸,不发展为慢性肝炎。

急性病毒性肝炎病人的胆红素水平显著增高,当血清胆红素大于 $50\mu mol/L$(约为正常水平的 2.5 倍)时可视为临床黄疸。在发病早期,ALT 和 AST 水平升高明显,反映细胞坏死,如果下降则视为临床康复。血清白蛋白一般正常。

凝血时间(凝血酶原时间)可能出现异常,表明疾病严重,这就是在肝活检之前要查凝血时间的原因。

2.超声表现 超声有助于排除阻塞性黄疸,急性病毒性肝炎的肝实质回声与门静脉壁相比减弱,胆囊壁常增厚(大于 3mm),有时可见腹水。

【注意事项】

在为乙肝病人做检查时要特别小心,检查者要戴手套,探头使用一次性保护套。肝炎与肝脏白血病浸润、淤血性肝脏、艾滋病和中毒性休克综合征的肝脏超声改变相似。

(四)急性酒精性肝炎

1.临床表现 急性酒精性肝炎的病情可轻可重,可以逆转,但也可以发展为肝硬化。肝功能检查相关指标升高。酒精性肝损害可导致脂肪肝,戒酒可使肝细胞中脂肪量减少,如果继续饮酒,中央静脉周围发生纤维化,可引起肝硬化。

2.超声表现 肝脏几乎都增大,肝实质回声增强,而后场回声衰减,肝边缘变圆变钝。

【注意事项】

其他原因也可引起脂肪肝,要仔细询问病史。

(五)慢性肝炎

1.临床表现　慢性肝炎的定义是肝脏的炎症持续 6 个月以上,有 3 种类型:

(1)慢性活动性肝炎(CAH):肝细胞持续坏死,主要的并发症是发展为肝硬化。

(2)慢性迁延性肝炎(CPH):炎症局限于汇管区,见不到肝细胞坏死。

(3)慢性小叶性肝炎(CLH):汇管区炎症和肝实质局灶性炎症。

不同类型的慢性肝炎肝功能指标(碱性磷酸酶、AST 和 ALT、胆红素、白蛋白和凝血酶原时间)可不同。CPH 除 ALT 和 AST 增高 2～5 倍以外,其他指标正常。CLH 和 CAH 的碱性磷酸酶水平正常或轻度增高,AST 是正常的 5～20 倍,ALT 是正常的 5～30 倍,胆红素轻至中度增高,白蛋白水平正常。凝血酶原时间在 CLH 轻度延长,而 CAH 常是延长的。

2.超声表现　慢性肝炎通常回声增强,有时候可出现不同回声改变。在某些时候远场回声衰减,这主要依赖脂肪浸润、肝细胞坏死或纤维化的程度。脂肪浸润会引起远场回声衰减,难以显示膈肌,而纤维化会使超声较容易传导。

(六)脂肪肝

1.临床表现　脂肪肝可由中毒(酒精、皮质激素、四环素族)、营养失调(肥胖症、饥饿)及代谢异常(糖原蓄积病)引起。多见于糖尿病、Cushing 病、肥胖病和溃疡结肠炎病人以及服用激素、妊娠期急性脂肪肝(AFLP)病人,治疗后多可逆转。

AFLP 发病率在 1/16000～1/4000 之间,病人可出现嗜睡、恶心、呕吐、疲乏、轻度黄疸、皮肤瘙痒,症状加重可发展为严重头痛、惊厥和昏迷。肝衰竭引起低凝血酶血症和 DIC,导致呕血、自发性出血和多器官衰竭。ALP、ALT 和血清胆红素水平通常显著增高。

2.超声表现　肝脏异常的脂肪沉积(肝脏脂肪含量超过肝脏重量的 7%),可呈现"明亮肝",这是由于脂肪滴多界面反射造成的。肝脏通常增大(75% 的病人有肝大)。脂肪引起远场回声衰减,然而有时候并不发生这种情况。对于前者,应当从不同方向进行扫查以排除"盲区"中并存的转移灶(图 13-1-18)。

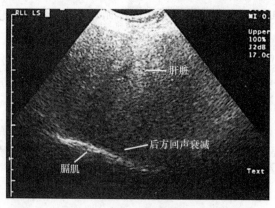

图 13-1-18　脂肪肝

超声检测脂肪浸润敏感度极高,轻度脂肪浸润检出率可达 86%,而中、高度病人则达 100%。脂肪局灶性浸润的表现类似肝脏局部转移灶,前者血管可穿过脂肪浸润区域,而转移瘤血管围绕病灶的周围分布。同样,个别区域不发生脂肪浸润,超声下看似异常,产生类似假转移瘤的表现,必须充分了解这些情况以防误诊。AFLP 超声表现可正常,所以即使超声表现正常也不能排除 AFLP。

十二、充血性心力衰竭

1.临床表现　如果具备下列某些或全部因素者应视为高危人群：高胆固醇、高血压、糖尿病、肥胖症和吸烟。病人可表现为水潴留(踝关节和膝关节水肿、腹水和肺水肿)、气短、体重增加、食欲减退和恶心。

2.超声表现

肝脏通常较正常稍微增大，呈较低水平回声。肝静脉扩张，有时候可见下腔静脉扩张。如果二尖瓣发生病变，肝静脉三相频谱将变成高脉冲状。

十三、血管性疾病

1.Budd-Chiari 综合征的临床表现　Budd-Chiari 综合征是一种以肝脏静脉阻塞为特征的罕见疾病。肝脏常肿大，有触痛。完全性和急性肝静脉阻塞，病人通常死于急性肝衰竭。

2.Budd-Chiari 综合征的超声表现　肝脏常肿大，尾状叶也肿大。由于肝下静脉未受累及，肝静脉看不到或显示扩张、形态不规则。肝静脉汇合入下腔静脉处显示不清。下腔静脉常阻塞或狭窄。病人可出现腹水。发病时脾大小正常，当进展到一定程度出现脾大。主要肝静脉有时可见血栓，门静脉常可见反向血流。病变慢性期，肝内可见小的局灶状强回声，后方伴声影。

脉冲多普勒可显示 Budd-Chaiari 综合征病人下腔静脉远心侧反向血流，若血流方向正常，而丧失三相血流频谱，则提示下腔静脉部分梗阻。如果血流频谱稳定，提示下腔静脉近心端或肝静脉阻塞，但肝硬化病人也可出现此征，故诊断特异性差。

十四、肝脏病变的基本扫查切面

(一)单发病灶

1.通过病灶纵向和横向切面进行扫查测量。

2.通过一个或两个切面显示肿物对周围组织、胆管和血管的影响。

3.通过多个切面显示相关器官或淋巴结病变情况。

(二)多发病灶

1.通过纵向和横向切面显示病灶。

2.通过多切面显示有关脏器病变范围。

3.通过多切面显示病变造成的影响，如腹水、胆管梗阻。

4.通过肝门斜切面显示有无肿大淋巴结，并进行胆总管测量。

(三)弥漫性疾病

1.经肝脏横向和纵向切面。

2.经肝门切面显示门静脉、胆总管和肝动脉。

3.通过多切面显示其他器官的病变。

4.通过某一个切面观察比较肝和肾实质的差别。

(四)阻塞性黄疸

1.经肝脏不同切面显示扩张的胆管。

2.经肝门切面显示门静脉、胆总管、可能存在的肿大淋巴结以及肝动脉。

3.经胆囊的纵向和横向切面进行观察。

4.通过多个切面显示梗阻的原因及水平,如胰腺肿瘤或胆管结石。

5.通过胰腺的多个切面,特别注意胰头、胆管和胰管的形态。

十五、肝脏活检

用于超声引导下肝活检的设备、采取的技术和使用的方案,各科室之间各不相同。

(一)肝胜活检的指征

1.原发性和继发性肝肿瘤的确诊和分型。

2.不明原因的肝大。

3.某些黄疸病例。

4.持续肝功能异常。

5.肝硬化。

6.肝脏弥漫性疾病。

7.原发性和继发性肝肿瘤。

(二)肝脏活检的禁忌证

1.凝血酶原时间延长(为正常的3倍)。

2.血小板计数减少。

(三)临床资料

用细针活检(针的外径小于1mm)病人不需要凝血酶原时间、血细胞计数等血液检查,活检可在门诊进行,也不需要进行术后观察。

如果用粗针活检或病人有凝血功能异常,则必须住院。病人需有足够的凝血因子和血小板数,至少准备1000ml血液。最新研究表明细针肝穿刺对于有严重凝血功能障碍的病人似乎比以前想象的更安全。

通过抽吸获得细胞学标本,最好在病变外周多处取材,因为病变中央可能出血,导致诊断失败。

如果在实验室里用直径0.6mm的细针进行组织学活检不易成功,但使用直径0.8mm的针就不成问题。肝组织活检提供详细的组织结构资料用于诊断良恶性病变,且一个活检条可以制作很多切片用于观察。

对一个可疑恶性肿瘤病人进行细针穿刺,理论上存在肿瘤细胞可能沿针道向血液和淋巴播散的危险。然而研究和临床观察表明由此造成肿瘤转移的可能性很小,即使肿瘤细胞扩散到淋巴结或针道,病人的免疫系统也会将这些肿瘤细胞清除。

【细针抽吸细胞学检查所需物品】

1.直径0.6~0.8mm的细针(无针芯);

2.1.2mm引导针;

3.10ml注射器;

4.无菌手术刀;

5.固定到探头上的无菌穿刺引导架;

6.无菌耦合剂;

7.无菌洞巾。

引导针只刺入皮肤 1～2cm,接着将细针插入引导针,沿着探头显示的路径穿入病变区。用注射器抽吸,一边抽吸一边于病变部位进退 2～3 次。拔针后将针头与注射器分开,将注射器抽入空气,再连接到细针上,将标本挤到玻璃片上。

注意:如果皮肤穿刺阻力太大,可先用手术刀切一小口,以利于引导针穿入。

【组织学细针抽吸活检所需物品】

1.直径 0.6～0.8mm 切割针;

2.1.2mm 引导针;

3.10ml 注射器;

4.固定探头的无菌穿刺架;

5.无菌耦合剂;

6.无菌手术刀;

7.无菌纸张;

8.无菌洞巾。

切割针穿入方法同上,让针头接近病变处,退针栓,再将针头插入病变部位,组织条被切割进入穿刺针内。拔出后,将取出的组织条置于无菌纸张上,放在装有福尔马林的标本瓶中,最多可通过三次不同进针路径进行活检。

也可选用粗针进行活检(针的外径大于 1mm,通常为 1.2～2.0mm),尤其适用于弥漫性疾病。

任何介入性操作均应在病人与医生讨论之后,得到病人的同意方可实施。

十六、肝脏移植

(一)原位肝脏移植的适应证

1.不可逆性肝损害或常规治疗无效。

2.终末期肝病(80％的肝硬化和原发性胆汁淤积症,肝移植 5 年生存率为 65％～90％)。

3.胆道闭锁。

4.肝脏恶性肿瘤(总数不足 5％,如果肿瘤直径小于 2cm、单发者预后较好)。

5.肝功能衰竭。

(二)超声在肝脏移植中的作用

1.移植前

(1)排除肝外恶性肿瘤。

(2)移植前引导活检明确诊断。

(3)明确或排除其他疾病(如胆道闭锁)。

(4)明确病变有无扩散。

(5)明确肝内和肝外门静脉通畅情况。

(6)排除肝细胞癌侵犯门静脉和肝静脉。

(7)明确肿瘤的部位,这有可能改变病人的治疗方式,如考虑手术切除,而不考虑移植。

(8)术前测量脾脏大小,因为肝移植后门静脉血栓可引起脾大。

2.移植中(术中超声)

(1)扫查供肝是否太大,辨别供肝主要血管以缩短手术时间。

（2）手术结束前检测血管吻合后肝血管和门静脉的血流。

3.移植后

（1）在恢复期,多普勒超声可用于检测肝血管和门静脉的血流。由于肝动脉阻塞可导致肝缺血,因此这属于急症。

（2）超声也应检测下腔静脉,如果吻合口出现狭窄,血液在此形成湍流。另外,门静脉口径正常或稍粗,入肝血流正常。有时术后门静脉可以见到气泡。

（3）扫查胆总管以确定内径是否正常,若胆总管扩张则提示梗阻或狭窄。外科夹表现为强回声,其后可见多重反射声影。

（4）排除移植肝新生恶性肿瘤,特别是对免疫抑制后的病人。

（尤庆锋）

第二节　胆道

一、主要功能

胆道系统由胆囊、胆囊管、左右肝管、肝总管和胆总管组成。

（一）胆囊

1.贮存肝脏产生的胆汁,容量为 40～70ml。

2.吸收水分和电解质以浓缩胆汁,当胆汁储存于胆囊内,水和电解质被吸收,此时胆盐及胆色素浓度为肝脏分泌时的 5～10 倍。

（二）胆管

将肝脏每天产生的 600～1000ml 胆汁输送至胆囊和十二指肠。

二、解剖学概要

（一）胆囊

胆囊呈梨形,位于肝脏方叶和右叶下面的胆囊窝内,其下方有圆形的底部和一弯曲的体部,逐渐变细呈漏斗状续于胆囊颈部,是胆囊肌纤维组织最厚的部位。胆囊通过富含淋巴管和小静脉的结缔组织与肝脏相连接,在肝门附近通过胆囊管汇入肝总管。

（二）胆管

胆管始于肝细胞间的毛细胆管丛,相互连接组成肝内胆管,与门静脉分支伴行。这些小肝管汇成左、右肝管,分别引流左、右肝叶的胆汁,并位于门静脉分支的前外侧。

左、右肝管正好于肝门外汇合,有时可于肝内汇合成肝总管。肝总管在门静脉、右肝动脉右前向下走行 2.5cm,胆囊管汇入其中,在此形成胆总管。胆总管长约 7.5～10cm,行经十二指肠第一段后方,穿过胰头后方钩突,有时可完全包被于胰腺组织内,此时胆总管通常与下腔静脉处于同一矢状平面上。

胆总管右转接纳胰管,在肝胰壶腹处（Vater 壶腹）进入十二指肠降部。十二指肠乳头括约肌（肝胰壶腹括约肌或 Oddi 括约肌）控制胆汁、胰液流入十二指肠,此处是胆总管最狭窄的部位。

　　胆汁通过胆囊管自由出入胆囊,当没有脂肪消耗时,由于十二指肠乳头处的括约肌关闭,胆囊扩张,贮存胆汁。肠内的蛋白质及脂肪可刺激胆囊收缩素的释放引起胆囊收缩(还可增加胰液分泌)和括约肌开放,胆汁可自由流入十二指肠。

　　胆囊管较短,仅 2～4cm 长,起自胆囊颈部止于肝总管,二者汇合成胆总管。胆囊管内含螺旋瓣(Heister 瓣),这并不是真正的瓣膜而是一些黏膜皱襞。超声下胆囊管很难显示清楚,其界限模糊不清。在超声检查中难以区分肝总管和胆总管,统称为胆外胆管。

(三)动脉供血

　　胆囊管血供源于胆囊动脉,为肝动脉分支。

(四)静脉回流

　　由细小静脉丛流向肝床,最终流入门静脉。

(五)淋巴引流

　　通过淋巴管道入肝胆囊床,汇入腹腔淋巴结群。

(六)神经支配

　　胆囊接受交感神经和副交感神经纤维的双重支配,胆囊的神经支配源于肝丛。肝丛由迷走神经左干发出的分支在肝下连接而成,其传入纤维含有痛觉纤维,故可解释发生于上腹部和右肋下区的牵涉痛。

(七)胆囊的毗邻关系

1.前方　腹壁。

2.上方　肝右叶。

3.左方　胃幽门。

4.后下方　十二指肠第二段,横结肠及结肠肝曲。

5.后方　十二指肠第一段。

(八)胆总管的毗邻关系

1.前方　十二指肠第一段(胆总管上段),胰头(胆总管下段)。

2.右方　十二指肠第二段(胆总管下段)。

3.下方　十二指肠第三段。

4.左侧　胰管(胆总管下段)。

(九)体表标志

　　胆囊底体表投影位于肝脏前缘的下方,在第 9、10 肋软骨与腹直肌外缘之间的夹角中,十分靠近前腹壁。胆囊位置因个体差异变化较大(图 13-2-1)。

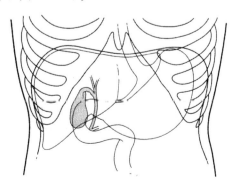

图 13-2-1　胆囊和胆总管的体表位置

（十）正常解剖变异

1.位置　胆囊位于肝脏较深的胆囊窝内,也可完全包埋于肝组织中,即真性肝内胆囊,超声检查时易和单发的肝囊肿相混淆。

如果胆囊系膜较长,胆囊可呈游离状,甚至能抵达盆腔,尤其是在无力型的病人易出现。胆囊可能先天性缺如或位于左侧。

2.形态

(1)倒圆锥帽状胆囊(先天性胆囊体屈曲收缩):胆囊底重叠似一倒置的圆锥帽,超声表现与隔膜状胆囊相似。这是一相当常见的变异,必要时可通过延长禁食时间使胆囊尽可能完全充盈而使圆锥帽展开(图13-2-2A、B)。

(2)沙漏状胆囊:胆囊颈部膨出,Hartmann袋是靠近胆囊颈部的不对称性膨出。一般认为此征发生于病理性胆囊,而不是正常的变异。

(3)隔膜状胆囊:隔膜将胆囊部分或完全分割开来(图13-2-2C),某些病例几乎成为双胆囊。

(4)双胆囊:极为罕见(图13-2-2D)。

(5)胆总管囊肿:一种可发生于任何年龄的先天性胆总管扩张,扩张程度不同。

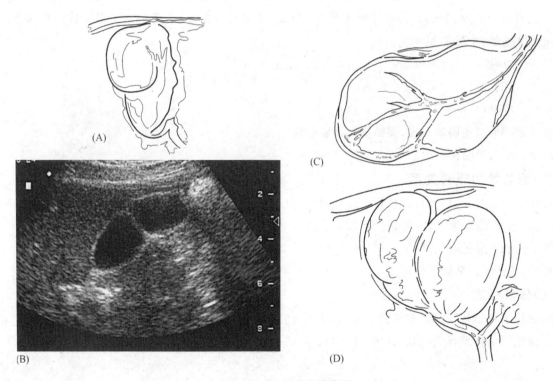

图 13-2-2　胆囊形态变异

(A)倒圆锥帽型或胆囊折叠;(B)某些部位胆囊折叠看似被隔膜一分为二;(C)隔膜状胆囊;(D)双胆囊

（十一）触诊

胆囊底部靠近右上腹壁,当病人较瘦且胆囊非常表浅或肿大时,可以触及胆囊。

（十二）实验室检查

血清总胆红素	$<17\mu mol/L$
血清碱性磷酸酶	$40\sim110U/L$

血清天冬氨酸氨基转移酶　　　10～40U/L

三、检查方法

(一)病人准备

病人是否还有胆囊？应检查切口瘢痕、了解病史、询问病人有无疼痛,与他们进行交流。

胆道系统的超声检查均需一定时间的禁食准备,建议 12 岁以上的病人禁食 6～8 小时;12 岁以下儿童禁食 4 小时。如果病人没有禁食,可使胆囊收缩,胆囊壁增厚,产生类似病理性改变。

推荐准备方案:禁食 6～8 小时,可以摄入无泡、无脂饮料,保证在同一时间内不进行钡餐等检查,以免产生假象。病人亦需戒烟,因为吸烟可引起胆管收缩,但是某些病人往往难以做到。儿童可禁食 4 小时,婴儿可用一瓶葡萄糖代乳或在正常喂食前进行扫查。如果婴儿哭闹可在扫查期间哺乳,婴儿和糖尿病人应优先检查。

(二)仪器

扇形探头能很好地进行经肋间扫查,并避免肋骨声影的干扰,另外经肋缘下向头侧变换角度扫查也可获得良好效果。通常可供使用的探头往往很少,凸阵探头则非常适用。胆囊有时非常表浅,而有时则位于肝脏的深面,故探头频率应根据胆囊在腹腔中的深度而定,成人通常选用 3.5～5MHz,儿童选用 7.5MHz。

根据胆囊深度来选择合适的探头频率,聚焦区必须设定在合适的深度,尽可能降低增益以避免在胆囊内产生混响伪像及胆囊位置表浅所产生的假像。

(三)扫查技术

1.胆囊　因为肝脏位于胆囊的前方及两侧,所以通常把肝脏作为扫查胆囊的声窗。如果胆囊处于扩张状态且位置正常,寻找胆囊相当容易,超声表现为肝脏下方一个无回声的梨形脏器。

(1)仰卧位:从锁骨中线开始纵向扫查,首先采用经肋缘下方法,当出现无回声胆囊时改变扫查角度直至显示最长轴。应从右到左扫查胆囊,确保胆囊管到胆囊底均可清楚观察到。一旦确定了胆囊位置将探头转动 90°,从胆囊颈扫查到胆囊底(图 13-2-3)。

由于纵向扫查只显示这一切面上胆囊中部的图像,因此单纯纵向扫查难以发现胆囊侧壁上的小结节。胆囊位置可能十分表浅,并在近场于胆囊腔内产生混响伪像,为避免这些,可行的方法是选用频率更高的探头并选择合适的聚焦区。扫查时,要注意胆囊大小、形态、囊壁的厚度及光滑度。

如果胆囊位置过高,尤其是矮胖型病人,经肋缘下扫查无法看清胆囊,需采用经肋间扫查。结肠内气体可干扰胆囊显示,应将探头置于右侧肋间隙(可能位置很高),以肝脏作为声窗,此法可使整个胆囊,尤其是胆囊底获得良好的显示。

瘦长型病人的胆囊位置可能很低,甚至位于骨盆内,而且易被肠袢内的气体掩盖,此时需将病人置于头低足高位,使胆囊上升靠近肝脏以便观察。

(2)左后斜位:普通体型病人向左转体(图 13-2-3),即可获得良好的胆囊声像图。由于胆汁的重力作用,使胆囊向内下方移位,更适合于肋缘下扫查。该体位也可用来显示一些胆囊隐匿结石,此时胆囊颈被轻微牵拉有利于显示这一区域的结石,并且肠道气体也容易上移离开胆囊区。

(3)左侧卧位:与上述体位略有不同。

(4)直立位:这种体位有利于胆囊位置下移,在极度肥胖的病人经肋间扫查时,直立位非常适用。

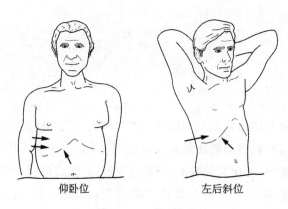

仰卧位　　　　　　　　　　　左后斜位

图 13-2-3　扫查体位

2.胆管　考虑到胆管位置,扫查胆管的最佳体位为左后斜位,将躯体右侧抬高 45°,胆管稍微向中线移动,使之位于门静脉的前方。于右肋缘下调整探头的位置及朝向头侧的角度,嘱病人平静呼吸,沿胆总管轴进行扫查。由于胆总管下部易受十二指肠第一段气体的干扰,因此需要在胰头水平进行横向扫查,以检查胆总管下部。此时可看到胆总管为胰头后方的一无回声的圆形管道。

肝内胆管仅在扩张或肝脏回声较正常降低时才能发现。应放大图像以保证胆管测量准确,而且测量应在肝门水平进行,胆管直径应是胆管的内径。

3.儿童和新生儿　与成人的使用方法基本相同,只是要尽可能少移动病儿。由于婴儿肝脏所占比例比成人大,因此声窗也相应增大,检查时要注意保暖。

(四)基本切面

1.通过胆囊的纵向切面。

2.通过胆囊的横向切面。

3.对病变进行多切面扫查。

4.于肝门进行测量的平面,包括纵向、横向。

5.通过胰头对胆总管下段进行观察。

6.通过肝脏显示肝内胆管的切面。如果有胆管扩张,应采取多切面扫查。

四、正常超声表现

(一)胆囊

沿肝外强回声叶间裂进行纵向扫查时,胆囊为一梨形无回声结构,壁薄呈强回声。如果胆囊呈圆形或张力较大,可能有病变存在。病人禁食后,除靠近胆囊颈的囊壁较厚外,其余部分均应厚薄一致且厚度不超过 3mm。

由于胆汁的声阻抗与水相同,因而表现为液性暗区。胆汁对声波的衰减很弱,因此胆囊后方回声增强。胆囊管走行扭曲且难以显示,有时也可形成声影,容易误认为小结石。而此处又好发结石伴后方声影,需仔细检查,认真区别。

胆囊壁在餐后、炎症和腹水时可增厚,因此要明确是由于病变引起,还是病人没有严格禁食所致。婴幼儿和儿童禁食后,胆囊在横切面上表现为三角形,如果为圆形,常提示一定程度的病理性扩张。新生儿由于肝胰括约肌发育不全,胆囊内有时可看到少量小气泡。

（二）胆管系统

左、右肝管表现为内径 1～2mm 的细小管状结构，走行于门静脉分支的前方并与之平行。在肝门处，胆管走行于门静脉上方，稍微偏右，呈较细的管道。

如果胆囊存在，肝外胆管内径应＜5mm，如果为 5～6mm 则可疑异常，年轻病人大于 7mm 应视为异常。随年龄增长肝外胆管可增宽，每年增加 1mm。如果已行胆囊切除术，尽管有人认为胆总管可起到替代胆囊的部分贮存功能，但只要内径大于 8mm 也应视为异常。

肝外胆管和门静脉由于肝动脉的位置不同可造成辨别困难，肝动脉位置非常接近胆总管，必要时胆总管与肝动脉可通过彩色多普勒进行鉴别。

大约 85% 的病人肝动脉右支在门静脉和肝外胆管之间偏右走行，在两条线状管道（前方为胆总管，后方为门静脉）之间呈现一管状截面回声。肝动脉右支的位置也可发生变异，约 15% 的肝动脉右支跨越胆管的前方（图 13-2-4）。

由于肝外胆管下段走行于充满气体的十二指肠后方，因此很难看清。通过扫查胰腺可看到胆总管末端，表现为胰头后方的细小的圆形无回声结构（图 13-2-5）。

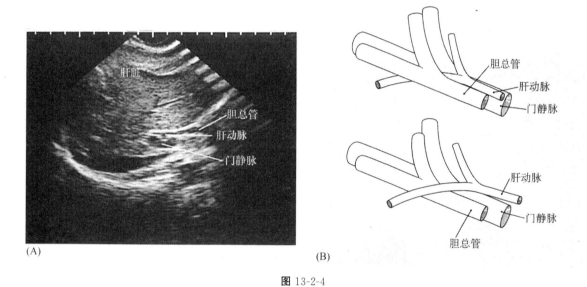

图 13-2-4

（A）胆总管和门静脉、肝动脉的关系；（B）肝动脉和门静脉、肝外胆管的关系

（三）胆囊正常大小

胆囊大小变化很大，禁食后胆囊扩张，其平均长径为 7～10cm，最大前后径为 4cm，容量为 45～70ml，有时可达 150ml。处于扩张状态的胆囊壁各处均不应超过 3mm。胆囊的形态比其大小更为重要，正常胆囊表现为梨形且无张力，如为圆形提示可能为病理性改变。

1.禁食后成人胆囊的正常大小

（1）长度：7～10cm（通常最大长度为 13cm）。

（2）前后径：3～4cm。

（3）壁厚＜3mm。

注意：胆囊大小随年龄增长而增大，但是胆囊壁的厚度不受年龄影响。新生儿胆囊前后径为 0.5～1.6cm（平均 0.9cm）。

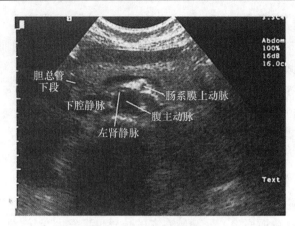

图 13-2-5　胰腺和胆管

尽管胆囊大小不一,但是 1989 年美国一位 69 岁的老年女性因逐渐腹胀而切除重达 10.4 千克的胆囊实属异常。

2.成人正常的胆管内径

(1)肝内胆管(仅在肝脏回声较低时才显示)最大 1~2mm。

(2)肝外胆管上段(在门静脉分叉水平)<4mm。

(3)肝外胆管下段<6~7mm。

肝外胆管内径在婴幼儿为 3mm,少年可增至 5mm;新生儿不超过 1mm。注意:胆囊切除后、曾患胆道梗阻或年龄较大时,肝外胆管内径可增粗。超声和 ERCP 测量的胆管内径常不一致,因为 ERCP 放大效应常使其测量值偏大。最近的研究表明,70%的病例增粗的肝外胆管呈椭圆形,横径大于前后径,这和 ERCP 结果一致。

(四)胆囊容积测定

胆囊容积测定有多种计算方法,最快且最接近实际的计算方法是椭圆体计算法:容积=0.52×(长×宽×前后径)

为了评价胆囊功能,可测量禁食后的胆囊容积,并与进脂餐后的胆囊容积进行比较。

【注意事项】

1.胆囊位置可能很低(常见),或位于左侧(罕见)。

2.由于气体影响,胆囊可能难以发现,这种情况少见,可通过周边其他途径寻找胆囊。

3.胆囊已被切除者:应询问病史、了解病历、寻找切口瘢痕。

4.如果探头频率和聚焦区使用不当,胆囊可能很难发现,检查位置浅表的胆囊时可垫以耦合性。

5.重度肥胖病人胆囊超出探头的穿透范围,即使低频探头检查也困难。

五、胆囊疾病

(一)病理学分类

1.胆囊结石。

2.胆泥。

3.胆囊息肉。

4.胆囊癌。

5.胆囊腺肌增生症。

6.瓷器样胆囊。

7.急性胆囊炎。

8.急性胆囊炎的并发症。

(1)坏疽性胆囊炎。

(2)气肿性胆囊炎。

(3)胆囊积脓。

9.慢性胆囊炎。

10.胆囊壁弥漫性增厚。

11.小胆囊。

12.不显像胆囊。

13.胆囊蛔虫病。

(二)胆囊结石

发达国家胆囊结石的发病率约10%,其中2/3病例是无症状的,这部分病例中有18%的人可能在24年内出现症状。胆囊结石数目可单发,也可多达23530枚,这是1987年8月在WestSussex从一位85岁的老年女性病人胆囊中取出的。结石大小不一,小到直径不足Imm,大至重6.29kg(1952年12月29日,在伦敦Charing Cross医院从一位80岁老年女性病人胆囊中取出)。胆囊结石不仅见于金色头发、已生育、肥胖、常有腹胀的年龄40岁左右的女性,也可见于青年人、老年人,甚至胎儿B超检查时也可发现,值得注意。

【胆囊结石形成的机制】

1.血液中胆固醇浓度增加(高胆固醇血症),导致胆汁中胆固醇浓度增加随后沉积而成。这常发生在肥胖、糖尿病、怀孕等情况。胆固醇结石质硬且可透过X线,单纯胆固醇结石的发生率很低。

2.血中胆红素升高(高胆红素血症)发生于溶血性贫血的病人。单纯胆色素结石质地松软,较小,呈棕褐色且形状不规则。胆囊内钙盐沉积有助于这种结石的形成,而且结石不易透过X线。

3.胆囊排空障碍或不排空导致胆汁淤积:由于胆囊发育不良或胆囊管阻塞导致胆汁在胆囊中滞留,进而水分过度吸收引起胆囊内胆固醇和胆色素浓度增高,由此形成胆固醇和胆色素混合性结石,这是最常见的一种类型。结石大小不一,如为多发结石可形成平面。因结石钙盐丰富,故不易透过X线。结石可非常细小,表现为泥沙样结石。

4.胆囊黏膜炎症使胆汁酸吸收及胆固醇溶解度下降,从黏膜表面渗出的蛋白质构成结石的核心。钙盐大量扩散入胆汁中,促进胆红素钙形成而发展为胆固醇结石。

【临床表现】

结石可发生在胆道系统的任何部位,但以胆囊为主(图13-2-6)。肝硬化、Crohn病、糖尿病、胰腺疾病和甲状旁腺功能亢进病人的结石发病率增高。另外,60%镰状红细胞贫血病的儿童在12岁时可发生胆道结石,30%的囊状纤维化的儿童可发生胆色素结石。

较大的结石可导致急、慢性胆囊炎,多发的小结石通过胆囊管进入胆总管时易嵌顿在较窄的胆管远端,造成胆道梗阻。通常可引起不完全性梗阻,或结石排入十二指肠后梗阻可以减轻。严重者可出现胆绞痛(胆结石发作的典型症状),这可能是结石强行通过胆囊管引起的胆囊痉挛所致,也可能与肝胰壶腹括约肌或胆管肌肉不同程度的痉挛有关。痉挛则是由于胆囊黏膜受刺激或由于胆囊管内或胆总管内结石挤压所造成。

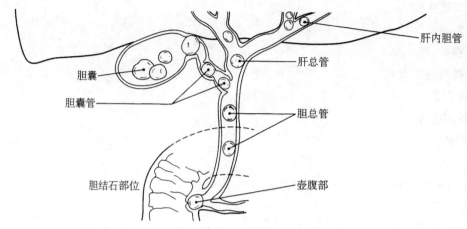

图 13-2-6　胆道结石的部位

病人出现严重的腹痛,被迫呈蜷曲体位。疼痛持续发作但很少超过 2 小时,只有强镇痛剂才能使疼痛减轻。病人往往慑于剧痛而不愿配合腹部触诊以获得阳性 Murphy 征。肿大的胆囊可位于第 9 肋下缘,表面光滑,随呼吸移动且与肝脏边缘连续。

小结石可产生不完全性胆管梗阻,可能会造成轻微的黄疸,但临床常遇到超声检查胆囊结石阳性而胆囊切除后却找不到结石,这意味着结石可能已进入十二指肠。10% 的胆囊结石可通过 X 线平片发现。病人血清胆红素、碱性磷酸酶和天冬氨酸转氨酶水平常轻度升高。

【胆囊结石引起的梗阻】

当胆囊结石太大不能通过胆囊管时,将引起急性胆囊炎,同时可发生胆囊周围炎,并发展为脓肿导致胆囊和十二指肠粘连。脓肿一旦破溃可形成胆囊十二指肠内瘘,结石将进入十二指肠。结石可到达回肠末端,因此处肠管较窄而结石不能通过,可发生"胆石性肠梗阻"。梗阻的小肠和积聚的气体使胰腺难以看清。少见情况为胆囊和胃、大肠和胆总管形成内瘘(图 13-2-7)。

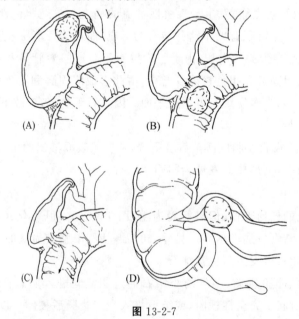

图 13-2-7

胆囊和十二指肠间的内瘘,结石可进入肠道(A)发炎的胆囊和十二指肠粘连;(B)内瘘形成,结石进入十二指肠;(C)结石进入十二指肠后胆囊缩小;(D)结石在回肠末端嵌顿

【胆囊结石的治疗】

胆囊切除术是治疗胆道结石的最常用方法,美国每年实行 50 万例胆囊切除术。胆囊并非生命所必需,胆囊切除后胆汁继续产生并直接流入十二指肠,对消化功能影响较小。除了外科手术所具有的一般危险外,该手术相对较安全。手术并不能减轻术前即存在的胃肠胀气和疼痛、恶心等症状。

除了手术或内镜切除胆囊,还有其他治疗胆囊结石的方法。病人常询问结石是否可被化学药物溶解,这在许多无胆道梗阻、结石主要由胆固醇构成的病例是可行的。

治疗前应评估胆囊结石的类型和组成成分,传统的口服胆囊造影或 CT 扫描均可用来判断结石的组成和胆囊的功能。目前已有报道,通过研究结石的超声表现来排除不适合溶石治疗病例的方法。溶石治疗通过采用胆汁酸鹅脱氧胆酸和熊脱氧胆酸来增加胆汁中胆固醇的溶解度,二者仅能溶解胆囊功能正常、可透 X 线的结石,而不能溶解钙盐覆盖的结石或胆色素结石,故仅有 10% 的病例适合做溶石治疗。治疗可能持续 6 个月到 2 年,视结石大小而定。据报道治疗结束后有 50% 病例复发,所以建议病人在放射检查发现结石消失后继续服药 3 个月。鹅脱氧胆酸有时能引起腹泻。

对于已行溶石治疗的病人,在超声引导下行碎石治疗对胆囊功能正常的非钙化性结石是有效的。

2.超声表现　胆囊结石表现为胆囊内的强回声团,如果结石直径≥3mm,可遮挡声束的宽度,其后方可见清晰的声影。如果结石直径小于声束宽度,或结石较大且部分位于声束之外或结石位于声束聚焦区之外,则看不到声影。

结石可随重力移动,当病人变换体位时,结石缓慢移动并停留在胆囊的低位部分。声影边清,这是由于结石对声波的吸收和反射造成的,而不受结石的形态和成分的影响。肠道气体产生的声影仅是由于反射造成的,其边界不清。声影的产生取决于于声束与结石的关系.为了产生声影便于观察,可通过选择合适的聚焦区,使用高频率的探头尽可能使声束宽度变小。如果具备上述所有特征,结石诊断准确率达 100%。

【注意事项】

1.将病人体位变至左侧位、左后斜位或直立体位,可见结石沿重力方向移动的特性,并且隐藏于胆囊颈部的结石常可自行显露出来。由于胆囊结石和胆囊癌关系密切,一旦发现结石,胆囊壁软组织肿物、局限性增厚应和胆囊癌加以鉴别。

2.小的胆囊结石可聚集在一起形成一个大的声影,否则可看到许多非常小的、散在分布的结石伴声影。

（三）胆泥

1.临床表现　胆泥主要由碳酸钙微粒与胆固醇结晶聚集而成,有时这些颗粒和结晶聚积成团,形成团块状淤泥球。有人认为淤泥球可能是胆结石形成的早期表现,但目前认为这只是一种假设。有时在病理性胆道梗阻、长时间禁食,以及 ITU 病房进行肠外营养和胃肠手术后需静脉营养的病人也可发生,恢复正常饮食后,胆泥常自行消失。

2.超声表现　胆泥比正常胆汁回声强,不产生声影,表现为沿重力方向沉积的集合。这种回声也可能由创伤或感染后胆汁中血液或脓液形成,根据病史和其他特异性超声特点可明确诊断。

改变体位可使胆泥缓慢沉积停滞下来,因此需耐心观察。检查胆囊前应先扫查其他区域,是非常重要的。病人剧烈活动可使粘性胆汁扩散而难以辨认。当淤泥沉积下来时,可能并不总会出现一个平坦的"胆汁-淤泥"平面。

【注意事项】

1.稠厚的胆汁在胆囊较低位置聚集而成的团块或胆泥球可类似肿瘤,但能够移动,只不过速度很慢,应耐心等待。如存在可疑情况,将病人体位转动 90°,仔细观察肿块是否移动,如果肿块没有移动,应观察是否为胆囊肿瘤,而且要仔细检查肝脏有无转移灶。

2.某些手术:如胆总管空肠吻合术后小的食物颗粒和气体可从肠内进入胆囊,这可能和其他病变相混淆。某些病人曾做过腹部手术,最好查明病人做过何种手术。让病人变换体位进行搜查,某些复杂的软组织肿块的移动情况。

(四)胆囊息肉

1.临床表现　这一术语包含胆囊炎性息肉、胆固醇息肉和腺瘤,多偶然发现且相当常见。最常见的是单发良性腺瘤,10%的良性腺瘤是多发的。有证据表明,10%的息肉为原位癌,如果息肉直径大于1cm可能恶变。

2.超声表现　息肉表现为小的、圆的、强回声团,位置固定并且突向胆囊腔内。由于其位置固定,不发生移动,无声影,其后方可见混响伪影。

除了纵向扫查外,从胆囊颈部向底部横向扫查也非常重要,否则会遗漏息肉(图13-2-8)。

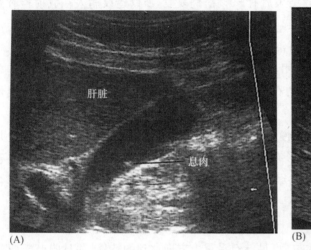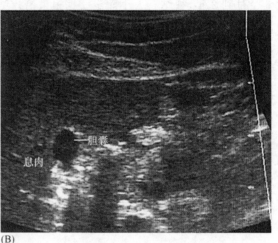

(A)　　　　　　　　　　　　　　　(B)

图13-2-8　息肉

(A)纵切面;(B)横切面

(五)胆囊癌

1.临床表现　胆囊癌恶性程度极高,可早期转移,预后较差。邻近胆囊颈部的癌肿易侵犯肝门组织及肝总管和胆总管。胆囊底部癌肿易侵及肝脏或腹膜,邻近淋巴结转移发生较快。其发病率随年龄增长而增长,高峰在60~70岁之间。男女比例为1:4,80%~90%的病人和胆囊结石有关,并且与慢性胆囊炎高度相关,提示炎症与肿瘤生成有一定关系。平均生存时间从发现到死亡不到5个月,如果胆石症胆囊切除率增加,胆囊癌的死亡率则下降,一般来讲病人极少能存活1年。胆囊转移癌通常源于恶性黑色素瘤,其超声表现与原发性胆囊癌相似。

2.超声表现

胆囊癌的超声表现为胆囊壁出现混合回声的不规则团块,不活动,常偶尔发现,往往合并胆囊结石。和胆囊腺肌增生症类似,胆囊壁于肿块区明显增厚。胆囊癌可引起胰头周围淋巴结肿大,导致胆总管阻塞,出现和胰头癌类似的表现(图13-2-9)。

(六)胆囊腺肌增生症

1.临床表现　胆囊腺肌增生症指的是胆囊壁过度增生性改变,可不合并结石或炎症,病人反复出现右上腹隐痛,35岁以上好发,男女比例为1:3。

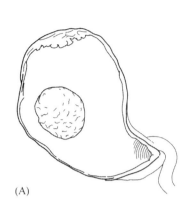
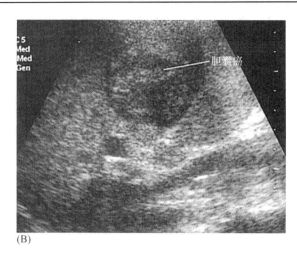

图 13-2-9

(A)胆囊底部癌和巨大结石;(B)进展期胆囊癌

2.**超声表现**　胆囊壁呈弥漫性或局限性增厚(胆囊壁节段性增厚),囊内可见多发息肉和间隔。节段性增厚可使胆囊腔局部狭窄,而呈现沙漏样改变。

Rokitansky-Aschoff 窦内小结石或胆固醇结晶(胆汁凝固物),呈斑点状强回声伴彗星尾征,这些是由胆囊内衬上皮细胞所产生的壁内憩室,向胆囊肌层延伸产生囊肿样结构。Rokitansky-Aschoff 窦内的胆固醇结晶在横断面上出现"钻戒样"改变(图 13-2-10)。

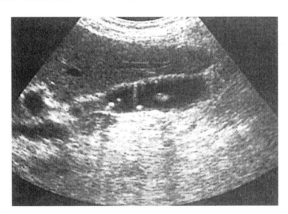

图 13-2-10　胆囊腺肌增生症的彗星尾征

(七)瓷器样胆囊

1.**临床表现**　瓷器样胆囊临床少见,其主要病变是胆囊壁的钙化。胆囊慢性炎症导致整个胆囊壁纤维瘢痕形成,随后可发生钙化。约 10%～61% 的病人病情可进一步发展或合并胆囊癌,胆囊前壁钙化产生的声影可掩盖某些其他病变。80% 的病人是女性,90% 的瓷器样胆囊同时合并结石。

2.**超声表现**　超声无法显示正常胆囊,而在胆囊前壁区域出现一强回声反射线,钙化的胆囊壁后方产生明显的声影。无论探头角度如何,这种情况都可出现。

(八)急性胆囊炎

1.**临床表现**　急性胆囊炎 30～60 岁好发,女性(75%)比男性多见。病人可出现右季肋区的疼痛,并通过躯干放射到右肩胛部。疼痛呈持续性,随呼吸和体位改变而加重,病人为减轻疼痛而迫使呼吸变浅,常有恶心、呕吐,查体时腹肌紧张。心率 90～100 次/分,体温 38℃～39℃,20% 的病人出现轻度黄疸。

胆囊炎病人肝下缘可触到一个肿大的、张力较高的包块,将左手大拇指置于右肋缘下胆囊区适当加压,让病人吸气,如胆囊碰到下压的拇指,则病人屏住呼吸,这是确诊急性胆囊炎的阳性体征。

2.超声表现　目前缺乏诊断急性胆囊炎的单一征象,研究表明超声对急性胆囊炎诊断的敏感性是81%～95%,特异性是64%～100%。

【常见的超声表现如下】

(1)70%的病人由于胆囊壁水肿增厚呈环状低回声。

(2)超声 Murphy 征阳性(最明显的触痛区位于探头下方),除了胆囊结石,超声 Murphy 征阳性诊断急性胆囊炎的特异性是92%。

(3)尽管5%～10%的病例不合并胆囊结石(非胆石性胆囊炎),但90%的急性胆囊炎是由于胆囊结石,尤其是胆囊管和胆囊颈的结石阻塞引起。

(4)病人禁食后胆囊壁仍然较厚,典型的病例胆囊壁厚度可达 5mm 以上,而正常的禁食后胆囊壁厚度不超过 3mm。

(5)胆囊体积增大(积液),呈圆形,张力增高,其前后径常超过 5cm,长度可达 20cm。

注意:胆囊管或颈部阻塞导致的胆囊肿胀和炎症,往往临床表现较轻,且症状很快消退。胆汁可被重新吸收,上皮细胞向囊腔内分泌黏蛋白形成黏液性囊肿。查体胆囊可被触及,并有轻微不适。

【注意事项】

虽然胆囊颈或胆囊管内的结石周围没有胆汁,超声难以发现,但结石后方仍可见到声影。有时由于胆囊管的折叠可形成伪像,如果让病人变:将胆囊管伸展,便可此处结石存在的可能。

(九)急性胆囊炎的并发症

1.坏疽性胆囊炎　急性胆囊炎可发展成坏疽性胆囊炎而穿孔,导致胆囊周围脓肿或腹膜炎。胆囊坏疽多见于老年人。坏疽性胆囊炎的发病率和死亡率都较高。重要的是发现某些体征,尽早进行手术。

坏疽性胆囊炎可造成胆囊内炎性渗出(内含纤维蛋白),黏膜脱落,因而囊内可见膜状物。只有33%的坏疽性胆囊炎超声 Murphy 征阳性。应注意从局限性腹膜炎和穿孔病人中寻找胆囊周围积液以利于诊断。

2.气肿性胆囊炎　气体可在胆囊壁内的 Rokitansky-Aschoff 窦内形成,也可在胆囊内产生。超声表现为水肿增厚的胆囊壁显示强回声反射区,后方伴有彗星尾状声影,类似肠祥。此征非常少见,往往提示胆囊坏疽和穿孔。气肿性胆囊炎的超声诊断对伴有急性胆囊炎症状病人的治疗具有重要意义。

3.胆囊积脓　病变继发于细菌感染、胆囊内容物化脓。胆囊管常被结石、瘢痕或炎性水肿阻塞。超声可见胆汁穿透胆囊壁形成漏和胆囊内细小回声(脓液)。

(十)慢性胆囊炎

1.临床表现　慢性胆囊炎常合并胆囊结石,病人年龄组范围较大,以 30～60 岁之间的女性为主。其主要症状是进食后出现消化不良或疼痛(尤其是进食脂餐后),往往在进食后 15～30 分逐渐发生,持续 30～90 分钟。病人可伴有嗳气(胃肠胀气、消化不良),碱性磷酸酶、谷草转氨酶、谷丙转氨酶常升高。

2.超声表现　胆囊壁常增厚,超过 3mm。胆囊本身常发生纤维化,形状正常而体积变小,有时因胆囊太小而超声难以发现,但有时胆囊也可肿大。胆囊内可见结石,可伴后方声影。

【注意事项】

1.慢性胆囊炎时,胆囊常不能收缩变小,即便应用胆囊收缩素后反应也很小。胆囊大小应通过测量其长径和前后径来计算。如果便利的话,可测量病人进食脂餐后胆囊收缩的程度,以便计算胆囊容积。

2.胆囊结石合并胆囊萎缩可与肠管混淆,尤其多发结石周围胆汁极少或缺乏时,此时可寻找"胆囊壁-回声-声影"这一典型所见,具体表现为浅层的胆囊壁强回声,中层的残存少量胆汁的低回声,深层的胆囊结石强回声伴后方声影。

3.寻找到肠蠕动及其后方的模糊声影,可证实为肠管。应询问病人检查前是否进食,进食后胆囊会变小、囊壁变厚,出现类似慢性胆囊炎的超声表现。

(十一)胆囊壁弥漫性增厚

正常胆囊壁禁食后不超过 3mm,而进食后或在腹水、胆囊炎(急性或慢性)、肝炎、充血性心力衰竭或 AIDS 等情况下胆囊壁可增厚。

(十二)小胆囊

禁食后胆囊小于 3cm×1cm 可认为是小胆囊,30%的囊性纤维化病人可出现小胆囊,胆囊结石发病率也升高,胆囊管常萎缩或被黏液堵塞。

(十三)胆囊不显像

1.胆囊纤维化。

2.胆囊充满型结石伴萎缩。

3.某些疾病引起的胆囊萎缩。

4.瓷器样胆囊。

5.左位胆囊。

当然,胆囊切除后也见不到胆囊(应寻找手术瘢痕)。

(十四)胆道蛔虫

1.临床表现　蛔虫可从十二指肠进入胆道系统,欧洲和北美国家很少见,而其他国家则很常见。曾有报道胆道内 30cm 长、5mm(直径)粗的虫体。胆道蛔虫可引起胆绞痛、化脓性胆管炎、胰腺炎、肝脓肿和败血症。

2.超声表现　胆囊常肿大,其内可见许多与通心面相似的重叠的管状回声,有时可见蠕动。寄生虫死体或钙化后可产生声影,最近曾有人发表过有关肝内和肝外胆道蛔虫症超声诊断的文章。

六、胆管疾病

(一)病理分类

1.胆管结石梗阻(胆总管结石)。

2.胆管肿瘤梗阻(胆管癌、乳头状瘤、囊腺瘤)。

3.胆总管囊肿。

4.胆道闭锁。

5.原发性硬化性胆管炎。

6.Klatskin 瘤。

7.Caroli 病。

8.胆道内积气。

(二)胆管梗阻概论

1.临床表现　一般认为成人肝外胆管下段内径超过 7mm 可视为异常,而胆囊切除术后可达 10mm,老年人和孕妇也可增宽。了解胆管形态可确定胆管系统是否正常,并判断梗阻的严重程度。

胆道系统从胆汁分泌、生成到经十二指肠乳头排入十二指肠之间的任何部位阻塞均可导致胆道梗阻。胆道系统的阻塞可引起外科性黄疸。而内科性黄疸,其病理机制发生在细胞与生化水平。成年人血清胆红素水平达 30μmol/L 才能出现显性黄疸。90%新生儿常在出生后 2～8 天出现黄疸,应注意是否为病理性黄疸。

【新生儿病理性黄疸】

(1)出生24小时内出现的黄疸;

(2)血清胆红素水平>200μmol/L;

(3)出生8天后血清胆红素水平持续升高;

(4)黄疸持续存在。

新生儿病理性黄疸最常见的原因为胆管结石或胆总管囊肿,而不是肿瘤。

对黄疸病人进行超声检查的主要目的是为了判断是外科性(梗阻性)还是内科性黄疸。另外,超声有助于确定胆管的内径、胆囊扩张程度及梗阻的水平。

胆管由于外部的肿物压迫,或内部的结石、占位或纤维化可在任何部位发生梗阻。如果肝总管发生梗阻,胆汁可在肝内胆管淤积,引起肝内胆管扩张。病人有黄疸,胆囊变小。

胆囊管梗阻,常由结石引起,极少由胆囊或胆囊外部的癌肿造成。因胆汁仍可流入十二指肠,病人可能不出现黄疸,胆囊仍可储存黏液、脓液及胆汁。

如果胆总管完全梗阻(病因包括结石、胰头癌、胆管癌、壶腹肿瘤、胆总管末端肿瘤浸润或十二指肠乳头肿瘤),病人可出现黄疸,胆囊扩张。

确定胰管是否阻塞(胰管内径大于2mm考虑梗阻)有助于判断胆管梗阻和梗阻的具体部位。胰管及胆总管扩张提示壶腹部的梗阻,可由结石和肿瘤引起。胆外胆管下段结石可引起间歇性的胆管梗阻,这是由于所谓的球一瓣效应所致,即结石首先引起梗阻,结石松动胆汁排泄,然后再次造成梗阻。

Courvoisier征是指在临床上可触及胆囊合并黄疸,提示肝外胆管下段的新生物导致的肝外脚踏两只船管梗阻及胆囊扩张;若未触及胆囊,而黄疸是由于慢性胆囊炎所致,则提示胆囊较小、无张力且有结石嵌顿,并伴有肝外胆管下段结石,胆囊不扩张是由于胆囊结石嵌顿所致。结石并存时,扩张的胆囊位置可能太深而触不到。另外结石刺激可引起癌变。

超声诊断胆管扩张的准确率可达85%~95%,对梗阻水平的判断也较精确,但只有33%的病人可明确梗阻原因,肝外胆管结石是主要的梗阻原因,胰头癌、胆总管末端肿瘤浸润或先天性及继发性胆管狭窄也可引起梗阻。

2.**超声表现**　如果胆管扩张,可出现不同的超声表现,包括如下几点:

(1)扩张的胆总管与门静脉并行呈"双筒猎枪"征,横切面胆总管可与门静脉一样粗或更粗,看上去像双筒猎枪的枪口,纵切面上呈两条几乎平行的管状结构。

(2)肝内管道数目增加,可见肝内胆管扩张(正常难以发现)。

(3)肝门附近的胆管呈星状扩张。

(4)如果肝脏呈现较强回声(如脂肪肝),则扩张的胆管后方回声增强不明显。如肝实质回声正常,则扩张的肝内胆管后方回声增强较明显,并可能掩盖某些小的肝转移瘤。

(5)肝外扩张的胆管看似无回声的管状结构,位于门静脉前,如果肠道气体太多可影响观察,此时可扫查胰头,通过胰头观察胆总管的横断面以测量其内径。其前提是肠内气体不能影响胰头的观察,值得注意的是不能将位于胰头后方的胆总管和位于胰头表面的胃十二指肠动脉相混淆。

【注意事项】

1.如果病人发生黄疸,临床上考虑为外科性黄疸。但如胆管内径正常则可能是因为梗阻发生时间较短,胆管尚未扩张,最好短期内复查。相同的情况包括硬化性胆管炎导致的胆管壁纤维化、肝硬化造成肝实质变硬,即使有梗阻存在,也不能造成胆管扩张。

2.如果肝内胆管扩张而病人不出现黄疸,梗阻可能是某些肝内胆管分支发生肿瘤所致,而其他分支正常。有时胆管梗阻可反复发作和缓解,胆汁可以排泄,病人则不出现黄疸,这可见于肝外胆管下段结石,表现为"球一瓣效应"。某些引起肝外胆管梗阻的肿瘤发生坏死、脱落后,淤积的胆汁也可以排泄进入十二指肠。

(三)结石性胆管梗阻

1.临床表现　超声诊断胆总管结石的敏感度一般在75%~80u/0之间,15%的胆总管结石合并胆囊结石。病人可出现 Charcot 三联征,即胆绞痛、黄疸和弛张热。由于个体差异以及合并症严重程度不同,病人不一定出现典型三联征。

2.超声表现　由于肝外胆管下段结石靠近十二指肠曲易受到肠内气体影响,结石周围缺乏胆汁、结石不产生声影、结石成分的差异等加上某些技术因素,易造成漏诊。尽管气体可使声能衰减产生声影,但仍应该仔细寻找结石后方声影。内镜 Oddi 括约肌切开术后胆管内可存留气体,使得超声难以发现胆管残留结石。如果超声显示末端胆管扩张,即使不见结石也提示有病变存在。如果将图像放大,末端胆总管呈圆形,提示胆管内占位,如结石的可能性大;如果胆总管末端逐渐变细,则梗阻原因可能是胆管外部病变造成,如胰头占位的可能性很大。

由于胆总管在胰头后方穿行,胆总管下段结石有时可通过胰腺断面进行扫查。胆总管一旦扩张,胰头也随之变大(图 13-2-11、图 13-2-12)。

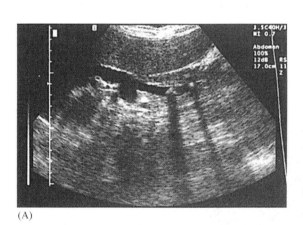
(A)

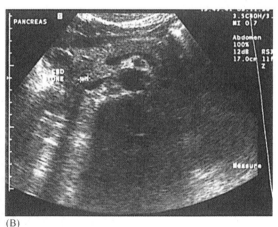
(B)

图 13-2-11　胆总管结石
(A)扩张的胆总管内有 2 枚结石,其后方伴有声影;(B)通过胰腺进行扫查,可见结石位于胆总管末端

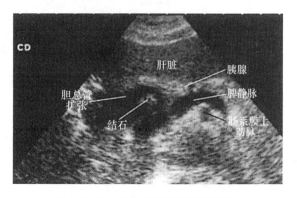

图 13-2-12　胰头包绕扩张的胆总管

【注意事项】

1.如果肝外胆管测量值在正常上限或大于正常上限,而肝内胆管正常,最好通过改变病人体位或饮水消除十二指肠气体的影响,仔细观察肝外胆管。给病人进脂肪餐如全脂奶、巧克力,10～20分钟后重新扫查,可见肝外胆管内径变小,因为摄入脂肪可促使胆汁排入十二指肠;如果肝外胆管内径增大,高度怀疑梗阻存在;但是脂餐前后肝外胆管内径没有变化。文献报道脂肪餐前后肝外胆管内径相同,84%是正常的。

2.肝外胆管充盈结石伴声影,易与气体充盈的肠袢混淆。

(四)肿瘤性胆管梗阻

1.临床表现   胆管的恶性肿瘤(胆管癌)可发生于肝外胆管下端与肝脏之间的任何部位并产生黄疸,男性比女性多发,其发病高峰年龄在50～60岁之间。左右肝管汇合部的肿瘤被称为Klatskin瘤。几乎所有肿瘤都是腺癌,最初肿瘤沿胆管壁弥漫浸润,然后向周围组织侵犯。通过经皮肝胆管造影、内镜逆行胰胆管造影术或外科手术放置支架可以解除梗阻,但预后较差。

Vater壶腹周围肿瘤,无论源于壶腹部还是胰头,有时可通过手术切除,5年生存率达40%。肿瘤可发生坏死、脱落,引起间歇性胆管梗阻,病人黄疸可减轻,和前述胆总管活动性结石引起黄疸的发病机制类似。

2.超声表现   胆管癌可发生于胆管的任何部位,表现为圆形、边界模糊、不均质回声肿物,可侵犯肝脏或胆囊管。有时只显示胆管壁的局限性增厚。胆总管癌可出现典型的胆管梗阻超声表现,即胆囊肿大、囊壁变薄,而胆囊管水平以上的胆管癌则胆囊变小。胆管癌则胆管末端多呈圆形、变钝;而胆管周围肿瘤压迫,胆管末端常狭窄、变细(图13-2-13)。

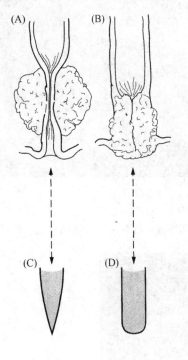
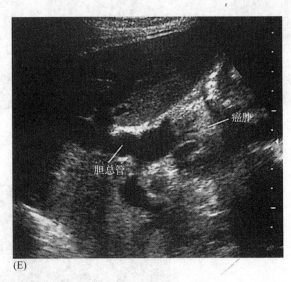

图 13-2-13

(A)胆总管(末端)周围癌肿;(B)胆总管癌;(C)胆总管(末端)周围癌肿,胆总管末端受压变细、变尖;(D)结石或胆管内占位时,胆管末端呈圆形;(E)胆总管下段癌

3.良性肿瘤   临床上胆管良性肿瘤较恶性肿瘤明显少见。

(1)乳头状瘤:根据肿瘤部位的不同,胆管乳头状瘤可长成樱桃状并引起胆管/胰管的梗阻,超声表现为实性肿物,无声影。

（2）囊腺瘤:呈多房囊性肿物,常见于年轻女性。

判断梗阻是来源于胆管、胰管还是十二指肠很困难。通过扩张胆管的超声表现判断梗阻水平,如果有结石存在的话,通过胰头的扫查排除或证实声影非常重要。

（五）胆总管囊肿

1.临床表现　胆总管囊肿是肝外胆管先天性的囊状扩张,发病于不同年龄,以儿童（60％在 10 岁以下）多见,一些病人直到成年才发现。病人常出现腹部肿块、疼痛、发热,有时伴有黄疸,且常是间歇性的,可手术治疗。临床上可分为许多类型。

胆总管囊肿与胰腺疾病有关,一些病人的胆管和胰管汇入壶腹部发生异常,致使胰液向胆管反流,引起胆管瘢痕形成并出现狭窄,造成狭窄近侧胆管扩张（囊液淀粉酶可升高）,肝内胆管管径一般正常,但有时也可扩张,呈现与 Caroli 病相似的超声表现。如果肝内胆管扩张,可通过外科手术加以处理,但对 Caroli 病无效。

2.超声表现　最典型超声表现为肝下球形囊性肿物,囊内容物通常无回声,有时可探及胆盐回声,而胆囊形态正常。当胆囊纤维化、胆囊萎缩及胆囊切除术后,胆总囊肿可被误认为胆囊。尽管胆囊切除后出现这种情况罕见,但通过影像学表现指导手术过程同样重要。

（六）胆道闭锁

1.临床表现　胆道闭锁常发生于几个月到几岁的儿童,新生儿发病率是 1/15000～1/10000。胆道闭锁造成的胆汁性肝硬化和死亡可在发病后头 2 年发生,其病因和炎症有关,由此导致瘢痕形成并引起胆道闭锁。大多数或部分胆管受累,残余胆管则充满胆汁,看似胆总管囊肿。胆道闭锁病人的先天性疾病,如内脏异位、内脏旋转不良、肝周血管疾病发病率增加。不足 30％的胆道闭锁病人胆囊外观正常,而其余病人胆囊变小、形态异常、壁增厚、肝内型胆囊或囊内充满黏液。

15％的病人近端胆管通畅而远端胆管闭锁,可手术矫正,而剩余 85％的病人因近端胆管闭锁而难以矫正。这种情况可通过肝门肠造口术以引流部分胆汁,可将病人存活期延长 10 年以上。肝移植是主要治疗方法。

2.超声表现　如果病人出现继发性胆汁性肝硬化,由于肝组织的压迫,显示门静脉及其分支很困难。彩色血流显像可观察到可能存在的大动脉快速血流,使用该方法证实门静脉是否通畅也很重要。

【注意事项】

胆道闭锁使胆管的确认相当困难,如果进食后胆囊收缩,其长度缩小值大于 2mm,则胆道闭锁诊断可能不成立。

（七）原发性硬化性胆管炎

1.临床表现　此病可引起进行性梗阻性黄疸,以慢性炎症和胆管硬化为特征,男性患病较女性多,发病高峰年龄在 25～40 岁之间。原发性硬化性胆管炎与肠道炎性疾病有关,约 60％的病人患溃疡性结肠炎。病变可累及肝内外胆管。病程超过 10 年,病人将产生胆汁淤积性黄疸,逐渐进展为肝硬化,此病发展成胆管癌的机会亦增加。

2.超声表现　大胆管的某些部分可见已形成的纤维性狭窄,引起胆管节段性时断时续样扩张;中等大小胆管可发生纤维化,其回声高于正常;小胆管因瘢痕形成超声难以发现。超声不能排除肝内胆管疾病,但有助于诊断和检测原发性硬化性胆管炎。

（八）Klatskin 瘤

1.临床表现　Klatskin 瘤是一种生长相对缓慢的胆管恶性肿瘤（大多为腺癌）,累及位于肝门部左右肝管汇合处（见肿瘤引起的胆道梗阻部分）。占胆管癌的 10％～25％。常与胆囊结石、肠道炎性疾病和胆道囊性疾病有关。

2.超声表现　超声可见肝内胆管扩张,而肝外胆管正常,可伴有胆囊结石。此外胰腺正常,肿瘤可侵犯邻近的肝脏。约 80％产生回声,不足 20％呈低回声。

(九)Caroli 病

1.临床表现　Caroli 病是一种先天非梗阻性肝内胆管的囊状扩张病,与胆管结石、胆汁性肝硬化和胆管炎的发生率增高有关。大部分见于成年人,男性多于女性。

2.超声表现　肝组织内多发的囊状病变,肝外胆管常不受累。扩张胆管内可形成结石,引起胆管炎和细菌性肝脓肿,有时可与多囊肝混淆,前者肝内囊状结构之间、囊与大胆管可相互连通而后者则不然。彩色多普勒可用于评估 Caroli 病肝内胆管畸形。

(十)胆管内积气

1.临床表现　胆管内气体可发生于胆道手术、内镜逆行胰胆管造影术或括约肌切开术后。气体通常很快消退,也可持续一段时间,无重要临床意义。

2.超声表现　通常无法显示的肝内正常胆管,表现为沿胆管走行的强回声反射线,有时后方伴有彗星尾状声影。

(韩　鑫)

第三节　胰腺

胰腺是腹膜后器官,由外分泌部和内分泌部组成,在消化过程中起重要作用。

一、主要功能

内分泌部占胰腺的 2％,由产生激素的胰岛细胞组成,分泌胰岛素和胰高血糖素。这两种激素通过脾静脉和肠系膜上静脉进入门静脉,在碳水化合物的代谢和血糖调节过程中是不可缺少的。

外分泌部占胰腺的 98％,分泌胰液,通过胰管进入十二指肠。

二、解剖学概要

胰腺由胰头、胰颈、胰体、胰尾和胰管组成,在第一、二腰椎水平横位走行于后腹壁前方。色泽灰红,重约 90 克,长约 15cm。

胰腺位于上腹部,紧贴于腹后壁,从十二指肠第二段横行或呈 45°角斜向左上方与脾脏相连。胰头位于十二指肠圈与中线之间,头、颈部位于下腔静脉前方,而胰体位于主动脉前方,胰尾与脾门相连。胰头的位置往往比胰尾低,钩突为胰头向后下呈钩状延伸形成的,位于肠系膜上静脉甚至肠系膜上动脉后方,位置变异较大。

肝动脉起源于腹腔动脉,位于胰腺的下缘。从肝动脉发出胃十二指肠动脉,走行于胰头前部。主胰管从头到尾逐渐变细,与胆总管汇合,并经 Vater 壶腹进入十二指肠。15％的人可有副胰管,引流胰头分泌的胰液,开口于十二指肠副乳头(十二指肠主乳头近侧)。胰腺位置固定,可随其后方的腹主动脉的搏动而波动(图 13-3-1、图 13-3-2)。

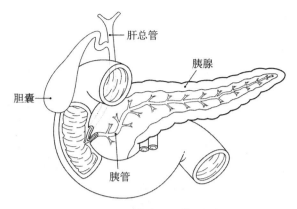

图 13-3-1　**胰腺及胆管、胰管**

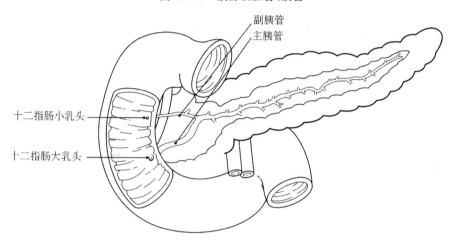

图 13-3-2　**主胰管、副胰管**

（一）动脉血供

脾动脉、胰十二指肠上动脉(来源于肠系膜上动脉)和胰十二指肠下动脉(来源于胃十二指肠动脉)。

（二）静脉回流

通过脾静脉和肠系膜上静脉引流入门静脉。脾静脉走行于胰腺后方,流向门静脉。

（三）淋巴引流

胰头淋巴引流入胰十二指肠淋巴结和幽门下淋巴结,胰体引流入腹腔淋巴结,胰尾则引流至脾门附近的胰脾淋巴结和脾淋巴结。

（四）神经支配

副交感神经起源于腹腔丛,能使胰液分泌增加。交感神经抑制胰液的分泌。

（五）毗邻关系(图 13-3-3)

1.胰头

(1)前方:横结肠,肝。

(2)后方:肠系膜上静脉,胰头钩突,胆总管下部,下腔静脉,右或左肾静脉,第一、二腰椎。

(3)上方:十二指肠第一段。

(4)右侧:十二指肠第二段,胆总管和胰管汇合部。

(5)下方:十二指肠第三段。

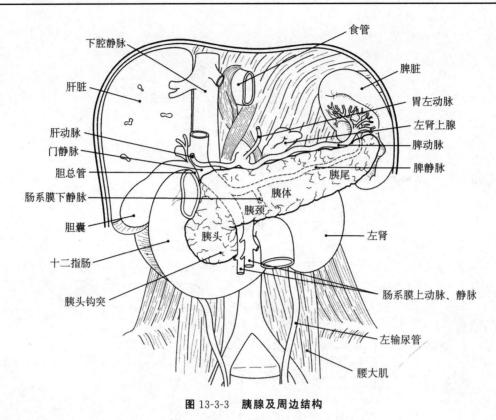

图 13-3-3　胰腺及周边结构

2.胰体

(1)后方:腰椎(第一、二腰椎),腹主动脉和下腔静脉,左侧腰大肌和膈脚,左肾,脾动脉,脾静脉。

(2)前方:小网膜,肝脏。

(3)下方:空肠。

(4)上方:胃/幽门部,十二指肠第一段。

3.胰尾

(1)左侧:脾。

(2)前方:胃。

(3)后方:左肾。

(六)体表标志

1.胰头大约位于经幽门的平面,靠近中线右侧 1~2cm。

2.胰体向左上方走行约 10cm,靠近脾脏。

(七)正常解剖变异

1.胰腺组织可位于内脏的任何位置,如胃壁、小肠、脾、胆囊等。

2.环形胰腺可围绕十二指肠第二段(50%见于生后第一年),可引起肠梗阻。

3.胰腺分隔:是一种先天异常,见于 1%~6%的正常人,腹侧和背侧原基未融合,因此形成两套独立的胰管系统。腹侧胰腺小,通过主乳头引流;背侧胰腺大,通过副乳头引流。

4.钩突是胰头的钩状凸出,向左可伸至肠系膜上静脉甚至肠系膜上动脉后方。

5.副胰管与主胰管分开,从其近侧进入十二指肠。

(八)触诊

正常情况下,胰腺不能触及。

（九）实验室检查正常值

(1)血清淀粉酶:50～300U/L。

(2)血尿素氮:2.5～6.6mmol/L。

(3)血清白蛋白:36～50g/L。

(4)血清钙:2.1～2.6mmol/L。

三、检查方法

（一）病人准备

超声检查肝胆管系统时必须空腹。12岁以上者需空腹6～8小时,12岁以下者4小时。检查前一天禁食可使肠道清空,并减少蠕动。

1.禁食6小时,可饮用无气泡的、不含脂肪的饮料。

2.确保同一天没有其他的空腹检查。

3.禁止吸烟,吸烟会引起胆管收缩。

4.儿童禁食4小时。

5.婴儿可饮用一瓶葡萄糖,但不能饮奶;或在正常进食之前进行检查。

6.婴儿和糖尿病病人应该首先安排超声检查。

（二）仪器

使用扇形或凸阵探头。探头频率成人为3MHz或5MHz,儿童为7.5MHz。根据胰腺深度选择相应频率,聚焦点应设定在合适的深度。

（三）扫查技术

较瘦病人可用肝脏作为声窗来扫查胰腺。较胖病人,胃呈横位,其内气体积聚在胰腺附近,此时肝脏不能伸至中线左侧,因而也不能为胰腺大部提供声窗。

由于胰腺邻近十二指肠,肠内气体常影响胰腺清晰显示。为了得到无气体伪像的声像图,常常首先扫查胰腺;若有气体影响胰腺的观察,可先扫查其他部位。

在没有腹主动脉瘤及其他深部肿瘤的情况下,探头加压可消除胰腺附近肠腔内气体的干扰。首先屏住呼吸,将探头置于上腹部并轻轻按压,能有效地消除上腹部气体;俯卧几分钟也能达到相同的效果。让病人站立位扫描,或左侧卧位、左后斜位,使肠道与胰腺分开,也常常有效,有时让病人饮用500ml脱气水,左侧卧位,充盈胃体,从而显示胰体或胰尾。病人转向右侧卧位时,水进入十二指肠,胰头可清晰显示。

（四）病人体位

病人平静呼吸,于剑突下横向扫查,然后向上转动探头,与身体横断面呈45°角,尽可能用更多的肝脏作为声窗。在横断面上注意观察肝脏、脾静脉、肠系膜上静脉、肠系膜上动脉及主动脉等。必要时利用充水的胃来观察胰尾,也可通过脾脏扫查胰尾。病人取右侧卧位几分钟,让液体流向十二指肠第一段,而气体移向胃底部,注意观察胰腺实质、胰管粗细及相应的变异。

调整探头角度与胰腺长轴一致,并纵向扫描以获得胰腺各部分的横断面图像。观察胰管、胰腺大小,有无肿块、轮廓的变化和血管的走向是否紊乱。

病人右侧卧位或俯卧位,通过脾脏或左肾扫查可清楚地显示胰尾。胰尾通常位于左肾上1/3的前方。除很瘦的病人以外,CT观察胰尾更为可靠(图13-3-4)。

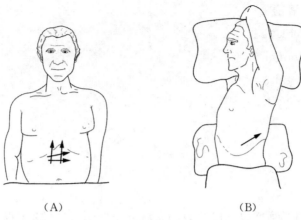

图 13-3-4

(A)病人仰卧位扫查;(B)病人右侧卧位获得胰尾声像图

使用超声内镜检查胰腺,于内镜的顶端安装线阵或扇形探头。肠腔充气后,将内镜送入十二指肠降段。吸尽该段肠道内气体,使附着于探头的球囊内充满脱气水,以具备良好的透声性,易于观察邻近十二指肠肠壁的胰头及钩突。这种密切的接触更利于使用高频超声。内镜慢慢拔出时,可通过胃窦扫查胰颈、胰体,通过胃体扫查胰尾。某些内镜可同时进行活检。

(五)基本切面

1.胰腺横切面可显示胰腺、脾静脉以及胰管(可测量径线)。

2.胰腺纵切面能显示胰腺与主动脉、肠系膜上动脉、腹腔动脉、下腔静脉、脾静脉和肠系膜上静脉的关系。

3.扫查时应包括胰头、胰体、胰尾。

4.显示胰尾的切面。

四、正常超声表现

正常胰腺呈均质性结构。一般来讲,正常成人胰腺比肝脏回声略高,但小儿胰腺比肝脏回声低。肥胖者、60 岁以上脂肪肝病人、皮质激素增多及库欣病病人的胰腺回声略高,与其周围的腹膜后脂肪分界不清,因此测量时会过高地估计胰腺厚度。胰管呈窦状,与声束垂直时表现为胰腺中央的长线状、管状结构,位于声束正下方时表现为"＝"征。

刚从事超声诊断工作者常难以找到胰腺。最简单的方法是找到胰腺后方的大血管,如主动脉、肠系膜上动脉、脾静脉。胰腺常位于脾静脉前方。横断面上只有仔细观察胰腺周围结构才能找到。

扫查胰腺长轴时,胰头内可见两个小圆形无回声结构——前方为胃十二指肠动脉,下后方为胆总管。

横切面上,胰管表现为胰腺组织内细而无回声结构。

源于腹侧胰腺的结构(钩突和胰头后部)脂肪少,在 28％的病人比胰体部回声低。胰腺脂肪浸润时常较难观察,需 CT 扫描检查。老年胰腺常萎缩、纤维化。儿童则相对较大,轮廓饱满,比成年人回声低。新生儿胰腺比幼儿回声更低。

【注意事项】

1.钩突有时被误为肿瘤,应注意观察其正常结构。

2.当与其他器官的回声相比较时,应注意其他组织本身可能异常。

3.马蹄肾和十二指肠可以酷似胰腺。十二指肠后壁和胰腺前缘交界处很像胰管,胰管还易被误为肝动脉、脾静脉和胃十二指肠粘膜。

4.环形胰腺是一种先天异常,常伴有十二指肠闭锁,表现为新生儿小肠高位梗阻。

5.十二指肠可被误认为是胰头的一部分,而胰管被误认为脾动脉。

【正常大小】

胰腺形态不规则,其大小难以准确测量。胰腺从头至尾长约 15～20cm,老年人略小,新生儿、小儿的胰尾较饱满。表 13-3-1 为胰腺各部的前后径。

表 13-3-1　各年龄段胰腺各部的前后径(单位:cm)

年龄	胰头	胰体	胰尾
成人	2.5～3.0	1.0～2.0	1.5～2.0
11～19 岁	2.0～2.5	1.1～1.4	2.0～2.4
1～10 岁	1.7～2.0	1.0～1.3	1.8～2.2
1 个月～1 岁	1.5～2.0	0.8～1.1	1.2～1.6
<1 个月	1.0～1.4	0.6～0.8	1.0～1.4

胰管一般都能显示,内径最大值为 2mm,餐后可达 3～4mm,因此扫查前病人应空腹。随着年龄增大胰管逐渐增宽,老年人最宽可达 6mm。

五、病理学分类

（一)局灶性疾病

1.胰腺癌。

2.胰腺囊肿。

3.胰腺假性囊肿。

（二)弥漫性疾病

1.急性胰腺炎。

2.慢性胰腺炎。

3.胰腺脂肪浸润。

4.胰腺囊性纤维化。

六、局灶性疾病

（一)胰腺癌

1.临床表现　胰腺癌多见于男性(男女比例为 1.5：1),近年来女性胰腺癌的发病率有所增加。最近 40 年,胰腺癌的发病率增加了 4 倍。45 岁以前少见,随着年龄增加,70 岁以后最为多见。胰腺癌与吸烟有关,还可能与饮用咖啡、接触石棉、饮用酒精饮料尤其是烈性酒有关。

病人常表现为长期上腹疼痛,体重下降,黄疸进行性加重。准确地讲,胰头癌或壶腹癌最先出现黄疸,疼痛逐渐加重。

胰体、胰尾癌病人体重下降,肩背部放射性疼痛,前倾时可缓解。

从出现症状到死亡,平均生存时间大约为 6 个月,只有 1%～2% 的病人生存期超过 5 年。肿瘤切除是唯一的治愈方法,只在 10% 的病例有效。肿瘤位于胰头,直径小于 3cm,门静脉及腹膜后未侵犯,也无转移,此时可行肿瘤切除。胰腺部分切除(胰十二指肠切除或 Whipple 手术)的生存率与胰腺全切相似(死亡率为 20%)。安放支架可缓解胰腺癌病人的症状(图 13-3-6、图 13-3-8D)。

胰腺导管癌最为常见,占胰腺癌的 80%,其次常见的为腺泡细胞癌占 5%,腺鳞癌占 4%。

胰腺导管癌的瘤体直径在 1.5～Scm 之间,生长迅速,60 天体积可增大一倍。

大多数胰腺癌(61%～70%)发生于胰头,13% 发生在胰体,5% 发生在胰尾,其余发生于结合部。

2.超声表现　超声对扫查胰腺肿块的敏感性为 90%～98%。对于可疑肿块,常首选超声检查。

胰头癌常伴有胆管及胰管的扩张。在胰头癌的病例中,胰管扩张占 97%,胆管扩张占 80%～90%,除此之外,还有 20% 的病例有胆囊肿大,可扪及肿块。如果出现胆管及胰管的阻塞有助于胰腺癌的诊断。有些肿瘤不引起胰管、胆管的阻塞,也不出现黄疸,此时肿瘤相对较大,病人常以其他症状就诊(图 13-3-5)。

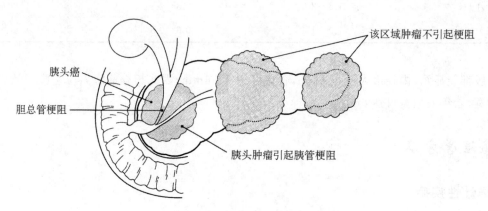

图 13-3-5　胰腺癌发生的位置

如果肿瘤位于胰头外,通常不易发现而仅表现为轮廓的改变。大多数的瘤体呈低回声,并且小的瘤体表现为均质回声,而几乎没有因不规则的内部结构而导致声束的多重界面反射。超声可发现直径最小为 1cm 的瘤体。病变越大,其内部结构越杂乱,回声越不均匀。仅 3% 的胰腺癌为强回声。

胰腺癌通常表现为胰头部不规则增大的肿块,可呈分叶状、锯齿状,甚至是边界光滑、清楚的。胰头部肿块的大小和形状,特别是增大时可产生其他征象,可以压迫下腔静脉。如果肿物累及钩突可使肠系膜上静脉前移,如果肿物累及胰体、胰尾部可使肠系膜上静脉向下移位,如果肿物很大可使肠系膜上动静脉左移(图 13-3-6)。

如果胆系的扩张已排除结石的可能,脂餐后胆囊不收缩,胰管的扩张达胰头部,这些征象足以说明胰腺肿瘤的存在。不借助于活检,胰腺癌的假阳性率为 25%,因为胰头部的炎性肿块也可有上述征象。借助于自动活检枪进行活组织检查,这种方法对胰腺癌诊断的敏感性为 91.4%。

超声的作用在于确定有无肿块,以及是否因肿块引起胰管及胆总管的阻塞。

细致扫查以确定门静脉有无受累,若出现这种情况会使手术切除瘤体变得十分复杂。应用 20MHz 内镜探头来确定门静脉内肿瘤,超声的敏感性和特异性为 100%,血管造影 77%,CT 为 65%,后两种方法难以区分是轻微的侵犯还是肿瘤的压迫。然而,目前只有少数的超声科拥有这种设备。胰头的测量非常重要,当其直径达 3.0～3.5cm 时应怀疑肿瘤的可能。还可发现胰腺、肝脏、腹腔动脉周围的淋巴结受累,及转移到肝脏。

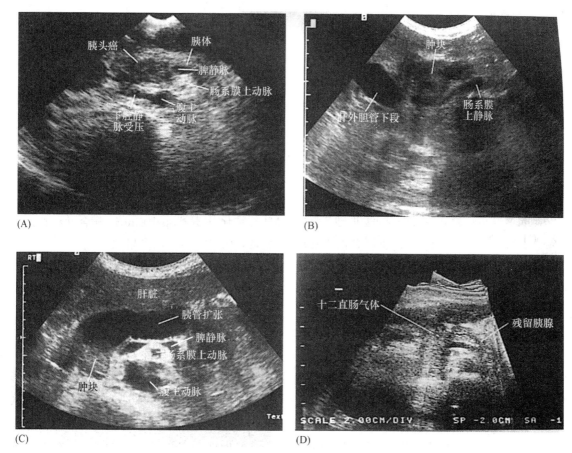

图 13-3-6

（A）胰头癌压迫下腔静脉；（B）纵切显示肠系膜上静脉受压；（C）壶腹部肿块引起主胰管显著扩张；（D）Whipple 手术后胰腺所见；

如果肿瘤位于壶腹部而不是在胰腺，那么预后相对较好，但是这两个部位的肿瘤常难以鉴别，只不过是壶腹部肿瘤的症状出现较早。超声内镜对于壶腹部肿瘤的诊断准确率为 96%，CT 为 67%，MRI 为 84%，超声内镜特别适用于扫查直径小于 3cm 的肿瘤。壶腹癌的 5 年生存率为 30%～40%。

除了导管癌之外，还有其他类型的恶性肿瘤（表 13-3-2）。

表 13-3-2　胰腺肿瘤的类型

类型	表现
粘液囊性肿瘤	主要为囊性，大小不一，直径 2cm 以上者可能为癌前病变（来自炎性病变的囊肿）
内分泌肿瘤（胰岛细胞肿瘤）	生长缓慢，低度恶性胰腺
恶性淋巴瘤	小者具有包膜；大者回声均质，有时呈多发病灶，可能为淋巴结病

3.脉冲多普勒表现　胰腺肿块影响肝脏及胃部动脉血供，门静脉受压时在狭窄部位产生高速湍流，门静脉发生闭塞时在闭塞的门脉周围可见侧支循环血流。某些胰腺肿瘤既可显示肿瘤内部的血流信号，也可显示肿瘤周围的血流信号。由于肿瘤血管细小、流速慢，能量多普勒可较好地显示。

4.超声内镜　超声内镜有助于诊断小的肿瘤及胆管、胰管疾病。薄层 CT 扫描不易发现的内分泌肿瘤常被超声内镜显示。

【注意事项】

以下征象常误为胰头部肿块：

1.钩突位于肠系膜上静脉的后方。

2.十二指肠内容物（应观察蠕动情况）。

3.向内侧延伸增大的肝脏尾叶。

4.脾动脉瘤。

5.肝门部肿大的淋巴结。

6.炎性病灶类似癌肿。

（二）胰腺囊肿

1.临床表现　胰腺囊肿通常少见，但常与多囊肾、囊性纤维化、vonHippel-Lindau病合并存在。

2.超声表现　典型者具有单纯囊肿的特点：圆形，囊壁薄，无回声，后方回声增强。

（三）胰腺假性囊肿

1.临床表现　急性胰腺炎病例中有50％（或低于50％）在急性期后的2～3周出现假性囊肿，也可由于钝性腹部外伤、手术引起，或无明确原因。假性囊肿是由含有高浓度淀粉酶的胰液聚集而成，由纤维囊壁包绕，可位于胰腺表面，或胰腺局部，或整个小网膜囊内。

病人通常有胰腺炎的病史，伴有上腹部的饱胀不适、疼痛、恶心或伴有呕吐。假性囊肿可很大，如果合并感染可出现发热和剧烈的疼痛。

胰腺假性囊肿常位于上腹部，位置固定、边界不清，有触痛，可随呼吸轻微移动，叩击后疼痛减轻，但常因其大部分位于肋缘下而难以触到，大多数在6周内须接受进一步治疗。

2.超声表现　假性囊肿表现为胰周或胰内的无回声，有时因内部含有凝血块或坏死组织而呈现低回声。可短期存在，直径小于5cm的假性囊肿可保守治疗。假性囊肿可以很大，占据整个上腹部，如果不接受治疗，会压迫周边脏器。大的假性囊肿尽管可以通过超声引导下抽吸治疗或随访观察，但常行外科手术治疗。

【注意事项】

1.假性囊肿可以被误认为肠腔内的液体，所以应寻找肠管蠕动的证据加以排除。

2.当假性囊肿位于脾门处，可引起脾静脉血栓或脾静脉的梗死，脾静脉是否闭合必须通过多普勒检查来证实。另外，脾动脉也可发生动脉瘤（如果不借助于多普勒来鉴别，可误认为胰腺肿块）。

七、弥漫性疾病

（一）急性胰腺炎

1.临床表现　急性胰腺炎是一种急性病变，具有腹痛及血、尿淀粉酶随病情发生变化的特点。常与下列因素有关：胆石症、酗酒、胰管的梗阻、一些少觅的病毒感染、外伤、医源性感染（如 ERCP 检查）、孕妇急性脂肪肝、一些不常见的如灰蜘蛛或蝎子的叮咬。酗酒虽然可导致胰腺炎的发作，但胰腺通常早已受到损害，故酗酒所致的胰腺炎常转为慢性复发性胰腺炎。

胆道结石所致的急性胰腺炎常为复发性，但是胰腺很少受损，并且这种胰腺炎非慢性病。有三分之一的胰腺炎病例与饮酒及胆结石无关，而21％～45％的胰腺炎与十二指肠、胰管等的病变有关。

急性胰腺炎是胰腺内胰酶被激活外溢而发生胰腺自身消化的一种疾病，胰管的阻塞是由胰管异常或结石而导致管道系统压力增高所致。当压力超过60cm水柱，胰管破裂，胰酶进入胰腺间质，导致胰腺炎的发生。胰酶（尤其是肠促胰酶肽）的作用因胆汁或十二指肠内容物的影响而加强（图 13-3-7）。

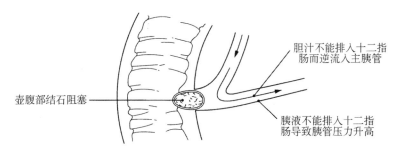

图 13-3-7　壶腹部结石梗阻诱发胰腺炎的图示

胰腺炎从轻型到重型再到整个胰腺的出血坏死,这一过程的致死率为 50%,急性水肿型胰腺炎常有较快痊愈的病例。一种较为严重的胰腺炎——出血坏死型胰腺炎呈现出从轻型(胰腺受累低于 50%)到重型(胰腺受累高于 50%)的过程,重症胰腺炎有较高的致死率(约 95%~100%),这一类型在晚期可出现呼衰和肾衰。唯一的治疗措施是切除坏死组织。痊愈的病人有疾病复发的可能,重症胰腺炎导致败血症可产生致死性的有毒气体(10%)。

病人上腹部疼痛放射到肩背部可能预示着病情加重,常伴有恶心、呕吐或频繁干呕。活动可导致疼痛,病人常用憋气来抑制因活动所产生的疼痛。胰腺炎进展期,病人可出现因低钙造成的手足抽搐(肌肉痉挛),并且随脂肪坏死程度的加大而加剧。胰腺炎男、女性的发病率接近,可发生在任何年龄,40~55 岁多发。常出现腹部触痛、紧张、僵硬甚至休克。胰腺炎常被误诊为急性溃疡穿孔或动脉瘤破裂。

【重症坏死型胰腺炎预后不良的因素】

(1)病人年龄大于 55 岁。

(2)血清淀粉酶升高(10001U/L),但是这一现象也常出现在消化道溃疡或阑尾穿孔时。较为特异的是淀粉酶高于正常值的 5 倍,但也不能完全依赖这一结果。淀粉酶维持高水平时间短暂,可能不被记录。

(3)白细胞计数>16000(16×10^9/L)。

(4)血尿素氮>16mmol/L。

2.超声表现　急性水肿型胰腺炎的超声表现为整个腺体肿大,回声减低,胰管内径增大。常出现胰周或小网膜囊积液,其次是出现假性囊肿,严重时可并发胰腺脓肿。这种表现可累及部分或整个腺体(图 13-3-8)。

就胰腺炎病人而言,有 30% 的病人在 6 个月内面临更严重的复发,因而超声探查有无结石是必要的。

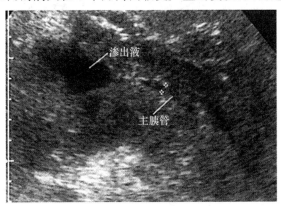

图 13-3-8　急性间质性胰腺炎,胰头部液性渗出及胰管增粗

对于坏死型胰腺炎,扫查胆道系统是必要的。如果胆总管内径大于 6~7mm,应当考虑胆总管切开取石。早期超声检查胰腺可为正常表现,随后的扫查显示整个胰腺因脂肪坏死而回声不均,血管受累可导致阻塞。胰腺回声不均可局限在一处或多处,直径 7~8mm。

彩色多普勒显示胰腺炎低回声区及周围血流信号增多。

（二）慢性胰腺炎

1.临床表现

慢性胰腺炎相对少见,发生率为 0.2%～3%,然而在最近 20 年本病常见,这与全国范围内的酒精高消费有关。慢性胰腺炎导致胰腺轮廓不整,质地不均,胰管不规则狭窄及扩张,胰管内结石。胰管内可见蛋白栓子,它可引起胰管扩张、腺泡肿胀,导致局灶性坏死。胰管周围广泛纤维化,最终只残存部分胰岛细胞和腺泡,伴胰管明显扩张。蛋白栓子钙化形成结石。

慢性胰腺炎是一种不可逆的病变,如果戒酒,病情可不再发展,但并不是不再发生,它会演变成渐进性疾病,可伴有持续时间较短的轻微疼痛或慢性疼痛,常因厌食而体重减轻。钙化型胰腺炎病人常并发脂肪泻、糖尿病,30%～45%的病人在 X 线平片上可见到胰腺结石。

血清淀粉酶的测量对诊断慢性胰腺炎价值不大。

2.超声表现 早期慢性胰腺炎的胰腺外形不规则,内回声不均,胰管扩张内径大于 2mm,钙化伴有声影,回声不均的炎性肿块形似肿瘤。

晚期慢性胰腺炎常见胰管不规则狭窄及扩张,胰管内径超过 4mm,胰管钙化,间质纤维化,胰腺外形不整,内有直径超过 1cm 的囊腔。

胰腺假性囊肿是慢性胰腺炎常见的并发。症。酒精性胰腺炎并发腹腔积液是胰管和腹腔之间交通的结果,液体中淀粉酶含量较高。

（三）胰腺脂肪浸润

1.临床表现 与年龄、肥胖有关,并见于库欣综合征的病人,胰腺脂肪含量较高。糖尿病、酒精摄入、慢性胰腺炎等因素可导致胰腺呈脂肪瘤样的假性肥大。

2.超声表现 胰腺回声不均匀,大部为脂肪组织所取代而呈强回声(图 13-3-9),CT 扫描效果尤佳。

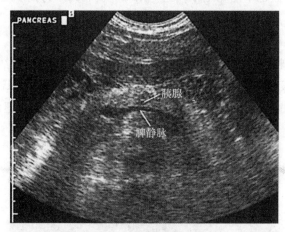

图 13-3-9 胰腺脂肪浸润

（四）胰腺囊性纤维化

1.临床表现 胰腺囊性纤维化是儿童期常见的胰腺疾病,它是常染色体隐性遗传性疾病,因内分泌腺遗传缺陷而致使腺体产生稠厚的分泌物。病人依靠良好的治疗,如低脂肪(减轻脂肪泻)高热量饮食、补充维生素、应用治疗本病的药物等可使病人活到成年。

诊断方法包括发汗试验,胰腺功能测定——外分泌部的血清淀粉酶及胰十二指肠酶,粪便脂肪测定。内分泌部的胰岛素、胰高血糖素、葡萄糖耐量试验。

2.超声表现 胰腺萎缩,体积变小。胰腺内(尤其是胰尾部)可见小囊肿形成。

（张宗国）

第四节　脾脏

一、主要功能

1.网状内皮细胞摄取细胞碎片、破裂的红细胞,并将这些陈旧的组织成分运输到肝,肝脏可以利用这些成分贮存铁并分泌胆汁。

2.生成红细胞,这种功能在胎儿期的 2～5 个月及疾病时最明显。

3.脾脏含有大量的淋巴组织,可以生成人体的某些淋巴细胞,并与网状内皮系统的其他细胞共同产生抗体和抗毒素。

二、解剖学概要

脾脏约 12cm×7cm×(3～4)cm,重 100～200g,是一个生成淋巴和血液的器官,深紫色,相当于握紧的拳头大小。它位于左季肋部后侧面第 9、10、11 肋骨深面,其上方以较大面积与左膈面相邻。脾脏表面分成突出的膈面和凹入的脏面,及上、下、前、后缘。

脏面上有血管和神经出入的脾门,此外还有三个压迹:胃压迹,结肠脾区压迹和左肾压迹。

脾脏有一纤维包膜,几乎完全由腹膜覆盖。其脏面有由两层腹膜形成的两条韧带:前面为胃脾韧带,连接脾脏与胃底和胃大弯上缘;脾肾韧带,由胃压迹经脾门的前方至左肾上极前部,将脾脏固定于后腹壁。脾肾韧带包绕胰尾及其后方的脾血管,并包绕自左肾静脉向脾静脉走行的门静脉系统汇合的血管。

肋骨一定程度上使脾脏受到保护,但在某些外伤情况下仍会发生脾破裂,导致严重的出血、休克,甚至死亡。

（一）动脉血供

脾动脉是腹腔动脉的分支之一,在进入脾门之前分成大约 5 支。

（二）静脉回流

脾静脉由多条属支汇合成一主干,与肠系膜上静脉汇入门静脉。

（三）淋巴引流

淋巴引流则通过胰脾周围及腹腔动脉周围淋巴结。

（四）神经支配

来自交感神经链。

（五）毗邻关系

(1)前方:胃底。

(2)中部:左肾。

(3)前中部:胰尾。

(4)下方:结肠。

(5)上方:左膈。

（六）体表标志

脾长轴对应左侧第 10 肋骨。脾上极位于第 10 胸椎水平，距其 3～5cm 处；脾下极可达腋中线。

（七）正常解剖变异

1.内脏转位表现为脾脏在右，肝脏在左（检查时可误以为脾增大，但可发现门静脉进入其中而确认为肝脏）。

2.副脾较常见，其发生率为 10％～31％。多数位于脾门附近，也可位于胃脾韧带之中，有时出现于左下腹。数目可多达 20 个。副脾多为圆形或卵圆形，直径在 1～1.5cm 之间，直径大于 4cm 者罕见；与脾脏结构相似。在因出血性疾病而行脾切除后的病人中偶尔可发现副脾。

3.脾缺如是一种伴有先天性免疫缺陷的罕见异常。

4.有时可见脾位于左肾后方。

5.游走脾或称异位脾，常见于育龄期妇女，平时无症状。由于游走脾仅靠一条较长的脾蒂支持，一旦发生缠绕则出现疼痛的消化道症状。

（八）触诊

触诊脾脏时需站立于病人右侧，俯身将左手放于病人左肋缘下，当病人深吸气时，左手向上推举脾，右手在左肋缘下向深面按压，以手指尖触摸脾。如果未触及，让病人取右侧卧位重复上述动作。如果脾脏肿大明显，可在右髂窝触及其下缘。通常只有脾脏肿大到正常大小的 3 倍左右时才可被触及（图 13-4-1）。

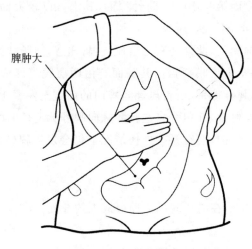

脾肿大

图 13-4-1　触诊脾脏

（九）实验室检查

血红蛋白：	130～180g/L（男）
	115～165g/L（女）
血小板：	150～400×10⁹/L
白细胞计数：	4～11×10⁹/L
中性粒细胞分类：	2～7.9×10⁹/L

血小板：$150\sim400\times10^9/L$
白细胞计数：$4\sim11\times10^9/L$
中性粒细胞分类：$2\sim7.9\times10^9/L$

三、检查方法

（一）病人准备

病人检查前应禁食 4～6 小时。这是因为门静脉高压病人除作脾脏的扫查外，还需做肝脏及胆管系统的扫查;同时,进餐后门脉系统的扩张也会影响门脉的测量。充满了食物的胃易被误认为脾脏(此时,可通过观察毗邻的胃肠道的蠕动或改变病人体位来鉴别)。

(二)仪器

探头频率,成人用 3.5MHz 或 5MHz,儿童或幼儿用 7.5MHz。扇形探头对肋间扫描效果较好,但会丢失某些皮肤表面的信息。曲面探头可获得更多的表面信息,但在小儿肋间扫描时会显得有些笨重。

(三)扫查技术

病人最好取仰卧位,此体位使得胃内的气体浮起而离开脾区,但不能像斜后侧卧位那样触到脾。最佳体位应是右侧卧位,左臂伸至头上,右侧垫一枕头,以充分展开肋间隙。但应注意的是此体位时胃中的气泡会升至胃大弯处而接近脾脏。

折中的办法是以斜后侧位来扫查病人,使胃泡向前离开脾,同时给探头留有足够的空间。可根据病人的情况选择合适的体位。

脾的长轴位于第 10 肋深面。沿第 10、11 肋间扫描可获得脾的最大切面,范围自左膈肌到脾下缘。向内、外侧倾斜探头可检查整个脾脏。脾肿大时,探头与左肋弓平行,可在左肋缘下探及脾脏。

平静呼吸时扫查。深吸气时,空气进入肺,使与肺毗邻的脾上部显示不清。而且如果吞入空气,胃泡内气体增多也会影响脾脏的显示。

【注意事项】

1.大量饮水使胃充盈,在仰卧位经胃扫查。还可取站立位将探头置于胸骨下与左肋缘间扫描。动作要轻柔、灵活。

2.门静脉高压病人,脾脏扫查应与肝脏的扫查和脾血管的多普勒分析结合进行。

(四)基本切面

1.包括左侧膈肌、脾实质及下界在内的脾长轴测量。

2.包括部分左肾的横断面,可反映不同的回声强度。

四、正常超声表现

脾脏呈均质性回声,常表现为与肝脏等回声或稍低回声。其正常声像图与肝脏类似,但其中没有血管穿行。如果比较两者的回声强度,应注意在肝脏疾病时脾脏也可异常,反之亦然。脾脏回声高于正常的左肾。由于进出脾门血管间的界面和堆积的脂肪较多,脾门处回声较高。

人们普遍认为脾脏超声检查的价值有限:脾大有时无特异性,不同病因所致的超声表现难以区分。目前,超声对于脾脏局灶性病变的诊断价值相对较大。

【正常大小】

脾脏的大小随年龄发生变化,婴儿和儿童的脾脏相对于整个身体而言较大,但中年以后脾脏就开始缩小。成人脾脏从膈至下缘长约 12cm,而与青年早期基本相同。其他较小年龄段对应的脾脏大小(从膈至下缘的距离)见表 13-4-1。

【脾肿大】

1.前缘在主动脉及下腔静脉之前,厚压与正常肾脏相仿。

2.右侧卧位,脾脏大小为肾脏的两倍。

3.膈至下缘的距离大于 14cm。

表 13-4-1　未成年人的脾脏大小

年龄	长度(cm)
0～3 个月	6.0
3～6 个月	6.5
6～12 个月	7.0
1～2＋岁	8.0
12～14＋岁	10～12

脾肿大向下及中线位置延伸,且越大越突向体表。如果显著肿大,脾脏可越过中线位于胃及结肠前方,而成为透声良好的声窗。

【注意事项】

如果找不到脾脏,则应寻找有无体表瘢痕并查阅病历(病人可能做过脾切除手术)。如行脾切除手术,左肾及结肠脾曲因此向上占据原脾区。

五、病理学分类

(一)局灶性疾病

1.脾淋巴瘤。

2.脾脓肿。

3.脾转移瘤。

4.脾囊肿。

5.脾包虫囊肿。

6.脾血管瘤。

7.脾淋巴管瘤。

8.脾梗死。

9.脾创伤。

(二)弥漫性疾病

1.脾淋巴瘤。

2.脾急、慢性白血病。

3.脾结核。

4.脾的其他疾病。

5.脾充血性疾病。

六、局灶性疾病

(一)淋巴瘤

1.临床表现　淋巴瘤是一种网状内皮系统的恶性肿瘤,分为霍奇金及非霍奇金淋巴瘤。儿童少见,男孩发病率是女孩的两倍。随年龄增长,男女发病率相同。此病有两个发病高峰:一个在二十几岁,一个在中年后期。病人表现为颈部、腋窝及腹股沟淋巴结肿大,肿大的淋巴结无触痛,有橡皮感。病人感到乏力、虚弱、厌食,并有发热、盗汗、体重减轻及瘙痒的症状。通过对整个淋巴结进行活检可确诊,通常进行放疗及联合化疗。淋巴瘤在脾脏可表现为单个、相对较大的病灶,及多个病灶(罕见),也可为弥漫性浸润(较常见)。局灶性淋巴瘤的发生率为 0.1%。

2.超声表现 局灶性淋巴瘤病人的脾脏一般不大。病灶多为低回声,且边界不清。偶尔,病灶也可较正常脾组织回声高。如果病灶较大,则有可能回声不均或向脾脏轮廓外突出。局灶性淋巴瘤的超声表现并不特异,因此难与脾脏的其他病变区分。由于脾脏局灶性淋巴瘤少见,所以通常把淋巴瘤局灶性病变看做是淋巴瘤累及脾。超声引导下 21 或 22 号针穿刺活检(见弥漫性淋巴瘤)可予以诊断。

(二)脾脓肿

1.临床表现 脾脏脓肿不常见。可继发于血行感染,也可由损伤或梗死引起。

2.超声表现 脾脓肿的数目、大小、结构、形状及位置各不相同,可表现为无回声区或包括囊实性成分,有厚壁,为不规则形的混合回声区,可含有分隔、气体和/或碎屑。可误诊为局灶性恶性肿瘤。

(三)脾转移瘤

1.临床表现 脾脏转移瘤罕见,除淋巴瘤外,可来源于卵巢、黑色素瘤等其他部位,偶尔来源于乳房或肺。

2.超声表现 脾转移瘤的征象与肝转移瘤的声像图类似,恶性肿瘤发生转移者常见脾转移。

(四)脾囊肿

1.临床表现 脾囊肿可为先天性或继发于感染及损伤,脾单纯性囊肿较肾及肝脏少见。脾上皮样囊肿是少见的先天性疾病,如发生感染可导致败血症。

2.超声表现 脾囊肿表现为伴后方回声增强的球形无回声区,可因钙化及含有胆固醇结晶而呈强回声。如果囊肿发生出血,则在重力作用下,血块沉于囊液底层。有 5% 的多囊肾病人合并脾囊肿。

【注意事项】

有时胃中的液体会被误认为脾囊肿。可饮水充盈胃而加以鉴别。需与脾囊肿鉴别的疾病有腹膜后囊肿、胰尾假性囊肿、肾囊肿、主动脉瘤破裂出血或儿童外伤后的血肿。

(五)脾包虫病

脾包虫病罕见,其表现类似于肝包虫病,表现为一个囊中有多个小囊(子囊)。包虫囊肿可表现为单纯的无回声囊肿,只不过其囊壁较厚且回声较强。偶尔可因其一些脱落的内膜及包虫碎片,囊内容物可呈点、条状强回声。

(六)脾血管瘤

脾脏的血管瘤罕见。儿童时期可表现为实性肿物,超声表现多种多样,可为强回声结节伴后方声影,及无回声结节伴后方回声增强,也可同时出现上述两征象。

(七)脾淋巴管瘤

脾淋巴管瘤(淋巴系统先天性的良性变异)罕见。通常表现为脾脏肿大及多发的低回声区。

(八)脾梗死

1.临床表现 脾梗死可见于脾大及镰状细胞贫血,也可见于静脉药物滥用、房颤、白血病、胰腺炎及亚急性心内膜炎。镰状细胞贫血病人(多见于非洲、加勒比海及地中海地区),呈镰状的红细胞不易通过小血管而引起梗死,继而引起相应组织的缺氧。典型的镰状细胞贫血症状表现为骨痛、胸膜炎所致的胸痛及脾梗死所致疼痛,血红蛋白水平通常极度下降。

2.超声表现　梗死灶通常表现为基底朝向外周,尖端指向脾门的楔形低回声区,有时可表现为光滑圆形。梗死愈合后瘢痕呈强回声。复发的梗死灶会引起脾脏纤维化及收缩,而不被发觉。

【注意事项】

脾梗死时疼痛剧烈,因而扫描时应轻柔些。

(九)脾外伤

1.临床表现　腹部钝性外伤之后,由于血容量变化及肾上腺素刺激的作用,脾脏常常肿大。这种体积上的增大不会引起回声的改变。左侧下位肋骨骨折及上段腰椎的左侧横突骨折会导致脾破裂。总体说来,超声对外伤的检出敏感性为94.6%,特异性为95.1%,精确性为94.4%;而对脾脏外伤的检出敏感性为90%。目前对于脾脏外伤的处理原则不是切除,而是尽量保留脾脏。一旦切除脾脏,易患肺炎链球菌感染,需要长期青霉素治疗。脾脏破裂碎块可种植于肝、胃及胸膜。

2.超声表现　包膜下血肿表现为脾脏外包膜下无回声或低回声区。有时,位于脾脏和左侧膈肌之间的肝脏左叶,如呈低回声可类似血肿。包膜外血肿表现为突破脾包膜的低回声区。如果有血凝块形成,则回声变高;早期增大而后可缩小。

脾破裂时因出血而呈不规则低回声区,罕见表现为局灶性的低回声病变。破裂口常类似于正常脾组织,通常难以显示。急性血肿表现为边界不清或清楚的新月形强回声区。当时可增大,随后回声减低呈现囊性。血肿的大小提示脾脏失血的多少,愈合后,脾脏破坏区纤维化呈较强回声。

【注意事项】

当病人被怀疑为脾脏破裂时,进行盆腔扫查是必需的。因为不是所有的脾破裂都能为超声所显示,有时盆腔积液是仅有的超声表现。

七、弥漫性疾病

(一)淋巴瘤

淋巴瘤的局灶性病变前面已述,但此病最常表现为弥漫性病变,脾脏肿大伴内部低回声结节。以脾大来诊断淋巴瘤的敏感性为36%,特异性为61%。脾脏可肿大而并无浸润,或有浸润而无肿大。

(二)急性白血病

1.临床表现　白血病是指外周血中恶性白细胞增多,其症状为贫血、身体不适、反复感染、淤血、疼痛及淋巴结肿大,脾脏和/或肝脏肿大。白细胞计数增多而血小板计数减少。

2.超声表现　常有肝脏肿大,但脾脏大小可正常或轻度肿大,内回声常减低。

(三)慢性白血病

1.临床表现　病人出现贫血、出汗、发热,因高代谢率及疼痛所致的体重减轻,还有可能由于脾大引起胃肠道症状,也可能会因血尿酸增高而患痛风。

2.超声表现　脾脏总体上表现为肿大伴低回声区,但也可表现为正常大小且内部回声不均。有人认为化疗可能会引起脾脏的回声变调。

(四)脾结核

1.临床表现　通常为活动性粟粒型结核。

2.超声表现　脾脏通常表现为弥漫、均质的强回声。陈旧的结核灶表现为脾实质内密布小的点状强回声病灶。

（五）红细胞增多症

脾脏肿大，内部回声均匀。

（六）急性感染

脾脏大小正常，出现低回声区。

（七）慢性感染

慢性感染呈中到重度脾肿大，常呈强回声，有时可伴钙化。

（八）充血性病变

脾脏充血见于门脉高压症及继发于肝硬化、脾静脉栓塞和充血性心力衰竭的门静脉栓塞。脾脏呈中、重度肿大，而回声正常。通常门静脉系统（门静脉、肠系膜上静脉和脾静脉）增宽，表现为脾门处脾静脉分支明显增宽。同时，脾肾韧带内也可显示静脉曲张，超声表现为脾门区管状、迂曲走行的无回声。严重的门脉高压病人，位于肝圆韧带内的脐旁静脉重新开放。

（芦　钺）

第十四章　卵巢肿瘤超声诊断

卵巢是妇科疾病的好发器官之一。卵巢作为妇女的性激素、卵子的产生器官,其表面生发上皮细胞具有向多方向分化的功能。因此,卵巢肿瘤的病理种类繁多,而且在妇女的一生中的不同时期功能变化上均有差异,造成超声诊断的困难。

一、卵巢肿瘤的病理分类及常见声像图表现

卵巢肿瘤是妇科常见的肿瘤,可发生于任何年龄,以 20～50 岁最为常见。由于卵巢胚胎发生学的特殊性,卵巢肿瘤组织形态的复杂性超过任何器官。形态学上大部分卵巢肿瘤呈囊性,少数为囊实性或实质性。掌握其病理变化对超声诊断具有较大帮助。

1. 病理类型　按照世界卫生组织(WHO)制定的国际统一的卵巢肿瘤组织学分类法,主要有体腔上皮性肿瘤、性索(性腺)间质肿瘤、生殖细胞肿瘤、转移性的卵巢肿瘤、卵巢瘤样病变。超声声像图上尚无法按组织发生进行分类,但根据其分类病变的物理性质不同,声像图的表现大致可分为 3 大类,即囊性、混合性和实质性肿块图像。常见的良性肿瘤为卵巢囊肿、卵巢囊腺瘤、卵巢囊性畸胎瘤;恶性者以卵巢囊腺癌、卵巢转移瘤多见。

2. 卵巢肿瘤的临床特征　卵巢良性肿瘤病程长、发展慢、多无症状,常在体格检查时被发现。部分患者可有周期性下腹疼痛或坠胀感;当肿瘤增大时可有腹胀或腹部摸到包块,但无疼痛,可出现压迫症状,如尿频、排尿困难。恶性肿瘤生长快,但在早期无明显症状,一旦为晚期,患者可出现消瘦、腹水、疼痛、严重贫血,盆腔内触及质硬肿块,多为双侧。

临床上囊性肿瘤比实性肿瘤多,良性肿瘤比恶性肿瘤多,囊性肿瘤多为良性。

3. 卵巢良性肿瘤声像图特点　①肿块边界清晰,形态规则,壁光滑完整;②多为囊性或以囊性为主的混合性,少数为实质性;③多房性囊肿,隔薄而规则,或有子囊显示;④肿块内实质性部分形态规则,内回声均匀;⑤彩色多普勒显示肿块内部和周边少量血流信号,或走行规则。

4. 卵巢恶性肿瘤声像图特点　①肿块以实质性居多,形态多不规则;②内部回声强弱不均或呈融合性光团;③囊壁不规则,或有突向囊腔的实性区,多呈乳头状突起,隔厚薄不均;④有浸润或肿瘤向外生长时,肿块轮廓不清,边缘不整;⑤约 70% 恶性卵巢肿瘤合并有腹水;⑥彩色多普勒显示肿块实质内或周边较丰富血流信号,呈高速低阻特点。

由于卵巢肿瘤结构的复杂性,单以物理特性的图像特征作出确切诊断有时是困难的。如囊肿内小片区域恶变易于漏诊,成分复杂的囊性畸胎瘤或粘连严重的炎性包块,又可因其回声复杂、轮廓不清易误为恶性病变。因此,超声鉴别卵巢肿瘤良恶性有一定的局限性,应结合有关临床资料综合分析,以提高诊断符合率。

二、卵巢非赘生性囊肿

卵巢非赘生性囊肿系一种特殊的囊性结构而非真性的卵巢肿瘤，又称卵巢瘤样病变。包括卵泡囊肿、黄体囊肿（血肿）、卵巢冠囊肿、多囊性卵巢、黄素化囊肿。此类病变临床上无明显症状，多为良性的功能性囊肿。一般小于5cm，随访3个月左右或随疾病治愈多数都会消失。

（一）卵泡囊肿

【病因与病理】

卵泡囊肿系来自卵巢的生理性囊肿，卵泡未成熟或成熟后不发生排卵，卵泡内液体潴留而形成。多发生在青春期，无症状，壁薄光滑，囊内液清亮透明，最大不超过5cm，常为单发性，多数在4～6周逐渐吸收或自行破裂。

【超声表现】

卵巢部位见圆形或椭圆形的无回声区，边界清，壁薄，后方回声增强，一般大小不超过5cm，大小可随着月经周期发生改变，甚至消失。

（二）黄体囊肿

【病因与病理】

黄体囊肿正常黄体有周期性的发育、退化。囊性黄体持续存在或增长即形成黄体囊肿。其直径一般小于5cm。囊液为透亮或褐色浆液。黄体囊肿可发生在月经期和妊娠期，月经期黄体囊肿持续分泌孕激素，常使月经周期延迟，早期妊娠卵巢内常见到黄体囊肿，持续到妊娠3～4个月消失。

【超声表现】

卵巢部位见圆形或椭圆形的无回声区，边界清，壁薄，后方回声增强，若有出血时囊内见细小的光点。一般大小不超过5cm。妊娠时合并卵巢囊肿，子宫内可见妊娠囊。

（三）黄素化囊肿

【病因与病理】

黄素化囊肿是滋养性细胞疾病的一种特殊性囊肿，由体内大量绒毛膜促性腺激素的刺激使卵巢发生黄素化反应形成的囊肿。如葡萄胎时50%～60%有之。一般为双侧性、多房性。随滋养层细胞疾病治愈而消退。

【超声表现】

双侧附件区见多房性肿块，大小不一，包膜清晰，囊内有车轮样分隔，呈放射状分布，隔纤细光滑，囊内为无回声，透声好。

（四）卵巢冠囊肿

【病因与病理】

卵巢冠囊肿即中肾管囊肿，中肾管是胚胎发育时期残留下来的组织，正常情况下位于输卵管系膜内，与输卵管系膜中的结缔组织无法区分。偶尔这些残存组织内部发生液体聚集，形成囊肿。

【超声表现】

卵巢冠囊肿位于双侧附件区，位置较高，位于同侧卵巢的上方，有时可见正常卵巢结构。囊肿大小不一，一般不超过5cm，边界清晰，壁薄光滑，内部为无回声。

（五）多囊卵巢综合征

【病因与病理】

多囊卵巢综合征（PCOS）又称施-李综合征是因为月经调节机制失常所产生的一种疾病，多见于17～30岁妇女。其病因可能与下丘脑垂体-卵巢轴的调节功能紊乱有关，常合并排卵等内分泌功能障碍。临床常伴有月经稀发或闭经、不孕、多毛、肥胖等。双侧卵巢增大，卵巢皮质增厚，内有许多小囊泡。

【超声表现】

子宫正常大小或稍小于正常，内膜较薄，无明显的周期性改变。双侧卵巢均匀性增大，轮廓清晰，包膜较厚回声增强，卵巢内见多个大小相近的无回声区，位于包膜下卵巢皮质内，呈放射状排列，多数无回声区小于1cm，卵巢髓质增厚，回声增强，似肾脏回声（图14-1）。

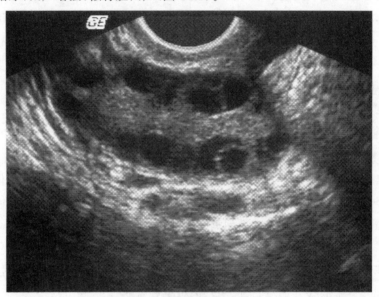

图14-1　多囊卵巢声像图

卵巢髓质增厚，回声增强，周边排列10个以上小卵泡

三、卵巢囊性肿瘤

（一）卵巢子宫内膜异位囊肿（巧克力囊肿）

【病因与病理】

卵巢子宫内膜异位囊肿主要病理变化为异位内膜随卵巢的功能变化，周期性出血和其周围组织纤维化而逐渐形成囊肿，囊内含巧克力样陈旧性血液，临床称为"巧克力囊肿"，是子宫外子宫内膜异位症中最常见的部位，占80%。大多累及双侧卵巢。临床上常有进行性痛经为主，下腹部轻压痛等症状。

【超声表现】

双侧或一侧附件区见圆形或不规则形无回声区、低回声区。根据病程长短，一般有3种表现类型。

1.囊肿型　似单纯性囊肿声像图改变，壁薄、光滑、无回声内部见均匀稀疏细小光点，探头加压后囊肿内光点可移动，后方回声增强。

2.混合型　囊壁厚、内壁欠光滑，轮廓因粘连而欠清，囊液内光点密集，且回声增强，囊内可见粘连光带、附壁光斑；

3.实性包块型　病程较长时,囊肿壁增厚,囊液稠厚,声像图似实性低回声包块。在月经期探测时,尚可显示肿块的增大。彩色多普勒超声仅在肿块周边探及较高阻力血流信号(图 14-2)。

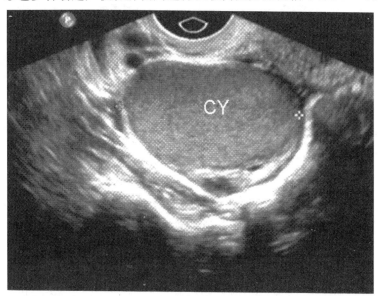

图 14-2　卵巢巧克力囊肿声像图

囊肿壁厚,内为密集细小光点,似为实性包块;CY.囊肿

(二)卵巢囊性畸胎瘤

【病因与病理】

卵巢囊性畸胎瘤又称皮样囊肿,为来源于原始生殖细胞的肿瘤,是最常见的卵巢肿瘤之一,由于向内中外三胚层混合分化,其形态多样,结构复杂。依据组织成分可分为成熟型和不成熟型畸胎瘤。成熟型畸胎瘤直径一般 5~10cm,呈圆形或椭圆形,囊内可见不等的黏液、浆液、皮脂、毛发、脂肪、软骨、牙齿、平滑肌和纤维脂肪组织。肿瘤可发生于任何年龄,但 80%~90%患者为生育年龄的年轻妇女。

【超声表现】

二维超声:卵巢囊性成熟畸胎瘤因内部成分较多,声像图表现亦错综复杂,特征性声像图表现有肿瘤包膜完整,边界清晰,后方回声增强。瘤内回声多样化,但以无回声为主,并见光点、光斑、光团、光带等。具体可归纳如下。

1.类囊肿型　卵巢内见一囊性包块,包膜完整,囊壁较厚,边界清晰,内部见密集增强细小光点、短光带,后方回声明显增强。

2.面团征　表现为无回声包块内见强光团回声,为脂肪颗粒黏集成脂团,附于囊肿内壁,若脂团内含有发团,表现为后方回声衰减伴声影,呈月牙形。

3.脂液分层型　囊内见液平面,上方是脂质成分,为均质密集强光点,液平面下方是液性,为无回声区。

4.混合型　囊内可含有牙齿、骨组织、钙化及油脂样物质,声像图表现无回声区内有明显增强的光点、光团、光斑,并伴有声衰减或声影和脂液分层(图 14-3)。

(三)卵巢浆液性囊腺瘤

【病因与病理】

卵巢浆液性囊腺瘤为最常见的卵巢肿瘤,占所有卵巢肿瘤的 20%~30%,主要发生于育龄妇女,多为单侧,一般直径在 5cm 左右,很少大于 10cm。肿瘤表面光滑,囊壁较薄、光滑,囊液呈淡黄色较为清亮。可分为单纯性及乳头状两种,前者多为单房,最多见,后者常为多个囊腔,呈多房性,囊内有乳头状物。

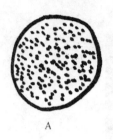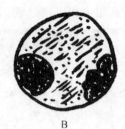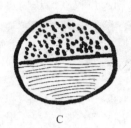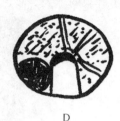

A　　　　　　　　　B　　　　　　　　　C　　　　　　　　　D

图 14-3　卵巢良性囊性畸胎瘤
A.类囊肿型;B.面团征;C.脂液分层征;D.混合型

2.彩色多普勒超声　卵巢囊性成熟畸胎瘤因内部特殊的结构组成,肿块内部很少显示血流信号,包膜上可显示少量血流信号。此血流特征有利于和其他类型的附件包块鉴别。

【超声表现】

1.二维超声　单房性浆液性囊腺瘤声像等同卵巢单纯性囊肿,内呈无回声或见稀疏细小光点,边界清晰,壁薄而完整,后方回声增强。多房者囊内有纤细的光带回声,光带光滑、粗细均匀;浆液性乳头状囊腺瘤,囊内为无回声,透声好,内壁上可见乳头隆起,乳头表面光滑,基底窄。

2.彩色多普勒超声　浆液性囊腺瘤囊壁、隔上或乳头上可见点状或短带状血流信号。

（四）卵巢浆液性囊腺癌-

【病因与病理】

浆液性囊腺癌是成年人最常见的恶性卵巢肿瘤,切面为多房,囊液浑浊,往往为血性液体,多为部分囊性部分实性,呈乳头状生长,此瘤生长很快,常伴有出血坏死。晚期癌组织可以向周围浸润,造成局部粘连,从而边界不清。

【超声表现】

1.二维超声　浆液性囊腺癌是以囊性为主的囊实性肿块,囊壁厚而不均,囊壁上附着条状或团块状实性肿块,分隔光带厚薄不均,增厚处呈实性肿块回声;囊壁内布满大小不等乳头突入囊内或侵犯壁外。晚期实性肿块和乳头可充满囊腔,子宫和肠管浸润或有腹膜广泛性转移,粘连的肠管强光团多固定于腹后壁,常可探及腹水。

2.彩色多普勒超声　示肿块边缘、隔上和实性肿块可探及丰富血流信号,呈低阻力血流频谱。

（五）卵巢黏液性囊腺瘤

【病因与病理】

黏液性囊腺瘤较浆液性为少,占所有卵巢良性肿瘤的 15%～25%,多为单侧。黏液性囊腺瘤突出特点是体积较大,以隔为主,呈多房性,内含透明的黏液或胶冻样黏液,囊内乳头较少。如破裂可引起腹膜种植,产生大量黏液称腹膜黏液瘤。

【超声表现】

肿瘤呈圆形或椭圆形,多为单侧;肿瘤体积较大,内径多在 10cm 以上,甚至占满整个腹腔;边缘光滑,轮廓清晰,呈多房结构,隔纤细光滑,分布清晰;无回声区内大多有云雾状或稀疏光点,少数肿瘤有乳头状物生长时,囊壁上可见乳头状突起。彩色多普勒超声显示乳头状光团内可探及少许血流信号。

（六）黏液性囊腺癌

【病因与病理】

黏液性囊腺癌常为单侧,较大,多由黏液性囊腺瘤演变而来,其特点是分隔较多,分布杂乱,间隔增厚,有增殖的乳头状物。切面多房,状如冻豆腐,囊液浑浊或血性。

【超声表现】

肿瘤呈椭圆形或分叶状,壁增厚且不规则;囊内有较多分隔光带,粗细不均,似芦苇样或羽毛状,杂乱分布,隔之间见散在光点、光斑和实性结节,多伴有腹水。彩色多普勒超声显示囊壁及隔上常为星点状低速血流。

（七）卵巢囊性肿瘤的鉴别诊断

1.卵巢非赘生性囊肿与赘生性囊肿的鉴别　非赘生性囊肿的内径一般不超过5cm,且壁薄、光滑完整。随访2~3个月经周期,如果大小发生改变甚至消失,考虑为非赘生性囊肿;如果不断增大或大小无明显改变,应考虑为赘生性囊肿。

2.卵巢浆液性、黏液性囊腺瘤以及卵巢皮样囊肿的鉴别　卵巢浆液性囊腺瘤大小5cm左右,单房性囊肿,黏液性囊腺瘤巨大10cm以上,内有分隔,多房。皮样囊肿大小5~10cm,壁厚,无回声内见强回声光点、光斑、光团或伴声影。

3.膀胱尿潴留与卵巢囊肿的鉴别　当有尿潴留膀胱极度充盈时,超声检查可见圆形巨大无回声区,酷似卵巢囊肿,容易误诊为囊肿,但从膀胱位置表浅、居中、纵切面的形态为上窄下宽,其后方有子宫图像等可进行识别。必要时,可在导尿后再行探测,无回声区稍小或消失,或无回声区内显现导尿管双线状光带回声,即可确定为膀胱。

4.卵巢肿瘤蒂扭转与其他急腹症的鉴别　卵巢肿瘤蒂扭转是较为常见的妇科急腹症,一旦发生蒂扭转可引起血管扭曲,血供受阻,从而导致瘤体的水肿、出血、坏死。临床上易与异位妊娠破裂、黄体破裂、阑尾脓肿等急腹症混淆。

患者有附件肿瘤病史,超声检查附件区可见轮廓清晰的肿块,位置多较高,体积较大,肿瘤蒂扭转时,囊性肿块的无回声区内可因出血坏死有不规则光团出现,无腹水或及少量腹水。异位妊娠破裂、阑尾脓肿在附件区可以见到边界不清、不规则的混合性包块,异位妊娠破裂合并有中等或大量腹水;黄体破裂时一般附件区见不到包块,仅有少许腹水。

四、卵巢实质性肿瘤

（一）病理类型和声像图的一般表现

1.良性者　有纤维瘤、平滑肌瘤、纤维上皮瘤、甲状腺瘤、卵泡膜细胞瘤等。

2.交界性者　腺瘤、腺纤维瘤、颗粒细胞瘤、实质性畸胎瘤等。

3.恶性者　卵巢腺癌、无性细胞瘤、内胚窦瘤、肉瘤和绒毛膜上皮癌等。

超声检查仅能从这些肿瘤大体病理结构所致的物理界面反射特征提示诊断。根据某些规律性的特征、结合临床提示为某种病变可能,但不能作出病理组织学的诊断。

怎样分析卵巢实质性肿瘤声像图特征:①肿瘤的形态、轮廓、边界;②边缘特点;③内部回声;④后方回声、侧方声影;⑤肿瘤与子宫及邻近组织关系;⑥血流分布及频谱多普勒特点。晚期多出现腹水征象。经阴道彩色多普勒超声,能明显改善二维超声的图像质量,可以很好地判断肿瘤内部的血流分布情况,测定肿瘤内血管的各项参数,有利于肿瘤的准确诊断和良恶性的鉴别。

（二）卵巢良性实质性肿瘤的病理及超声表现

1.卵巢纤维瘤　为最多见的卵巢良性实质性肿瘤,由梭形纤维母细胞及纤维细胞组成,切面见组织排列呈漩涡状,直径 10cm 左右。多见于中年妇女,单侧多见。

二维超声表现:显示卵巢内圆形或椭圆形实性肿块,边界轮廓清晰,无包膜回声,内部回声似肌瘤,为不均质高回声,伴较重声衰减。此肿瘤常伴有腹水和胸腔积液,称梅格综合征。彩色多普勒超声显示肿块的近场可见少许血流信号,呈中等阻力动脉频谱。

2.卵泡膜细胞瘤　一般为良性肿瘤,多为单侧,常发生于绝经后妇女,肿瘤表面光滑有包膜,质硬,切面灰白色,可见黄色斑点,常伴有不同程度囊性变。可引起内分泌症状,即绝经后妇女子宫内膜增生。

二维超声显示卵巢内见圆形实质性肿块,边界清晰,内部为密集均匀的光点,透声性良好,后方回声轻度增强,酷似囊性肿物,但无明显的囊壁回声。彩色多普勒超声显示肿瘤内部有散在分布的点状血流信号,可测及低速中等阻力的血流频谱,RI 约为 0.50。

（三）卵巢恶性实质性肿瘤的病理及超声表现

卵巢恶性实质性肿瘤多来源于生殖细胞的肿瘤,主要见于儿童及年轻的女性,除实质性畸胎瘤外,还有无性细胞瘤和内胚窦瘤。这三种肿瘤除皆具有一般恶性肿瘤的图像特征外,无其他更多的特异指征。

二维超声显示未成熟型恶性畸胎瘤声像图表现极为复杂,如在肿瘤中发现良性囊性畸胎瘤中任一特征,其余部分呈实性或混合性表现者,即可提示其诊断。无性细胞瘤多为中等大小,表面形态呈圆形或分叶状,内部常有出血坏死呈不规则的无回声区。内胚窦瘤则轮廓较清晰,但内部回声更为杂乱,常伴有血性腹水,该肿瘤细胞可合成甲胎蛋白,故血中可查到浓度较高的甲胎蛋白,有助于本病诊断。

（四）鉴别诊断

1.卵巢纤维瘤应与浆膜下子宫肌瘤鉴别　前者子宫大小形态正常,肿块与子宫有明显分界,有的可有胸腔积液、腹水出现;后者子宫大小外形不规则,肿块与子宫无明显分界,无胸腔积液、腹水,CDFI 显示子宫肌壁内彩色血流信号延伸至浆膜下肌瘤内。

2.卵巢纤维瘤与巧克力囊肿、实质性畸胎瘤的鉴别　巧克力囊肿有进行性加剧的痛经史,囊肿边缘毛糙、外形欠规则;畸胎瘤有厚壁包膜,二者内部均有细密光点,回声似实质不均质性,但加压后可移动,且后方回声均增强。而卵巢纤维瘤内部回声加压无移动,后方回声衰减,可作为鉴别点。

3.卵泡膜细胞瘤、颗粒细胞瘤　因常伴有出血坏死或囊性变,易与卵巢囊性肿块混淆,应结合临床妇科检查双合诊扪及的肿块质地予以鉴别。

（五）临床意义

根据有关文献报道,近 10 年来卵巢恶性肿瘤的发病率增加了 2~3 倍。但由于卵巢位于盆腔内,多数肿瘤在早期无症状,所以 50% 以上的卵巢恶性肿瘤发现时已属晚期,其治愈率低。超声检查能较准确地判断肿块的囊性、混合性或实质性等物理特性,结合其他征象可显示其病理性质。尤其是经阴道超声检查对较早期的、妇科检查较难扪及的或经腹超声扫查显示不清的卵巢肿瘤,可提高其检出率。彩色多普勒超声,增加了血流动力学的信息,更有助于对卵巢肿瘤的定性诊断。

五、卵巢转移性肿瘤

【病因与病理】

卵巢转移性恶性肿瘤约占全部卵巢恶性肿瘤的 10%,主要来自胃肠道、乳腺及子宫内膜的原发性肿瘤。由胃肠道或乳腺转移到卵巢者称为库肯勃瘤,常为双侧性,外形似肾脏的实质性肿块,直径 5~10cm,

内有印戒细胞分泌黏液形成的潴留性囊肿或黏液池,多伴有腹水。因此,超声检查常可见瘤体内有含液性的圆形无回声区,边界清晰,且有一定特征性。

【超声表现】

多呈肾形,轮廓较规则;边界回声清晰、完整;内部弥漫分布强弱不等的回声,内可有散在分布、大小不等的圆形无回声区;后方回声轻度增强;常伴有腹水征。彩色多普勒显示肿瘤内部血管分布较原发性卵巢恶性肿瘤明显减少,血管阻力降低不明显。

结合原有胃肠道或乳腺肿瘤的病史和临床症状与体征,可提示其诊断。

（曹怀宇）

第十五章　软组织肿瘤与骨肿瘤超声诊断

软组织肿瘤来自间叶及神经外胚叶的各种组织,即从神经纤维、脂肪、横纹肌、平滑肌、血管、淋巴管、间皮、滑膜及组织细胞发生的肿瘤。对于软组织肿瘤,超声检查可用于确诊及定性肿瘤,并可以对肿瘤定位、测量大小、观察形态及判断其与周围组织的关系等。

第一节　软组织肿瘤

一、脂肪瘤

【临床表现】

脂肪瘤是最常见的间胚叶肿瘤,可发生于任何年龄及任何有脂肪存在的部位。最常发生于皮下脂肪组织,其次是四肢及躯干腰背部。典型的脂肪瘤表现为缓慢生长的无痛性肿块,位于体表的脂肪瘤质地软,可推动,边界清楚,无压痛,位于深部脂肪瘤触诊较困难,一般无压痛。

【声像图表现】

体表脂肪瘤常是椭圆形,长轴与皮肤平行。多数内部回声可比脂肪回声强,少数回声低,一般有包膜(图 15-1-1),彩色多普勒显示肿瘤内多无血流信号(图 15-1-2)。肌间脂肪瘤位置深,回声同前。若超声难以明确诊断时,尤其是彩色血流成像显示病灶内有血流时,则需借助磁共振成像。

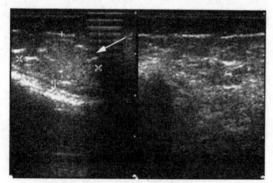

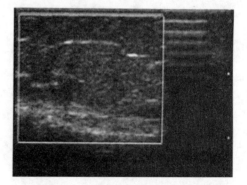

图 15-1-1　脂肪瘤的二维声像图表现
小腿脂肪瘤呈椭圆形强回声,无包膜(箭头所指)。
左图为患侧,右图为健侧

图 15-1-2　脂肪瘤的彩色多普勒表现
彩色多普勒显示肿瘤内无血流信号

【鉴别诊断】

脂肪瘤常需与软组织陈旧血肿机化鉴别。后者有外伤史,声像图上可有液性暗区,后方回声增强,比软组织脂肪瘤明显。

二、脂肪肉瘤

【临床表现】

脂肪肉瘤在所有软组织肉瘤中居第二位,占所有恶性软组织肿瘤的10%~18%。脂肪肉瘤常发生于男性(55%~61%),最好发病于50~70岁,儿童极少见。脂肪肉瘤通常表现为边界清楚的无痛性肿块,位于四肢深部结构内,特别是大腿。病程为几个月或几年。肿瘤可非常巨大,晚期可出现疼痛及功能障碍。

【声像图表现】

多表现为低回声,可呈分叶状,部分边界清晰,由于生长迅速可见完整假包膜,内部回声不均,常可见坏死液化或钙化,肿瘤后方回声可以衰减也可以增强。彩色多普勒可显示较丰富动静脉血流信号,以树枝状和片状多见。多普勒取样为高速、高阻血流,有时也可出现低速、低阻血流。

【鉴别诊断】

脂肪肉瘤与脂肪瘤的鉴别详见表15-1-1。脂肪肉瘤还需与纤维肉瘤、滑膜肉瘤、横纹肌肉瘤、恶性纤维组织细胞瘤等鉴别。这些肿瘤的声像图表现均无特异性,而且图像表现十分相似,鉴别相当困难,确诊须依靠超声引导下穿刺活检。

表 15-1-1　脂肪瘤与脂肪肉瘤的鉴别

鉴别点	脂肪肉瘤	脂肪瘤
临床表现	老年多见,质地韧,晚期可疼痛或引起功能障碍。生长较快。复发多见,可见转移	任何年龄组,质地软,无症状。生长缓慢,无复发,无转移
声像图表现	分叶状低回声,可有假包膜,可有液化及钙化。多有较丰富血流信号。引流区域可见肿大淋巴结长轴与皮肤相平行的中等稍强回声,内可见纤维样强回声,多无血流信号	
病理特征	由近似成熟的脂肪组织直至原始的梭形或圆形间叶细胞构成	成熟的脂肪细胞

三、纤维肉瘤

【临床表现】

临床上纤维肉瘤表现为生长缓慢的孤立性肿块,直径3~8cm,多侵犯肌肉,可深达骨骼,肿块生长巨大时才引起症状。大腿和膝部是最常见的发病部位,其次是躯干、小腿远端和前臂。

【声像图表现】

肿瘤边界清晰,内部回声呈较均匀的低回声(图15-1-3),有时侵犯骨骼,可见骨质破坏。彩色多普勒显示肿瘤内有点状血流信号(图15-1-4)。

【鉴别诊断】

组织学、免疫组织化学和超微结构检查是诊断纤维肉瘤以及与结节性筋膜炎、黏液型纤维肉瘤、肌肉筋膜纤维瘤病和其他肉瘤相鉴别的重要手段。超声引导下肿瘤穿刺,进行病理组织的检查,可以确诊。

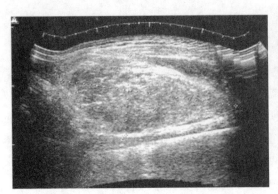 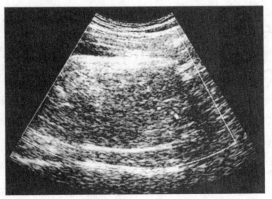

图 15-1-3　纤维肉瘤的宽景成像　　　　　图 15-1-4　纤维肉瘤的彩色多普勒表现

宽景成像显示纤维肉瘤的全貌,边界较清楚　　彩色多普勒显示纤维肉瘤内见点状血流信号

四、滑膜肉瘤

【临床表现】

滑膜肉瘤在软组织恶性肿瘤中居第五位,多发生于青壮年,易发生于关节、滑囊和腱鞘等的滑膜。临床上可触及部位深在的软组织肿物,常伴有疼痛、压痛和毗邻关节的功能障碍。

【声像图表现】

肿瘤边界清楚,呈分叶状低回声,内可见散在的强回声斑,后方回声不衰减。有时侵犯骨骼,可见骨质破坏。彩色多普勒可见少量血流信号,频谱多普勒取样为高速高阻血流信号。

【鉴别诊断】

应与其他软组织恶性肿瘤相鉴别,通过病理学检查确诊。

五、横纹肌肉瘤

【临床表现】

临床上,横纹肌肉瘤生长速度快,有明显侵袭性,预后差。当肿瘤体积较大时,可引起疼痛和神经压迫症状。

【声像图表现】

横纹肌肉瘤为软组织内的椭圆形低回声,边界较清晰,包膜完整,内部回声不均匀,可见斑片状强回声及由出血、坏死和变性所致的不规则无回声区,后方回声不衰减。彩色多普勒显示肿瘤周边及内部有较丰富的血流信号。

【鉴别诊断】

须与其他软组织恶性肿瘤相鉴别,通过病理学检查确诊。

六、韧带样纤维瘤

【临床表现】

常发生于腹壁、大腿、上臂、肩部及臀部等部位。肿块生长缓慢,呈浸润性生长,易复发,但不发生转移,可数年不出现症状。

【声像图表现】

多数边界不清,少数边界清,内部回声均匀或不均匀,沿肌纤维方向生长的椭圆形或不规则形实性低回声,无明显包膜,与周围正常组织分界不清,肿瘤后方回声不衰减。部分肿瘤包绕肌腱或神经生长,肿瘤内可出现条状较强回声。彩色多普勒显示肿瘤周边可有较多血流信号显示。

【鉴别诊断】

应与软组织纤维瘤等相鉴别,需依靠超声引导下穿刺行病理检查方能确诊。

七、恶性纤维组织细胞瘤

【声像图表现】

肿瘤边界较清楚,内部呈较均匀低回声,常混有点片状强回声,后方回声不衰减。彩色多普勒显示肿瘤内血流信号较丰富,频谱多普勒取样为高阻动脉频谱。

【鉴别诊断】

与肌肉内黏液瘤、黏液性脂肪肉瘤难鉴别,须通过病理学检查确诊。

八、囊状淋巴管瘤

【临床表现】

多发生于头颈部及腋窝部。临床表现为锁骨上窝、颈后三角或腋窝分叶状、波动性、无痛性肿块,不与皮肤粘连。

【声像图表现】

肿瘤呈圆形或椭圆形,边界清楚,内呈以无回声为主的多房性囊性肿块。囊腔相互交通,有厚度不等的线样间隔。肿瘤并发出血、感染时,肿块呈高回声或液性暗区内有细点状回声,可随体位改变而移动或漂浮。彩色多普勒显示肿瘤周边及内部未见血流信号。

【鉴别诊断】

应与腱鞘囊肿、血管瘤和淋巴结结核等相鉴别。

九、血管瘤

【临床表现】

血管瘤约占良性肿瘤的7%,位于皮下、肌肉之间或者肌肉内。血管瘤生长缓慢,边界不清,质地柔软,可有压缩性。患者多因局部疼痛、肿胀就诊。较小的血管瘤可无疼痛。

【声像图表现】

多表现为边界不清的混合回声,内部回声不均匀。扩张的血管或血窦为形态、大小不一的液性暗区,典型者呈蜂窝状回声。扩张的血管或血窦内血流缓慢,可见血栓形成及钙化,即静脉石,呈强回声,后方伴声影。肿物大者可有压缩性。彩色多普勒显示肿物内有丰富的动静脉血流。值得注意的是,当压迫肿物时或者当患者体位改变时,肿物的回声可以增强,可以增大,血流信号可以增多(图 15-1-5)。软组织血管瘤的超声诊断特征是囊泡状无回声或者低回声,有可压缩性;彩色多普勒超声也有可压缩性。软组织血管瘤的影像诊断首选彩色多普勒超声。关于血管瘤的边界一直是临床的难题,实际血管瘤上为何术后容易复发恰恰是肿瘤边界不清,尽管是良性肿瘤,但部分肿瘤的生长为侵袭性。笔者认为,彩色多普勒超声看到的异常血管区域明显大于二维超声所见,而超声造影的出现,使得人们看到了解决问题的曙光。另外,超声引导注入平阳霉素治疗软组织血管瘤取得了可喜疗效。

【鉴别诊断】

应与囊状淋巴管瘤、淋巴结结核等相鉴别。

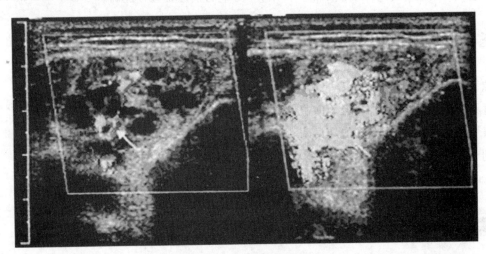

图 15-1-5　肌间血管瘤
加压后血流明显增多。左图示正常压力下血管瘤血流;右图示加压后血流明显增加

十、神经鞘瘤

【临床表现】

神经鞘瘤多发生于头、颈部及肢体的神经主干,其次是四肢的屈侧,尤其是靠近肘、腕和膝关节处。生长缓慢,常表现为无痛性软组织肿块,压迫神经时可引起相应的症状和体征。

【声像图表现】

外周神经鞘瘤多为低回声,常为椭圆形或梭形,边界清晰,包膜完整,后方回声增强。神经鞘瘤内无纤维结构。若能明确肿物与两端正常神经相连,即可确诊为神经源性肿瘤。彩色多普勒显示肿瘤内有少许血流信号。神经源性肿瘤超声特征是肿瘤为低回声,边界清晰,后方回声增强,一旦看到肿瘤两端有明确神经走行即可确诊(目前显示表皮神经仍较困难)。

【鉴别诊断】

与神经纤维瘤难以鉴别,声像图很相似,确诊应依靠病理学检查。

十一、神经纤维瘤

【临床表现】

神经纤维瘤是一种生长缓慢的神经源性良性肿瘤,可单发或多发。临床表现为皮下软组织无痛性肿块,沿神经长轴分布,质地略韧,有弹性,可移动。肿瘤压迫神经时可引起相应的症状和体征。

【声像图表现】

神经纤维瘤内部呈均匀低回声,边界清楚,包膜完整,后方回声增强。高频超声可显示肿瘤与神经之间的连接。彩色多普勒可探及少量血流信号。

【鉴别诊断】

超声诊断神经纤维瘤时应与纤维瘤、神经鞘瘤相鉴别。神经鞘瘤推移神经束,呈偏心性生长表现;神经纤维瘤包绕神经束,呈中心性生长。神经鞘瘤内常见囊变、坏死、出血,而神经纤维瘤内少见。

十二、血管球瘤

【临床表现】

血管球瘤较少见,最常见的发病部位是手指甲下组织,也可见于手掌、腕部、前臂和足部。临床表现为特征性的蓝色结节,温度的变化常可诱发病变部位的放射性疼痛。

【声像图表现】

表现为均匀低回声或无回声结节。发生于指尖的血管球瘤表现为甲下间隙内的明显低回声或无回声。而正常甲下间隙厚度仅为 1～2mm。若肿瘤位于甲床侧方或掌指软组织中,则形态多为椭圆形或同心圆形。

十三、软组织转移瘤

【声像图表现】

转移病灶发生于皮下或肌肉内,边界清楚或不清楚,形态规则或呈分叶状,内部回声多为低回声,均匀或不均匀,后方回声衰减或增强(图 15-1-6)。

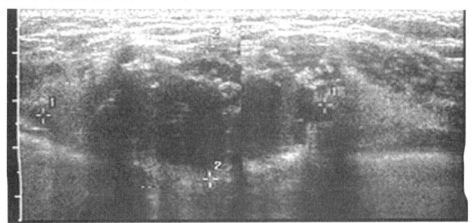

图 15-1-6　软组织转移瘤的二维声像图

转移瘤边界不清楚,呈分叶状,内部回声多为低回声,不均匀,后方回声稍增强

彩色多普勒显示多数肿瘤内部有较丰富的血流信号,频谱多普勒取样为高阻血流。

【鉴别诊断】

应与原发性软组织肿瘤相鉴别。前者可找到原发病灶,确诊应依靠病理学检查。

（曹怀宇）

第二节　骨肿瘤和瘤样变

一、骨软骨瘤病

【临床表现】

骨软骨瘤病是常见的良性骨肿瘤，可单发，也可多发，是附着于干骺端的骨性突起，因基底形状不同，可分为带蒂和广基两种类型，均与骨干相连。可发生于任何软骨内化骨的骨骼上，多见于长骨的干骺端，最多见于股骨和肱骨，其次是肩和骨盆。骨软骨瘤病本身无症状，但可因压迫周围组织而导致不适。

【声像图表现】

表现为自干骺端向外突出的骨性突起。肿瘤的基底部为正常骨组织，可以有长蒂或基底较宽。骨皮质与正常骨皮质相连续，后方伴声影。骨软骨瘤表面的骨软骨帽声像图表现为低回声，覆盖于肿瘤表面，边界清楚。骨软骨瘤表面与软组织摩擦形成滑囊。当滑囊积液扩张时，声像图上在软骨帽周围出现无回声暗区，使软骨帽的表面界限更清楚。彩色多普勒显示肿瘤本身无血流信号。骨软骨瘤的 X 线图像很典型，结合 X 线平片可以确诊。

二、骨巨细胞瘤

【临床表现】

绝大多数骨巨细胞瘤患者发病年龄在 20～40 岁，好发于四肢长骨的骨端。最常见症状为疼痛，可持续数月，活动后疼痛加重，休息后缓解。其次为局部肿胀和关节活动受限。

【声像图表现】

骨巨细胞瘤好发于股骨远端、胫骨近端和桡骨远端。肿瘤在骨端呈局限性骨性膨隆，多为偏心性生长。肿瘤区呈较均匀低回声或中等回声；肿瘤坏死、出血时，内部回声不均匀，可见液性暗区。骨皮质破坏、变薄或连续性中断。肿瘤与正常骨质之间界限清楚，接近肿瘤的一侧骨皮质明显变薄。肿瘤透声性良好，其对侧边缘回声不减弱或增强。肿瘤穿破骨皮质后形成软组织肿块，边界清楚，内部回声均匀，包膜完整。除了继发病理性骨折，一般巨细胞瘤不产生反应性骨膜增厚。彩色多普勒显示肿瘤内可见较丰富血流信号。

三、软骨瘤

【临床表现】

软骨瘤为良性肿瘤，发病率仅次于骨软骨瘤。手足短骨最为常见，偶见于四肢长骨、骨盆、脊柱、锁骨、肩胛骨、肋骨等。肿瘤生长缓慢，病程长达数年、十数年。患者症状不明显，或是在局部形成肿块，质地较硬，常无压痛或有轻度至中度的间歇性疼痛。

【声像图表现】

内生软骨瘤在骨内呈膨胀性生长，声像图表现为骨皮质变薄，肿瘤区边缘不规则但边界清楚，内部为较均匀的低回声,常伴有钙化,表现为肿瘤内部出现散在的强回声斑。当肿瘤黏液变性或出血时,可出现无回声暗区。发生病理性骨折时,可见骨皮质回声中断和位移。

内生软骨瘤的 X 线平片很典型,基本 X 线征象为膨胀性骨破坏,边界清楚;多数软骨瘤内可见沙砾样、斑点状钙化;骨质膨胀破坏,周边骨壳变薄。一般结合 X 线平片可以确诊。

四、骨肉瘤

【临床表现】

骨肉瘤是骨原发性恶性骨肿瘤中发病率最高、恶性程度最大的肿瘤,好发于青少年长骨的干骺端、股骨远端、胫骨和肱骨近端。骨肉瘤的典型症状是疼痛,开始时较轻,以后变得严重而持续。患者可触及肿块,且迅速增大,病程发展快,关节活动受限。表浅皮下组织可见静脉怒张。

【声像图表现】

1.骨质破坏　病变骨表面粗糙不平整,回声增强,连续性中断,不同程度的骨缺损,导致骨表面凹凸不平呈虫蚀状,并向髓腔内发展(图 15-2-1)。骨破坏的基础上有不同程度肿瘤骨形成,表现为斑块状或斑点状强回声(图 15-2-2)。骨破坏与肿瘤骨一起恰似珊瑚状。

2.骨膜反应　常见的有骨膜增厚,回声增强。在肿瘤骨与正常骨交界处可见骨膜抬高,且向肿瘤包绕,形成三角形结构,与放射影像学描述的 Codman 三角一致(图 15-2-3)。在沿骨长轴做横切扫查时,可见与骨皮质表面垂直的放射状强回声排列成栅状,基底部骨皮质中断,与 X 线描述的日光样骨膜反应相符。

3.骨破坏周围的软组织肿物　多表现为包绕强回声肿瘤骨及新生肿瘤骨的软组织肿物,好像"珊瑚"在水中之感,范围较大,边界不清,无包膜。软组织肿块中常有环状、斑片状或斑点状新生肿瘤骨。软组织肿物范围无论肿瘤近、远端均远远大于病变骨,常呈浸润性生长。较大的肿瘤内发生出血和坏死时,可出现无回声区,使肿瘤内部回声更加不均匀。

4.彩色多普勒表现　骨肉瘤肿瘤血管较粗大,互相交通,分布密集,血流极丰富,内部或边缘均可探及动、静脉血流,以动脉血流为主。在骨皮质中断处常常见到小动脉穿行进入髓腔内。肿瘤血管多为浅层优势,即肿瘤浅层或肿瘤边缘处血管多见而肿瘤深层或中心部血管相对减少或消失。

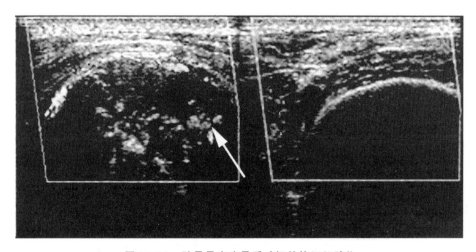

图 15-2-1　髋骨骨肉瘤骨质破坏并软组织肿物

左图显示髋骨骨肉瘤(箭头所指),右图为健侧对照

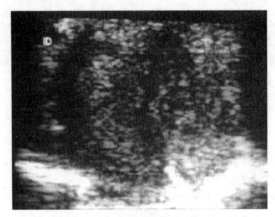

图 15-2-2　骨肉瘤肿瘤骨形成

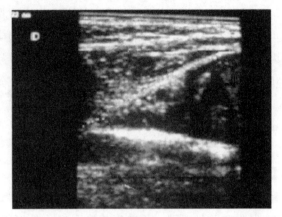

图 15-2-3　骨肉瘤骨膜反应形成 Codman 三角

【鉴别诊断】

诊断骨肉瘤应与骨巨细胞瘤、软骨肉瘤及转移性骨肿瘤等相鉴别。骨巨细胞瘤好发于 20～40 岁青壮年,好发部位为长骨骨端,肿瘤区呈较均匀低回声或中等回声,骨皮质变薄,无骨膜反应。软骨肉瘤多见于成年人,肿瘤内部回声不均匀,可见大量强回声斑,后方伴声影。转移性骨肿瘤多见于老年人,多有原发病史,根据发病年龄、部位、肿瘤的回声特点等可与骨肉瘤相鉴别。

五、软骨肉瘤

【临床表现】

软骨肉瘤多发于 30～60 岁成年人,平均年龄 40～45 岁,男性多于女性。约 45% 的病例侵犯长管状骨,其次是髂骨(25%)和肋骨(8%)。主要和最常见的症状是持续性局部疼痛,约 5% 的患者因出现病理性骨折来就诊。

【声像图表现】

中央型软骨肉瘤发生于骨的干骺端;边缘型软骨肉瘤多继发于骨软骨瘤或软骨瘤,发生于干骺端骨皮质外。局部骨皮质破坏被肿瘤所代替,肿瘤内部呈不均匀低回声。肿瘤的主要成分是分化程度不同的瘤软骨细胞,其中常有钙化和瘤骨,故钙化是突出的征象,表现为肿瘤中心可见大量不规则强回声,后方伴声影。肿瘤穿破骨皮质,使肿瘤边缘回声不清楚,在软组织内形成不均匀低回声肿块。软骨肉瘤一般无骨膜反应,有病理性骨折或侵犯骨膜时,可出现局限性骨膜增厚。软骨肉瘤合并黏液变性和坏死时,肿瘤内出现大小不等的液性暗区。彩色多普勒显示肿瘤内可见散在血流信号,脉冲多普勒取样为高阻动脉血流频谱。

六、纤维肉瘤

【声像图表现】

早期骨髓腔内出现较均匀的低回声,边界清楚,肿瘤后方回声不衰减,局部骨皮质破坏、变薄。当肿瘤穿过骨皮质,形成软组织肿块,呈均匀低回声,不发生钙化和骨化,一般无反应性骨膜增厚。骨外膜发生的纤维肉瘤,主要产生附着于骨旁的软组织肿块,呈均匀性低回声,边缘回声清晰。肿瘤侵犯邻近骨质,可见局限性骨破坏,回声中断,骨皮质不规则变薄。彩色多普勒于肿瘤内可见散在的血流信号。

七、骶尾部脊索瘤

【临床表现】

骶尾部脊索瘤较少见,生长缓慢,可持续生长数年,对局部组织浸润性强,破坏较广泛。临床上早期症状很轻,一般不引起注意,持续性疼痛往往是最早出现的症状。

【声像图表现】

早期骶尾椎骨呈局限性破坏缺损,肿瘤边界清楚,内部为不均质低回声,常可见不规则无回声区及点片状强回声,后方伴声影。当肿瘤穿破骨质,可在骶前直肠后探及肿瘤,后方回声多不衰减。彩色多普勒显示肿瘤内有较丰富的血流信号。

八、转移性骨肿瘤

【临床表现】

转移性骨肿瘤多见于中老年人,最常见发病部位为骨盆、股骨、脊柱、肋骨、肱骨、肩胛骨、胫骨等。患者有原发器官肿瘤病史,若无原发器官肿瘤病史,则容易误诊。最常见症状为疼痛,可触及包块,出现压迫症状及全身症状。

【声像图表现】

转移性骨肿瘤表现为局限性骨破坏,骨皮质连续性中断。

彩色多普勒显示纤维肉瘤内见散在的彩色血流信号癌、甲状腺癌、神经母细胞瘤、结肠癌、肺癌者,肿瘤内部回声多为较均匀低回声;来源于前列腺癌、乳腺癌,子宫癌、胃癌者,肿瘤内部回声不均匀较强回声。晚期肿瘤穿破骨皮质后,在软组织内出现局限性肿块,多无完整包膜。转移性骨肿瘤一般无骨膜反应。病理性骨折时,可见骨端移位。彩色多普勒可见异常肿瘤血管纡曲扩张,互相交通成片状或树枝状血流信号。

九、孤立性骨囊肿

【临床表现】

孤立性骨囊肿是一种很常见的良性骨瘤样病变,常见于青少年,好发于儿童四肢长骨干骺端松质骨,特别常见于肱骨干。孤立性骨囊肿在其发展过程中,很少产生自觉症状,都因外伤引起骨折后发现。少数患者局部有隐痛、酸痛及轻压痛。

【声像图表现】

孤立性骨囊肿显示为局限性骨质破坏,骨皮质变薄,在骨内可探及一圆形或椭圆形无回声区。肿瘤壁光滑完整,动脉瘤样骨囊肿的液-液分层现象透声性好,后壁回声无衰减,无骨膜反应性增厚及软组织肿块。发生病理性骨折时,可见骨折端移位、重叠。彩色多普勒肿瘤内未见血流信号。

十、动脉瘤样骨囊肿

【临床表现】

动脉瘤样骨囊肿是一种良性肿瘤样病变,多见于 30 岁以下的青少年,全身各骨骼均可发病,多发生于长骨,以股骨和胫骨为多。病史较长,临床上表现为局部疼痛和肿块,逐渐长大,局部有波动感。

【声像图表现】

病骨表现为囊状膨胀性破坏,骨皮质变薄,正常骨组织被破坏,呈蜂窝状无回声,可见液-液分层现象。肿瘤与正常骨组织间界限较清楚,但不规则,其内透声性良好,后方回声不衰减。一般无骨膜反应和软组织肿块。发生病理性骨折时.可见断端重叠、移位,局部骨膜可有反应性增厚。彩色多普勒显示肿瘤周边可见条状血流信号,囊内未见明显血流信号,脉冲多普勒显示动脉瘤样骨囊肿周边可见动脉血流频谱。

十一、骨纤维异样增殖症

【临床表现】

本病多见于青少年和中年,好发于四肢骨干骺端或骨干,其中又以负重的下肢占多数。由于病变进展缓慢又无疼痛,直到青年时期,病变使骨骼发生了畸形或合并病理骨折时才被发现。病变晚期常导致肢体畸形和跛行。骨纤维异常增殖症可恶变为骨肉瘤或纤维肉瘤,恶变率为 $2\%\sim3\%$ 。手术治疗不彻底,恶变率更高。

【声像图表现】

病变骨有不同程度的粗大变形,正常骨结构消失,回声模糊不清。病变所含病理组织的不同,可有不同的超声表现。病灶内有较多的骨小梁组织者,则病变区回声较强,在不规则回声增强区内出现散在的虫蚀样较低回声。病灶以纤维组织增生为主,骨小梁成分少,又有囊性变者,声像图表现为边缘较清楚,形态不规则,较均匀的低回声区,后方回声不衰减。一般无骨膜反应,可出现病理性骨折,表现为局部骨皮质回声缺损中断、重叠移位等改变。

十二、组织细胞增殖症

【临床表现】

好发于儿童和青年,好发部位以颅骨、肋骨、骨盆及脊柱多见,其次为股骨和胫骨。病灶多位于骨髓腔,向皮质扩散或破坏骨皮质,可侵犯软组织。常有全身症状,如肝脾肿大、尿崩症及突眼等。

【声像图表现】

嗜酸性肉芽肿多为单骨发生病变,表现为病变区骨质破坏,呈实质性低回声区,边缘较清楚,内部回声不均匀,病灶内残留骨质或死骨呈散在强回声,部分可向骨外生长,无骨膜反应。慢性特发性黄色瘤病常为多骨发生病变,声像图表现为骨质破坏缺损,呈较均匀低回声,边缘较清楚,边界不规整。

（曹怀宇）

第十六章　泌尿系及肾上腺超声诊断

第一节　肾

一、肾结石

【临床表现】

肾结石好发于 20～40 岁的人群,尤其好发于男性。长江以南的发病率高于长江以北,其中又以广东、广西等地最为多见。90％左右的肾结石含钙,主要包括草酸钙结石、磷酸钙结石和碳酸钙结石,10％左右的肾结石不含钙,主要是尿酸结石和胱氨酸结石。

肾结石可无症状,也可有轻度的腰酸、腰痛或其他腰部不适感。当肾结石移动时,可产生较明显的腰痛而导致患者就诊。腰痛是其主要症状。若验尿,多可发现尿隐血阳性。也有少数患者表现为肉眼血尿。

【超声表现】

在肾窦内探及较为孤立的强回声光团,较大结石或含钙量多的结石伴有声影(图 16-1-1)。较小结石或含钙量少的结石可伴弱声影或不伴声影。

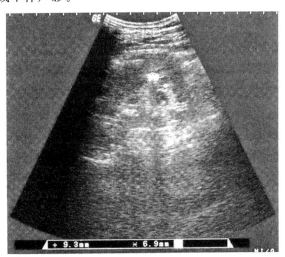

图 16-1-1

肾窦边缘强回声光团,大小约 0.9cm×0.7cm,边界清晰锐利,后方伴弱声影。该患者有腰痛和镜下血尿表现

【鉴别诊断】

与肾内钙化灶鉴别。钙化灶一般呈条状或斑片状强回声,边缘欠清晰、欠光滑,多数不伴声影。有时钙化灶的某一切面亦可呈较清晰的团块状强回声,且伴有弱声影,但换其他切面探查,可见其呈斑片状、条

状并与周围组织延续,缺乏结石的孤立感。

【技巧和注意事项】

1.细小的结石要多体位、多切面反复探查,才能找出来。在仰卧位屏气状态下经侧腰部探查时,肾脏显示最清晰。在这一体位,有时需要吸气将肾脏推向探头才能使肾脏显示更清晰,有时则只需要平静呼吸,因为有的人吸气会将肾脏下极推至肠道后方,导致其显示更不清晰。对大多数人而言,侧卧位是肾脏显示最不清晰的体位。

2.部分患者皮下脂肪、肌肉较厚,可使肾脏显示不清,而且往往各个体位都显示不清,此时如有心脏探头,可用它来补充探查。

3.对于小儿以及皮下脂肪和肌肉较薄的人,在使用腹部探头进行整体观察后,可再使用高频浅表探头对可疑部位进行细致观察,其分辨率较高,可显示肾脏的细微结构并显示细小的结石。

4.婴幼儿哭闹者,可嘱母亲迎面抱住患儿,以婴幼儿站位、坐位或俯卧位经背部探查肾脏,往往能取得短时间的配合。高档彩超机有加热耦合剂的功能,探查婴幼儿时,使用加热后的耦合剂.有助于取得其配合。

5.细小结石往往没有声影,但一般有明显的孤立感,与周围组织不延续。

6.部分黏附于肾窦内的结石,附着处局部边界欠清晰,但整体看来仍有较明显的孤立感。

7.位于肾门部、肾.输尿管移行部的结石容易漏诊,探查时要多加小心,务必专门扫查肾门部结构。

二、肾损伤

【临床表现】

肾损伤分为肾挫伤(实质破裂)、肾实质裂伤(实质及包膜破裂)、肾盏撕裂、肾广泛撕裂(全层裂伤甚至肾蒂撕裂)四种类型。患者一般有明确的外伤史,病情较轻者可无任何症状,典型症状则随病情的不同而各有特点。主要的症状包括腰痛、腹痛、血尿等,若出血量大,则还可能出现失血性休克的症状。

【超声表现】

1.肾挫伤可表现为局部肾实质回声不规则增强,其中散布斑片状回声减低区,或呈高低混合回声区(图16-1-2);或在同有包膜与实质之间出现新月形或梭形低回声区,代表包膜下血肿(图16-1-2、16-1-3)。部分患者可观察到实质裂口(图16-1-4)。

2.肾实质裂伤可发现肾周围积液(血),即肾包膜外被无回声或低回声区包绕。肾破裂处有包膜中断现象,局部肾实质内可有血肿引起的带状低回声区。

3.肾盏撕裂伤往往与肾实质损伤并存。此类损伤可在肾实质区发现回声异常增多,或有斑片状低回声区,而包膜完

4.肾广泛撕裂伤可兼有上述异常声像表现,其中肾周大量积液(血液和尿液)征象十分突出。损伤严重时,肾轮廓和结构往往模糊不清(图16-1-5)。

5.有腹腔内出血时,可探及腹腔积液。

【鉴别诊断】

1.实质内的小损伤灶注意与正常肾结构鉴别。有时局部集合系统会伸入实质内,形成一个边界欠清晰的高低混合回声区,而有时局部实质又会伸入肾窦,形成一个低回声团。

2.中老年人在怀疑肾盏撕裂伤时,要注意与肾盂癌鉴别。也要注意两者合并存在的可能性,尽管这种可能性微乎其微。

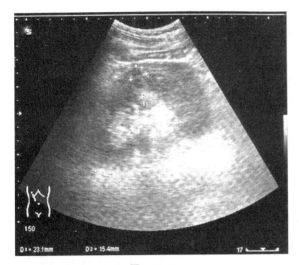

图 16-1-2

右肾中部实质破裂,在局部形成斑片状的高、低混合回声区。肾周也有少量血肿形成的新月形低回声区,包绕肾的中下部,使肾的轮廓显示欠清晰

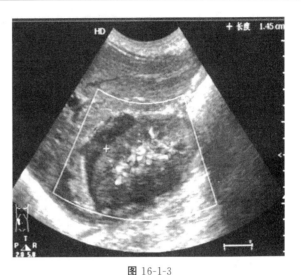

图 16-1-3

右肾周少量血肿,呈新月形低回声区,包绕肾中上部

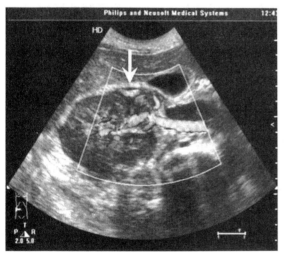

图 16-1-4

与图 16-1-3 同一患者,在短轴切面上明确可见实质破裂口(白色箭头指示处),而 CDFI 显示肾蒂完整,出入肾门的血流连贯通畅,血流束光滑整。肾窦区扩大并不规则,与实质的分界不清晰。集合系统被血块堵塞时,可出现肾窦分离扩张,其内有不规则低回声。

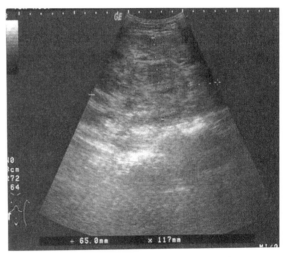

图 16-1-5

较严重的右肾损伤,肾轮廓、结构均显示不清,内部呈杂乱回声

【技巧和注意事项】

1.先检查外伤一侧的肾脏或症状明显一侧的肾脏,再检查另一侧肾脏,但切记即使只有一侧腰部受伤,即使患者拒绝检查另一侧肾脏,也要完整实施检查。通常只需要几秒钟就可大致判断肾脏有无明显损伤,这并不会耽误对患者的救治。

2.检查肾损伤时,务必要检查膀胱,哪怕只是粗略地看一下也好。有时候肾脏未见异常声像的,在膀胱可能探查到积血、血凝块等异常表现,这强烈提示肾脏有损伤出血并沿输尿管流入膀胱,促使我们再次仔细检查肾脏,或通过逆向逻辑推理判断肾脏有损伤。

3.检查肾损伤时,务必检查有无腹腔积液。无腹腔积液的,至少提示肾损伤后未向腹腔内出血,有腹腔积液的,提示有腹腔内出血可能,当然出血位置并不一定在肾脏,而且应排除女性月经周期盆腔积液等其他各种生理性、病理性腹腔积液可能,这也提醒我们,腹腔积液是既可能出现在生理期也可能出现在各种病理情况下的一种表现,它可能是任何一种人体内存在的,或者可产生的液体,所以在下超声诊断时不应武断地写为"腹腔积血",而应客观地写为"腹腔积液",否则可能会误导临床医生。

4.注意两点,一是有迟发性肾损伤可能,也就是说肾损伤虽然在受伤当时已存在,但尚维持相对完整的结构,当时并无明显临床表现或(且)在声像图上并无明显异常,直至数小时~数天甚至数周后损伤处突然扩大、结构崩溃,并产生明显的症状,在声像图上也观察到明显的异常表现。二是已明确的肾损伤,在治疗过程中有进一步扩展、加重的可能。基于这两点,在检查时要保持客观谨慎,作好动态随访的准备。

5.检查肾损伤患者,即使当时声像图上并无异常表现,在写超声报告时,结论中也务必注明"必要时或病情变化时请随诊复查",另外,对肾脏的超声所见下正常结论时,也宜写"双肾暂未见异常"。"暂"字表示超声报告只能代表检查当时的情况。"未见异常"不等于"正常",因为有时受超声分辨率、肉眼识别率、回声对比等因素影响,检查者可能无法将一些细微的异常声像识别出来。

6.老年人走路时滑倒是常有的意外,其所引起的最常见损伤是股骨颈骨折,若滑倒时撞击腰部,也可造成肾损伤,这在临床亦不少见。但凡患者滑倒后来检查肾脏,都应特别仔细地探查。老年人多病,常有肾结石、肾囊肿、肾肿瘤等疾病,探查时要注意排除这些疾病的异常声像对肾损伤声像表现的影响,避免漏诊、误诊。

三、急性肾衰竭

【临床表现】

各种肾前、肾、肾后因素均可导致急性肾衰竭,如血容量不足、循环功能障碍、严重感染及败血症、严重创伤、重大手术、应用肾毒性药物、肾病等。急性肾衰竭典型的临床表现包括无尿或少尿、水肿、恶心、呕吐、畏食、乏力等。本病主要依靠实验室检查确诊,肌酐和尿素氮是两个必需的实验室检测指标。

【超声表现】

1.超声检查不是诊断急性肾衰竭的必需条件,一般是作为协诊手段应用于临床,主要是提供肾脏大小、结构等信息,并了解有无肾脏本身疾病、肾后泌尿道疾病。

2.在肾前性、肾性急性肾衰竭少尿期,肾脏体积通常增大,肾实质增厚(图16-1-6、2-7)。肾后性急性肾衰竭显示为双肾重度积液,肾实质变薄。肾内血流信号减少,血流束变细,弓状动脉及小叶间动脉的血流显示不清。肾动脉血流阻力指数增高,通常高于0.8。在多尿期和恢复期,上述肾脏改变逐渐恢复正常。如果实验室检查提示急性肾衰竭,而超声检查见肾脏体积偏小或缩小,则要考虑慢性肾衰竭急性发作的可能性。

3.肾皮质回声通常正常,但也可因水肿或出血而出现低回声区,或呈弥漫性回声减低。间质性肾炎时,皮质回声可因间质细胞的浸润而增强。肾周可出现少量积液(图16-1-6)。

4.大多数患者肾皮髓质的界限仍清晰可辩,甚至可因髓质水肿及充血明显,使其界限更加清晰。少数患者肾皮髓质界限不清。

5.急性肾衰竭属全身性疾病,超声检查尚可观察腹腔积液和胸腔积液等其他异常。

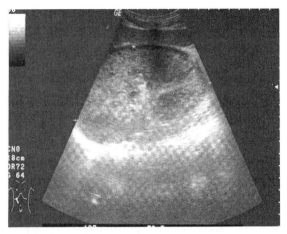 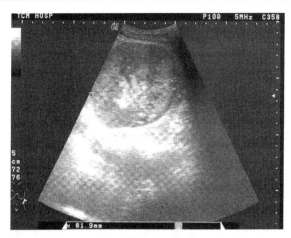

图 16-1-6

20岁肾性急性肾衰竭患者的右肾长轴切面图,显示肾大小约13.7cm×7.1cm,体积明显增大,以厚径增大显著,形态饱满,肾实质厚度明显增加,皮髓质界限显示不清。包膜下可见少量积液

图 16-1-7

与图 16-1-6 同一患者的左肾短轴切面图。图示其厚径和宽径明显增大,使短轴切面形态饱满,呈类圆形。测值为宽径,达 8.2cm

【鉴别诊断】

有时在超声上需与弥漫性的急性炎性肾病如肾脓肿鉴别,后者多累及一侧肾,有发热、腰痛等急性炎症的临床表现而甚少合并肾功能不全的全身性表现。

【技巧和注意事项】

1.本病的诊断除超声表现外,还必须结合肾功能、患者其他情况等各种检验检查及临床指标,因此在报告中客观描述肾脏的异常声像即可,不必下诊断性的结论。

2.检查时应准确测量肾脏大小、实质厚度、皮质厚度、动脉流速和阻力指数并记录在声像描述中,不能因为测值在正常范围内就省略不写,因为有时候需要复查对比,而且详细者是在准确值后得出超声结论,而不是依靠目测、估测,所以这个结论是可靠的,可以作为患者治疗的依据之一。

四、急性肾脓肿

【临床表现】

肾脓肿多数是急性肾盂肾炎未得到治疗或治疗不当的后果或者是血源性感染所致。典型的局部症状是腰部剧烈疼痛、肾区明显压痛和叩击痛,部分患者可出现明显的脓尿。典型而常见的全身症状是发热、寒战。

【超声表现】

1.早期表现为肾脏弥漫性增大或局限性增大,实质内有孤立的或多发的包块,边界模糊不清,内部回声不均匀(图 16-1-8)。部分包块的声像图类似肾肿瘤。

2.在看到上述声像的基础上,结合临床表现,应建议动态随访。超声随访上述病灶,在数天内可发生显著变化,可出现不规则的、厚壁的、透声较差的无回声区,最终肾实质被无回声区取代。无回声区内有浮动的光点或混杂的组织条块。

3.脓肿局部的肾包膜模糊、中断,与周围组织粘连,使肾脏运动受限,呼吸时无相对运动。全肾受累时称为脓肾,表现为全肾正常结构消失,代之以低、无回声或混杂回声(图 16-1-9)。

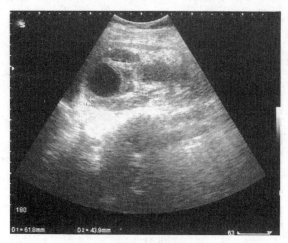

图 16-1-8

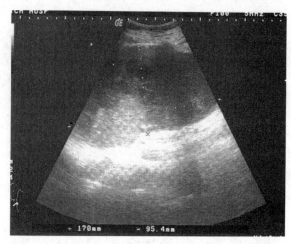

图 16-1-9

肾中上部的局限性脓肿病灶,呈厚壁双房状,囊实混合性,主要位于实质,局部略侵犯窦部。患者有腰痛、发热等症状,有肾区叩击痛等体征。结合临床表现和阳性声像,诊断不存在困难

左侧脓肾。肾弥漫性增大,测值约 17.0cm×9.5cm,形态饱满,内部正常结构消失,代之以不均质低回声为主的低、无混合回声改变

4.有一种罕见的肾脓肿为产气型脓肿,多发生于糖尿病患者,病灶内可出现线状、条状或块状强回声,可随体位改变而窜动,伴声影或声尾。

【鉴别诊断】

1.病变早期,局限性的病灶需与肾肿瘤鉴别。结合症状体征并动态观察即可将两者鉴别。

2.与合并感染的囊肿鉴别。合并感染的囊肿,症状没有肾脓肿重,在声像图上其壁内仍然相对较光整,而且短期内动态观察,其变化不明显。

【技巧和注意事项】

1.探查时注意双侧对比和动态观察。动态观察包括两层意思,一是进行动态随访,了解肾脏的即时变化,二是在探查中注意观察肾脏随呼吸产生的运动。正常肾脏的活动度较大,可随呼吸产生明显的上下位移。吸气、屏气等呼吸动作本身也是使肾脏更清晰地显示的一种手段。在肾脓肿时,炎症的粘连固定作用,可使肾脏丧失这种活动能力。

2.部分患者的早期病灶较小,与正常肾实质的回声差异不明显,如果临床提示有明显的症状体征,一定要仔细地观察,进行双侧对比。只要找到一点异常声像,就要大胆地建议动态复查。

3.极少数患者肾脓肿与肾肿瘤合并存在。在动态随访过程中发现的位置、形态、回声无明显变化的团块,很可能是肾肿瘤,要建议患者在按肾脓肿作足疗程治疗后进行复查。另一方面,少数局灶性的肾脓肿病灶可因治疗等因素变成慢性炎性结节,又需与肿瘤性病灶鉴别。

五、肾周围脓肿

【临床表现】

肾周围脓肿可由肾周围炎发展而来,也可继发于身体其他部位的化脓性感染灶,还可由肾脓肿直接蔓延而来。典型的症状与肾脓肿相似,有发热、寒战、肾区疼痛、肾区压痛和叩击痛。

【超声表现】

1.肾周围炎在声像图上显示为肾周围脂肪囊局限性膨大或增厚,形态不规则,回声减低。患者呼吸时,

肾脏活动度减弱或消失。

2.肾周围脓肿表现为肾脂肪囊明显扩大或局限性膨大,呈低回声、无回声或低,无混合回声,包绕着肾实质,而肾脏大小形态无明显改变(图 16-1-10)。

3.炎症波及腰大肌时,腰大肌局部肿胀,肌纤维束显示减少,纤维束间隙积液,回声减低。

4.多数患者的肾脏本身轮廓结构尚清晰,无显著的异常声像,若肾脏同时受累,则其结构和回声均较杂乱,常呈不均质低、无混合回声(图 16-1-11)。

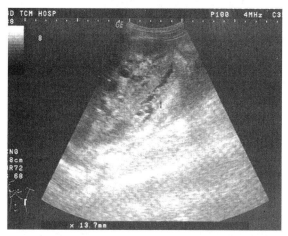

图 16-1-10

56 岁男性患者的左侧肾周围组织脓肿。患者有高热、寒战、腰痛等临床表现。肾轮廓及内部结构尚清晰可辨,肾周可见混合回声区

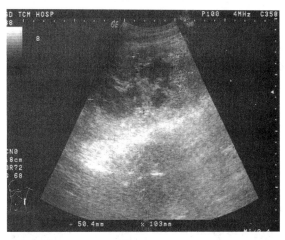

图 16-1-11

另一患者,病变同样位于左侧,不同的是左肾及肾周组织均受累,故肾脏轮廓不清,内部结构模糊,回声杂乱

【鉴别诊断】

1.与肾周血肿鉴别 两者的病史和临床表现不一样,一般较易鉴别。若肾周血肿继发感染,则可形成肾周脓肿。

2.与肾周尿囊肿鉴别 肾周尿囊肿是肾损伤后尿液向肾周外渗形成的包裹性积液,与肾周脓肿有不同的病史和临床表现,一般较易鉴别。

【技巧和注意事项】

1.在作出任何有重要临床意义的超声诊断时,都应密切结合临床,这样有助于正确判断疾病,对本病亦是如此。

2.肾周脓肿、肾周尿囊肿、急性肾盂肾炎、尿路梗阻等疾病,都可在肾周形成异常回声。

3.肾的包膜共有三层,从外向内分别为肾筋膜、脂肪囊、纤维囊,其中肾筋膜、脂肪囊不但包绕肾脏,也把肾上腺包绕在内,而纤维囊则是肾的固有包膜,覆盖于肾实质外。当肾周回声异常时,首先应该判断的是该异常回声在哪一层包膜出现,比如说输尿管结石造成的梗阻所引起的尿液反渗,其异常的弧形液性无回声区绝大多数就是局限在肾实质外纤维囊内,而不会出现在更外周的位置。

六、肾癌及肾盂癌

【临床表现】

成人肾最常见的恶性肿瘤是肾细胞癌和肾盂癌。早期肾癌和肾盂癌均无明显症状,容易延误诊断。临床上偶见于常规体检中查出肾癌者,常见的是在症状极明显时才到医院诊治,一旦检查即为肾癌或肾盂癌中、晚期者。

肾癌和肾盂癌的早期临床表现是无痛性血尿,典型临床表现是血尿、包块和腰腹痛。目前临床上多将血尿、包块(触诊可及的包块或影像学手段检查出来的包块)和腰腹痛作为诊断肾恶性肿瘤的三联症。

【超声表现】

1.肾癌 主要表现为肾内占位性病灶,主要位于实质,多呈圆形或类圆形,也可呈不规则形,常向肾表面隆起,体积稍大者亦可向肾内压迫肾窦(图 16-1-12、16-1-13)。中等体积和小体积的肿块一般边界尚清,压迫肾实质形成低回声的假包膜,较大体积的肾癌则多数边界不清,无明显假包膜表现。肿块内部回声表现出多样性,其中中等体积和较小体积的肿块常为较均匀的中、低回声,而较大体积的肿块则以混合回声居多,尤其是血供难以满足其生长需要者,可出现不规则的坏死液化灶。

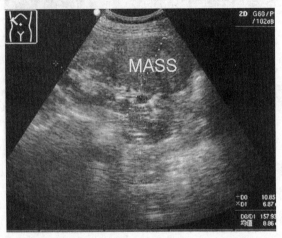

图 16-1-12

45 岁女性患者,右肾癌。声像图上可见右肾中部-中等回声肿块自肾脏向肾外突出,形态尚规则,边界尚清晰,内部回声尚均匀。肿块向肾内略微压迫,局部肾窦稍变薄、凹陷

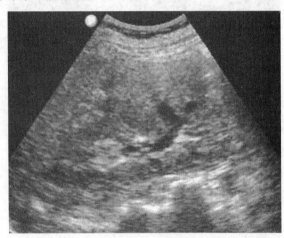

图 16-1-13

与图 16-1-12 同一患者。另一切面可见一粗大血管进入肿块并很快形成管径相近的两个分支,为肿块供血

2.肾盂癌 主要表现为肾窦内占位性病变,以中等回声和稍高回声居多,形态可规则或欠规则,内部回声可均匀或欠均匀(图 16-1-14)。由于肿块影响尿液引流,肾窦内可形成局限性的积液,积液的存在既可以提示病变的存在,其形成的回声对比也有利于显示一些体积较小的肿块。

3.CDFI 肾癌的彩色多普勒表现主要有四种类型,包括抱球型血流、星点型血流、丰富血流及稀少血流,其中多数均有较丰富或丰富的血供,血流进入肿块前可能分布规则,但进入肿块后大多分布紊乱;肾盂癌以少血供型肿瘤居多(图 16-1-15),表现为肿块内稀疏星点状彩色血流信号,而肿块周边的正常肾血流呈受推移状。

4.若肿块突破包膜,或有近处侵犯、远处转移 则有相应的声像表现。

【鉴别诊断】

1.少数较小的肾癌表现为强回声肿块,需要与错构瘤鉴别 前者边界稍模糊,形态欠规则,可挤压周围正常组织,周边可有假包膜形成的声晕,内部可见彩色血流信号显示,而后者一般边界清晰、形态规则、内部无血流信号显示。

2.肾盂癌需与肾窦内血凝块鉴别 少数泌尿系结石患者在结石移行、肾绞痛发作时,损伤的肾窦出血可形成血凝块,可能与肾盂癌发生混淆。血凝块一般形态很不规则,内部及周边均无血流信号,且其形成前常有典型的肾绞痛病史,可与肾盂癌鉴别。另外,短期内复查或行 CT 检查均可作为鉴别诊断的手段。

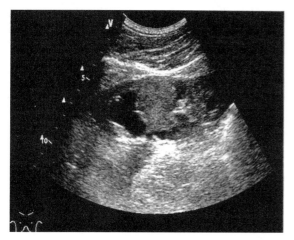

图 16-1-14

51 岁男性患者,左侧肾盂癌。声像图上可见肾窦局限性分离积液,内见一高回声肿块,形态欠规则,边缘较毛糙,内部回声尚均匀

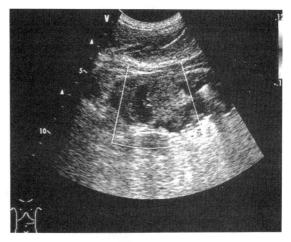

图 16-1-15

与图 16-1-14 同一患者。CDFI 可见肾窦内肿块为少血供型,肿块周边及内部均未见明显的血流信号显示

3.肾癌和肾盂癌均需与炎性团块鉴别　炎性团块既可位于肾窦内,也可位于实质内,一般可追溯到高热、腰痛等急性炎症的病史,但常无无痛性血尿等肿瘤相关病史。若声像图上难以鉴别,则可建议行 CT 检查。

4.肾癌还需与重复肾鉴别　尤其是左右关系和前后关系的重复肾。重复肾仔细观察仍可显示实质和肾窦结构,并与输尿管延续。

【技巧和注意事项】

1.肾脏的检查有多个体位和切面,一般而言不存在显像盲区。充分利用这些体位和切面,完整、清晰地显示肾脏和肾周组织,可有效避免误诊、漏诊。

2.检查时一定要详细采集病史,尤其要询问临床表现和其他检查结果。临床表现对于肾脏病灶的诊断和鉴别诊断有着重要的价值,不可忽视。

3.检查前一定要适度充盈膀胱。膀胱病变也是血尿的一个重要来源,故务必要清晰显示、仔细探查。临床上偶见肾癌和膀胱癌合并存在的患者。

4.超声诊断肾癌和肾盂癌有很高的准确性,尤其是在有典型症状、体征的情况下,只要仔细检查和辨别,很少发生误诊、漏诊,但患者若为初次就诊,仍应建议进一步检查。

(厉玉彬)

第二节　输尿管和膀胱

一、输尿管结石

【临床表现】

大多数输尿管结石是肾结石下移所致,少数则是因为输尿管长期梗阻而在输尿管原位形成。最典型的症状是腰部疼痛,一般是绞痛,可放射到下腹部或会阴部,随着结石的下移,疼痛点也随之下移,当结石嵌顿在某一部位时,疼痛点可固定在该处。部分患者出现呕吐,尤其是在医生的要求下饮水充盈膀胱为超声检查作准备时,呕吐更甚。

【超声表现】

1.直接的超声表现是探查到输尿管内强回声光团(图 16-2-1~16-2-3)。较大的光团伴有明显的声影,较小的光团无声影或仅有淡声影。

2.间接的表现是强回声光团近端的输尿管扩张,肾脏集合系统不同程度分离,内充满无回声液性暗区(图 16-2-4)。

3.输尿管完全或接近完全梗阻时,随着积液的增多,肾内压力增高,尿液可反渗到肾固有包膜下,形成包膜下积液。包膜下积液仅见于少数患者,且通常为少量积液,表现为与肾外形相适应的细窄弧形无回声区。

4.结石引起输尿管梗阻后,患侧输尿管末端向膀胱内喷尿的现象消失。

5.双侧输尿管结石时,双肾积液明显但膀胱难以充盈,输尿管下段难以观察。

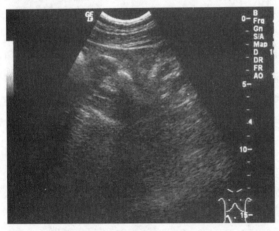

图 16-2-1

右侧输尿管中段结石。患者有典型肾绞痛病史,行超声检查时痛点在右下腹,探头加压推开肠管后,可显示梭形的结石,呈强回声,位于管道结构内,边界清晰锐利,后方伴淡声影

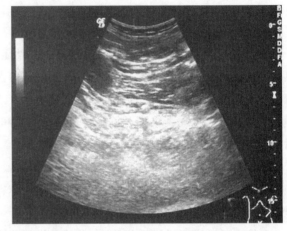

图 16-2-2

左侧输尿管上段结石。结石体积不大,输尿管扩张和肾积液均不明显,若不仔细探查或多切面探查,此类结石易于漏诊

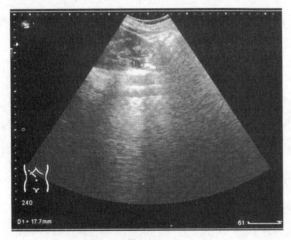

图 16-2-3

输尿管起始部长约 1.8cm 的结石

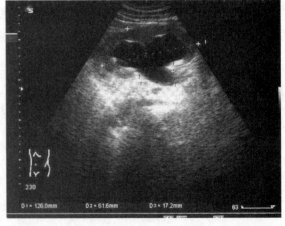

图 16-2-4

肾窦分离积液和输尿管扩张积液是输尿管结石的间接证据

【鉴别诊断】

1.肠道气体团气体团呈强回声,但没有清晰锐利的边界;反复探查,可以观察到气体团形态或位置改变。

2.肠道粪石团注意多体位探查,可以看到粪石团不在输尿管内,或不在输尿管行程内。

【技巧和注意事项】

1.不同体型的患者,能清晰显示其输尿管走行的体位或有不同。大多数患者俯卧位经背部探查时其输尿管上段显示较清晰,但也有少数患者在仰卧位经侧腰部探查时才能清晰显示其输尿管起始段、上段,因此,要注意多体位探查,以免漏诊。

2.输尿管无扩张、肾集合系统无分离积液,并不意味着不存在输尿管结石,也有可能是结石尚未引起明显的尿路梗阻,因此,无论有无扩张积液,都应尽量探查输尿管全程,避免漏诊。了解有无扩张积液时,不仅需要双侧对比,还需要多体位探查,因为有的患者在仰卧位较容易观察到肾积液,而有的患者则需要在俯卧位时才能观察到肾积液。

3.在膀胱未充盈的情况下,部分输尿管结石仍可清晰显示,因此,如果患者确需立即明确诊断,可以试着探查一下,不一定要等患者饮水或输液来充盈膀胱。

4.很重要的一点是,绝大多数输尿管结石是单发的,但也有少数是多发的(图 16-2-5)。笔者在工作中见过多至 4 粒输尿管结石,分布于输尿管不同节段。为了避免在数量上漏诊,应尽量探查输尿管全程,不应在找到一粒结石后即"鸣金收兵",以为大功告成。已行体外冲击波碎石的,复查时常见到多粒结石串珠样排列在输尿管内(图 16-2-6),这与自然发病形成的输尿管多发结石分属不同情况。

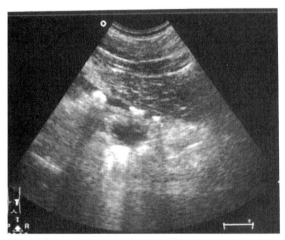
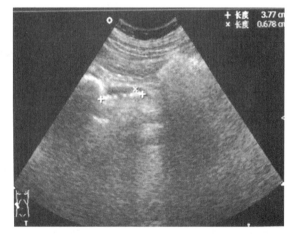

图 16-2-5　　　　　　　　　　　　　图 16-2-6

自然形成的输尿管多发结石　　　　　碎石术所致输尿管多发结石

5.有学者统计认为输尿管结石在治疗时 70% 位于盆腔,15% 位于中三分之一处,在上三分之一处的最少。但笔者对上千例结石诊断的经验表明,输尿管上段结石占有相当大的比例,并不比输尿管下段结石少,因此,这一类统计对超声诊断和临床治疗没有任何价值。

6.有学者认为肾结石进入输尿管后,会逐渐变成枣核形,但现在随着医疗卫生事业的进步,绝大多数结石可以得到及时诊治、及时排出,成形已久的坚硬结石不可能短时间内在输尿管内发生变形。

7.对于输尿管上段和下段的结石,由于结石和输尿管都可清晰显示,因此,在检查时可以测量上段结石与肾门的距离、下段结石与输尿管末端开口处的距离,这样便于在治疗后复查时比较。如果药物治疗足够时间后结石位置移动不明显,则要考虑体外冲击波碎石或其他非药物治疗方法。

8.如果仅探查到肾积液和输尿管扩张,而未见确切的结石,则不应下与结石有关的结论。少数医生喜欢在仅见肾积液和输尿管扩张的情况下,通过结合临床症状下推断性的超声结论,比如"考虑输尿管结石并梗阻"等,这是不正确的做法。仅有肾积液和输尿管扩张,也可能是输尿管狭窄等疾病造成的,不一定就是输尿管结石。尤其是出现肾积液明显而输尿管扩张轻微这种不协调的表现时,输尿管狭窄的可能性很大。有些医生可能会问,那腰痛等症状又怎么解释呢? 这种疑问可以用一个反问来回答:如何确定腰痛就一定是泌尿系疾病引起的呢?

　　如果高度怀疑输尿管结石但又未见直接声像的,可以在电话中与临床医生沟通,但切忌将推断性结论写入正式的报告,即使要写,也要写作"未除外输尿管结石并梗阻,建议腹平片或 IVP 等进一步检查",这样更客观。

二、膀胱结石

【临床表现】

　　膀胱结石可能在膀胱内形成,也可能是肾结石、输尿管结石下行到膀胱内所致。有前列腺肥大、尿道梗阻、慢性尿潴留的患者较易在膀胱内形成结石,其他患者则多数是肾结石下行到膀胱所致。膀胱结石的典型症状为血尿、尿痛,若结石堵住尿道内口,可出现排尿中断或排尿困难。

【超声表现】

　　1.适度充盈膀胱后,在膀胱内探查到强回声光团(图 16-2-7),无论纵切面还是横切面均位于膀胱尿液暗区内。较大的光团伴有声影,较小的光团可以无声影。

　　2.光团形态固定,但位置可随体位的变换而变动。

【鉴别诊断】

　　1.主要与膀胱肿瘤表面的钙化斑、膀胱壁慢性炎性增生灶表面的钙化灶鉴别,此两者的强回声光斑一般呈片状,无明显声影,不随体位改变而移动。

　　2.膀胱结石也需与肠道内的强回声团鉴别。在膀胱充盈欠佳时,膀胱张力不足,周围的肠管可压向膀胱,肠管内的强回声光团易被误认为在膀胱内。一般来说充分充盈膀胱可避免此种情况出现。

【技巧和注意事项】

　　1.有些患者配合不了体位,控制不了膀胱的充盈度,这时候要在膀胱充盈欠佳的情况下鉴别膀胱内强回声团和肠管内强回声团,可以利用探头在体表加压,迫使肠管离开膀胱,如果是肠管内强回声团,则可随肠管一起移位。同时,加压也可使探头离膀胱更近,使膀胱稍微显示得清晰一点。

　　2.要在患者不能配合转体的情况下测试强回声团的活动度,可以用探头在体表冲击膀胱,力度要控制在患者耐受范围之内。

　　3.横向扫查看起来在膀胱内的强回声团,纵向扫查时可能位于膀胱外,反之亦然。这也是鉴别膀胱内外强回声光团的一个有效方法。

三、膀胱异物

【临床表现】

　　多数异物是由患者自行塞入体内。膀胱异物可引起尿频、尿急、尿痛等尿路刺激症状,亦可导致出血、感染。

【超声表现】

1.金属异物呈强回声,后方伴声影或彗星尾征。

2.非金属异物呈高或较高回声,后方有淡声影或无声影。

3.回声团可随体位的改变而移动。

4.回声团的形态与异物的形态直接相关(图 16-2-8)。

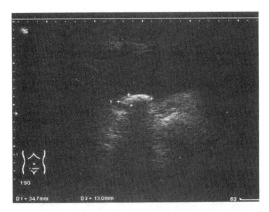

图 16-2-7

膀胱内体积较大的结石,测值约 3.5cm×1.3cm。该患者有镜下血尿、尿频、尿急等各种典型表现

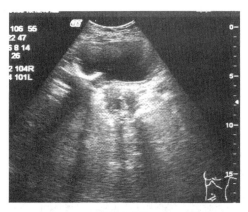

图 16-2-8

膀胱内异物,呈 C 字形,强回声,边界清晰锐利,后方无明显声影

5.结石、血凝块(图 16-2-9)、沉积物等可视为膀胱的内源性异物,但实际工作中膀胱异物仅指狭义概念上的异物。

【鉴别诊断】

需与结石等鉴别。鉴别上,一是要结合病史,二是要结合异常回声团的形态。

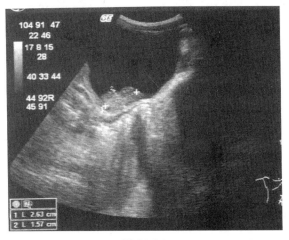

图 16-2-9

膀胱内血凝块,呈不规则中等回声,与正常膀胱壁分界清楚,变换体位后可移位。本图属于一输尿管结石患者,有血尿、腰痛等表现,复查可见膀胱内血凝块消失。膀胱内血凝块属广义的膀胱异物,属于内源性异物。我们平常所指的膀胱异物是指狭义的膀胱异物

【技巧和注意事项】

1.通过仔细追问病史,来帮助判断膀胱内异常光团是否为异物。

2.通过异常光团的特殊形态,来判断是否可能为异物。

3.临床上,本病患者女性多于男性。

四、急性尿潴留

【临床表现】

急性尿潴留是指患者突然发生不能排尿而致膀胱过度充盈膨胀的现象。本病典型表现是下腹胀痛，有强烈尿意但无法排尿。视诊可见下腹隆起，触诊可及一表浅、质韧、固定的高张力包块。

【超声表现】

1.直接征象是探及一有壁的无回声暗区，占据整个盆腔甚至上达脐部（图 16-2-10）。膀胱外壁一般光滑完整，内壁可光滑、不光滑甚至有憩室向外突出（图 16-2-11）。暗区最下端与尿道内口连接，连接处有一切迹。

2.如果是前列腺增生引起急性尿潴留的，则可探及前列腺增生的相应征象。

3.如果是尿道结石引起急性尿潴留的，可探查到尿道内强回声光团。

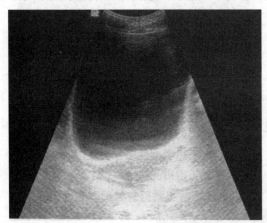

图 16-2-10

38 岁男性，尿道结石引起急性尿潴留。探查见膀胱过度充盈，形态饱满，壁菲薄。按当时测值估算尿液量超过 1000ml，是正常膀胱容量的 2 倍

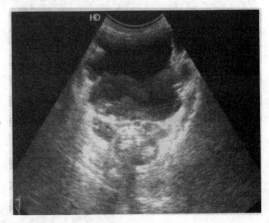

图 16-2-11

患者因急性尿路梗阻就诊时，膀胱也可呈急性尿潴留和慢性尿潴留合并存在的声像表现，即膀胱内尿液量超过正常膀胱容量，而膀胱壁不光滑，呈小梁化甚至有多发憩室形成

【鉴别诊断】

在盆腔探及巨大囊性包块，考虑急性尿潴留的时候，要与单纯囊肿、囊性肿瘤鉴别。卵巢易发生巨大囊肿和囊性肿瘤，因此在考虑女性急性尿潴留时，要重点加以鉴别，主要的鉴别点是，在纵切面观察时，充盈的膀胱下方会以一个浅切迹与尿道相连，而囊性肿块则不会有这种表现。男性较少出现盆腔巨大囊性占位，很少需要与此类疾病鉴别。

【技巧和注意事项】

1.急性尿潴留最常见于男性，常由前列腺增生引起。

2.当前列腺增生引起急性尿潴留时，由于膀胱过度充盈、张力明显增高，常导致前列腺显示不清，此时应适当加压探头，尽可能地测量前列腺的大小，给临床提供一个初步的数据。前列腺具体的声像表现，如确切大小、形态、内部回声、有无结节等，可在临床行导尿术后再行探查。

3.急性尿潴留时膀胱过度充盈、张力增高，不仅影响前列腺显示，也影响尿道显示。若病史提示患者就诊前曾有尿血、尿痛等表现，则很可能是尿道结石引起急性尿潴留，为了清晰显示尿道情况，可采取适当加压、侧动探头、低位探查等方法来增加尿道显示率。

4.部分中老年人前列腺径线在正常范围,但仍出现急性尿潴留,此时应仔细辨别前列腺结构,尤其注意内腺的大小、形态以及内外腺的比例等。部分前列腺增生的患者,其内腺增大,压迫尿道产生急性尿潴留表现,但前列腺整体大小仍可在正常范围。

5.膀胱炎症、膀胱颈挛缩、前列腺炎、脊椎麻醉术、药物等均可引起急性尿潴留,但相对较少见。

五、急性膀胱炎

【临床表现】

本病是最常见的泌尿系疾病之一,主要累及黏膜和黏膜下层,大多数发生于女性,与女性尿道粗短、尿道口易受污染、尿道口邻近阴道口等解剖特点有密切关联。本病主要表现为膀胱刺激症状,如尿频、尿痛、尿急等,有时出现镜下或肉眼血尿,极少数患者还可出现脓尿。

【超声表现】

1.膀胱壁局限性或弥漫性增厚,表面欠光滑甚或粗糙不平(图 16-2-12)。

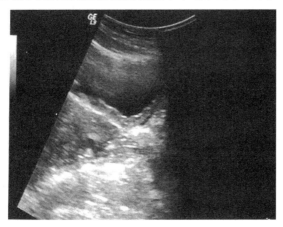

图 16-2-12

患者女性,25 岁,有尿频、尿急和尿痛等膀胱刺激症状,验尿有白细胞和红细胞。探查膀胱可见,膀胱壁明显不均匀增厚,表面不光滑且局部回声增强,内部回声欠均匀

2.膀胱无回声区内可出现云雾状或浮点状回声,使其透声性减低,这是膀胱炎性分泌物或出血所致。

3.膀胱容量可减低,甚至可低至 100ml 以下。

4.罕见的气肿性膀胱炎,主要见于糖尿病患者,其膀胱壁高度增厚,内有气体形成的点状强回声,可伴声尾。膀胱壁内积气较多时,整个膀胱似含气较多的肠管。

【鉴别诊断】

要与膀胱肿瘤鉴别。部分恶性程度较低的膀胱肿瘤或腺癌等少见病理类型的膀胱肿瘤,其病灶可能是宽基底平坦状的,易与炎性增厚的膀胱壁混淆,应注意鉴别(图 16-2-13)。急性炎性增厚的膀胱壁,其表面及内部回声与周边膀胱壁呈自然延续状,与新生物不同。若膀胱壁为弥漫性增厚,也需要与肿瘤鉴别,不过弥漫性的膀胱癌较为少见。

【技巧和注意事项】

1.女性易患泌尿系感染,发病率约 2%,其主要原因包括:女性尿道短、直、宽,病原微生物容易侵入;尿道口邻近阴道口,易被污染,尤其在月经期更甚。

2.一般通过症状、体征和尿常规可确诊下尿路感染,超声检查仅起到辅助诊断的作用。

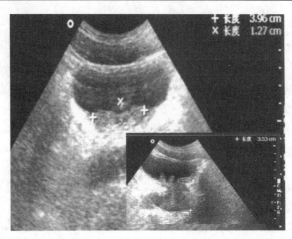

图 16-2-13

此图属于一病理证实为膀胱低度恶性肿瘤的 27 岁男性患者。横切面上肿块呈宽基底扁平状，范围约 4.0cm×1.3cm，纵切面似增生突起的前列腺组织，而该患者确实存在前列腺增生(小图示前列腺上下径 3.5cm)，因此易误诊，误诊又可能带来漏诊

3.轻症膀胱炎甚至一些症状很明显的膀胱炎，声像图上也可无异常表现，因此，声像图有异常可提示膀胱炎，而声像图无异常则不能否定膀胱炎。

4.正因为膀胱炎不是靠超声检查来确诊的，因而在检查中当患者问及病情时，勿以超声检查的结果代替临床诊断来告知患者，以免引起误会。

5.女性因尿频、尿急等症状来检查泌尿系时，要注意排查卵巢囊性占位，更要注意勿将巨大的卵巢囊性占位当作充盈的膀胱。即使是经验丰富的医生，有时也会犯此类错误，年轻医生和初学者更需谨慎。

主要的鉴别方法有:膀胱暗区下方以浅切迹与尿道内口相连，在纵切面上显示得很清晰，而囊性肿块则无此特征;检查前务必让患者饮水充盈膀胱，如膀胱充盈，则有囊性肿块的患者在声像图上可探及两个互不交通的无回声区，而无囊性肿块的患者仅显示一个暗区;如检查时怀疑膀胱未充盈且所见暗区为囊性肿块的，可嘱患者排尿后再次探查，排尿后充盈的膀胱暗区可消失，而囊性肿块则保持原状;膀胱壁可见完整的三层结构，而囊性肿块则不然;囊性肿块虽然可压迫膀胱引起尿频、尿急等症状，但不会引起血尿，除非合并尿路炎症、结石等疾病。

20 岁左右的年轻女性易患卵巢囊肿、巧克力囊肿、卵巢囊性畸胎瘤等妇科疾病，这些囊性肿块达到一定体积时，均可压迫膀胱产生类似于急性膀胱炎的尿频、尿急等刺激症状，故检查年轻女孩，同样不可马虎，宜同时留意膀胱周围组织。

6.女性尿道周围腺体明显增生时，可形成形态类似男性前列腺的结节，并导致尿频、尿急等类似前列腺增生所导致的症状，应注意将急性膀胱炎与之鉴别。

六、膀胱癌

【临床表现】

膀胱癌是最常见的泌尿系恶性肿瘤，以无痛性血尿为主要症状，晚期时还可出现尿频、尿急、尿痛和排尿困难等症状。多数患者因肉眼血尿而惊恐万分，来急诊求治，但临床也时常可见对血尿等症状不予重视，拖延病情至较晚才来就诊者。

【超声表现】

1.大多数膀胱癌的肿块呈结节状或菜花状隆起(图16-2-14),突向膀胱腔内。少数恶性程度较低的肿块或腺癌等少见病理类型的肿块,可呈平坦宽基底状,酷似膀胱壁局限性增厚(图16-2-15、16-2-16)。

2.隆起性结节形态不规则,表面不光滑,内部回声不均匀,表面可有点状或斑片状强回声钙化斑(图16-2-17、16-2-18)。

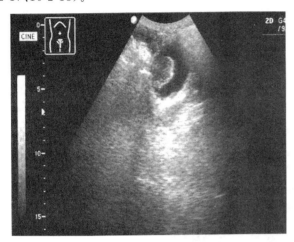

图 16-2-14

病理证实为膀胱癌。声像图上,肿块呈典型的菜花状,基底较窄,瘤体膨大,边缘不光滑,表面呈强回声

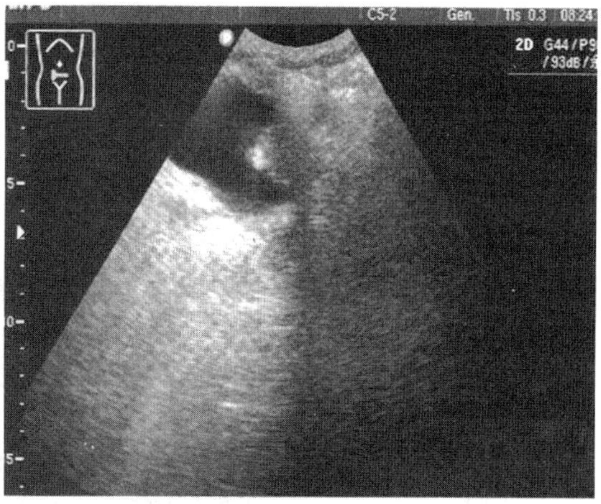

图 16-2-15

病理证实为膀胱癌。声像图上,肿块基底部与膀胱壁分界不清,顶端有明显的斑片状钙化灶

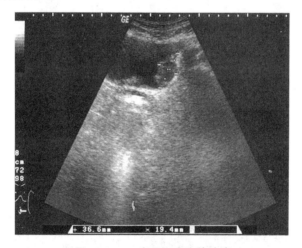

图 16-2-16 病理证实为膀胱癌

声像图上,肿块基底部较宽,与常见的菜花状肿块略有不同

3.结节以高回声或中等回声者居多,低回声者很少见。

4.通常,较小的肿块也可探及明显的彩色血流信号,并可录得动脉血流频谱。

5.膀胱壁肌层受累时,可见肌层回声中断、缺损,若浆膜层受累,则可见肿块突破膀胱外壁,向盆腔浸润生长。

【鉴别诊断】

1.与膀胱炎鉴别 不论是平坦宽基底状的肿块,还是结节性的肿块,均需与膀胱炎鉴别,前者与膀胱炎时局限性的膀胱壁增厚鉴别,后者与嗜酸性膀胱炎、腺性膀胱炎的炎性结节鉴别。

2.与膀胱息肉、血管瘤、平滑肌瘤等膀胱其他良性占位病变鉴别 膀胱息肉基底较窄,或有细蒂,表面光滑。其他类型的良性肿瘤很少见。

3.与前列腺组织鉴别　前列腺增生时,部分前列腺组织可向膀胱腔内突起,形成不规则团块,而前列腺上部的癌,也可突向膀胱腔内,两者易被误认为膀胱自身的病变。仔细观察膀胱内肿块,看其与膀胱壁关系更密切,还是与前列腺组织关系更密切。

4.与含壁结节的盆腔囊性肿物鉴别　膀胱未充盈时,含壁结节的盆腔囊性肿块例如卵巢浆液性乳头状囊腺瘤可被误认为是有肿瘤的膀胱(图 16-2-17、16-2-18)。确实充盈膀胱后探查,盆腔内可见两个囊性团块的,其中一个可能是膀胱,另一个可能是囊性肿物,排尿后其中一个囊性团块(充盈的膀胱)消失,剩下的一个则是盆腔囊性肿物。若不知膀胱是否充盈,纵切面观察囊性团块,其下方与尿道内口延续的,是膀胱,不与尿道内口延续的是盆腔囊性肿物。

【技巧和注意事项】

1.移行细胞癌占膀胱癌的 90％左右,而腺癌、鳞癌则少见。

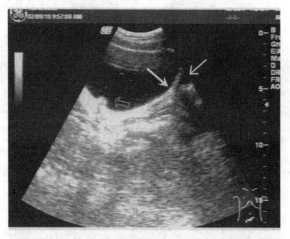

图 16-2-17

病理证实为卵巢浆液性乳头状囊腺瘤。声像图上囊性肿块颇似充盈的膀胱,其壁上的结节(中空箭头所指)颇似膀胱肿物,且肿块下端又紧邻尿道起始部(白色粗箭头所指),故极易误认为图上所见是充盈的膀胱及膀胱壁肿物。仔细观察,可见其虽紧邻尿道起始部,但与尿道并不相通。确保充盈膀胱后,图 16-2-18 见真正膀胱显示

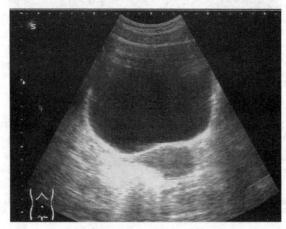

图 16-2-18

本图是图 16-2-17 患者确保充盈膀胱后,所探查到的真正的膀胱声像。实际在图 16-2-41 中可以看到膀胱(图 16-2-41 白色细箭头指示处),只是因为未充盈,故而显示不清,容易遗漏

2.膀胱癌好发于三角区和侧壁,发生在顶部者较少。

3.检查膀胱,务必要充盈膀胱但不能过度充盈,否则亦会使膀胱显示不清。患者膀胱过度充盈时,应在

探查一次后,嘱其排掉一半尿液并二次探查。

4.膀胱癌有年轻化的趋势。临床上 20～35 岁的膀胱癌患者并不少见,所以遇因血尿来诊的患者,无论年龄大小,一律应适度充盈膀胱并仔细检查,不能怀着"二十岁左右的年轻人不会有膀胱癌"等先入为主的错误观念来实施检查,更不能为了早点完成工作,而在患者膀胱充盈不佳甚至未充盈的情况下勉强完成检查。

5.首次发现膀胱内占位病变的,必须在超声报告中建议膀胱镜或 CT 等其他进一步检查,以免延误诊断。

七、膀胱损伤

【临床表现】

膀胱空虚时位于骨盆深处且张力较低,很少受到损伤,膀胱充盈时高出耻骨联合面并紧贴腹壁、张力较高,遭遇暴力时易受损伤。携带较大暴力的踢、踹、踩踏、撞击等体外动作都可使充盈的膀胱发生损伤,骨盆骨折的断端也可刺破膀胱,刀刺、膀胱镜检、尿道扩张术、疝修补术等各种情况都可能导致膀胱损伤。

膀胱挫伤主要表现为膀胱刺激症状如尿频、尿急,还可出现血尿。膀胱破裂者除血尿、腹痛等症状外,还可见尿外漏,漏入腹腔或漏出体外。膀胱与邻近器官相通形成尿瘘时,可见尿液从直肠、阴道或腹部伤口流出,同时可合并泌尿系感染并有相应症状。

【超声表现】

1.膀胱挫伤时其损伤范围仅限于黏膜或肌层,膀胱壁保持完整,超声检查仅见膀胱壁局部增厚、结构紊乱,甚或无明显异常声像。有膀胱内出血的,可见膀胱尿液暗区内出现絮状、点状或块状弱回声。

2.膀胱破裂伤时,膀胱腔始终不能充盈,膀胱周围出现积液。如果膀胱能较好显示,则部分患者可直接探查到膀胱壁的局部连续性中断,破口周围(膀胱壁外)有低,无回声团包绕,膀胱内暗区与膀胱周围暗区相通(图 16-2-19、16-2-20)。

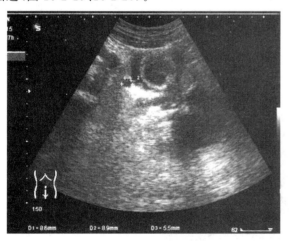

图 16-2-19

膀胱外伤患者,后壁可见一大小约 0.9cm×0.9cm 的破损口。膀胱未充盈,内可见导尿管水囊

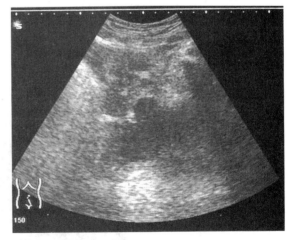

图 16-2-20

与图 16-2-19 同一患者,通过导尿管注入无菌生理盐水后,膀胱不能充盈,盆腔内可见不太清晰的液性暗区,其范围随注入液体的增多而逐渐扩大

3.膀胱破裂伤时,通过导尿管快速向膀胱内注入 100ml 左右的生理盐水,可见膀胱不能充盈,或在破口

处见生理盐水经膀胱流入腹腔。

【鉴别诊断】

1.膀胱挫伤要与正常的膀胱壁鉴别。有时正常的膀胱壁在某一切面可显示欠光滑,甚至略有突起,转换切面后这一现象消失。

2.怀疑膀胱破裂时,要与膀胱憩室鉴别。有些患者的膀胱憩室要在膀胱充盈良好甚至过度充盈的条件下才出现,这种情况无须与膀胱破裂鉴别,但也有一些慢性尿潴留或慢性膀胱炎的患者,他们的膀胱壁弹性明显减低,所以憩室在其余膀胱壁收缩时不能很好地回缩,从而在膀胱充盈和不充盈的状态下都出现,当膀胱不充盈但发现与膀胱相连的暗区时,应仔细鉴别是憩室,还是膀胱破口及其周围形成的积液和包裹。

【技巧和注意事项】

1.一般此类患者来检查时都插有尿管,应主动运用向膀胱内快速注射液体的方法,来协助诊断。

2.诊断本病要注意密切结合临床资料,并注意随诊复查。

（厉玉彬）

第三节　尿道

一、尿道结石

【临床表现】

尿道结石多来自尿道以上的泌尿系,也可以在原位形成,在原位形成者,多见于长期留置尿管的患者。本病的主要症状是尿中断、血尿、会阴部至阴茎疼痛,继发性的改变是膀胱急性尿潴留,从而也可有下腹胀痛、尿急但无法排尿等继发性病变产生的症状。

【超声表现】

1.直接声像是在尿道行程内探及伴声影的强回声光团（图 16-3-1、16-3-2）,光团周围可有少量液性无回声区。

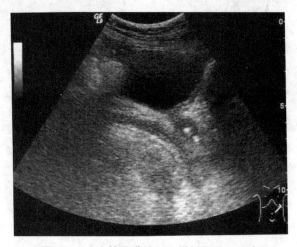

图 16-3-1　女性尿道结石。纵切面易于观察

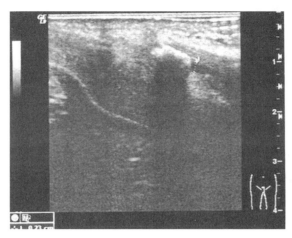

图 16-3-2

　　男性阴茎部尿道结石。结石呈典型的伴声影的强回声光团,其近端尿道轻度扩张积液,直径约 0.23cm。该患者有肾绞痛病史,结石原位于输尿管下段,复查输尿管结石排出后,仍有排尿不畅,故检查尿道,在尿道阴茎段探及结石声像

　　2.间接的声像是强回声光团以上的尿道扩张(图 16-3-2),一般扩张程度较轻。

　　3.还可出现的间接声像是膀胱过度充盈,输尿管扩张积液,双侧肾脏集合系统分离积液。

【鉴别诊断】

　　1.尿道前列腺部的结石(图 16-3-3)要注意与前列腺内钙化灶鉴别,主要是在横切面上容易将前列腺实质内的强回声钙化斑看成尿道内的强回声团,转换为纵切面后,尿道显示较清晰,可判断强回声光斑是位于尿道内还是尿道外。

　　2.尿道起始部的结石(图 16-3-4)要与尿道自身的钙化斑鉴别。尿道起始部与膀胱壁移行处容易产生钙化灶,仔细观察,可见钙化斑是与尿道组织融合的,而尿道结石则是一个孤立的、有一定立体感的强回声光团。

【技巧和注意事项】

　　1.在尿道行程内探及强回声光团,结合临床症状,即可诊断尿道结石。

　　2.尿道前列腺部和阴茎部的结石容易显示,诊断不困难,两者之间的部分由于受耻骨联合等因素的影响,可能显示较困难,此时应联合应用浅表和腹部探头,在多个位置采取多种切面进行探查,力求探查准确。

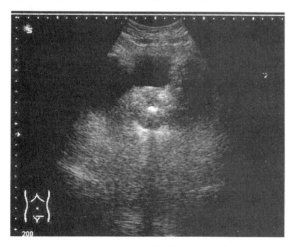　　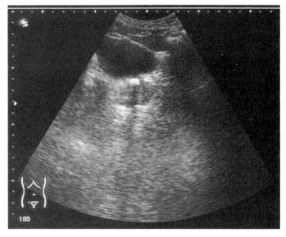

图 16-3-3　尿道(前列腺部)结石　　　　　　　**图 16-3-4　尿道(起始部)结石**

3.由于排尿动作产生较大的液压力,即使是长径超过 1.0cm 的结石,也常能在排尿时顺利排出,卡在尿道者较少见,故尿道结石远少于输尿管结石。

二、导尿管卡位

【临床表现】

留置尿管是常见的临床操作,应用于各种原因所致下尿路功能障碍的患者。导尿管卡位的主要表现是在更换或拆除导尿管时,导尿管部分或全部不能从尿路退出来,卡在某一位置,造成患者疼痛、出血。本病主要见于男性尤其是老年男性。

【超声表现】

1.导尿管完全不能退出时,在膀胱内可探及管状强回声及类圆形的无回声。无回声区是未能完全排空的水囊,这也是导尿管不能退出来的最常见原因。

2.导尿管卡在退出途中,一个常见原因就是导尿管水囊内的液体未排净(图 16-3-5),退出一段距离后遇到尿道生理性狭窄,即卡在该处。因导尿管水囊未排净,探查时很容易找到导尿管头所在位置,用注射器抽尽液体,向尿道内注射少量液体石蜡,试着牵拉,多数可见导尿管缓慢退出。

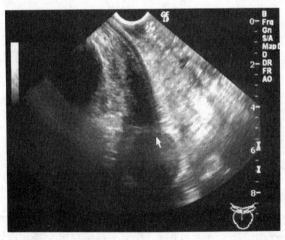

图 16-3-5

见习护士初次练习取导尿管时,由于缺乏经验且心理紧张,水囊未排空便实施操作,导致尿管卡在尿道起始部

3.导尿管卡在退出途中,另一个常见原因是插尿管或留置尿管的过程中尿道发生炎症,引起粘连、狭窄。找到导尿管头后,轻轻牵拉尿管,可见其产生一定程度的弹性伸缩,但位置不能移动,而导尿管头周围较干净,无结石强回声光团等异常声像。个别炎性增生明显的患者,输尿管卡位处的尿道周围组织可探及局限性的增厚和突起,表面不光滑。

4.导尿管卡在退出途中,还有一个原因是尿道结石。尿道结石可能是膀胱结石向下移行所致,也可能是在长期留置尿管的过程中形成的,表现为导尿管一侧、两侧甚至环周的强回声光团,体积较小,无明显声影。

【鉴别诊断】

本病无须鉴别诊断,关键在于找准导尿管头所在位置,并初步评估卡位原因。

【技巧和注意事项】

1.因尿道结石或炎性狭窄引起导尿管卡位的,一般见于长期留置尿管的老年男性,而女性患者和短期内留置尿管的患者基本不会出现这种情况。

2.检查此类患者,首要工作是准确定位导尿管头的位置。

3.若导尿管水囊未完全排空,则容易判断导尿管卡在何处,若水囊已排空,声像图上有时只能看到导尿管壁的双层强回声,难以判断导尿管头的具体位置。此时应实施动态探查法,即助手轻轻地来回牵拉位于体外的导尿管,导尿管产生一定程度的弹性伸缩运动,一边牵拉一边探查,很容易准确找到导尿管头的位置。注意牵拉力不可太大,用力不可突然,否则容易造成尿道损伤。

4.通过动态探查法也不能确定导尿管头位置的,可以往导尿管内重新注射适量生理盐水,若水囊能稍微隆起,则可明确导尿管头的具体位置。

5.有时导尿管卡位是尿道内多发结石引起的,导尿管退出时的推挤作用可使小结石对称地、紧密地分布于导尿管周围,与导尿管腔的强回声分界不清,使检查者难以下结论。凡是在导尿管腔与尿道壁之间探及的强回声光团,均可直接诊断为尿道结石。

（厉玉彬）

第四节　急性肾上腺出血

【临床表现】

肾上腺急性弥漫性出血多继发于败血症、严重外伤或接受 ACTH 治疗后。双侧肾上腺严重出血时,出现急性肾上腺皮质功能衰竭综合征,有休克、昏迷、皮下出血等表现。患者除有肾上腺出血所致临床症状外,还有原发病相应的症状。

【超声表现】

1.急性弥漫性出血导致肾上腺弥漫性肿大,早期表现为强回声,以后回声逐渐减低,直至成为无回声,无回声区内可有分隔。较大的血肿表现为低回声团块(图 16-4-1)。

2.血凝块表现为不规则低回声团,回声欠均匀,透声欠佳。若能多次复查,可见其逐渐缩小。

【鉴别诊断】

1.血肿形成的低回声团应与肾上腺肿瘤鉴别。

2.弥漫性出血引起肾上腺增大,应与肾上腺增生等疾病鉴别。

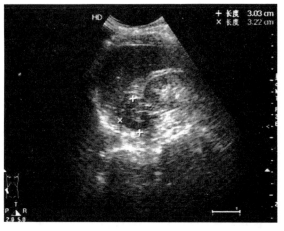

图 16-4-1

右侧肾上腺急性出血性病变(MRI 证实),声像图上显示为不均质低回声区域,范围约 3.0cm×3.2cm。患者无明显特异性临床表现单纯从声像图上诊断肾上腺出血较为困难,肾上腺功能衰竭的临床症状也没有特异性。不同时期的出血在MRI上有信号的变化,因此利用 MRI 来诊断肾上腺出血有较高的临床价值。

【技巧和注意事项】

1.轻-中度肾上腺出血一般不引起肾上腺功能衰竭,一侧的肾上腺严重出血,在健侧肾上腺功能代偿良好的情况下,也不一定出现明显的肾上腺功能衰竭。

2.超声确诊肾上腺出血较为困难,但可较敏感地发现肾上腺的异常声像,有较好的提示作用。

3.要注意双侧对比探查,这样更容易发现异常声像。

（厉玉彬）

第十七章 其他组织器官超声诊断

第一节 眼

一、眼球异物

【临床表现】

各种材质的碎屑高速弹射,进入眼内,即为眼球异物。

临床上有出血、房水流出、视力下降、视力丧失等各种表现。铁屑或铜屑存留在眼内可引起化学毒性反应,形成金属觉着症,最终造成视力丧失和眼球萎缩。植物性碎屑进入眼内可诱发感染。

【超声表现】

1.眼内出现点状、斑片状或团块状强回声,较大者常有声影(17-1-1)。若为金属,声束垂直入射时可见彗星尾征。

2.转动眼球时,位于腔内的异物可出现移位,位于壁内的异物位置固定不变。

3.异物嵌入眼球壁或眼球周围组织时,强回声团有孤立感,其周围可见出血或渗液造成的声晕,呈低回声或无回声,使强回声团的孤立感更明显。

4.外伤造成其他眼损害时,有相应的表现。

【鉴别诊断】

主要需与其他疾病造成的异常回声鉴别。如白内障时,晶体内可出现异常强回声光点;玻璃体内有机化物时,也可出现异常强回声。

【技巧和注意事项】

1.对于新鲜外伤的患者,最好使用无菌耦合剂,并在探查前消毒探头,以免引起继发性感染。

2.探查时动作务必要轻柔,切勿因为要显示更清晰的图像而加压,以免加重眼部损伤。

3.必要时可垫一柔软的小水囊进行间接探查,以保护眼球不在超声检查中受二次损伤。

二、视网膜脱离

【临床表现】

视网膜脱离分为原发性和继发性两种,是指视网膜的色素上皮层与锥、杆细胞层之间分离,两层细胞之间积聚液体。视网膜周边或黄斑区囊样变性,以及玻璃体液化、萎缩等,均可导致原发性视网膜脱离,多为高度近视性屈光不正的并发症。炎症渗出、出血、机化牵引和肿瘤等原因均可引起继发性视网膜脱离。

视网膜脱离的典型症状是眼前闪光、视物变形、视力减退、视野缺失,继发者还有原发病的症状。

【超声表现】

1.广泛的原发性视网膜脱离表现为玻璃体内凹面向前的"八"字形强回声光带,薄而整齐,后端连于视乳头,前端连于周边部(图 17-1-2)。眼球转动时可见光带出现垂直于眼球壁的后运动。光带与眼球壁之间为视网膜下积液,表现为透声良好的无回声暗区。

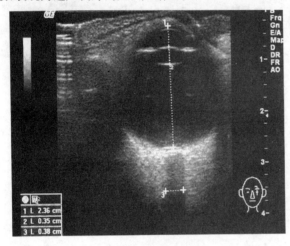

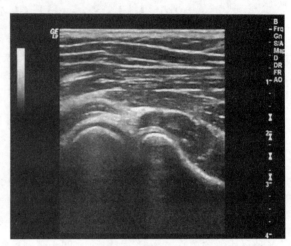

图 17-1-1

左眼玻璃体异物,呈线状强回声。患者为家具厂工人。

手术取出为细小木屑

图 17-1-2

典型视网膜脱离。患者有外伤史

2.部分性原发性视网膜脱离表现为玻璃体内凹面向前的强回声光带,可为一条或两条,后端连于视乳头,前端连于周边部,光带与眼球壁之间亦有无回声暗区。

3.继发性视网膜脱离除有上述表现外,还有一些其他征象,例如肿瘤引起脱离时,视网膜下可见实性光团,而炎症引起脱离时,视网膜积液内可有弱回声光点。

4.强回声光带内可探及与视网膜中央动脉延续的血流信号。

【鉴别诊断】

1.与脉络膜脱离鉴别。典型的脉络膜脱离表现为玻璃体暗区前部半环状强回声光带,凸面向着玻璃体,凹面向着眼球壁,后端起自赤道部,前缘至睫状体前端。光带可有多条。转动眼球时,无后运动出现。

2.与玻璃体后腔积液鉴别。

【技巧和注意事项】

1.患者闭目后,在眼睑上涂抹耦合剂,选用高频探头直接经眼睑探查。

2.探查时注意手法要轻柔,不宜一直对眼球加压。

3.在全面探查的前提下,应尽量缩短探查时间。

4.不要忘记作后运动试验。

三、脉络膜脱离

【临床表现】

脉络膜脱离是指脉络膜与巩膜之间的分离,外伤或手术所致眼压降低是其最常见的诱因,临床上主要表现为视力突然下降。轻度的脉络膜脱离,随眼压的恢复可逐渐复原。本病也可由炎症渗出、外伤等原因引起。

【超声表现】

1.典型的声像图是玻璃体暗区前半部出现半环状强回声光带,前端可达睫状体,后端起自赤道部。凸面朝向玻璃体,凹面朝向眼球壁(图 17-1-3)。

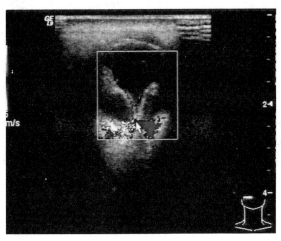

图 17-1-3

典型右眼脉络膜脱离,凸面朝向玻璃体中心。脉络膜表面为视网膜,声像图上尚可见视网膜动脉血流束显示

2.多发的脱离可见多个半环状强回声光带。

3.转动眼球时,光带缺乏后运动,或后运动不活跃。

4.脉络膜完全脱离时,两个半环状的强回声光带凸向玻璃体,在玻璃体中心附近互相接触,称为"视网膜接吻现象(注:视网膜在脉络膜的表面,故脱离的脉络膜贴在一起时,实际互相接触的是视网膜)"。

【鉴别诊断】

主要需与视网膜脱离鉴别。视网膜脱离表现为凹面向着玻璃体的强回声光带,后方起自视乳头,前方连于周边部。

【技巧和注意事项】

与视网膜脱离的探查手法相同。

四、玻璃体积血

【临床表现】

玻璃体是一种胶状透明液体,其内无血管、神经。当视网膜、脉络膜出现炎症、肿瘤或糖尿病、肾病、高血压等引起的眼底血管病变时,可出现眼内出血,积存在玻璃体内即形成玻璃体积血。眼外伤也常伴发玻璃体积血。

典型的临床症状是视力下降。

【超声表现】

1.小量、分散的积血不能形成有效的回声界面,声像图上可能无异常表现。

2.出血量稍多而新鲜者,声像图上表现为散在的光点。中等量至大量出血时,光点呈弥漫性分布,或聚集成絮状,转动眼球时后运动活跃,呈满天星光闪耀状。

3.大量积血凝结成血块时,玻璃体内可见条状、块状弱回声,形态多不规则(图 17-1-4、23-1-5)。转动眼球时有一定的后运动。

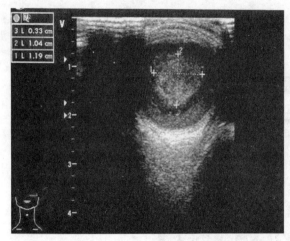
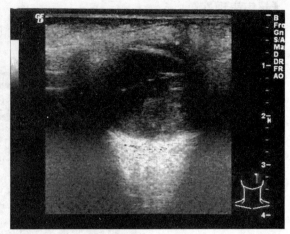

图 17-1-4　　　　　　　　　　　　　　　　图 17-1-5

左眼玻璃体积血。有外伤史。声像图上可见玻璃体内　　　另一患者,既往无眼病,外伤后玻璃体内出现
密集弱回声光点沉积,并见其中部形成一稍高回声团　　　絮状、线状弱回声
块,范围约 1.2cm×1.0cm

4.若积血机化,则玻璃体内出现树枝形、膜状不均质回声,与球壁不相连,后运动不明显。机化的血块牵拉视网膜,可造成继发的视网膜脱离,有相应声像。

【鉴别诊断】

需与玻璃体混浊等其他疾病造成的玻璃体内声像异常鉴别,需密切结合临床。

【技巧和注意事项】

超声检查可灵敏发现玻璃体内回声异常,但对玻璃体积血而言并非特异性诊断手段,故超声检查对于本病具有灵敏度高而特异性差的特点,仅能给予相关提示而不能直接诊断本病。

五、晶状体脱位

【临床表现】

晶状体位于虹膜之后,为一凸球镜片形状的结构,由多组悬韧带和睫状体的睫状突相连而固定。任何原因引起韧带中断或松弛,均可使晶体脱离正常位置,称为晶状体脱位,从程度上可分为完全脱位和不完全脱位两种,从脱位方向可分为前脱位和后脱位两种。不全脱位的晶状体可嵌顿于瞳孔处,全脱位的晶体则可进入前房或玻璃体。后脱位的晶体可进入玻璃体,甚至引起视网膜脱离,后脱位的晶体不但可进入前房,还可在角膜、巩膜有破裂时脱出至眼球外。

临床主要表现为视力下降或丧失以及疼痛、局部结构异常。

【超声表现】

1.正常晶体位置未探及晶体回声。

2.脱入玻璃体内的晶体可保持原形,呈凸球镜片样形态、回声,并向重力方向移动。半脱位的晶体位置变化不明显,但其长轴与眼球横轴不平行,而是成一定角度(图 17-1-6)。

3.脱入其他位置的晶体,也可探及完整或不完整的晶体结构。

4.可有其他相关表现,如玻璃体内出血、视网膜脱离等。

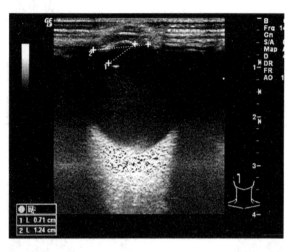

图 17-1-6

晶体半脱位。晶体轴线与眼轴不垂直,与虹膜不平行。从声像图观察,晶体轴线与虹膜轴线形成大约 30°角

【鉴别诊断】

一般无须与其他疾病鉴别。

【技巧和注意事项】

1.平时应注意了解正常眼球的构造和声像图上各细微结构的表现。

2."位置异常"也是一类常见的疾病,除了本病外,还有异位肾、内脏反位、心脏转位等先天性异位疾病。在超声检查时,脏器在不在它应在的位置是一个重要的观察内容,并且是首先观察的内容。

(厉玉彬)

第二节 体腔

一、中至大量胸腔积液

【临床表现】

中~大量胸腔积液引起呼吸困难,有时是急性呼吸困难,有时是渐进性加重的呼吸困难,这是患者来急诊求治的主要原因。

导致胸腔积液的病变很多,包括炎症、肿瘤、低蛋白血症、心功能不全等,有的病变引起急性胸腔积液,有些病变引起慢性胸腔积液,前者引起的胸腔积液达到中至大量时,可导致急性呼吸困难,后者引起的胸腔积液量可随病情的进展的逐渐增多,如未及时诊治,则导致逐渐出现并加重的呼吸困难。

除呼吸困难外,患者还有相应原发病的临床表现,如结性胸膜炎时,还会出现低热、盗汗、咳嗽、胸痛等表现。

【超声表现】

1.用 3.5~5.0MHz 的探头进行探查,逐层可显示皮肤、下脂肪、胸壁肌层及内外侧筋膜结构。在深部脂肪层下方可弧形细带状强回声结构,是壁层胸膜与微量生理性胸膜腔液体的界面反射,其更深部偶可见强回声细线状的脏层胸膜。再深部即为正常含气肺的回声,呈大片状强回声,伴后方回声衰减。

2.出现胸腔积液时,超声探查见胸膜脏、壁层分离,其间充斥无回声液性暗区,透声良好。坐位经背部探查,中量胸腔积液时暗区前后径约 4.0～8.0cm,其上界不超过第 6 后肋水平;大量胸腔积液时暗区前后径超过 8.0cm,其上界超过第 6 后肋(图 17-2-1)。

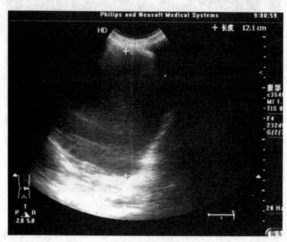

图 17-2-1

患者 23 岁,因呼吸困难就诊,就诊前已有 2 个月余低热、盗汗、疲乏等症状,但未重视。取坐位经背部探查,声像图上可见右侧胸腔大量液性暗区,前后径约 12.1cm,透声尚好,未见分隔光带

3.出现中至大量胸腔积液时,常见肺组织压缩,呈类实性中～高回声团块,位于液性暗区之中。肺组织的类实性改变,除可能是胸腔积液的压迫所致外,也可能是肺本身的病变所致,如肺炎、肺肿瘤均可导致这种改变。

4.包裹性的积液,表现为梭形、圆形、卵圆形、半月形的无回声区,形态较为固定,位于胸壁与肺之间,凸向肺内,界限较清楚。

5.积液中含纤维蛋白、血细胞、脓细胞等物质时,透声性可减低,内部出现散在、密集甚至稠密的光点回声。如纤维蛋白形成少量纤维条索,则可见条索状回声随心脏搏动或呼吸运动作有节律的摆动。如纤维蛋白形成大量纤维条索,则可在胸腔积液里形成大量分隔,在超声图像上显示为网络状、蜂窝状回声。

【鉴别诊断】

超声诊断胸腔积液较为可靠,无须与其他疾病鉴别。

【技巧和注意事项】

1.注意双侧对比探查的重要性。全身性疾病容易导致双侧胸腔积液。局灶性病变如肺炎虽然多导致患侧胸腔积液,但有时也可在健侧出现少量反应性的胸腔积液,故应双侧探查,既可作为对比,也可减少漏诊。

2.写超声报告时,结论中应写"胸腔积液"而不是"胸水"。"液"和"水"是两个不同的概念。

3.超声对液体较为敏感,即使少量甚至微量的胸腔积液也可显示,但不能准确判断其来源和性质,因此,如果临床病史没有确切的指向性,不宜在报告中写具体的性质如"血性胸腔积液"、"脓性胸腔积液",而应在提示胸腔积液及其量的同时,作一些描述性的提示,例如脓性胸腔积液其结论可叙述为"大量胸腔积液,内伴稠密光点"而非"考虑脓性胸腔积液"。确实倾向于脓性胸腔积液的,可写为"结合临床考虑脓性胸腔积液可能性大,建议进一步检查"。事实上诊断性穿刺既快速又方便,很快可以明确胸腔积液的性质,无须超声检查者勉强地下一些推断性的结论。

4.胸腔积液量的判断,划界数值仅有参考价值,具体则需要结合患者情况如体型、肋间隙宽度、肋骨宽度等进行判断,例如有些患者尤其是个子矮小、体型消瘦的老年人肋间隙很窄,肋骨也很窄,如果将上界是否超过第 6 后肋作为中、大量积液的分界点,可能就不准确。探查时最好测量暗区前后、上下、左右三条径线,综合考虑积液量的多少,其中左右径的参考价值相对较小,因为即使是少量胸腔积液,暗区的左右径也是较大的。

5.报胸腔积液的量时,不必拘泥于少量、中量、大量三个标准,应酌情增加少至中量、中至大量、极大量等描述语,以增加超声结果的准确性。

6.如果胸腔积液伴有大量纤维分隔,那么在考虑胸腔积液的量时,不能把纤维分隔所占空间也计算进去,因为纤维分隔是类实性的,穿刺抽液时难以抽出来,引流也难以引出来,如果把纤维分隔算作胸腔积液,则可能引起临床误解和误操作。

7.虽然 X 线胸片可显示胸腔积液并有判断积液量的标准,而且部分临床医生也习惯将胸片所见作为诊断胸腔积液的标准,但临床实践证明,胸片检查胸腔积液在准确性、时效性等方面的价值值得商榷。

超声医生不必将胸片结果作为自己作诊断的参考依据,但要注意保证自己操作的准确性和全面性,还要注意与临床医生沟通。

8.胸腔积液按其产生机制可分为渗出性和漏出性两种。前者因胸膜内感染和各种炎症刺激引起,多继发于肺、胸膜或纵隔炎症及肿瘤,少数可由腹腔内炎性病变引起,可呈浆液性、浆液纤维蛋白性或黏稠脓性,有时呈血性、乳糜性甚至胆固醇性。后者常由于肝肾疾病、心脏疾病引起。

二、中至大量腹腔积液

【临床表现】

急性的腹腔积液如达到中～大量,则常为严重的腹部脏器病变所致,如重症胰腺炎、腹腔脏器出血、卵巢过度刺激综合征、重症阑尾炎、肠系膜静脉血栓等,临床上除了有腹胀、腹部膨隆等表现外,更多的是原发病的表现。

慢性的腹腔积液容易达到中～大量,例如肾病、肝病、低蛋白血症、结核性腹膜炎等疾病均可导致慢性的腹腔积液。尽管慢性疾病病程较长,理论上也应该出现相应症状和体征,但患者对自己身体变化是否敏感、察觉身体变化后是否及时诊治,都是值得考虑的问题。在临床上经常会有因腹腔积液所致腹部膨隆、胀痛而来急诊求医的人,尽管这些患者在医生看来还有消瘦、贫血、腹壁静脉曲张等各种显著的慢性病体征,但事实上这就是他们首次求医。这不完全与患者的经济状况有关,因为很多经济状况极好的患者,也是到疾病晚期如肝硬化失代偿期、肝癌晚期才首次就诊。

【超声表现】

1.腹腔内探及中～大量游离液性暗区,可分布于某一处,也可分布于多处或散在分布于全腹。多数液性暗区透声性良好,少数伴有密集光点或厚度不等的分隔,此类腹腔积液以癌性腹腔积液多见(图 17-2-2)。

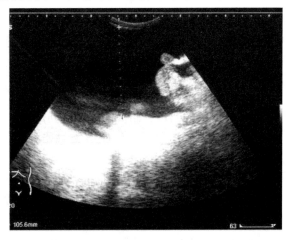

图 17-2-2
大量腹腔积液,前后径约 10.5cm,内见漂浮的肠管

2.暗区内见肠管漂浮。

3.由于腹部或全身性病变,胃肠功能也常受影响而减低,除腹腔积液外,临床上不少患者还可出现胃肠内容物淤积尤其是肠道内积气的表现。在腹腔积液量并不很大的情况下,肠管内大量积气往往是患者腹部膨隆、胀满不适的主要原因。

4.腹腔积液都是其他疾病尤其是腹部脏器疾病的一个并发症,因此在探查到腹腔积液的同时,多可探查到相应腹部脏器的病变,例如肝硬化、慢性肾损害的声像改变。

5.如腹腔积液量大且时间长,液体可因重力作用通过薄弱的腹股沟管进入阴囊,造成阴囊内大量积液,临床上以阴囊重度肿大作为主诉来求诊者并不少见。超声探查可见阴囊内大量液性暗区存在,可伴有分隔,并与腹腔液性暗区相通,阴囊内容物如睾丸、附睾等往往显示不清。

【鉴别诊断】

1.需与充盈的膀胱鉴别。当腹腔积液局限于下腹部时,液性暗区在横切面上可酷似膀胱充盈时尿液暗区的横切面,但纵切探查可见暗区内有形态不规则的迂曲肠管,可资鉴别。

2.需要与腹腔内巨大的囊性占位病变鉴别。囊性占位病变暗区边缘往往可见壁的回声,暗区内无肠管回声。

【技巧和注意事项】

1.注意完整探查整个腹腔。腹腔积液并不一定在重力最低处,也不一定以重力最低处分布最多。

2.顺便探查一下肝和肾,了解有无导致腹腔积液的肝、肾疾病存在。

3.在超声引导下穿刺抽液时,如积液分布较散,可嘱患者取一定体位并保持 10—30 分钟,然后再次探查,看积液是否可因重力作用聚集起来供穿刺抽吸。

（厉玉彬）

第三节 肺

一、大叶性肺炎

【临床表现】

大叶性肺炎主要由肺炎球菌引起,多见于青壮年男性。本病根据病程分为充血水肿期、红色肝变期、灰色肝变期和溶解消散期四期,分别位于发病后 1～2 天、3～4 天、5～6 天和 1 周左右。病变累及一个肺段以上肺组织,是以肺泡内弥漫性纤维素渗出为主的急性炎症。病变起始于局部肺泡,并迅速蔓延至一个肺段或整个大叶。

本病起病急骤,常以高热、恶寒开始,继而出现胸痛、咳嗽、咳铁锈色痰甚至呼吸困难,并有肺实变体征,叩诊肺部呈实音。

【超声表现】

1.充血水肿期声像图上表现为肺泡内渗出、含气不全的征象,受累的肺段或肺叶失去正常时大片状强回声伴衰减、肺组织不显示的回声特点,显示为低～强混合回声,低回声与强回声呈间杂、散在的斑片状分布。这一期很短。

2.红色肝变期和灰色肝变期,肺组织呈实性改变,在声像图上显示为均匀的中等或稍高回声,与肝实质的回声很相似,形态上则和一个肺段或一个肺叶的形态相吻合。有时实性回声区内可见纤细的血管或气管结构。这一期很快出现并持续较长时间,有时头天还未在 X 线胸片或超声上出现任何异常征象,第二天即可发现肺组织完全实变的改变(图 17-3-1)。

3.溶解消散期的出现要视治疗的情况而定,若动态观察,可发现受累肺组织从完全的实变征象逐渐恢复至正常声像。

4.多数患者仅合并少量胸腔积液(图 17-3-1)甚至完全不出现胸腔积液。

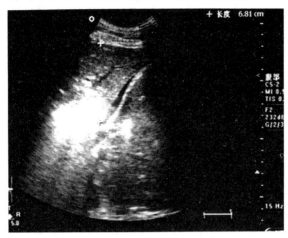

图 17-3-1

患者为 22 岁男性,因发热、咳嗽、咳痰、胸痛就诊。头天 x 线未见确切异常,第二天超声探查可见右肺呈类实性中等回声,形态略饱满,内部回声较均匀,可见正常走行的血管结构。脏、壁两层胸膜均光滑,其间可见少量积液。横膈之下的肝组织,回声与之极为相似

【鉴别诊断】

1.左侧病变应与正常的脾鉴别,右侧病变应与正常的肝鉴别(见图 17-3-1)。横膈是一穹隆状肌性分隔,这种形态上的特点导致在取坐位经背部横切面扫查时易将肝、脾误认为胸腔内组织,在大叶性肺炎时又可能将实变的肺组织误认为是正常的肝或脾,因此需要鉴别。转换横切为纵切,有助于鉴别,若仍有困难,可继续向下探查,如为肝或脾,可见其继续向下延伸,并与肾、肠等腹部脏器毗邻。

2.需与肺内实性肿物鉴别。肺内实性肿物多表现为有肿块感的孤立团块,在形态上与肺实变后仍保持肺的基本外形轮廓是不同的,且其内部回声多数不均匀,而大叶性肺炎时,实变的肺组织的回声是均匀一致的。

3.需与胸膜和胸壁肿瘤鉴别。看到异常声像后,首先应作出准确的定位。胸膜和胸壁的肿瘤如良性间皮瘤可呈均匀的中、低回声,仔细观察其形态和位置,可与肺实变区别开来。

4.需与胸腔积液引起的肺压缩性实变相鉴别。大叶性肺炎时,主要病变在肺而非胸膜,大多数情况下患者不出现胸腔积液或仅出现少量胸腔积液,且肺段或肺叶实变后仍保持正常形态甚至更为饱满,而肺组织压缩性实变时其体积显著减小。

【技巧和注意事项】

1.首选体位为坐位经背部探查,必要时辅以经腋侧和前胸探查。

2.探查时应以肺下界为起始点,逐渐向上探查。

3.注意双侧对比探查。

4.对于本病,结合临床表现,超声仅可作提示性诊断,不可作确定性诊断。若超声首先发现肺部异常声像,应建议 X 线胸片或 CT 检查。

5.本病进展较快,超声与 X 线谁能首先发现肺部异常征象,还需要进一步研究。临床上可见部分患者,由超声首先发现 8～10 小时前 X 线胸片阴性患者的肺部明显异常改变,这种情况首先证明本病进展较快,其次证明超声在发现本病方面并不输于 X 线。但也要注意,超声得到的单帧图像是局部断层图,且超声无法显示没有病变的

肺组织,所以超声在判断本病的累及范围(分叶、分段)及整体—局部对比观察等方面是绝对无法与X线胸片相比的。

　　6.超声检查肺部病变并非临床常规,部分患者是在入院后行肝胆等常规检查时发现肺部病变的。在仰卧位时,若发现膈上有类似肝实质回声的组织,应取坐位经背部探查,既可排除膈肌形成的镜像伪像,也可能发现肺部的病灶——尤其是当患者以肺部急性疾患症状为主诉入院时。

二、支气管肺炎

【临床表现】

　　支气管肺炎分为一般性支气管肺炎和间质性肺炎两种,前者主要由细菌致病,后者主要由病毒致病。轻者先有流涕、轻咳、低热、食欲缺乏,1~3日后突发高热,体温达38~39℃,伴有咳嗽加剧、气促,重者起病即为突发高热、咳嗽、气急、烦躁。

　　成人以咳嗽、咳痰、胸痛等呼吸道症状为主,伴有高热、寒战、乏力、食欲减退等全身性症状,有时全身症状较轻,而小儿还常有拒食、呛奶、呕吐、呼吸困难、烦躁不安、嗜睡等各系统症状,且肺部症状与全身其他系统的症状都较重。

【超声表现】

　　1.典型病例在声像图上表现为肺组织类实性中.低回声改变伴斑片状强回声和无回声间杂分布,肺纹理多数辨识不清。其中的无回声区为少量液体潴留表现,强回声为支气管含气不全表现。病变区域形态不规则但无肿块感,与正常含气肺的分界不清(图17-3-2)。

　　2.多数患者合并少量至中量的胸腔积液,表现为胸膜腔内的无回声液性暗区(图17-3-3)。

【鉴别诊断】

　　需与肺脓肿、大叶性肺炎、肺结核等鉴别。临床一般通过X线胸片或者CT来鉴别。动态观察也是鉴别诊断的一个手法。

【技巧和注意事项】

　　1.注意双侧对比探查。

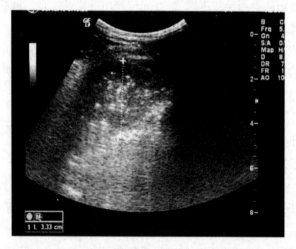

图 17-3-2

　　患者7岁,因发热、咳嗽、咳痰就诊。取坐位经背部探查,可见左下肺呈类实性回声改变,内部以中—低回声为主,夹杂较多斑片状强回声和少许斑片状无回声,其中斑片状强回声为含气不全的支气管。脏层胸膜菲薄、光滑,轮廓清晰

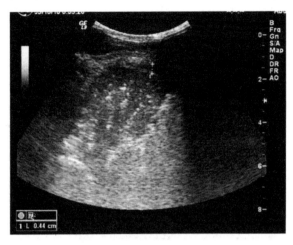

图 17-3-3

与图 17-3-2 同一患者,近似切面。声像图上测量的为少量胸膜腔积液。取坐位经背部测量,积液前后径约 0.4cm

2.肺部病变绝大多数由 X 线胸片进行诊断,但有少数患儿的家长担心 X 线对小儿造成损害,拒绝 X 线检查,故临床可能先行 B 超检查进行初步了解。若在入院常规检查腹部脏器时探查到胸腔内的异常声像,可以对临床医生作一些提示。

3.若对于肺内异常声像的性质把握不准,可以仅提示胸腔积液。临床上根据症状、体征和病情特点,结合胸腔积液的表现,可进一步确诊肺部疾病。所以即使只提示胸腔积液,对临床的诊断和治疗也是有帮助的,而且临床上在治疗过程中也可能通过 B 超来复查胸腔积液量的变化,以此了解治疗效果。

4.综合来说,超声上所见的异常声像,与患者肺部病理改变是对应的。支气管肺炎主要是肺泡内有炎性渗出,沿支气管蔓延而侵犯小叶、肺段或大叶,由于支气管内分泌物和肺炎渗出物阻塞,可产生继发性肺不张或肺气肿。间质性肺炎主要病变为支气管壁、细支气管壁及肺间质的炎性渗出、水肿和细胞浸润,当细支气管壁上细胞坏死,管腔可被黏液、纤维素及破碎细胞等堵塞,发生局限性肺气肿或肺不张。

三、急性胸膜炎

【临床表现】

胸膜发生的炎症即为胸膜炎,大致分为特异性胸膜炎和非特异性胸膜炎两种,前者主要是指结核性胸膜炎,在临床上最常见,由结核分枝杆菌引起。后者由其他细菌等非特异性病原微生物引起。

急性胸膜炎主要临床表现为发热、胸痛、胸闷、咳嗽、气促甚至呼吸困难。胸痛可导致呼吸恐惧,使患者呼吸变得浅快。当脏、壁两层胸膜被胸腔积液分开时,胸痛可能消失。胸腔积液较多时,肺组织受压,可出现不同程度的呼吸困难。结核性胸膜炎还常有午后低热、盗汗、消瘦、乏力等结核中毒症状。

【超声表现】

1.胸膜增厚,厚度可达 0.5～1.0cm 甚至更厚(图 17-3-4)。急性期时胸膜增厚程度较一致,其表面尚光滑。

2.脏、壁两层胸膜分离,胸膜腔内可见液性暗区(图 17-3-4),多时可达大量,一般透声性良好,部分可见分隔条索。

3.胸膜腔积液达中到大量时,可探查到受压不张的肺组织。

【鉴别诊断】

超声检查不直接诊断胸膜炎,一般无须与其他疾病鉴别。

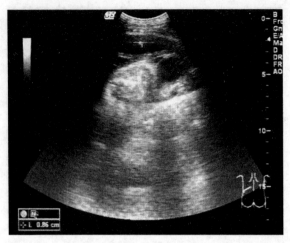

图 17-3-4

患者为 9 岁儿童,因发热、胸痛、气促就诊。取坐位经背部探查,声像图测量的为壁层胸膜厚度,厚约 0..9cm。胸膜腔可见少量积液

【技巧和注意事项】

1.注意双侧对比探查。

2.急性胸膜炎时,超声检查胸膜和胸膜腔所见异常表现为间接征象,不具备直接诊断价值,但协诊价值较大。

3.超声检查的价值还在于定位和引导胸腔积液穿刺,以及治疗后的复查。当其为结核性胸膜炎时,临床常需抽尽胸腔积液,所以定位体表穿刺点时要尽量找到安全的最低穿刺点,以帮助临床实现抽尽(放尽)胸腔积液的目的。

四、肺脓肿

【临床表现】

肺脓肿是化脓菌引起的肺化脓性炎症发生坏死、液化形成的。脓液形成后积聚于脓腔内,张力增高时可破溃到支气管或胸膜腔内,前者可咳出大量脓痰,待空气进入后形成脓气腔,后者则产生脓气胸。

临床主要表现为高热、寒战、胸痛、咳嗽、咳脓痰、气促或呼吸困难。

【超声表现】

1.早期脓肿病灶呈类圆形,边界不清,内部呈不均匀弱回声,可见含气的小支气管的管状强回声(图 17-3-5)。

2.病灶坏死液化形成脓肿后,病灶中心可出现不规则无回声区。脓腔周围回声增高,有纤维包膜形成时,边界较为清楚。较大范围的脓肿病灶呈混杂回声。

3.脓肿破溃入支气管后,脓液被咳出,脓腔被空气占据,可见脓肿区上方出现强回声的气体反射,与下方脓液及坏死组织的无—弱回声形成分层现象。

4.合并胸膜腔积液或脓胸时,可见胸膜增厚及包裹性或游离性液性无回声区,伴密集光点(图 17-3-5)。

【鉴别诊断】

结合典型的声像表现及临床症状,诊断一般不难。临床上诊断本病一般采用 CT 检查,B 超一般仅在必要时作补充检查。

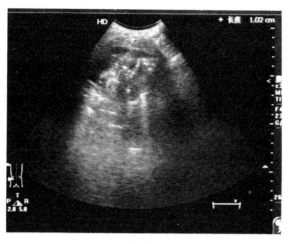

图 17-3-5

左侧肺脓肿合并脓胸的患者,声像图上可见肺内病灶呈无结构的混杂回声,胸膜腔内有少量积液,胸膜明显增厚,厚约1.0cm,表面欠光滑

【技巧和注意事项】

1.注意双侧对比探查。

2.因重力作用,气液分层征上部为气体回声,下部为脓液回声,坐位经背部探查时,探头要纵切,才能观察到这一征象。

3.观察气液分层征时,上方的气体强回声可能与正常肺组织的强回声混在一起,要注意鉴别。

4.对本病而言,B超仅在必要时作为补充检查而使用,但如需要诊断性穿刺,则 B 超可作精确定位手段。

（厉玉彬）

第十八章　胎儿超声诊断

第一节　胎儿遗传超声学

　　1866 年，Langdon Down 发现 21 三体患者有一些共同的特征，即皮肤增厚且缺乏弹性、眼距增宽、鼻根低平、面扁伸舌而呈特异面容，智力和体格发育障碍。到了 20 世纪 90 年代，研究者发现，21-三体即唐氏综合征患者皮肤增厚的这种特征，可借超声检查，在胎儿期第 3 个月观察到颈项透明层（NT）增厚。将孕 11～13+6 周超声检查测量获得的胎儿 NT 厚度与孕妇年龄联合，便成为有效的唐氏综合征产前筛查的方法。若把筛查的假阳性率定为 5%，即为 5% 的孕妇进行创伤性检测，便可以检出其中 75% 的唐氏综合征胎儿。若再联合孕 11～13+6 周的母血游离 β 绒毛膜促性腺激素（β-hCG）及妊娠相关性血浆蛋白-A（PAPP-A）测定，胎儿染色体异常的检出率便可达 85%～90%。进入 21 世纪，医学界再次发现患有唐氏综合征的胎儿中，有 65%～70% 于孕 11～13+6 周超声检查中未能观察到鼻骨发育。初步结果显示，这一发现能使早孕期超声联合母血生化测定综合筛查胎儿染色体异常的检出率增加至 95% 以上。

　　唐氏综合征只是成千上万染色体畸变中的一种遗传性或先天性疾病，产前超声检查要检测出各种染色体畸形综合征的确有一定难度，同时很多染色体畸变并不表现任何形态和结构异常，况且超声检查亦无法直接观察到胎儿染色体结构及数目。确诊胎儿染色体异常，常需借助超声引导绒毛取样、羊膜腔穿刺、脐带血管穿刺、胎儿活检等有创方法，获得胎儿细胞进行染色体核型分析来诊断。尽管染色体畸变综合征种类繁多，超声表现各异，但对那些胎儿形态和结构有异常的染色体畸变综合征来说，仍有一些共同的特点和特征，即①胎儿中枢神经系统的畸形；②胎儿心脏畸形；③腹部及腹壁畸形；④头颅、颜面、四肢畸形；⑤IUGR。超声产前筛查时一旦发现有以上这些特征或其中之一者，就要考虑到胎儿染色体畸变综合征的可能性，此时应对胎儿进行全面、系统、详细的解剖学观察。值得一提的是，颜面、头颅、四肢畸形和腹部及腹壁畸形可能是染色体畸变综合征常见和特征性表现，然而，文献报道，其产前超声检出率常常不高（44%～50%）。因此，针对染色体畸变胎儿的超声检查（靶向检查或针对性检查）更应特别注意这些部位的检测。

　　近 20 年来超声医学发展了一门新学科分支即遗传超声学，学者们通过对与染色体畸变有关的主要结构畸形和微小病变（软指标）进行细致及系统的研究，积累了丰富的临床经验和大量的检测数据；超声介入新技术的广泛开展，结合当今生化、免疫、MRI、基因学的新的研究成果，使产前超声筛查胎儿染色体畸变或胎儿畸形日益发挥重要作用。

一、微小病变与染色体异常

　　每种染色体异常都有一定的病变特征并可能通过超声检出。在本节中，我们将讨论 21-三体及其他主要染色体异常在早孕期及中孕期的超声微小病变(软指标)特征。微小病变(软指标)指的是超声能够检测的病变或表征,且该病变或表征通常不会引起任何出生后残障,但与染色体异常强烈相关。本节的胎儿早孕期特指孕 11~13＋6 周,中孕期特指孕 14~24 周。

(一)早孕期胎儿染色体异常与超声微小病变(软指标)

在早孕期几乎所有主要染色体异常都与 NT 增厚相关。在 21、18 及 13-三体中,NT 增厚的表现相似,比相同顶臀径的正常胎儿的 NT 平均厚度多出 2.5mm。特纳综合征胎儿的 NT 中位数较正常胎儿的中位数高出约 8mm。

在早孕期微小病变中,除 NT 增厚外,还包括其他微小病变,在 21 一三体胎儿中约 60％~70％鼻骨缺失、25％上颌较短、80％静脉导管多普勒(Doppler)超声血流频谱异常;在 18-三体胎儿中,30％的病例有早发型胎儿生长迟缓、心动过缓倾向及脐膨出,约 55％鼻骨缺失及 75％为单脐动脉;在 13-三体中,约 70％胎儿有心动过速,约 40％有早发型胎儿生长迟缓、巨大膀胱症或脐膨出;在特纳综合征中,约有 50％的病例有心动过速及早发型胎儿生长迟缓;在三倍体胎儿中,30％有早发型不均称型胎儿生长迟缓、心动过缓,40％有脐膨出或颅后窝囊肿。特别应注意的是,这些超声微小病变并不具有特异性,在染色体异常表现中可能存在交叉重叠或联合出现,是很多染色体异常胎儿早孕期的共同特征。

与任何新技术引入临床一样,超声医师为早孕期的孕妇进行胎儿非整倍体染色体异常筛查必须进行适当的培训,以获得高水平的临床超声检查技能,尤其是应掌握这些微小病变的超声检测技能及其相关筛查知识、临床处置,以便能得心应手地开展产前超声筛查或诊断,促进入类健康。

【颈项透明层厚度(NT)】

颈项透明层(NT)是指胎儿颈部皮下的无回声带,位于皮肤高回声带与深部软组织高回声带之间。这是早孕期尤其在早孕晚期,所有胎儿均可出现的一种超声征象。在早孕期,不论颈部皮下的无回声带有无分隔,是否局限于颈部,均称作透明层。到了中孕期,透明层通常会消退,但在少数情况下,会变为颈部水肿或水囊瘤。颈项透明层增厚与几乎所有染色体异常、多种畸形及遗传综合征有关,但 NT 的形态则不重要,因为唯有客观的量化指标而非主观的形态改变才可被标准化。

1.NT 增厚的病因

(1)染色体异常:文献报道,几乎所有染色体异常均可出现 NT 增厚。

(2)先天性心脏病:在染色体正常的胎儿中,先天性心脏结构畸形是导致 NT 增厚最常见的原因。Hyett 等发现 NT 增厚的胎儿,其心脏及大血管结构畸形发生率增高,并建议将早孕期 NT 测量作为胎儿先天性心脏病早期筛查指标。

(3)遗传综合征、骨骼系统及其他畸形:文献中已报道的早孕期可出现 NT 增厚的遗传综合征、骨骼系统及其他畸形;胎儿感染、贫血、水肿等亦可导致 NT 增厚(表 18-1-1)。

2.胎儿 NT 增厚的发病机制　　正常胚胎在发育过程中,颈部淋巴管与颈静脉窦在孕 10~14 周相通,在颈部淋巴管与颈静脉窦相通之前,少量淋巴液积聚在颈部,出现短暂回流障碍,形成暂时性的颈部 NT。正常胎儿在孕 14 周后应消退。如果细胞外间质成分改变、心脏功能失调、淋巴管排泄功能障碍、头部及颈部静脉淤血、胎儿贫血、低蛋白血症、先天性感染等均可导致颈部淋巴回流障碍,使淋巴液过多地积聚在颈部,导致 NT 明显增厚,到中孕期甚至发展成为淋巴水囊瘤。

表 18-1-1　在 NT 增厚胎儿中出现的胎儿畸形

中枢神经系统畸形	胃肠道畸形	胎儿贫血
颅盖缺失、无脑儿	克罗恩病	Blackfan-Diamond 贫血
胼胝体缺失	十二指肠闭锁	红细胞生成障碍性贫血
颅缝早闭	食道闭锁	Fanconi 贫血
Dandy-Walker 畸形	小肠梗阻	微小病毒 B19 感染
脑膨出		甲型地中海贫血症
Fowler 综合征	生殖泌尿系统畸形	
全前脑	先天性肾上腺增殖	神经肌肉畸形
Hydrolehalus 综合征	先天性肾病综合征	胎儿运动机能丧失变型序列
露脑畸形	肾盂积水	强直型肌肉萎缩症
Joubert 综合征	尿道下裂	脊髓性肌肉萎缩症
巨头症	婴儿型多囊肾	
小头症	Meckel-Gruber 综合征	代谢缺陷
脊柱裂	巨大膀胱症	Beckwith-Wiedemann 综合征
脑室扩大	多囊性发育不良肾	GM1 神经节糖储积症
面部畸形	肾缺如	黏多糖症 Ⅶ 型
无颌畸形/下颌过小	骨骼畸形	抗维生素 D 佝偻病
颜面裂	软骨发育不全	Zellweger 氏综合征
小眼畸形	窒息性胸腔发育不良	
Treacher-Collins 综合征	Blomstrand 成骨发育不良	其他畸形
	Campomelic 侏儒症	体蒂异常
颈部畸形	锁骨颅骨发育不良	Brachmannde Lange 综合征
水囊瘤	软骨发育不良	CHARGE 联合症
颈脂肪瘤	低磷酸酯酶症	免疫力缺乏症
	Jarcho-Levin 综合征	先天性淋巴水肿
心脏畸形	脊柱前侧弯	EEC 综合征
Di George 综合征	截肢缺陷	新生儿抽搐性脑病
	Nance-Sweeney 综合征	Noonan 综合征（努喃综合征）
肺部畸形	成骨发育不全	Perlman 综合征
囊性腺瘤样畸形	Roberts 综合征	Stickler 综合征
膈疝	Robinow 综合征	未明综合征
Fryn 综合征	短肋骨多指综合征	严重发育迟缓
腹壁畸形	马蹄内翻足	
泄殖腔外翻	致死侏儒症	
脐膨出	VACTER 联合症	

(1)细胞外间质成分改变导致胶体渗透压改变:细胞外间质的很多组成蛋白均由染色体21、18或13编码。对染色体异常胎儿的皮肤进行免疫组织化学研究显示,细胞外间质的成分出现特异性改变,而且这些改变可能是由于染色体数量和结构畸形所致的。这种细胞外间质成分的改变亦可能是很多遗传综合征中造成胎儿NT增厚的根本机制。这些遗传综合征导致NT增厚,或因胶原代谢改变(例如软骨发育不全Ⅱ型、Nance-Sweeney综合征、成骨发育不全Ⅰ型),或因纤维母细胞生长因子受体异常(例如软骨发育不良及致死性侏儒),或因过氧化物酶生物合成因子代谢失调(例如Zellweger综合征)。

(2)心脏功能失调导致颈部静脉淤血:染色体核型正常的先天性心脏畸形胎儿,时常出现NT增厚,其机制可能与心功能失调有关。胎儿发生心功能失调时静脉回流障碍,导致颈静脉压升高,当颈静脉内压力高于淋巴管内压力时,淋巴管内的淋巴液回流入颈静脉受阻,淋巴液过多积聚于颈部,形成NT增厚。

(3)淋巴管排泄功能障碍导致淋巴回流障碍:NT增厚的另一个可能机制是,静脉系统和淋巴管连接发育迟缓,或原发性淋巴管异常扩张或增生,影响淋巴与静脉系统之间的正常流通。对患有特纳综合征胎儿的颈部皮肤组织进行的免疫组织化学研究显示,胎儿颈部存在上皮层的淋巴管发育不全。在NT增厚而染色体正常的胎儿中,同样存在淋巴管发育不全或发育障碍而导致的淋巴排泄功能失衡,如Noonan综合征和先天性淋巴管水肿。在先天性神经肌肉失调胎儿中,例如胎儿运动机能丧失变型序列、强直型肌肉萎缩症及脊髓性肌肉萎缩症,胎儿活动减少可能使淋巴排泄功能减弱而致NT增厚。

(4)胎儿胸、腹腔内压增高导致头部及颈静脉淤血:羊膜破裂序列使胎儿身体上半部受压,膈疝使胎儿上纵隔移位,骨骼发育不良使胎儿胸腔狭窄等,都可使头部及颈静脉淤血,引发颈部皮下水肿,导致NT增厚。

(5)胎儿贫血:胎儿贫血时,当血红蛋白水平下降到70g/L以下时,便会出现胎儿水肿(不论是免疫性或非免疫性胎儿水肿),包括NT增厚,然而,在红细胞同种免疫性溶血病中,孕16周前的胎儿不可能出现水肿,这是由于此时胎儿网状内皮系统发育尚未完全,未能造成免疫反应导致红细胞破坏。相反,遗传病性贫血(a型地中海贫血、Blackfan-Diamond贫血、红细胞生成异常性贫血、Fanconi贫血)及先天性感染导致的贫血胎儿,则可能在孕16周前出现NT增厚。

(6)胎儿低蛋白血症:发生免疫性或非免疫性胎儿水肿的病理生理机制均可能涉及低蛋白血症。在早孕期患先天性肾病综合征的胎儿出现NT增厚,其根本机制是胎儿蛋白尿从而导致的低蛋白血症,引起NT增厚。

(7)胎儿感染:文献记载,与NT增厚相关的胎儿感染通常是细小病毒B19、TORCH菌族微生物感染所致的。胎儿感染导致NT增厚,推测与心肌功能异常或因造血功能抑制而出现的胎儿贫血有关。

3.NT的检测时间　超声测量胎儿NT厚度的最佳孕期为孕11～13+6周。顶臀径应在45～84mm。选择孕11周作为最早测量NT的时间有两个原因。首先,筛查胎儿染色体异常需与多种检测手段联合。如孕早期的绒毛取样。但孕11周前进行绒毛取样与胎儿患有横向截肢缺陷、小下颌、舌头过小有关及出现流产风险较高。其次,很多严重畸形都不易在孕11周前利用超声检查进行诊断和排除。例如颅盖缺失及无脑儿,由于孕11周前超声无法可靠地评估胎儿头颅的骨化,故诊断有困难。孕11周又是胎儿发育的重要转折点。如心脏四个房室及主动脉只能孕10周后观察得到。又如,在孕8～10周,所有胎儿都会出现中肠疝(可观察到脐带底部出现高回声带)。再如在孕10周时,只有在50%的胎儿中可观察到膀胱,至孕11周时有80%,孕12周则可达到100%。因此,在孕11周前诊断或排除某些胎儿疾病并不可靠。选择孕13+6周作为早孕期超声检查的时间上限有三个原因。第一,多数胎儿的母亲更愿意在早孕期而非中孕期选择中止妊娠。尊重患者的自主选择权是医疗道德及法律的中心原则。第二,染色体异常的胎儿出现颈部水肿在孕14～18周间的发生率较孕14周前低。第三,在孕10～13+6周测量NT的成功率为98%～

100%,至孕14周时,由于胎儿会转动姿态,增加测量的难度,成功率下降至90%。经阴道超声在孕10周时测量NT成功率为100%,而孕14周时降至11%。Whitlow等认为测量NT及检查早期胎儿结构的时间以孕13周最适宜。此外,关于调查孕妇对产前筛查方法的态度,研究指出,绝大多数孕妇希望在早孕期而非中孕期进行筛查。但一些学者对NT筛查持有不同意见,他们认为,这项筛查令一些怀NT增厚但最终会自然流产的胎儿的母亲,不必要地面对是否进行创伤性检查及最终是否终止妊娠的抉择。Mulvey与Wallace在一项妇女态度的调查中的结果显示,约70%的受访者表示,即使筛查检出的所有唐氏综合征胎儿都会在中孕期前流产,她们都会选择进行NT筛查。不论妊娠结果如何,孕妇都希望知道自己的胎儿是否曾患有唐氏综合征;再者,若出现流产,她们也希望获悉造成流产的原因。

4.NT的测量方法及影响因素　NT测量可经腹部超声测量,亦可经阴道超声测量,两者成功率相似。标准测量平面为胎儿正中矢状切面。此切面亦是测量顶臀径的标准切面。显示此切面时,应尽可能将图像放大,使图像只包括胎儿头部及上胸,并清楚显示和确认胎儿背部皮肤。在胎儿颈部皮肤强回声带的深方显示无回声或低回声带即为NT。应选择在NT的最宽处测量,测量游标的内缘应置于无回声的NT的外缘,测量垂直于皮肤回声的距离。

NT测量注意事项:

(1)要求使用高分辨力实时超声仪器测量NT;且有良好的局部放大功能,仪器测量精度应达0.1mm。

(2)要特别注意区分胎儿皮肤与羊膜。此时期胎儿颈背部皮肤与羊膜均表现为膜状强回声带,如果将羊膜误认为颈部皮肤,测量获得的所谓"NT"厚度实际上为羊膜与皮肤之间羊水的厚度,而非真正NT(图18-1-2)。区别羊膜和胎儿颈背部皮肤最好的方法是请孕妇咳嗽或轻拍孕妇腹部促使胎儿活动,胎动时胎儿颈背部皮肤随胎动而动,而羊膜不随胎动而动。

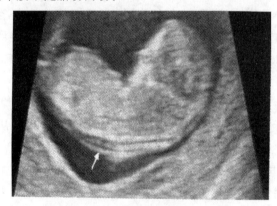

图18-1-1　正常胎儿颈部NT声像图
游标所示为NT;箭头所指为羊膜带

(3)应在胎儿正中矢状切面上测量NT。如果切面不满意,可等待胎动停止后胎儿位置改变再观察测量。应多次测量,并记录多次测量中所获得的最大测值。

(4)胎儿患有颈部脑脊膜膨出或胎儿脐带绕颈时,应注意辨认,以免误测。5%～10%脐带绕颈的胎儿,其NT测量结果偏高。所绕脐带的胎儿头侧与足侧的颈部的NT厚度也会有所不同,在计算风险时,取两个部位数值的均值较为恰当。

(5)NT测量可采用经腹部或经阴道途径,经腹部途径的NT测量值较经阴道途径的NT测量值略大。

(6)胎儿颈部姿势可影响NT的测量。Whitlow等研究发现,与胎儿颈部自然伸位(不后仰也不前屈)相比,胎儿颈部过度仰伸时,NT测量值平均可增加0.61mm,胎儿颈部过度屈曲时平均可减少0.4mm。在胎儿颈部自然伸展状态下,NT测量的可重复性最佳,95%重复测量相差不超过0.48mm,而在胎儿后仰时相差可达 1.04mm，前屈时达 0.7mm。

（7）同一测量者及不同测量者之间重复性存在差异。Pandya 等对 NT 测值的重复性进行了研究，发现在同一测量者之间及不同测量者之间重复测量差异在 0.5～0.6mm 之间，与 NT 厚薄无关。Braithwaite 等研究了经腹部（1641 例）及经阴道（88 例）超声测量 NT 的可重复性，发现 95％病例经腹部重复测量 NT 平均相差约 0.44mm，经阴道平均相差约 0.23mm。

准确测量 NT 的能力，不仅有赖于适当的训练、遵守技术标准，而且有赖于超声检查医师的积极性。这可从测量 NT 是作为介入性研究还是作纯观察性质（只要求超声医师记录胎儿 NT 厚度，而无须就结果采取任何行动）的动机之间的差异得知。Nicolaids 的研究结果表明，在介入性研究中测量胎儿 NT 的成功率超过 99％，而在纯观察性质的研究中仅为 73％～75％。此外，在介入性研究中，76.8％的 21-三体胎儿及 4.2％的染色体正常胎儿测得 NT 增厚，而在观察性研究中，仅分别为 38.4％及 5.0％。在纯观察性质的研究中，NT 超声测量很多时候是被安排在不适当的孕周进行，以及由未经足够训练或测量 NT 积极性不高的超声医师负责。此外，还有些 NT 测量不准确是由于超声检查医师匆忙测量所致的。

5.NT 的形态及大小

（1）NT 的形态：Yoshida 等研究认为，NT 的出现与消失时间与染色体异常或畸形有关。早孕期出现 NT，随之消失者，其胎儿发生染色体的异常或畸形的可能性小。若 NT 持续到孕中期并形成水囊瘤，其胎儿发生染色体异常或畸形的可能性大，甚至超过 67％；与光滑的 NT 相比，若 NT 伴有切迹或形成水囊瘤，胎儿发生染色体异常或畸形的可能性大大提高。Gedikbasi 等认为，水囊瘤的形态和位置亦有助于区别染色体的异常。在无分隔的水囊瘤中最常见的染色体异常是唐氏综合征，最常见的畸形是心脏畸形；而在有分隔的水囊瘤中最常见的染色体异常是特纳综合征，最常见的畸形是非免疫性胎儿水肿。水囊瘤位于腋窝处，其预后较差。

（2）NT 的大小及判定标准：NT 正常值随胎儿孕周或顶臀径的增大而增大，因此在判定 NT 是否增厚时必须考虑胎儿的胎龄。在一项纳入 96127 名孕妇的研究中，顶臀径为 45mm 时，胎儿 NT 的厚度中位数和第 95 百分位数分别为 1.2mm 和 2.1mm；顶臀径为 84mm 时，其中位数和第 95 百分位数分别为 1.9mm 和 2.7mm。因此，在早孕中期与早孕晚期测量 NT，显然不能使用同一个标准来判断 NT 是否增厚。目前多数学者认为不同孕周使用不同截断值来判断更具敏感性和特异性，一般采用不同孕周的第 95 百分位数或第 99 百分位数作为正常值的判定标准。

然而第 95 以上百分位数并不随胎儿顶臀径的不同而发生显著的改变，约为 3.0mm，故在临床使用上绝大多数的专家认为，NT 增厚定义为厚度超过第 95 百分位数，不论 NT 是否有分隔，也不论是局限性或全身性，即 NT≥3.0mm 作为异常增厚的标准。

然而，在筛查胎儿染色体异常时，胎儿染色体异常特异风险的计算，是将孕妇年龄、孕周相关的前设风险，与似然比相乘而得出的。似然比的高低，取决于胎儿 NT 厚度与基于相同顶臀径预期中位数的偏差程度，即 Delta-NT（单位为 mm）。例如，某胎儿的顶臀径及 NT 厚度分别为 55mm 及 3mm，若顶臀径为 55mm 时正常 NT 的中位数是 1.5mm，则 Delta-NT 为 3mm-1.5mm＝1.5mm。利用 Delta-NT 筛查染色体异常，能提供较准确的胎儿染色体异常特异风险。以往认为，采用在血清生化筛查的中位数倍数方法（MoM）对于筛查胎儿染色体异常的特异风险较不适用，现今认为，采用 MoM 方法来筛查胎儿染色体异常同样也是很有用的。

6.NT 增厚的临床意义

（1）NT 增厚的临床结局：

NT 厚度与染色体异常、流产或胎儿死亡及胎儿严重畸形的发病率具有明显相关性（表 18-1-2），

表 18-1-2　NT 厚度与染色体异常、流产或胎儿死亡及严重胎儿畸形发病率的关系

NT	染色体异常	正常核型 胎儿死亡	正常核型 严重胎儿畸形	健康存活
<95th百分位数	0.2%	1.3%	1.6%	97%
95th～99th百分位数	3.7%	1.3%	2.5%	93%
3.5～4.4mm	21.1%	2.7%	10.0%	70%
4.5～5.4mm	33.3%	3.4%	18.5%	50%
5.5～6.4mm	50.5%	10.1%	24.2%	30%
≥6.5mm	64.5%	19.0%	46.2%	15%

注:最后一列系产下无严重病变的新生儿的估算机会

由表 3-1-2 可见,染色体异常的发病率随 NT 厚度的增加呈指数上升。在染色体异常胎儿中,约 50% 是 21-三体、25% 是 18 或 13-三体、10% 是特纳综合征、5% 是三倍体、10% 是其他染色体异常。在染色体正常的胎儿中,胎儿死亡率同样随 NT 厚度的增加呈指数上升,由 95 出与 99th 百分位数间的 1.3%,上升至 NT 为 6.5mm 或以上时的 20% 左右。大部分胎儿死亡在孕 20 周前发生,而且 NT 通常是进行性增厚且演化为严重水肿。许多研究结果显示,胎儿 NT 增厚与胎儿严重畸形发病率上升相关。纳入了 28 项研究合计 6153 例 NT 增厚而染色体正常的胎儿的数据显示,严重畸形发病率为 7.3%,若以 NT 增厚的程度作进一步分析,则可见到严重胎儿畸形的发病率随 NT 厚度增加而上升,由 NT 小于 95th 百分位数时的1.6%,升至 NT 介于 95th 与 99th 百分位数间的 2.5%,及在 NT 为 6.5mm 或以上时的 45%。

(2)NT 增厚的妊娠处理:若胎儿 NT<3.0mm,其父母决定是否接受染色体核型分析,应基于染色体异常的胎儿特异风险的分析与评估,而这个风险是由孕妇年龄、孕 11～13＋6 周超声 NT 结果及血清游离 β-hCG 及 PAPP-A 等联合筛查的结果计算获得。

若 NT≥3.0mm,医学上可建议对这些胎儿进行超声引导绒毛取样并行染色体核型分析。若患儿的家族史有与 NT 增厚相关的遗传综合征,而且该遗传综合征又可借 DNA 分析确诊,进行绒毛取样亦可帮助诊断或排除这些综合征。此外,在孕 11～13＋6 周应进行详细的超声检查,寻找曾有报道与 NT 增厚相关的多种严重畸形(见表 18-1-1)。对于那些有染色体异常或有严重畸形的孕 11～14 周胎儿,从我国实际国情出发,医学上可建议终止妊娠。在排除染色体异常而 NT 增厚胎儿中,应在孕 14～16 周进行详细超声检查,包括胎儿心脏超声检查,以判断 NT 的变化及排除各种胎儿畸形。若超声检测显示 NT 增厚消退且无任何严重病变,胎儿预后可能较好,产下无严重病变婴儿的机会超过 95%。

除此以外,对孕 20～22 周胎儿进行一次详细超声检查,以进一步排除胎儿严重病变及一些与遗传综合征有关且较难发现的畸形(见表 18-1-1)很有必要。若无新的发现,产下患严重病变或神经发育迟缓婴儿的机会与正常人群并无区别。

若在孕 14～16 周的超声检查中胎儿仍然出现原因不明的 NT 增厚,或在孕 20～22 周胎儿出现颈部水肿或水囊瘤,表明了胎儿患有先天性感染或遗传综合征的可能性,应抽取孕妇血液检测有否弓形体、巨细胞病毒及细小病毒 B19 感染。同时每四周进行一次超声检查,以判断水肿进展及胎儿宫内安危。必要时 DNA 测试以检查某些基因疾病,例如脊髓性肌肉萎缩症。

对于孕 20～22 周胎儿出现原因不明的颈部水肿,应告知胎儿父母,其胎儿有 10% 的几率进展为全身性水肿及胎儿死亡,或患有遗传综合征的活产(例如努喃综合征);3%～5% 的胎儿患神经发育迟缓。

（二）胎儿鼻骨缺失

在早孕期(孕 11～13＋6 周)超声检查未能观察到胎儿鼻骨为鼻骨缺失;在孕 15～24 周超声观测胎儿鼻骨长度小于 2.5mm,称鼻骨发育不全。

1.鼻骨缺失的原因

(1)唐氏综合征:21-三体患者的面容的特征之一是鼻根低平,人体测量学研究认为,约有 50％的唐氏综合征患者的鼻根异常短;21-三体胎儿的 X 线验尸同样也发现,约 50％的病例的胎儿鼻骨缺乏骨化或发育不全;孕 15～34 周胎儿的超声研究结果显示,约 65％的唐氏综合征胎儿鼻骨缺失或鼻骨短小。孕 11～136 周的 21-三体胎儿约有 60％～70％鼻骨缺失。据推测,21-三体胎儿鼻骨缺失可能与染色体异常导致鼻骨发育障碍有关。

(2)18-三体及 13-三体综合征。在 18-三体胎儿中约有 50％鼻骨缺失,13-三体中也有 30％,推测其原因可能与短骨中的蛋白代谢受染色体 18 和 13 编码有关。

(3)与某些遗传综合征改变了胶原代谢有关。

2.鼻骨缺失检测时间、方法及影响因素

(1)检测时间和方法:

1)应在孕 11～13 周时或胎儿顶臀径长 45～84mm 时进行检测。

2)应取胎儿的正中矢状断面,超声探头应与鼻的长轴方向平行。

3)图像应放大至只显示头部及上胸。

4)在鼻的超声图像中应可见三条清晰的中强回声线(图 18-1-2)。浅方的线为皮肤,深方较厚及回声较强的线为鼻骨。第三条中强回声线隐约与皮肤中强回声线相连,但略靠浅方(略高处代表鼻尖)。

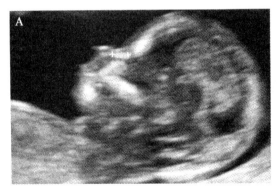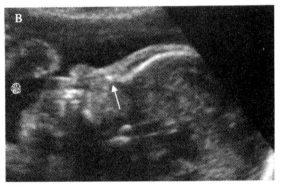

图 18-1-2　胎儿鼻骨声像图

图 A:正常鼻骨(测量游标所指为鼻骨全长);图 B:鼻骨短小(箭头所指)

(2)影响因素:

1)在孕 11～13＋6 周时,胎儿鼻骨超声检查成功率超过 95％。超声检查医师必须通过适当的培训,经常地实践,以提高检测的准确性。

2)研究发现,胎儿鼻骨缺失的发生率随顶臀径增长而下降,随 NT 增厚而增加。

3)与白种人比较(发生率少于 1％),非裔加勒比海人中鼻骨缺失发生率显著增高(约 10％)。因此,在评估胎儿染色体异常应该注意这个混杂因素。

3.胎儿鼻骨缺失的临床意义　在孕 11～13＋6 周胎儿鼻骨缺失与 DS 以及其他染色体异常有很强的相关性。研究纳入了超过 15822 例胎儿,测量胎儿鼻骨成功率达 97.4％;其中染色体正常的胎儿中有 1.4％鼻骨缺失,而 DS 胎儿中为 69％。在另一项纳入了 100 例 DS 及 400 例染色体正常的单胎妊娠的病例

对照研究中发现,若联合孕 11～13＋6 周胎儿超声 NT、鼻骨缺失、母体血清游离 β-hCG 及 PAPP-A 作为
DS 筛查的方法,可在假阳性率为 5％时,检出 97％的 DS。

(三)静脉导管多普勒超声频谱改变

1.静脉导管多普勒超声频谱改变的原因和机制　静脉导管起独特的分流作用,它能将富有氧气的血
液,从脐静脉、静脉导管至右房直接地经卵圆孔进入左房,再经左室优先地供应脑部和心脏等重要器官。
同时它通过改变血液在身体各部位和组织器官的分布,调控胎儿生长和发育。静脉导管的血流频谱是以
心室收缩期 S 波、舒张期 D 波及心房收缩期 a 波的前向血流为特征。无论在妊娠的任何时期,观察到无 a
波或反向 a 波都称为异常血流频谱(图 18-1-3)。

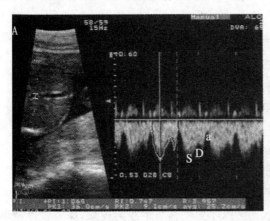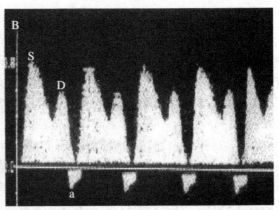

图 18-1-3　静脉导管血流频谱图
图 A:显示正常血流模式;图 B:显示反向 a 波

在孕 11～13＋6 周,胎儿静脉导管异常血流频谱与染色体异常、心脏畸形及不良的妊娠结局有关。出
现胎儿静脉导管异常血流频谱可能与心功能失调、心脏的前和后负荷增加、胎盘和胎儿外周血管的阻力增
加、心脏本身的顺应性改变有关。

2.临床意义　在一项纳入了超过 5000 名孕妇、包括 280 例 21-三体胎儿的专科中心研究证明,在孕 11
～13＋6 周时,静脉导管血流频谱异常可在 5％的染色体正常胎儿及约 80％的 21-三体胎儿中观察到。胎
儿 NT 与静脉导管血流频谱异常没有或只有轻微的相关性。这些结果提示,静脉导管的血流频谱检查可与
胎儿 NT 测量相结合,以改善 21-三体早期超声筛查的效果。

综上所述,胎儿 NT 增厚与各种染色体异常和多种遗传综合征或严重畸形相关,是检测效能最高、应用
最广的检测和筛选早孕期胎儿染色体异常和胎儿畸形的手段。胎儿鼻骨缺失同样也与孕早期胎儿多种染
色体异常相关,其检测效能和应用范围并不优于胎儿 NT 检测,但联合胎儿 NT 及其他检测可改善 21-三体
超声筛查效能。静脉导管的超声频谱检查需要由经验丰富的医师进行,且目前这项检查尚未包括在早孕
期的常规筛查中。因此,若胎儿 NT 及母体血清生化筛查出现模棱两可的结果,静脉导管检查可作为在产
前诊断中心进行风险评估之用。

(四)有鉴别意义但不能用于筛查的超声指标

有鉴别意义的孕早期胎儿染色体异常的超声筛查指标包括:(1)顶臀径;(2)胎心率;(3)脐膨出;(4)膀
胱增大;(5)单脐动脉;(6)胎盘体积;(7)脐静脉血流频谱等,其临床意义见表 18-1-2。

表 18-1-2　　早孕期胎儿染色体异常有鉴别意义的超声指标及临床意义

超声指标	临床意义
顶臀径	18-三体和三倍体与中度及严重胎儿生长迟缓相关
	13-三体及特纳氏综合征与轻微胎儿生长迟缓相关
	21-三体胎儿生长发育基本正常
胎心率	在正常妊娠中,胎儿心率在孕 5 周时由 100bpm 上升至孕 10 周时达 170bpm,然后到孕 14 周下降至 155bpm
	13-三体及特纳综合征与心动过速相关
	18-三体及三倍体与心动过缓相关
	在 21-三体中,胎心率只轻微上升,故测量早孕期胎心率对识别 21 三体无帮助
脐膨出	在孕 11~13+6 周,脐膨出的发病率为 1/1000,比活产儿发病率高出 4 倍。在这时期脐膨出胎儿染色体异常的发生率约为 60%(主要为 18-三体),在中孕期则降至 30%,至出生时为 15%。由于 18-三体胎儿的宫内死亡率随孕周上升,而有脐膨出但染色体正常的胎儿死亡率无明显改变,故脐膨出的发病率及其染色体异常的相关风险随孕周升高而下降
膀胱增大	在孕 11 周时,利用超声可在 80% 的胎儿中观察到膀胱;到了孕 13 周,则可在所有胎儿中观察到。在早孕期,胎儿膀胱长度正常应小于 6mm,膀胱纵径为 7mm 或以上称为膀胱增大,其发生率为 1/1500。若膀胱轻度增大(纵向直径为 7~15mm),染色体异常的发生率为 20%(主要为 13-三体及 18-三体)。在染色体正常胎儿,90%增大的膀胱会自然消退。相反地,若膀胱明显增大(纵向直径超过 15mm),其染色体异常的发生率仅为 10%,在染色体正常胎儿则可能与阻塞性尿道病变有关
	膀胱过度增大,与 NT 增厚相关,若把孕妇年龄及胎儿 NT 联合,膀胱增大使 13-三体或 18-三体胎儿风险拟然比增加 6.7 倍
单脐动脉	单脐动脉与所有主要器官系统的畸形及染色体异常相关,约有 1% 的活婴有单脐动脉
	在早孕期染色体正常的胎儿中,3% 可见单脐动脉,在 18-三体综合征胎儿则高达 80%。单脐动脉的左侧缺如或右侧缺如,与染色体异常及类别无关。单脐动脉使得 18-三体综合征风险增加 7 倍
	大部分 18-三体综合征合并有其他严重畸形
胎盘体积	21-三体胎儿胎盘体积与正常无明显差异
	18-三体胎儿胎盘体积明显缩小
脐动、静脉血流频谱	18 三体胎儿脐动脉血流频谱血流阻力增高,约 20% 可出现舒张末期血流缺失或反向
	18-三体或 13-三体胎儿 90% 脐静脉血流频谱有搏动性改变,而在正常胎儿中仅有 25% 左右
	21-三体胎儿脐动、静脉血流频谱无明显改变

(五)有检测意义但不足以用于筛查的指标

这些指标包括一些骨性或软骨性发育指标如下颌骨长度、耳廓长度、股骨及肱骨长度,在 21-三体胎儿其长度明显短于相同孕周(或相同顶臀径)的正常胎儿的长度,但仍不足以应用于胎儿染色体异常的早孕期筛查中。还有一些超声检测的指标,包括脉络丛囊肿、肾盂扩张及心内强回声灶,这些指标在早孕期其发病率分别为 2.2%、0.9% 和 0.6%,在染色体异常的胎儿其发病率可能更高,但其临床意义尚有待于进一步证实。

二、中孕期胎儿超声微小病变与染色体异常

中孕期胎儿超声的微小病变包括:颈部水肿或水囊瘤、脉络丛囊肿、侧脑室增宽或枕大池增宽、鼻骨发育不全、心内强回声灶、肠管强回声、肾盂扩张、脐膨出、单脐动脉、股骨短和/或肱骨短、小下颌、胆囊增大、胃发育延迟或小胃、小耳廓、小脑缩小、IUGR、羊水过多等。为了便于学习和掌握运用这些指标,将这些指标分为4类。

(一)用于筛查染色体异常的微小病变的指标(Ⅰ类)

业已证实,这类指标有以下几个特点:①用于中孕期胎儿染色体异常的筛查具有较高的效能,结合孕妇血清生化的检测有助于提高染色体异常的筛查效能;②发现这些微小病变的指标时,应尽量寻找有无该类其他异常指标,或主要结构畸形,一旦发现有两种以上的该类指标或合并有主要结构畸形,应建议进行胎儿染色体核型分析。③单独发现这类指标,即单纯性微小病变,应结合其他染色体筛查的方法综合判断,以决定是否行有创性检查来明确胎儿染色体核型,并应定期对胎儿进行超声检测随访。笔者建议每隔1~2个月为宜。现将这类指标分述如下:

1.颈部水肿(或颈部皮肤皱褶厚度增加)和颈部水囊瘤

(1)检测方法:在孕14~16周仍可采用早孕期NT的测量法。中孕期16周以后应取经小脑横切面,该切面上需显示透明隔腔、丘脑、小脑蚓部及枕大池(颅后窝池)。测量皮下至颅骨外缘之间的距离,皮肤皱褶厚度>5mm为增厚(图18-1-4)。

(2)临床意义:在妊娠中期及晚期,胎儿颈后出现异常水肿可分为两类,即水囊瘤(图18-1-5)及颈部皮肤皱褶增厚。在出现水囊瘤的胎儿中有3/4属染色体异常,其中近85%~90%属特纳综合征。颈部皮肤皱褶厚度增加也有多种原因,约1/3为胎儿染色体异常。染色体异常约有3/4属唐氏综合征或18-三体综合征,其他原因包括胎儿心血管及肺畸形、骨骼发育异常、遗传代谢综合征、先天性感染等。颈部皮肤皱褶增厚而染色体正常的胎儿预后可能欠佳。目前认为颈部水肿或颈部水囊瘤是预测中孕期胎儿染色体异常最有价值的指标。因此,对于严重的颈部水肿胎儿,应建议在超声引导下进行羊膜腔穿刺术获取胎儿细胞并行染色体核型分析。

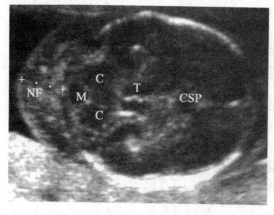

图18-1-4　皮肤皱褶增厚声像图

NF:颈部皮肤皱褶;M:颅后窝;C:小脑;T:丘脑;CSP:透明隔腔

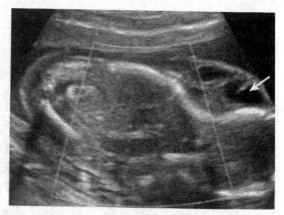

图18-1-5　胎儿颈部水囊瘤声像图

箭头所指为水囊瘤

2.心内强回声灶(EIF)　心内强回声灶(EIF)较常见(图18-1-6),其发生率为2%~5%。90%出现在左室内,右室或左右室检出相对较少。有研究认为,出现在右室内或同时出现在两心室内者,患染色体异常可能性更高。大多数EIF可表现为心内单一强回声社,少数可表现为多发强回声灶,但95%的EIF在晚

孕期消失。

Lehman 等首先报道了 EIF 与 13-三体综合征的关系。病理学研究表明,乳头肌内微钙化和染色体异常发生有关,16%的 21-三体胎儿和 39%的 13-三体胎儿有乳头肌内的钙化灶,仅有 2%的染色体正常胎儿出现乳头肌钙化。Bromley 等的研究表明,18%的唐氏综合征胎儿可检出 EIF,而仅 4.7%的正常胎儿检出 EIF,EIF 胎儿患唐氏综合征的危险性较单凭母体年龄估计高 4 倍。但这一研究的病例为高危人群,在低危人群中检出 EIF 并未明显增加患唐氏综合征的危险性。

从以往研究观点来看,EIF 可能与胎儿染色体异常和遗传综合征风险增加有关。但目前研究认为,如果在低危人群中仅检出单纯性 EIF 而无其他畸形表现,并不提倡羊膜腔穿刺行胎儿染色体检查。胎儿检出 EIF 时,更重要的是,提醒超声检查医师必须注意该胎儿有否合并心脏畸形或心外畸形。此外,单纯性 EIF 与心脏畸形无明显关系。

3.肠管强回声　胎儿肠管强回声(图 18-1-7)系指胎儿肠道回声强度与其周围的骨组织回声强度相似,其发生率约为 0.2%～0.6%。1985 年 Lince 等首次对此进行了描述。这一特征可在胎粪性肠梗阻、胎儿腹膜炎、胎儿宫内感染、囊性纤维化和非整倍体胎儿中观察到。Nyberg 等报道 5 例唐氏综合征胎儿有肠管强回声,并首次提出肠管强回声与唐氏综合征有关,同时认为是非整倍体染色体异常的一个新指标。Bromley、Carrol 等分析研究了 649 例肠管强回声资料,约 16%为非整倍体染色体异常,其中近一半为唐氏综合征。

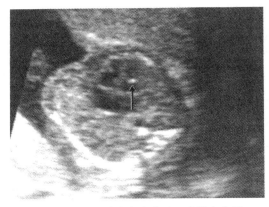 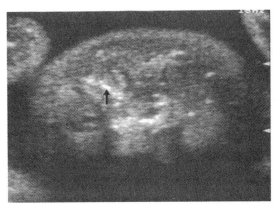

图 18-1-6　胎儿左室内强回声灶声像图　　　　图 18-1-7　胎儿肠管强回声声像图
箭头所示为强回声灶　　　　　　　　　　箭头所示为肠管强回声

Rotmensch 等报道产前确诊为唐氏综合征的胎儿,4.8%唐氏综合征胎儿超声可观察到肠管强回声。如果在染色体核型正常的胎儿中超声检出肠管回声增强,其患有宫内生长迟缓、早产和胎儿宫内死亡的危险性增高,分别为 14.9%、15.3%和 9%。在高危人群观察到肠管强回声,4%～12.4%胎儿出现染色体异常,4%～25%出现囊性纤维化;低危人群中,胎儿非整倍体的危险性理论值为 1.4%。目前认为出现胎儿肠管强回声属染色体异常相对危险较高的指标,必要时应行羊膜腔穿刺进行胎儿染色体核型分析。不管染色体有无异常,这类胎儿均应作为高危胎儿进行连续的密切观察。

4.轻度肾盂扩张　轻度肾盂扩张指肾盂分离的前后径增大但不足以诊断肾盂积水。正常胎儿发生率约 1.6%～2.8%。判断标准为:孕 20 周以内大于 4mm,孕 20～30 周大于 5mm,孕 30 周以上大于 7mm 被认为有轻度肾盂扩张(图 18-1-8)。

轻度肾盂扩张与胎儿染色体异常是否相关曾有争议。可能与诊断标准不统一,是否为高危人群有一定的关系。目前多数学者认为,轻度肾盂扩张与患有包括唐氏综合征在内的染色体异常的危险性增高有关。即使有轻度肾盂扩张但染色体正常的胎儿也应密切超声随访观察,以早期明确有无胎儿或新生儿泌尿系梗阻的危险。目前还没有足够的证据显示,单纯轻度肾盂扩张胎儿应进行染色体核型分析,但如果伴有其他异常表现或其他染色体风险增高的情况,则应考虑进行有创性的胎儿染色体核型分析。

5.脉络丛囊肿　侧脑室、第三脑室、第四脑室内均有脉络丛。产前超声检查主要显示侧脑室内的脉络丛,呈均匀强回声。脉络丛囊肿是指位于强回声脉络丛内的无回声囊性结构,一般呈圆形或椭圆形,可单侧出现,亦可双侧对称性存在(图 18-1-9);可单发,亦可多发。囊肿大小约 3～16mm 不等,常在孕 12～16周出现,多数病例至孕 22 周左右自行消失,极少数可持续至晚孕期甚至新生儿期。

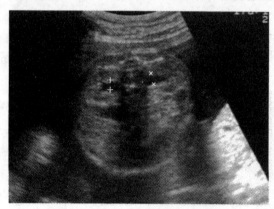 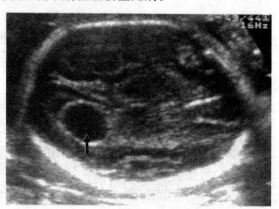

图 18-1-8　孕 25 周胎儿双侧肾盂轻度扩张声像图　　图 18-1-9　孕 24 周胎儿脉络丛囊肿声像图
测量游标示双肾盂扩张　　　　　　　　　　　　　箭头所示为脉络丛囊肿

在孕 16～24 周,约有 2% 的胎儿会出现脉络丛囊肿,研究显示,脉络丛囊肿与某些染色体异常相关,尤其是 18-三体综合征,约 3/4 为 18-三体,其余多为 21-三体,且绝大多数的 18-三体综合征胎儿往往合并多种其他畸形。因此若超声检出胎儿脉络丛囊肿,应仔细寻找是否合并其他畸形。若合并其他畸形,可作为胎儿染色体核型分析的指征。若未合并其他畸形,则考虑单纯性胎儿脉络丛囊肿,患 18-三体综合征的危险性低,但应结合其他指标或检测方法的结果综合考虑,必要时行胎儿染色体核型分析。但无论如何,仍应密切定期超声随访,观察囊肿是否消失,并进一步明确胎儿有无心脏畸形,尤其是室间隔缺损,以消除孕妇的焦虑情绪。

6.股骨短和/或肱骨短　染色体异常的小儿及成人常表现为身材短小。染色体异常的胎儿早、中孕期常出现 IU-GR,因此胎儿似乎也有股骨和/或肱骨短。目前的研究认为,胎儿股骨和/或肱骨短,增加胎儿患有包括唐氏综合征在内的染色体异常的风险,但是尚不能作为筛查唐氏综合征的独立指标,也不能单凭股骨短和/或肱骨短作为有创性羊膜穿刺进行胎儿染色体核型分析的指征,应结合其他超声或生化指标综合评价。

判断的标准有:(1)股骨长实测值与预测值之比值≤0.91(股骨长预测值＝－9.3105＋0.9028×BPD,单位:mm);(2)BPD/FL≥1.8;(3)FL/足长<0.85;(4)肱骨长实测值与预测值之比值<0.9(肱骨长预测值＝－7.9404＋0.8492×BPD,单位:mm);(5)肱骨长＋股骨长与足长之比≤1.75。

(二)与染色体异常明显相关的指标(Ⅱ类指标)

这类指标与胎儿染色体异常的发生明显相关,但目前还未进入筛查指标,可作为胎儿染色体异常有价值的佐证。这些指标包括:侧脑室扩张、鼻骨发育不全、眼距增宽、小下颌、小耳廓、小脑体积小、枕大池增宽、胆囊增大、胃发育延迟或胃小、脐膨出或单脐动脉等。随着研究的不断深入和认识的提高,在这些指标中,部分指标将来有可能进入Ⅰ类指标。前部分已经介绍了有关脐膨出、单脐动脉、鼻骨发育不全与染色体异常的相关性,在此不再赘述。现就一些重要的Ⅱ类指标分述如下。

1.侧脑室扩大

(1)检测方法:脑脊液过多地聚集于脑室系统内,致使脑室系统扩张和压力升高称脑室扩大或脑积水,其发生率在新生儿中约占2%。侧脑室大于10mm,小于15mm称为轻度脑室扩张,侧脑室大于15mm称明显脑室扩张。一般情况下,若超声检查仅发现单纯性脑室增大,称脑室扩张,若超声检查发现脑室增大合并有其他畸形或怀疑合并有其他异常时才可称之为脑积水,这样可避免孕妇的医源性紧张和焦虑情绪。

取侧脑室水平横切面(图18-1-10),在此切面上,侧脑室大小稳定,从孕15周至分娩,其侧脑室并不随孕周的增大而明显增大,侧脑室的平均大小约为7.6±0.6mm,超过均值的4倍标准差,即10mm时,称之为侧脑室扩大。

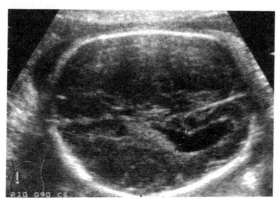

图18-1-10　胎儿侧脑室水平横切面声像图
测量标尺示侧脑室轻度扩张

(2)临床意义:侧脑室扩大的原因包括染色体异常、基因缺陷、脑出血或感染、脉络丛乳头状瘤以及某些原因影响脑脊液吸收等疾病。然而许多脑室扩大病因仍不甚清楚。脑室扩大的胎儿中,染色体异常总的患病率约10%,最常见的为21-三体、18-三体、13-三体和三倍体。与明显的侧脑室扩大相比,轻度侧脑室扩大更有可能与染色体异常相关。明显的侧脑室扩大,更可能是脑脊液循环通路上先天性狭窄所致。

2.颅后窝池扩大　颅后窝池或称枕大池,在经小脑横切面上测量,要求切面上同时显示小脑半球与透明隔腔,且两侧小脑半球对称。小脑及小脑蚓部的后方与枕骨内面之间的无回声区即为颅后窝池宽度,测量小脑蚓部的后缘与枕骨内面之间的距离即为颅后窝池大小。颅后窝宽度正常时小于10mm,大于10mm者,应考虑颅后窝池增大。超声检查若发现胎儿颅后窝池扩大,应注意对脑内结构进行仔细观察,尤其应注意有无合并小脑蚓部发育不全,有无合并侧脑室扩张,有无合并透明隔腔增大或消失,有无合并胼胝体缺失或发育不全,这些结构的畸形与250种以上的染色体异常或遗传综合征有关。单纯性颅后窝池扩大是否需要进行胎儿染色体检查尚有争议,但目前普遍认为,若合并有其他畸形可考虑进行胎儿染色体核型分析。

3.下颌过小　下颌过小在新生儿中的发生率约1/1000。这个指标无特异性,在很多种遗传综合征及染色体异常(主要为18-三体及三倍体)中均可能出现。有两项研究报道约60%下颌过小的胎儿有染色体异常,但他们全都同时有其他病变和/或胎儿生长迟缓。

下颌过小的判定标准:胎儿下颌骨前后径及左右径明显小于同孕龄正常胎儿(图18-1-11)。下颌指数(JI)=(下颌骨前后径/双顶径)×100,JI<21,为下颌过小。

4.眼距增宽　胎儿眼距增宽常合并多种染色体异常,如21-三体,18-三体和13-三体。眼距增宽以眦指数作为定量指标(图18-1-12)。眦指数=(内眦/外眦)×100,眦指数≥38,称之为眼距增宽。

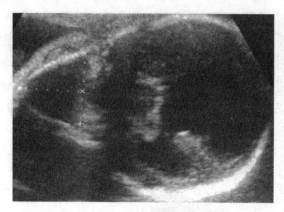

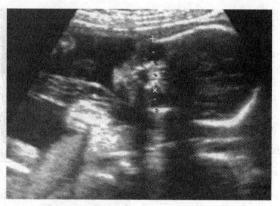

图 18-1-11   胎儿下颌过小声像图   图 18-1-12   胎儿眼距增宽声像图

图示胎儿下颌指数小于 21   图示胎儿眦指数大于 38

5.胎儿耳廓长度   正常胎儿耳矢状切面可清楚显示外耳轮廓及形态,耳轮清楚。小耳时,除了外耳小外,耳轮显示不清,外耳结构异常,可表现为线状、逗号状、点状回声。

Lettieri 等研究了 452 例胎儿耳廓长度,均行羊膜腔穿刺术并作遗传学检查。结果发现中孕期胎儿耳廓长度与孕龄呈线性关系,其中 14 例非整倍体胎儿有 10 例胎儿耳廓长度等于或低于正常值的第 10 百分位,其敏感性和阳性预示值分别为 71% 和 23%。许多文献建议,在怀疑有胎儿染色体异常高风险时,超声检查应注意观察胎儿耳廓的长度、位置以及有否畸形,这有助于提高胎儿染色体异常的检出率,并增强对染色体异常判断的信心。

6.其他   如果孕 18 周后超声动态观察胎儿胃小或不显示,其染色体异常的危险性明显增大(分别为 4% 和 38%);如果孕中期发现胎儿胆囊增大,其患染色体异常的危险性也增高,主要为 18-三体和 13-三体;若孕中期出现草莓头或短头畸形或小头畸形,其患有 18-三体和 13-三体的危险性增高。上述这些异常若合并有其他畸形,其染色体异常的危险性极大提高,可视为非整倍体高危胎儿。

值得注意的是,分析上述Ⅰ类或Ⅱ类指标时,某一指标发生染色体异常的危险性高低可能与严重程度相反。也就是说,畸形越轻,胎儿染色体异常的危险性越大,而畸形越严重,胎儿染色体异常的危险性越小。这些指标包括:①脐膨出,小的脐膨出(仅肠管膨出),胎儿发生染色体异常的危险性明显高于大的脐膨出(肝及肠均膨出)。前者非整倍体染色体异常发生率高达 67%,而后者仅为 16%。②脑室扩张,轻度脑室扩张(侧脑室为 10~15mm)胎儿发生染色体异常的危险性明显高于重度以上脑室扩张(侧脑室宽>15mm)。前者多与非整倍体染色体异常有关,发生率可达 15%,后者则为单纯的脑积水可能性大,与中脑水管狭窄梗阻有关。③肾盂扩张,轻度肾盂扩张胎儿发生染色体异常的危险性明显高于重度肾盂积水胎儿,前者多与非整倍体染色体异常有关,后者则多为单纯的肾盂积水,与肾盂输尿管移行处狭窄有关。④四肢骨骼。股骨及肱骨轻度缩短,胎儿染色体异常危险性高于严重短肢畸形,前者多与非整倍体染色体异常有关,后者则主要与骨骼发育不良或某些基因综合征有关。

分析Ⅰ类或Ⅱ类指标时还应注意,其出现非整倍体染色体异常的相对危险性不一样(表 18-1-4)。

(三)与某类染色体异常相对特异的指标(Ⅲ类)

1.与唐氏综合征相对特异的超声指标为:小指中节指骨发育不良与屈曲指。

2.与 18-三体综合征相对特异的超声指标为:手指屈曲重叠且姿势固定。

3.与 13-三体综合征相对特异的超声指标或畸型为前脑无裂畸形的系列面部畸形。

4.与特纳综合征相对特异的畸形或指标为有分隔的颈部水囊瘤和主动脉瓣畸形及主动脉缩窄。

5.与三倍体胎儿相对特异的超声指标为早孕期 IUGR 且出现明显的头体不对称,胎儿躯体明显异常细小。

表 18-1-4 某些超声微小病变与非整倍体染色体的相对危险性

微小病变	发生率(%)	相对危险性
脉络丛囊肿	1.25	×9
颈部水囊瘤或囊肿	4～5	
>4mm		×18
>5mm		×28
>6mm		×36
心室内强回声	5	×4
肠管强回声	0.6～0.8	×14～16
肾盂扩张	2	×3.3～3.9
胎儿生物学测量		
顶臀径短	7	×3
股骨短	4～5	×2.7
肱骨短	4～5	×4.1
股骨短与肱骨短	2.4	×11.5

(四)与染色体异常相关的非特异性指标(Ⅳ类)

1.宫内胎儿生长迟缓 是胎儿染色体异常较常见的表现。超过51%的18-三体胎儿患有此病,其他三倍体胎儿在中孕早期也可出现宫内生长迟缓。一般来说,染色体异常胎儿在30周以前表现为均匀性宫内生长迟缓,而30周后则更多为非均匀性宫内生长迟缓。

2.羊水过多 单纯羊水过多者,染色体异常发生率较低,但如果羊水过多伴有胎儿宫内发育迟缓,不仅染色体异常发生的可能性明显增高,而且应高度怀疑有与染色体异常有关的其他结构畸形。检查者应仔细检查胎儿各结构,及时寻找胎儿可能出现的合并结构畸形。

3.羊水过少 羊水过少与胎儿染色体异常和/或畸形相关。

三、主要结构畸形与常见染色体异常

主要结构畸形是相对于微小病变而言的,是指与染色体异常明显相关的严重畸形,这些畸形危害性大,产后常需要药物和/或手术治疗,预后较差;或可造成体格发育、智力障碍。这些胎儿的主要结构畸形通常可被产前超声检测出来。

【主要结构畸形与染色体异常】

胎儿染色体异常所导致的结构畸形,其相关性及相对危险性不一样。据此,可分为两类,即与染色体异常明显相关(或相伴随的)的主要结构畸形及与染色体异常轻度相关或不相伴随或相关性不强的畸形。

(一)与胎儿染色体异常明显相关的主要结构畸形

主要结构畸形有:①颈部水囊瘤;②颈部水肿;③十二指肠闭锁(图 18-1-13);④某些类型的心脏畸形如房室共道畸形、右室双出口等;⑤前脑无裂畸形;⑥Dandy-Walker 畸形;⑦脑室扩张及脑积水;⑧某些泌尿系统畸形(图 18-1-14);⑨胎儿水肿;⑩小的脐膨出。共计 10 种(类)。

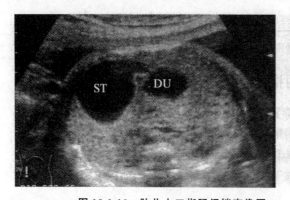

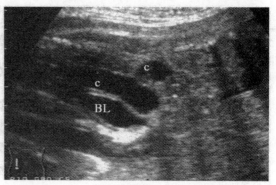

图 18-1-13　胎儿十二指肠闭锁声像图

ST:胃泡;DU:十二指肠;图示"双泡征"

图 18-1-14　胎儿泌尿系统畸形声像图

C:扩张的输尿管;BL:膀胱

(二)与胎儿发生染色体异常无相关性或相关性不强的结构畸形

这类畸形包括:①单纯性的唇腭裂;②单纯性足内翻畸形;③腹裂畸形;④空肠闭锁;⑤结肠闭锁;⑥单侧多发性囊性肾发育不良;⑦卵巢囊肿;⑧肠系膜囊肿;⑨半椎体畸形;⑩胎儿肿瘤;⑪肺囊性腺瘤样畸形;⑫孔洞脑;⑬脑裂畸形。共计 13 种(类)。

四、胎儿主要结构畸形数与染色体异常的关系

研究表明,染色体异常常表现为胎儿多发性结构畸形。产前超声检出的畸形部位越多,其胎儿发生染色体异常的可能性越大。也就是说,染色体异常的危险性随超声检出的畸形部位的增多而增加。胎儿各种结构畸形单独出现与多发畸形同时存在时,其染色体异常发生率不同。因此,产前超声检出胎儿某一畸形时,对胎儿进行全面的检查,如果发现合并其他畸形时,其患染色体异常的可能性则高于单一畸形(表 18-1-5)。

表 18-1-5　胎儿各种畸形单独出现与多发畸形同时存在时染色体异常发生率

各种类型胎儿畸形	畸形单独出现时染色体异常发生率(%)	多发畸形时染色体异常发生率(%)
脑室扩大	2	17
前脑无裂畸形	4	39
脉络丛囊肿	<1	48
后颅窝囊肿	0	52
面部裂畸形	0	51
小下颌畸形	62	
颈部水囊瘤	52	71
颈部水肿	19	45
膈疝	2	49
心脏畸形	16	66
十二指肠闭锁	38	64
脐膨出	8	46

续表

各种类型胎儿畸形	畸形单独出现时染色体异常发生率（%）	多发畸形时染色体异常发生率（%）
足内翻畸形	0	33
宫内生长迟缓	4	38

五、常见的染色体异常的畸形谱

无论何种类型的染色体异常的胎儿，一般都表现为中枢神经系统，心血管系统畸形，颈、胸、腹部畸形及颜面、头颅、四肢的畸形。然而，不同类型的胎儿结构畸形可以出现在某种特定的染色体异常，而某种特定胎儿染色体异常又可表现不同类型的结构畸形，但每一种特定类型的染色体异常总是对应着某种或某几种结构畸形。也就是说，每一具体类型的染色体异常有其特有的畸形谱（表18-1-6）。因此，超声检查时不仅要寻找出可能出现的结构畸形，而且可将这些具体类型的结构畸形组合起来进行分析，推断出某一具体类型的染色体异常。

表 18-1-6　常见染色体异常的相关超声畸形谱

	21-三体	18-三体	13-三体	三倍体	特纳综合征
脑室扩大	+	+		+	
全前脑无裂畸形			+		
脉络丛囊肿	+	+			
Dandy-Walker 综合征		+	+		
颜面裂		+	+		
下颌过小		+		+	
鼻骨发育不全	+				
颈部水肿	+	+	+		
颈部水囊瘤					+
膈疝			+	+	
心脏畸形	+	+	+	+	+
脐膨出		+	+		
十二指肠闭锁	+				
食管闭锁	+	+			
肾畸形	+	+	+	+	+
肢体短小	+	+		+	+
小手指头内弯	+				
手指重叠		+			
多指			+		
并指				+	

续表

	21-三体	18-三体	13-三体	三倍体	特纳综合征
马蹄内翻足		+	+	+	
胎儿发育迟缓		+		+	+

六、常见染色体异常的超声筛查与决策

产前超声筛查胎儿染色体异常的总体原则是：①超声检测发现胎儿有染色体异常指标，要全面详细地评估胎儿是否有联合或并发主要结构畸形和（或）微小病变，同时评估胎儿患有染色体异常的风险，并根据染色体异常指标初步判断属何种常见染色体异常；②结合母体年龄和血清生化测试（β-hCG、PAPP-A、α-FP、μE3 及抑制素 A）综合判断染色体异常风险以及是否进行有创性的胎儿染色体核型分析；③根据妊娠的不同时段选择有创性检查的种类，以获取胎儿标本行染色体核型分析。

【胎儿染色体异常风险的超声评估及鉴别】

每个孕妇都有怀上染色体异常胎儿的风险。计算个人风险或患者（胎儿）特异风险的方法，即把其背景或前设风险乘以主要结构畸形或微小病变的似然比。前设风险取决于孕妇的年龄及胎儿孕龄。多种染色体异常的风险都会随孕妇的年龄增加而上升，随胎龄的增加而下降。然而，特纳综合征与多倍体的前设风险不受孕妇的年龄的影响。由于染色体异常胎儿的宫内死亡率交正常胎儿高，故前设风险随孕周增加而下降。似然比系指主要结构畸形或微小病变（包括测值）在染色体异常胎儿和染色体正常胎儿出现可能性（或几率）之比。例如肠管强回声在唐氏综合征胎儿出现的几率为 2.7%，而在染色体正常胎儿中出现的几率仅为 0.49%，其似然比为 $2.7\% \div 0.49\% = 5.5$。每次进行检测后，都可将前设风险乘以该检测指标的似然比，所得数值则成为新的前设风险。但是所使用的指标应该是互相独立，否则就需使用一些涉及多变量统计方法来计算合用的似然比。

（一）早孕期胎儿染色体异常的风险评估

早孕期胎儿染色体异常的风险评估最主要的指标是 NT。研究表明：（1）正常胎儿 NT 随孕周增加而增厚；（2）在 21-三体及其他染色体异常胎儿中，NT 出现增厚；（3）三体综合征的风险，可将前设风险乘以 NT 的似然比计算得出；（4）NT 的似然比取决于胎儿 NT 厚度与相同顶臀径的预期中位数的偏差程度（Delta-NT）。进一步研究认为，（1）NT 的平均值可以 $109ioNT = -0.6586 + 0.02047 \times CRL - 0.000124 \times CRL2$ 作为通用公式并进行计算；（2）Delta-NT 和 MoM-NT 两者都适合评估唐氏综合征胎儿；（3）唐氏综合征的似然比（LR）可用下列回归曲线计算，即 $LR = -16.2261 + 40.9841 \times delta\text{-}NT33.5593 \times delta\text{-}NT_2 + 12.6472 \times delta\text{-}NT3$。（4）由 NT 推算的似然比可以和生化检测联合应用，以提高产前筛查胎儿染色体异常的效能。

（二）中孕期胎儿染色体异常风险的超声评估

多种超声指标联合评估胎儿患唐氏综合征的风险，临床应用价值已逐渐得到认可（表 18-1-7）。6 种微小病变和主要结构畸形用于筛查唐氏综合征的似然比见表 18-1-8。Nybery 等根据中孕期超声指标（微小病变）及其似然比制定了各年龄孕妇其胎儿患唐氏综合征的风险。为说明如何计算胎儿患唐氏综合征风险，举例如下：一 20 岁孕妇，其胎儿在孕 20 周时超声检查发现有强回声肠管及肱骨短，依据表 18-1-8 的数据，按照序贯筛查原则，其胎儿患唐氏综合征的风险约为 $1/1175 \times 5.5 \times 2.5 \approx 1/87$。

这种多超声指标综合评估唐氏综合征存在以下几个主要问题①计算风险的前提条件是假设其胎儿为唐氏综合征，但在临床产前筛查时往往不清楚该胎儿是否为唐氏综合征；②目前的这种方法也仅限于唐氏综合征的筛查，随着临床实践经验和资料的积累，今后也可用类似的计算风险的方法用于其他染色体异常的筛查。由于唐氏综合征所用的这些超声指标并没有特异性，也就是说染色体异常的超声指标有交叉重叠。故经过我们多年的临床实践认为胎儿患染色体异常的风险可分为四个等级，即较低风险、较高风险、高风险和极高风险。这种分级有利于指导临床实践并能较好与孕妇进行沟通（表 18-1-9）。

表 18-1-7　21-体的超声影像筛查指标

结构异常	微小病变（软标志）	微小病变（软标志）
心脏缺陷	颈部皮肤皱褶（≥6mm）	肱骨和/或股骨短
颈部水囊瘤	鼻骨发育不全或缺如	肠道强回声
十二指肠闭锁	脉络丛囊肿	单脐动脉
脑室扩张	心内强回声灶	小手指的中节指骨发育不全
	肾盂扩张	凉鞋缝隙趾（即草鞋脚）

表 18-1-8　各种超声特征诊断唐氏综合征的似然比

超声特征	似然比
主要结构畸形	25
颈褶增厚≥6mm	18.6
强回声肠管	5.5
肱骨短	2.5
股骨短	2.2
心内强回声灶	2
轻度肾盂扩张	1.5
超声无异常发现	0.5

表 18-1-9　胎儿染色体异常风险超声评估级别

级别	超声指标	超声医学建议
较低风险	无异常指标	除非其他情况如高龄产妇，否则无需特殊的建议
较高风险	有一项微小病变指标	应建议母体血清生化学测试筛查，结合母体年龄、生化筛查结果决定是否行有创伤性检查即胎儿染色体核型分析
高风险	有两项微小病变指标或一项主要结构畸形或一项相对危险性较高的微小病变如 NT 明显增厚、颈部水囊瘤、肠道强回声、脉络丛囊肿	应建议母体血清生化学测试筛查，并可推荐胎儿染色体核型分析
极高风险	有三项微小病变指标或一项以上微小病变和一项主要结构畸形	必须建议母体血清生化学测试筛查及胎儿染色体核型分析

在判定胎儿染色体异常风险的同时，还应在超声检查中注意检测一些有鉴别意义的指标。我们将常见染色体异常胎儿最常见和最有鉴别意义的三个主要超声指标列于表 18-1-10。

表 18-1-10　胎儿常见染色体异常相对常见的最有鉴别意义的三个主要超声指标

	主要结构畸形	微小病变
13-三体综合征	前脑无裂畸形及其系列面部畸形	股骨短
	泌尿系统畸形（以多囊肾或多发性囊性肾发育不良多见）	多指（趾）
	心脏畸形（以室间隔缺损、房室共道畸形、左心发育不良综合征多见）	心内强回声
18-三体综合征	心脏畸形（以室间隔缺损、房室共道畸形、右室双出口多见）	手指屈曲、重叠指
	膈疝	脉络丛囊肿
	中枢神经系统畸形（以 Dandy-Walker 畸形、脑膜膨出和脑积水多见）	草莓头和小下颌
唐氏综合征	心脏畸形（以室间隔缺损、房室共道畸形多见）	NT 增厚 鼻骨发育不全
	腹部畸形（以十二指肠狭窄或闭锁多见）	股骨和肱骨短
	小指内弯（屈曲）并中节指骨发育不全	
特纳综合征	颈部水囊瘤（多有分隔）伴胎儿水肿（胸水、腹水）	NT 增厚
	心脏畸形（以主动脉缩窄和主动脉瓣畸形多见）	股骨短 肾盂扩张
	肾畸形（以肾发育不全或肾积水多见）	
三倍体	心脏畸形	第 3、4 指并指畸形
	神经系统畸形	足内翻畸形可伴有拇趾和第 2 趾间距增大
	IUGR（严重头体不对称）	胎盘异常（多余染色体来源于父亲，胎盘明显增大，胎盘内多个无回声，常伴有胎块形成；多余染色体来源于母亲，胎盘小且老化早）

七、胎儿染色体异常的综合筛查

在过去的 30 年里，大量的研究致力于胎儿染色体异常的非创伤性诊断，主要集中在两个领域，其一是通过分离及检验孕妇血液内的胎儿细胞或游离胎儿 DNA。由于孕妇的血液中，每 103～107 个有核细胞只有一个是胎儿细胞，需通过磁性或荧光活化细胞分类技术，将胎儿细胞分离出来，再利用染色体特异 DNA 探针及荧光原位杂交法（FISH），检测母体血液样本中的胎儿细胞是否出现三讯号核，从而发现可疑的三体综合征。这种检测方法效率低，技术复杂，所需费用大，加上如何发展为自动化系统以便同步分析大量的样本等问题还有待于解决，因此限制了该技术的应用。近期的研究重点已转移到孕妇血浆的游离 DNA 的检测，利用实时定量 PCR 技术在男胎妊娠中检测母血胎儿 DNA。但有关唐氏综合征妊娠中游离胎儿 DNA 的含量，存在自相矛盾的证据，目前不足以用作非侵入性（非创伤性）的检测手段。其二是利用生化技术检测孕妇血液中多种与胎儿和胎盘有关的物质。这些指标包括 β-hCG、妊娠相关的血浆蛋白 A（PAPP-A）、游离雌三醇（μE3）及甲胎蛋白（α-FP）和抑制素 A。超声检测孕 11～13＋6 周胎儿 NT 厚度结

合 β-hCG 和 PAPP-A 新的生化学测试方法,使化验结果可在抽取血液样品后 30 分钟内报告结果,令一站式风险评估诊断(OSCAR)变得可行,并将唐氏综合征胎儿的筛查检出率提高 85%～90%。

(一)以孕妇年龄作为筛查指标

胎儿唐氏综合征的发生与孕妇的年龄有明显的相关性,所以 20 世纪 70 年代推行的唐氏综合征的筛查是基于孕妇的年龄设定的。由于羊膜腔穿刺术有一定的流产风险,再加上费用开支的考虑,并非所有的孕妇均有获得产前诊断的机会。因此羊膜腔穿刺术最初只对 40 岁以上的高危(龄)孕妇提供。当羊膜腔穿刺术变得普遍及相对安全时,高危(龄)孕妇便重新界定为年龄超过 35 岁的孕妇。在当时这些高危(龄)孕妇占所有孕妇的 5%。于是就逐渐形成两条规则,其一是把高危孕妇的界限定为年龄超过 35 岁以上或其等同的风险值。但是由于孕妇的年龄在大多数发达国家已上升,这条规则使筛查阳性比率上升到 15% 以上。其二是把筛查阳性比率或创伤性测试率设定为 5%,尤其是拥有国家医疗制度的地方尤甚。现今在这些地方或国家 38 岁以上的孕妇占所有孕妇的 5%,故创伤性的测试的临界年龄又从 35 岁提高到 38 岁以上。值得指出的是,以孕妇年龄作为筛查指标,仅能筛查出 20%～30% 的唐氏综合征胎儿,仍有 70%～80% 的唐氏综合征胎儿未能得到及时的诊断。因此,美国妇产科学会(院)(ACOG)不再建议采用母亲年龄 35 岁作为适合进行绒毛取样或羊膜腔穿刺的截止点。

(二)早孕期 NT 与早孕期血清生化综合筛查

这种综合筛查也是按照序贯筛查原则进行的。即:①每个妇女都有怀染色体异常胎儿的风险。②背景或前设风险视孕妇年龄及胎儿孕周而定。③患儿的特异风险的计算,是将前设风险乘以一些指标的似然比而得出的;似然比取决于怀孕期间进行的筛查测试结果。④每次进行测试后,将前设风险乘以该测试的似然比,可计算新的风险值作为下一项测试的前设风险。在使用母体血清生化筛查时,衡量某生化指标的水平是否偏高或偏低,会采用中位数倍数方法(MoM),就是把该生化指标的血清含量转换成正常妊娠的相同孕周的中位数倍数,再以 10910(MoM)表达。21-三体及正常妊娠的 10910(MoM)均是高斯常态分布,故可用似然比调整孕妇年龄相关前设风险,以得出患者的特异风险。

孕妇血清游离 β-hCG 及 PAPP-A 在 18-三体及 13-三体妊娠中水平较低。在性染色体异常的情况中,母体血清游离 β-hCG 水平正常,而 PAPP-A 则偏低。在双雄受精而成的三倍体中,孕妇血清游离 β-hCG 大大上升,而 PAPP-A 则轻微下降。双雌受精的三倍体则与孕妇血清游离 β-hCG 及 PAPP-A 显著上升相关。利用胎儿 NT 合并母体血清 PAPP-A 及游离 β-hCG 作筛查,可在筛查阳性率为 1% 时,检出 90% 上述染色体异常。

(三)早孕期 NT 与中孕期血清生化的联合筛查

中孕期多种血清生化指标联合筛查,在筛查阳性比率为 5% 时,能识别出 50%～70% 的唐氏综合征。孕妇在早孕期 NT 筛查后再接受中孕期生化测试时,其前设风险须就早孕期筛查的结果作出调整。结合早孕期胎儿 NT 及中孕期母体血清生化测试的前瞻性筛查研究指出,在筛查阳性比率为 5% 时,21-三体的胎儿检出率(85%～90%)与在早孕期综合筛查相当。许多的多中心研究认为,若结合早孕期胎儿 NT 及母体血清 PAPP-A 测定,与中孕期游离 β-hCG、μE3 及抑制素 A,在筛查阳性率为 5% 时,唐氏综合征胎儿的检出率可高达 90%～95%。

(四)中孕期超声检查与中孕期血清生化的综合筛查

中孕期超声检查的综合评估前节已述,与母体血清生化的综合筛查的风险计算仍按序贯筛查原则进行综合评估。值得注意的是,无论在早孕期或中孕期,在进行染色体异常风险评估时,应将以往有胎儿染色体异常的妊娠史计算在内。

曾怀唐氏综合征胎儿的孕妇,其后妊娠的唐氏综合征复发风险较同龄孕妇同孕周胎儿的风险高出 0.

75%。例如,一名曾怀有唐氏综合征的胎儿的 35 岁孕妇,在其怀孕 12 周时的风险便由 1/187(0.53%)增加至 1/78(1.28%)。导致风险上升的原因可能是由于曾有三体综合征的双亲中,有一小部分(<35%)属嵌合体或某种基因缺陷影响正常染色体分离过程,导致复发风险大大增加。

(五)胎儿染色体异常的筛查的临床处置

我们推荐,胎儿染色体异常的筛查的临床处置可以参照美国妇产科学会(院)(ACOG)颁布的有关胎儿非整倍体染色体筛查的实践指南执行。从临床简单、方便、实用、有效出发可遵循下列原则:(1)筛查试验阳性的孕妇——提示其生育 1 个 21-三体婴儿的危险性大于或等于 35 岁孕妇的危险(即每 276 次妊娠中有 1 例)——应被转诊进行遗传学咨询和诊断性检查(绒毛取样或羊膜腔穿刺术或脐带穿刺取血做胎儿染色体核型分析);(2)如果超声检查发现 1 个主要结构畸形或≥2 个微小病变(软指标),则应行遗传学咨询并考虑诊断性检查。

(邵长忠)

第二节 小头畸形和脑沟、脑回发育迟缓

一、小头畸形

(一)概述

小头畸形又称小脑症或脑小畸形,系神经元增生障碍所致。表现为头颅很小,通常头围小于相同孕周正常胎儿均数的 3 个标准差。小头畸形通常在妊娠孕 8～20 周发生损害,是常见的脑发育障碍。小头畸形不仅有脑重量的减少,而且还有脑质量的低劣。脑发育完成后,脑重量不超过 1000g,头颅最大周径不超过 47cm,当成人脑重量小于 900g 时也认为是异常。本病的发病率为 2.5/10 万。

其发病原因不明。可能有先天性遗传性疾病和在胎儿或围生期的各种致病因素如感染、出血、缺氧、产伤等原因造成的,也可能为常染色体隐性遗传或显性遗传。

1.按致病的因素分为

(1)良性原发性小头:常与遗传因素有关。包括家族性小头和由于染色体变异引起的小头。

(2)继发性脑萎缩性小头:常由于子宫内感染所致,也可由于辐射、缺氧及围生期窒息、创伤、感染、慢性心脏病所致,这种畸形往往合并智力发育迟缓。

2.按是否伴有其他畸形分为

(1)真性小头畸形:一般为常染色体隐性遗传,也有 X-连锁性遗传。

(2)假性小头畸形:常伴发其他脑畸形如全前脑或脑膜脑膨出。

(二)胚胎发育及病理特征

1.畸形特征 头围明显缩小,比同龄组头围均值小 3 个标准差或以上。头颅小而面部正常,因而颅面比例明显失调,前额向后倾斜,脑发育差,脑体积缩小,且大脑半球受累较间脑和菱脑更明显。常有脑回异常,如巨脑回、小脑回或无脑回畸形。可有侧脑室扩大。伴有其他脑畸形时,有相应畸形的特征,如脑穿通畸形、无脑回畸形、全前脑、脑膜膨出等。

2.病理所见 脑组织小,重量为正常脑的 1/4～1/3。额回小且融合,枕叶不能遮盖小脑,岛盖发育不全而致脑岛裸露,脑回结构简单,可见脑回肥厚,多数为微脑回,脑的皮髓质比例尚属正常。镜下所见:皮

质可具有正常的分层结构,但神经元数量减少,排列紊乱以及分化程度不够成熟,常见神经纤维缺乏髓鞘。

(三)超声表现

小头畸形的超声诊断不是依据胎儿头颅的形态异常作出,也不是单纯依据头颅生物统计学的数据得出。严格地说,小头畸形是脑发育不良的结果,它不仅是脑重量的减少,而且还有脑质量的低劣,包括脑沟、脑回发育的异常。它可以是小头畸形而不伴有其他结构畸形,也可以是多发畸形或某些遗传综合征中的组成部分。

超声诊断小头畸形是一种排除性诊断。依据超声生物学测量数据只是超声诊断小头畸形的线索。因此,在诊断小头畸形时应注意排除胎儿宫内生长迟缓,此时,腹围与头围的比值在区别两者时很重要。此外,小头畸形能否在孕24周以前作出正确诊断有争议,因为许多小头畸形在此之前头围尚未低于正常值的3个标准差以上;更有甚者,许多小头畸形常伴发胎儿宫内生长迟缓,此时更难判断。因此,小头畸形超声诊断必须结合脑沟、脑回的发育顺序和颅脑内结构的发育情况,动态观察,多数情况下需在晚孕期才能被诊断。由于小头畸形常合并存在于各种原因所致的脑发育迟缓的疾病,如先天性感染、染色体畸形、全前脑、脑膨出等,因此超声检查发现胎儿小头畸形后,应对胎儿各系统结构包括颅脑各部位进行详细、系统的检查,寻找出可能存在的其他畸形以支持小头畸形的诊断。

1.生物学测量

(1)胎儿头围测值低于同孕龄正常健康胎儿平均值的3个标准差以上是诊断小头畸形较可靠的诊断线索。有研究表明,头围测值与智力发育迟缓相关性较高。但不能仅仅依据头围或其他生物学测量数据作出诊断。

(2)双顶径低于同孕龄正常胎儿平均值的3个标准差以上也是诊断小头畸形的条件之一,但其假阳性率较高,可达44%。许多假阳性病例是由于胎头入盆后头受压变长所致,出生后正常;有些臀位胎儿也常常出现长头型。头围测量可不受此影响,因而较双顶径测量更准确。

(3)头围/腹围比值、双顶径/腹围比值、双顶径/股骨长比值明显小于正常,这些参数在诊断小头畸形有一定意义。

(4)其他生长参数如胎儿腹围、股骨长、肱骨长等可在正常值范围内。

2.脑容量减少

(1)额叶明显减小额叶测量:侧脑室前角与前额颅骨内侧面之间的距离(图18-2-1)。不同孕周胎儿额叶测量正常值见表18-2-1。

(2)面部正中矢状切面上,前额明显后缩。

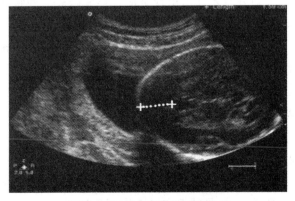

图 18-2-1　胎儿额叶测量声像图
+……+.侧脑室前角与前额颅骨内侧面之间的距离

表 18-2-1　孕 16～36 周胎儿额叶正常测值(x±s)

孕周	测值(cm)
16	1.4＋0.4
17～18	1.6＋0.2
19～20	1.7＋0.2
21～23	1.8＋0.2
24～28	1.9＋0.4
29～32	2.1＋0.2
33～36	2.5＋0.4
36～40	2.7＋0.2

3.脑沟、脑回发育迟缓(下述)

4.可有伴发脑内结构或其他系统畸形的表现

5.可有头颅形态异常:常见的有柠檬头、尖头畸形、三角形头、舟状头或草莓头等头颅形态异常。

(四)预后

本病无特殊治疗方法,预后不佳。单纯小头畸形而不伴有其他脑畸形时,常伴有中、重度智力障碍。一般来说,头围越小,智力障碍程度越严重。95％患儿有神经、内分泌紊乱症状,如肌张力失调、痉挛性脑性麻痹、生长迟缓或精神运动功能缺陷等。

小头畸形若合并有染色体异常或其他畸形或遗传综合征,其预后不良。

二、脑沟、脑回发育迟缓

(一)概述

脑沟、脑回形态异常有两种类型即发育迟缓和无脑回。发育迟缓系指脑沟、脑回发育较同龄正常胎儿迟 3 周以上。无脑回(平滑脑)系颅脑无成熟脑所特有的脑回和脑沟形成。无脑回被认为是神经元移行障碍所致。脑沟、脑回的发育始于大脑外侧裂(Sylvian 裂),从孕 16 周开始发育。直至孕 28 周前胎儿大脑表面仍没有什么特征。在此之后大脑表面才开始出现皱褶并形成脑表面的特征性结构。随着妊娠的进展,大脑皮质增厚,形成更多的脑沟和脑回。这样到了孕 36 周胎儿脑表面才和成人大脑相似。由于正常发育的大脑沟和脑回形成很迟,所以产前超声诊断脑沟、脑回发育迟缓和无脑回相当困难。新近研究认为,产前和产后 MRI 检查对于辨认神经元移行紊乱和脑沟、脑回发育迟缓有极大的帮助。由于超声评估胎儿脑发育受多种因素影响,即使是高分辨力超声检查的产前诊断敏感性也很低,应予注意。

(二)畸形特征和超声表现

1.无脑回

(1)妊娠晚期胎儿大脑表面仍无皱褶形成的特征(图 18-2-2)。

(2)无脑回常伴随神经元移行紊乱和脑中线结构发育异常。神经元移行紊乱超声较难显示,可在扩张侧脑室仔细检查是否有侧脑室壁不光滑,呈波浪样改变(图 18-2-3)。

(3)多数无脑回常伴发相关畸形,即无脑回综合征,如 Miller-Dieker 综合征、Norman-Roberts 综合征、Walker-Warburg 综合征、Cerebro-Oculomuscular 综合征和 Neu-Laxova 综合征。

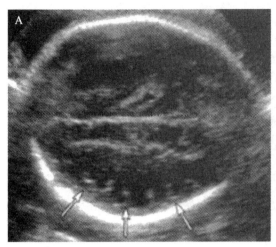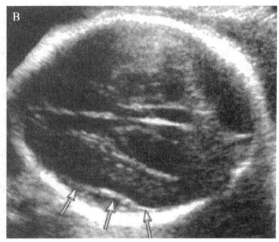

图 18-2-2 胎儿脑沟、脑回发育迟缓声像图

图 A:孕 33 周正常胎儿脑沟、脑回发育(箭头所示);图 B:孕 33 周胎儿大脑表面无明显皱褶形成的特征(箭头所示)

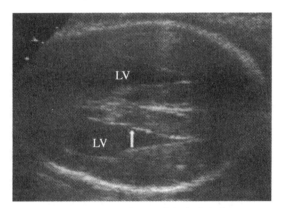

图 18-2-3 胎儿神经元移行紊乱声像图

箭头处示侧脑室壁不光滑,呈波浪样改变;LV:侧脑室

(4)多数并发无脑回综合征也常伴发胼胝体发育不全和染色体异常。Miller-Dieker 型无脑回与 17 号染色体异常有关,必要时要行胎儿染色体核型分析。

2.脑沟和脑回发育迟缓

(1)胎儿脑沟和脑回发育迟于同孕龄正常胎儿 3 周以上,且动态观察无明显追赶现象(图 18-2-4)。

(2)胎儿脑沟和脑回发育迟缓常伴有头颅形态和容量异常。

(3)胎儿脑沟和脑回发育迟缓常伴有中枢神经系统及其系统以外的其他畸形。

超声评估脑沟和脑回发育迟缓要注意排除多种影响因素,且要动态观察随访,切勿匆忙作出产前诊断,须结合产前 MRI 检查综合作出判断。

(三)预后

脑沟和脑回发育迟缓和无脑回,常伴有脑中线结构畸形和神经元移行的异常,因而常有智力障碍和语言障碍,预后差。

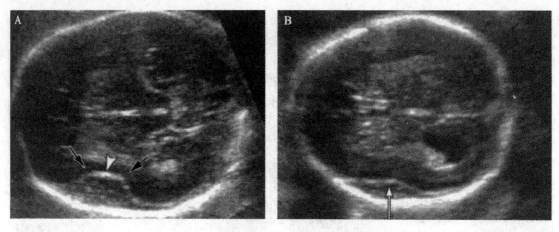

图 18-2-4　胎儿大脑外侧裂发育声像图

图 A：正常孕 22 周胎儿大脑外侧裂（箭头所示）声像图；图 B：孕 22 周胎儿大脑外侧裂（箭头所示）发育迟于同孕龄正常胎儿

（厉玉彬）

第三节　神经管及其相关畸形

神经管缺陷（NTDs）是临床最常见的先天畸形之一，约占全部畸形的 1/4。据统计，我国新生儿中神经管畸形的发病率约为 0.1%～0.4%，男女发病为 1：4。正常胚胎发育的第 24～28 天，神经管关闭，此时期若有某些因素使得神经管关闭发生障碍，就会形成神经管畸形。

根据神经管发育受损的时间、部位和严重程度不同，NTDs 可分为常见和不常见两种。常见的 NTDs 包括无脑畸形、露脑畸形、颅裂、脊柱裂；不常见的 NTDs 包括羊膜带综合征、肢-体壁综合征、OEIS 综合征和其他脊柱异常。其发生率有地域和人种的差异。NTDs 的发病机制目前还不清楚，可能受遗传因素和（或）环境因素的影响。约 10% 的病例与染色体畸形和基因突变、母体糖尿病、肥胖、摄入致畸药物（如抗癫痫药）及在孕期头三个月发生体温过高的情况（如桑拿浴、发热、热水浴等）有关。最近研究发现，母体补充复合维生素，特别是叶酸，可以减少胎儿 NTDs 的发病率，尤其是在高发地区。但对于是否应该强化富含叶酸的饮食，还有争论。在研究中发现，曾有 NTDs 胎儿的妇女比正常对照组更可能来自较低社会经济阶层或较少食用水果、蔬菜和谷类食物的群体。从这一结果看，似乎表明应该增加叶酸饮食。但另一方面，神经管畸形的发生是多因素共同作用的结果，仅仅补充叶酸并不能预防全部或是大部分的神经管畸形，况且现在还不知道应在饮食中补充叶酸的合适剂量。虽然补充叶酸可能会使胎儿神经管畸形的发病率下降，但盲目补充可能对本无患病风险的孕妇并无益处。此外，在南美洲一个混杂因素影响较小的地区所进行的研究表明，以富含叶酸的小麦粉为食的 5 个监控地区中，只有一个国家（智利）NTDs 的发病率明显较低。围孕期叶酸补充疗法在目前的研究中并不都是有效的，例如，对脂肪脊膜膨出就没有明显效果。这说明还有其他的发病机制参与了该病的发生。业已证实，对于本身叶酸并不缺乏的孕妇来说，抗自身叶酸受体的自身免疫性疾病可能是导致胎儿神经管发育缺陷发生的原因。一个好的建议是，希望怀孕的妇女最好在受孕前和怀孕早期在饮食中补充为期 4 周的叶酸。

目前研究表明，95% 的神经管缺陷为初发，仅 5% 为再发。在已发生过一胎神经管缺陷者再发风险为 5%，两胎者为 10%，三胎者为 15%～20%。

超声医师必须熟悉中枢神经系统的胚胎发育过程，才能更好地理解 NTDs。胚胎发育时，神经系统最早位于胚盘外层头端，呈扁圆形，并逐渐向尾端生长、延长形成神经板，同时尾侧正中线上形成一条增厚区，称原条。大约在胚胎的第 15～17 天，神经系统开始发育，第 18 天，神经板中央沿长轴下陷形成神经沟，沟两侧边缘隆起部分称神经褶。至胚胎 22 天左右，神经褶的两侧开始相互靠拢，在相当于枕部体节的部位首先愈合，并继续向头、尾两端进展，最后形成一个管道，称为神经管。在其头、尾两端各有一开口通羊膜腔，分别称为前神经孔和后神经孔。在胚胎第 24～25 天和 26 天时，前、后神经孔相继关闭，完整神经管形成。神经管随后衍化成脑和脊髓，管腔衍化成脑室系统和脊髓的中央管。后神经孔闭合不良或受损将会导致脊柱裂或脊柱畸形。脊柱裂发生的节段取决于神经管尾部闭合不良发生的时间。病变的节段越高，预后越差。前神经孔的闭合不良或受损将导致无脑儿、露脑畸形、颅裂畸形等。此外，神经管缺陷被认为具有家族遗传倾向，并且缺陷发生的节段越高，其遗传发病率也越高。

胎儿脊柱的形成是在胚胎第 6 周时，形成椎体软骨，到第 8 周左右以软骨内成骨方式形成椎骨。每块椎骨有 3 个主要的骨化中心，一个前骨化中心和两个后骨化中心。一般认为，胎儿脊柱原始骨化点在第 8 周已开始形成，首先集中在 2 个"连接区"，即下胸上腰区和下颈上胸区，然后很快向上、下扩展，但骶区的骨化要慢得多。值得注意的是，有可能出现"跳跃式"的骨化过程，检查时切勿误认为脊柱发育不良，尤其在胎儿早、中期。

超声检查医师还必须注意的是，NTDs 可能伴有多种相关畸形、综合征和（或）先天性疾病。因此产前超声检查时若发现 NTDs 应该对胎儿进行全面、细致的检查以免漏诊。这些相关畸形包括 Acrocallosal 综合征、指（趾）过短和弯曲综合征、Manouvrier 综合征、短肋骨-多指（趾）综合征、X 染色体连锁的 NTD 等。特别要注意胎儿骨骼、四肢和肾的超声检查。

应当清楚的是，胎儿 NTDs 是卫生部产前强制性筛查的疾病，孕 24 周以前超声必须筛查的 6 种疾病就包括无脑儿、严重的开放性脊柱裂、严重的脑膨出三种疾病。产前筛查胎儿 NTDs 方法颇多，诸如母体血清甲胎蛋白（MSAFP）测定、超声检查、羊膜腔穿刺术和以上诸种方法的组合检测。

甲胎蛋白（AFP）是一种胎儿的特殊糖蛋白，最初由卵黄囊产生，随后转由胎儿肝产生。在胎儿血清中，甲胎蛋白水平在孕 12～13 周达到峰值。正常羊水中 AFP 的水平是很低的，即使有异常升高也可能是因为胎儿皮肤破损导致胎儿的 AFP 进入羊水所致。母体甲胎蛋白（MSAFP）的水平通常也很低，但其水平可以逐渐升高并在孕 32 周达峰值。采用 MSAFP 筛查 NTDs 是英国率先进行的，最佳的检查时期是在孕 15～20 周之间，使用正常均值的 2.5 倍作为阳性判定值，但这个阳性判定标准包含了很大一部分的正常孕妇，因而导致了阳性预测值低。其他导致 MSAFP 升高的原因包括多胎妊娠、胎儿死亡、胎盘异常和胎儿腹壁缺损等。MSAFP 的检测值与孕周相关，所以如果要确立诊断，通常需结合超声检查来估算出正确的孕周。

羊膜腔穿刺术取材用来检测染色体核型、羊水 AFP 和乙酰胆碱酯酶水平等。开放性 NTDs 的胎儿，羊水中乙酰胆碱酯酶水平升高，且具有特异性。由于羊膜腔穿刺术具有 0.5%～1% 的流产风险，故不宜作为一线的筛查方法。

在美国，20 世纪 80 年代早期进行 MSAFP 的筛查经验表明，用正常均值的 2.5 倍作为阳性判定值，80% 的开放性 NTDs 的胎儿可以得到诊断。接近 3.7% 的正常孕妇其测值高于判定值，这些孕妇中至少有一半是因为各种原因造成的假阳性，如孕期估算错误等。在筛查中，1% 的孕妇需要进行羊膜腔穿刺术，这部分孕妇有 13% 出现胎儿 NTDs，这是一个相当高的比率。

对于 MSAFP 筛查中有 NTDs 高风险的孕妇，超声检查是诊断胎儿神经管缺陷的可靠方法。Madel 等人连续检查 51 例有脊柱裂、脑室扩张、腹壁缺损、脐膨出等畸形的胎儿，超声的敏感性达到了 100%，用他们的 95% 最低可信区间以及正常 MSAFP 均值的 2～3.5 倍作为阳性判定标准，胎儿神经管缺陷的漏诊率在 0.01%～0.15%之间,这比羊膜腔穿刺术导致的流产率要低得多。另一项研究对 20211 例孕妇进行 MSAFP 检测,结果表明,其中的 451 例需要进行超声检查,只有 54 例需要进行羊膜腔穿刺术,NTDs 检测的敏感性并没有降低。Glasgow 的研究也表明,905 例 MSAFP 升高的孕妇只进行超声检查,结果检出 49 例胎儿神经管缺陷,1 例漏诊,敏感性为 98%。此外,最近一项持续 6 年的研究发现,对于 MSAFP 升高的孕妇进行超声检查,胎儿神经管缺陷的检出率达到了 100%,而仅进行 VISAFP 筛查的孕妇却有 10 例神经管缺陷被漏诊。所以,在 MSAFP 筛查中被确定为胎儿 NTDs 高风险的孕妇,只需再进行超声检查就可以了,当然检查应由经验丰富的医师进行。

长期以来,关于最有效的胎儿神经管缺陷产前筛查方法一直存在争议。目前的研究表明,同时进行常规超声检查和 MSAFP 检测是胎儿 NTDs 筛查的最好方式,而且 MSAFP 的检测正借助于异常染色体的三联检测而获得新的发展。具体的操作模式取决于相关专家的意见和经费的多少。

一、无脑和露脑畸形序列

(一)概述

无脑畸形是 NTDs 最严重类型,是指部分性或完全性颅盖缺如,颅盖下组织缺失及露脑残余部分的不同程度的畸形与缺损。部分性无脑畸形系指不扩展到枕骨大孔的部分颅盖缺损;完全性无脑畸形系指扩展到枕大孔的颅盖缺损。有作者认为,无脑畸形不是脑不发育,而是由于颅骨发育异常,导致颅裂和脑表面硬膜缺如,首先形成露脑畸形,使脑组织失去外部保护,直接受到羊水的刺激、破坏或其他机械性损伤,导致脑萎缩。因此,露脑畸形可能是无脑畸形的前期形式。由于其超声表现相似,预后相似,故一并叙述。

(二)畸形特征

无脑畸形的主要特征:胎儿颅骨的穹窿缺如,即眶上嵴以上的额骨、顶骨和枕骨鳞部缺如、前颅凹缩短、蝶鞍变平、眼球突出,但面骨、脑干、中脑等常存在,而呈特殊的"蛙样面容",常伴有脊柱裂、唇腭裂、脐膨出、睑裂、肺发育不良、四肢畸形和羊水过多等。

(三)超声表现

1.颅骨强回声环缺失,仅在颅底部见骨化结构。胎儿头部横切时,不能显示椭圆形的颅骨光环;沿后颈部脊柱方向纵切时,脊柱头侧不能显示颅骨光环及大脑,仅显示颅底部强回声的骨化结构及脑干与中脑组织。从面部行正中矢状切面,可显示顶颌径明显缩短,在面部横切和冠状切面上,可显示胎儿面部各结构回声,即面部各骨结构及眼、鼻、唇、下颌等结构可显示,而呈特殊的"蛙样面容"(图 18-3-1)。

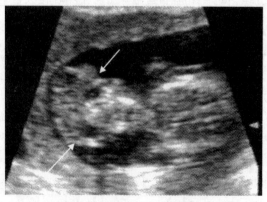

图 18-3-1　无脑畸形声像图
颅骨强回声环缺失,呈特殊的蛙样面容(箭头所示)

2.实时超声下,有时可显示胎儿手碰触搔抓暴露在羊水中的脑组织,使脑组织破碎并脱落于羊水中,羊水变得"浑浊",大量点状强回声在羊水中漂浮,即"羊水漂浮征",尤其在孕妇侧动体位或胎动时更为明显。

3.常伴有羊水过多。

4.常合并脊柱裂。同时应注意检查其他的合并畸形,如唇腭裂、腹裂、足畸形等。

5.三维超声可直观显示"蛙样"的面部特征。

6.无脑畸形与露脑畸形的鉴别:颅骨缺失但有脑组织即为露脑畸形,通常认为它是无脑畸形的前身。在早孕期间经阴道超声检查能更清楚地显示胎儿的颅内结构。研究表明,这两种畸形是同一病变的两个阶段。无颅骨畸形是一种致死性畸形,表现为颅骨缺失,大脑半球发育完全但有异常。无颅骨畸形常发展为无脑畸形,因为脑组织暴露于羊水中会逐渐退化。而有些无颅骨畸形并不发展为无脑畸形,原因未明。无颅骨畸形与无脑畸形容易混淆,但脑组织的存在与颅骨的缺失可作为鉴别依据。

超声鉴别的要点如下:

(1)有脑组织但无颅骨。

(2)脑组织破坏。

(3)有明显的脑沟纹。

(4)无颅骨畸形可能与其他畸形相伴,包括:脊柱裂、唇裂和腭裂、足畸形、心脏缺陷和脐膨出。无颅骨畸形还可能与羊膜带综合征相伴发。

(四)预后

无脑畸形和露脑畸形序列是最常见、最严重的神经管缺陷,为致死性,总发病率约为1/1200。其发病率因地理位置不同而异,在英国的发病率就比美国高很多。该畸形发病率还因性别不同而不同,女性大约是男性的4倍。既往有开放性NTDs病史的孕妇随后怀孕再次发生这种缺陷风险显著增高,可达到2%～3%。无脑畸形即大脑缺失,是由神经管头端关闭失败所致,其结果是无颅顶,前脑泡全部或部分消失(可能是部分发育,而后慢慢退化),但脑干、中脑、颅底和颜面结构存在。残余脑由一层厚的膜所覆盖,无脑畸形是致命性疾病,胎儿死亡率高达50%,其余者在出生时或出生后不久死亡。由于这种畸形的严重性,所以早期诊断是必要的。结合超声检查和母体血浆AFP可以作出产前诊断。无脑畸形因颅骨缺失和脑组织暴露而致母体血浆AFP水平极度升高。

二、颅裂畸形

(一)概述

颅裂是先天性颅骨缺损,由于胚胎时期神经管闭合不良,中胚叶发育停滞所造成。与无脑畸形和露脑畸形一样,因孕10～11周颅骨尚未完全骨化,故只能在孕12周以后才能作出诊断。从胎头额部起,沿颅顶中线至后枕部均可发生颅裂畸形(约占85%),其中约75%发生在枕部。少部分发生在偏离中线的其他部位,如顶部偏离中线区(约占12%)。发生在中线以外的颅裂畸形产前检查常常漏诊。

(二)畸形特征

1.颅裂根据有无膨出物可分为

(1)隐性颅裂:只有颅裂,没有脑膜或脑组织膨出,产前超声检查时偶然发现;

(2)显性颅裂:在颅裂的基础上出现脑膜或脑组织膨出,与露脑畸形不一样,脑膨出的特点是颅骨缺损和硬脑膜膨出,脑和/或脑膜从缺损处疝出,表面可有皮肤覆盖。

2.显性颅裂又根据膨出囊内容物分为

(1)脑膜膨出:只有软脑膜和蛛网膜,硬脑膜常缺如,充满脑脊液;

(2)脑膨出:有软脑膜和脑组织,无脑脊液;

(3)脑膜脑膨出:有脑膜、脑实质和脑脊液;

(4)脑囊状膨出:有脑膜、脑实质和部分脑室,但在脑实质和脑膜之间无脑脊液存在;

(5)脑膜脑囊状膨出:内容与脑囊状膨出相同,但在脑实质与脑膜之间有脑脊液。

颅裂常伴小头畸形、脑积水、脊柱裂,可见于羊膜带综合征、Meckel-Gruber 综合征(常染色体隐形遗传、枕部脑膨出、双侧肾囊性发育不良、肝纤维化和多指或趾)、Walker-Warburg 综合征(脑膨出、无脑回)等。额脑部或脑膜膨出常伴有面部结构畸形,如眼距过宽、鼻畸形等。

(三)超声表现

1.颅裂处颅骨回声缺失是诊断颅裂的特征性表现(图 18-3-2)。

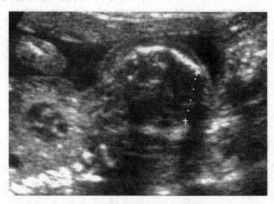

图 18-3-2   颅裂畸形声像图

部分颅骨回声缺失(＋…＋所示)

2.缺损部位可根据面部骨结构、脊柱位置及中线回声加以判断,以确定是枕部、顶部、还是额部等部位缺损。75％发生在枕部。

3.根据囊内的回声特点可进行颅裂超声分型。当颅骨缺损处有脑组织和脑脊膜膨出时,多呈混合性回声;若有大量脑组织膨出时,可导致小头畸形。当颅骨缺损处仅有脑膜膨出时,由于囊内仅含脑脊液而呈无回声区。当颅骨缺损处有脑实质伴有脑室膨出时即为脑囊状膨出,若胎头发生运动时,实时超声即可显示膨出的囊内脑脊液与脑室相通。但当膨出的脑组织较少时,超声很难分出是脑膨出还是脑膜膨出。

4.囊壁较薄,常无分隔。

5.可伴有羊水过多、脊柱裂和 Meckel-Gruberg 综合征、Joubert 综合征、Walker-Warburg 综合征、羊膜带综合征、Roberts 综合征、VonVoss 综合征、颜面裂、心脏畸形、生殖器畸形。

6.颈部脑膜膨出需与颈部水囊瘤或畸胎瘤相鉴别,额部脑膜脑膨出需与额部、鼻部的畸胎瘤相区别。

可供鉴别的要点有:

(1)连续追踪观察,偶可见脑膜脑膨出在一段时间内消失,过一段时间后再次出现。

(2)颅骨足否完整。若颅骨缺损应考虑颅裂畸形,若颅骨完整则考虑额部或颈部肿物。

(3)颅裂畸形常伴有眼距过宽、面部畸形、胼胝体发育不良、小头畸形、脑积水或其他颜面部和中枢神经系统畸形。

(四)预后

该病预后与膨出的部位及其大小、膨出脑组织的多少、是否合并染色体异常和其他畸形等有关。脑组织膨出越多,合并其他畸形越多,其预后越差。如果伴有染色体异常,预后也不佳。脑或脑膜膨出总病死率约为 80％,存活者伴有智力和中枢神经系统功能障碍。额部小的脑膨出,不伴有其他畸形时,其预后较其他部位的相同大小脑膨出要好,这可能与少部分额叶皮质缺失引起较少神经功能缺失有关,但额部膨出可导致语言障碍。

三、枕骨裂露脑畸形

(一)概述

枕骨裂露脑畸形是位于颅脑轴线上的闭合不良而引起的,属罕见畸形。诊断该畸形主要依靠三个特征性改变:枕骨缺损、头部严重后仰、颈部脊柱裂。84％的枕骨裂露脑畸形合并有其他畸形。这些合并的畸形包括:无脑畸形、脑膨出、脑积水、小头畸形、前脑无裂畸形、后颅窝囊肿、脊柱裂、独眼、小下颌畸形、面裂、心脏畸形、泌尿生殖系统畸形、膈疝、前腹壁缺损、关节弯曲畸形、足畸形和单脐动脉等。

(二)超声诊断与鉴别

这是一种颅脑与脊柱连接异常的畸形,超声检查可见胎头极度后仰以至于颈部与上段胸椎或颈椎相毗连,其变形固定。由于胎头极度后仰,胸椎与颅脑往往可在相同切面看到。与枕骨裂露脑畸形相伴随(实质是相连锁)的畸形有颅后窝畸形(脑膨出、Dandy-Walker 综合征)以及颈椎上段(脊柱裂)和脊髓节段因融合而变短畸形。大多数(84％)患病胎儿还常伴有其他部位异常。

枕骨裂露脑畸形要与晚孕胎头过度伸展相鉴别。后者胎儿呈固定臀位,脊柱位于后方,颈椎后屈,肢体姿势异常。据报道,X 线检查约有 12％～15％臀位胎儿有这种异常姿势。与枕骨裂露脑畸形相比,这种所谓"观星臀"胎儿的颅后窝颈颈椎结构一般无异常。如果产前未辨认出这种异常"观星臀"胎儿,经阴道分娩,胎儿就有颈髓横断高风险。因此,一旦分娩前确诊这种异常姿势,应建议孕妇进行剖宫产。

总之,枕骨裂露脑畸形是神经结构严重异常引起的致命性病变。值得注意的是,枕骨裂露脑畸形与"观星臀"鉴别诊断很重要,因为它们的预后和处理相差很大。

(三)预后

枕骨裂露脑畸形胎儿几乎都无法存活,发现后需及早终止妊娠。据报道只有少数无合并其他严重畸形的病例得以存活,但绝大多数病例都是致命的。

四、脊柱裂

(一)概述

脊柱裂是最常见的中枢神经系统畸形,产前超声检查易于诊断。新生儿脊柱裂发病率为 1‰～2‰,在过去的 15 年里已逐渐地减少。这种减少约 1/3 得益于产前筛查出来并终止妊娠,其余的 2/3 是自然减少,其原因未明。牛津大学研究表明,在英国威尔士,胎儿脊柱裂患病率确实在减少,发病率从 1974 年的3.4‰,下降到 90 年代的 0.8‰。研究发现,高危孕妇补充叶酸其胎儿脊柱裂患病率减少 75％,建议高危孕妇在怀孕前 3 个月开始进行为期 6 个月的叶酸补充,大有好处。

目前已知有多种药物可增加脊柱裂的风险,这些药物往往是叶酸的拮抗剂。月经龄 5～10 周左右的胚胎期,正是脊柱形成的时候,此时最易受这些药物的影响,应尤其注意。

95％的脊柱裂胎儿发生在以前没有这类病史的家庭或没有可识别的危险因素,属新发生的病例。筛查时应考虑这一个重要因素,如果仅把目标锁定在那些可以觉察出其危险性的病例,就会漏诊一大部分病例。迄今筛查脊柱裂主要有两种方法,即英国的及美国的两种方法。在英国威尔士,胎儿产前筛查的主要措施是在中孕期进行详细的超声检查,有 95％～96％孕妇接受产前检查。研究表明,超声检查可检测约 98％的中枢神经系统异常和 75％的重要结构异常。因而,在英国,依赖检测母体血清 AFP 来筛查脊柱裂已经明显减少。早、中孕期母体血清筛查使染色体异常,特别是 21-三体检测和脊柱裂筛查更完善,使用也日益增多。应注意的是,开放性脊柱裂病例约有 20％母体血清 AFP 正常。用正常母体血清 AFP 平均值的 2.5 倍作为截止值,这一指标可检测 80％开放性脊柱裂。95.5％脊柱裂胎儿羊水乙酰胆碱酯酶增高。如果羊水 AFP 和乙酰胆碱酯酶都增高,胎儿脊柱裂的几率为 99.5％。由于中孕期超声筛查准确,其阴性预测价值很高,现在通过羊膜腔穿刺术抽取羊水定量检测 AFP 和乙酰胆碱酯酶作为确诊检查已经没有多大价值。相反,在美国,中孕期超声检查并非常规,母体血清 AFP 检测在筛查高危人群起至关重要作用。若发现 AFP 异常,再有目的地超声检查,以针对性地寻找潜在异常的原因,包括脊柱裂。

(二)畸形特征

根据发育不全的程度、内容物以及解剖上的特点,将本病分为四型:

1.隐性脊柱裂　多在 L_5～S_1 平面,神经管及其周围组织已全部闭合,主要是椎弓闭合不全,局部椎弓有不正常裂隙,脊柱呈现骨化障碍,骨质有缺损,但无脊膜或神经组织膨出,产前超声很难诊断。隐性脊柱裂的皮肤表面常有毛发增生、色素沉着、血管瘤、皮肤凹陷或合并皮样囊肿或脂肪瘤。产前超声检查发现脊柱皮肤处有肿物或凹陷可能是隐性脊柱裂的重要间接征象。

2.脊膜膨出　神经管已完全闭合,脊髓位置正常,周围组织闭合不全,有椎弓分裂。脊膜从缺损处膨出如囊肿,囊内有脑脊液。脊膜膨出多位于腰骶部,也可在胸椎或颈椎,基底宽广或呈蒂状,有时形成囊性肿块。表面皮肤正常或变薄,或皮肤松弛后呈现皱褶或放射性瘢痕。

3.脊髓脊膜膨出　神经管已闭合,有椎弓分裂,脊膜及脊髓组织或神经根膨出,囊内也有脑脊液。表面有皮肤遮盖,有时中央很薄,膨出的囊腔内有脊髓或神经根存在。常伴有足内翻、下垂或有高弓足畸形、神经性膀胱、肠腔内粪块堵塞。

以上三种类型均为闭合性脊柱裂。

4.开放性脊髓脊膜膨出或称脊髓外翻　此型为开放性脊柱裂,神经管闭合不全,常发生于腰骶部,脊柱和脊髓完全分裂,椎弓、脊膜、皮肤、肌肉等均呈缺损。脊髓的中央管亦裂开暴露于皮肤裂隙之外,仅被脊膜覆盖。

脊髓脊膜膨出合并脂肪瘤时,蛛网膜及硬脊膜均开放,其上方有脂肪瘤附着。脂肪瘤表面皮肤厚薄正常,有时并有血管瘤,不伴有脑积水。

脊髓脊膜膨出合并的其他畸形有阿-奇畸形、畸胎瘤、皮样囊肿、骶骨发育不全、原发性泌尿系统畸形等。

(三)超声表现

1.正常脊柱的声像图表现及其变异　胎儿脊柱的超声检查需检查三个常规断面即横断面、矢状断面和冠状断面。脊柱横断面可同时显示椎骨的三个骨化中心(寰、枢椎只有两个骨化中心),呈等边三角形排列(图 18-3-3)。三个骨化中心间为椎管的结构。椎管内结构由后至前可见:后硬脊膜的强回声线条;无回声的后蛛网膜下腔;略呈等号样强回声的脊髓背侧缘和腹侧缘回声线条;紧贴脊髓腹侧缘略前方的小圆形搏动结构即脊髓前正中动脉;脊髓前方为无回声的前蛛网膜下腔;前蛛网膜下腔的浅方为强回声的椎体表面(图 18-3-4)。胸椎段横切面的声像特征是:后方两个强回声椎弓板和与之相连的肋骨形成特定的"w"形强回声结构(图 18-3-5),而颈椎及腰椎的椎弓板因其无肋骨相连而形成"A"形强回声结构(图 18-3-6)。需注意的是,横切面观察时,由于脊柱生理弯曲的存在,容易形成椎骨后端增宽畸形的错觉,特别在腰骶段尤为明显,这种现象称为假性脊柱裂现象。

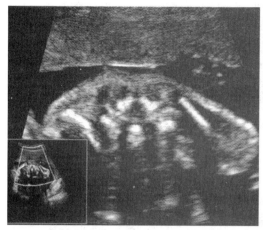

图 18-3-3　胎儿脊柱横切声像图

图示三个骨化中心呈等边三角形排列

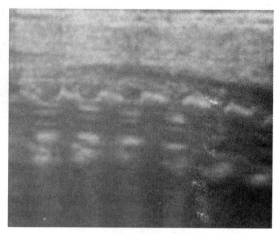

图 18-3-4　胎儿正常椎管内结构声像图

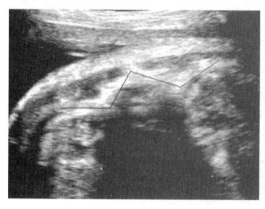

图 18-3-5　胸椎横切面声像图

两个椎弓板的强回声和肋骨形成特定的"W"形强回声结构

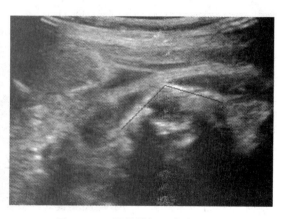

图 18-3-6　腰椎横切面声像图

两个椎弓板因无肋骨相连而形成"A"形强回声结构

矢状断面可分为正中矢状切面扫查和旁矢状切面扫查。正中矢状断面经常只能看到椎体前骨化中心，而后两个骨化中心则由于被遮挡或骨化不全而显示不清。旁矢状断面则可显示椎体的前骨化中心和一侧的后骨化中心，同时可显示出正常的脊柱生理弯曲和越向尾端椎管越窄的趋势。在高端的机器上，矢状断面还可以观察到脊髓和呈中强回声的马尾。矢状切面从后至前的声像图结构层次是：棘突的强回声；其前方强线条样回声的硬脊膜；硬脊膜前方的无回声的后蛛网膜下腔；后蛛网膜下腔前方为强回声的线样脊髓背侧缘；其前方为低回声的脊髓；脊髓中心偏腹侧略强回声的线样结构为脊髓中央管回声；中央管回声前方为线条样较强回声的脊髓腹侧缘；脊髓腹侧缘前方为无回声的前蛛网膜下腔；前蛛网膜下腔前方为低回声的椎间盘分隔开的椎体的强回声表面。

冠状断面上，脊椎骨的后两个骨化中心呈特征性的"轨道征"，且越朝头端距离越宽，但在腰椎约平 L_1 平面稍膨大增宽。冠状断面还可利用肋骨与胸椎的对应关系进行椎体的定位。横切面和矢状断面同时也可被用来观察脊柱皮肤的完整性。如因胎儿体位关系而使观察受限时，可通过轻轻触动胎儿、改变孕妇体位以及复查等方式来改善观察效果。在经腹扫查中，如欲观察部分位于宫颈附近而显示不佳时，可采用经阴道或是经会阴扫查的方式观察。

随着计算机技术的发展，三维超声能够提高胎儿微小畸形诊断的准确性。其最大的优点是在扫查完成后能重现出一个三维平面，使医生可观察到常规扫查无法直接获得的切面图像；还可以通过表面成像模式来显示脊膜膨出囊或是用最大密度投影模式来显示脊柱。但据文献研究，三维超声并不能提高妊娠早期头3个月胎儿脊柱裂的诊断能力。而在中孕期的胎儿，三维图像可以帮助医生正确定位脊柱缺陷的位置。

2.脊柱裂的直接征象

(1)从胎儿背侧方向对脊柱作矢状检查，正常脊柱表现为有椎体和椎弓骨化中心形成的前后平行排列的两条强回声光带，在骶尾部逐渐混合变窄。脊柱裂时位于后方的强回声线连续性中断，同时因裂口处皮肤及软组织缺损，皮肤强回声带及其深部软组织回声连续性亦中断(图18-3-7)。

(2)脊柱横切时脊椎三角形骨化中心失去正常形态，位于后方的两个椎弓骨化中心向后开放，呈典型的"V"或"U"字形改变(图18-3-8)。

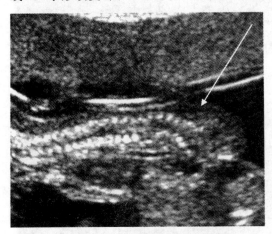
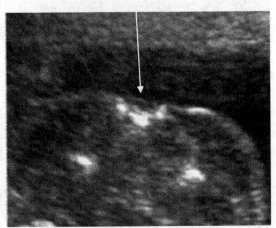

图18-3-7　脊柱裂纵切面声像图
脊柱强回声线连续性中断(箭头所示)

图18-3-8　脊柱裂横切面声像图
后方的两个椎弓骨亿中心向后开放，呈典型的"V"字形改变(箭头所示)

(3)脊柱冠状切面亦可显示后方的两个椎弓骨化中心距离增大。

(4)合并有脊髓脊膜膨出时，裂口处可呈囊性包块，内含马尾神经和/或脊髓组织(图18-3-9)。

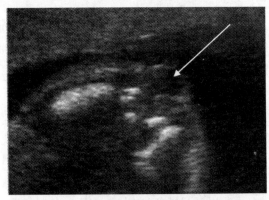

图18-3-9　脊柱裂合并脊髓脊膜膨出声像图
裂口处呈囊性包块(箭头所示)

(5)判定脊柱裂部位及病变水平，主要依靠脊柱矢状切面确定。靠近头侧的首个受累椎体就是病变水平。一般可以从脊柱最末一个骨化中心(一般中孕期为骶4，晚孕期为骶5)开始向头侧计数。如果显示困难，则可以以第12肋所连的椎体为T_1。开始向上或向下计数，或以髂骨上缘所对应的椎体为L_5或S_1开始计数，确定病变受累的具体部位和受累平面。

隐性脊柱裂常缺乏直接征象，产前超声检查常难发现，有时在隐性脊柱裂处皮下可见脂肪瘤、血管瘤或畸胎瘤，此时应注意是否有隐形脊柱裂。3个或3个以上椎体脊柱裂产前诊断较易，直接征象明显，但较小的脊柱裂(小于 3 个椎体)因直接征象不明显,常难以检出。除了应当仔细、全方位地检查脊柱外,应特别注意脊柱裂脑部的继发征象。研究表明,约 1/3 脊柱裂是依靠脑部的间接征象作出诊断的。

3.脊柱裂的脑部间接征象 通过仔细观察脊柱裂胎儿脑部间接征象可检测出多数脊柱神经管缺陷。

(1)柠檬征:额骨双侧内凹,头颅外形由卵圆形变成柠檬状(图 18-3-10)。在孕 24 周时,有开放性脊柱裂的胎儿 98% 可见柠檬头,其阳性和阴性预测值分别为 82.2% 和 99.5%。但也有其他报道,脊柱裂出现柠檬头的几率是 64%～70%。

(2)小脑延髓池消失和香蕉征:由于颅后窝区域颅骨发育不全,可发生特异性病理变化,即小脑半球下降和小脑延髓池消失。这些改变会导致颅后窝变形,小脑半球从具有特征性的哑铃状变成"香蕉"状(图 18-3-10)。但脊柱裂胎儿小脑的变形不一定呈"香蕉征",小脑延髓池消失可能是更可靠的征象。孕 24 周时确诊的开放性脊柱裂胎儿 95% 可见小脑延髓池消失征象。据报道,这种征象尚无假阳性诊断,孕 24 周时其阳性和阴性预测值分别为 100% 和 99%。

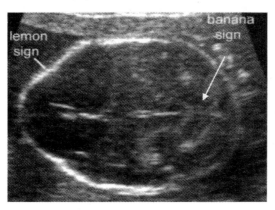

图 18-3-10　脊柱裂胎儿合并"柠檬征"和"香蕉征"的声像图

Lemonsign:柠檬征;bananasign:香蕉征

(3)脑室扩张和小头畸形:脊柱裂可能伴随侧脑室扩张,通过测量侧脑室腔大小可帮助判定。61% 脊柱裂病例可见侧脑室扩张。然而,不同孕期超声评估得出的发生率不一样。孕 24 周前扫查,脊柱裂伴侧脑室扩张发生率为 44%,到孕 24 周后升高到 94%。随着孕龄的不断增加,脊柱裂胎儿可能更多地表现为小头畸形和/或脑室扩张。孕 18～20 周诊断脊柱裂的主要策略仍是超声检查,同时有证据表明孕 17 周前联合经腹部或阴道超声扫查可有效地检出脊柱裂。Blumenfeld 等人强调孕 17 周前超声诊断脊柱裂颅内间接征象的可靠性要高于脊柱裂的直接征象。需要注意的是,部分脊柱裂胎儿其颅脑可能正常。Ghi 等研究表明,开放性脊柱裂与闭合性脊柱裂最重要的区别在于是否脑部出现脊柱裂的间接征象。

4.相关畸形 胎儿脊柱裂通常合并足畸形,同时可能伴有先天性髋关节脱位。普遍认为,若超声检查腿部固定性畸形或未发现腿部运动,预示着预后不佳。胎儿脊柱裂合并其他畸形的报道,涉及大部分的器官系统,最常见的是泌尿生殖系统。根据 Hunt 和 Whitaker 对 190 例患有脊柱裂的顺产新生儿的研究报道,其中有 17 例合并有肾畸形,3 例为肾缺如,4 例为马蹄肾,8 例为重复输尿管畸形,1 例为单纯输尿管扩张,1 例为囊性肾发育不良。脊柱裂合并肾畸形可能并发有高位的感觉缺失,而合并输尿管畸形感觉缺失的平面则一般位于骶骨水平。一旦确认胎儿脊柱裂,必须通过超声彻底检查脊柱以判定脊柱裂发生的节段和程度;同时积极查找中枢神经系统以外的异常;准确地判断受累脊柱水平和脊髓末端的位置;同时也应认真查找脊柱裂的囊内容物及其表面是否有皮肤覆盖,因为这些征象和病变特点都有助于评估预后。

5.染色体异常 脊柱裂病例有非整倍体染色体异常的风险,确认这些病例是否合并非整倍体染色体异常对预测其复发危险性很重要。据报道,单纯性脊柱裂非整倍体风险为 2%。超声检查发现多种结构异常则风险可增加至 24%。最常见的染色体异常为 18-三体。

（四）预后

脊柱裂的预后不仅与脊柱本身病变有直接关系,还与是否合并染色体异常及其他相关畸形有关。脊柱病变多种影响因素中,受累水平似乎最有预测价值。Cochrane 等人提议以三大节段即胸椎、腰椎和骶椎中最头端的、完整的脊椎节段水平作为受累水平的评价标准。最头端的、完整的脊椎节段水平可预测行走能力、膀胱和肠道功能,以及是否会发展为脊柱后侧凸,但不能预测产后行脑室分流术的必要性,也不能预测需要外科干预的次数(表 18-3-1)。

表 18-3-1　胎儿脊柱裂受累水平与预后(n=500 例)

评判指标	胸椎	腰椎	骶椎
正常上学	36	40	46
小便能自理	0	0	7
小便不能自理	70	83	
大便不能自理	83	83	83
坐轮椅	90	45	7
能独立行走	0	7	57

病变部位发生的节段水平高(特别是受累节段多)、伴有小头畸形、脑室扩张、脊柱侧凸或驼背及其他系统异常者预后差。高节段脊柱裂还可能发生与其相应水平的神经缺陷。

病变的类型与预后有着明显的相关性。一系列产前筛查表明,预后最好的是闭合性的,位置较低,且膨出部分只含有脑脊液而没有神经组织的类型。大约有 25% 的脊柱裂胎儿会发生死亡。在出生后早期,通过外科手术修复其缺损,能使更多的患者度过新生儿时期,但这些患者会有较多的身体残疾。只有不到 17% 的患者不用接受手术治疗而存活至十几岁。通过对 117 例在 1963 年～1971 年出生、接受过手术治疗的脊柱裂儿童的长期随访观察,砌究者发现,在平均年龄为 30 岁时,有 51% 的受访者死亡,在存活者中 84% 的人有脑室分流,70% 的人智商为 80 或更高一点,37% 的人能独立生活,39% 的人能独自驾车,30% 的人能步行超过 50 米,26% 的人找到了工作。有行脑室分流术治疗的人生活能力和独立性较差,智商的高低则取决于是否有脑积水。那些不需要行脑室分流术治疗的婴儿平均智商为 104;需要行脑室分流术,但无术后并发症的婴儿平均智商为 91,如果术后发生了并发症,其平均智商就只有 70。从这方面来看,胎儿脑室扩大与产后神经系统的发育与机能关系密切。

五、脊髓纵裂

（一）概述

脊髓纵裂是脊柱裂中病情较轻的一种,表现为脊髓不定长度的矢状裂,而在矢状裂足侧的脊髓仍是完整的。

尸体解剖发现,约有 36% 的脊髓脊膜膨出病例合并有脊髓纵裂,通过手术治疗并存活下来的脊髓脊膜膨出儿童,脊髓纵裂的发病率为 5%。由于脊髓纵裂通常会出现半椎体或脊椎分节不全(85% 在出生后融合),因此患者常会出现脊柱侧凸。受累部位表面皮肤也经常会出现病变,比如毛发过度生长、出现痣或者脂肪瘤。20% 的脊髓纵裂患儿有外表的畸形,比如单侧肢体萎缩、变形和小腿及足部发育不良,其中足部的畸形有可能在产前超声检查中被发现。

（二）胚胎学

脊髓纵裂的发生目前认为是由于原结（hensen 结）连接卵黄囊和羊膜腔的神经管持续存在，并自中线分割脊髓造成的。因为神经管本身也是脊索的前体，这有助于解释为什么脊髓纵裂伴有很高的脊柱畸形发生率。

（三）超声表现

脊髓纵裂的超声表现易被忽视，只是在脊柱的冠状断面上显示为局限性的后骨化中心增宽。仔细观察这些骨化中心的中部或后方，可发现和骨化中心回声相似的小的异常回声，这一异常回声通常是造成脊髓纵裂的骨刺或软骨的回声。

（四）预后

首先必须排除合并有脊柱裂，需详细检查脊柱后背皮肤是否完整及有无脊柱裂的颅脑间接征象。单纯性脊髓纵裂胎儿出生后可以表现为身体发育完全正常，但可能有皮肤的病变或者是有身体的其他畸形。其神经损伤的程度目前仍无法在出生前判断。有学者主张可以早期手术切除分割脊髓的组织，避免其对脊髓神经系统的继续损伤。

六、脊柱侧凸

（一）概述

脊柱侧凸是指脊柱的异常弯曲，通常是由椎骨的发育异常引起的，可大体分为椎骨结构的异常和分节的异常。椎骨结构的异常常见于半椎体即蝴蝶椎可引起背柱侧凸，分节异常则可引起脊柱侧凸或脊柱缩短。

（二）超声表现

脊柱横切面可显示受累椎骨部分椎骨环缺失；冠状断面可显示椎体前骨化中心位移；脊柱矢状切面可观察到持续存在的脊柱成角畸形，这是观察脊柱侧凸最好的切面。椎骨异常在低位胸椎最常见，而胸椎异常可伴有胸骨的缺损，可以在沿肋骨纵切的图像上显示出来。其中半椎体与脊柱裂超声检查中往往由于近似的脊柱成角特点而导致误诊，应注意观察局部是否有膨出物及颅脑的间接征象来鉴别。脊柱侧凸常合并其他方面的畸形，最常见的是神经管缺陷和肾脏畸形。在临床中如果发现有脊椎的异常，就必须做更加系统的产前超声检查。

（三）预后

单纯脊柱侧凸且程度较轻者，预后较好。脊柱侧凸合并有其他畸形，生存率会下降到 50% 以下。如产前检查发现脊柱侧凸胎儿合并有肾的先天性疾病（发育不全或发育不良），其死亡率达 100%。对于存活的患儿，在儿童期病情会随年龄增长而进展，大约有 25% 的患儿病情进展较快，另有 50% 进展缓慢，剩下的 25% 的患儿病情无明显进展。

七、尾部退化综合征

尾部退化综合征包括了一系列的脊柱畸形，从骶骨的部分发育不全到整个腰骶的缺失都包含在内。超声检查是产前诊断的唯一手段。在脊柱矢状面可以观察到骶椎的正常生理弯曲消失，脊柱缩短，回声突然中断，这是其超声的表现特征。

胎儿骶骨发育不全和孕妇患有糖尿病密切相关。据估计,母体患有糖尿病其胎儿患尾部退化综合征的几率是正常孕妇的 250 倍。在骶骨发育不全的胎儿中,母体患有糖尿病的比率高达 22%。而糖尿病孕妇所产胎儿中有 1% 患有骶骨发育不全。如果糖尿病孕妇在孕 9 周经阴道超声检查出胎儿顶臀径较短,应考虑此病,但最终诊断最早要等到孕 17 周才能作出。

脊柱尾部发育不全可能伴有下肢的发育不全和膀胱异常增大。在严重的病例中,甚至骨性骨盆都可能缺失。所以脊柱尾部发育不全的病例应系统地寻找神经肌肉系统和泌尿生殖系统等其他方面的畸形。

需注意的是,另外有一种先天性畸形-并腿畸形,表现为不同程度的脊柱下段缺失,伴有单下肢或双下肢融合、单脐动脉、严重肾畸形、无肛门等,其与尾部发育不全(双下肢发育不全、双脐动脉、非致死性肾脏畸形及正常肛门或闭锁)是本质上不同的两种疾病。并腿畸形胎儿预后差,几乎全部不能存活,应注意鉴别。

胎儿脊柱发育不全预后取决于合并的主要畸形情况。合并的畸形少,程度轻,胎儿存活率较高,存活下来的胎儿智商一般都是正常的,但需要接受多次泌尿外科和矫形外科的手术治疗。

八、骶尾部畸胎瘤

(一)概述

骶尾部畸胎瘤是最常见的先天性肿瘤,在活产儿中的发生率为四万分之一,女性(75%)发病率高于男性(25%)。骶尾部畸胎瘤来源于胚胎时期原条中的原结(hensen 结)。随着中胚层的快速增殖,原条逐渐向尾端生长,残留的原结也随之降至尾骨的前面。正常情况下原结会逐渐退化消失,少数情况下原结持续存在而产生畸胎瘤。由于原结含有多形性干细胞,所以畸胎瘤可包含有来自三个胚层的各种组织。

骶尾部畸胎瘤根据其位置及在腹内外的比例可分为四种类型。Ⅰ型大部分外露于腹外,只有很少一部分肿瘤组织位于腹内骶骨前;Ⅱ型大部分位于腹外,但有明显的肿瘤组织向骨盆内生长;Ⅲ型也是腹外型,但大部分肿瘤组织位于腹内和骨盆;Ⅳ型则完全位于腹腔内。大部分(82%)的骶尾部畸胎瘤是良性的,但Ⅳ型的恶性率(38%)明显高于Ⅰ型(8%)。

(二)超声表现

1.直接征象 在超声图像上,畸胎瘤可表现为实性、囊实混合性或是以囊性为主等回声类型,可有多种形态。肿瘤内的囊性成分通常来源于肿瘤内脉络丛产生的脑脊液。超声要显示肿瘤在腹腔内的情况比较困难,但可以借助膀胱前移或是膀胱位置的其他显著变化来帮助判断。

2.相关畸形 有 18% 的骶尾部畸胎瘤病例合并有其他的畸形。肿瘤直接压迫膀胱可导致膀胱流出道梗阻及双肾积水;肿瘤的快速增长引起脐血管机械性梗阻可导致羊水过多、胎盘增大和胎儿水肿;肿瘤的长期慢性出血可导致胎儿的贫血或是某些肿瘤血供丰富可导致高输出性的心力衰竭。

3.鉴别诊断 在鉴别诊断方面,Ⅰ型主要和脊髓脊膜膨出鉴别,如果未发现胎儿颅内的异常征象则可基本排除脊髓脊膜膨出。如果表现为腹内的囊性肿瘤,则需要同多种疾病鉴别,包括卵巢囊肿、肠道重复囊肿、骶前脊膜膨出和神经外胚层的囊性肿物。

(三)治疗及预后

骶尾部畸胎瘤一旦诊断,就必须做详细的超声检查以排除其他联合畸形。同时,必须定期检测胎儿的发育,观察肿瘤的生长、羊水量及是否有胎儿水肿等情况。大部分骶尾部畸胎瘤患儿在新生儿期通过手术治疗都能取得较好的效果。如果肿瘤较大,多数学者建议采取剖宫产,以避免因损伤肿瘤所引起的出血和新生儿其他并发症。骶尾部畸胎瘤有一定的恶变风险,所以通常都在新生儿期行手术治疗。

(芦 钺)

第四节 胎儿心律失常

正常心脏冲动起源于窦房结,以一定的频率发出动作电位,并按顺序激动心房、房室交界区、房室结、房室束、左右束支及分支和浦肯野纤维,最后到达心室肌,使心室除极。心律失常是指心脏冲动的频率、节律、起源部位、传导速度与激动次序的异常。胎儿心律失常是一种较常见的胎儿疾病,可导致胎儿宫内死亡和新生儿死亡率增加。胎儿心律失常的发病率为0.3%(一过性者占10%),其中10%的胎儿心律失常与胎儿心血管畸形、胎儿神经系统畸形甚至胎儿死亡相关。

一、胎儿心律失常的检查及诊断方法

胎儿心律失常检查及诊断方法包括胎儿心电图、胎儿磁心动描记术及胎儿超声心动图。

(一)胎儿心电图

胎儿心律失常大都由临床听诊首先发现,但听诊不能对胎儿心律失常进行准确分型。胎儿心律失常的诊断方法完全不同于产后的方法。产后,心律失常可通过心电图(ECG)的"诊断金标准"予以诊断,但此方法难以应用于胎儿。近年来,由于信息技术的发展,通过置于孕妇腹部的多导联ECG,可将胎儿的ECG信号与母体的ECG信号区分开。胎儿ECG检查相当耗时,并易受其他电信号(如母体的心脏搏动、肌肉收缩等)的干扰,且其在胎儿快速型心律失常及期前收缩情况下检测成功率最低,因此,临床上很少用胎儿ECG直接检测胎儿的心电活动。

(二)胎儿磁心动描记术(MCG)

MCG可代替ECG,可探测出与胎儿心脏电信号有关的小磁场变化,通过磁电转换来检测胎儿的心律变化,此方法因需在隔磁的房间内进行,因而很少被临床采用。

(三)胎儿超声心动图

胎儿超声心动图通过胎儿心房及心室运动或心脏血流流动信号推断出胎儿心电活动从而用来诊断胎儿心律失常,其检测的方法主要包括M型及多普勒超声心动图两种方式。

1.M型超声心动图 在二维超声引导下,取样线通过某一心房、心室壁,反映了心房心室的机械活动,既能同时反映心房和心室的活动节律,又可反映心房和心室活动的相互关系(图18-4-1)。另外,还可通过同时记录的大动脉根部及其内的半月瓣和心房壁运动曲线分析推断心律失常。心房壁向心房腔运动的起始点代表心房收缩的开始,而半月瓣开放的起始点代表心室收缩的开始。

M型超声心动图技术在图像质量良好且胎位合适时简便易行,如果图像质量不好时应倾向于用其他技术,如脉冲多普勒超声心动图。

2.脉冲多普勒超声心动图 脉冲多普勒超声心动图通过检测心脏内血液的流动情况来诊断胎儿心律失常。它可通过在二尖瓣及主动脉根部血流交汇处放置较大的取样容积来检测左室流入道及流出道的血流频谱。

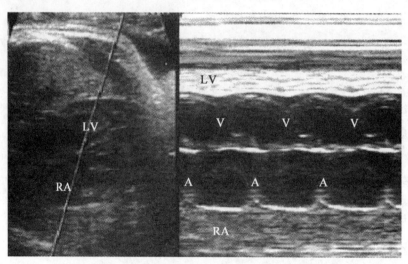

图 18-4-1   正常窦性心律的 M 型超声心动图

每一 A 波后均有 JV 波,A-A 和 V-V 间期规则。V:心室收缩波;A:心房收缩波

多普勒频谱 A 波可认为代表心房除极过程,反映了胎心的节律和是否存在异位起搏点,因为胎儿心室充盈主要在舒张晚期,A 波幅度还可体现心室充盈是否充足;相邻 A-S 时距代表从心房除极到心室除极的时间,反映了房室传导过程和是否有传导异常;S 波代表心室肌除极和复极过程,反映了心室率的变化和是否存在室性的异位起搏点,其幅度还可间接提示每搏量的改变;E 波代表由心室机械性舒张引起的快速充盈,相邻 E-A 时距代表从快速充盈期到缓慢充盈期直至下一周期心房除极的过程(图 18-4-2)。

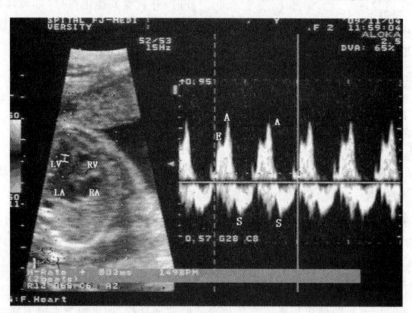

图 18-4-2   正常窦性心律的多普勒频谱超声心动图

多普勒频谱图中可见 S-S,A-A 和 E-A 间期规则,每一 E、A 波之后均可见一相应 S 波。

另一方法是多普勒同时取样于静脉(下腔静脉及肺静脉)血管内及动脉(主动脉及肺动脉)血管内检测血流频谱。静脉血流频谱的降低或反流代表心房收缩,动脉血流频谱的起点代表心室收缩开始。

正常胎心搏动中,各波型均有固定关系。如果出现心律失常,各波峰形态、时距关系必定会出现异常,因此观察各波形态,测量各波时距,分析各波的相互关系,可明确异常起搏的部位、传导形式、频率等,从而分类诊断各种常见甚至较复杂的胎儿心律失常。

二、胎儿心律失常的分类

正常胎儿心律规整,心率为 120～160 次/分(S-S 间期或 A-A 间期 375～500ms)。胎儿心律失常目前在临床上主要分为伴大致正常心率的不规则型心律失常、快速型心律失常和慢速型心律失常。

(一)不规则型心律失常

不规则型心律失常常于临床对胎儿常规听诊时发现,常被特征性描述为"额外心搏"或"漏搏",且大多为房性期前收缩。不规则型心律失常包括房性期前收缩、室性期前收缩及伴有房室传导阻滞的快速型心律失常。频发期前收缩为每 10 次正常搏动中至少发生一次房、室壁的提前收缩。房性期前收缩远比室性期前收缩常见,其中房性期前收缩又分为传导性、非传导性(阻滞性)以及传导非传导结合性。胎儿心脏听诊所描述的"漏搏"是因为房性期前收缩之后的代偿间歇。

(二)快速型心律失常

胎儿心率超过 180～200 次/分称为快速型心律失常,但大部分胎儿心室率在 220～300 次/分之间,包括窦性心动过速、房性心动过速、心房扑动、心房颤动。最常见的胎儿快速型心律失常为室上性心动过速(SVT),占 66%～90%;其次为心房扑动,占 10%～30%;心房颤动及紊乱性房性心动过速较少见。室性心动过速可见于胎儿期,但罕见。

(三)慢速型心律失常

胎儿心率低于 100 次/分为慢速型心律失常,包括窦性心动过缓、多源性阻滞性心房异位期前收缩及房室传导阻滞等。房室传导阻滞可分为Ⅰ度、Ⅱ度、Ⅲ度(完全性)传导阻滞。

胎儿心动过速及胎儿心动过缓发生时其持续时间均应在 10s 以上。

三、各型胎儿心律失常的常见发病原因

在胎儿心律失常中,最常见的是单纯性房性或室性期前收缩和房性或室性二联律,约占 90%。大多数胎儿心律失常并非由器质性心脏病变所引起。引起胎儿心律失常有三个因素即胎儿因素、母体因素和脐带因素。常见胎儿心律失常的原因如下:

(一)窦性心动过速

1.胎儿心力衰竭、胎儿早期缺氧。

2.脐带受压。

3.母体焦虑、发热、服用阿司匹林、654-2 等药物。

(二)窦性心动过缓

1.胎儿和脐带受压。

2.母体服用普萘洛尔、利血平等药物或宫颈旁局部麻醉。

(三)窦性阻滞

1.严重脐带受压。

2.母体高血钾。

(四)室上性心动过速

1.先天性右心结构病变,尤其是伴有右房增大、三尖瓣反流、心包积液。

2.母体甲状腺功能亢进、嗜铬细胞瘤或电解质紊乱。

（五）完全性房室传导阻滞

1.复杂的 CHD 包括左室异构、矫正型大血管转位、Ebstein 畸形等。

2.母体自身免疫性疾病，尤其是抗 RoSSA 和 LaSSB 阳性的干燥综合征及系统性红斑狼疮。

3.胎儿感染性心肌病或母体糖尿病所致的胎儿心肌肥厚。

4.原发性心脏传导系统异常。

四、发病机制

1.室上性心动过速为最常见的快速型心律失常，大部分情况下此类心律失常为心房与心室之间存在传导旁路所致。在敏感胎儿中，电冲动从心房通过房室结至心室并去极化心室肌纤维。传导旁路的存在意味着电冲动可快速地自心室逆行至心房，建立折返性通路。一旦快速型心动过速被此机制所发动，心率可有约 240 次/分。

最常见的室上性心动过速的发病机制即上述的房室折返性通路。如果心房与心室收缩之间有短的间歇（短室房性快速型心律失常），则其最可能的发病机制是通过传导旁路产生折返性循环。如果心室与心房收缩间有较长的延迟，则其发病机制可能不同，如房性异位性心动过速或持续性的交界性心动过速。评估胎儿超声心动图时应注重时间间歇的测量，可借此获取快速型心律失常发病机制的信息，并指导合适的药物治疗。

2.心房扑动较室上性心动过速难以控制，并有较高的胎儿死亡率及较常伴有胎儿水肿。在孕期，心房扑动比室上性心动过速发生时间较晚，并常归因于心房内的折返性通路所致。曾有学者报道心室率达 480 次/分的胎儿死亡的例子。

3.室性心动过速是很少见的胎儿心律失常，与胎儿长 QT 综合征有关。长 QT 综合征是一组离子通道疾病，其特征性表现为 ECG 上 QT 间期延长、胎儿猝死危险较高。产前 ECG 无法检测 QT 间期，故其诊断常于产后检查得出。患有长 QT 综合征的胎儿可伴有发作性室性心动过速，此有助于其与窦性心动过速的鉴别诊断。QT 间期的延长亦可见于患有免疫介导的先天性复杂性传导阻滞的胎儿，这表明免疫介导的完全性心脏传导阻滞可伴阵发性室性心动过速。

4.窦性心动过缓者可能为濒死前胎儿的表现或结构性心脏畸形所致。超声心动图检出持续性慢速型心律失常的胎儿应着重检查其心脏结构，如偏侧性发育障碍的胎儿（内脏异位、左房异构）常有窦性心动过缓。长 QT 综合征者亦可见窦性心动过缓，新技术如胎儿 ECG、MCG 有助于产前证实此发现。长 QT 间期的胎儿亦可有室性心动过速，偶见因延长的心室不应期导致的房室传导阻滞。"病窦"性心动过缓为一种窦房结的异常，在胎儿期为一种异常的反应，产后需植入起搏器。

5.完全性房室传导阻滞可为免疫介导（抗 RolLa）所引起，其心脏结构大多可正常，或者可合并有结构性心脏缺损，且大多为左房异构或房室连接不一致。在结构性心脏异常中，尽管围生期支持护理及手术技术已快速发展，但完全性房室传导阻滞仍是胎儿预后不良的征兆。

五、胎儿常见心律失常的超声心动图特征

（一）房性期前收缩

房性期前收缩是一种常见的胎儿心律失常，它可下传至心室引起心室收缩，也可不下传至心室，在心

室出现一较长代偿间期。期前收缩所致波形分别称为 A′、S′,各自与前后 A、S 顶点时距称 A-A′-A 间期、S-S′-S 间期。其超声心动图特点:心房壁提前收缩,A′提前出现,E、A′靠拢或融合,传导性房性期前收缩随后出现一个振幅低、提前的 S′,S-S′缩短,S′-S 延长,但 S-S′S 间期小于正常的 S-S-S 间期(图 18-4-3);非传导性房性期前收缩时提前出现的 A′后无 S′,下一周期 E 缺失。

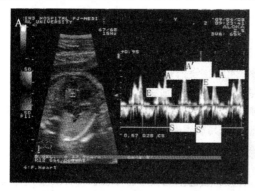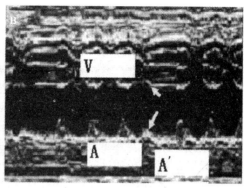

图 18-4-3　房性期前收缩的多普勒频谱图及 M 型超声心动图

图 A:房性期前收缩伴下传多普勒频谱图,可见 A′提前出现,E、A′融合,其后的 S′提前出现、振幅低;图 B:房性期前收缩伴不下传 M 型超声心动图,A 波代表心房收缩波,V 波代表心室收缩波,可见 A′提前出现(长箭头所示),其后未见提前出现的 V′波(短箭头所示)。

(二)室性期前收缩

室性期前收缩远较房性期前收缩少见,室性期前收缩起源于心室,不上传至心房,其后方出现较长的代偿间期(较房性期前收缩长)。超声心动图表现为心室壁提前收缩而无心房收缩,仅有 E 出现,其后无,A,接之出现一个提前的、振幅低的 S′,S-S′缩短,S′-S 延长,S-S′-S 间期等于正常的 S-S-S 间期,S′后 E-A 延长(图 18-4-4)。

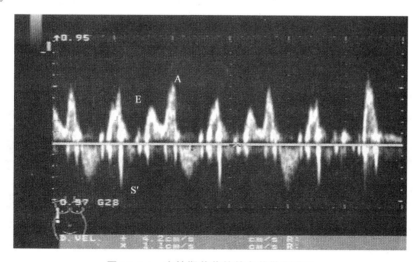

图 18-4-4　室性期前收缩的多普勒频谱图

图中可见仅有 E 出现,其后无 A,接之的 S′出现提前、振幅低,S′后 E-A 间期延长。

(三)持续性窦性心动过缓伴多源性房性期前收缩

A-A>600ms,在同帧屏幕上可见非同源提前出现的 A 波,EA′缩短,时距各不相同,与之相应提前出现的 S′波、S-S′时距也各不相同,且房性期前收缩彼此间的时距各不相等,也无倍数关系,据此可与同源性房性期前收缩鉴别。

（四）窦性心动过速

心率>160 次/分,在 180~190 次/分之间,E-A、A-A 等间期规则,S-S<375ms。

（五）室上性心动过速

心率>180 次/分,在 220~260 次/分之间,E-A、A-A 等间期规则,S-S<333ms。室上性心动过速心房与心室率(房室率)按 1：传导(图 18-4-5)。

（六）心房扑动

心房率(350~500 次/分)远快于心室率即为心房扑动。极快的心房率致房室率不能以 1：1 传导,房室率可为 2：1 或存在各种房室传导阻滞(图 18-4-6)。

（七）心房颤动

心房率>360 次/分,心房收缩增快且不规律,心室率慢于心房,多在 120~160 次/分之间,流入道呈单峰 A,振幅、时距不等,A 与 S 无固定关系,S 振幅、大小、时距亦绝对不一。

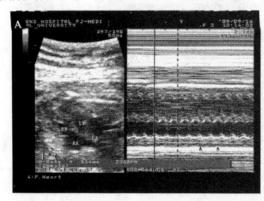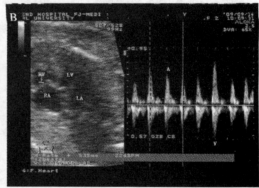

图 18-4-5　室上性心动过速的 M 型和多普勒频谱超声心动图

图 A:M 型超声心动图。A 波代表心房收缩波,V 波代表心室收缩波,A、V 呈 1：1 传导,A-A 间期缩短,心率>180 次/分。图 B:多普勒频谱图。A 波代表心房收缩波,V 波代表心室收缩波,二者呈 1：1 关系,频率均>180 次/分。

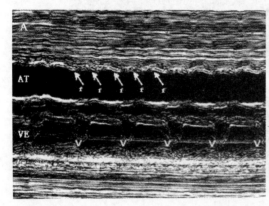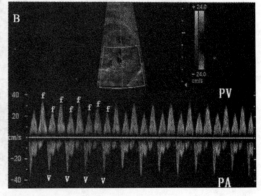

图 18-4-6　心房扑动的 M 型和多普勒频谱超声心动。

图 A:上方为心房收缩波(AT),下方为心室收缩波(VE),心房率与心室率之比为 2：1。图 B:基线上方为肺静脉频谱图,代表心房收缩波(480 次/分),基线下方为肺动脉频谱图,代表心室收缩波(240 次/分),二者呈 2：1 关系。

（八）窦性心动过缓

心率<100 次/分,一般>60 次/分。E-A、A-A、S-S 间期规则,S-S>600ms。

（九）房室传导阻滞

1.完全型　胎儿心室率均<80 次/分,多数心室率<55 次/分,A-A 间距规则,一般<600ms,E 波与 A

波不相关,S-S 间期延长＞750ms,E-A 间期极不规律(图 18-4-7)。

2.2：1 型　胎儿心室率减慢(60～80 次/分),E 波间隙脱落,仅有 A 波出现,单纯 A 波之后有 S 波出现,在 E 波脱落的 A 波之后(E-A 存在)无 S 波出现,S-S 间期等于 2 倍 A-A 间期(图 18-4-8)。

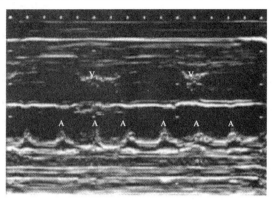

图 18-4-7　完全型房室传导阻滞的 M 型超声心动图

二者频率不等,心室率低于 50 次/分,心室率与心房率不相关。V,心室收缩波;A,心房收缩波

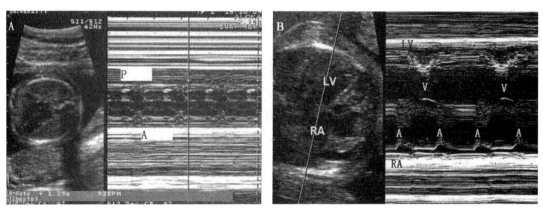

图 18-4-8　2：1 型房室传导阻滞的 M 型超声心动图

图 A:P 波代表心房收缩波,A 波代表心室收缩波,二者频率呈 2：1 的关系,心室率低于 80 次/分。图 B:A 波代表心房收缩波,V 波代表心室收缩波,二者呈 2：1 传导,心室率低于 80 次/分。

六、胎儿常见心律失常的处理

(一)不规则型心律失常

单纯房性(传导性或非传导性的)或室性期前收缩无需治疗。无明显证据表明房性或室性期前收缩是胎儿不适的表现。在少部分病例中,2%～3%多源性房性期前收缩可致持续性快速型心律失常,房性期前收缩不下传者,心室率低者与有正常心室率者相比,前者较可能发展为快速型心律失常,因而其治疗原则同快速型心律失常。

(二)快速型心律失常

各个诊疗中心治疗胎儿快速型心律失常的方法各异,尚无系统性治疗方案。治疗快速型心律失常的胎儿有几种方法可供选择,包括:①分娩后行产后处理;②通过母体给药行宫内治疗;③抗心律失常药直接注入胎儿循环内;④不行治疗,随访观察。每个诊疗中心的处理方法及药物治疗的选择各异,但均应考虑胎儿及母体因素。并非所有胎儿均要求产前早期给予抗心律失常药。只有胎肺成熟的胎儿才可提早分娩。

　　药物的合理选择依靠鉴别不同类型的快速型心律失常、抗心律失常药物的应用知识及有关知识掌握的熟练程度和经验。某些抗心律失常的药物有潜在的副作用,故应用时对母体及其胎儿因素均应被考虑。患有心房扑动或折返性室上性心动过速的非水肿胎儿,主要采用经母体地高辛给药。母体地高辛单一药物治疗对水肿胎儿疗效差,大部分归因于胎盘传输功能差。广泛应用的药物还有氟卡尼(一类药物)、索他洛尔(β受体阻滞剂,为三类药物)及胺碘酮(三类抗心律失常药物)。可直接注入胎儿循环的药物有胺碘酮、地高辛等。如果进行直接治疗,应在有专业技术与经验的诊疗中心进行。重要的是,孕妇亦应接受同样的药物治疗,否则给予胎儿的药物可能再回流入母体血循环内,需重复治疗。直接治疗一般只用于通过胎盘治疗无反应的水肿胎儿。

　　许多药物均有副作用,如氟卡尼可致心律失常,索他洛尔可致 QT 间期延长,胺碘酮可使胎儿甲状腺功能减退。因此,对母体及胎儿有效的处理团队应包括产科医生、药学师及心脏病学医生。

(三)慢速型心律失常

　　对免疫介导的先天性心脏传导阻滞的最佳处理方法仍有较多的争论。有学者报道,地塞米松联用或不联用拟交感神经药治疗过的胎儿,与不接受此类药物治疗的胎儿相比,其死亡率升高但晚期并发症减少。应用地塞米松联用或不联用β受体激动剂的胎儿,其一年生存率自44%提高至80%。但需强调的是,此组病例为两个不同时间段(1990年～1996年及1997年～2003年)的比较。另一份研究报道同一时间段的一年生存率从77%升至93%。极少数资料表明应用地塞米松后,可使完全性房室传导阻滞永久性转复为正常窦性心律。地塞米松治疗的副作用包括影响胎儿生长、羊水过少,或对胎儿下丘脑-垂体轴或大脑有明显影响,也可能有潜在的对心脏不利的作用。对此类患者的产前治疗可否减少产后心肌病的发作尚不可知。其他药物如β拟交感神经剂的作用亦不确定,有些报道提示有临床疗效,也有认为不应用此类药物者预后更好。

　　对于程度较轻的胎儿心脏传导阻滞,某些资料表明Ⅱ度房室传导阻滞的胎儿应用地塞米松后,可转复为窦性心律。另有报道用皮质类固醇治疗后 PR 间期可正常化。然而,有报道提示 1/3 的母体抗 Ro/La 阳性的胎儿 PR 间期延长,并提示 PR 间期可能会发生自发性正常化。因此,这些治疗的作用仍不确定。

七、静脉多普勒超声在评价胎儿血流动力学方面的重要作用

　　快速型心律失常或心脏传导阻滞的胎儿,尤其伴有水肿者并发宫内死亡的危险增高,因此静脉多普勒超声监护对此类心律失常的胎儿很重要。准确评价胎儿心血管的功能状态可有助于估计疗效或帮助作出提早分娩的决定。有学者建议应用评分制为胎儿心脏衰竭分级,其中包括静脉多普勒超声。房性期前收缩、快速型心律失常、胎儿心脏传导阻滞可干扰胎儿心脏周期正常的同步化。因此,多普勒检测的血流变化可能反映心律失常本身的发病机制,而不是反映受损的心功能或心肌病。例如,房性期前收缩或完全性房室传导阻滞的胎儿可见静脉导管反向血流。又如脐静脉血流频谱的异常,包括心室收缩时血流速度减少时脐静脉血流频谱出现"切迹",亦可见于完全性房室传导阻滞中。静脉多普勒超声观察到的血流频谱与心律失常发病机制有关,因此异常的静脉血流频谱对心律失常胎儿的预后推断可能是不恰当的。

　　(张宗国)

第四篇　CT 及 MRI 诊断篇

第十九章　脑血管疾病 CT 诊断

脑血管疾病按 1986 年医学会第二次全国脑血管病学术会议第三次修改稿共 12 大类 60 余种。本章仅将与 CT 有关的内容分 14 节叙述如下。

脑出血与脑梗塞在许多国家和地区,已上升到各种疾病的死亡率之首,而 CT 是诊断该疾病急性期首选的重要方法。准确、及时的作出诊断,可以尽早有效的对症治疗,改善预后,降低死亡率。故在本章重点阐述。

第一节　脑出血

脑出血是指脑实质的出血,又称脑溢血或出血性脑卒中。本节主要讨论非损伤性脑出血,也叫原发性或自发性脑出血,这种脑出血绝大多数是由高血压和脑动脉硬化所致,具有代表性。

【病理】

高血压脑出血的病理基础是脑动脉壁较薄,中膜和外膜较薄弱,无外弹力纤维层,肌纤维又较少,很易受损伤。在高血压和动脉粥样硬化的基础上,动脉内膜发生透明变性和纤维坏死,使脑小动脉向外突出形成纺锤状或球形动脉瘤,常为多发而主要分布豆纹动脉丘脑膝状体动脉供血区,Chauot(1868)最早提出并将其称为粟粒状动脉瘤。Fisher(1956)更进一步证明,正是这种透明变性的粟粒状动脉瘤破裂引起脑出血。脑出血部位及发生率各家统计有一定差别,我们的统计主要部位是基底节,其次是丘脑、大脑半球、小脑和脑干,基底节出血常侵及内囊、丘脑并破入侧脑室,在脑室系统及蛛网膜下腔扩散。还可引发周围水肿,产生占位作用,使脑组织、脑室受压移位,脑内血肿与周围脑组织的病理变化因时期不同而异,一般分为急性、亚急性、慢性三期。脑出血后最初约 3h 内,血肿主要成分仍为新鲜血液以及少量受出血破坏的脑组织,此后出血激活凝血系统,导致血凝块形成,红细胞压积明显增加,可达 90% 以上(正常值为 40%~50%),随后血红蛋白破坏和纤维蛋白分解加速,血红蛋白的破坏从边缘开始逐渐到达血肿中心,当血肿内血块溶解消失时,血红蛋白完全分解,被吞噬细胞搬运处理掉,血肿内充满微黄色的水样液体,这种状态可保持数月、数年,甚至终身。

【CT 表现】

(一)非增强扫描

CT 对急性、亚急性和慢性脑内出血的诊断均十分有效。脑内血肿的 CT 表现主要为血肿本身影像、周围脑组织变化和占位表现。病期不同,表现各有差异。超急性期脑内血肿是指发病 24 小时以内的新鲜血肿,表现为脑内边界清楚,密度均匀的高密度区。CT 值与血液相仿,55～65HU。此后血浆吸收,血凝块形成,CT 值逐渐上升,发病 3～7d 内达高峰,CT 值可达 85～100HU(图 19-1-1)。

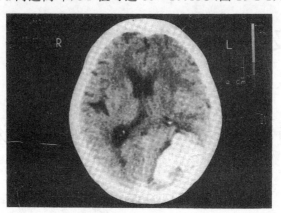

图 19-1-1 急性期脑出血

　　女,70 岁　CT 平扫显示左枕顶叶脑内血肿,CT 值为 92Hu,周围轻度水肿带,邻近侧脑室后角受压变窄,三角区轻度前移,同侧脑沟消失。

　　高精度 CT 可以发现小于 5mm 的出血灶。血肿变化也有一定规律,发病 3～7d 以后血肿边缘密度开始模糊变淡,周边低密度区逐渐变宽,高密度灶向心性回缩变小,血肿 CT 值下降至到等密度,Dolinks 发现血肿直径以每天 0.6mm 缩小,这段时间约需 1 个月甚至更长,小的血肿较大的血肿密度下降更快,直径小于或等于 2cm 的血肿一般在 19d,有的 10d 就变成等密度(图 19-1-2 和图 19-1-3)。

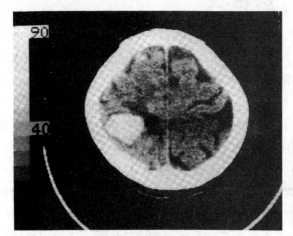

图 19-1-2 急性期脑内血肿

　　女,63 岁 CT 平扫见左顶叶脑内血肿,周围有轻度水肿。

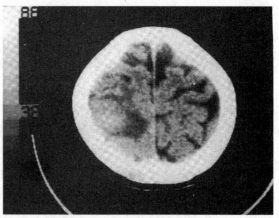

图 19-1-3　脑出血吸收期

　　与图 19-1-2 同一病例,一月后复查,血肿大部份吸收缩小,密度减低,边界模糊。

　　Dolinks 等报道血肿的 CT 值数以平均 1.4Hu/d 的速度下降。一般两个月以后完全吸收液化,形成囊肿,脑内血肿不同时期 CT 所见与血肿形成、吸收、囊变三个阶段的病理过程基本一致。不过 CT 看血肿缩小,是根据高密度逐渐变为等密度的范围来确定的。而实际上,等密度时血凝块大小变化不明显,所以占位效应并不减轻。2 个月以后 CT 平扫密度逐渐下降形成囊肿,伴体积缩小,同侧脑室扩大,脑沟、侧裂增宽,偶尔可发现原血肿部位出现钙化。

　　出血病灶周围有一圈密度减低带,根据病理组织学观察,这一环形低密度带不完全为水肿,其病理改变是典型的坏死改变,故应为坏死水肿带。多在 2 天～1 周内出现,早可发生在数小时之后,最晚可持续三个月之久,2周时范围最大,出现率为100%。

　　血肿及周围坏死水肿引起的占位表现,1～4周内的出现率在90%,2周时占位表现最重。出现率亦最高,可达95%,占位表现随着血肿吸收,水肿减轻,也逐渐缓解,2个月后消失。占位表现的轻重与血肿、水肿的大小与位置有关,血肿越大,水肿越重、位置越深在、占位表现越明显;血肿越小,水肿越轻、位置越浅,则占位表现越轻,血肿大时并发大脑镰疝,小脑幕疝及扁桃体疝。(图6-1-4、图19-1-5和图19-1-6)。

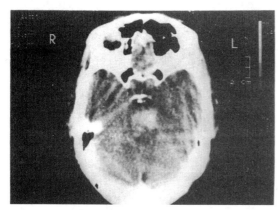

图 19-1-4　脑干血肿破入包围池

男,46岁平扫显示脑干部位血肿,包围池模糊,第四脑室上部轻度受压后移,显示不清。

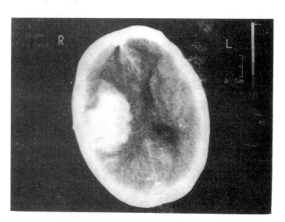

图 19-1-5　脑出血伴水肿

女,68岁　颞叶脑内血肿,周围明确水肿,患侧脑室消失,中线移位。

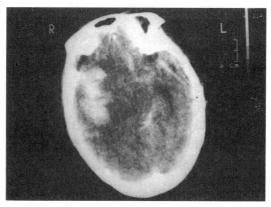

图 19-1-6　脑出血并脑疝

　　与图6-1-5同一患者,颞叶血肿破入蛛网膜下腔,纵裂、及左侧外侧裂、左侧包围池及四叠体池密度增高,包围池及四叠体池右侧部分消失,脑干境界不清,轻度旋转,左后移位,提示钩回疝。

　　由于高血压脑出血发生部位多较深在,以基底节内囊区血肿发生率最高。其次为丘脑、大脑半球、小脑(图19-1-10)及脑干(图19-1-4)。典型的形状多为肾形(图19-1-7),约占55%,其它表现形式圆形、椭圆形、不规则形。本组有一例基底节出血的形状很像"鸽子"(图6-1-8和图19-1-9)。

　　因基底节离脑室较近,故高血压性脑出血较外伤性脑出血更易破入脑室。CT往往可以发现血肿破入脑室的途径,可见到脑室内的出血与血肿相连,基底节出血多从侧脑室前角前外方破入脑室。可能是因为胼胝体膝部与尾状核头部之间有潜在的薄弱区所致。进入脑室的血液可以累及一侧或两侧侧脑室或全部脑室系统。

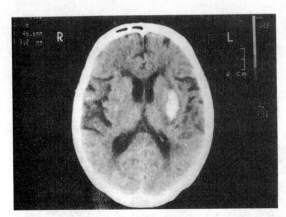

图 19-1-7　外囊脑出血

男,66 岁　左侧外囊出血呈肾形,周围有窄环形低密度水肿带,占位效应不明显。

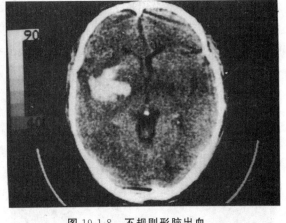

图 19-1-8　不规则形脑出血

男,56 岁　发病后扫描示左侧基底节外囊区血肿呈"鸽子"形。

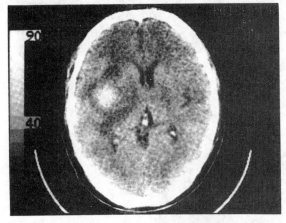

图 19-1-9　吸收期脑出血

与图 19-1-8 同一患者 25d 后复查,血肿密度下降,边缘模糊、缩小,提示血肿从边缘开始吸收,灶周水肿仍较明显。

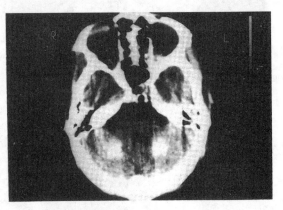

图 19-1-10　小脑脑出血

男,64 岁双侧小脑齿状核部位对称性血肿,注意与钙化区别。

脑室内的积血量较少时,血液下沉至侧脑室的后角或(和)三角区(图 19-1-11),与上方脑室的脑脊液形成一液血平面。如脑室内出血量大则可形成脑室铸形(图 19-1-12)。另外,脑出血一般还沿白质放射纤维扩散,有时范围弥漫时,很难找出最初出血部位。较常见的出血流向有:①基底节内囊区出血向上经过内囊达额顶部皮质下区,向下可由外囊渗入颞叶。②丘脑出血向内入第三脑室,向上破入侧脑室的情况相对较少,有人认为可能与丘脑侧脑室之间存在有中间帆池阻隔有关。但却可以向下至脑干,向外达内囊后肢。③脑干出血,血肿可向后经结合臂进小脑或破入第四脑室,并可向上延及丘脑。④小脑血肿向前穿入桥脑。并可破入第四脑室和桥小脑角池。

(二)CT 增强扫描

高血压性脑出血,急性期和慢性期 CT 表现较为典型,诊断均不难,一般不需要增强,只有在血肿处于等密度时,增强意义较大。CT 增强扫描表现为血肿周边环形增强。但出血早期和晚期(后遗症期)都无强化,一般仅于出血后 1 周～2 个月时出现,最长半年还有增强表现,最早 3d 时即出现。此种强化的原因早期和晚期各有不同,增强早期是由于:①血肿周围肉芽组织增生,其中的大量新生毛细血管,使该处血运多于它处;②这些毛细血管缺乏自身调节机制,导致血液过度充盈;③新生毛细血管缺乏脑血屏障。吴恩惠分析 155 例高血压性脑出血的 CT 资料,发现环状强化的出现与消失过程同血肿高密度灶变小、消失并转为低密度灶的过程有一致的关系,即血肿开始吸收的出血后 1～2 周内环状强化开始出现,血肿吸收高峰,强化也最为明显,二个月后血肿完全液化变成囊肿,环状强化也不出现。

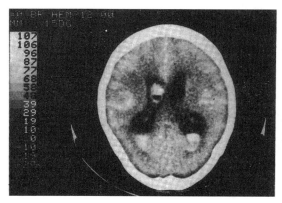

图 19-1-11　脑室内出血　　　　　　　　　图 19-1-12　脑室铸形

与图 19-1-12　同一患者侧脑室内见脑脊液血液平面。　　男,15 岁左顶叶脑内血肿,破入左侧侧脑室导致侧脑室铸形,伴轻度移位。

【诊断与鉴别诊断】

根据以上 CT 表现,高血压性脑出血一般不难作出正确诊断,但要明确出血的原因和来源,则需要与外伤性脑出血、颅内动脉瘤破裂、动静脉畸形(AVM)破裂所致的脑出血、脑肿瘤出血和出血性脑梗塞鉴别。

1.高血压性脑出血多发生于中老年人,有高血压病史,且有一定的好发部位,典型的 CT 表现为肾形。

2.脑血管畸形和动脉瘤,发病年龄较小,多突然发病,出血好发部位与高血压性脑出血不同。有时可见低密度区和钙化,增强扫描有时可以见到动脉瘤和畸形血管的增强。必要时可行脑血管造影和磁共振检查。

3.脑部外伤性脑出血,往往有明确的外伤史,血肿多位于受力点附近或者其对冲部位,常伴有其它颅脑损伤,且血肿外部轮廓不整。

4.肿瘤性脑出血,多在血肿附近可显示肿瘤组织,尤以增强扫描时为明显。

5.出血性脑梗塞,发病部位多在脑梗塞好发区,一般呈楔形,梗塞大出血小,出血范围不超出梗塞区,即出血血管的供血区。

(李宝忠)

第二节　脑梗塞

由于血管阻塞、缺氧或营养缺乏,造成神经元、神经胶质及血管系统的缺血性坏死或软化,称脑梗塞。在急性脑血管病中,脑梗塞占半数以上。据有关文献统计可达 50%～80%。脑组织的血供来自颈动脉和椎动脉,无论脑血流量或质的改变,均会威胁到脑组织的正常功能,当这种改变尚较轻微,脑血管可以通过自身调解维持血供。局部缺血还能用侧支循环来代偿,而一旦这些改变超过极限,出现失代偿,脑组织就会缺血、坏死、梗塞。因此,我们把脑梗塞根据原因分为两大类:一类是脑血供量减少造成的脑梗塞;另一类是脑血流量不减少,质量下降,含氧量不足导致的低氧血症脑梗塞,即脑缺氧。也有人分成脑血管阻塞、脑部血液循环障碍两大类。脑血管阻塞是由脑血管本身病变直接或间接的形成血栓或外来栓子阻塞血管造成的脑梗塞;脑部血液循环障碍是指在脑血管原有病变基础上,亦可无原发性血管病,由各种原因造成脑组织供血不足而引起的脑梗塞。

一、脑动脉阻塞性脑梗塞

脑动脉阻塞分为血栓形成和栓塞。前者是由于颅内动脉粥样硬化与血液流变学改变,直接或间接的血栓形成,引起脑梗塞;后者脑梗塞是指阻塞的血管本身无病变,而由颅外栓子(主要是心源性栓子、粥样斑块栓子,微小血凝块栓子、感染性栓子,转移癌栓子、外伤性栓子、寄生虫卵栓子等)阻塞血管造成的脑梗塞,其中血栓形成占绝大多数。据 Aring 等统计,在脑血管意外的死亡尸检资料中,脑血栓形成占 82.35%,而栓塞占 17.65%。文献报道近年来由于心脏手术和介入放肘学的蓬勃发展,加之诊断技术和手段的改进,脑栓塞的发生率有升高的趋势,而血栓和栓塞在颅脑 CT 表现上一般无法区别,故统称为血管阻塞性脑梗塞。

【病理】

局部脑动脉狭窄或闭塞(血栓形成或栓塞)造成脑缺血。梗塞区的范围与病变血管的大小,生理性或病理性侧支循环建立的状态,血压的高低,局部或普遍性血流量状态等直接有关。如血管闭塞过程急,侧支循环良好,则可不出现脑梗塞;如侧支循环不形成或形成不足则出现脑梗塞;如血管闭塞过程慢,侧支循环不良,则梗塞严重;如一侧颈内动脉闭塞,对侧代偿,则可不出现症状,但如大脑中动脉近端闭塞时,且大脑前、后动脉不能提供侧支循环,则往往造成整个大脑中动脉供血区的广泛梗塞;如果侧支循环存在,但形成不足,则梗塞区大大缩小。一般在两支血管吻合口区形成线样分水岭区脑梗塞。虽然脑梗塞可发生在脑内任何部位,但以大脑中动脉供血区为多,这是因为从解剖角度上看,大脑中动脉是颈内动脉的顺方向延伸,栓子容易流入,单纯大脑前动脉栓塞几乎是没有的。大脑后动脉栓塞亦属少见。脑梗塞随时间推移发生一系列变化。

脑梗塞与 CT 对应的病理改变可分为三期,即缺血期、梗塞期(坏死、吞噬期)和液化期(机化期),最初 4～6h 为缺血期,缺血区开始出现水肿,12h 以后,细胞出现坏死,且呈进行性加重,但此时梗阻部分与正常脑组织无法区分。一般在 24h 前后肉眼才能比较清楚的看出病理表现有:切面观灰白质分界不清,脑沟变浅、闭塞,局部脑回变扁平,逐渐进展,水肿加重。2～5d 水肿达到顶峰,重者出现脑组织向对侧移位,甚至可形成脑疝。大约 1～2 周后水肿逐渐消退,脑梗塞区坏死加重,颜色苍白、质软,甚至液化呈糊状。2～3 周时出现多核细胞浸润,周围胶质细胞增生,逐渐被单核巨噬细胞取代,毛细血管内皮细胞增生、机化,肉芽组织形成。此后坏死细胞完全被吞噬、清除、移走。1～2 个月后完全液化,形成含液体的囊腔。

【临床表现】

脑梗塞可发生于任何年龄的人群中,但以 40 岁以上者为多,最多见于 55～65 岁。青少年罕见,系多为脑血管畸形等病的并发症。最常见的症状表现为进行性神经功能缺失障碍,约 1/3 病人呈阶梯式或突变式恶化,另 1/3 开始为一组逐渐加重的短暂性缺血发作(TIA),在某些病例,脑梗塞的进展取决于主干动脉狭窄的程度及是否继续有栓子形成或其管腔有阻塞出现。由脑梗塞所致的神经系统功能障碍,在最初 24h 发展达高峰,主要表现有:头晕、头痛,部分病人有呕吐及精神症状,可有不同程度的昏迷,绝大多数病人出现各种不同程度的脑部损害。如偏瘫、偏身感觉障碍及偏盲,亦可表现为失语、抽搐和共济失调,较重者可表现为意识丧失,两便失禁,瞳孔一侧或两侧放大,呼吸不规则等脑疝症状,此种情况常见于梗塞后的 72h。

某些病人的神经功能在发病后二周即可明显改善,8 个月末可达到最大程度的恢复,在有的统计中,一个月内 20%病人死亡。

脑血管造影可在动脉阻塞部位显示局部动脉的缓慢充盈或无血管区,如果主干动脉闭塞,侧支动脉通道的排空就延迟;如果周围动脉阻塞,则出现闭塞点血流充盈变慢及进入静脉期的通过时间延迟。

【CT表现】

非增强CT扫描,在缺血性脑梗塞发病早期即缺血期,CT表现所见,梗塞灶大小、形态、范围,出现的早晚与闭塞血管的大小及侧支循环形成与否或好坏有关。我们的材料最早出现CT异常表现可以在发病后2~4h,比以往有所提前。这只见于个别一侧大脑中动脉或颈内动脉完全闭塞而又侧支循环不良的病人。此时看不到明显的低密度区,仅表现为白质密度不变。灰白质分界不清。这可能与灰质血运丰富而对急性血供中断更为敏感有关。此外,还可见到大范围脑回增宽,脑沟、脑裂变浅消失,病变按闭塞动脉供血区分布,呈楔形或扇形。这些改变都需双侧对比才能察觉,否则很容易漏诊(图19-2-1)。少数病人在发病后6~24小时出现边界不清的稍低密度灶,这时不限于灰质,白质亦有密度减低;而大部病人在24h才可见到边界较清楚的低密度灶(图19-2-2A、B)。此时低密度灶表示细胞内水肿(脑肿胀)和组织坏死,但内部密度可不甚均匀。在低密度区内可见较高密度的斑点和斑片影,可能为脑梗塞区内脑实质无损害区(图19-2-3A)。

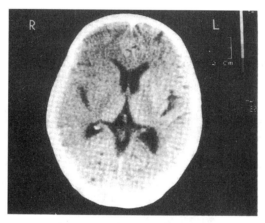

图19-2-1 急性缺血期脑梗塞

男71岁 左侧偏瘫、失语3h,CT发现左侧大脑中动脉供血区,灰质密度下降,灰白质分界不清。患侧脑沟变窄,为急性缺血期改变,2周后复查,出现四肢张力增高、僵硬、失语。CT见右侧额、顶叶大片状低密度区,伴明显的占位表现。

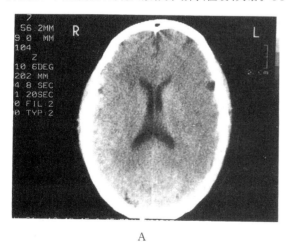
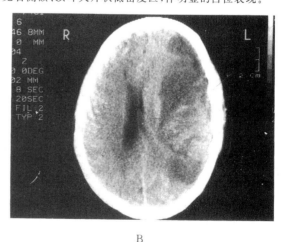

| A | B |

图19-2-2 脑梗塞缺血期演变到梗塞期

男,56岁 有高血压、房颤病史。病人突然言语困难,右侧肢体无力2h行CT检查。A.发现左侧额顶、颞叶皮质密度减低,灰白质分界不清,脑沟消失,为脑缺血改变。B.两天后复查出现明显梗塞表现及占位效应。

如果侧支循环形成较充分,则不出现大片状的梗塞灶,一般表现为斑点状低密度灶,范围较小,如发生在边缘带区的梗塞则呈线条状。一般情况下,梗塞部位与闭塞动脉分布区一致,但如果是栓塞造成的脑梗塞,尤其是栓子较小且多的情况下,则形成大小不等的多发梗塞灶,有时融合成片,但不甚规整,很难以某一动脉闭塞来解释。

在缺血性脑梗塞发生1~2周时,组织坏死已经为不可逆性,病变区密度进一步减低,细胞内水肿达顶峰,低密度区密度变均匀且边界清晰。部分情况可以看到皮质密度恢复,与皮质血供侧支形成良好有关,这部分病人低密度仅限于白质,形态不甚规整,在此期间脑水肿和占位效应表现最为显著。严重程度取决于梗塞灶的大小,梗塞灶较小者占位征象可表现得不甚明显,或仅有轻微的脑室受压。梗塞大者可造成局灶性或广泛性脑室系统变形移位和中线偏斜,甚至可形成天幕下疝。还有个别压迫大脑后动脉,引起继发性枕叶梗塞。在梗塞后2~3周,进入吞噬期。往往可以见到"模糊效应"。这是由于大量的吞噬细胞进入坏死、水肿区,加之毛细血管形成造成充血,且水肿又趋于消失。故梗塞灶的密度较前升高,接近等密度,病灶范围可稍小,使病灶的范围变得模糊不清。小的病灶甚至可一过性"消失"。有的还可因为梗塞灶边缘毛细血管增生和侧支循环形成,在梗塞灶的边缘出现结节状或丘状之等密度或稍高密度凸起,这种情况叫做"模糊效应"(图19-2-3A、B)。而有时高密度灶呈斑点状则是栓子溶解后,或毛细血管通透性增加造成的少量出血。"模糊效应"主要发生在脑灰质,亦可同时累及灰质和白质。

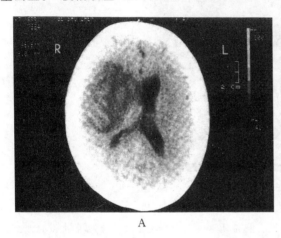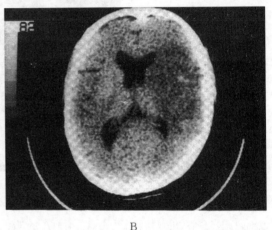

图19-2-3 "模糊效应"

A.右额顶叶相当于大脑中动脉供血区,可见大片状低密度区,其内有斑片状等密度影,代表梗塞区内脑实质相对无损害区,邻近侧脑室受压变小。B.16d后复查,原右侧梗塞区域境界模糊,密度相对较前高,为"模糊效应",脑室受压情况减轻,病灶内小点状稍高密度影可能为小灶出血。

在脑梗塞发生4~8周期间,梗塞灶的密度逐渐下降,最后与脑脊液接近或相等,这相当于病理上的软化期,梗塞灶内的坏死组织已被吞噬细胞吞噬、移除,最后形成一个囊腔(图19-2-4)。由于胶质增生斑痕形成,囊腔可较原梗塞灶的范围略小,部分较小病灶可逐渐变小,以至消失。占位效应也由重转轻,逐渐消失,最后呈现负占位效应,即脑实质萎缩,患侧脑沟和脑池扩大,脑室增大,甚至变形,中线结构可向患侧移位(图19-2-5A、B)。根据我们的经验,脑梗塞结合典型病史,一般都能作出正确诊断,因此,在脑梗塞的各个时期均没必要做增强,除非怀疑有胶质瘤或转移瘤之可能,需要与其鉴别时应用。一般而言,在脑梗塞一周至一月病变出现强化,最早为3d,最长可达6周,而在2~3周其发生率最高,可达90%,而且在此期间强化最为明显,增强的程度与形态与病变的大小、形态、时期、侧支循环形成的好坏有关。按CT表现可分为以下几种:①脑回样增强最为常见(图19-2-6A、B)。②点线样强化。③团片状。④环形增强。

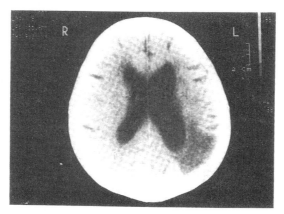

图 19-2-4　左顶叶脑梗塞

男,54 岁左侧顶叶偏后脑皮质梗塞灶呈扇形低密度区,境界清楚,双侧脑室扩大,脑沟加宽,以左侧脑室体部明显。

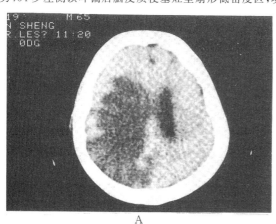

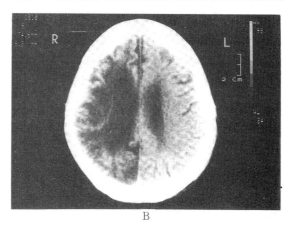

图 19-2-5　脑梗塞的演变

A.9d 前出现左侧肢体轻瘫,逐渐发展为全瘫,CT 扫描示右侧顶叶脑梗塞,表现为大片状低密度区,前 2/3 以白质为主,后 1/3 累及灰、白质,邻近脑室受压闭塞。B.27d 后即发病 36d 复查,CT 扫描示右侧半球低密度区,可见条纹状等密度影为残存的脑组织,以灰质为主,邻近脑室扩大,提示为陈旧性脑梗塞。

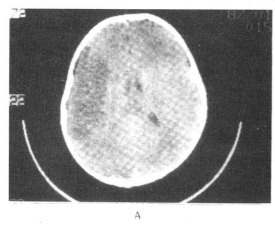

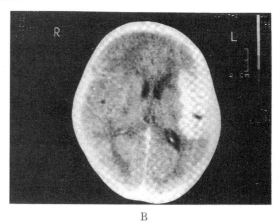

图 19-2-6　A、B 脑梗塞脑回样增强

女,8 岁无明显诱因出现右侧偏瘫。A.平扫显示左侧颞顶部相当于大脑中动脉供血区,见大片状低密度区,边界清楚。B.注射造影剂后,该低密度区呈脑回样增强,为典型的脑梗塞表现。

梗塞灶强化的机理,一般认为与脑梗塞后血脑屏障破坏,新生毛细血管大量增生造成,局部血流大量过度灌注有关。在梗塞早期3～5d时即有梗塞区的毛细血管通透性增加和脑血屏障的破坏,但因侧支循环尚很不充分,故造影剂无法灌注到梗塞区所属的血管内,而该区严重缺血,毛细血管渗入的造影剂浓度很低,不足以造成病灶强化,当侧支循环进一步形成充分,大量的新生毛细血管出现才有强化。一般而言,脑回状增强和线状强化均为皮质增强;而中心性团片状强化表示梗塞灶深部的灰质团块的增强,这些灰质部分增强明显,是因为灰质的血管床远较髓质丰富,侧支循环形成相对早且较多。受损的和不健全的脑屏障逐步修复后,即不再出现强化现象。

【诊断与鉴别诊断】

缺血性脑梗塞典型的 CT 表现,为按梗塞动脉供血区分布的楔形低密度灶。一般诊断并不难。但需要注意的有以下几点:①24h 内 CT 阴性不能除外有脑梗塞,临床症状不缓解要复查。②在急性缺血期,密度改变不明显,只有灰、白质分界不清,脑沟或(和)脑池变浅,需特别注意,仔细地双侧对比,才能做出正确诊断。③到了 2～3 周模糊效应期,病灶可缩小(甚至消失),密度与正常脑组织接近,不结合病史诊断有时有一定困难,确定诊断要注意观察其占位效应,必要时增强,因为该期增强最为明显.出现率高,可见到典型的脑回状、线样、团块状及环状增强。④缺血性脑梗塞的低密度有时要与胶质瘤鉴别。缺血性脑梗塞同时累及皮质和髓质两部分,而胶质瘤一般只出现白质低密度;脑梗塞的低密度区往往按某一动脉的供血区分布或位于分水岭区,而胶质瘤多沿白质扩散,无明显分布规律;增强扫描胶质瘤多不规则,不均匀增强,且有时可见到壁结节。⑤转移瘤平扫有时也出现大片状低密度区,但脑转移多位于皮、髓交界处,且往往多灶分布,增强时表现为多发环形强化,结合病史不难诊断。⑥脑梗塞还需要与脱髓鞘病鉴别,后者均为双侧,且对称分布,病变也往往发生在脑室周围的白质。根据上述表现,一般鉴别并不困难,必要时还可结合临床资料和实验室检查作出诊断。

二、血液动力性脑梗塞

由于心搏出量下降,血压异常引起脑血流量改变,最后导致脑组织一过性或不可逆的水肿和坏死,称为血液动力性脑梗塞。它包括低血流量性脑梗塞和高血压性脑病。它们的共同特点是:一旦临床出现症状,CT 发现早期改变,给予及时的对症治疗,原发疾病得到控制,血压恢复正常,脑灌流量也调整到标准水平,可以减轻和避免脑梗塞的发生和发展。

1.低血流量性脑梗塞　严重的低血压和心搏出量降低,如心肌梗塞、严重创伤等。即使患者以前无颅内、外血管病变,也可以出现两侧分水岭区为主的大脑半球广泛脑梗塞,如果颈内动脉狭窄或部分痉挛闭塞时,一般情况尚能维持脑组织的血液供应。但某些原因,如休克、心功能不全或外科手术引起长时间的血压下降时,加重狭窄动脉供血区的严重缺血,最后导致低血流量性脑梗塞。这种脑梗塞,常在夜间睡眠时发病。临床表现为血压暂时性下降,心律失常,脑血流量不同程度的下降,造成 TIA 或分水岭区脑梗塞。

【CT 表现】

根据脑血灌注量的减少程度和速度。CT 表现大体可分为两类:一类是严重的低血压,心搏出量下降,而且时间比较短,无论既往有无颅内动脉的狭窄性改变,均可造成两侧大脑半球大面积梗塞,这种梗塞在分水岭区最为明显,包括大脑前、中、后动脉末梢邻近区,深穿支动脉末梢邻接区,即基底节区、小脑后上动脉和小脑后下动脉末梢邻接区等。由于这些部位在正常情况下,血流灌注压相对最低,又缺乏侧支循环,因此往往首先累及。平扫一般表现是白质为低密度,灰质为等密度。增强一般常是灰质明显增强,而白质密度改变不明显。

另一类是长期慢性脑灌注量不足,首先发生白质损伤,表现为额、顶、枕部白质,如果脑灌注不足的情况不能得到改善,时间延长,进一步造成侧脑室旁深部白质的低密度区。常出现在侧脑室体部周围和三角区,在灰、白质同时长期缺血时,灰质耐受力强,这与脑灰质血管自动调节能力大于脑白质4倍,同时脑表血运原本较白质丰富,提高灌注的调节潜力大有关。如果脑灌注量进一步减少,还可出现皮质的不全性梗塞,整个 CT 表现发生顺序为:平扫先出现额顶、顶枕叶白质的低密度区,常为条形或卵圆形,进一步发展,出现侧脑室体部及三角区白质的低密度,而皮质等密度。增强像:皮质明显增强,白质不增强,当累及皮质时平扫仅表现局部脑回变窄,脑沟加宽,增强像可见脑回样强化,也可以脑回增强为唯一征象。

【诊断与鉴别诊断】

低血流量性脑梗塞多发生于分水岭区,增强前为白质低密度,皮质等密度;增强后皮质强化,结合病人严重低血压或心功能不全的病史,可以作出诊断。本病主要需要与皮层下动脉硬化性脑病及脑积水的脑脊液渗出相鉴别。皮层下动脉硬化性脑病也可以发生侧脑室周围白质片状低密度,但其特点以额角周围为多,常常对称分布,密度降低幅度很轻,不及脑梗塞明显,边缘模糊不清,且常伴有弥漫性脑萎缩;脑积水时脑脊液渗出,则低密度紧贴脑室,还伴有脑室系统扩大可资鉴别。

2.高血压性脑病　高血压性脑病是指各种原因,如恶性及原发性高血压、急慢性肾小球肾炎、嗜铬细胞瘤、肾动脉狭窄等,导致的迅速剧烈升高的动脉性高血压,引起的急剧的全面性脑功能障碍。病理上表现为不同程度的脑水肿,脑表面动脉、毛细血管和静脉扩张,脑尸检切面可见斑点状出血和脑小动脉壁的纤维蛋白性坏死。临床表现主要有头痛、黑蒙、惊厥、失语偏瘫、神志不清,甚至昏迷。本病一般来势急剧,进展也快,病程大多历时数分钟至1～2小时,很少持续数天者。

【CT 表现】

高血压性脑病一般无需增强,只做平扫。CT 表现为弥漫性脑水肿,两侧大脑半球白质为主,对称分布,边界不清,往往以顶、枕为明显,严重者小脑可受累,脑沟、脑池、脑裂变浅,脑室系统变小。有的严重病人,高分辨率 CT 还可以发现点状的致密影为小灶出血。因此,CT 表现可以基本上反映高血压脑病的病理改变,且 CT 表现的轻重与临床血压升高的严重程度基本相符,在随访过程中,血压下降一段时间后,CT 上述表现可完全消失。

三、低氧血症性脑梗塞

脑缺氧是指血压及脑血流量正常的情况下,由于各种原因的氧合血红蛋白大量减少,所致的低血氧症,引起的脑组织供氧不足,从而形成脑组织细胞急、慢性损害,其常见的主要病因有:急性中枢性或外周性呼吸功能衰竭、过敏反应、一氧化碳中毒、酒精中毒。病理上大体可分为两类:一类较轻者表现为进行性脱髓鞘,去除病因,及时治疗尚可恢复;另一类脑组织坏死,以分水岭区,脑室周围白质受累最多见,灰质亦可累及,临床上反应迟钝,表情淡漠,终至昏迷。一部分为不可逆性,另一部分病人可苏醒,在几周后的不同时期还可出现进行性神经系统损害。

【CT 表现】

脑缺氧 CT 表现大致分为三种:

1.急重型脑缺氧,来势凶猛,24h 开始出现弥漫性重度脑水肿,常常波及两侧大脑半球基底节和小脑白质区,侧脑室和基底池变小或闭塞,呈现明显的占位效应,造成幕上压力增高,小脑本身水肿,加之幕上压力向下传导,导致大动脉、静脉及静脉窦闭塞,最终导致脑血流完全中断,出现所谓脑死亡。此时增强,即便大剂量快推,也无增强表现,甚至颅内全无造影剂进入。颅内全脑幕上幕下一致性低密度,直至病人死亡。

2.缺氧较轻者,发病后 1～2dCT 平扫出现以分水岭区为主,也可累及侧脑室周围白质和基底节区的低密度区,初期受累皮质为等密度,但增强时可出现明显强化。在发病 1～2 周内,上述 CT 表现有的可完全恢复正常,但 3～5 周后复查,CT 平扫再度出现广泛的白质低密度,并随着临床症状的进行性加重而扩展,白质的低密度从深部白质向脑回白质扩散,最后结局往往是脑萎缩,脑室扩大,脑沟加深。

3.一氧化碳中毒 CT 表现较具特征,较轻者常首先累及两侧基底节区。表现为对称性分布的低密度区,以苍白球最为明显,当然严重者亦可表现为两侧广泛的白质为主的脑水肿,同前相仿,其预后视白质损伤的程度而定。

【诊断与鉴别诊断】

脑缺氧广泛的脑水肿要与其它原因的全脑水肿鉴别,白质低密度应与血液动力学脑梗塞鉴别,单纯根据 CT 表现常较困难,往往结合临床病史更有意义。

四、腔隙性脑梗塞与脑腔隙

腔隙性脑梗塞是脑腔隙的主要原因,而不是全部,脑腔隙病理上是指脑实质内含脑液的潜在腔,其产生原因很多,包括高血压患者的动脉病变所致的腔隙性脑梗塞和其它非血管因素引起的腔隙病变,其中腔隙性脑梗塞占 92%,其余腔隙病变占 8%。腔隙性脑梗塞多位于大脑深部,尤其是基底节、内囊、丘脑和脑桥,少数位于冠状放射脑室管膜下区。腔隙病灶一般不发生于大脑灰、白质、视放射、胼胝体及脊髓等处,个别也有例外。从解剖看,腔隙梗塞发生于豆纹动脉、丘脑穿支动脉、基底动脉之旁中央支等的供血区,它们都属穿通支,直径为 40～100～500μm,而本身又是无分支的终动脉,各自供血范围虽大小不一,但动脉闭塞多发生于穿通支的远端,形成 2～3mm 的腔隙灶或更小,不能为 CT 所发现。如穿通动脉根部发生闭塞,腔隙灶可达 15mm,病灶形状呈圆柱状和卵圆形,有时两个或多个同时闭塞,造成大于 15mm 的巨大腔隙,最大可达:35mm。临床表现为 TIA,占 20%,TIA 的发生率与腔隙梗塞之种类、严重性及预后无关,其它表现亦较轻,但尚较复杂。常见的有:纯运动性卒中、感觉运动性卒中、纯感觉性卒中及伴有运动性失语的运动性卒中,Fishen 等人把这组症状称为腔隙征候群,而大多数作者认为这组临床综合征并不是腔隙梗塞所特有。

【CT 表现】

腔隙性梗塞由于较小,有些 CT 不能发现,能发现也较晚,小于 10mm 的病灶 1 周尚难发现,只有 3～4 周后,当囊性腔隙灶形成,CT 才能显示大于 10mm 的腔隙性脑梗塞灶。多于 48～72h 后才可见到边界不清的圆形、卵圆形缺血灶,两侧半球比较更易早期地显示更小的腔隙梗塞灶。

腔隙性脑梗塞灶的形态都为圆形、卵圆形。腔隙性脑梗塞灶的大小一般小于 15mm,小于 5mm 者 CT 不易发现,大于 15mm 为巨腔隙,最大径达 35mm。

腔隙性脑梗塞的位置多在基底节内囊区、丘脑、脑室旁深部白质、脑桥。罕见累及皮质,CT 扫描仅表现为脑沟增宽、皮质萎缩,脑桥的腔隙灶,有时要与小脑脚叉鉴别,必要时可行增强扫描,前者一般不强化;后者与脑组织等幅度增强。也可因亨氏暗区而不能发现,MRI 可以克服 CT 的不足,而且更为敏感,可以早于 CT 发现更小的病变,腔隙性脑梗塞一般无占位表现,巨腔隙病变有时后期产生负占位效应,无需增强即可做出诊断,如果增强,2～3 周可以出现强化现象。

(李宝忠)

第三节　脑梗死

一、腔隙性脑梗死

腔隙性脑梗死指最大径<2.0cm 的脑梗死。好发于基底核、丘脑、内囊、脑桥及放射冠、小脑等处,为穿支动脉闭塞或栓塞所致。临床表现包括肢体无力或偏瘫等。

【诊断要点】

1.单发或多发圆形或椭圆形、结节状低密度(图 19-3-1A),急性期边界模糊,随后逐渐清楚,密度降低,慢性期接近脑脊液密度。

2.3d 至 1 个月呈均匀或斑片状强化。

【特别提醒】

1～2 周时因模糊效应可不显示(图 19-3-1B、C)。

二、大面积脑梗死

大面积脑梗死为较大脑动脉闭塞或狭窄所致,是常见的致死性脑疾病之一。大脑中动脉供血区最多见。两支脑动脉供血区交界处的梗死称分水岭梗死。

【诊断要点】

1.大范围扇形或楔形低密度灶,尖端朝向室管膜,早期可见动脉密度增高(CT 值>55HU)、基底核轮廓模糊、局部脑回增粗及脑沟变浅,急性期占位效应明显(图 19-3-2)。

2.3d 后见斑片状、大片状或脑回状强化。

【特别提醒】

1.超急性期病变需采用窄窗及 CT 灌注显示。

2.CTP 与 CTA 联合有助于判断预后。

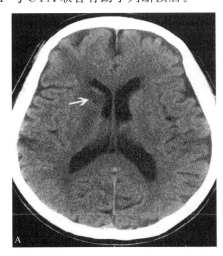
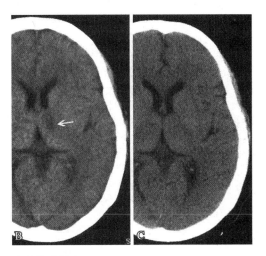

图 19-3-1　腔隙性脑梗死

A.男,72 岁。右尾状核头椭圆形低密度灶(白箭)。B、C.女,39 岁。模糊效应。B.发病 3d 时的 CT,左丘脑腹侧椭圆形低密度灶(白箭);C.12d 复查,上述病变显示不清

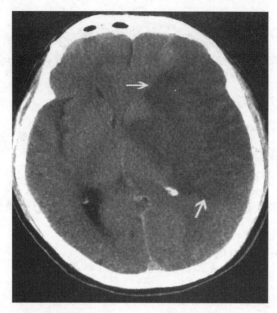

图 19-3-2   大面积脑梗死

男,51岁。发病 3d。左侧大脑中动脉区大面积脑梗死。左侧额颞叶与基底节区大范围扇形低密度灶(2 个白箭),局部脑沟消失、左外侧裂、左侧侧脑室受压变窄,中线结构弧形右移

三、脑梗死继发出血性转化(HT)

急性脑梗死后可继发不同程度出血,推测与血管基底膜及血脑屏障破坏有关,表现为从斑点状出血到大块出血。约 25%病例在原有症状基础上病情加重。

【诊断要点】

1.平扫为低密度灶内斑点状、结节状或块状高密度影,CT 值 50~90HU(图 19-3-3A、B)。

2.出血演变与自发性脑出血类似。

3.欧洲急性卒中合作研究(ECASS)根据程度将 HT 分为 HI1、HI2、PH1 及 PH2。

【特别提醒】

1.尸解发现率高达 71%,CT 只能检出其中小部分,仅出血较多者才有临床意义。

2.T_2WI 与 SWI 对本病敏感。

四、栓塞性脑梗死

栓塞性脑梗死为栓子脱落所致的脑梗死。基础疾病包括风湿性心脏病、心房纤颤、心内膜炎、心肌梗死、心肌病、心脏手术后、动脉系统血栓、肺栓塞、感染、手术及介入操作、先天性心脏病等。特点为多发性、易出血及见于血管末梢供血区。临床表现为急性神经功能障碍,少数病例症状不明显。

【诊断要点】

1.常为多发性片状、楔形、结节状及不规则形低密度(图 19-3-4),大脑中动脉供血区最常见,包括基底节、皮质下及皮质区。

2.50%以上继发出血。

【特别提醒】

多发病变需与转移瘤及感染性病变鉴别,碘化油栓塞者局部见极高密度。

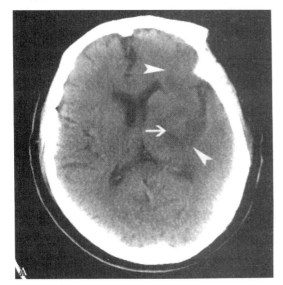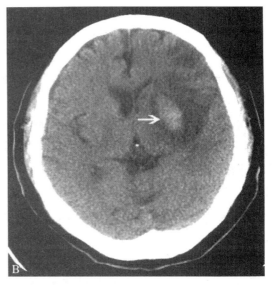

图 19-3-3　脑梗死出血性转化

男,74岁。A.发病1d。左额叶、左基底节、左岛叶大片低密度(2个白箭头),左基底节处似见稍高密度(白箭);B.5d后复查,左基底节边界清楚的肾形高密度影(白箭)

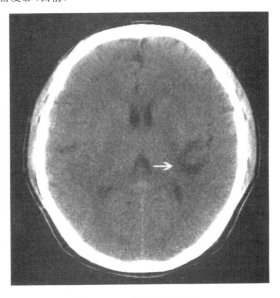

图 19-3-4　栓塞性脑梗死

男,49岁。胃底静脉曲张内镜下硬化治疗术后。左基底节后部局限性低密度灶(白箭)

(王　勇)

第四节　颅内静脉和静脉窦血栓形成

颅内静脉和静脉窦血栓形成是急性脑血管病的另一类较特殊的类型,随着尸检研究,临床总结,特别是CT和MRI的应用,目前对本症的诊断率已大大提高,从而能及早诊断,积极治疗,降低死亡率,改善预后。本组疾病可分为肿瘤性、感染性和非感染性三大类：①肿瘤性：如矢状窦旁脑膜瘤、神经母细胞瘤、转移瘤，直接压迫或瘤细胞直接侵犯引起静脉窦或皮层静脉血栓形成。②感染性：可继发于脑膜炎、脑炎、硬膜下脓肿、头皮颅骨感染、中耳乳突炎、鼻窦感染、面部感染后海绵窦血栓形成，远处或全身感染等。③非肿瘤非感染性，头部严重外伤、恶病质、贫血、脱水、休克、充血性心力衰竭、妊娠等疾病。

【病理】

病理上闭塞的静脉窦中为暗红色的血凝块，早期血块不分层，随时间延长，出现分层现象，窦壁可坏死，血液进入脑及脑脊液内，造成病变部位脑膜紧张，脑回变平，静脉充血，继发严重的脑水肿和出血性脑梗塞，还可因上矢状窦闭塞，特别是后段阻碍脑脊液回吸收，形成交通性脑积水，进而加重了脑水肿的病程，还可出现脑干继发性出血。急性血栓可引发附近区域的脑膜炎和脑脓肿。

【临床表现】

临床表现无特征性，较易误诊，概括起来有两大类，一类是全身症状，如发热、头痛、呕吐、视物模糊以至黑蒙、视乳头水肿、网膜静脉曲张伴出血灶，因脑水肿和出血性脑梗塞，至颅内高压明显，甚至出现意识障碍、昏迷、死亡；二是局灶性神经症状，如轻偏瘫，下肢重于上肢，偏瘫亦可全瘫，外展神经麻痹，癫痫大发作或局限性发作等。血管造影是确诊该病的重要手段，一般采用颈动脉造影和静脉窦造影，后者现在较少采用，动脉造影可显示动脉充盈延迟，静脉期，静脉窦之出现，比通常滞缓 $3\sim4s$，在注射造影剂后 $5\sim12s$ 内造影剂始终存在于静脉中，并可看到静脉窦狭窄或闭塞，甚至中断，有时可见静脉窦内充盈缺损。海绵窦血栓形成时，海绵窦多不显影，颈内动脉有受压移位征象。如合并严重的脑水肿或出血时，还可显示其邻近动脉受压移位。

【CT 表现】

颅内静脉和静脉窦血栓形成的急性期非增强 CT 扫描，常可见脑白质内由于脑组织水肿、坏死造成大片低密度区，其发生部位取决于血栓阻塞的部位，而常常与脑动脉的供血区不吻合，这种低密度区边界不清，占位征象较明显，因水肿而压迫脑室变小，脑池、脑沟封闭，闭塞的脑静脉或（和）静脉窦所属引流区可出现双侧或单侧性出血性和缺血性脑梗塞，以皮质最为多见，与动脉出血有所不同的是，静脉出血量相对小，边界不甚清，多靠近脑表面，而且周围环以大片低密度灶。

以上所述都是急性期颅内静脉和静脉窦血栓形成的间接征象，而直接征象是在静脉性血栓形成 $1\sim2$ 周后，CT 平扫常可见到硬膜窦、脑表面静脉和深部静脉内高密度影，CT 值常在 $60\sim100$Hu 之间，为较新鲜的血栓，而血栓在 CT 片上的形态则取决于扫描方向与梗塞静脉之间的关系，在垂直层面上最清楚，为圆形或类圆形，而在平行的层面上呈线条状，后者称为"束带征"，也有人称为"条索征"且有一定特征，但不是总能显示。

增强后 CT 扫描，有时还可显示一个特征性改变即"空三角征"，也称"Delto 征"，以三角形的硬膜窦断面，中心不强化而得名。有的作者分析该征的机理，认为是由于静脉窦闭塞时，造影剂可以通过未完全闭塞的静脉及增生的毛细血管及硬膜窦的侧支吻合进入血栓周围间隙，而且硬膜窦的窦壁本身亦可强化，因此，造成边缘强化现象。此外，增强 CT 扫描常可显示闭塞静脉硬膜窦区的脑皮质明显脑回样强化，这是因为静脉瘀滞，回流受阻，导致的毛细血管扩张和血脑屏障破坏所致，是静脉闭塞的间接征象。有时还可见到深部条。线状强化影，亦可为点状、蚓状。这一影像代表静脉梗塞后脑深浅静脉的吻合枝和回流障碍所致的静脉瘀张。

慢性期间接征象可以看到脑萎缩、脑室系统扩大，还有局限性脑梗塞。这时增强扫描，上述梗塞、萎缩之脑组织均无增强，如静脉窦尚未再通，仍可见到空三角征，需要说明的是这一征象的观察与体位和窗技术的选择关系密切，也就是说横断位"空三角征"在矢状窦前后 $1/3$ 处可见。而往往常见于矢状窦的后 $1/3$

处;冠状面CT扫描则可以很好的显示顶部上矢状窦的"空三角征",更好地观察该征还需调整窗技术,常需适当提高窗宽和窗位。

【诊断与鉴别诊断】

脑静脉和静脉窦血栓形成CT检查有特征性表现,平扫有"带征",增强有"Delta征",故诊断不难,必要时还可行脑血管造影及MRI确定诊断。

鉴别诊断方面,要注意Galen静脉的血栓形成与松果体钙化的区别,后者偏下,密度较高且随诊复查CT扫描无变化。

（王　勇）

第五节　颅内动脉瘤

颅内动脉瘤是颅内动脉的局限性异常扩张,可以发生于任何年龄。在8-73岁之间。但儿童及青年发病较少。多在40～60岁之间,其中31～70岁占85.2%,41～50岁占42.6%。按国内各家统计,女性略多于男性。国内外资料均已证实,约51%的自发性蛛网膜下腔出血是由于动脉瘤破裂所致。而不破裂的颅内动脉瘤占一般尸检者的0.7%～0.9%,占脑部尸检者的1.1%～9%。一般CT扫描只能显示部分颅内动脉瘤。因此,大部分作者认为血管造影仍是不可缺少的诊断方法。特别是对于治疗有指导意义。

【病理】

颅内动脉瘤多数(90%)发生在脑底动脉环的前半部,起于颈内动脉、后交通动脉、大脑中动脉、大脑前动脉及前交通动脉,其中又以颈内动脉与后交通动脉的分叉处发生率最高。少数(＞10%)起自椎-基底动脉,多数为单发,多发者约占1/6。病理上颅内动脉瘤大体分五型:

1.酱果状动脉瘤　为先天性动脉瘤,多呈小圆形、囊状或分叶状。可有蒂或无蒂,多数直径小于1cm,大者也可达2～5cm,在未破裂之前压迫邻近组织或颅神经,产生类似肿瘤的占位效应。

2.梭形动脉瘤　由于动脉粥样硬化引起,表现为动脉腔梭形膨大增粗,管腔凹凸不平,有时整条动脉呈念珠状。夹层动脉瘤亦较常见,多见于椎-基底动脉和颈内动脉,压迫邻近组织,一般很少破裂,一旦破裂必是致命。

3.细菌性动脉瘤　因血管壁细菌(个别有霉菌)感染引起,按起源可分为:起源于血管内、外两种。前者主要为心脏手术后的合并症。80%～90%感染栓子由营养动脉进入血管壁,造成坏死性血管炎,使动脉壁中层、内弹力层破坏,壁变薄、脆弱、扩张、膨隆,形成动脉瘤,形态多为梭形,多发者常见,好发于大脑中动脉,病源菌以链球菌最多,葡萄球菌、肺炎球菌亦有;起源于血管外者,如化脓性脑膜炎,常侵及大脑前动脉,形成该区域的动脉瘤。颈内动脉动脉瘤,常见于海绵窦段。多由感染引起。

4.外伤性夹层动脉瘤　多由于血液进入血管内弹力层与中层或中层与外层之间,有的与纤维肌肉营养不良等病有关。

5.假性动脉瘤　多由于外伤伤及动脉壁,造成局部出血形成血肿,随后血肿机化,形成与动脉腔相通的囊腔,常于颅底骨折,发生于靠近鞍旁颈动脉主干或眼动脉分支处。

6.粟粒状动脉瘤　为小型多发的微小动脉瘤,多分布于脑动脉的小分支上,多与中老年人高血压、脑动脉硬化有关,是脑出血的主要原因。

动脉瘤一般可分为颈、体、底三部分,显微镜下,动脉中层在颈处突然终止或逐渐消失,弹力层中纤维大多数断裂,有的较大的瘤壁可见钙化。

【临床表现】

在动脉瘤未破裂之前,绝大多数患者无临床症状,个别可因体积较大,压迫相邻神经与脑组织产生相应的症状和体征。动脉瘤破裂则引起蛛网膜下腔出血或脑内血肿。表现为突然剧烈头痛、恶心、呕吐及精神症状。查体可见偏瘫、脑神经障碍和脑膜刺激征。腰穿可见脑脊液为血性。

在脑血管造影片上颅内动脉瘤大多呈球形、椭圆形、葫芦形或不规则形。内壁一般较光整,如有血栓则可不规则,甚至整个瘤体部分或大部不显影。另外,较大的动脉瘤位于鞍区时,有时头颅平片可看到弧形钙化和蝶鞍骨质吸收。

【CT 表现】

1.未破裂的动脉瘤　颅内动脉瘤一般瘤体直径<1cm,其直接征象(即瘤体征象)CT 显示率较低。有人认为小于 30%,如加以增强,且动脉瘤直径>8mm,达 1～2cm 的大动脉瘤,诊断发现率为 50%～75%。>2.5cm 的巨大动脉瘤往往平扫就能发现。一般表现为类圆形、葫芦形稍高密度影,个别的周围可见脑水肿,呈环形低密度带。平扫还可以良好地观察到动脉瘤的瘤壁钙化和合并症。如蛛网膜下腔出血及脑内出血。使用高分辨率的 CT 和薄层扫描,可以发现 0.5cm 左右的动脉瘤,动脉瘤的 CT 表现与瘤内有无血栓有关。因此,有人以此为根据将动脉瘤分为三型。Ⅰ型:为薄壁而无血栓形成动脉瘤;Ⅱ型:为瘤腔内有部分血栓的动脉瘤;Ⅲ型:瘤腔完全被血栓充满者。

Ⅰ型:CT 平扫显示边缘清楚,光整的圆形、类圆形或不规则形的稍高密度影,而增强后为明显均一的强化。有时增厚的动脉壁亦发生强化,表现为在明显均一强化的边缘有一稍弱的强化环(图 19-5-1A、B)。

Ⅱ型:由于血栓形态、大小及瘤腔通畅情况不同,CT 表现差别较大。一般而言,平扫瘤体分为三种密度。中心性或偏心性瘤腔为含血液的高密度,其外围可见半弧形、新月形或环形的血栓形成的等密度影,最外层有时可以看到稍高密度的环形增厚的动脉瘤壁,还常见到断续环形或弧形钙化。注射造影剂之后,中心瘤腔内高密度区出现明显强化,中层血栓构成的等密度区强化不明显,而有时较大的动脉瘤瘤壁为血管较丰富的纤维组织构成,也有人认为是动脉瘤引起的脑膜反应所致,可以产生强化。这样,无论平扫还是增强,都可以看到中心高密度的多层同心圆或类同心圆改变。这就构成了Ⅱ型颅内动脉瘤的特征性征象,称"靶征"或"环靶征"。

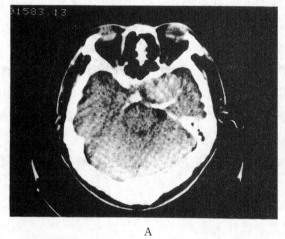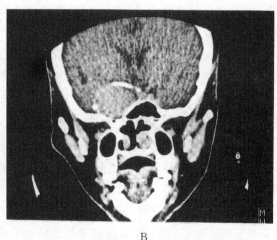

A　　　　　　　　　　　　　　　　　B

图 19-5-1　动脉瘤

A.横断位于鞍旁左侧有一类圆形高密度影,其后外缘有一弧形钙化影。鞍上池左前部分被侵及,左侧前床突、视神经管及蝶骨嵴均受侵,变形或部分消失。B.冠状位示该肿块位于右侧鞍旁,邻近骨质(颅前窝底及鞍底)均受侵,上外缘可见弧形钙化,经血管造影证实为动脉瘤。

Ⅲ型:CT 平扫表现为等密度,个别有稍低密度,边缘为略高密度或钙化环影。增强后,中心部分强化不明显,瘤壁强化同Ⅰ、Ⅱ型。应当注意血栓急性期,刚形成的新鲜血栓,CT 平扫可以表现为高密度或稍高密度。

2.破裂的动脉瘤　颅内出血是相当一部分动脉瘤病人的首发症状而动脉瘤破裂出血后,多数情况下,CT 扫描不能显示动脉瘤体,但可显示相应的并发症。如:脑出血、脑梗塞、脑水肿、脑积水、脑疝等。少数情况下可根据继发改变发现血管影没有显示的动脉瘤。

动脉瘤破裂引起的蛛网膜下腔出血,脑内出血及脑室内出血,个别的可致硬膜下血肿。出血的位置与动脉瘤的位置密切相关。可以根据出血的部位、范围,大致确定动脉瘤的部位。基本原则是就近就地。但最后确定位置还需要血管造影。

蛛网膜下腔出血显示所在的脑池、脑沟及脑裂内密度增高,大量出血则形成脑室高密度铸形。一般高密度可持续一周,1～2 周内完全吸收。少数病人出血可长达 3 周才能吸收。脑室内出血吸收更快,一般 5～7d 大部分消失。而脑内血肿表现与吸收速度与高血压性脑出血相同。

动脉瘤破裂出血造成血管痉挛,可以导致脑梗塞和脑水肿。与此同时,蛛网膜下腔出血和脑室积血,可造成急性脑积水。而脑梗塞、脑水肿、脑积水进一步发展均可造成脑疝。

【诊断和鉴别诊断】

动脉瘤好发区出现较高密度圆形病变,呈均一强化,边缘钙化或出现特征性的"靶征",周围无水肿。可由 CT 作出动脉瘤的诊断,但确诊仍需要血管造影。

动脉瘤首先要与鞍区肿瘤、垂体瘤、脑膜瘤、颅咽管瘤、第三脑室肿瘤和转移瘤相鉴别。在颅后窝,要与脑膜瘤、听神经瘤、脊索瘤和表皮样囊肿相鉴别。有时还要与脑内星形细胞瘤、髓母细胞瘤、室管膜瘤、转移瘤及脉络膜乳头状瘤等鉴别。主要抓住动脉瘤无水肿和瘤壁环形钙化的要点,必要时还可行动态扫描。动脉瘤时间密度曲线在快速推入造影剂后迅速上升,又马上下降。与脑血管的时间密度曲线相同。而肿瘤的时间密度曲线是缓慢上升和逐渐下降的。

（王　勇）

第六节　颅内动静脉畸形

颅内血管畸形是颅内血管床的先天性发育异常。表现为颅内某一区域血管的异常增多和形态畸变。动静脉畸形(AVM)是脑血管畸形中最为常见的一种。发病多见 21～30 岁的青壮年患者,儿童期也可发病。较颅内动脉瘤发病年龄早平均 20 年。男略多于女,男、女发病比例为 1.1～1.2∶1,占自发性蛛网膜下腔出血病因的第二位。仅次于颅内动脉瘤破裂,占 6～8.6%,在脑中风病例中占 1%。

【病理】

AVM 可以发生于颅内的任何部位,但以大脑中动脉系统发生率最高。其次是大脑前动脉,主要累及脑皮质,占 50%,亦可发生于硬脑膜、软脑膜、侧脑室脉络丛、小脑及脑干。有的同时伴有多发性酱果状动脉瘤(上海第一医学院 1981 年活检病理证实占 36%)。动脉瘤多发生在 AVM 的供血动脉或与 AVM 有关的动脉上,绝大多数位于幕上,幕下仅占 10%。

AVM 大体观察,大小差异很大,小的仅几毫米,大的可占据整叶,甚至一侧或双侧大脑半球。病变区为异常扭曲、扩大、管壁极薄、粗细不匀的血管团。动脉直接连到"动脉化了的静脉"上,其间无毛细血管网,使血液循环发生短路,局部脑血流量增加,周围脑组织缺血,而出现盗血现象。导致异常血管间脑组织变性,含铁血黄素沉着,可有局部脑萎缩的,表现为脑沟、脑裂、脑池变大,脑回变窄,表面的蛛网膜及软脑膜增厚。

动静脉畸形常可自发出血,多为蛛网膜下腔出血,也可以并发脑实质血肿和脑室内出血,少数还可以并发硬膜下血肿。出血范围可大可小,而且容易复发,有时动静脉畸形血管自身血栓形成,陈旧者可见钙质沉着。动静脉畸形还可以发生在中脑、小脑,有的终生隐匿,在尸检中偶然发现。

史玉泉和 Spetxler RF 与 MartinNA 按临床和血管造影的表现分为四级和五级。但因 CT 有时不能明确供血动脉和引流静脉,故只能在分级中提供部位上的参考。

【临床表现】

动静脉畸形最主要的症状是出血,即蛛网膜下腔出血和(或)脑实质出血。此种占 AVM 的 40～78%。主要表现为突然发病,高颅压综合征。脑膜刺激征、昏迷、偏瘫、失语。由于 AVM 多是静脉型出血,出血量较动脉瘤破裂为少,死亡率亦较低。但可多次出血是其特征之一。癫痫的发生率仅次于出血,其发生率为 25.5～42%,可以是未出血者的早期症状,也可以是出血后的常见表现。少数病例因盗血现象脑萎缩导致儿童期智力发育障碍,也可进行性瘫痪,小脑 AVM 常表现为多发性颅神经障碍、共济失调、眼球震颤、锥体束征阳性等。血管性头痛是另一重要症状,如病变范围大,可能在头眶或颈动脉处听到血管杂音,个别也可合并高排出量型心脏病。

血管造影目前仍是诊断 AVM 最可靠、最重要的方法。其典型表现为:动脉期可见粗细不等、扭曲迂回的血管团。有时表现为网状或血窦状,供血动脉多增粗,引流静脉早期显影。由于盗血,病变以外的动脉显影不良,部分较小和(或)自身栓塞的 AVM 常不显影,颅骨平片 10～20% 的患者可见到不规则斑点状或环形钙化,少数可见到脑膜中动脉沟增粗的征象。

【CT 表现】

CT 不但可以看到 AVM 的直接征象,还可以显示它的并发症。颅内 AVM 未破裂出血前,CT 表现较为特征性:非增强扫描可见一局灶的混杂密度区。病灶形态不规则,可显示点线状扭曲影,亦可为团块状,边界不甚清,可有高、等、低三种密度成分,其中高密度常为胶质增生,含铁血黄素沉着,血管内血栓机化钙化,畸形血管缓慢的血流以及新近的新鲜出血所致。等密度则为:①血管畸形出血间正常脑组织。②形成时间较长尚未钙化的血栓。③出血吸收、液化正值等密度期。低密度则是表示梗塞区内陈旧出血液化灶及脑萎缩的脑脊液充填区。一般无占位表现。有的可因脑萎缩、软化产生负占位效应(图 19-6-1)。偶有小量灶内出血造成轻度占位,一般不出现周围水肿现象。有时可合并脑室扩大和交通性脑积水。大约 1/4 的 AVM 病人平扫无阳性发现,1/4 仅见小等密度灶。只有在注射造影剂之后,才能显示病灶。

AVM 增强后,表现为点线状迂曲扩张的血管影,有时集聚成团(图 19-6-2A、B)和,还能显示供血动脉和引流静脉,这种增强机制,除畸形血管血脑屏障不完整导致造影剂外溢外,更主要的因素是造影剂在迂曲粗大的血管团中滞留所致。有时较少见的情况邻近脑室的 AVM 可呈团块状凸入脑室中,类似脑室占位,如再无典型表现,使诊断较为困难。

有近 50% AVM 病人发生颅内出血,常发生于脑实质,多见于额、顶、枕叶,位置表浅,也常合并蛛网膜下腔出血或脑室系统出血,罕见硬膜下出血。AVM 脑实质内出血形态不规则,也可团块状,往往将 AVM 本身掩盖,或受压变形而不被强化。也有一部分血肿边缘可见畸形迂曲的强化血管影,有时还可出现环形、类环形强化。出血灶周围可见到水肿带,出血及水肿演变过程同高血压脑出血。少数较小的 AVM,增强前后 CT 均无异常发现。硬脑膜 AVM 是指起源于硬脑膜上的 AVM。大约占全部颅内 AVM 的 10%,CT 扫描显示效果颇难。平扫常为脑水肿和脑室扩大,一般由静脉回流受阻和(或)脑脊液循环障碍造成,还可见到伴发的颅内出血。增强可见贴颅板的蚓状和斑片状强化影,尚可见直窦、横窦扩张。

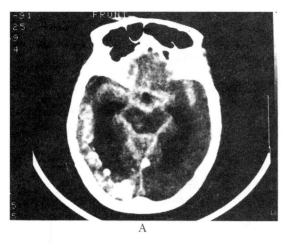 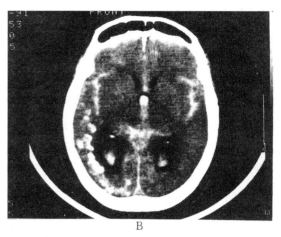

图 19-6-1　AVM 合并脑出血

女性,70 岁 A 与 B 分为通过鞍上池与第三脑室层面,显示右颞叶、枕叶蚓状、点线状钙化,且脑组织萎缩,造成侧脑室右下角、后角、下角明显扩大,脑干出血破入第三、四脑室、桥小脑角池及蛛网膜下腔,为 AVM 合并脑干出血破入蛛网膜下腔。

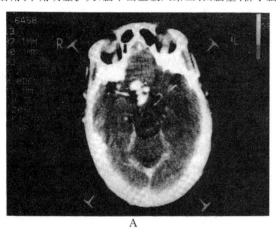 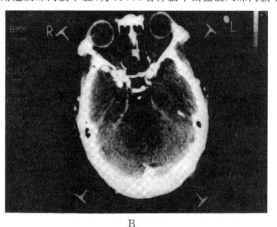

图 19-6-2　AVM 的直接征象

A.增强 CT 扫描见鞍上池有一团增粗、扭曲、迂回的血管影,与基底动脉环关系密切。B.与 A 同一患者增强扫描显示:迂曲、粗细不等的血管影沿右侧外侧裂分布,部分累及眶上裂。为 AVM 的直接征象。

少见部位 AVM 有中脑、脑桥和脉络丛。中脑 AVM 表现为大小不一,密度不均的病灶。如临床上同时伴有同侧视网膜和三叉神经分布区的血管瘤,被称为 Myburn-Mason 综合征。高分辨率 CT 扫描常可显示脑内视神经血管瘤。发生于脑桥的 AVM 常因伪影而观察不甚满意,扫描效果好时,表现为脑桥高密度团块影。增强后轻度强化,与肿瘤不易区别。脉络丛 AVM 脑血管造影多为阴性,常可造成青少年原发性脑室内出血。CT 扫描显示畸形血管的机会不多,仅见脑室内出血或脑积水等继发征象。

还要特别提到有一部分 AVM 因自身栓塞和出血后埋没在血肿中,继而坏死、液化自身治愈,致使常规血管造影不能显示,即所谓"隐匿性脑血管畸形"。CT 对这类 AVM 有着重要的诊断价值。CT 平扫常为斑点状或团块状高密度影,有半数的病人可见到轻度占位效应。1/3 病灶周围可见轻度水肿带,增强后 2/3 病灶有轻至中度强化。显示扭曲、粗细不等的血管影,个别病人追随观察有逐年增大的趋势。

【诊断与鉴别诊断】

根据 CT 平扫局灶性迂曲线状及团块状混杂密度病灶,常伴有点状、弧形钙化,无占位或轻度占位。无水肿。造影剂增强后蚓状、团块状强化等表现,不难做出 AVM 的诊断。

并发出血的 AVM 有的病变本身被掩盖,而不能显示,则不具特征性。如患者年轻,血肿又表浅,无高血压病史,应考虑到本病。

AVM向深部扩展成楔形,增强前后需与脑梗塞鉴别。前者钙化发生率高,后者很少钙化,前者随访如不发生出血无著变,后者则密度逐渐下降直至水样,强化现象也于数周后消失。

AVM钙化明显,需要与少突胶质细胞瘤鉴别,后者可有灶周水肿和轻度占位征象,增强后无畸形血管显示。

如鉴别困难时可行CT动态扫描,AVM的时间密度曲线与血管相似。而与肿瘤完全不同。必要时还可行血管造影和(或)MR检查,最后确定诊断。

（王　勇）

第七节　海绵状血管瘤

海绵状血管瘤的发生率在血管畸形中占第二位,仅次于动静脉畸形,约为7%。大体病理为一孤立,深红色,境界清楚的团块状病灶,显微镜下病变主要由缺少肌层和弹力层的薄壁海绵状血窦组成,其间见增生的胶质组织,无正常神经组织,常伴有钙化和含铁血黄素沉着。临床表现有两类:一类无任何症状和体征,只有尸检时始发现。另一类以颅内出血和癫痫为首发症状,且随病程延长有进行性加重的趋势。脑血管造影对海绵状血管瘤的显示率远低于CT延迟扫描。有时在实质期可见局部毛细血管染色,并可见供血动脉和引流静脉,个别侵及颅底的病灶,头颅平片可见到骨质吸收和增生改变。

【CT表现】

海绵状血管瘤的CT表现有一定的特征性,可发生于脑内、脑外,脑内者好发生于大脑半球各叶,尤其是外侧裂区,皮层下区及基底节区。有的还发生在第三脑室壁中,再其次为桥脑;脑外者以颅底部多见,单发病灶多见,多发者少,两者比例为4:1。

平扫时,海绵状血管瘤表现为一边界清楚的圆形或类圆形高密度或稍高密度影。病灶密度有的均匀一致,有的不均匀,常伴钙化,呈斑点状、斑片状及斑块状。有的甚至形成所谓"脑石"。病灶周围一般无水肿及占位,也可仅有轻度占位效应。增强CT,病灶强化的差别较大。增强与否和增强幅度主要取决于病灶内血栓形成和钙化的情况。血栓形成少,钙化程度轻,则强化明显;反之,则不明显,甚至不强化。当海绵状血管瘤合并出血时,病灶短时间内增大,出血占据血管瘤的部分、大部或全部,甚至破入脑实质及蛛网膜下腔,可产生明显的占位征象和灶周水肿。慢慢的血肿吸收、液化,则血肿占据血管瘤的部分形成囊性低密度病灶。

【诊断与鉴别诊断】

CT是目前诊断颅内海绵状血管瘤的良好检查方法。多数作者认为其敏感性优于脑血管造影。一般可根据脑实质内圆形、类圆形高密度或稍高密度影,无灶周水肿及占位效应,灶内明显点片状钙化。注射造影剂后轻度强化等做出诊断。

海绵状血管瘤主要与脑膜瘤鉴别。后者与颅板关系密切。增强前后密度都很均匀,水肿明显,占位征象也较海绵状血管瘤为重。

发生在鞍区的海绵状血管瘤还要与动脉瘤鉴别。后者钙化多在边缘,呈弧形或断续环形。增强动态观察,动脉瘤的时间密度曲线为速升速降,与血管内血液的时相相仿,而颅内海绵状血管瘤则是缓升缓降。必要时还可以行脑血管造影以确定诊断。

（王　勇）

第八节 脑静脉性血管瘤

脑静脉性血管瘤亦称脑静脉性血管畸形。现在多数的作者认为脑静脉性血管畸形的称谓更为贴切。本病相当少见,60年代Constans首次报道,病变好发于脊髓和脑膜上,也有的发生于脑内,如大脑中动脉系统及大脑大静脉引流区,再其次是小脑。病理上表现为相对比较成熟的曲张静脉,其间夹有少量脑组织,无胶质增生等变化。如不破裂出血,可以无症状或仅有癫痫和局部体征。一旦破裂,则表现为蛛网膜下腔出血的一系列改变。本病在头颅平片上无任何异常。血管造影却很有特征性,表现为动脉期和毛细血管期均无异常改变,在静脉期才出现畸形的静脉贯穿脑实质,汇入浅静脉或深静脉的导出静脉,以及静脉窦,许多髓静脉导致辐状集中,表现为典型的"伞状"或"水母状"。

【CT表现】

未增强前,一般的脑静脉性血管瘤无异常发现,也有一部分脑静脉性血管瘤可表现为圆形或线形高密度影,这种高密度影像可能为髓静脉的导出静脉内的血液所致。静脉注入造影剂后,病灶出现显著的线状或圆形增强,在增粗的导出静脉长轴与扫描平面平行的层面,呈线状或带状。如其长轴与扫描断面垂直,则表现为小圆形。如果不合并出血,灶周无脑组织水肿,且无占位征象。当合并出血时,血肿可掩盖病变,出现灶周水肿和占位效应,出血亦可破入蛛网膜下腔。一般出血范围不大,量也较少。

【诊断与鉴别诊断】

脑静脉性血管瘤CT表现有相对的特异性,特别是病灶增强后,出现圆形或条形增强,往往提示诊断。临床不能据此确定诊断,最后定论还要靠脑血管造影。脑静脉性血管瘤点、线状高密度影,表现典型,又无灶周水肿,多无占位征象,故不易与肿瘤及其他病变混淆。

(王 勇)

第九节 视网膜血管瘤病

视网膜血管瘤病又称网膜及中枢神经血管瘤病、VonHippel-Lindau病、Lindau病。系属先天性神经皮肤血管发育异常,常染色体显性遗传性疾病,主要病理改变是:①中枢神经系统血管瘤,主要为海绵状血管瘤,常侵犯小脑、延髓、脊髓。②视网膜血管瘤,近年来,还见到单侧或双侧视神经海绵状血管瘤的报道。③皮肤的海绵状血管瘤,如头、面、颈、拇指或臀部。④实质脏器的肿瘤及多发囊肿,还可伴发肾脏和胰腺多发囊肿,甚至肾上腺肿瘤及马蹄肾等等。

临床表现,病程缓慢,但并非良性,取决于多发肿瘤的部位和大小,神经系统表现为痴呆,精神症状及小脑异常。眼底视网膜血管瘤双侧占50%。单侧者左略多于右,可造成网膜渗出和变性,且可见网膜下出血,玻璃体内出血。继发性网膜剥脱等其它改变,最后眼球萎缩,失明。其它部位和肿瘤常尸检发现,也可产生相应部位的症状和体征。

【CT表现】

头颅CT扫描可以发现小脑、脑干的血管瘤,主要为海绵状血管瘤。表现并无特异性(详见本章第三节)。侵及颅底者,可见到局部骨质吸收或增生。采用高分辨率和薄层扫描,可见到眶内视神经和视网膜的血管瘤,平扫为稍高密度边缘清晰的块影,亦可表现为眼环后部凹凸不平,注射造影剂后,轻、中度增强,有的可见点状钙化,并看到增粗的供血动脉和引流静脉。

【诊断与鉴别诊断】

CT 扫描可以发现颅内(小脑、延髓等处)、视网膜及视神经的血管瘤。就每处病变而言,并无特异性,但如颅内及视网膜同时发现,则强烈提示本病。需要密切结合临床,进行皮肤、肝、胰、肾及肾上腺等部位的进一步检查,乃至进行染色体等遗传学化验,最后确定本病。

(王　勇)

第二十章　纵隔异常 CT 诊断

胸部 CT 扫描对纵隔病变的显示及判别,与普通 X 线检查相比,占明显的优势。

CT 具有很高的密度分辨力,能分辨纵隔脂肪间隙内的血管、淋巴结、气道、食管、胸腺及椎旁软组织;而且 CT 横断面影像没有重叠,可以充分显示普通 X 线检查称之为盲区的部位,如胸腔入口、心包、血管和膈脚等;故能对纵隔病变做出准确的定位诊断。

胸部 CT 扫描在鉴别纵隔肿块与血管异常引起的纵隔增宽的正确率高,并可鉴别其增宽的原因。

纵隔内肿块可根据 CT 值的不同分成四种性质:含液性肿块、含脂肪性肿块、软组织密度肿块及血管病变。

含液性肿块:一般指囊肿。CT 值近似水,约 5～10HU,但当囊内容物为粘液性时 CT 值较高,可达 20～50HU,这就需要与软组织密度肿块相鉴别。

含脂肪性肿块:CT 值为负值,范围在-70～-120HU,容易诊断。

软组织密度肿块:CT 值在 34～44HU 之间,肿块可为炎性、肿瘤和肿瘤样病变,肿瘤又可以分为良性肿瘤和恶性肿瘤。对此,软组织密度肿块的定性诊断就不能仅依据其 CT 值而定,必须结合肿块的部位、形态、边缘、密度均匀与否、有无钙化、是否合并胸腔积液、心包积液、胸膜肥厚,必须密切结合临床等综合分析予以鉴别。一般认为:肿块与纵隔内脂肪有清楚界面多属良性;相反,脂肪间隙消失,肿块包绕或侵犯纵隔内解剖结构,则多提示为恶性。但也有部分恶性淋巴瘤和转移瘤周围脂肪间隙清楚,而某些良性肿块因炎性反应而表现为界面不清。

血管病变:也呈软组织密度肿块,CT 值在 34～44HU。在增强扫描后,可呈血管性强化而明确诊断。

第一节　囊性肿块

绝大多数囊肿为先天性起源。包括呼吸道和消化道的重复畸形(支气管源性、前肠、神经源性、淋巴性、胸膜心包性)。纵隔囊肿可以长到很大而无症状,多系胸片检查时偶然发现。

纵隔良性囊肿的典型表现为边缘光滑整齐的圆形肿块,壁薄、密度均匀,CT 值以脑脊液(0～20HU)。肿块无强化,有时支气管囊肿 CT 值也可达 20～30HU,心包囊肿达 30～40HU,这时要和实性肿块鉴别。

当非强化性纵隔肿块 CT 上不能判别为囊性或实性肿块时,可行俯卧位扫描,以示囊肿特征性角征。尖角征为胸膜负压吸引浆液进入肺裂形成裂隙样突起,多方面改变体位观察肿块形态随其改变,肿块越大此征越明显,能以此区别于实性肿块。

良性与恶性肿瘤的囊性变在 CT 上的表现与良性囊肿表现相似。

一、纵隔支气管囊肿

本病是一种先天性疾病。其形成与肺芽的发育障碍有关。在原发性纵隔肿瘤中不太常见,但在纵隔囊肿性病变中却属常见,具特征性。

纵隔支气管囊肿可发生于纵隔的任何部位,但以好发于大支气管分叉附近为多,可以向前或向后纵隔生长,紧贴着气管总干或支气管生长。

Maier把纵隔支气管囊肿分为五型:即气管旁型、隆突下型、肺门型、食管旁型及其它部位型。

囊肿具有支气管壁的结构,如软骨和内衬的呼吸道上皮,内容物为粘液或明胶样液体,与支气管腔不通。

平时无任何症状,当囊肿发生感染破入气道时,可出现咳嗽、发热,有时咳出囊肿内容物。

【CT表现】

囊肿边缘清楚、光滑,密度均匀。CT值因内含液性质不同可在0~100HU。囊壁薄,内缘光整,可以造成邻近解剖结构的受压和移位(囊肿与支气管相互压迫征),在二者交界面囊肿边缘呈扁平状(图20-1-1)。

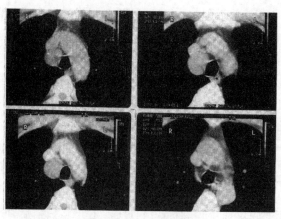

图 20-1-1　支气管囊肿

气管右侧有一约3cm×3cm的类圆形肿块,紧贴气管右壁,二者接触面为平直状(相互压迫征),边缘清楚、光滑,密度均匀,CT值为25~29HU,增强后CT值为26.2~38.8HU。

当囊肿CT值为30~50HU,甚至更高时,类似实性肿块。其原因与囊肿内容物的生化特性有关。Yernault对这类肿块的内容物(矿物质)做了分析,经光学显微镜观察,发现囊液中存在大量纺锤形无色透明的双折射呈单个或放射状纠集排列的结晶体。经X线衍射分光仪、透射扫描电镜及微量化学研究分析,已证明该物质为草酸结晶。其机理尚不清楚,但这一发现有助于解释一些支气管囊肿CT值偏高类似实性肿块的现象。

二、心包胸膜囊肿

本病为较少见的纵隔肿瘤。也称为间皮囊肿,为先天性畸形,在体腔发育过程中所形成。发生于心包膜部位者通常被称为心包囊肿;离开心包膜部位者为纵隔胸膜囊肿。二者不易区分,其75%位于前下纵隔心膈角处,而它的75%发生在右侧,附于心包外壁。

心包囊肿和胸膜囊肿的组织结构相同,囊肿的内壁为单层间皮细胞,外层为疏松的结缔组织,囊内含有澄清的液体。通常为单房,以 3～6cm 大为多。

囊肿生长缓慢,多不产生症状或仅有轻度的胸前区痛感。

【CT 表现】

囊肿呈圆形或卵圆形的囊性肿块,壁薄,外缘光滑整齐,密度均匀,CT 值 0～20HU。当改变体位时囊肿形态可随之改变。

有蒂的心包囊肿 CT 扫描时并不容易见到与心包相连的部分。

三、淋巴管囊肿

本病也称为淋巴囊肿、囊样水瘤。一般为良性,恶性的很少。可呈单房、双房或海绵状。囊肿内壁衬以内皮细胞,外壁为纤维结缔组织,腔内含有淋巴液,呈乳白色或淡黄色。

由于囊肿质地柔软可以长得很大而无临床症状。当囊肿位于前纵隔与颈部淋巴管同时发生时,称为囊样水瘤,多见于儿童。

【CT 表现】

位于前纵隔的囊性肿块,密度均匀呈水样密度,边缘清楚,但部分也可呈轮廓模糊状,欠规则(图 20-1-2)。如呈海绵状范围较广泛(图 20-1-3)。

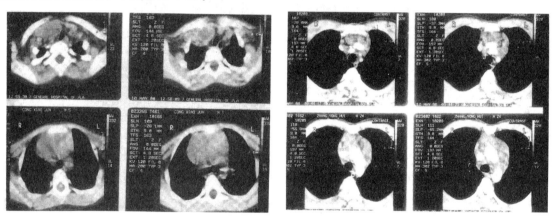

图 20-1-2　淋巴水瘤　　　　　　图 20-1-3　淋巴水瘤

图 20-1-2　男性,5 岁。右颈部及前上纵隔有一囊性低密影,边界欠清晰,CT 值 5.6～17HU。手术病理证实为淋巴水瘤。

图 20-1-3　男性,24 岁。双侧前中纵隔胸骨后、血管前间隙、大血管周围见团块状低密影。增强后无强化。上界起自主动脉弓上层面,下界达肺门平面,病理为淋巴水瘤。

（杨家辉）

第二节　含脂肪组织肿块

脂肪组织的 CT 值约-70～-120HU。纵隔内脂肪组织随年龄增加而增多,特别是前纵隔因为胸腺组织由脂肪代替,中、老年人也可于心尖处有脂肪堆积,这些因素均可为 X 线胸片上显示为纵隔增宽的原因。对这些易被误为纵隔肿块的改变须与纵隔内脂肪性肿块予以鉴别。

一、脂肪堆积

即大量组织学上正常的脂肪堆积在纵隔内,其无包膜。大多数见于肥胖或接受激素治疗后的病人;少数见于原发性柯兴综合征患者;25％的病人可无明显诱因。在普通 X 线胸片上显示为纵隔凸面向外的膨出,边缘光滑、整齐,气管无受压移位。堆积在脊柱旁或心膈角区的脂肪酷似纵隔肿瘤,称其为心包脂肪垫。

【CT 表现】

CT 扫描可清楚地显示心尖处无包膜的脂肪堆积(图 20-2-1)。

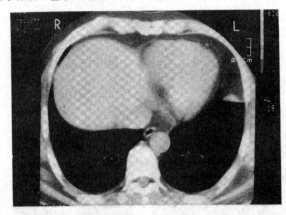

图 20-2-1   心包脂肪垫

左心膈角处见脂肪密度影,无外包膜。

二、脂肪瘤

真性脂肪瘤少见。纵隔脂肪瘤包括脂肪瘤和脂肪肉瘤。脂肪瘤为成熟的脂肪组织外周被以包膜;脂肪肉瘤包含未成熟的脂肪细胞及成熟的脂肪细胞。脂肪瘤可发生于纵隔的任何部位,但较多发生于前纵隔下部和心膈角区。

脂肪瘤质地柔软,很少引起症状,甚至长到很大亦无症状。

【CT 表现】

脂肪瘤边缘光滑,密度均匀,CT 值为负值的肿块。增强后无强化征。如果肿块密度不均,CT 值偏高,边界不清楚并向周围浸润,应考虑为脂肪肉瘤或脂肪母细胞瘤。

三、脂肪疝

大网膜脂肪通过莫氏孔疝入胸腔产生肿瘤征象,多位于右心膈角;通过 Bochdlek 孔的脂肪疝则位于左心膈角;胃周脂肪通过食管裂孔疝入胸腔表现为后纵隔肿块。

【CT 表现】

肿块为脂肪性,与脂肪瘤鉴别困难,但只要在脂肪肿块内见有细线影(大网膜血管),有助于腹膜疝的诊断。

四、畸胎类肿瘤

本病来源于原始生殖细胞,为胚胎期胸腺始基发育时,部分潜殖细胞脱落并随心血管的发育携入胸腔内演变而成。故又称为生殖细胞瘤。它除包括皮样囊肿、畸胎瘤外,还包括精原细胞瘤、胚细胞瘤、绒毛上皮瘤等。其中以畸胎类肿瘤最常见。

【病理】

皮样囊肿即囊性畸胎瘤,它主要由外胚层构成。囊壁常衬有角化鳞状上皮、囊内容物可为清亮的浆液至粘稠的皮脂样物。囊壁局部可向内隆起形成小结节,甚至为较大的肿块,将其称为皮样隆起、皮样乳头或皮样栓,囊内毛发通常来源于这种隆起,钙化、骨化和牙齿常位于此。恶变也发生在皮样隆起部。

实性畸胎瘤由三个胚层组织构成,还可含有呼吸道和消化道组织。

【临床表现】

这类肿瘤在初生时即已存在,但一般需到儿童或成人后肿瘤长大压迫脏器产生压迫症状做 X 线胸片检查时才发现。可产生胸痛、咳嗽、气短等;当肿瘤破入肺或继发感染时,可伴有发热。如在短期内压迫症状加重,引起脏器功能紊乱时,需注意恶变。

【CT 表现】

肿瘤位于前纵隔,边界清楚、光滑,多为圆形或卵圆形有壁的肿块(图 20-2-2A、B)。

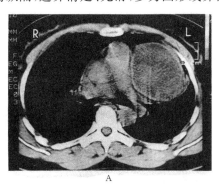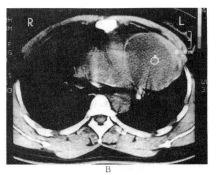

图 20-2-2　囊性畸胎瘤

男性,25 岁。A.左前上纵隔有一 6.72cm×6.94cm 的圆形厚壁低密度肿块,边缘清楚,光滑,CT 值为 68~1HU。B.注射造影剂后,包膜有增强。手术病理证实为囊性畸胎瘤。

多发性囊肿呈分叶状(图 20-2-3)

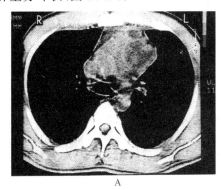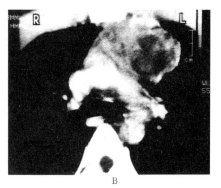

图 20-2-3　多房性囊性畸胎瘤

男性,23 岁。A.左前纵隔有 4cm×6.3cm 密度不均性肿块,外缘呈分叶状,与大血管分界清楚。B.注射造影剂后,肿块呈不均性增强。经手术病理证章。

畸胎瘤多呈混杂密度(包括实体部分的软组织密度,液体部分的水样密度,及脂肪集中形成的负值部分),以及钙化和骨化。见图20-2-4。

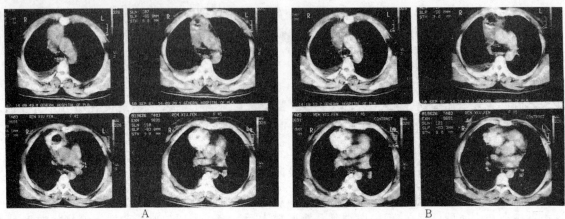

图 20-2-4　畸胎瘤

女性,61岁。A.平扫见前中上纵隔偏右侧有一混杂密度肿块,轮廓清楚、轻度分叶,约5.2cm×5cm大,密度不均,低密度(脂肪)CT值为-40HU,高密度(钙化)CT值为302HU。B.注射造影剂后肿块无增强。

特征性表现是以脂肪密度为主的肿块含有钙化的实体结节,见图20-2-5。或肿块并液体部分,其中脂肪部分居上方,而液体部分在下方,两者之间有脂肪-液面,在此界线处可见线状或索状混杂密度的圆形影为毛发团。某些病例可因囊内容物为半固体状态,重力所致的分层现象不那么明显。CT值测量可显示病变上下部分存在密度差,这也有助于囊性畸胎瘤的诊断。增强扫描见壁有强化。

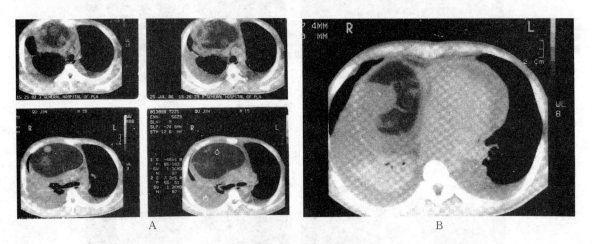

图 20-2-5　畸胎瘤

男性,19岁。A、B:右前中纵隔见一巨大混杂密度肿块,密度不均,其低密度(脂肪)CT值为46HU,轮廓清楚,有壁,但不均匀,几乎占据右侧大部胸腔。伴有心包积液和双侧胸腔积液。手术病理证实为畸胎类肿瘤。

当肿瘤有继发感染时,周围有炎性粘连及胸膜肥厚。其轮廓模糊。见图20-2-6、图20-2-7。

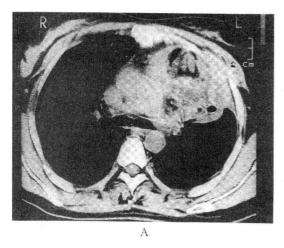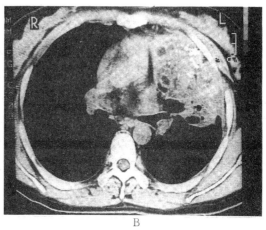

图 20-2-6　畸胎瘤穿破胸膜伴肺感染

女性,36 岁。咳嗽、咳痰、胸痛 8 个月,发热一周。前中纵隔有一密度不均性软组织密度肿块,其内有钙斑及低密度影散在分布,CT 值分别为 101HU、及-116HU、16HU、8HU。肿块轮廓位纵隔内的清楚,靠肺侧模糊,无法区分纵隔轮廓,邻近肺为不均性实变。手术见肿块占据前上纵隔偏左,并破入左肺,与受侵之左肺粘连,肿瘤破口约 1cm。病理为畸胎瘤破入左肺。

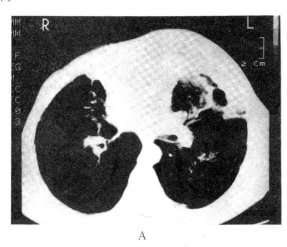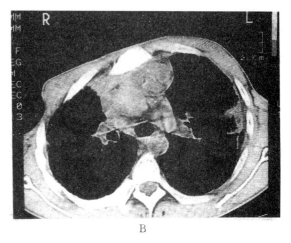

图 20-2-7　畸胎瘤穿破胸膜破入左肺并感染

男性,35 岁。因反复咳血 5 年;间断咳出毛发及骨样物 4 年。前年曾为此手术切除右上肺(为畸胎瘤穿破入右肺)。近两年上胸皮肤破溃。A.肺窗;B.纵隔窗。见右胸塌陷,纵隔结构右移,为术后改变。左侧前纵隔有一直径约 3cm 的软组织密度肿块,并与左肺上叶(包括舌叶)相连而无法区分,伴胸膜肥厚。手术病理为畸胎瘤穿破侵及左肺并感染。

【鉴别诊断】

1.与胸腺瘤鉴别　二者均以前纵隔为其好发部位,囊性畸胎瘤和胸腺囊肿或囊性胸腺瘤因其组成结构不同 CT 值可有根本性差别,基本可鉴别之。另由于前者壁厚有钙化,后者看不到囊壁,胸腺瘤钙化多呈壳状,前者多为散在小球状,故二者易于区分。

2.与侵犯性胸腺瘤鉴别　胸腺瘤浸润邻近脏器可至周边的脂肪间隙消失,本身轮廓模糊,有毛刺,瘤内可有囊性变。

3.与有囊性变的何杰金病鉴别　因何杰金病有囊性变时多为包裹性肿块,壁厚而不规则,故也可以区别之。

4.与纵隔原发性精原细胞瘤鉴别　本病多发生于男性,女性极少见。且多见于性机能旺盛期。约

30%的病人确诊前无症状,10%病人有上腔静脉阻塞症状。本病恶性程度低,对放射线敏感,预后较好,五年生存率为75%。

Polansky 总结 10 例本病患者,肿块均位于前纵隔,常偏一侧。最初发现肿瘤即已为大块状,并累及中纵隔,引起气管和支气管受压移位,密度均匀无钙化,有分叶,肿瘤容易侵犯肺及邻近的淋巴结和骨骼系统。shin 认为本病倾向累及前纵隔,Lee 等认为并无此倾向。

CT 显示其为前纵隔境界清楚较大的实性肿块,肿块内有小的低密度区(50%),包膜薄,相邻之脂肪间隙多消失,胸壁可受累。胸膜渗液和心包渗液为少见症状。

因该肿瘤也以发生在前纵隔为主,且较大、密度不均,含有低密度区,故畸胎类肿瘤需与之鉴别,而无钙化是二者鉴别时的重要特征。

(杨家辉)

第三节　软组织密度肿块

软组织密度肿块即为实性肿块,由于来源复杂,需在准确定位的基础上判别其性质,这对治疗方案的选择及预后的评估具有实际意义。胸部 CT 能对此提供重要的诊断依据,其影像诊断原则在前已提及,故在此不予赘述。

一、胸腺瘤

胸腺瘤是最常见的纵隔肿瘤之一,也是发生在胸腺的最常见的肿瘤。

但发生在胸腺的其它肿瘤也不少,如生殖细胞瘤、何杰金病、类癌等。

【病理】

胸腺瘤主要由淋巴细胞和上皮细胞所构成。可分为上皮性(占45%)、淋巴性(占25%)、和淋巴上皮性(30%)。

上述任何一种细胞型式为主的胸腺瘤均可以合并重症肌无力,但较常见于淋巴细胞性胸腺瘤。

胸腺瘤的10%～15%是恶性的,称其为侵犯性胸腺瘤。确定胸腺瘤良恶性的通常依据是肿瘤的蔓延范围。

侵犯性胸腺瘤按病理可分为三期:Ⅰ期为肿瘤限于胸腺腺体内;Ⅱ期为肿瘤穿透包膜至胸腺周围脂肪内,但尚未侵及邻近器官。Ⅲ期为肿瘤穿透胸腺包膜并侵及邻近器官。约有半数的Ⅲ期肿瘤在胸膜上有转移、多呈局部浸润性生长,顺沿邻近的胸膜与心包进展。

【临床表现】

由于肿瘤多位于主动脉弓至肺门的前上纵隔胸骨后间隙,故主要症状为胸痛、胸闷、咳嗽、气短,如果肿瘤压迫喉返神经则产生声音嘶哑,压迫食管产生吞咽困难。约有 30% 的胸腺瘤病人有重症肌无力,也可以伴有红细胞再生不良、低 γ 球蛋白血症、巨食管及胶原血管疾病等。约半数胸腺瘤病人并无症状,多是为其它的原因作胸部 X 线检查时才首次发现。

【CT 表现】

肿瘤位于主动脉弓至肺门的前上纵隔内,多呈圆形、卵圆形或分叶状(图 20-3-1 及图 20-3-2)。

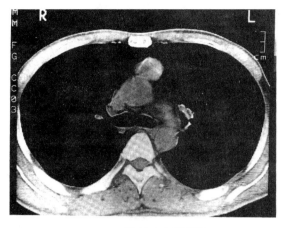

图 20-3-1 胸腺瘤

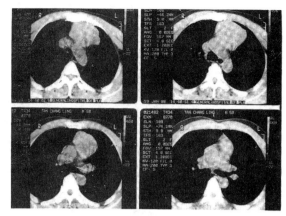

图 20-3-2　胸腺瘤

图 20-3-1　男性,47 岁。双睑下垂、四肢无力、吞咽困难、饮水呛三年,加重一月。位升主动脉左前方、胸骨后间隙有一约 2cm×3cm 类圆形软组织密度肿块,密度不均,肿瘤前半部有较多钙化,轮廓清楚,纵隔内脂肪间隙存在。手术病理为胸腺瘤

图 20-3-2　男性,50 岁。左前上纵隔有一 5.23cm×6.75cm 分叶状肿块,轮廓清楚,密度均匀,与主动脉分界清晰。手术病理证实为混合性胸腺瘤。

通常肿瘤边界清楚,当边缘不清时,可能与下列因素有关:肿瘤无完整包膜;肿瘤与周围脏器粘连;肿瘤侵犯纵隔内组织。后者为侵犯性胸腺瘤的特征之一。

肿瘤一般为 1～10cm,CT 扫描能诊断的最小的胸腺瘤直径为 2cm、多数生长不对称,常位于纵隔一侧呈均匀软组织密度肿块。CT 值一般为 40～80HU(图 20-3-2)肿瘤可有囊性变,囊变区 CT 值可为 4～20HU。大体积的胸腺瘤可呈蜂窝状,结节状,可因其内含有脂肪组织而为低密度影,从而使肿瘤密度不均。增强扫描时,肿瘤实质部分可强化。

CT 尚无可靠的征象作为鉴别胸腺瘤良恶性的依据,但一般认为肿瘤与纵隔结构间的低密度脂肪间隙即透亮线消失,可为侵犯性胸腺瘤。若透亮线存在,多提示为非侵犯性胸腺瘤(图 20-3-3)。

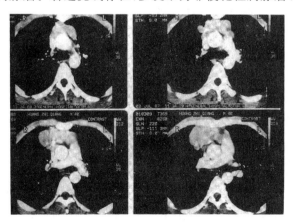

图 20-3-3　胸腺瘤

男性,40 岁。右前上纵隔有一不规则软组织密度肿块,紧邻大血管,但二者分界清楚,增强后尤为明显。手术病理为胸腺瘤。

侵犯性胸腺瘤很少发生血行或淋巴管转移,多以浸润方式顺沿邻近的胸膜与心包发展。一般局限于一侧胸腔。常见于肋膈角处,心包种植表现为心包不规则增厚。

胸腺瘤的鉴别诊断:CT 对纵隔胸腺瘤的定位诊断是正确的,尤其是对纵隔内型,甚至为胸腺内型的胸腺瘤的确诊是普通 X 线胸片所无能为力的。但是,由于胸腺肿块病理组织学复杂,它可以是不少肿瘤的发

生处,除胸腺瘤外还有胸腺癌、类癌、胸腺淋巴瘤、胸腺生殖细胞瘤及转移性胸腺瘤等。所以,在确定纵隔胸腺为异常肿块的基础上,还要进一步确定是胸腺瘤还是发生在胸腺的其它肿瘤,同时要对其良恶性做出判别。因此,胸腺瘤的定性诊断是比较复杂甚至是困难的。

【鉴别诊断】

1.与胚细胞瘤的鉴别　Teshiman 发现肿瘤的组织类型与性别有关,他报道的这种病例所有女性均为良性畸胎瘤,45%的男性为恶性,这对鉴别胚细胞瘤的良恶性很重要。CT 上良性胚细胞瘤一般为均匀的低密度肿块,恶性者密度不均匀。囊性畸胎瘤与胸腺囊肿的区别从壁的厚薄上区分有特征,前者壁厚有钙化,后者看不到壁;胸腺瘤的钙化是蛋壳状的,而胚细胞瘤的钙化多为散在小点状。良性胚细胞瘤壁上可为弧形钙化。

2.侵犯性胸腺瘤与前纵隔恶性淋巴瘤鉴别　二者在纵隔分布特点不同,恶性淋巴瘤多为双侧性,浸润范围常超出前纵隔,病变多累及主动脉弓上方,而侵犯性胸腺瘤多为单侧,浸润范围小,很少超过纵隔 4 个分区,即使发生在两侧,也很少超出前纵隔范围。恶性淋巴瘤的边缘有明显分叶,无论是平扫还是增强的扫描,恶性淋巴瘤密度可以均匀也可以不均匀,不均匀之低密度影可为三角形、环形或带形。侵犯性胸腺瘤多为密度不均匀,且不均匀范围较广。恶性淋巴瘤大多伴有纵隔血管移位,少数无血管移位者,血管腔残留在肿瘤内。增强扫描见肿瘤包绕血管;而侵犯性胸腺瘤无此征象,仅表现为血管移位;恶性淋巴瘤未见胸膜种植或胸膜肿瘤及出现胸水;而侵犯性胸腺瘤可有胸膜种植。

3.侵犯性胸腺瘤与胸腺类癌的鉴别　胸腺类癌是一种罕见的前纵隔肿瘤。至今国内报道不足 100 例,1972 年 ROSQi 首次将有分泌功能的胸腺瘤单独地分离出来,命名为胸腺类癌。临床上不合并内分泌异常的胸腺类癌常与胸腺瘤难以区分,其症状也无特征性。CT 显示二者均为前上纵隔软组织密度肿块,术前常误诊。文献报道 30%～40%的胸腺类癌合并其它疾病,包括柯兴综合征、胰岛细胞瘤、心包炎,多发性关节炎,多发性肌炎等。胸腺类癌发生于中老年男性,与一般所认为的类癌均属低度恶性不同,胸腺类癌的恶性度高,预后差;50%的胸腺类癌于手术时即已有周围组织的侵犯,30%～40%可以发生胸外转移,最多的部位是皮肤、骨、肾上腺,淋巴结,另一个特点是易复发。类癌在光镜下可以见到嗜银染色阳性、电镜检查细胞浆内有神经内分泌颗粒;免疫组织化学检查对低分子角蛋白的反应,50%有上皮膜抗体;神经特异性烯醇化酶存在于神经内分泌细胞,对类癌有直接反应。而胸腺瘤无上述特点。

4.别除发生在胸腺的其它类肿瘤确定为胸腺瘤　更重要的是判明其良、恶性。

一般认为侵犯性胸腺瘤多为扁平状,轮廓呈凹凸不平,与邻近脏器间的低密度线影消失;非侵犯性胸腺为圆形、卵圆形,也可有分叶,轮廓清楚,肿瘤周边低密度线影存在。但当肿瘤较小或向其邻近脏器浸润还不足以使脂肪间隙在 CT 片上呈现为消失时,其判断的可靠性受到影响(图 20-3-4)。

5.与胸腺增生鉴别　真性胸腺增生见于甲状腺毒症、慢性肾上腺功能低下、儿童的应激反应后,以及小儿肿瘤治疗后。

组织学上重症肌无力的病人胸腺有三种类型,65%胸腺增生,10% 为胸腺瘤,余 25%显示正常。胸部 CT 检查对重症肌无力有一定的价值,如 CT 显示正常则可除外胸腺瘤,但 CT 并不能鉴别胸腺瘤与胸腺增生。特别是当病人年龄小于 40 岁时,对胸腺增生的病例,大约有 1/2 CT 检查显示正常。所以 CT 追随观察很有必要(图 20-3-5)。

6.与成人化疗后良性反应性胸腺增大鉴别　KissinCM 回顾 200 例恶性睾丸胚胎瘤睾丸切除病人的原始 CT 记录,术后 120 例接受 4～6 个疗程的化疗,80 例未化疗的病人中除 1 例因为多发感染胸腺轻度增大外,无胸腺增大者。120 例术后化疗的病人中有 14 例(占 11.6%)有胸腺增大,增大的程度与化疗的时间有关,化疗后 7～12 个月胸腺体积增加到最大。

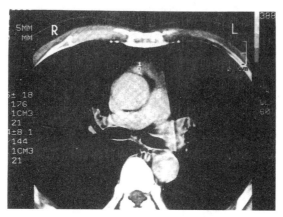

图 20-3-4　侵犯性胸腺瘤（不典型）

男性,58 岁。左眼睑下垂二年四个月。呼吸困难伴重症肌无力。前纵隔升主动脉的前方有一半月状软组织密度影,密度不均,轮廓不锐利,周围脂肪线影存在。增强后 CT 值为 82.5±18HU。考虑为胸腺瘤。手术见肿块 3cm×2cm×1.5cm,边缘欠规则,内有较多硬结、呈浸润性生长,两侧胸膜毛糙。肿瘤周围系退行性变的组织。病理为分化较好的侵犯性胸腺瘤(呈浸润性长生伴血管瘤栓)。

二、胸内甲状腺

胸内甲状腺为胸骨后或纵隔甲状腺肿块。一般为多发结节性甲状腺肿,可为颈部甲状腺坠入胸腔,也可为发育过程中遗留于胸内甲状腺组织逐渐发育而成,占切除纵隔肿块的 50%。最常见于上纵隔胸骨后间隙,气管前间隙,也可以发生在纵隔任何部位。

由于胸骨后间隙狭窄,故肿瘤不大即可产生明显的压迫症状,如呼吸困难、干咳、胸闷、胸痛、吞咽困难、颈静脉曲张。如有甲状腺机能亢进,则可伴有相应之症状。

【CT 表现】

肿块常位于胸骨后,其上部与甲状腺相连位于气管前间隙内,但也可伸入至气管与食管之后方(图 20-3-6)。

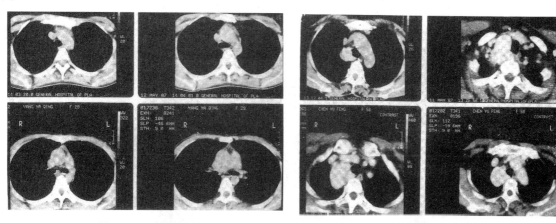

图 20-3-5　胸腺增生　　　　**图 20-3-6　胸内甲状腺瘤**

图 20-3-5　女性,29 岁。主动脉弓前上方有一条状软组织密度影,边缘清楚,与大血管分界清晰,密度均匀。手术病理证实为胸腺增生。

图 20-3-6　女性,58 岁。纵隔内气管右侧有甲状腺肿大,其后部有钙化点,下界达主动脉弓平面,气管受压向左侧移位。手术病理为胸内甲状腺瘤。

一般为多结节状,轮廓清晰平坦、结构不均匀,有钙化或囊性变及实质肿块。CT 值为 50～70HU,有时可达 110～300HU,囊性区 CT 值 15～35HU。增强扫描 CT 值可增加 15～25HU,呈强化状且强化时间延长。

甲状腺机能低下的病人甲状腺密度可接近正常甲状腺组织,CT 值 112±10HU。对非功能性甲状腺瘤和癌及囊肿做出组织学定性困难。

与前纵隔其它类肿瘤的鉴别,根据其位置和与甲状腺的关系,特别是 CT 值较高,增强后呈强化改变等特点,鉴别应不甚困难,但不典型病例的诊断仍需慎重。

三、神经源性肿瘤

神经源性肿瘤为后纵隔最常见的肿瘤。

【病理】

绝大多数肿瘤发生于后纵隔脊柱旁沟的神经组织,位于胸膜外。多数为良性,少数为恶性。可来自交感神经干、脊髓神经,偶尔来自迷走神经和肋间神经。

良性神经源性肿瘤包括神经鞘瘤、神经纤维瘤、节细胞神经纤维瘤。

恶性神经源性肿瘤包括恶性神经鞘瘤(神经肉瘤)节神经母细胞瘤,交感神经母细胞瘤。较少见的为副交感神经节发生的无分泌功能和有分泌功能的良性或恶性嗜铬细胞瘤。

【临床表现】

大多数病人无临床症状,少数病人有胸痛、胸闷或咳嗽、咳血或霍纳综合征。

【CT 表现】

肿块位于后上纵隔,多靠近椎旁,肿瘤边界清楚,呈圆形、卵圆形。良性或恶性肿瘤部分病例可以有分叶(图 20-3-7)。

神经源性肿瘤依其特殊发生部位及典型性状,诊断比较容易。但形态和部位不典型时也难以与其它病变区分,当肿瘤为扁的外形贴于脊柱易误为胸膜肥厚。

大多数神经源肿瘤密度均匀,CT 值 30～50HU,少数密度不均匀,也可有钙化和囊性变,CT 值为-10～10HU(为空腔),10HU(为囊性区),120HU(为致密度结构)(图 20-3-8)。

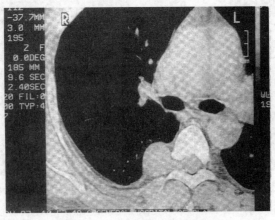

图 20-3-7　后纵隔神经源性肿瘤

男性,51 岁。右后纵隔脊柱旁沟见一软组织密度肿块,呈哑铃型,相应之椎间孔开大,其内为肿块与椎管内结构相连之部分。

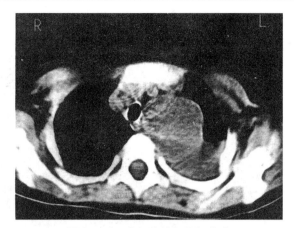

图 20-3-8　节细胞神经母细胞瘤

男性,3 岁。因查体发现纵隔肿瘤,无明显症状。CT 见左上后纵隔有分叶状肿块突入肺野,肿块内有弧形分隔将其分成前后两部分,前部 CT 值 37.7HU,后部 CT 值 28HU,边缘 CT 值 108HU,轮廓清楚,肿块压迫邻近结构并推移血管前移,气管移向对侧。考虑为畸胎瘤破入胸腔。手术病理为后上纵隔节细胞神经母细胞瘤,伴出血、坏死、钙化。

四、恶性淋巴瘤

淋巴瘤往往是全身疾病的一部分,或继发于身体其它部分,也可来源于胸腺为原发性肿瘤。

恶性淋巴瘤发展迅速,容易产生严重的压迫症状,上腔静脉、气管、支气管、食管、喉返神经均易受压。对呼吸道压迫可产生重度的呼吸困难,甚至窒息死亡。本病对 X 线极为敏感,试验治疗即可有迅速改变(图 20-3-9)。放疗一个月后无效开胸探查。

【CT 表现】

恶性淋巴瘤一般位于血管前或气管旁。当淋巴瘤呈单发肿块位于血管前间隙时与胸腺瘤鉴别困难。增强扫描有助于恶性淋巴瘤的定性诊断。

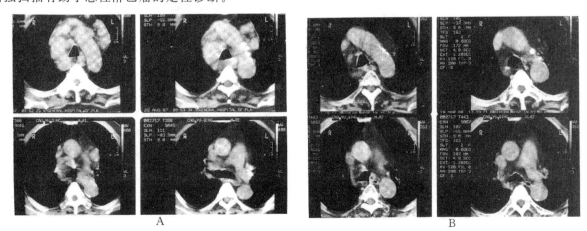

图 20-3-9　淋巴瘤(结节性)

男性,84 岁。患淋巴瘤 2 年。A.CT 见主动脉弓及气管分叉层面,大血管周围有多个结节性淋巴结。B.经放疗后 CT 见纵隔内淋巴结明显缩小。经穿刺病理证实。

多数淋巴瘤为双侧性、浸润范围常超出前纵隔(图 20-3-9)。病变多累及主动脉弓上方,恶性淋巴瘤的边缘呈凹凸不平的分叶状,平扫或增强扫描可见其密度不均匀或均匀,有时可见内有坏死和出血灶所致的不均性低密度影,可为三角形、环形或细弧形。大部分可以见到血管移位征象,少数无移位者血管残留在肿瘤内，增强扫描见肿瘤包绕血管（图 20-3-10）。

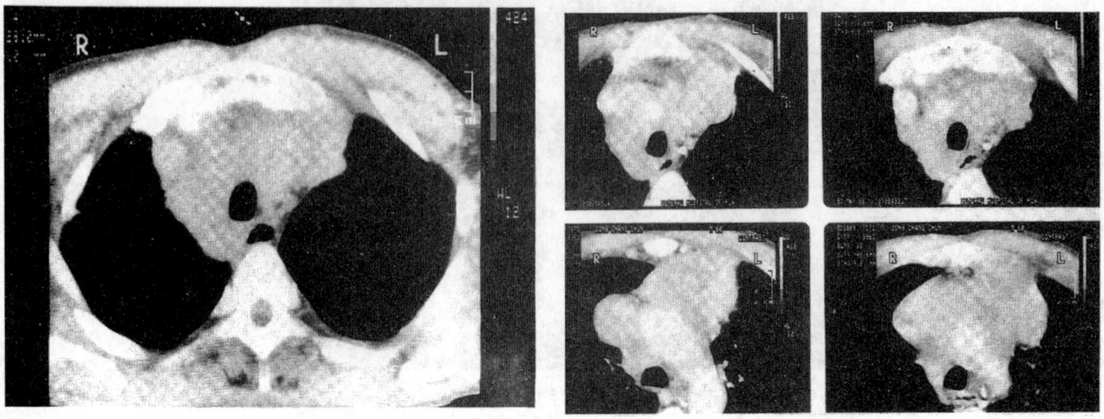

A B

图 20-3-10 **恶性淋巴瘤**

男性，60 岁。A.CT 见前纵隔内，大血管周围胸骨后间隙，呈相互融合成大块的肿大淋巴结群，与血管分界不清，脂肪间隙消失。B.增强后见大血管被包绕于该肿大淋巴结群之中，淋巴结无显著强化。

通常淋巴瘤在纵隔内弥漫浸润，侵犯纵隔间隙与周围解剖结构，融合成片而不能分辨出单个肿大淋巴结（图 20-3-9）。

恶性淋巴瘤未见胸膜种植形成胸膜肿块，但可以出现胸水，也可以侵犯心包出现心包积液（图 20-3-11）。

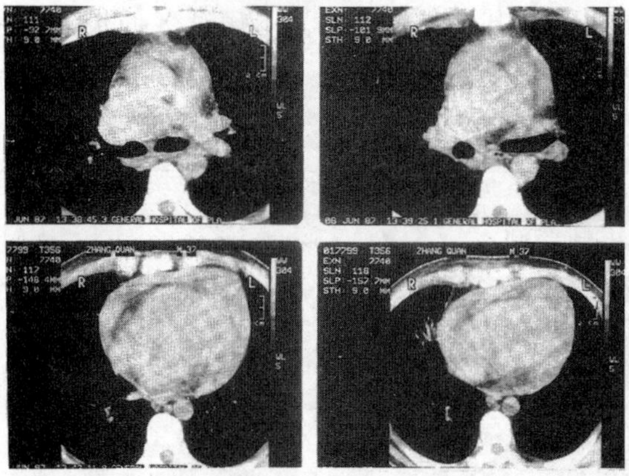

图 20-3-11 **恶性淋巴瘤**

男性，37 岁。CT 见支气管分叉前方有一堆融合成块的肿大淋巴结，包绕上腔静脉，两者间脂肪间隙消失而无法区分。心包腔增厚、内有心包积液。

五、纵隔肿大淋巴结

纵隔内的淋巴结可为很多病变殃及而肿大，如炎性肉芽肿（结核性淋巴结炎和结节病）等，也可以为肿瘤病变，如恶性淋巴瘤，及各种恶性病变发生纵隔淋巴路转移的淋巴结肿大，还可以为其它一些原因不明的纵隔淋巴结肿大，如巨大淋巴结增生症。

CT 诊断纵隔淋巴结肿大通常是以淋巴结的直径和横径做为判断标准。如在横轴位上测得淋巴结较小径线等于或大于 1.0cm 时可视为增大。居纵隔高的几组淋巴结（2L、2R）和气管旁组（4R）淋巴结径线标准为 8mm，乳内动脉组和横膈组淋巴结径线超过 6mm 视为增大。

（一）纵隔结核性淋巴结炎

纵隔淋巴结核可为一组或几组纵隔淋巴结受累,但最常见的为气管右旁(奇静脉淋巴结)。受累的淋巴结边界多不清楚,与周围邻近结构粘连有关,当淋巴结互相融合成单一的软组织块时,无法区别单个的淋巴结。淋巴结内有无钙化对其定性诊断有帮助。

【CT 表现】

Jung 认为,增强 CT 显示该纵隔淋巴结密度不均,外周增强,而内部可见一个或数个低密度区。根据这一特性将其分为四型:①结节直径小于 2cm,增强后结节呈不同程度均匀强化、结节周围脂肪间隙存在;②结节直径小于 2cm,增强后见结节内有多灶低密度区,其周围环绕不规则厚度的增强壁,外周脂肪间隙消失;③结节直径大于 2cm,增强后结节中央有大而不规则的低密度区,外周为薄而均匀的增强壁,外周脂肪间隙常部分消失;④增强结节中央有大而不规则的低密度区,延至结节外部,且周围脂肪间隙全部消失。低密度区 CT 值为 40～50HU,增强的壁 CT 值为 101～157HU 间。多系右侧气管旁及气管、支气管肺淋巴结占优势(图 21315)。

纵隔淋巴结核的病人约 61% 有肺结核。

Jung 认为区别结核和其它原因所引起的淋巴结肿大的关键在于正确确定淋巴结内有低密度区存在,以及低密度区所在的位置,由其它病变所致的淋巴结肿大很少出现这种低密度区。当结核性肿大淋巴结密度均匀时需与纵隔内的转移性或其它感染性的淋巴结肿大、淋巴瘤等予以鉴别。但比较困难(图 20-3-12)。

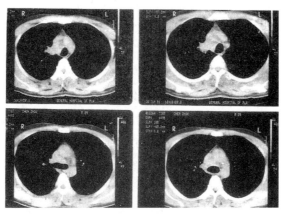

图 20-3-12　纵隔淋巴结核

男性,29 岁。CT 见主动脉弓上层及主肺动脉窗层面的气管与腔静脉间有数个肿大淋巴结,密度均匀。大部分边缘清楚。

（二）结节病

结节病是一种原因不明的全身性、非干酪性肉芽肿性疾病。多数认为是由于免疫功能低下引起的感染,可累及肺实质,间质和大的支气管。肺结节病大部可以完全吸收治愈,也可因反复发病而形成间质纤维化、支气管狭窄、肺不张、肺气肿和肺源性心脏病。

病理特点是以上皮细胞、多核巨细胞为主。并有淋巴细胞浸润的肉芽肿,无干酪坏死。在病变后期巨细胞浆内可见包涵体,肉芽逐渐变为无细胞结构的玻璃样组织,以后形成纤维组织。结节病的诊断主要依据病理检查和 Kveim 试验。

【CT 表现】

肺门与气管旁淋巴结肿大,多组淋巴结受累,分布对称是典型的表现,因为结节中心无干酪坏死,故无结核性淋巴结那种中心低密度区的特征(图 20-3-13)。

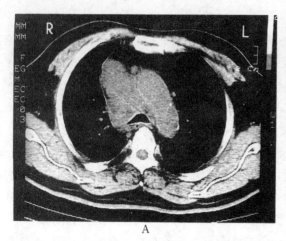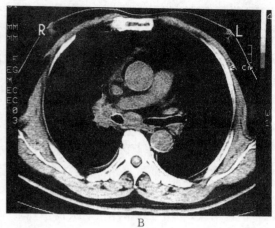

图 20-3-13　结节病

　　男性,64 岁。A.CT 见上中纵隔气管前,气管右侧及腔静脉周围有多个结节状软组织密度影。为肿大淋巴结,相互融合,周围脂肪间隙消失。B.两侧肺门及隆突下淋巴结轮廓清楚,且外周脂肪间隙存在。活检病理为结节病。

（三）转移性淋巴结肿大

　　目前对 CT 判定纵隔转移淋巴结的标准还有争议,曾有人提出 CT 显示的纵隔淋巴结直径为 2cm 或以上为淋巴结异常增大的标准。Libshitz 曾对 86 例肺癌的病人手术切下的纵隔淋巴大小与转移进行了比较,如果把标准定为 1～1.9cm,其符合率小于 1/3,标准定为大于或等于 1.5cm,及大于或等于 2cm 其符合率分别为 38%、及 24%。他们认为支气管肺癌的病人术前淋巴转移之 CT 判断标准的实用价值尚需探讨。

【CT 表现】

　　Catherirc 对 151 例支气管肺癌的病人所做的 CT 进行了复习,对其所显示的纵隔淋巴结的长轴进行了测量,认为淋巴结长轴大于 1.0cm 是 CT 评价纵隔淋巴结异常肿大的最佳标准。

　　Glazer 根据美国胸科学会 1983 年新公布的淋巴结分区法随机复查了 56 例正常人的 CT 片,发现隆突下和右侧气管支气管区淋巴结最大。平均径线分别为 6.2mm±2.2SD 和 5.9mm±2.1SD;上气管旁较下气管旁区小;下气管旁区较上气管旁区和气管支气管区多。还发现肉芽肿钙化对淋巴结大小和数目无任何影响;淋巴结数目可随年龄的增长而略有增加;与同龄男性比较女性淋巴结略大。并认为将淋巴结直径1.0cm 作为正常淋巴结的上限,其判断纵隔转移癌的敏感性为 95%,特异性约为 65%。故淋巴结直径＞1.0cm 为异常的标准比较恰当(图 20-3-14、15)。

（四）原因不明的巨淋巴结增生症（GLNH）

　　本病很少发生于胸内、胸腔内巨淋巴结节增生多见于纵隔内。原因不明,多数认为与感染有关或与免疫反应有关,部分学者认为该病是一种良性肿瘤。但从病理学观点看本病即无肿瘤的生物学行为,又无向身体其它各部位转移的现象,故不支持肿瘤学说。Keller 根据病理特点将其分为透明血管型和浆细胞型,前者主要由增生的淋巴细胞及丰富的血管构成,约占本病的 80～90%。后者主要由增生的淋巴滤泡及滤泡间片状成熟的浆细胞构成,约占 10%～20%,作者报告了 50% 的浆细胞型 GLNH 患者同时伴有低热、血沉快,铁剂治疗无效的贫血、高球蛋白血症等。3% 的透明血管型患者伴有咳嗽,继发于气管或支气管阻塞的咳血症状。当增生的淋巴结切除后,上述症状可消失。

　　绝大多数 GLNH 患者没特异临床表现,因此,术前做出诊断和鉴别诊断比较困难。

　　手术切除是有效的方法,不仅可明确诊断,而且可以缓解和消除贫血、低热、高球蛋白血症等临床表现。

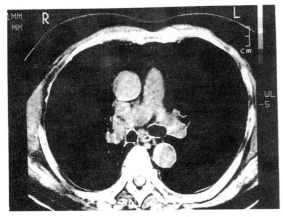

图 20-3-15 肺癌术后纵隔淋巴结转移

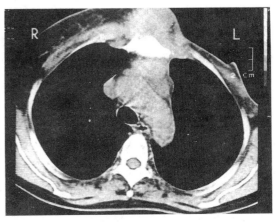

图 20-3-16 乳腺癌术后纵隔淋巴结转移

20-3-14 男性,66 岁。右肺上叶腺癌(T_1、N1、N0)行右上肺切除术后 19 个月,5 个疗程化疗后 3 个月。CT 扫描见隆突下及升主动脉后方有结节状软组织密度影,以后者为著,直径均>1.0cm,为转移淋巴结。

20-3-15 女性,47 岁。左乳腺癌术后 4 年余,发现胸壁包块且逐渐增大,伴呼吸困难、胸痛。CT 见主动脉弓前方及胸骨后间隙内有数个大小不等的软组织密度结节,并趋向融合,与主动脉弓分界尚清楚。胸骨前方另有软组织密度肿块占据皮下,并明显前突达胸表,范围约 3cm×3cm,其轮廓毛糙,侵及胸骨前皮质和皮肤。

(杨家辉)

第四节 血管病变与变异

主动脉瘤,血管异常扩张,在 X 线胸片上常因纵隔增宽易误为占位性病变,而 CT 能清楚显示其与大血管相关的结构,特别是通过增强动态扫描可以证实为血管性质,也可利用影像纵向重建可获得与主动脉造影相似的图像而定性。

一、主动脉瘤

动脉瘤根据其瘤壁的结构可分为真性动脉瘤、夹层动脉瘤和假性动脉瘤。按病因可分为动脉粥样性硬化、梅毒性、先天性、外伤性、霉菌性。

(一)真性动脉瘤

【病理】

最常见的原因是动脉粥样性硬化。由于动脉中层的薄弱或破坏后,为纤维组织所代替,使主动脉壁变薄,弹力逐渐消失,在血压突然升高的作用下致主动脉壁膨出,逐渐形成动脉瘤。

根据动脉瘤形态可分为梭形,囊状和混合状。可为单个或多个,小的直径仅数厘米,大的可达 20cm以上。

囊状动脉瘤的瘤体叮较大,扩展时对邻近骨质的侵蚀破坏较强,瘤内可有或多或少的血栓,血栓有时发生钙化。

梭形动脉瘤基底较宽,突出度小,与邻近正常的主动脉分界不明确。

混合性动脉瘤为在梭形动脉瘤基础上有囊状扩张。

【临床表现】

本病发病缓慢,早期多无症状和体征,后期因肿瘤压迫周围组织时产生症状,如压迫气管和支气管引起咳嗽、气急、肺炎和肺不张;压迫食管产生吞咽困难;压迫喉返神经可引起声音嘶哑;压迫膈神经可引起膈肌麻痹;压迫上腔静脉和头臂静脉可引起上肢、颈、面、上胸部浮肿;压迫胸骨可引起胸痛。

【CT 表现】

CT 可显示主动脉瘤的存在,位置、长度及膨胀情况,CT 在测量动脉瘤外径的准确性优于主动脉造影。

CT 可反映主动脉瘤的大体病理特征;即主动脉的扩张,腔内血栓,邻近结构的受压与被侵蚀,以及瘤周的出血。CT 可准确测量主动脉内径(图 20-4-1)。在非对比增强图像上,常可显示内膜的钙化,此为动脉粥样硬化的特征性表现。弧线样的钙化有助于动脉粥样硬化性动脉瘤与夹层动脉瘤的鉴别。

在绝大多数病例,CT 能提供外科手术所需要的一切信息,一般无需做主动脉造影。当不准备立即手术时,CT 可用作追踪主动脉瘤发展情况的手段。

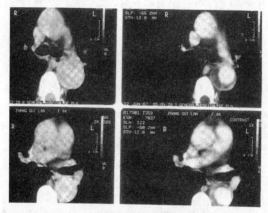

图 20-4-1 真性动脉瘤并血栓形成

女性,44 岁。CT 平扫示降主动脉明显扩张,其直径大于升主动脉,增强后见降主动脉周边的环状低密度影(为附壁血栓)。

(二)假性动脉瘤

最常见的原因是外伤,其次是感染。好发部位在主动脉峡部,左锁骨下动脉起始部远侧。

【CT 表现】

CT 可以显示假性动脉瘤的瘤腔与主动脉相交通的破口,以及瘤壁(血肿壁)。动脉瘤周围的钙化也可以显示清楚,CT 诊断假性动脉瘤的准确率很高,国内有文献报告达 100%,高于血管造影(90%)。CT 的优点是:①对因破口小或瘤内充盈大量血块而显影很淡时,CT 较血管造影容易诊断;②CT 测量的瘤体大小与手术结果比较符合;③动态扫描和延迟扫描图像上反映的显影过程和特点更理想;④CT 对瘤腔、瘤壁和瘤外的情况能充分显示;⑤更能反映瘤体与周围结构的解剖关系。

(三)夹层动脉瘤

夹层动脉瘤是由于主动脉的内膜和中膜有小裂缝,在主动脉腔与中膜间有交通,所形成的壁内血肿将中膜分成两层,主动脉壁外面一半向外膨出,里面一半向内膨出,使主动脉管腔狭窄而形成夹层动脉瘤。不是真正的动脉瘤。

【病理】

常见病因为囊性中层坏死,和动脉粥样硬化,粥样斑破裂所至。其通道常发生在主动脉瓣上几厘米处,其次为主动脉弓靠近动脉韧带处。动脉瘤可扩展到升主动脉瓣环,向远端可扩展到降主动脉及其分支。动脉瘤可破入心包、胸腔、纵隔、肺动脉、食管或腹膜后而引起死亡。

【临床表现】

起病多为突然，是发作性剧烈胸痛，呈刀割样或窒息感，疼痛可向颈、背下移至腹部。约 1/3 的病人疼痛可持续至死亡。

幸存的病人疼痛多在 2～3 天后缓解，大约有 15% 的病人无胸痛症状，也可并发休克和紫绀，15% 的病人有昏厥，也可因压迫周围脏器而产生相应的症状。

【CT 表现】

CT 平扫表现为：①钙化的粥样硬化内膜瓣向腔内移位；②假腔如已栓塞则其密度比真腔内流动血液密度高；③大范围主动脉显示增宽；④心包和纵隔可显示积血征象。增强后表现：①撕裂的内膜瓣的显示。在增强片上内腔瓣片表现为一略呈弯曲的线样负影；②真假腔的显示：可表现为真假两腔同时增强显影，或真腔首先显影，而假腔延迟显影，真腔也可被增大的假腔压迫至管腔变形、变窄（图 20-4-2）；③部分病例可见内膜瓣的破口，显示真腔靠假腔侧一尖角样突起悬至内膜中断。

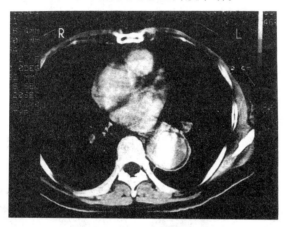

图 20-4-2　夹层动脉瘤

增强 CT 扫描示降主动脉近脊柱侧有一线状弯曲负影，将主动脉分为两个腔，真腔小、假腔大，有附壁血栓。

二、纵隔血管变异

（一）右位主动脉弓

右位主动脉弓常伴发迷走左锁骨下动脉。左锁骨下动脉从食管后主动脉弓扩张部发生（图 20-4-3）。

（二）永存左上腔

正常人群中本病的发生率大约为 6.3%，先天性心脏病病人发生率明显增高。这种变异至少引流左颈静脉和左锁骨下静脉，是由于左颈总和前主静脉部分未退化所至。大部分病人右上腔静脉也存在，左侧头臂静脉小或缺如。左上腔静脉沿纵隔左侧走行，通过主肺动脉下外侧及左肺门前，引流至冠状静脉窦（图 20-4-4）。

（三）迷走右锁骨下动脉

本病为常见的先天性上动脉弓畸形。发生率约为 1%。起源于正常主动脉弓，很少造成症状，在平片上也很少能发现异常。偶尔可在气管后造成压迹，异常的迷走右锁骨下动脉在 CT 上起自主动脉弓远侧最后分支，血管在食管后方，从左向右斜行通过纵隔（图 20-4-5）。起始部常扩张，邻近的食管可受压或向右移位，主动脉本身可能位置常稍呈直接的前后方向，就迷走右锁骨下动脉上部位置与颈总动脉的关系而言，经常比正常血管位置靠背侧。

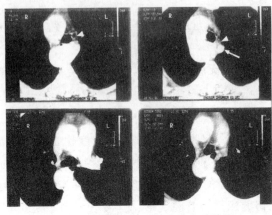

图 20-4-3　右位主动脉弓

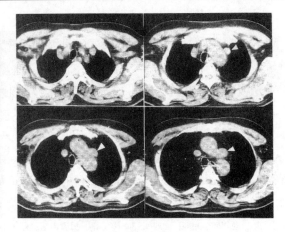

图 20-4-4　永存左上腔

图 20-4-3　CT 示升主动脉、弓部、降部均位于右侧,左锁骨下动脉(↑)位于食管后(▲)肺动脉干仍在升主动脉左侧。

图 20-4-4　上纵隔相邻的四个层面示永存左上腔静脉(△)沿纵隔左侧向下走行。

(四)奇叶

　　奇叶是最经常累及纵隔静脉的变异,其发生率约为 0.5%。胚胎发育早期,奇静脉跨于右侧肺尖;以后,肺向上发展,而奇静脉移至肺尖的内侧,最后固定于右侧纵隔肺根上方。如果这种滑移动作受到障碍,奇静脉带着两层壁层与两层脏层胸膜嵌入右肺上叶尖部,形成了四层胸膜所构成的奇副裂,陷入这一裂的内侧的肺(由部分尖段与后段肺组织构成),称其为奇叶。奇静脉弓比正常人位置高,可高至右头臂静脉,变异的奇静脉弓向外侧移位(图 20-4-6)。

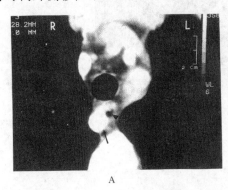

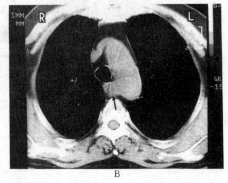

图 20-4-5　迷走右锁骨下动脉

A、B.为两相邻层面之纵隔窗像示右锁骨下动脉(↑)起自主动脉弓远侧最后分支,位于食管(▲)之后方,呈血管密度。

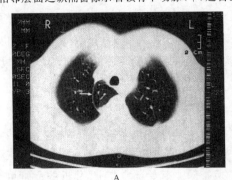

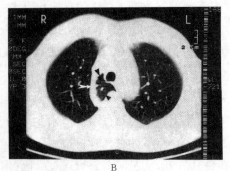

图 20-4-6　奇叶与奇静脉走行异常

A 与 B 为相邻的两上层面+奇静脉弓,(▲)奇叶位于奇静脉弓与奇裂(↑)内侧

（五）先天性奇静脉扩张

奇静脉扩张或奇静脉弓扭曲,在普通 X 线平片及断层上表现为右主支气管气管角的结节影,常易误为右上纵隔肿瘤、肺内肿瘤或转移等。而 CT 扫描能对其血管特性显示确切,故可做到定位、定性诊断。

发病:奇静脉是沟通上、下腔静脉的重要通道,多种原因均可引起奇静脉扩张增粗及静脉血的回流异常:腔静脉因肿瘤栓塞、压迫,静脉血经奇静脉引流形成侧支循环;下腔静脉发育不良可于膈下汇入奇静脉,形成静脉血的异常回流,称"奇-腔静脉连续综合征";充血性心力衰竭;中心静脉压升高及无任何原因的特发性奇静脉扩张。

CT 诊断:于第 4~5 胸椎层面,见食管右侧壁旁向右前方走行,止于上腔静脉,其密度均匀,外缘光滑,内侧壁包绕气管右缘。注射造影剂后该弓带结构强化,与血管结构相一致。如连续向足侧扫描可见降主动脉右侧奇静脉呈扩张增强之圆形影。

CT 平扫及增强扫描不仅能够区分纵隔肿瘤与血管结构,而且还能根据其解剖特点,区分奇静脉扩张与胸内其他大血管及其变异,从而能避免一些不必要的创伤性检查,如针吸活检、血管造影等(见图 20-4-7)。

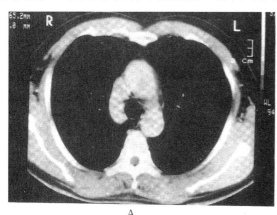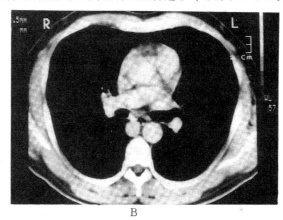

図 20-4-7　奇静脉扩张

男性,54 岁,因右上纵隔增强 CT 扫描,A、B 为两相邻的层面,增强示气管右侧弓形血管汇入上腔为奇静脉扩张

（六）主动脉双弓

这一主动脉弓畸形是以两弓起源于单一的升主动脉为特征的,每一个弓通常发出锁骨下动脉和颈总动脉,两弓环绕气管和食管,然后联合形成单一的降主动脉,可产生气管和食管的压迫症状。典型者右弓较大,位于左弓的头侧,部分左弓可能闭锁,这种情况很难与右位主动脉弓鉴别。

（七）主动脉缩窄

采用高速或超高速 CT 动态增强扫描,结合冠状位、左前斜位或/和矢状位重建可以显示缩窄部位及程度。但 MRI 是本病诊断优先选择的无创性检查技术。

（杨家辉）

第二十一章　胸部疾病 CT 诊断

第一节　支气管疾病

一、慢性支气管炎

【病因、病理和临床表现】

慢性支气管炎常继发于急性支气管炎后,多见于老年或有慢性肺部疾病的患者。病理为支气管黏膜下和周围大量炎性细胞浸润,黏膜充血水肿;支气管黏液腺增生、肥大,间质纤维化等。常伴感染、支气管扩张、肺炎、肺气肿、肺大疱及肺源性心脏病等。

【诊断要点】

支气管壁增厚,可见"轨道征"。两肺斑片状、片状影,以下肺多见(图 21-1-1)。胸段气管可呈"刀鞘样",矢状径增大,冠状径减少。可伴肺气肿、肺大疱、肺源性心脏改变。

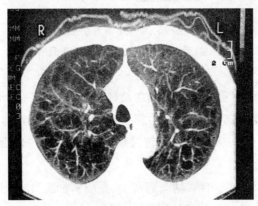

图 21-1-1　慢性支气管炎伴感染

CT 示两下肺纹理增多、紊乱,右下肺见斑片状密度增高影,内可见支气管充气征

【鉴别诊断】

1.支气管扩张症伴感染　高分辨 CT 扫描可见支气管呈囊状、柱状扩张,以此同慢性支气管炎的支气管鉴别。

2.肺间质纤维化　部分慢性支气管炎表现为肺纹理紊乱呈网状,以肺野外周明显,同肺间质纤维化鉴别较困难,但肺间质纤维化胸膜下可见蜂窝征,肺野周围毛玻璃影,肺间质内常见多发小结节影。

【特别提示】

慢性支气管炎临床病史非常重要,CT 检查难以做出肯定诊断,主要用于排除其他诊断。临床随访多采用 X 线胸片检查。

二、支气管扩张症

【病因、病理和临床表现】

支气管扩张症简称支扩,为慢性支气管病变,多见于青壮年。常见病因为支气管感染和阻塞,外压或牵引等,先天性病因少见。病理为支气管肌层的结缔组织破坏,长期剧烈咳嗽和呼吸运动,使支气管内压增高所致。常见症状为咳嗽,咳大量脓痰、咯血等。

【诊断要点】

1.柱状支气管扩张 扩张的支气管呈管状、环形及椭圆形阴影,与相应肺动脉伴行。支气管径较肺动脉内径大,管壁增厚,环形的支气管断面与附近结节状血管断面构成"印戒征",伴有支气管黏液栓时,呈结节状或柱状影。

2.囊状支气管扩张 多个大小不一,分散或集聚的囊腔,腔的外壁光滑,其内有时可见液平面(图21-1-2)。

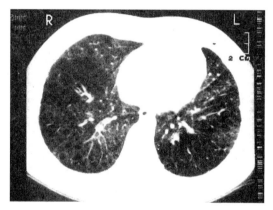

图 21-1-2 支气管扩张症伴感染

CT 检查示支气管囊状扩张,支气管管壁增厚,周围伴斑片状密度增高影,边界不清,密度不均

3.静脉曲张型支气管扩张 呈串珠状或蜂窝状,程度较重。

【鉴别诊断】

1.先天性多发性肺囊肿 同囊状支气管扩张症鉴别,肺囊肿多为薄壁环形透亮影,大小不一。

2.肺炎消散期 无支气管扩张改变,一般可以区别。

3.慢性支气管炎继发感染 需根据病史鉴别。

【特别提示】

支气管扩张症伴有大量咯血时,CT 表现为大片出血灶、支气管扩张可被遮盖,需治疗待出血吸收后,才能明确诊断。高分辨薄层 CT 扫描对支气管扩张显示最佳。

三、支气管肿瘤

【病因、病理和临床表现】

腺瘤可发生在气管、支气管或肺内,50 岁以下女性多见,低度恶性肿瘤。组织学分为类癌型、黏液表皮型、腺样囊性腺瘤,其中 90％为类癌。发生在肺内的周围型腺瘤多无症状,发生在气管、支气管的腺瘤可有发热、咳嗽、咳痰、咯血等症状。

【诊断要点】

主支气管内的腺瘤表现为管腔内软组织肿块伴管腔狭窄。支气管内腺瘤表现为肿块或管壁增厚、管腔狭窄、阻塞性肺炎或肺不张(图 21-1-3)。肺内周围型腺瘤表现为肺野内孤立性结节病灶,密度均匀,边缘光整,可有分叶。

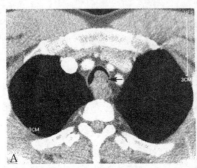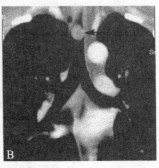

图 21-1-3　气管腺瘤

A.气管腺瘤的 CT 轴位增强扫描,可见气管后壁结节,向腔内突出,密度均匀,增强扫描轻度均匀强化(箭);B.为同一患者的冠状位重建图像,可见气管腔内类圆形密度均匀结节(箭)

【鉴别诊断】

1.中央型和周围型肺癌　肺癌肿块密度不均,边界不规则,多伴有淋巴结肿大,进展迅速,据此同腺瘤鉴别。

2.结核球　多位于上叶后段或下叶背段,边缘清楚规则,多有钙化,结核球周常伴有纤维条索灶。

【特别提示】

腺瘤生长缓慢,病史较长,随访数年常无明显增大。肿块腔内生长时,X 线平片可发现。CT 可满意的判断管壁是否增厚,周围有无浸润等情况。但 CT 对沿黏膜下生长的不形成团块的肿瘤难以发现。行纤维支气管镜检查时易出血而难以得到明确诊断。诊断主要依靠术后病理。

(黄华清)

第二节　肺部炎性病变

一、肺炎

肺炎为一类常见病,按病因学可分为感染性、理化性、变态反应性,以感染性最为常见。按解剖部位分为大叶性、小叶性、间质性。

(一)大叶性肺炎

【病因病理和临床表现】

大叶性肺炎以秋冬季节多见,常见于青壮年。致病菌主要为肺炎双球菌,炎症累及整个肺叶或肺段。临床表现为突然发病、畏寒发热、胸痛、咳嗽、咳痰,白细胞和中性粒细胞明显升高等。

【诊断要点】

充血期为边缘不清的云雾状阴影,边缘模糊;实变期表现为大片状密度增高影,部分病变内有充气支气管征；消散期表现为散在的大小不一的斑片状阴影。

【鉴别诊断】

1. 肺结核　肺结核引起的肺不张，CT 扫描可见肺叶缩小，而肺炎则见肺叶边缘膨大。

2. 干酪型肺结核　高密度内多见虫蚀样低密度影，多见于上肺，其他肺叶内可见播散灶，以此同大叶性肺炎鉴别。

3. 肺癌　中央型可见阻塞性肺炎，纵隔窗可见支气管狭窄，肿块影。

【特别提示】

影像学检查对肺炎的发现、确定部位、动态变化及鉴别诊断很有帮助。胸部正侧位 X 线片为首选。CT 检查的目的在于鉴别诊断。

（二）小叶性肺炎

【病因病理和临床表现】

小叶性肺炎即为支气管肺炎，常见于婴幼儿和年老体弱者。致病菌主要为肺炎链球菌、金黄色葡萄球菌，常可为麻疹、百日咳、流感的并发症。病变以小叶支气管为中心，在支气管和肺泡内产生炎性渗出。临床表现为畏寒、发热、胸痛、咳嗽、咳痰、呼吸困难等。

【诊断要点】

病变多见于两中下肺中内带，沿肺纹理分布的斑片、小斑片状影，边缘较模糊。病灶可融合成团片状，常伴有局限性肺气肿，肺不张。

【鉴别诊断】

1. 肺结核　浸润型肺结核多见于上叶，病变新旧不一，可见纤维条索灶。

2. 支气管扩张症伴感染肺　内见多发囊状、柱状扩张影，边缘伴有片状影。

【特别提示】

细菌、病毒和真菌等均可引起小叶性肺炎，影像检查不能判断病变的病原性质。CT 发现小病灶的能力明显优于 X 线平片。

（三）间质性肺炎

【病因病理和临床表现】

细菌和病毒均可以引起间质性肺炎。小儿较成人多见，多继发于麻疹、百日咳、流行性感冒等急性传染病。在病理上为细小支气管壁与周围肺泡壁的浆液渗出及炎性细胞浸润，进一步发生充血、肺气肿或肺不张。临床上有发热、咳嗽、气急及发绀，临床症状明显，而体征不明显。

【诊断要点】

肺纹理增多、边缘模糊，以两下肺明显，可以有网格状及小点状影，多分布于两肺下叶及肺门周围。另外可见肺气肿，两肺透亮度增高。

【鉴别诊断】

与其他原因引起的肺间质病变鉴别，如：胶原病、肺尘埃沉着病、细支气管炎等。比较困难，需注意结合临床病史。

【特别提示】

临床症状明显，但影像学表现相对轻微，两者相互分离，需要注意鉴别。CT 发现小病灶及肺气肿的能力优于 X 线平片。

（四）炎性假瘤

【病因病理和临床表现】

炎性假瘤多见于成年人,为慢性炎性增生而形成,常有多种细胞成分。病理可分为成纤维细胞(纤维母细胞)型,组织细胞型,浆细胞型,淋巴细胞型炎性假瘤。临床症状轻微或无症状,可表现为低热、咳嗽、胸痛及痰中带血等。

【诊断要点】

肺内单发结节状病灶多见,密度较均匀、光整、边缘清楚,可有分叶;增强检查病灶强化程度取决于瘤体内的血管成分。

有时伴有不规则的索条或毛刺影,有时结节中央可形成空洞或支气管充气征,钙化少见,病灶位于胸膜附近可见胸膜增厚(图21-2-1)。

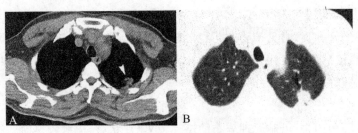

图 21-2-1　左肺上叶尖后段炎性假瘤

左肺上叶尖后段结节灶(无尾箭头),周围可见一局部血管相连,局部胸膜增厚

【鉴别诊断】

1.结核球　多位于上叶后段或下叶背段,边缘清楚规则,多有钙化,结核球周常伴有纤维条索灶。

2.肺癌　根据肿块的边缘、分叶、毛刺、胸膜改变、淋巴结情况鉴别,鉴别困难时,密切结合临床、随访。

【特别提示】

炎性假瘤影像无特征性,诊断应采用除外性诊断与影像和临床相结合的方法。与肺癌鉴别有时非常困难,应认真对各种CT征象进行分析,动态增强扫描曲线有较大意义。一般应行短期CT随访,必要时及时手术治疗。

二、传染性非典型肺炎

【病因病理和临床表现】

传染性非典型肺炎是一种来势凶猛的急性传染病,世界卫生组织(WHO)称为"重症急性呼吸综合征"(SARS)。本病病原体为一种新型的冠状病毒,主要通过近距离空气飞沫和密切接触传播。病理可见病变早期以肺间质浸润为主,进展后肺实质出现实变。临床表现主要有发热、咳嗽、胸痛、头痛、腹泻、白细胞下降等。

【诊断要点】

双肺单发或多发片状或斑片状阴影,病灶以中下肺野多见,可为磨玻璃样或实变,边缘模糊,内可见血管影和支气管充气征(图21-2-2)。病变进展迅速,后期常伴肺间质纤维化。

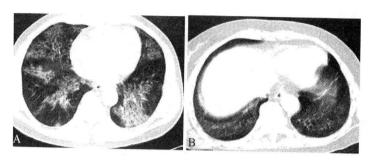

图 21-2-2　传染性非典型肺炎

A.双肺多发斑片状实变及磨玻璃样密度增高影,边缘模糊,内可见支气管充气征;B.与 A 为同一患者,下肺层面,可见斑片状实变及磨玻璃样密度增高影

【鉴别诊断】

主要与细菌或其他病毒性肺炎鉴别。鉴别困难,主要依靠临床资料。

【特别提示】

诊断主要依靠病史或实验室检查。SARS 的治疗一定要及时进行胸部 X 线的随访,并认真严格做好医护人员的防护,采取各种措施隔离患者,尽量减少传染给其他患者和医护人员的可能性。

三、肺脓肿

【病因病理和临床表现】

引起肺脓肿的细菌主要有肺炎球菌、葡萄球菌、链球菌、大肠埃希菌等。多为支气管源性感染,少数继发于肺部病变如支气管扩张症、肺癌等。化脓性细菌引起肺实质炎变、坏死和液化,液化物质由支气管排出,形成空洞。急性肺脓肿有寒战、高热,咳嗽、咳痰,胸痛,白细胞和中性粒细胞增高。慢性肺脓肿常有咳嗽、咳脓痰和血痰,不规则发热、贫血、消瘦等。

【诊断要点】

1.急性肺脓肿　早期见大片状高密度实变阴影,边缘模糊。实质阴影内有多个低密度灶,增强有助于发现肺炎内环形强化的脓肿。后期再融合成厚壁空洞,内壁可凹凸不平,常伴气。液平面,并可伴局部胸膜增厚和少量胸腔积液(图 21-2-3)。

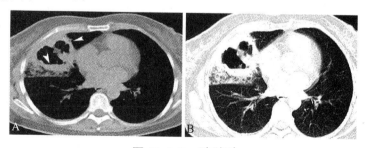

图 21-2-3　肺脓肿

右肺见大片状高密度实变阴影,内可见不规则厚壁空洞及气.液平面(无尾箭头)

2.慢性肺脓肿　空洞壁较厚,有时可多房,内外壁清楚,可伴液平面,周围肺野可有慢性炎症和纤维索条、支气管扩张等。

3.血行性肺脓肿　多见于婴幼儿和老年患者,为两肺大小不一的多发片状、结节状阴影,边缘模糊,结节内可见有空洞和液平面,或形成肺气囊,病灶变化快。

【鉴别诊断】

1.早期与细菌性肺炎鉴别,空洞未形成期鉴别困难。

2.空洞形成后与结核空洞、癌性空洞、肺囊肿等鉴别。肺脓肿空洞多为中央性;结核空洞多为偏心、厚壁空洞,周围有卫星灶;癌性空洞偏心,厚壁,有其他继发改变;肺囊肿壁薄,环形透亮影。

【特别提示】

肺脓肿抗感染治疗后2周应复查,以观察病灶有无吸收,尤其是与肺癌进行鉴别。血行性肺脓肿病灶演变迅速,可以一日数变,常可见有的病灶吸收,同时出现新的病灶。CT和MRI均有助于病灶形态、内部结构与周围组织器官的二维立体的观察,临床常选择CT作为主要检查方法。

四、肺结核

【病因病理和临床表现】

肺结核由结核杆菌所致。基本病理改变为渗出性病变,增殖性病变和干酪样坏死。原发性肺结核常见于婴幼儿和儿童,继发性肺结核多见于成人。肺结核临床上分为4型:原发性肺结核、血行播散型肺结核、继发性肺结核、结核性胸膜炎。临床表现常见为低热、盗汗、消瘦、乏力、咳嗽咯血等。

【诊断要点】

1.渗出性病变,为肺小叶或腺泡实变。病灶常为多发结节灶,可融合成片状,边缘模糊。病灶多见于上叶的尖、后段和下叶背段。

2.结核增殖性肉芽肿形成时,周围渗出逐渐吸收,病灶密度增高,边缘清楚。

3.干酪性肺炎为大片状或全肺叶受累,密度不均,中央有液化、坏死的低密度区。

4.结核球直径>20mm,呈圆形或类圆形,病灶内可见空洞或钙化,周边密度较高,边缘清楚。

5.结核空洞可为单发或多发,空洞形态多样,空洞壁一般较厚,内壁可不规则,可伴液平面。

6.结核钙化多见于病灶的中央或边缘,呈条状、结节状或片状。

7.肺结核,尤其是原发性肺结核,可引起肺门或纵隔淋巴结肿大,增强后淋巴结可轻度强化或环形强化(图21-2-4)。

【鉴别诊断】

结核早期渗出时主要与肺炎鉴别;干酪性肺炎。

【特别提示】

渗出性病灶在抗结核治疗后吸收快,常在1~2个月基本吸收,增殖性病灶吸收慢。薄层或高分辨CT能提供病灶更多的影像学信息,从而提高CT对结核的诊断能力。

五、肺真菌感染

肺真菌感染最常见的为肺曲菌病。

【病因病理和临床表现】

肺曲菌病主要是因吸入曲霉菌孢子而发病。少数因消化道或上呼吸道曲霉菌感染经血行播散至肺部。该菌在呼吸系统最常见引起腐生型病变,即曲霉菌球。它寄生在肺原有如结核性空洞、肺癌空洞、慢性肺脓肿、肺囊肿、肺大疱及支气管扩张等病变所致的空洞或空腔内,曲霉菌的菌丝形成游离状态的曲菌球。该病本身不引起临床症状,有时可以引起咯血。

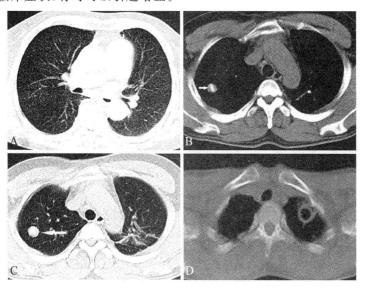

图 21-2-4　肺结核

A.血行播散型肺结核,两肺均匀分布粟粒状小结节影;B.右上肺结核球,右上肺结节内见小片状钙化(箭),纵隔淋巴结增大,可见点状钙化;C.右上肺结核球,右上肺结节灶,边缘光整清晰(箭)。左上肺渗出性病变,边界模糊;D.左上肺纤维空洞型肺结核,左上肺渗出性病变伴空洞形成,壁薄,内壁光整与大叶性肺炎鉴别;结核球与肺良性肿瘤、肺癌、炎性假瘤鉴别;结核空洞与肺脓肿、肺癌空洞鉴别。

【诊断要点】

典型的腐生型曲菌病表现为肺空洞或空腔性病变内球形内容物,空洞(或空腔)壁与内容物之间可见新月形或环形透亮影。改变体位扫描时,球形内容物位置可以发生变化。球形内容物一般较光滑、密度均匀,亦可以有钙化。

【鉴别诊断】

根据典型的影像学表现,本病诊断不难。但需要与类似病变如肺结核空洞、肺癌空洞及肺脓肿等鉴别,根据各自的空洞特点进行区别。

【特别提示】

曲霉菌球难以识别时,应改变体位扫描,可以看到该球随体位改变而变动。

(黄华清)

第三节　肺部肿瘤

一、良性肿瘤

错构瘤

【病因病理和临床表现】

错构瘤是肺最常见的良性肿瘤,在孤立性结节中占 6%。是胚叶发育异常所致的良性肿瘤。错构瘤又称为肺纤维软骨脂肪瘤,过去认为是先天性瘤样畸形,目前认为是真性的间叶性良性肿瘤,称为肺纤维软骨脂肪瘤更贴切,以 40~60 岁多见。病理是肿瘤组织在间质中生长,主要成分是呈岛状生长的软骨,其间含有纤维组织、脂肪组织等,分为外周型和支气管腔内型。一般无临床症状,多为体检时发现。

【诊断要点】

1.外周型表现为肺内单发结节,呈圆形或椭圆形,肿瘤直径常<3cm,肿块内密度均匀或不均匀,可含有脂肪或钙化,典型者呈爆米花样钙化。肿瘤边缘清楚,可有浅分叶(图21-3-1)。

2.支气管腔内型十分少见,表现为气管腔内软组织肿块,边缘光滑,伴有阻塞性肺改变。

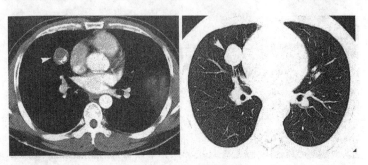

图 21-3-1　右上肺错构瘤

CT 检查示右上肺结节灶,类圆形,边缘光整清晰(无尾箭头),轻度分叶改变,内可见斑点状钙化

【鉴别诊断】

周围型肺癌,典型表现容易鉴别,周围型肺癌边界不规则,分叶,有胸膜改变,动态增强扫描有助于鉴别诊断。

【特别提示】

大部分肿瘤内脂肪成分少,常规扫描因部分容积效应不能检出脂肪。HRCT 因分辨率高,扫描薄,对诊断有很大帮助。

二、恶性肿瘤

(一)肺癌

【病因病理和临床表现】

肺癌以 40~70 岁的男性多见。根据肺癌的生长部位分为中央型和周围型肺癌。病理组织学分为:鳞癌、腺癌、未分化癌。未分化癌又分为大细胞癌和小细胞癌。肺癌转移方式有 4 种:淋巴转移、血行转移、直接侵犯、气道转移。临床表现主要有咳嗽、痰中带血、胸闷气急、发热、消瘦等。

【诊断要点】

1.*早期肺癌*　中央型肺癌局限于支气管管壁内,无外侵,无淋巴结或脏器转移;周围型肺癌病灶最大直径<2cm,无淋巴结或脏器转移。

2.*中央型肺癌*　肿瘤发生在主支气管及叶支气管。CT 表现为支气管壁增厚,支气管腔不规则狭窄或闭塞。肺门部肿块,肿块可有毛刺、分叶。肺门和纵隔淋巴结常有肿大,同时可伴有阻塞性肺气肿、阻塞性肺炎、阻塞性肺不张,CT 增强扫描有助于显示肺门肿块与阻塞性肺炎、阻塞性肺不张的区分,同时对纵隔内淋巴结显示非常敏感。

3.*周围型肺癌*　肿瘤发生在肺段及肺段以下支气管。CT 表现为球形病灶,肿块内部密度多不均匀,可见多种 CT 征象,主要有胸膜凹陷征、空泡征、支气管充气征、狭窄或阻塞、肿块钙化、空洞形成、肿瘤边缘可见分叶、脐凹、棘状突起和毛刺、血管集束征等现象。

4.细支气管肺泡癌　细支气管肺泡癌是腺癌的一种特殊类型,沿肺泡壁匍匐生长,病因可能与肺结核,肺部感染,以及各种原因引起的肺纤维化有关,诱使细胞增生,恶变,即所谓"瘢痕癌"(图 21-3-2)。

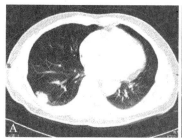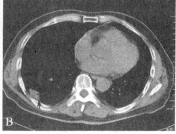

图 21-3-2　细支气管肺泡癌

CT 示右下肺胸膜下结节,密度较均匀、内有小泡征(箭),病灶边缘不规则,有分叶;手术病理证实为细支气管肺泡癌

细支气管肺泡癌主要分 3 型:结节型、节段型、弥漫型,以前者为最多见。结节型一般直径＜3cm,可多年无变化,生长较慢。CT 上呈斑片状致密影,内有小空泡征和支气管充气征,其周围可有蜂窝状或磨玻璃样改变,瘤周可见长而硬毛刺或胸膜凹陷征;节段型表现为一段或肺叶部分实变,但常不受叶间裂限制,可同时侵犯双肺。其内有蜂窝状改变,密度较低,CT 增强扫描可见内部走行正常的支气管血管束;弥漫型也可以由上述两者发展而来,呈两肺弥漫性分布的结节,大小相仿,密度较高,边缘清楚但不锐利,有时可以融合成片。

【鉴别诊断】

中央型肺癌主要与支气管内膜结核、支气管腺瘤鉴别;周围型肺癌主要与结核球、炎性假瘤、球形肺炎、肺良性肿瘤等鉴别;细支气管肺泡癌需要与肺炎、局限性实变、球形肺炎及炎性假瘤、血行播散型肺结核等鉴别。

【特别提示】

肺内小结节,片状病灶,在数月或数年的随访观察中,如果出现病灶边缘不规则或增大,密度增高等变化时,要考虑肺癌可能,及时进行肺穿刺或纤维支气管镜等组织病理学检查。

肺癌治疗主要为手术、放疗、化疗三大类,手术后并发症以及肺组织切除后改变以 CT 检查显示最佳。应在手术后恢复期做一次胸部 CT 检查作为常规基础,以观察术后肿瘤有无复发作对照。化疗或放疗后胸部 CT 检查尤为重要,观察病灶大小变化以及有无淋巴结转移和纵隔侵犯,为临床提供可靠的资料。CT 局部动态增强扫描对病灶的血供进行分析,对病灶的诊断有较大帮助。

(二)肺转移性肿瘤

【病因病理和临床表现】

肺转移的途径主要为血行性和淋巴性转移,少见的有支气管内转移和直接浸润。血行转移多见于胃癌、乳腺癌、肺癌、肝癌、胰腺癌、肾癌等;淋巴转移多见于胃癌、乳腺癌等。临床表现为咳嗽、咳痰、咯血、胸痛等,也可有气急、哮喘等。

【诊断要点】

1.血行转移　最常见表现为肺外带或胸膜下多发大小不等的结节,以两肺下叶多见。单发结节可分布于肺的任何部位,但以中下肺野多见。

2.淋巴转移常表现　为肺内支气管血管束结节状增厚,小叶间隔增厚,边缘毛糙,呈线状、串珠状或网状结节状影,常伴肺门淋巴结肿大。

3.血行转移和淋巴转移混合　CT 表现为两肺野内病灶呈大小不一的结节,大至肿块,小如粟粒,伴有网状索条状、斑片状影,以及肺门和纵隔淋巴结肿大。

【鉴别诊断】

孤立性转移同肺癌、肺良性肿瘤或肿瘤样病变鉴别,主要依靠病史和短期复查。多发转移主要同粟粒型肺结核、多发肺脓肿、肺结缔组织病等鉴别。

【特别提示】

肺内转移瘤大小、数量变化较快,有的半个月就有动态变化,应及时 CT 随访。高分辨率 CT 显示淋巴转移较常规 CT 好。

(黄华清)

第四节　纵隔肿瘤

纵隔肿块需做增强扫描检查,肿块的部位、形态、密度、周围压迫等情况对定性诊断非常重要。前纵隔自上而下可为胸内甲状腺、胸腺瘤、畸胎类肿瘤、心包囊肿、脂肪瘤等,以胸腺瘤最为常见;中纵隔可见淋巴结肿大、淋巴瘤,转移、支气管囊肿等;后纵隔多见神经源性肿瘤。

一、胸内甲状腺肿

【病因病理和临床表现】

胸内甲状腺肿肿块大多起源于甲状腺下极或峡部,向下生长进入上纵隔。少见的有异位发育甲状腺组织在纵隔内发展而形成异位胸内甲状腺。病理多为结节性甲状腺肿,囊变或钙化较多见。临床常无症状,部分患者有压迫所致的胸闷、胸痛、咳嗽、吞咽不适、声音嘶哑等症状。

【诊断要点】

肿块一般位于前上纵隔的气管一侧或前方,少数位于气管后方。肿块内常有囊变、出血、钙化,表现为密度不均。肿块可压迫气管和血管。

甲状腺组织内含碘,密度较高,应做颈部和胸部连续扫描跟踪显示肿物与甲状腺相连关系,CT 冠状面重建显示最佳。

【鉴别诊断】

应与胸腺瘤、畸胎瘤相鉴别,两者多见于前纵隔中部,特别是心脏大血管交界区之前。而胸内甲状腺肿位于前纵隔至胸腔入口区,同甲状腺相连,气管受压移位和变形。

【特别提示】

对于较大的胸内甲状腺肿,X 线平片能发现。CT 能清楚地显示胸廓入口出轴位解剖关系,容易发现较小的肿块、细小的钙化和囊性变,对肿块同甲状腺的关系判断更准确。CT 诊断困难时可选择 MRI,它能显示病变组织特性,有利于鉴别诊断。核素扫描可见胸内甲状腺肿有浓聚现象,诊断价值较高。

二、胸腺瘤

【病因病理和临床表现】

胸腺瘤是前纵隔最常见的肿瘤,多见于成年人。病理上可分为上皮细胞型、淋巴细胞型、混合细胞型。

临床上根据病理学表现和生物学行为分为良性胸腺瘤和侵袭性胸腺瘤、胸腺癌(罕见)。胸腺瘤多无临床症状,约 1/3 患者临床症状为重症肌无力,胸痛、胸闷、咳嗽等,15% 重症肌无力患者伴有胸腺瘤。

【诊断要点】

良性胸腺瘤表现为前纵隔内圆形、类圆形肿块,大小不一,通常密度均匀,部分可有囊变,边缘光整,可有分叶。增强后实质部分均匀强化(图 21-4-1A)。

侵袭性胸腺瘤表现为边缘不清的肿块,增强后强化明显,密度不均,常侵犯纵隔胸膜、心包,大血管、气管,可沿胸膜种植,可伴胸腔积液(图 21-4-1B)。

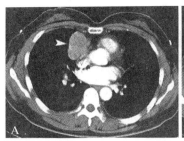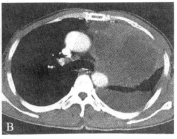

图 21-4-1　胸腺瘤

A.胸腺瘤,右前纵隔见类圆形肿块,密度均匀,边缘光整(无尾箭头),与周围组织分界清晰,轻度均匀强化;B.侵袭性胸腺瘤,左侧前上纵隔巨大肿块,侵犯周边胸膜,不均匀轻度强化,内可见大片液性坏死区,左侧胸腔内见积液

胸腺癌 CT 表现与侵袭性胸腺瘤类似。

【鉴别诊断】

1.胸腺增生多见于儿童,密度均匀。

2.畸胎瘤发生部位较胸腺瘤偏低,边界清楚,密度不均匀,囊性变为水样密度,内见脂肪、骨化、钙化为其典型特征,发病年龄较胸腺瘤轻。

3.淋巴瘤可见多发淋巴结肿大,可融合,常两侧生长,伴有肺门淋巴结肿大。

【特别提示】

常规 X 线胸正侧位片一般能明确诊断。CT 对于病灶的发现、大小形态、局部浸润及并发症的诊断具有很高的价值。螺旋 CT 三维重建对肿瘤的显示更有效。CT 检查周围结构明显侵犯或手术时如发现肿瘤侵犯到邻近结构即可定为侵袭性胸腺瘤。

三、生殖细胞瘤

【病因病理和临床表现】

生殖细胞瘤也是前纵隔内最常见的占位病变。是胚胎发育时遗留的原始生殖细胞发展而形成,生殖细胞瘤含有多种细胞成分,最常见的是皮样囊肿与畸胎瘤,皮样囊肿只有外胚层组织,畸胎瘤包含内、中、外三个胚层组织成分。肿瘤进展缓慢,常无临床表现,好发年龄为 20～40 岁,80%～90% 为良性,可恶变。当肿瘤较大或继发感染时,常见的临床症状有胸痛、胸闷、咳嗽、气促、发热等。

【诊断要点】

皮样囊肿和畸胎瘤好发于前纵隔,CT 表现相似。良性者包膜完整,皮样囊肿为厚壁囊肿,增强后可见环状强化。实性者肿块多不均匀,内可见脂肪和钙化是良性畸胎瘤的特点,30%～60% 病灶出现钙化,50%～60% 病灶有脂肪组织,如见到囊内液体密度不一,出现脂肪液平面时更具特征性(图 21-4-2)。

恶性畸胎瘤边缘不清。外形不规则,伴有出血、坏死,脂肪或钙化少见,并侵犯邻近组织器官。增强后强化不均。

【鉴别诊断】

需同胸腺瘤、淋巴瘤相鉴别,鉴别特点同前。

【特别提示】

良恶性生殖细胞瘤不能完全根据肿瘤形态和边缘,以及脂肪和钙化来鉴别,肿瘤短期内明显增大时恶变可能性较大,但囊性肿瘤感染或出血时可在短期内迅速增大。CT可更好地观察肿瘤的轮廓和内部结构,清楚地显示脂肪密度和钙化,并能准确反映肿块与邻近结构的关系。

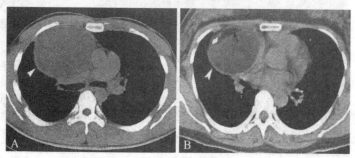

图 21-4-2   皮样囊肿和畸胎瘤

A.皮样囊肿,右前纵隔内可见一巨大囊肿,包膜完整(无尾箭头),密度均匀;B.畸胎瘤,右前纵隔可见一巨大囊肿,包膜完整(无尾箭头),密度不均,内可见脂肪和钙化,并可见脂肪液平面(黑箭)

四、淋巴瘤

【病因病理和临床表现】

淋巴瘤是淋巴组织产生的恶性肿瘤,也是纵隔内最常见的恶性肿瘤。病理上分为霍奇金病(HD)和非霍奇金淋巴瘤(NHL),病变多与颈部及全身淋巴结肿大同时发病,也可为纵隔淋巴结首先肿大。临床症状主要有发热,全身浅表淋巴结肿大。肿大淋巴结压迫气管造成呼吸困难,累及上腔静脉者出现上腔静脉阻塞综合征。

【诊断要点】

淋巴瘤多见于纵隔,表现为单发或多数淋巴结肿大,主要为两侧气管旁、血管前、肺门淋巴结受累。肿大淋巴结可融合成巨大团块,形态不规则,密度均匀或不均匀,可压迫气管或大血管,增强后病灶轻中度强化(图 21-4-3)。

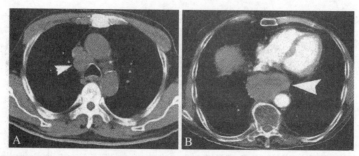

图 21-4-3   纵隔淋巴结肿大

CT示肿大淋巴结融合成巨大团块,增强呈轻度不均匀强化(无尾箭头)

纵隔淋巴瘤可经淋巴管、血行或直接蔓延到肺部,表现为形态多样的肺内浸润灶。可侵犯胸膜和心包造成胸腔、心包积液。

【鉴别诊断】

1.纵隔淋巴结结核　增强扫描显示淋巴结密度不均,外周增强,内部可见一个或数个低密度区,肺内多伴有结核灶,淋巴结内密度均匀时同淋巴瘤鉴别困难。

2.转移瘤　肺内多有转移灶,有明确原发病史;胸腺瘤,单侧病变,多无肺门或其他部位淋巴结肿大。

【特别提示】

淋巴瘤对放射治疗非常敏感。当纵隔淋巴瘤与其他病变鉴别困难时可做试验性放疗协助诊断。另外,CT 检查对纵隔和肺门淋巴结增大较敏感。对淋巴瘤的分期、放疗定位(设置准确照射野)尤为重要。

五、支气管囊肿

【病因病理和临床表现】

支气管囊肿为先天性病变,多见于儿童和青年。是支气管发育过程中,在胚胎 26～40d,索状实性未演变成中空管状,即形成囊肿。囊壁为支气管上皮、软骨及平滑肌,囊内含黏液。肿块较小时无临床症状,较大肿块压迫可有呼吸困难、哮喘、咳嗽。

【诊断要点】

支气管囊肿多见于气管及支气管周围,尤其是隆崎水平,右侧较多。囊肿多呈圆形或卵圆形,边缘光整,密度均匀,为水样密度,增强后不强化(图 21-4-4)。

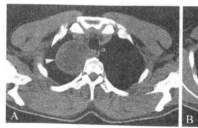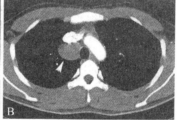

图 21-4-4　支气管囊肿

支气管囊肿。A.CT 可见气管旁卵圆形水样密度肿块,边缘光整,密度均匀(无尾箭头);B.增强扫描,气管右侧囊性肿块无强化(无尾箭头)

继发感染时,边缘模糊,囊内密度增高。囊肿出血时,密度可高于软组织。

【鉴别诊断】

1.食管囊肿　表现为后纵隔囊性肿物,蛋白含量高,故 CT 值较支气管囊肿高。

2.淋巴管囊肿　表现为上腔静脉后或气管旁边缘光滑肿物,同支气管囊肿鉴别困难,若有颈部肿块可推断为淋巴管囊肿。

【特别提示】

CT 检查有助于囊性病变诊断,并可明确定位,诊断困难时选用 MRI;

MRI 对支气管囊肿非常敏感,可显示囊内成分,对诊断有重要意义。

六、神经源性肿瘤

【病因病理和临床表现】

神经源性肿瘤是发生于后纵隔的最常见肿瘤。按肿瘤的起源分成 3 类:①起源于外周神经的神经鞘瘤和神经纤维瘤;②起源于交感神经节的神经细胞瘤、神经节母细胞瘤、神经母细胞瘤;③起源于副神经节的副神经节瘤、化学感受器瘤。以神经纤维瘤最常见。大多数患者无症状,部分可有相应的胸背痛、肋间神经痛、咳嗽等。

【诊断要点】

脊椎旁沟内肿块,多为圆形、椭圆形,部分可见浅分叶,有包膜,边缘光整清楚。肿瘤一般密度均匀,如肿瘤发生坏死、液化或钙化时,密度可不均匀。

肿瘤相邻的椎间孔受压扩大,伸入椎管内形成哑铃状肿块,为神经源性肿瘤特征性改变。神经鞘瘤增强明显,肿瘤中心囊变为低密度。神经纤维瘤与神经节细胞瘤呈轻度增强。

【鉴别诊断】

1.食管癌 食管癌和局部淋巴结肿大形成的纵隔肿块时,食管壁环形增厚,其上方食管扩张。食管钡剂检查可见黏膜破坏,管壁僵硬。

2.主动脉瘤 CT增强血管内CT值明显升高可资鉴别。

3.脊椎病变 感染性脊柱炎、脊椎原发性或转移性肿瘤,以骨质改变为主、有各自不同的骨质破坏或增生,软组织改变相对较轻。

【特别提示】

MRI可更直观多方位观察神经源性肿瘤的形态与周围组织、器官的关系。特别是椎管内外哑铃状肿块,以及肿瘤对脊髓有无压迫情况。

(黄华清)

第五节　胸膜病变

一、气胸或液气胸

【病因病理和临床表现】

气胸,造成气胸的原因很多,主要是创伤性和自发性。由于壁胸膜或脏胸膜破裂后,空气进入胸膜腔而成。液气胸常见原因为胸部手术、外伤、支气管胸膜瘘等,胸膜腔内同时有积液和积气。临床表现可有胸闷、胸痛、气短、咳嗽等。

【诊断要点】

CT可显示极少量的气胸,被压缩肺组织的脏胸膜是诊断气胸的可靠征象。严重气胸时,肺组织被压缩向肺门方向萎缩呈团块状,纵隔向健侧移位(图21-5-1)。液气胸CT表现为液平面,液平面上为气体,内有压缩萎缩的肺组织,如有胸膜粘连可见到多房性液气胸。

【鉴别诊断】

一般多能明确诊断。

【特别提示】

区分一般性气胸或局限性气胸、多房性气胸或液气胸,并在治疗后及时随访,以观察疗效。

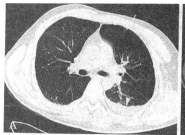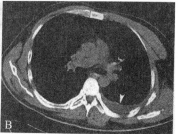

图 21-5-1　左侧液气胸

A.可见左前胸壁下透亮区气胸带(箭),后胸壁下新月形积液(无尾箭头),纵隔向右侧移位;B.与 A 图为同一患者,纵隔窗,可见新月形低密度积液影(无尾箭头)

二、胸腔积液

【病因病理和临床表现】

胸腔积液常见的原因有结核、炎症、肿瘤、外伤、心源性、肾衰竭等。结核、炎症多为浆液性渗出,也可为脓液;心脏或肾所致的积液为漏出液;外伤与肿瘤所致的常为血性胸腔积液。临床症状多为胸闷、气促等。

【诊断要点】

1.少量胸腔积液 CT 即非常敏感,液体位于胸腔最低的后外肋膈角处,表现为与胸膜平行的弧形水样密度带。

2.中等量积液呈新月形水样密度区,内缘呈弧线形凹陷与肺组织界面清晰,局部肺组织轻度受压。

3.大量胸腔积液时大部或一侧胸腔呈均匀一致的密度较高影,肺组织被压缩向肺门处,纵隔向对侧移位。

4.叶间积液为边缘光整的高密度影,呈棱形或类圆形,与叶间裂走向一致,两端的叶间胸膜常有增厚。

5.包裹性积液显示为水样密度肿块,底部较宽贴于胸壁,伴周围胸膜粘连。

6.脓胸多呈棱形或半月形改变,边缘较清楚,基底较宽与胸壁呈钝角,附近大量胸膜增厚。增强后脏胸膜、壁胸膜强化明显。

【鉴别诊断】

1.叶间积液主要与肺部肿瘤鉴别,叶间积液为相应叶间裂位置上的水样密度影,而肺肿瘤位置不定,实质密度,多不均匀,有强化。

2.包裹性积液有时要与肺脓肿、支气管胸膜瘘鉴别,包裹性积液多为贴近于胸壁的均匀密度影,肺脓肿密度高,边缘模糊,可见空洞。支气管胸膜瘘多继发感染,边缘模糊,薄层扫描可见原发病变及瘘口。

【特别提示】

胸腔抽液区别性质非常重要,抽液后常需及时随访,以观察有无气胸,恶性胸腔积液抽液后生成速度快。X 线胸片和超声检查对诊断价值大,CT 作为补充检查方法。

三、胸膜增厚与粘连

【病因病理和临床表现】

胸膜增厚与粘连常见原因为结核、炎症、转移性肿瘤、石棉沉着病等。病理为纤维蛋白沉着或肉芽组织增生。临床表现可有胸闷、胸痛等。

【诊断要点】

胸膜增厚为紧贴胸壁的条带状影,有时呈条索状、线状粘连,可伴钙化,严重者胸壁塌陷,患侧胸腔体积可缩小,纵隔向患侧移位。

【鉴别诊断】

主要是良性与恶性胸膜增厚的区别,环状胸膜增厚、胸膜结节和结节明显强化、壁胸膜增厚>10mm,纵隔胸膜增厚等征象提示恶性,增强扫描中增厚胸膜的强化更有利于发现胸膜结节。胸膜钙化、线状粘连、均匀性胸膜增厚常提示良性病变。

【特别提示】

良、恶性胸膜增厚鉴别困难时常常需要做穿刺活检。

四、胸膜肿瘤

胸膜肿瘤常见的有胸膜间皮瘤和胸膜转移瘤。

(一)胸膜间皮瘤

【病因病理和临床表现】

胸膜间皮瘤患者多有石棉接触史,其发病率较普通人群高,发生在胸膜的脏层与壁层,来源于胸膜的间皮细胞和纤维组织,一般分成局限型和弥漫型。局限型胸膜间皮瘤多为良性,少数为恶性;弥漫型均为恶性。良性胸膜间皮瘤常无临床症状,恶性胸膜间皮瘤常有胸痛、咳嗽、发热、体重下降等。

【诊断要点】

1.局限型胸膜间皮瘤　可单发或多发,沿胸膜可见圆形、椭圆形肿块,大小不一,边缘清楚,可有分叶,半数有蒂,部分肿瘤中央钙化。较大肿瘤中心可出血、坏死。增强扫描大部分肿瘤强化均匀。

2.弥漫型胸膜间皮瘤　表现为广泛不规则增厚或结节状增厚,可累及一侧全胸腔,常伴血性胸腔积液,侵犯纵隔胸膜使纵隔固定(图。

【鉴别诊断】

1.肺癌根据病变同胸膜关系、病灶数目可以鉴别。

2.胸膜转移瘤患者有肺部肿块或原发病史,鉴别困难需行活检。

3.胸膜结核多表现为胸腔积液,无胸膜结节,CT能做出鉴别。

【特别提示】

胸腔积液中找脱落细胞及胸膜穿刺活检是诊断的重要依据。部分患者可出现肺性肥大性骨关节病。CT是观察胸膜增厚程度、胸膜结节和肿块的常用的有价值的方法。胸部MRI在少数病例诊断困难时可作为补充检查方法,临床应用较少。

(二)胸膜转移瘤

【病因病理和临床表现】

胸膜转移瘤常见于肺癌、乳腺癌、胃癌等,呈散在的结节状或不规则胸膜增厚,常伴胸腔积液。组织学大部分为腺癌。临床表现多有胸痛、咳嗽、进行性呼吸困难、体重下降等。

【诊断要点】

胸膜转移性肿瘤表现为一侧或双侧胸腔积液,积液生成快、量较多。胸膜广泛不规则增厚或结节增厚,胸膜面有多发结节,有少量胸腔积液或不伴胸腔积液。部分患者肺部有肿块和纵隔淋巴结肿大。

【鉴别诊断】

1.胸膜间皮瘤　有时鉴别困难。

2.胸膜结核　主要根据胸膜增厚程度、胸膜结节、原发灶鉴别。

【特别提示】

原发灶不明时,诊断较困难,CT 有一定的帮助。认真细致地寻找全身原发灶及胸腔积液细胞学检查是非常必要的。影像学动态观察有助于诊断。

（黄华清）

第六节　其他胸部病变

一、肺部结缔组织疾病

肺部结缔组织疾病主要讲述肺间质纤维化和韦格纳肉芽肿病

(一)肺间质纤维化

【病因病理和临床表现】

肺间质纤维化性疾病包括一系列导致肺间质进行性纤维化的原发性或继发性结缔组织疾病,原发性的主要有特发性肺间质纤维化,继发性的主要有系统性红斑狼疮、干燥综合征、类风湿关节炎等。①特发性肺间质纤维化,多见于 40～60 岁人群,男女发病率相近,典型症状为进行性呼吸困难,发绀。②系统性红斑狼疮是一种多脏器受累的自身免疫性结缔组织病,多见于青年女性,较易侵犯肺部和胸膜。临床多表现为发热、关节肿痛、淋巴结肿大,颜面部蝶形红斑是本病的特征性表现,累及呼吸系统可有干咳、胸痛、呼吸困难等症状。③干燥综合征也称 Sjogren 综合征,简称 SS。是一种累及全身外分泌腺的自身免疫性结缔组织病,主要侵犯泪腺和涎腺,以眼、口腔和皮肤干燥为主要症状。以中年女性多见,病因尚不明了。它们在影像学的表现均较相似,属于典型的"同影异病",均表现为肺间质纤维化改变(图 21-6-1,图 21-6-2)。

【诊断要点】

1.两肺多发斑片状浸润性阴影,以两下肺野为著,系统性红斑狼疮具有游走的特点,常伴有心包积液、两侧胸腔积液及两侧胸膜粘连、肥厚。

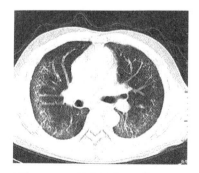

图 21-6-1　特发性肺间质纤维化

CT 示两肺野广泛分布网状、蜂窝状、细线状、细结节状影,边缘欠清,病变以肺外围胸膜下为主,肺门周围病灶较少

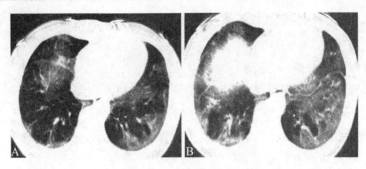

图 21-6-2　干燥综合征

两图可见两肺多发磨玻璃样及网格样改变,以胸膜下分布为主

2.两肺间质性病变,两肺多发磨玻璃样及网格状阴影,两肺多发散在结节灶。

3.盘状肺不张。

4.胸腔积液和胸膜肥厚。

5.肺门阴影增大等。

【鉴别诊断】

需同肺部感染、转移瘤、肺结核等鉴别。

【特别提示】

肺部 CT 表现缺乏特异性,需与临床资料和实验室检查密切结合。大部分肺间质纤维化给予激素治疗效果良好。干燥综合征也可继发于系统性红斑狼疮、类风湿关节炎等。

(二)韦格纳肉芽肿病

【病因病理和临床表现】

韦格纳肉芽肿病(WG)是一种坏死性血管炎性肉芽肿性疾病,原因不明。分为鼻咽型和肺型。肺型主要表现为咳嗽、咯血、呼吸困难及胸膜病变等。WG 患者血清中存在抗中性粒细胞胞质抗体(ANCA),支气管肺泡灌洗液 ANCA 阳性率达 100%。

【诊断要点】

1.斑片状模糊影,双侧或单侧分布,密度较低,边界不清,有时可见支气管充气征及灶性空洞。模糊影可以自行消失,或具有游走性。

2.部分可以伴间质性病变,表现为弥漫性网格状阴影或结节状影,有间质纤维化。

3.胸膜增厚或胸腔积液。

【鉴别诊断】

主要与肺炎、特发性肺间质纤维化,硅沉着病等相鉴别。

【特别提示】

经支气管镜活检和支气管肺泡灌洗液检查对早期诊断肺型 WG 具有重要意义。

二、肺血管畸形

【病因病理和临床表现】

肺血管畸形包括肺动静脉瘘、肺血管与胸主动脉瘘、肺血管与肋间动脉交通畸形等。以前者为最常见。肺动静脉瘘又称肺动静脉畸形(PAVM),是一种临床少见的疾病,是肺部的动脉和静脉未通过正常的肺毛细血管而直接交通形成的血流短路。多为先天性发育异常所致。患者多无症状,病情较重者主要表现为发绀、杵状指、呼吸困难及红细胞增多症。肺动脉与主动脉或肋间动脉交通可继发肺动脉高压等。

【诊断要点】

1.结节型肺动静脉畸形　表现为肺内边缘清晰锐利的结节影,可呈分叶状,并可见粗大扭曲的血管分支影与结节相连呈"血管蒂"征(图21-6-3)。CT增强动态扫描,病变强化迅速、明显且持续强化,左心房可提前显影。

2.单纯型肺动静脉畸形　表现为1支供血动脉和1支引流静脉异常交通(图21-6-3)。

3.复杂型肺动静脉畸形　表现为1支以上供血动脉和(或)1支以上引流静脉异常交通(图21-6-3),也可以表现为弥漫性肺小动静脉瘘。CT显示为广泛分布的小结节或扭曲状影,增强明显强化。

4.肺动脉与胸主动脉交通　表现为胸主动脉与肺动脉有直接相通的异常血管结构(图21-6-3)。

5.肺动脉与肋间动脉交通畸形　表现为肋间动脉与肺动脉有直接相通的异常血管结构(图21-6-3),呈多发扭曲、扩张结构不清的血管襻。

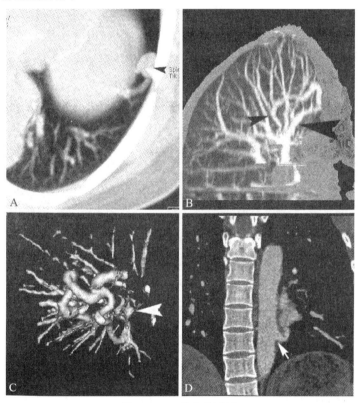

图 21-6-3　肺血管畸形

A.结节型 PAVM 的"血管蒂"征,可以观察到结节与左下肺前内基底段动脉(无尾箭头)外基底段静脉相连 B.单纯型 PAVM 的 SVR 重建图像,可见右上肺尖段动脉(小无尾箭头)与尖段静脉(大无尾箭头)直接交通,同时还可任意角度进行观察,病变空间解剖关系显示更佳;C.复杂型 PAVM 的 MIP 重建观察,左上肺尖后段动脉、舌叶动脉、静脉与下肺后基底段静脉互相交通(无尾箭头);D.胸主动脉与左下肺动脉异常交通的冠状位重建观察(白箭),左下肺动脉呈纤曲扩张;

【鉴别诊断】

1.需同周围型肺癌、结核球、炎性假瘤、错构瘤相鉴别。肺血管畸形同肺内肿块的区别是 CT 动态增强可见明显强化,并见肺静脉和右心房提早出现,同时结合结节的形态、边缘、内部结构予以区别。

2.需同肺动脉瘤、肺静脉曲张相鉴别。肺动脉瘤发生在肺动脉各级分支;肺静脉曲张常发生于肺静脉进入左心房处。CT 很难鉴别,可行肺动脉造影做出诊断。

【特别提示】

螺旋 CT 三维重建及 CT 血管造影可观察肺血管与肺动静脉瘘的立体形态与关系,为临床治疗提供更为全面详细的指导。

三、肺不发育和发育不全或肺动脉先天性缺如

【病因病理和临床表现】

肺不发育和发育不全或肺动脉先天性缺如是一种少见的先天性畸形,常合并其他组织和器官发育障碍。患者可有发热、咳嗽、咳痰等症状,患侧胸廓萎陷,呼吸音减弱或消失。肺动脉先天性缺如一般无临床症状,多在其他疾病导致低氧血症或体检时发现。

【诊断要点】

1.患侧肺萎陷,胸腔内无含气肺组织及支气管影。

2.健侧肺代偿性肺气肿,心脏纵隔向患侧移位,健侧肺可向患侧疝入(图 21-6-4A)。

3.常伴有脊柱半椎体畸形、患侧肺动脉缺如等其他组织和器官发育畸形。

4.先天性肺动脉缺如,CT 增强扫描未见肺动脉显示(图 21-6-4B)。

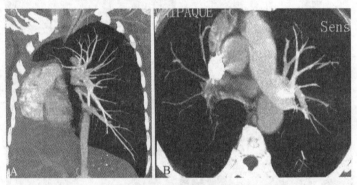

图 21-6-4   先天性右肺不发育和右肺动脉缺如

A.先天性右肺不发育患者,CTPA 扫描,可见心脏位于右侧,右肺缺如,右侧胸廓萎陷;B.先天性右肺动脉缺如患者,CTPA 扫描,可见右肺动脉缺如,右肺静脉明显变细,由肋间动脉侧支供血

【鉴别诊断】

1.肺不张　大叶性肺不张在纵隔旁有三角形致密影,而肺不发育和发育不全则无,且其易伴有半椎体等其他畸形,支气管造影或肺动脉造影可明确。

2.肺隔离症　CT 动态增强可见异常供血血管。

3.肺动脉栓塞　行肺部增强扫描,结合临床表现能鉴别。

【特别提示】

影像学有特征性表现,螺旋 CT 胸部平扫加三维重建常能明确诊断。先天性肺动脉缺如需要与肺动脉栓塞鉴别。

四、肺隔离症

【病因病理和临床表现】

肺隔离症是一种少见的先天性肺发育异常,其主要特点是隔离肺为来自体循环异常分支供血的一段

无功能肺组织块,它不与气管、支气管相通。本病分为肺叶内型和肺叶外型,肺叶内型肺隔离症与正常肺有同一个脏胸膜,肺叶外型肺隔离症则有独立的脏胸膜包绕。最常见为肺叶内型。临床表现主要有反复发作的发热、胸痛、咳嗽、咳痰、咯血或肺部炎症。以青少年多见,多发生于左肺下叶后基底段。

【诊断要点】

1.肺内囊性、实性或囊实性密度病变,尤其是发生于青少年左肺下叶后基底段,应首先想到本病的可能。

2.病变周围常伴发感染及肺气肿。

3.本病最重要的是显示肺内病灶有来自体循环的异常分支供血动脉(图 21-6-5)。

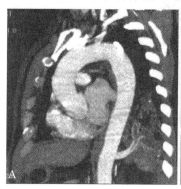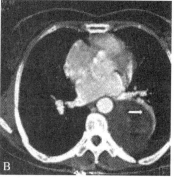

图 21-6-5　肺隔离症

A.肺叶内型肺隔离症的矢状位 STS-MIP 重建,除可见供血动脉外,还可以观察到病变内部情况;B.肺叶外型肺隔离症的横断位 STS-MIP 重建,可见正常支气管血管束结构受压移位征象(白箭)

4.病变与肺支气管血管束结构之间的相互关系可以基本判断肺叶外型和肺叶内型。

【鉴别诊断】

1.肺炎、肺不张　多呈均匀性实质病变;肺隔离症常为囊性或混合性病灶,有异常供血动脉。

2.肺癌　边缘粗糙,可有毛刺,无异常供血血管。

3.肺囊肿　壁薄,无强化,无异常供血动脉。

4.肺脓肿　根据增强表现和临床表现可以鉴别。

5.后纵隔神经源性肿瘤　多呈哑铃状,相邻椎体及椎间孔有骨质改变,可做出区别。

【特别提示】

螺旋 CT 及三维重建技术能清楚显示肺隔离症病灶内部及周围情况,清楚直观地显示异常体部供血动脉及引流静脉,为定性、定位诊断提供最有价值的信息,也为外科手术提供了良好的解剖关系。

五、肺栓塞

【病因病理和临床表现】

肺栓塞(PE)是一种临床较常见的肺循环障碍疾病,因肺动脉分支被内源性或外源性栓子堵塞后发生的疾病,可导致肺梗死。常见的栓子来自深静脉血栓,其他原因还有:风湿性心脏病产生的血栓及原发于肺动脉的血栓、脂肪栓、肿瘤栓子及气体等。临床表现起病急,主要有呼吸困难、胸痛和咯血。

【诊断要点】

1.常规 CT 可显示肺动脉大分支栓塞引起的肺缺血改变,主要表现为两肺楔形肺野外带为主的斑片状实变影,边界欠清,为肺梗死早期表现。

2.CTPA可以直观显示肺动脉内偏心充盈缺损,少部分可以直接显示肺段级以下肺动脉分支缺如(图21-6-6)。

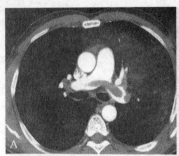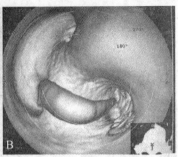

图 21-6-6　肺栓塞

肺动脉主干栓塞患者。A.CTPA轴位扫描,可见主干内横跨左、右肺动脉的长条状充盈缺损;B.血管内镜重建图像,可见长条状栓子横跨左、右肺动脉

3.肺动脉较大分支的慢性栓塞可以引起近端肺动脉扩张,外周分支变细、扭曲,少部分患者还可以看到内乳动脉、支气管动脉扩张。

【鉴别诊断】

1.与肺炎、肺不张、肺脓肿等鉴别,肺栓塞可引起前述表现,但增强扫描可见肺动脉充盈缺损,临床表现常有明显胸闷、气促。

2.部分还需要与肿瘤侵犯及夹层动脉瘤鉴别,这两者均表现为局部肿块,增强或 MRI 检查可以区别。

【特别提示】

螺旋 CT 肺动脉造影及三维重建技术能清楚显示肺动脉内血栓及远段分支情况,并可以对治疗进行随访。

(黄华清)

第七节　胸部外伤

一、胸壁外伤

【病因病理和临床表现】

胸壁外伤包括软组织损伤和骨骼损伤。胸壁的骨骼损伤包括肋骨、锁骨、胸骨和胸椎骨折。可由直接暴力或间接暴力导致。

【诊断要点】

1.胸壁软组织损伤可见局部软组织肿胀、血肿、肌间隙模糊,合并肋骨骨折有时出现皮下气肿。

2.肋骨骨折CT检查比X线平片敏感,可有骨皮质断裂、骨碎片移位等。但因正常肋骨自后上向前下斜行,在一个CT横断面可同时见到多根肋骨的断面,仅靠一个横断面定位困难,另外对平行于扫描方向的骨折线亦难以显示,应用三维重组技术能提供更多的信息来显示骨折线和帮助准确定位(图21-7-1A)。

3.胸骨骨折多为直接暴力导致,大多为横形、斜形骨折。

4.肩胛骨骨折时CT可准确显示骨折线,并可判断骨折线是否累及肩关节(图21-7-1B)。

5.胸椎骨折时 CT 扫描较易发现椎体骨折,并能准确判断骨折是否累及椎管,以及有无椎间关节脱位情况。

【特别提示】

1.胸壁外伤伴血管损伤时需要做 CTA 或 DSA 检查,观察有无造影剂外溢。

2.对临床有明显外伤史,且局部症状明显,但 CT 检查未发现骨折时,建议 2～4 周后复查,防止骨折遗漏。

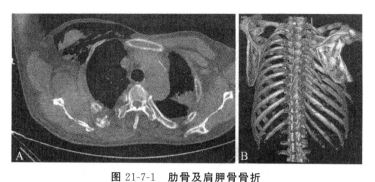

图 21-7-1　肋骨及肩胛骨骨折

A 右侧肋骨骨折;B.三维重建显示右侧多发性肋骨骨折、右侧肩胛骨粉碎性骨折

二、肺挫裂伤

【病因病理和临床表现】

肺挫裂伤(图 21-7-2)分为钝性、穿透性损伤。钝性损伤占 90% 以上,可由暴力直接冲击损伤胸壁及肺组织,也可由于暴力冲击过程中能量骤减导致。肺挫裂伤为肺内微血管损伤,肺泡内渗出和出血。严重的可引起肺实质、肺间质的撕裂,气管支气管的断裂。肺组织的损伤表现为肺挫伤、肺撕裂伤、肺内血肿、肺不张、气管支气管损伤等,可伴血胸、气胸、纵隔损伤等。

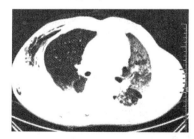

图 21-7-2　肺挫裂伤

两肺多发片状、斑片状、磨玻璃状阴影,右侧较多。双侧胸腔少量积液,右侧胸壁广泛皮下气肿

（黄华清）

第二十二章 腹部疾病CT诊断

第一节 肝脏疾病

一、肝变异

影像检查中常见到肝变异,需注意与疾病鉴别。常见者包括膈肌压迫所致肝轮廓改变(副裂)、Riedel叶(右半肝下极肥大)、尾状叶肥大、肝叶或肝段发育不良等。

【诊断要点】

变异部位的肝实质形态异常,但密度及强化正常,肝轮廓光整(图22-1-1A、B)。

【特别提醒】

主要需与肝硬化及其他疾病所致肝萎缩鉴别。

二、肝创伤

肝是仅次于脾的腹区易受创伤损伤的实质器官,右半肝多见。表现为腹痛、低血压、腹肌紧张,慢性期黄疸、转氨酶升高等。

【诊断要点】

1.肝裂伤表现为线状、分支或条状低密度(图22-1-2A),强化低于正常肝实质。

2.包膜下血肿与肝实质内血肿(图22-1-2B),活动性出血可见对比剂外溢,CTA可显示假性动脉瘤。

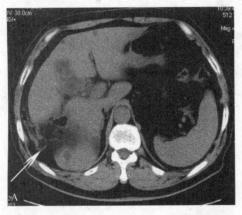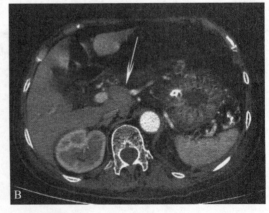

图 22-1-1 肝变异

A.男,67岁。右半肝发育不良,肝V段与肝Ⅵ之间见较大裂隙,内见结肠进入该间隙(白箭)。肝实质多发囊肿。B.女,78岁。尾状叶变异。尾状叶远端肥大呈槌状(白箭),增强扫描密度无异常

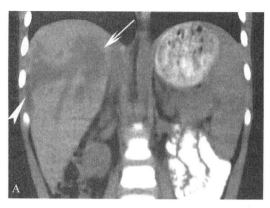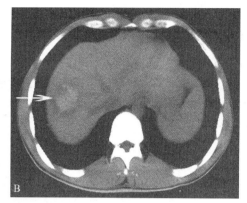

图 22-1-2　肝创伤

A.男,3 岁。肝裂伤。冠状位 MPR,右半肝横行宽带状低密度(白箭),外侧累及包膜(白箭头)。B.男,27 岁。外伤性肝内血肿。CT 平扫示肝Ⅷ段类圆形欠均匀高密度影(白箭),周围低密度影环绕

3.合并腹腔积血、门静脉周围低密度、肝梗死。

【特别提醒】

血流动力学稳定者应行增强扫描及 CTA。另外,急性期出血密度可近似肝实质。

三、肝脓肿

肝脓肿一般指化脓性肝脓肿,肝实质内脓液聚集。最常见的致病菌为大肠埃希菌与链球菌,经血管、胆管直接蔓延,以及外伤感染,伴随疾病包括胆管结石与胆管炎、肠道憩室炎或阑尾炎、胃肠穿孔、心内膜炎、骨髓炎。肝脓肿可穿破膈肌导致肺脓肿。临床表现除感染症状外,还可见右上腹痛、恶心、呕吐、肝大及触痛,实验室检查血象及转氨酶升高。

【诊断要点】

1.好发于右半肝。病变从数毫米至 10cm,可单发或多发。

2.平扫为肝内局限性低密度灶,典型者环呈等密度,周边见晕状低密度。增强扫描呈环状或多房分隔状强化,脓腔无强化;平扫所见的晕状低密度于动脉期无强化,门静脉期与平衡期强化,灶周肝实质可出现过度强化(图 22-1-3A、B)。

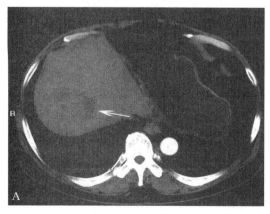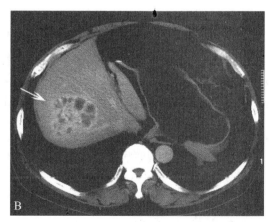

图 22-1-3　肝脓肿

男,59 岁。A.动脉期,肝Ⅶ段低密度病变,内部多发分隔,病变周围轻度环形晕状低密度(白箭);B.平衡期,病变呈多分隔、蜂窝状强化,灶周晕状低密度消失,其周围肝实质强化较其他部位肝实质稍明显(白箭)。

3.约20%病例脓腔内可见气体影。

【特别提醒】

真菌等也可造成肝脓肿(表 22-1-1)。

表 22-1-1　肝脓肿与肝其他环形强化病变的鉴别要点

疾病	临床特点	一般特点	灶周炎性改变	增强扫描
肝脓肿	伴随疾病+感染症状	右半肝多见,单房或多房	平扫晕状低密度,增强可见强化	环状或多房状强化
阿米巴肝脓肿	肠阿米巴病	贴近肝包膜	无脓肿灶周病变	环状强化
真菌性脓肿	免疫力低下	弥漫性多发	轻度灶周低密度	小环状强化
转移瘤	常为胃肠道癌	牛眼征	无	厚环状强化
肝癌治疗后坏死	栓塞或放疗	不均匀	无	不均匀环状强化
肝棘球蚴病	疫情生活史,棘球蚴补体试验(+)	车辐状、多房状、飘带状等	无灶周炎性改变,壁钙化	强化不明显
血管内皮瘤	无特异性症状	单发或多发	可见类似改变	环状强化
胆管细胞癌	可伴黄疸	单发	无	不均匀及延迟强化
胆管囊腺瘤或癌	无感染症状	分隔及结节	无	实性部分明显强化

(黄华清)

第二节　胆道疾病

一、胆总管囊肿

胆总管囊肿为胆管囊状或瘤样扩张,属胆管板发育异常,胆总管最常见,有多种分型,以 Todani 法最常用:Ⅰ型,肝外胆管扩张,占绝大多数(80%~90%);Ⅱ型,肝外十二指肠上段胆管扩张Ⅲ型,十二指肠壁内段扩张,也称胆管憩室;Ⅳa 型,肝内胆管梭形或囊状扩张;Ⅳb 型,肝外胆管多发囊肿;Ⅴ型,即 Caroli 畸形。本病多于 10 岁前就诊,女性为男性 4 倍,特征性表现为右上腹肿块、黄疸、发热。

【诊断要点】

平扫为胆管走行部位囊状影(图 22-2-1A),增强扫描无强化。

【特别提醒】

1.冠状 MPR 有助于观察病变范围及大体形态(图 22-2-1B),MRCP 显示更佳。

2.主要需与其他胆管板畸形鉴别。

二、胆囊发育异常

胆囊来自于前肠末端,其发育异常包括数目、形态、位置、附着等异常,以异位、分裂、缺如、分隔等多见。

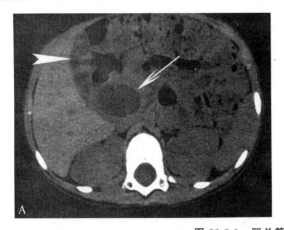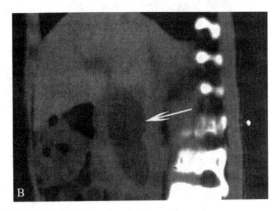

图 22-2-1　胆总管囊肿（Todani I 型）

女，2 岁。A.B.胰头及其上方水平胆总管囊状扩张（白箭），白箭头示胆囊

【诊断要点】

1.胆囊异位多位于肝内，也可一部分发育不良而移位（图 22-2-2A）。

2.胆囊缺如时 CT 检查无胆囊影。

3.胆囊分隔表现为胆囊内软组织分隔影。

4.双胆囊可各具一个胆囊管，也可一个胆囊汇入另一个胆囊。

【特别提醒】

胆囊发育异常需与手术、肝硬化、胆囊炎等所致胆囊改变鉴别。

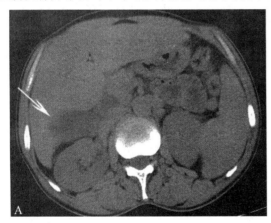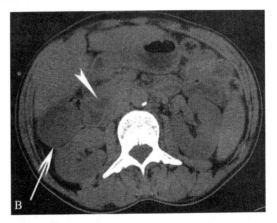

图 22-2-2　胆囊发育异常（胆囊异位）

男，58 岁。A、B.胆囊位于肝 VI 段后内侧（A.白短箭 B.白箭和白箭头），胆囊区无胆囊结构，胆总管轻度扩张（胆管囊肿）

三、Caroli 病

Caroli 病也称胆管交通性海绵状扩张，属于胆管板畸形，为常染色体隐性遗传所致胚胎性胆管结构持续存在，根据是否合并纤维化分为单纯型与门静脉周围纤维化两型。见于儿童及青少年，临床表现为腹痛、黄疸、发热、肝大、肝硬化等。

【诊断要点】

1.肝内胆管扩张呈圆形及条状低密度，内部可见结石；合并肝硬化与门静脉高压征象。

2.增强扫描显示低密度区内圆点状强化，即中央圆点征（图 22-2-3A、B），胆管壁增厚及强化。

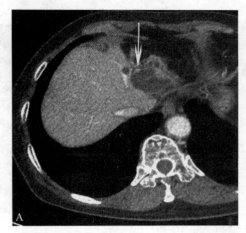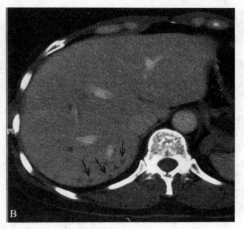

图 22-2-3　Caroli 病

A.女,70 岁。左半肝多个囊状扩张的胆管影,内见强化的血管影(白箭)。B.女,50 岁。右半肝多发低密度结节,内见点状强化(黑箭)

【特别提醒】

1.MPR 及 MRCP 有助于显示病变与胆管相通。

2.需与其他肝内胆管扩张的疾病,如胆管结石合并胆管炎、原发性硬化性胆管炎、化脓性胆管炎、多囊肝等,以及与其他胆管板畸形鉴别(表 22-2-1)。

表 22-2-1　各种胆管板畸形的鉴别要点

疾病	病坪学特点	临床特点	影像学特点
先天性肝纤维化	迷走小叶间胆管异常增殖、胆管与门静脉分支周围不同程度纤维化,肝周边部汇管区三联结构迂曲及不规则	幼儿期至 40～60 岁均可出现症状,临床表现与年龄和肾病变有关,包括肝大、脾大、门静脉高压,以及其他并发症	左叶内侧段正常或肥大,左外侧段肥大、右半肝萎缩、门静脉高压、脾大,合并胆管错构瘤等
胆管错构瘤	胚胎晚期小胆管发育时胆管板重构过程中断形成的小叶间胆管畸形	易见于老年,女性为男性 3 倍。常为偶然发现,合并其他胆管板畸形	囊或实性,或伴胆管明显扩张,小如针尖,部分边缘强化
常染色体显性遗传性多囊肝病	常染色体显性遗传,伴肾囊性病变,也可伴胰腺、卵巢、脾等处囊肿	肝大,偶可进展为纤维化、门静脉高压及肝衰竭	遍及全肝含液囊肿,肾囊性病变,可并发感染、胆管受压等
大胆管囊肿	可能是胆管板畸形或胰胆管合流异常所致	女性多见,腹痛、黄疸或腹区肿块,易恶变	为 1～10cm,按形态分为 Todani I～V 型
Caroli 病	胚胎时期胆管板重塑停止,扩张胆管内见中央纤维血管	肝内胆管迂曲、扩张,伴炎症及纤维化,可伴肾囊性病变,感染及结石、门静脉高压,7% 并发胆管癌	肝内胆管非梗阻性扩张,特征为中心圆点征,其他包括胆管炎、肝硬化征象

四、胆囊结石

胆囊结石是我国常见病,多见于女性,与多种因素有关,但最重要者为家族史及肥胖。病理学上结石为胆固醇为主的混合结石。少数无症状,但更多患者表现为上腹不适、疼痛、黄疸,甚至继发胆囊癌。

【诊断要点】

1.CT 平扫密度差异很大,与成分有关。

2.混合型结石或胆红素为主的结石常见钙化,形态不规则,中央为低密度,多发者充满胆囊时呈典型的"石榴子"状,也可为年轮状、不规则形。

3.胆固醇结石为低密度,CT 值低于水密度。

【特别提醒】

1.CT 对等密度及泥沙样结石不敏感。

2.超声为首选检查,MRI 具有补充作用。

五、肝内胆管结石

肝内胆管结石为左、右肝管汇合点以上的结石,可合并胆囊及肝外胆管结石,以胆色素为主要成分。常与胆系感染、寄生虫病及胆汁淤积有关。临床表现为上腹区不适,但常因继发感染(胆管炎及肝脓肿)就诊。影像学是诊断及引导治疗的重要手段。

【诊断要点】

1.肝内胆管单发或多发结节状高密度影,边界清楚或模糊。

2.伴肝内胆管扩张、局部肝萎缩。

3.合并感染时可见胆管壁增厚及强化,肝脓肿表现为局部低密度灶及环状强化。

【特别提醒】

可为等或稍低密度,MRI 检查显示较好。

六、胆总管结石

胆总管结石为胆系结石最常见的部位之一,结石为 1～15mm,以胆色素为主。可原发于胆总管,也可为胆囊结石下移所致,95％胆总管结石合并胆囊结石。主要临床表现为右上腹痛、黄疸、发热、胰腺炎等。

【诊断要点】

1.平扫密度可从低于水密度到钙化样高密度,混合结石可为分层或"牛眼"状,结石周围常见环状或新月形水样密度环绕(图 22-2-4A、B),胆固醇结石为等密度。

2.局部胆管杯口状截断,病变以上胆管扩张,可合并胆管炎征象。

【特别提醒】

1.诊断时需除外其他原因的胆管梗阻。

2.MRCP 对 CT 阴性的结石显示更好。

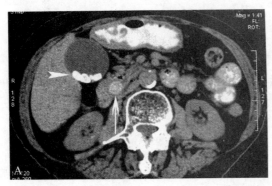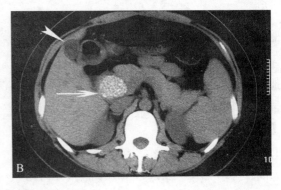

图 22-2-4 胆总管结石

A.女,76 岁。胆总管下端分层状高密度(白箭),周围轻度低密度影环绕,胆囊内多发高密度影(白箭头)。B.女,35 岁。胆总管下端石榴子状高密度(白箭),胆囊壁增厚及点状稍高密度(白箭头)

七、胆囊炎

胆囊炎可伴或不伴胆囊结石(结石嵌顿),其他病因包括缺血、继发炎症或感染。

【诊断要点】

1.胆囊增大,横径>5cm,胆囊张力增高,有时内见气体。

2.胆囊壁增厚,周围脂肪密度增高,也可合并大网膜炎性改变。

3.合并的结石位于胆囊颈或胆囊管。

4.增强扫描胆囊壁强化。

【特别提醒】

重症患者胆囊壁可穿孔,其周围脂肪病变有提示作用。

八、胆管炎

胆管炎为感染、寄生虫、缺血、化疗、自身免疫性等因素的肝内外胆管炎性病变,其中复发性化脓性胆管炎为急腹症之一。病理上胆管壁增厚及纤维化、炎性细胞浸润。临床表现为感染症状、黄疸、右上腹痛、其他自身免疫性疾病。

【诊断要点】

1.平扫显示胆管扩张、胆管壁增厚,可合并结石,晚期见胆源性肝硬化征象。

2.胆管壁增厚、强化(图 22-2-5A～C)。

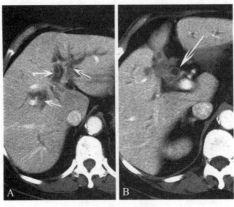

图 22-2-5 胆管炎

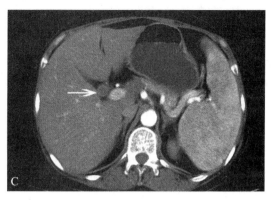

图 22-2-5　胆管炎(续)

女,72 岁。A、B.肝内外胆管扩张,管壁增厚及强化(A.3 个白箭;B.白箭),胆总管下端结石(未列出);C.自身免疫性肝炎与胆管炎。肝门及肝外胆管壁弥漫增厚及强化(白箭)

3.原发性硬化性胆管炎以 MRCP 及 ERCP 显示更好,呈枯枝状。

【特别提醒】

需与硬化性胆管癌等鉴别(表 22-2-2)。

表 22-2-2　胆管炎与其他胆管梗阻的鉴别要点

疾病	临床病理特点	形态特点	CT 增强
胆管癌	硬化性者可进展缓慢,表现为进行性加重的无痛性黄疸	胆管狭窄或梗阻为不规则突然终止,可见胆管内肿块	胆管偏心性增厚、强化或见肿块,延迟强化
壶腹癌	早期出现黄疸	胆管与胰管均扩张(双管征),梗阻端见结节状软组织肿物	轻度、不均匀强化,低张及饮大量清水后增强效果更佳
慢性胰腺炎	有胰腺炎病史,可见胰管扩张、钙化	胰腺段胆总管狭窄	胆管壁无强化
壶腹部狭窄	可为十二指肠乳头炎等所致	胆管及胰管轻度扩张,无肿块或充盈缺损	无强化肿物
原发性硬化性胆管炎	为胆管炎一种,有胰腺、肝或肠管等自身免疫性疾病	胆总管均受累,肝内胆管大部受侵,呈狭窄与扩张交替	胆管壁环形强化
胆总管结石	可合并胆管炎,临床表现为黄疸与腹痛	梗阻端呈杯口状、局部可见结石	梗阻以上胆管壁轻度增厚及强化

九、胆囊癌

胆囊癌是来自胆囊黏膜的恶性肿瘤。多见于胆囊底部与体部,偶发生于胆囊管。病理学上 90% 为腺癌,其余为鳞状细胞癌与未分化癌。临床表现为黄疸、右上腹痛、体质量下降等。

【诊断要点】

1.肿瘤表现为 3 种类型:局限性息肉状隆起、胆囊壁弥漫性增厚、胆囊区较大肿物,可合并胆囊结石与瓷胆囊。

2.侵犯胆囊窝、肝门、邻近肝实质,并可出现淋巴结转移,甚至侵犯十二指肠、胃、胰腺、胆管、右肾。

3.增强扫描实性部分轻中度强化。

【特别提醒】

鉴别诊断包括胆囊其他隆起性病变(表22-2-3)。

表 22-2-3   胆囊癌与胆囊其他隆起性病变的鉴别要点

疾病	临床病理特点	形态特点	CT增强
胆囊癌	腺癌最常见。右上腹疼痛、黄疸等	体部与底部最常见,呈胆囊壁增厚或向腔内突出的肿块,或局部弥漫性肿物	轻中度均匀或不均匀强化,增强扫描易于显示周围结构受侵
胆囊息肉	常小于1cm,多无症状	胆囊内轻度隆起性软组织密度影	强化不明显
胆囊腺肌症	常位于胆囊底	胆囊底或体部局限性或弥漫性增厚,合并胆囊结石与胆囊炎,其内部胆固醇呈低密度	轻度强化
胆囊炎	多合并胆囊结石	胆囊壁增厚,周围脂肪间隙密度增高	胆囊壁弥漫性轻度强化
胆囊转移瘤	来自黑色素瘤或肝恶性肿瘤直接侵犯	胆囊区肿块,伴淋巴结大	不同程度强化

十、胆囊腺肌症

胆囊腺肌症较常见,也称胆囊腺肌瘤病,特点为胆囊黏膜腺体与肌层增生,黏膜伸入肌层、形成特征性的 Rokitansky-Aschoff 窦。可能与感染、结石、胆囊管先天性异常、胆囊动力障碍等有关。临床表现无特异性,包括食欲缺乏、右上腹不适及隐痛等。

【诊断要点】

1.根据累及范围及形态分为弥漫型、节段型与基底部型。

2.平扫胆囊壁弥漫性或局限性增厚,有时显示壁内憩室,可合并结石。

3.局部较明显强化。

【特别提醒】

本病与胆囊癌及慢性胆囊炎难以鉴别。

十一、胆总管癌

胆总管癌为胆管癌最常见的发病部位。病理学上可累及胆总管全周,也可形成局限性小肿块,腺癌占绝大多数。临床特点为见于中老年患者,男性较多见,表现为上腹隐痛及进行性加重的阻塞性黄疸。

【诊断要点】

1.胆总管局部管壁增厚,胆管梗阻处呈截断状或鼠尾状,病变以上胆管扩张,其中肝内胆管扩张呈"软藤"状。

2.增强扫描成环周或结节状强化(图 22-2-6A、B)。

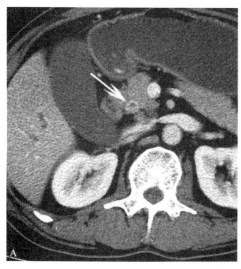
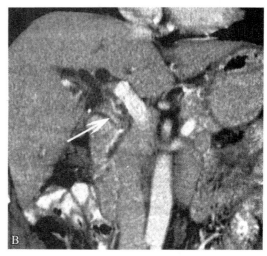

图 22-2-6　胆总管癌

A.女,60 岁。轴位增强扫描,胆总管下端明显增厚及强化(白箭),肝内胆管扩张。B.男,58 岁。增强扫描冠状位 MPR,胆总管局限性增厚及强化(白箭),肝门胆管扩张

【特别提醒】

1.主要需与胆管炎及等密度结石鉴别。

2.早期诊断需采用增强及薄层扫描。

十二、Klastkin 瘤

Klastkin 瘤即肝门部胆管癌,为胆管癌好发部位之一,约占 50%。临床表现为黄疸、上腹隐痛等症状,好发于 60～70 岁,男性较多见。

【诊断要点】

1.平扫表现为肝门区,即左、右肝管汇合处结节状软组织肿块,有时呈星状,肿块远侧胆管扩张,具有提示作用(图 22-2-7A)。

2.增强扫描动脉期轻度强化,延迟期持续强化(图 22-2-7B),富有特征。

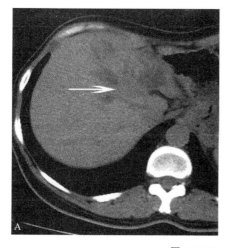
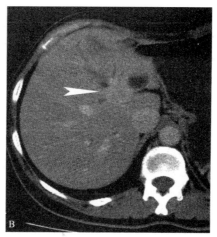

图 22-2-7　Klastkin 瘤

女,45 岁。A.平扫示肝门区稍低密度肿块(白箭),肝内胆管扩张,左半肝显著;B.增强扫描平衡期,肝门部周围明显强化(白短箭头)

3.同时见门静脉受压及淋巴结转移。

【特别提醒】

本病较小时易漏诊,需行薄层增强扫描观察。

十三、壶腹癌

壶腹癌是起源于 Vater 壶腹黏膜上皮的恶性肿瘤。病理学分为肠型与胰胆管型,呈浸润性生长。临床表现包括黄疸、体质量下降、背痛等,好发于老年男性。

【诊断要点】

1.壶腹部软组织肿块或结节,胆总管与胰管扩张(双管征)(图 22-2-8A)。

2.肿块轻度强化(图 22-2-8B),但低于胰腺实质。

3.晚期可出现淋巴结及肝转移。

【特别提醒】

1.低张及口服清水后增强扫描能更好地显示病变。

2.主要鉴别诊断是胆总管下端癌、胰头癌、十二指肠癌。

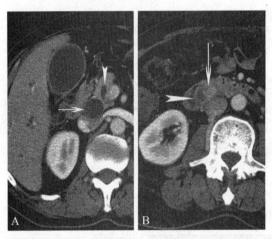

图 22-2-8　壶腹癌

男,67 岁。A.胆总管(白箭)与胰管(白箭头)均扩张,肝内胆管扩张,胆囊增大;B.壶腹部结节状强化影(白箭),十二指肠乳头稍增大(白箭头)

(黄华清)

第三节　胰腺疾病

一、环状胰腺

环状胰腺指胰腺组织环绕十二指肠降段,偶为十二指肠球部与水平部。可能为胚胎时期腹侧胰腺旋转异常所致。根据环状部胰管走行与开口分为 4 型。儿童与成年人病例约各占 50%。易出现胰腺炎与胃十二指肠溃疡,并可伴心脏及胃肠道其他畸形。临床表现为恶心、呕吐、上腹痛等。

【诊断要点】

1.胰头粗大,内部可见低密度或含高密度对比剂的十二指肠(图 22-3-1A)。

2.胆管及胰管、胃及十二指肠扩张。

3.增强扫描环绕的胰腺明显强化,与低密度的十二指肠形成对比(图 22-3-1B)。

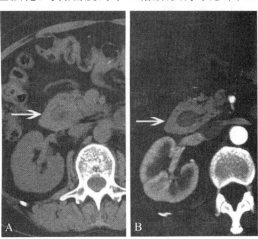

图 22-3-1　环状胰腺

女,34 岁。A.胰头呈环形包绕十二指肠降段(白箭);B.胰头部强化明显(白箭),与其内低密度的十二指肠对比鲜明

【特别提醒】

1.胰头增大及中心低密度应考虑本病。

2.应与其他十二指肠狭窄的病变鉴别。

二、胰腺分裂

胰腺分裂为胰腺最常见先天异常。病理学改变为胰头与钩突经腹侧胰管引流十二指肠副乳头、而体尾部经背侧胰管引流至大乳头,二者存在交通支时称不完全性胰腺分裂。最常见临床表现为胰腺炎。

【诊断要点】

1.胰头增大,有时与胰腺其他部分之间见脂肪间隙,合并胰腺炎征象。

2.薄层增强 CT 可显示腹、背侧胰管未融合,ERCP/MRCP 证实诊断(图 22-3-2A、B)

【特别提醒】

本病并不少见.需提高认识。

三、异位胰腺(EPT)

异位胰腺(EPT)也称迷走胰腺、胰腺残余及副胰腺,指部分胰腺组织位于正常胰腺之外,与主胰腺之间无解剖或血管连接,为 0.5~2cm。可无症状,也可表现为出血、梗阻、腹区不适等。

【诊断要点】

1.几乎均位于胃(图 22-3-3A)及十二指肠,其他包括回肠、Meckel 憩室、肝、胆、脾、大网膜及肠系膜、纵隔与肺、输卵管、食管、结肠(图 22-3-3B),多位于黏膜下。

2.平扫为边界清楚的扁平结节或肿物或局部腔壁增厚,可见中央脐样凹陷。

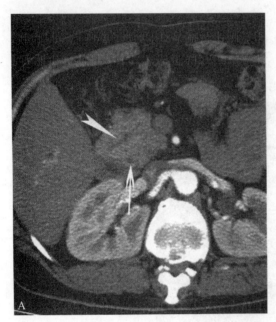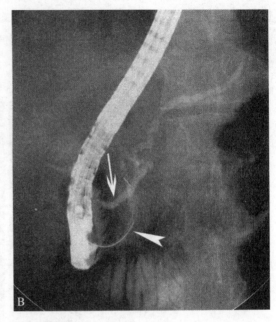

图 22-3-2 不完全性胰腺分裂

女,38 岁。A.增强 CT,腹侧胰管(白箭头)与背侧胰管(白箭)分别开口于十二指肠;B.ERCP,清楚显示腹侧(白箭头)与背侧胰管(白箭)及二者间交通支

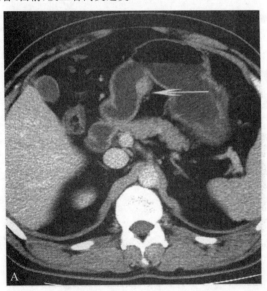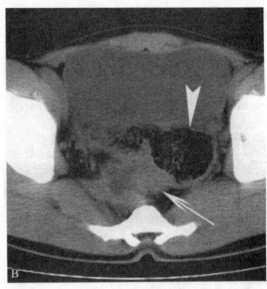

图 22-3-3 异位胰腺(EPT)

A.男,40 岁。胃窦部局部胃壁结节状软组织影(白箭)。B.男,18 岁。乙状结肠直肠交界处异位胰腺(白箭)致结肠梗阻(白箭头)

3.增强扫描与主胰腺强化一致。

【特别提醒】

无脐样凹陷者难以与黏膜下肿瘤鉴别。

四、胰腺内副脾(IPAS)

胰腺内副脾(IPAS)指副脾组织完全或部分被胰腺包绕,多数情况下部分副脾暴露于胰周脂肪,病理学

上具备独立的动、静脉。临床上一般无症状,也可因梗死、外伤后出血等就诊。影像学正确诊断对于避免不必要的手术具有重要意义。

【诊断要点】

1.多位于胰腺尾部(图 22-3-4),呈实性软组织肿物或结节,边界清楚,一般<3cm。

2.平扫密度稍高于胰腺,增强扫描期相及程度与脾一致,静脉期与平衡期密度高于胰腺实质。

【特别提醒】

1.MR 检查采用超顺磁性氧化铁时其信号下降,与脾相同。

2.主要需与胰腺其他实性肿瘤鉴别,如胰腺癌、实性假乳头状瘤、无功能内分泌肿瘤、转移瘤、血管瘤等。

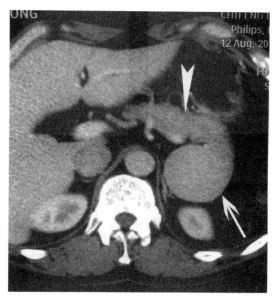

图 22-3-4　胰腺内副脾(IPAS)

男,47 岁。胰尾部类圆形肿物,明显及均匀强化(白箭),密度高于胰腺(白箭头)

（杨家辉）

第二十三章　脊柱、脊髓疾病CT诊断

第一节　椎管狭窄

椎管狭窄是指各种病因引起的椎管径线变小压迫硬膜囊、脊髓或神经根而导致相关的神经压迫综合征。

一、椎管狭窄

【分类】

1.根据病变部位分为　中央型、周围型。两者可单独存在，也可兼有。中央型狭窄是指构成椎管壁的骨性结构及软组织成分因退变而增生肥厚所致。周围型狭窄是指位于侧隐窝、椎间孔的狭窄，通常称侧方神经管狭窄。

2.根据病因分为　①先天（发育）性；②获得性；③混合性，即在先天发育异常基础上并有获得性病变。Verbiest分类法把椎管狭窄分为先天型、发育型和后天型。

【CT诊断价值】

1.有利于发现引起椎管狭窄的各种病因。

2.可直接观察骨性椎管形状的改变，通过显示椎管内软组织结构（或CT脊髓造影）可确定骨性椎管与硬膜囊、脊髓和神经根的对应关系。

3.清楚地显示椎管狭窄的部位及范围，确定狭窄类型；④精确地测量椎管狭窄程度，有助于手术方案的制定。

【诊断依据】

CT能提供多种有关椎管形态的测量资料，就临床而言，其中最重要的是测量椎管中央前后径（直径）。颈段＜10mm为椎管狭窄，腰段12mm应视为比较狭窄，若减到10mm时为绝对狭窄。文献报道腰椎椎管前后径平均值为16～17mm，下限为11.5mm，椎弓根间径平均值20～21mm（腰$_5$为24mm），下限为16mm。椎管横断面积平均值为2.1～2.4cm²，下限为1.45cm²，其中任一项小于下限即可考虑椎管狭窄。侧隐窝前后径≤2mm者肯定为狭窄。

（一）先天发育性椎管狭窄

见于软骨发育不全及其他软骨发育不良症、脊椎的严重畸形、脊膜膨出症、脊柱裂、脊椎发育不良等。发育性椎管狭窄通常是指神经弓的发育不良。如椎弓根短等。也可为特发性的。先天发育性椎管狭窄发病较晚，年轻时。因椎管的大小尚能容纳脊髓及穿出的神经根常无症状。

【CT 表现】

先天发育性椎管狭窄可累及一个或多个平面的骨性椎管（图 23-1-1）。CT 可显示对称性的小椎管，主要表现为椎管的向心性狭窄、椎弓根缩短使椎管前后径缩小，常伴有椎板和小关节圆隆及黄韧带肥厚，造成椎管后部狭窄，局部硬膜外脂肪间隙消失，硬膜囊从圆形变为椭圆形。软骨发育不全者椎管呈骨性狭窄。

（二）获得性椎管狭窄

广义地讲，椎管狭窄，通常指继发于骨和（或）环绕椎管内缘的软组织肥厚所致的均匀性中央性和（或）侧方神经管狭窄。获得性椎管狭窄可分为退行性狭窄、外伤性狭窄和医源性狭窄。常见于椎小关节病、椎间盘病变、椎体后缘骨质增生、后纵韧带骨化、黄韧带肥厚、脊椎滑脱症、椎管内骨片及血肿、术后后遗症、严重脊柱后弯或侧弯等。

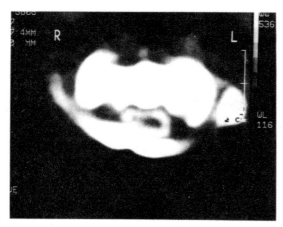

图 23-1-1　先天性椎管狭窄

环椎先天畸形，骨性椎管狭窄。鞘内注射 Omni-pague10ml 后扫描，蛛网膜下腔和脊髓受压。

二、退行性椎管狭窄

（一）中央性椎管狭窄

椎小关节病：Ghormely 称为椎小关节综合征。它是常见的退行性骨关节病，其发病率远高于椎间盘突出。随着 CT 的应用和普及，该病已日益为人们所认识。常规的 X 线检查已不能满足临床的需要。CT 可充分地显示椎小关节的解剖结构及病理改变，为椎小关节病的诊断提供了可靠的影像学根据，从而提高了诊断率。椎小关节骨质增生肥大是中央性椎管狭窄的常见原因。

【CT 表现】

1.关节突增生肥大并骨赘形成，以上关节突多见。

2.关节间隙变窄或消失（图 23-1-2）。

3.关节软骨下骨性关节面下有囊性变。

4.关节腔内可有真空现象。

5.关节囊及其周围组织可有点状或弧线状钙化。

6.小关节两侧可不对称，可有半脱位或全脱位。显示上述 CT 征象需选用适当的窗宽、窗位，而骨窗必不可少。椎小关节病变不仅导致中央性椎管狭窄，还可累及神经孔造成周围性椎管狭窄，压迫神经根产生相应的症状。椎小关节病可单独存在，但常与椎间盘等病变合并存在。

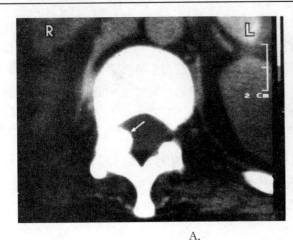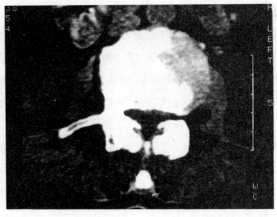

A.   B.

图 23-1-2 椎小关节病

A.胸 12 右关节突骨质增生(↑),硬膜囊受压;B.腰椎双侧上关节突骨质增生、肥大,关节间隙变窄。

椎间盘膨出、突出:对于狭窄的椎管,即使椎间盘膨出也可能压迫脊髓,从而可加重椎管狭窄的程度。有 3%～5% 下腰痛者因纤维环退变膨出可造成一定程度的中央椎管关节下隐窝狭窄,而无明显骨质增生现象。若同时伴有关节突肥大,椎板或黄韧带肥厚,则使硬膜外脂肪间隙消失,硬膜囊受压变小,椎管内结构不清,形成"紧囊椎管",这是诊断软组织性椎管狭窄的可靠征象。椎间盘向后或后外方局限性突出是中央性椎管狭窄的常见原因,由于腰段椎管较宽,即使椎间盘突出较明显也可无症状,故椎管狭窄到压迫硬膜囊、脊髓和神经根,才有临床意义。

后韧带骨化、黄韧带肥厚:两者均可致中心性椎管狭窄。后纵韧带骨化多见于弥漫性特发骨增生病,最多见于颈椎和上胸椎常累及多个脊椎节段,横断位 CT 表现为椎体后方可见条状的骨性致密影,形态多不规则,它与椎体后缘间有一透光带,亦可呈覃伞形或乳头形(图 23-1-3)可偏于一侧。硬膜囊明显受压、变形移位。CT 可显示普通 X 线不能显示的骨化,确定骨化范围,以明确椎管狭窄的程度,用于术前定位和术后复查。黄韧带肥厚是腰椎管狭窄常见原因。大于 5mm 时即为肥厚,黄韧带肥厚可使硬膜外脂肪间隙消失、压迫硬膜囊。

椎体后缘骨质增生及椎板增生肥大:这是引起中央性椎管狭窄的主要原因,以颈椎最常见,腰椎次之,CT 可清楚地显示骨刺直接压迫硬膜囊和脊髓。

(二)周围性椎管狭窄

可单独存在或合并中心性狭窄。

1.侧隐窝狭窄　侧隐窝的关节下隐窝在上关节突内面,关节下隐窝作为中央椎管的前外侧部分,其上缘为椎间盘,下缘恰在椎间盘下方的椎弓根上缘。椎间盘病理性膨突,侧方椎间盘突出,上关节突基部内侧面增生肥大和关节滑脱,均可使关节下隐窝变窄。因上关节突向前倾斜而使椎弓根处隐窝的前后径较窄,侧隐窝正常前后径为≥5mm,如≤3mm 提示侧隐窝狭窄,如≤2mm 即可肯定为侧隐窝狭窄。横断位 CT 图像可清楚地显示侧隐窝的狭窄及神经受压征象(图 23-1-4)。

2.椎间管狭窄　椎间管包括椎弓根下神经根管段和椎间孔。脊神经在椎间孔的最上方,贴着上面的椎弓根穿出,故椎间孔下部狭窄不会压迫脊神经,但腰骶段脊神经位置较低,相当于 $L_5 \sim S_1$ 间盘水平,即使单纯椎间盘膨出也可能压迫脊神经。椎间盘突出,椎体及椎小关节骨质增生,脊椎向前滑脱等致椎间孔严重狭窄时,均可压迫椎间孔的神经根和神经节。

(四)外伤性椎管狭窄

椎管内骨片,血肿,外伤性脊柱滑脱,椎间盘突出,可致椎管狭窄。

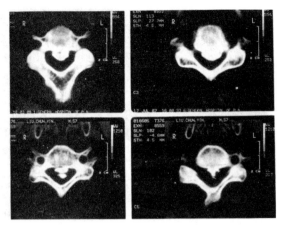

图 23-1-3　颈椎椎管狭窄

后纵韧带骨化呈蕈伞形。硬膜囊明显受压移位。

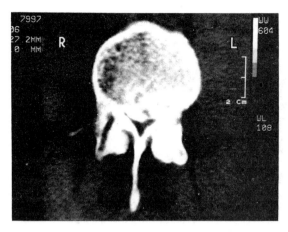

图 23-1-4　腰₄椎管狭窄

腰₄椎管呈三叶形。前后径变窄。右侧隐窝狭窄。

（五）医源性椎管狭窄

术后疤痕组织增生,植骨片或人工椎体移位,蛛网膜炎和粘连,术后残留的间盘组织,均可能压迫硬膜囊、脊髓及神经根。术后疤痕组织其密度较椎间盘低,呈条索状,疤痕大者向椎间盘上或下延伸,静脉增强扫描术后瘢痕组织可明显强化而突出的椎间盘则不增强。

（谢　强）

第二节　椎间盘病变

椎间盘病变包括椎间盘变性、膨出和突出。

【病理】

随着年龄的增长,椎间盘发生变性,纤维环和髓核水份逐渐减少致使椎间盘变薄并向椎体周围弥漫性膨隆,称椎间盘膨出。纤维环变性所造成的椎节不稳是引起与加速髓核退变的主要因素。椎间盘突出或称椎间盘疝是由于退变或外伤致纤维环破裂,部分髓核通过纤维环缺损处突出。因纤维环前部厚后部薄,后侧的中央又有后纵韧带加强,故椎间盘突出常发生在后纵韧带的侧后方,导致后纵韧带隆起。当突出的髓核穿过中央有裂隙的后纵韧带使髓核组织进入椎管内,则形成髓核脱出。故判断椎间盘突出和脱出是以髓核是否穿过后纵韧带进入椎管内为标准,外侧型突出者除外,无论突出或脱出,在椎管狭窄的情况下可以压迫脊髓。脱出的髓核如与变性的椎间盘分离,则形成游离碎片(髓核游离),它可位于后纵韧带前或后,也可离开原椎间隙的部位上下移动,可引起不同平面的硬膜囊及神经根受压症状。椎间盘突出以腰$_{4\sim5}$和腰$_5\sim$骶$_1$最常见。颈$_{5\sim6,4\sim5,6\sim7}$次之,经软骨盘的受损破裂处髓核突入其上、下椎体的骨松质内,形成椎体边缘黄豆至蚕豆大小的压迹,即称之谓许莫结节。

【CT表现】

CT扫描可直接显示椎间盘本身,它优越于常规X线平片和脊髓造影。

1.椎间盘变性、膨出　对椎间盘变性的显示CT不如MRI敏感。退变的椎间盘可产生氮气,称为所谓的"真空"现象,CT值为负值(图23-2-1)。在横断位CT图像上椎间盘膨出表现为超出椎体边缘均匀光滑对称的软组织密度影,轮廓完整(图23-2-2)其后缘呈凹陷状,也可隆突。硬膜囊前缘变平,或有浅压迹。硬膜外脂肪间隙存在,硬膜囊和神经根无受压移位。因脊柱侧弯或体位不正可致不对称性膨出。

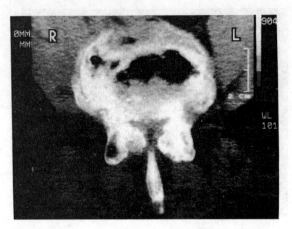

图 23-2-1 腰₄～₅椎间盘退行性变

椎间盘内可见气体影,称为椎间盘"真空现象",CT值-45HU。

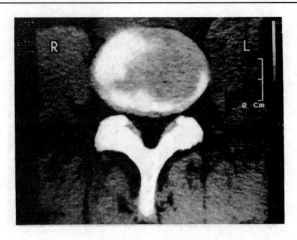

图 23-2-2 腰₄～₅椎间盘膨出

腰₄椎体周围见软组织密度影。

2.椎间盘突出　分三型:①中央型,指位于中线者;②侧后型,指位于中线两侧椎管内者;③外侧型,指突出的中心位于椎管外者。

【CT表现】

1.直接征象为　①椎间盘后缘向椎管内限局性突出的软组织块影(图 23-2-3、4、5)。其密度与相应的椎间盘密度一致(介于骨质与硬膜囊之间),形态不一,边缘规则或不规则;②突出的椎间盘可有大小、形态不一的钙化;需与椎体后缘骨质增生相鉴别,钙化常孤立存在,多与椎间盘相连,上下层面无连续性,而骨质增生时椎体后缘较宽,上下层面有连续性;③椎管内硬膜外可见髓核游离碎片,其密度高于硬膜囊。

2.间接征象为　①硬膜囊外脂肪间隙移位、变窄或消失;②硬膜囊前缘或侧方及神经根受压移位;CTM 有助于显示蛛网膜下腔,脊髓及神经根受压征象(图 23-2-3、4);③椎间盘突出所致骨改变 CT 表现:脱出的髓核周围反应性骨质硬化,其形态不一,且不规则(图 23-2-6),多位于椎体后部表面。这可能是由于髓核脱出刺激引起反应性增生或掀起骨膜致骨膜下出血,骨化所致。Ginseppe 等报道 4 例腰椎间盘突出不常见的骨质改变:①突出间盘周围骨密质的线性糜烂;②椎管和椎间孔的不对称增大;③椎体骨松质的边缘硬化。关于骨密质糜烂可能是陈旧性的间盘突出能对骨密质引起持续的机械刺激、导致骨质破坏。

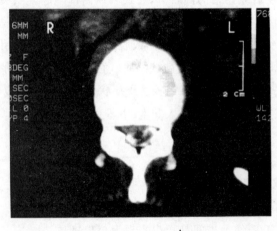

A.　　　　　　　　　　　　　B.

图 23-2-3 胸₁₂～腰₁椎间盘突出

A、B.鞘内注射 Omnipaque10mL 后扫描。胸₁₂～腰₁椎间盘后缘见软组织影突入椎管内,蛛网膜下腔

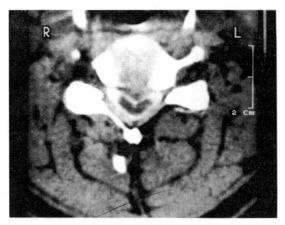

图 23-2-4 颈$_{4\sim5}$ 椎间盘突出

鞘内注射 Iopamiro10ml 后扫描。颈$_{4\sim5}$椎间隙层面示椎间盘向后突出，硬膜囊、蛛网膜下腔明显受压移位并压迫脊髓。

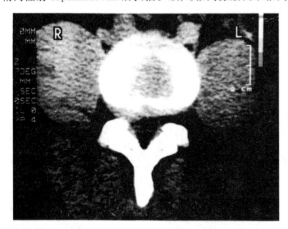

图 23-2-5 腰$_{4\sim5}$椎间盘突出

腰$_{4\sim5}$椎间盘向右后侧方突出，硬膜囊受压。

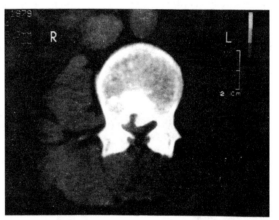

图 23-2-6 椎间盘突出致反应性骨硬化

Schmorl 氏结节：CT 较普通 X 线平片显示更清楚。表现为椎间隙平面相邻的椎体上下缘有边缘清楚的隐窝状切迹。多位于椎体的中间，也可位于椎体的后部，形态常为圆形，中心密度较低为脱出的髓核，周围有骨硬化带。观察椎间盘所致骨改变需用骨窗条件、选用适当的窗宽、窗位；否则用软组织窗易漏诊。

CT 脊髓造影（CTM）在椎间盘病变中的诊断价值：①提高椎间盘突出的检出率。可检出较小的颈、胸段和腰$_5$～骶$_1$椎间盘突出，鉴别下腰段是否因部分容积效应所造成假性椎间盘突出。常规脊髓造影对腰$_5$～骶$_1$的和外侧型椎间盘突的检出率较低，因腰$_5$～骶$_1$水平硬膜囊前缘与椎体后缘之间的距离较宽，硬膜囊小，且硬膜外脂肪丰富，疝出物多不足以造成造影剂柱受压变形，CTM 可表现为硬膜囊的一侧前外部变尖或消失，可常有同侧神经根鞘的移位。②明确椎间盘突出类型。③判断硬膜囊、蛛网膜下腔和脊髓受压、移位情况。④鉴别椎间盘膨出和突出，判断椎间盘膨出的临床意义。

（谢 强）

第三节 颈椎病

CT 在颈椎病诊断中的价值：①明确颈椎病所致椎管狭窄原因。CT 可清楚地显示椎体小关节的关节突骨赘，后纵韧带骨化和椎间盘突出。②CTM 有助于了解脊髓及神经根的受压情况。③鉴别脊髓受压与脊髓萎缩。

颈椎病的 CT 分型：Ⅰ.脊髓型（中央型）；Ⅱ.脊神经根型；Ⅲ.椎动脉型（Ⅱ、Ⅲ为周围型）；Ⅳ.混合型（前三者均有或Ⅰ＋Ⅱ或Ⅱ＋Ⅲ）。

1.脊髓型颈椎病CT表现　①椎体后缘和钩突明显骨质增生致椎管变窄；②椎间盘突出；③硬膜囊、脊髓受压、变形、移位，依脊髓受压程度可分为轻、中、重三型。

2.脊神经根型颈椎病CT表现　神经根受压移位。系由椎间盘的外侧型突出、侧隐窝，椎间孔狭窄，椎体钩突及椎小关节骨质增生压迫所致。

3.椎动脉型颈椎病　此型发病率较高，在中、老年人多见。本病是由各种机械性与动力性因素，使椎动脉受压或刺激，而造成以椎-基底动脉供血不全为主要症状的征候群。如出现偏头痛者约占 7%，迷路症状约占 80%～90%，前庭症状 7%，及植物神经症状，记忆力、视力下降等症状。钩椎关节外前方是椎动脉和椎静脉，此组血管一般自第 6 颈椎横突孔的下口穿入，沿上方诸颈椎的横突孔上行进入颅内。椎动脉与钩突之间为疏松的结缔组织充填。钩椎关节骨质增生，髓核脱出可压迫椎动脉，椎动脉的管壁上有交感神经的节后纤维附着，故当椎动脉受到刺激与压迫时可有交感神经症状同时出现。横突孔管径变小（因骨质增生或先天变异）或分隔（少数可分成 2～3 个）。CT 表现为钩突肥大和钩椎关节骨质增生，横突孔变小，分隔（图 23-3-1）。正常横突孔左侧常稍大于右侧。CT 增强扫描可显示椎动脉有无受压，最后确诊需依据椎动脉造影。

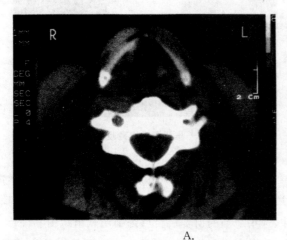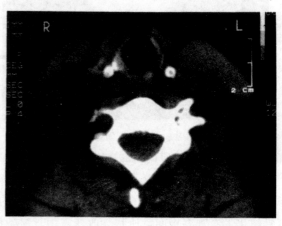

A.　　　　　　　　　　　　　　　B.

图 23-3-1　横突孔小

A.左侧横突孔明显小于右侧；B.有分隔。

（谢　强）

第四节　脊柱创伤

【CT 应用价值】

1.提供脊柱创伤的准确诊断和解剖类型。

2.提供椎管内结构的创伤的病因和病理依据、显示椎管与脊髓的关系。

3.用于指导手术和随访。

一、椎骨创伤

脊柱的"三柱"概念适用于CT检查。前柱由椎体的前半部构成;中柱为椎体后半部;后柱为椎弓。

【骨折分类】

1.压缩性骨折　仅波及前柱并是稳定的。

2.粉碎性骨折　波及前、中柱。

3.骨折错位　根据暴力和脊柱的位置可分为过伸性损伤和过屈性损伤,前者少见,常引起脊柱后方附件骨折。后者常见,常形成椎体的压缩性骨折。

【CT表现】

高精确CT扫描可清楚地显示脊柱骨折的类型。

1.压缩性骨折　此型常见,胸腰段好发。是过屈性骨折,为压力作用于椎体的前上部,椎体呈楔形变。CT横断位示椎体前半部骨折块被挤压向周边移位,椎体上部骨皮质不完整,骨松质因压缩而增密,骨小梁排列紊乱。老年性压缩性骨折有时可误诊为转移瘤,应密切结合临床和随访(图23-4-1)。

2.粉碎性骨折　CT可显示普通X线和MRI不易发现的骨折线和碎骨片。该型常使椎管结构不完整,常有碎骨片破入椎管内,与压缩骨折截断不同,几乎均有神经症状。平扫显示椎管内出血,CTM显示硬膜囊脊髓受压情况(图23-4-2)。

3.骨折错位　骨折块向后移位或脊柱脱位可压迫硬膜囊和脊髓。CT可显示环枢椎骨折及其与环枢关节关系,对该关节有否半脱位亦可清楚显示。骨折错位常伴发脊髓和神经根损伤。CT可清楚显示颈椎钩突、椎小关节骨折并脱位(图23-4-3)。

二、脊髓创伤

脊柱骨折伴发骨髓损伤者约占20%,脊髓损伤程度取决于原发损伤的部位、轻重及合并症,病理改变分为:①脊髓震荡;②脊髓挫裂伤;③脊髓内出血;④硬脊膜撕裂。

【CT表现】

1.脊髓震荡　CT无异常表现。

2.脊髓挫裂伤　CT脊髓造影(CTM)脊髓外形膨大,边缘模糊其内可见点片状高密度影,蛛网膜下腔变窄。

3.脊髓内血肿　高精确CT扫描可发现脊髓内片状高密度影。

4.椎管内硬膜外血肿　CT平扫和静脉增强扫描可显示血肿的部位,慢性血肿机化可强化,血肿可使硬膜囊、脊髓受压移位(图23-4-4)。

5.硬膜囊撕裂及神经根撕脱　CTM示造影剂经撕裂的硬膜囊溢入撕脱的神经根鞘内呈囊状或条状高密度影,溢出到硬膜外间隙及周围软组织中,硬膜囊形态依撕裂的程度不同而异,可向椎间孔方向即向神经根鞘部位疝出(图23-4-5)(图23-4-6)。

6.脊髓横断　CTM示造影剂充盈该段整个椎管,蛛网膜下腔与脊髓界限消失。该损伤必然合并硬膜囊的破裂(图23-4-7)。

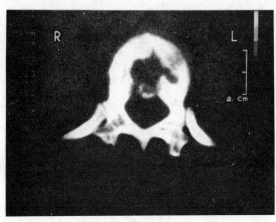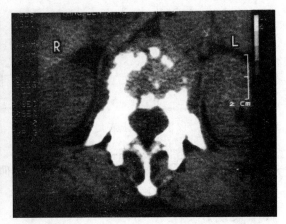

图 23-4-1　胸 12 压缩性骨折

胸₁₂椎体变扁,骨质密度不均,形态不规则。患者曾有外伤史。

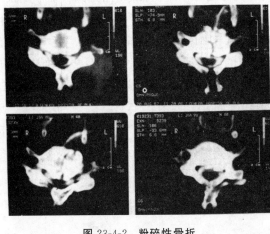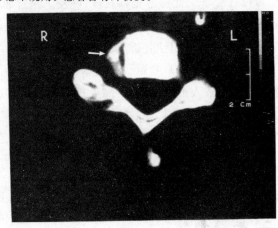

图 23-4-2　粉碎性骨折

颈₅,₆椎管狭窄(外伤性)。颈₅,₆椎体、椎板粉碎性骨折,椎管前后径变小,蛛网膜下腔变形,脊髓明显受压移位。

图 23-4-3

颈₅右侧钩突骨折(↑),右侧椎小关节骨折并脱位。

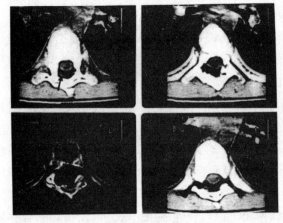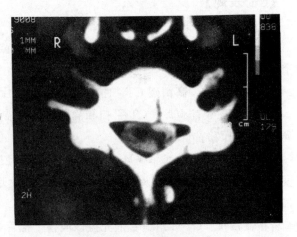

图 23-4-4　硬膜外血肿机化(外伤性)

胸₅,₆,₇变形,硬膜囊处后方见一条状密度增高影(↑)。

图 23-4-5　硬膜囊撕裂

颈₆椎体、双侧椎板各见纵形骨折线。硬膜可见断裂征象。脊髓内见造影剂影。

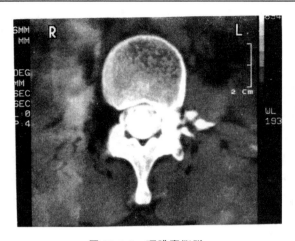

图 23-4-6　硬膜囊撕脱

腰₁水平硬膜外可见造影剂影,蛛网膜下腔形态不规则,可见造影剂通过椎间孔向神经根方向溢漏。所见为腰₁硬膜囊,蛛网膜撕裂,蛛网膜粘连

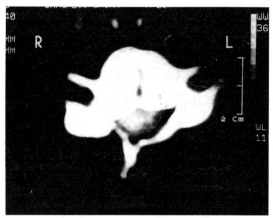

图 23-4-7　颈₅水平脊髓断裂

颈₅纵裂形骨折,椎管变形。椎管内见造影剂充盈,脊髓和蛛网膜下腔界限消失。

（谢　强）

第五节　椎管内肿瘤

根据肿瘤发生部位,分为髓内肿瘤、髓外硬膜下肿瘤、髓外硬膜外肿瘤和跨越硬膜内外的哑铃型肿瘤四类。

一、髓内肿瘤

髓内肿瘤占椎管内肿瘤的 10%～15%。绝大部分为神经胶质瘤,以室管膜瘤和星形细胞瘤多见,血管母细胞瘤、少突胶质细胞瘤、髓母细胞瘤及先天性肿瘤和囊肿少见。肿瘤主要沿脊髓纵轴浸润性生长,大多数与正常组织分界不清,无完整包膜。肿瘤多向四周呈不对称和不规则浸润使脊髓增粗,可超过几个节段甚至浸及脊髓全长。肿瘤一般生长较慢,常发生液化、坏死和囊变,蛛网膜下腔变窄,甚至消失。极少数恶性胶质细胞瘤也可局限生长,肿瘤主体突出于脊髓之外位于硬膜下腔、甚至穿破硬膜伸入硬膜外腔、并侵及椎骨。

（一）室管膜瘤

约占髓内肿瘤的 60%,好发年龄 30～50 岁,男性略多。它来源于脊髓中央管室管膜细胞或终丝的室管膜残留物,是脊髓颈段、腰段、圆锥和终丝最常见的肿瘤。常位于脊髓的背侧。组织学上室管膜瘤分为乳头型、细胞型、上皮型和混合型。在终丝部位最常见的是粘液乳头型,常并有急性蛛网膜下腔出血。室管膜瘤常发生种植转移和空洞形成。肿瘤生长缓慢,症状轻,叫长得很大。肿瘤质地较硬,边界清楚。大多数肿瘤可手术全切。

（二）星形细胞瘤

约占髓内肿瘤 25%,临床上多见于 20～50 岁,男性稍多于女性。肿瘤来源于脊髓的星形细胞。好发于颈段和胸段,以胸段为多。75% 的星形细胞瘤是相对良性的（Ⅰ～Ⅱ级）,肿瘤常沿脊髓纵轴呈浸润性或膨胀性生长,常累及多个脊髓节段,少数可累及脊髓全长。脊髓明显增粗,因肿瘤呈浸润性生长故与正常脊髓组织分界不清,上下两端常呈梭形,肿瘤可合并继发性脊髓空洞,文献报道有 38% 可发生囊变。

【髓内胶质瘤 CT 表现】

CT 平扫可见硬膜囊明显增大,形态不规则,密度常为均匀性减低,与周围结构密度无明显差异,少数密度不均。静脉注射造影剂后,星形细胞瘤常不强化或不均匀性轻度强化。室管膜瘤实性部分因富血管性可呈结节状强化,其囊性部分则不强化。CT 脊髓造影示脊髓普遍性增粗,或两侧不对称局限性增粗。蛛网膜下腔明显受压变窄、移位或闭塞,硬膜外脂肪间隙常变形变窄(图 23-5-1、2)。室管膜瘤也可表现为中心性或偏心性充盈缺损。文献报道有 46%～75% 的肿瘤发生囊变和部分囊变,延迟扫描可显示肿瘤继发的脊髓空洞(图 23-5-2)。终丝的室管膜瘤可长到相当大并压迫邻近骨质引起骨性椎管显著扩大,并可累及椎旁组织。冠状和矢状面重建可助于显示肿瘤的上下范围。

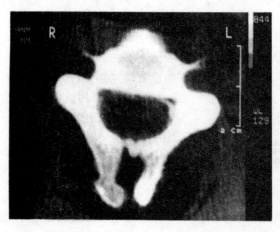
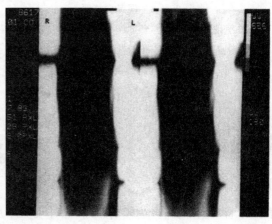

A.　　　　　　　　　　　　　　　　　B.

图 23-5-1　髓内星形细胞瘤

A.鞘内注射 Iopamiro 10ml 后扫描。颈 3～5 水平脊髓明显扩大,蛛网膜下腔变窄。B.冠状面重建病变显示清楚。

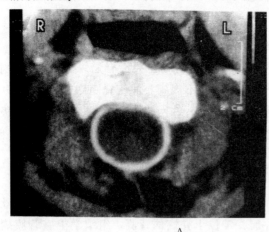
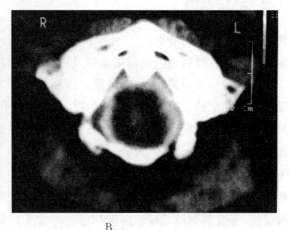

A.　　　　　　　　　　　　　　　　　B.

图 23-5-2　髓内星形细胞瘤

A.鞘内注射 Amipaque 10ml 90min 后扫描颈 1～2 水平脊髓扩大,蛛网膜下腔变窄。B.延迟 6h 后扫描,颈 1 脊髓内有造影剂进入。

【诊断和鉴别诊断】

室管膜瘤和星形细胞瘤是常见的髓内肿瘤,并有共同的占位性病变特征,即脊髓不规则增粗,蛛网膜下腔变窄或闭塞。两者鉴别很困难,因缺乏各自的特征性表现。两者的密度和 CT 值无助于它们的鉴别,发病部位、范围及静脉增强后表现可有助于两者鉴别,室管膜瘤常发生在脊髓的两端,圆椎及终丝多见,文献报道圆锥处室管膜瘤和星形细胞瘤的发生率是 7∶1,终丝处为 16∶1。肿瘤的中心多位于中央管,终丝的室管膜瘤常较大,常引起骨性椎管的扩大及骨质破坏。星形细胞瘤好发于颈段和胸段,以后者为多。星形细胞瘤所累及的范围较室管膜瘤大。如静脉增强有强化及合并蛛网膜下腔出血,可提示室管膜瘤的诊断。脊髓增粗表现无特征性,脊髓髓内其他肿瘤也可致脊髓增粗。一些疾病如脊髓空洞症、多发性硬化(MS)、脊髓炎及各种原因引起的脊髓水肿等,均可导致脊髓增粗。

(三)血管母细胞瘤

是一种少见的脊髓与神经根肿瘤,占脊髓肿瘤的 1.6%～3.6%,平均年龄 30 岁。单发肿瘤占 80%,大部分肿瘤(60%)位于髓内,好发于胸段,颈段脊髓,1/3 脊髓血管母细胞瘤合并林道病,表现为脑和脊髓多发血管瘤、视网膜血管母细胞瘤及胰、肾、卵巢囊肿及肾癌。肿瘤起源于内皮细胞,具有丰富的毛细管网,肿瘤通常无包膜,有广泛性生长倾向,可沿神经根或终丝延伸到髓外硬膜外,肿瘤血管丰富多合并血管畸形。可有瘤内出血。60%肿瘤发生囊变,囊壁上有大小不等的附壁结节,有时囊壁出现钙化。

【CT 表现】

平扫可见硬膜囊不规则增粗,有时可见多发条点状钙化影,囊变时病变区可见更低密度影。静脉增强扫描肿瘤及囊壁结节可明显强化,囊变区可清楚地显示。如显示出纡曲的血管影,更有利于诊断。CTM横断位可显示脊髓表面及蛛网膜下腔的纡曲血管影的横断面,呈点状充盈缺损,蛛网膜下腔形态不规则(图 23-5-3)。

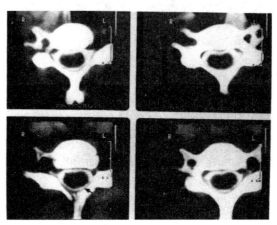

图 23-5-3　血管母细胞瘤

颈 6 平面蛛网膜下腔见多个点状充盈缺损(↑),脊髓无增粗,但表面欠光整。DSA 示 AVM。

手术病理证实为血管母细胞瘤。该患者合并脑血管母细胞瘤亦经病理证实。

【诊断及鉴别诊断】

CT 显示血管母细胞瘤具有一些特征性表现,增强扫描肿瘤较其他髓内肿瘤强化明显,有囊变区。CTM 可显示脊髓表面及蛛网膜下腔的纡曲血管影,如发现上述 CT 征象应加扫后颅凹以提供诊断佐证。脊髓造影可见造影剂柱内见蜿蜒状充盈缺损,MRI 可见到肿瘤的特征性的血管流空征象和肿瘤壁结节增强。

(四)脂肪瘤

椎管内的脂肪瘤少见,约占椎管内肿瘤的 1%,以 20～30 岁为多见,好发于胸段及腰骶段,绝大多数位于脊髓软膜下,也可位于髓外硬膜内或硬膜外,位于硬膜内者来自终丝或脊髓神经根,有完整包膜,与脊髓没有或仅有少量粘连,可完整切除。所谓髓内脂肪瘤,实际上均生长于脊髓软膜下,它与身体其他部位脂肪瘤不同之点是与周围组织缺乏明确的界限,它可沿血管穿入神经组织而酷似浸润性肿瘤,因此手术时很难与神经组织完全分离。脂肪瘤来源不详,1/3 患者常合并其它先天畸形,如脊柱裂,脊髓空洞症等,故有人认为是异位组织形成或代表先天畸形的一部分,认为是由软脊膜的间充质多极结缔组织细胞化生而来。病变大多位于椎管背侧,呈纵向生长,常累及数个节段。

【CT 表现】

椎管内脂肪瘤在 CT 图像上具有特征性表现,CT 横断位硬膜囊内可显示低密度区,可呈圆形(图 23-5-4),或不规则形。CT 值呈负值(-40～-1000Hu),为脂肪组织。静脉增强扫描低密度区无强化。CTM有助于肿瘤定位诊断。

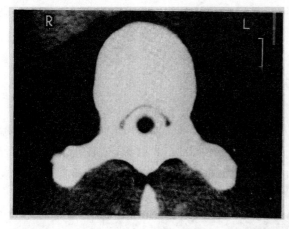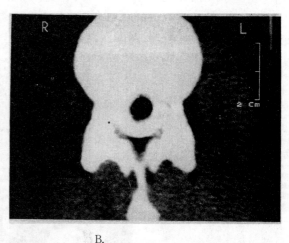

A.　　　　　　　　　B.

图 23-5-4　髓内脂肪瘤

A、B.CTM 后扫描胸 10～腰 2 硬膜囊内见更低密度影,CT 值-50HU。

二、髓外硬膜内肿瘤

髓外硬膜内肿瘤占椎管内肿瘤的 60%～70%,以神经鞘瘤、神经纤维瘤和脊膜瘤多见。

(一)神经鞘瘤、神经纤维瘤

神经鞘瘤占髓外硬膜内肿瘤的 25%～29%,好发于中年、女性多见,为常见的椎管内肿瘤。它起源于神经鞘的雪旺氏细胞,可发生于脊髓的各个节段,以颈、胸段多见,常单发,亦可多发,多为圆形、卵圆形或分叶状,其包膜完整,表面光滑,与脊髓分界明显。肿瘤常累及神经后根,故常发生在椎管后外侧。16% 的肿瘤通过椎间孔向外延伸则形成哑铃型,有 16% 的肿瘤可完全位于硬膜外,瘤内可见出现钙化,肿瘤常较大。神经纤维瘤由雪旺氏细胞和纤维细胞组成。很少单发,常发生于神经纤维瘤病的患者中。4%～11% 的神经纤维瘤病并发神经纤维肉瘤。

【CT 表现】

CT 平扫常显示椎管扩大,邻近椎体,椎弓根和椎板骨质吸收破坏,肿瘤多累及一侧神经根,并引起同侧神经管扩大,可清楚地显示哑铃型肿块影(图 23-5-5、6)。对肿瘤内钙化显示率 CT 优于平片。静脉增强扫描神经鞘瘤呈中等均一性强化(图 23-5-6)。CT 脊髓造影可清楚地显示肿瘤与脊髓的关系及肿瘤阻塞部位,可见脊髓受压、变形,向对侧移位,同侧蛛网膜下腔增宽,对侧蛛网膜下腔变窄,硬膜外脂肪间隙变窄或消失(图 36-7-7、3、9)。CT 直接横断位加上冠状面、矢状面重建可较完整的显示肿瘤的全貌,对设计手术方式及判断肿瘤切除难易程度很有帮助。

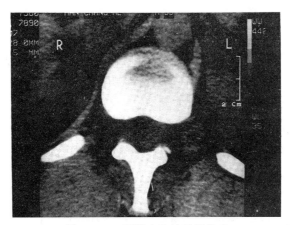

图 23-5-5　硬膜内外神经纤维瘤

胸 12 椎间盘层面见左侧椎管内外侧有-哑铃型软组织肿物影,神经根消失。

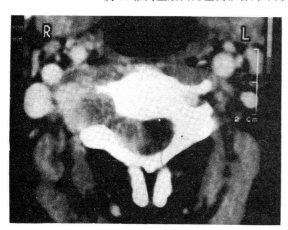

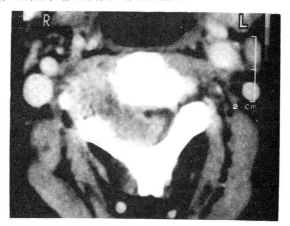

A.　　　　　　　　　　　　B.

图 23-5-6　颈 2～3 髓外硬膜内外神经鞘瘤

A、B.静脉增强扫描肿瘤中度强化。

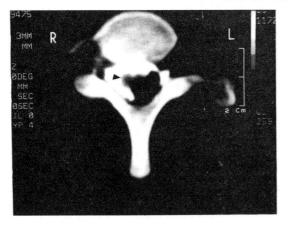

图 23-5-7　髓外硬膜内神经鞘瘤

鞘内注射 Omnipaque 10ml 后扫描,颈,平面右侧蛛网膜下腔增宽,其内可见不规则充盈缺损(△),脊髓向左受压移位。

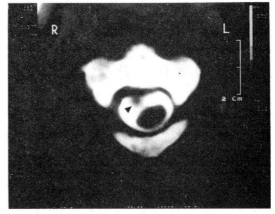

图 23-5-8　髓外硬膜内神经纤维瘤

鞘内注射 Iopdmiro 10ml 后扫描,颈 2～3 水平右侧蛛网膜下腔增宽,并见一充盈缺损(△)脊髓向左受压移位。

(二)脊膜瘤

占椎管内肿瘤的 25％,女性多见,男女比率为 1∶4,好发年龄较神经源性肿瘤晚。起源于脊髓蛛网膜及软脊膜。80％以上发生在胸段,约 17％在颈段,腰段少见。多位于髓外硬膜内脊髓的前方或后方,侧方者少见。单纯位于硬膜外者少见。偶然遇到肿瘤呈哑铃型生长。肿瘤在病理形态方面与颅内脑膜瘤极其相似,肿瘤包膜完整,与脊髓分界清楚。肿瘤呈实质性、质地较硬,呈宽基底与硬脊膜相连。大多数肿瘤呈圆形或卵圆形,大小不一,多为 2～3.5cm,单发多见,偶尔多发。主要组织类型为上皮型,成纤维型,砂粒样型。病理上最显著的特征为肿瘤易发生钙化。肿瘤生长缓慢、病程较长。

【CT 表现】

CT 平扫可确定脊膜瘤的硬膜外部分和硬膜内钙化部分,显示肿瘤邻近的骨质增生。肿瘤常为实性。呈等密度或略高于脊髓密度。偶见肿瘤呈"哑铃型"生长,可见椎间孔扩大。因脊膜瘤血供丰富,增强扫描可明显地强化。增强扫描还有助于检出平扫未显示的肿瘤并显示肿瘤的实性及囊变部分。CT 脊髓造影可明确显示肿瘤与脊髓、蛛网膜下腔的关系,可见脊髓受压向对侧移位、同时蛛网膜下腔增宽,对侧变窄。肿瘤与硬膜有较宽的基底附着,该征象可区别于神经源性肿瘤。

【髓外硬膜内肿瘤的诊断与鉴别诊断】

1.发病率、发病部位　神经源性肿瘤发病率高于脊膜瘤、前者常累及神经根,早期即有神经根痛、后者则少见,脊膜瘤 80％以上位于胸段,女性多见。

2.脊髓受压移位　硬膜下肿瘤均可表现脊髓受压、变形,向对侧移位,病变两端同侧蛛网膜下腔增宽而对侧变窄。蛛网膜粘连和脊髓血管畸形也可有相似表现,并易误诊为肿瘤。一般认为蛛网膜粘连可使脊髓拉向同侧,而肿瘤则将脊髓推向对侧。

2.肿瘤与硬膜的关系　若肿瘤与硬膜有较宽的基底附着,常提示脊膜瘤而区别于神经源性肿瘤。

4.哑铃型表现　肿瘤通过椎间孔延伸的哑铃型表现是神经源性肿瘤的特征,但不是特异性的,脊膜瘤、侧方脊膜膨出,硬膜外和椎旁部位的转移等均可引起哑铃型改变。但神经源性肿瘤远比脊膜瘤及其他肿瘤多见,脊膜瘤很少引起椎间孔扩大。

5.肿瘤钙化出现率高低　亦有助于脊膜瘤和神经源性肿瘤的鉴别,前者明显高于后者。

6.邻近骨质改变　神经源性肿瘤可引起邻近骨质吸收破坏,脊膜瘤则呈增生性改变。

7.多发性硬膜下肿瘤若合并　皮下肿瘤结节及皮肤咖啡色素斑者即可确立神经纤维瘤病的诊断。

三、椎管内硬膜外肿瘤

椎管内硬膜外肿瘤占椎管内肿瘤的 20％～30％,半数以上为恶性肿瘤;以转移瘤、淋巴瘤多见,其他肿瘤可源于神经、纤维、血管、脂肪、原始脊索组织,以及来自骨和软骨的肿瘤。

(二)转移瘤

系由身体其他部位的恶性肿瘤经血行(动脉或椎静脉扩散)、淋巴系统、蛛网膜下腔转移及邻近病变直接侵入椎管而来。多见于胸段椎管内,大多数发生于硬膜外,少数可转移至髓内,其原发病灶主要来自肺癌、乳腺癌、甲状腺癌和前列腺癌。此外,也可有白血病及淋巴瘤的浸润。转移瘤多发生在中年以上,病程进展快。

【CT 表现】

椎体、椎弓根、椎板多呈溶骨性破坏,椎管内、外均可见软组织肿块,与周围组织分界不清,硬膜外脂肪间隙消失,硬膜囊、脊髓受压移位(图 23-5-10)。肿瘤可穿破硬脊膜侵及硬膜下,包围并向脊髓内生长。CT

脊髓造影可清楚地显示脊髓受累范围和程度,其形态不规则,如脊髓水肿则表现为脊髓增粗。

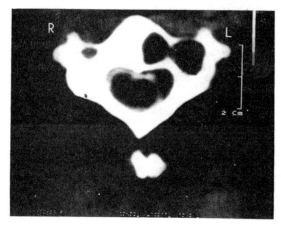

图 23-5-9　硬膜内外神经鞘瘤

颈 3～4 平面左侧蛛网膜下腔增宽,颈。左侧蛛网膜下腔呈圆形充盈缺损,左侧横突孔、椎间孔均扩大。

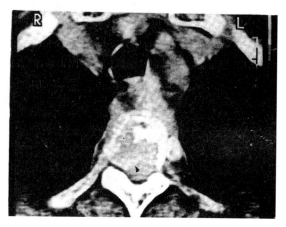

图 23-5-10　乳癌胸椎转移

胸 2 椎体呈溶骨性破坏并周围软组织肿块(▲)硬膜囊前缘受压移位。

(二)淋巴瘤

淋巴瘤常通过椎间孔直接侵犯椎管内,以硬膜外和硬膜囊受侵常见,常围绕硬膜囊及神经根生长,硬膜囊可呈多节段的环形狭窄。椎体可受累。

【CT 表现】

脊椎旁见软组织肿块经椎间孔侵及椎管内,椎体可呈溶骨性破坏(见图 23-5-9)。增强扫描可显示硬膜囊的轮廓,肿块边缘可有不规则增强,硬膜囊常受压变形。CT 脊髓造影显示蛛网膜下腔形态不规则,边缘毛糙、模糊。脊髓可不同程度受压移位。

(三)血管外皮细胞瘤

好发年龄为 30～80 岁,男女相等。它是一种少见的软组织肿瘤。多数为良性,约 20%～30% 为恶性。术后易复发,甚至转移。可发生在身体的各部分,主要发生在颈段。原发性脊柱血管外皮细胞瘤,可发生在髓外硬膜内,也可发生在硬膜外软组织和骨性脊椎。肿瘤由外皮细胞组成,它们正常时构成毛细血管的外层。恶性颅内血管外皮细胞瘤也可转移至脊柱。

【CT 表现】

CT 扫描可显示软组织肿块和骨受侵情况,可表现为硬膜内或硬膜内外的软组织肿块影,硬膜囊受压移位。可侵及椎管内、外呈哑铃型,椎板被软组织肿块掀起,椎管扩大,不对称。肿瘤为富血管性,静脉增强扫描肿瘤可被强化,CT 脊髓造影有助于确定肿瘤与硬膜囊,脊髓的关系(图 23-5-11)。

【硬膜外肿瘤的诊断和鉴别诊断】

硬膜外肿瘤的共性表现为椎管内软组织块影将硬膜囊,脊髓、蛛网膜下腔同时向对侧推压,使之移位,变形。硬膜外脂肪间隙消失,恶性肿瘤界限不清。CT 脊髓造影在硬膜外肿瘤鉴别诊断中具有重要价值。有作者认为,恶性者病变远近端增宽的硬膜外间隙呈软组织密度。良性者增宽的间隙中充满脂肪。恶性者与肿瘤接触的蛛网膜下腔外缘常是模糊和不规则的。哑铃型肿瘤并邻近骨质吸收常提示神经源性肿瘤,椎管内软组织肿块并邻近骨质溶骨性破坏为恶性肿瘤。硬膜外脓肿需与硬膜外肿瘤相鉴别,脓肿使硬膜囊,脊髓受压移位,静脉增强扫描脓肿壁的强化有助于鉴别诊断。

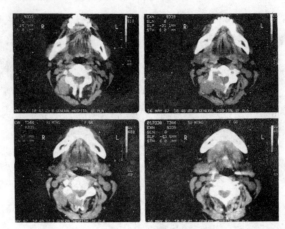

图 23-5-11　血管外皮细胞瘤

颈₃椎管右侧内、外方见一软组织肿块影,形态不规则,硬膜囊受压向左移位,椎板破坏,椎管扩大。

(四)CTM 在椎管内肿瘤诊断中的价值

CTM 加冠,矢状面重建技术,可提高诊断信息。

1.更清楚地显示椎管内的解剖结构。

2.CTM 优于常规脊髓造影,可明确肿瘤的部位及范围,从而确立定位诊断。

3.CTM 具有较高的密度分辨率,可直接测量组织 CT 值,有助于定性诊断。

4.显示颅颈交界处的肿瘤并鉴别其他椎管内占位性病变。

(谢　强)

第六节　脊柱结核

脊柱结核在骨关节结核中最为多见,发病率约 40% 左右,引起脊髓压迫者约占 10%～20%。好发于儿童和青年。发病部位多见于下胸椎上腰椎、颈椎次之。可多椎体受累,少数呈跳跃性改变。常规 X 线检查对大多数病例能做出诊断,为首选检查方法,但有一定的限度。CT 扫描优于常规 X 线检查并弥补其不足。

CT 在脊柱结核诊断中的应用价值:①因 CT 密度分辨率高可显示普通平片难以发现早期轻微的骨质破坏,显示隐蔽的脓肿,有利于早期诊断。②显示病变范围及其对椎管内的累及程度。③用于术前手术方案的制定和疗效观察。

【CT 表现】

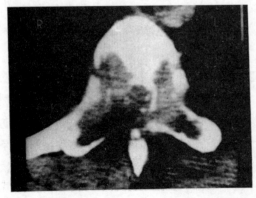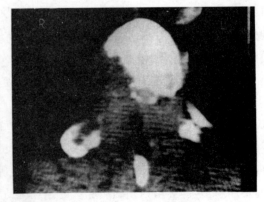

图 23-6-1　胸椎结核

A、B.CTM 后扫描示胸,椎体及附件骨质呈溶骨性破坏,硬膜囊及脊髓受侵,并前移。

脊柱结核多起于椎体的前、中柱(椎体的前2/3)及上下缘,少数侵犯椎弓,及附件结构,椎体呈溶骨性和虫蚀状破坏(图23-6-1、2),椎前、椎旁常形成寒性脓肿,其部位,形态依颈椎、胸椎、腰椎不同而异,颈椎者常位于椎体前,形成咽后壁脓肿(图23-6-3),胸椎者位于后纵隔椎前和椎旁,脓肿常向两侧延伸(图23-6-3、4)腰椎者则形成单侧或双侧腰大肌脓肿,位于椎前时主动脉向前移位。脓肿密度低于邻近软组织。增强扫描有助于显示脓肿边缘和范围,并能区别脓肿和肉芽肿。脓肿边缘呈明显强化。椎旁脓肿常侵及椎管内。CT脊髓造影可清楚地显示椎管内硬膜囊,脊髓受累程度和范围。结核病灶可穿破硬膜进入蛛网膜下腔,也可引起硬膜增厚。

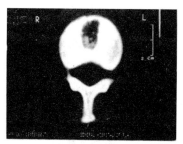
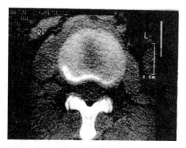

图 23-6-2　腰椎结核

腰1椎体中部骨质不规则溶骨性破坏,石侧腰大肌较对侧肿胀,椎间盘未受侵。

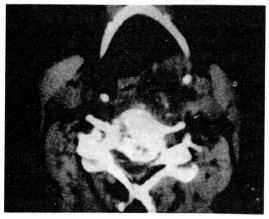
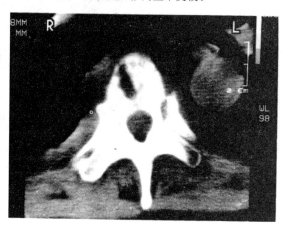

图 23-6-3　颈椎结核并冷脓肿形成

颈$_{4,5}$椎体溶骨性破坏,椎体左前方,喉咽后壁见一类圆形低密度影,为冷脓肿。边界尚清,左甲状软骨下角前移。左侧梨状窝消失。

图 23-6-4　胸椎结核并冷脓肿形成

胸 e 椎体呈条、片状溶骨性破坏,椎旁冷脓肿形成。

(谢　强)

第七节　蛛网膜炎

蛛网膜炎是蛛网膜的一种慢性炎症过程,引起脊髓和神经根损伤。引起蛛网膜炎的原因很多,如蛛网膜下腔感染、出血,鞘内注射激素和麻醉药物,损伤(外伤或手术所致)、脊髓碘苯酯造影等。病理上主要为蛛网膜增厚、粘连、疤痕组织形成和收缩,粘连如包裹可形成蛛网膜囊肿,引起脑脊液循环部分或完全阻塞。脊柱各节段均可发生,腰段最常见、临床无特异性症状,其临床症状如运动、感觉障碍、截瘫等与椎管内占位性病变难于鉴别。

【CT 表现】

CTM 可显示蛛网膜炎的粘连的形态、程度和范围。

1.中心性或周围性粘连神经根的集结。蛛网膜下腔受牵拉、变形(图 23-7-1),不规则粘连性神经根形成分叶状间隔的多房性造影剂团,神经根增粗。

2."空硬膜囊"征。局限的或广泛的硬膜及蛛网膜疤痕,使马尾神经根与硬膜囊壁融合,硬膜囊内几乎无马尾神经根显示,形成"空硬膜囊"征,有人亦称"空马尾"征。

3.蛛网膜下腔闭塞。严重的蛛网膜炎可致蛛网膜下腔闭塞。CTM 示蛛网膜下腔被软组织密度影充填,但周围尚可见小囊状造影剂团。

CTM 显示硬膜囊的增厚优于 MRI。静脉增强扫描硬膜囊壁的明显增强应考虑可能为蛛网膜炎的一个征象,有时平扫和增强扫描可显示硬膜囊内的纤维化。平扫不能诊断粘连性蛛网膜炎,但有时可显示硬膜囊壁或硬膜囊内的钙化,这种 CT 表现实际上为慢性粘连性蛛网膜炎的病理特征之一。

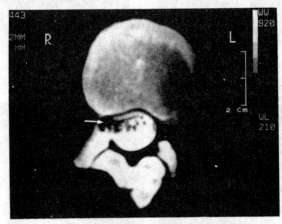

图 23-7-1　外伤性蛛网膜粘连

CTM 示腰 2 水平蛛网膜下腔形态不规则(↑)马尾(点状低密度者)分布不均匀。

(谢　强)

第八节　脊柱闭合不全

一、脊髓纵裂

脊髓纵裂为少见的先天性脊髓发育异常,脊髓全部或部分裂开。双脊髓少见。常合并其他脊髓,脊椎发育障碍和畸形,如栓系脊髓、脊膜,脊髓和脂肪膨出等。部分脊髓纵裂分为两型:Ⅰ型为单一硬膜囊内的脊髓分裂;Ⅱ型为有两个硬膜囊。骨、软骨或纤维结构由前向后将椎管完全分开。可形成不完整的骨性双椎管,裂开的两个脊髓粗细大致相仿或粗细不一。脊髓纵裂多发生在下胸段或腰段,累及范围长短不一。

【CT 表现】

CT 可明确显示椎管中线纵形骨刺或纤维软骨刺,把椎管一分为二,并可显示不完整的骨性双椎管(图 23-8-1)。CTM 可充分显示脊髓纵裂的部位,范围,形态及其他异常。横断面示分裂的脊髓多呈圆形或卵圆形,圆锥可呈条点状。分裂的脊髓部分可位于同一硬膜囊和蛛网膜下腔,也可位于骨刺两侧的或双椎管的两个硬膜囊内(图 23-8-2)。

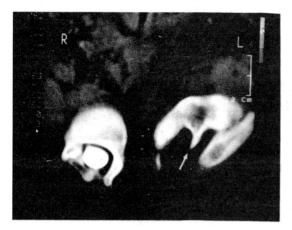

图 23-8-1　脊髓纵裂、双椎管

骨性椎管分裂成双椎管、左侧者见一纵形骨刺（↑）。

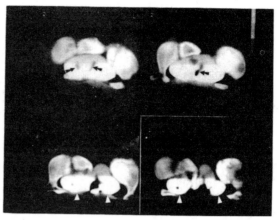

图 23-8-2　脊髓纵裂

分裂的脊髓部分位于同一硬膜囊内(上图↑)部分位于两个硬膜囊内(△)。

二、脊膜、脊髓、脂肪膨出

包括脊膜膨出、脊髓脊膜膨出和脂肪脊髓脊膜膨出。目前认为本病是因神经管异常膨胀,破裂和极早期神经管闭合所致。脊膜膨出为脊膜经脊椎缺损部位向外呈囊袋状膨出,如同时伴有神经成份疝出于椎管外时为脊髓脊膜膨出,如含有脂肪组织则为脂肪脊髓脊膜膨出。

【CT 表现】

CTM 可清楚的显示上述不同类型的膨出,显示囊性膨出物与硬膜囊相交通的情况,膨出物的密度与脑脊液相同,囊内可见异位的神经组织,如并发脂肪瘤可见低密度的脂肪组织影。向后方膨出者多见,也可通过椎间孔向侧方膨出(图 23-8-3)。显示与膨出物相应的椎板闭合不全,CT 优于 X 线平片。

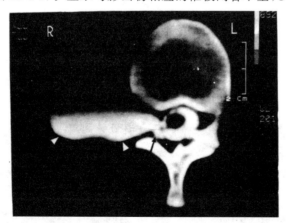

图 23-8-3　脊膜膨出

CTM 后示椎间孔右侧见一囊袋状影,其下部见造影剂充盈,其基底部与蛛网膜下腔相通(↑)。

（谢　强）

第二十四章　纵隔疾病 MRI 诊断

一、前纵隔病变

（一）胸腺增生

胸腺增生是指增大的胸腺超过正常年龄组的标准,一般指其体积超过正常值的 50%。本病多见于婴幼儿,少见于成人。病理上胸腺增生分两种:①巨大胸腺增生即真性胸腺增生;②胸腺滤泡增生即淋巴性胸腺增生。前者累及皮质和髓质,表现为弥漫和对称性腺体增大;后者常见于重症肌无力(ML),也被称为自身免疫性"胸腺炎",较真性胸腺增生多见,此时胸腺的大小和质量正常,但髓质扩张,皮质受损。

【诊断要点】

1.临床常无症状,有时在其他疾病检查时被发现。

2.当胸腺增生压迫血管和气管时,患者可有胸痛、心悸、气促、呼吸困难等症状。

3.胸腺滤泡增生常伴有自体免疫性疾病和内分泌疾病,继发于系统性红斑狼疮、硬皮病、类风湿性关节炎、甲状腺功能亢进、肢端肥大症和红细胞发育不全(红系再障)等,临床表现为原发病的症状。

4.CT 表现:真性胸腺增生表现为胸腺弥漫性增大,两侧缘对称,呈光滑不分叶的外形,但形态、CT 值仍维持正常。少数胸腺增生也可呈散在的胸腺肿块,则与胸腺瘤不能区别。

【MRI 表现】

1.胸腺体积增大,可以向两侧增大,也可以偏一侧增大;真性胸腺增生则表现为胸腺对称性弥漫性增大,边缘光滑且无分叶。

2.增生的胸腺一般 T_1WI 呈稍低信号、T_2WI 呈稍高信号,信号尚均匀,特别是抑脂 T_2WI 更有利于胸腺轮廓的显示;但对于少数滤泡增生型的胸腺增生,并无明显体积增大和信号异常,应结合临床上常有重症肌无力来诊断。

3.增强后增生腺体一般具有较明显的均匀性强化(图 24-1)。

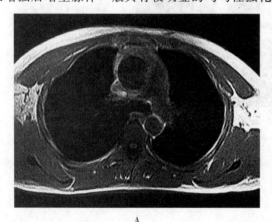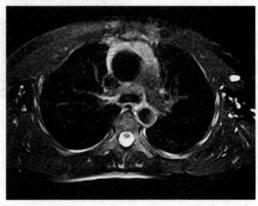

A　　　　　　　　　　　　　　　B

图 24-1　胸腺增生

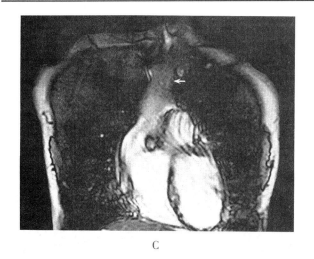
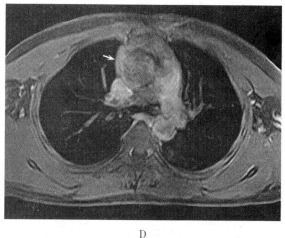

C　　　　　　　　　　　　　　　　　　　D

图 24-1　胸腺增生（续）

A.T₁WI 示胸腺弥漫性增大，呈肌肉样等信号；B.抑脂 T7WI 示弥漫性增大的胸腺呈较高信号；C.冠状位 T₂WI 示上下方向胸腺弥漫性增大，呈较高信号（T）；D.增强抑脂 T₁WI 示弥漫性增大的胸腺有较明显强化（↑）

4.鉴别诊断：

1)淋巴瘤和胸腺瘤致胸腺增大常有胸腺形态不规则，信号与正常胸腺有差异，常可显示瘤体的包膜，淋巴瘤还常有纵隔淋巴结增大。

2)在鉴别困难时可行激素治疗试验，胸腺增生在用药 1 周后大多能缩小。

（二）胸腺瘤

胸腺瘤居原发纵隔肿瘤的第三位，占纵隔肿瘤的 15％～20％。可发生于任何年龄组.以 40～50 岁最常见，无性别差异。胸腺瘤起源于未退化的胸腺组织，多位于前纵隔，少数可发生于后纵隔或纵隔外，如颈部、胸膜和肺内。根据组织学和生物学行为分为两类：第一类是包膜完整、周围结构无浸润的良性胸腺瘤；第二类是大体及镜下包膜浸润，可侵犯胸膜、心包和纵隔其他结构的侵袭性胸腺瘤。

【诊断要点】

1.早期常无症状，有时在其他疾病检查时被发现。

2.晚期压迫或侵犯纵隔内重要器官而出现相应症状。

1)上腔静脉受压征象：颜面部水肿和上腔静脉扩张等。

2)气管及食管受压症状：气促、干咳、吞咽困难。

3)神经症状：声音嘶哑、膈肌麻痹及一侧肢体无汗等。

3.并发症：胸腺瘤 30％合并重症肌无力。少数可合并再生障碍性贫血、低丙种球蛋白血症及系统性红斑狼疮等。

4.X 线胸片：

1)胸腺瘤多位于前纵隔中部，贴近心底部，向一侧突出。

2)形态多变，通常呈圆形、椭圆形或略呈分叶状。

3)少数特殊形态的胸腺瘤可近似三角形，类似于肺不张和胸膜增厚。

5.CT 表现：平扫前纵隔大血管前方实质性或囊性肿块；肿瘤包膜完整者，其边缘光滑；一般实质密度均匀，如瘤体发生出血、坏死、囊变、钙化，则密度不均。增强时常呈不均匀强化。

【MRI 表现】

1. 平扫见流空低信号大血管前方前纵隔区实性或囊实混合性肿块，一般呈类圆形，也可分叶或呈不规则形。

2. 包膜完整、肿块较小者边缘光滑，信号均匀，T₁WI 呈中低信号、T₂WI 呈较高信号（图 24-2）。

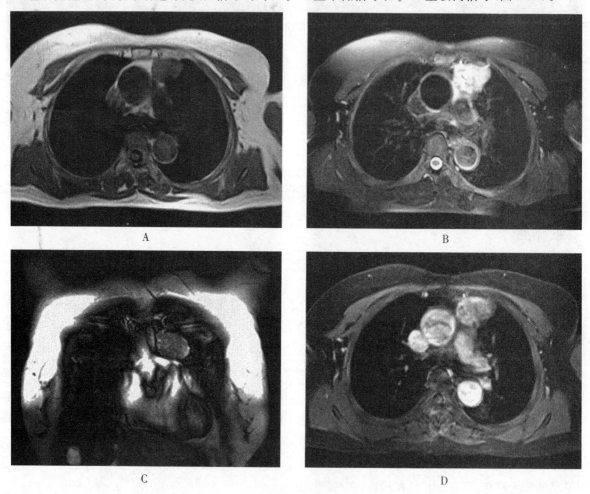

图 24-2　胸腺瘤

A.T₁WI 示前纵隔大血管前方胸腺区一类圆形肿块，呈肌肉样等信号，边界光整，与邻近升主动脉及肺动脉主干间脂肪间隙存在；B.抑脂 T₂WI 示肿块呈明显高信号，信号不均匀，内见多处更高信号液化区；C.冠状位 T₂WI 示肿块边界光整，呈较高信号，中间杂以多发小片状更高信号液化区；D.增强抑脂 T₁WI 示肿块呈中等度强化，中间坏死区不强化

瘤体内发生出血、坏死和囊性变时，则信号混杂。形态规则的良性胸腺瘤的大小多数在 3.0～6.0cm，而侵袭性胸腺瘤的大小多数在 6.0～10.0cm。多方位、多参数成像可显示侵袭性胸腺瘤的侵袭征象，包括心包、胸膜、胸壁、肺及大血管受侵等（图 24-3）。如肿块与邻近结构间的边界不规则高度提示肿瘤侵犯。

3. 肿瘤放疗后，T₂WI 上复发的瘤组织呈高信号，而纤维化组织呈低信号，具有疗效的评定价值。

4. 全身弥散加权像成像（WB-DWI）可见病灶区呈低信号，不仅能显示侵袭性胸腺瘤的原发病变，还能发现纵隔肺门淋巴结、心包、胸膜、全身远隔脏器与骨骼的转移灶，更有助于诊断分期。

5. 对比增强后肿瘤实质多有轻至中度强化。

6. 鉴别诊断：

1）胸腺肥大：常无症状，MR 多方位成像呈梭形，肿块边缘较平直，多见于婴幼儿，X 线胸片上多呈风帆状。

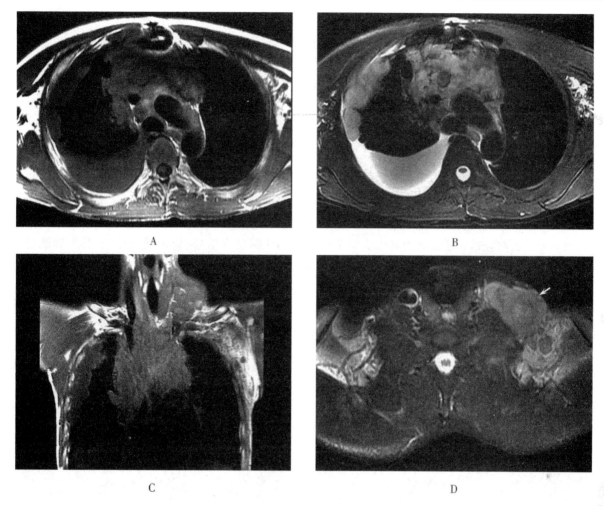

图 24-3　侵袭性胸腺瘤

A.T₁WI 示前纵隔大血管前方胸腺区不规则形肿块,呈肌肉样等信号,边缘不整,侵入纵隔,包绕上腔静脉,右侧胸壁多个结节状转移灶,右侧胸腔后部积液呈弧形稍低信号;B.抑脂 T₂WI 示肿块呈不均匀性高信号,右侧胸壁转移呈类似信号,胸腔积液呈更高信号;C.冠状位 T₁WI 示肿块边界不整,包绕上腔静脉,右侧胸壁转移呈多结节融合灶;D.抑脂 T₂WI 示左锁骨上肿大淋巴结(↑)

2)胸腺增生:一般年龄较小,可单侧或双侧。虽然胸腺呈弥漫性增大,但外形仍保持正常的三角形。

3)畸胎瘤:位置较胸腺瘤低,瘤内常有高信号的脂肪影和低信号的钙化及骨骼影。

(三)皮样囊肿和畸胎瘤

皮样囊肿和畸胎瘤占纵隔肿瘤的 10%,其中 1/3 为恶性。好发于 20～40 岁。此类肿瘤分为囊性和实性两种。囊性者称皮样囊肿或囊性畸胎瘤,仅含有表皮及其附件成分,大部分为良性;实性者即畸胎瘤,含有全部三个胚叶成分。肿瘤起源于原始生殖细胞。绝大多数位于前纵隔,只有少数位于后纵隔。

【诊断要点】

1.早期无明显症状,肿瘤增长到一定程度时,有压迫周围脏器的表现。

2.当肿瘤长大、感染或恶变,以及穿破周围组织器官时可产生相应的表现:

1)胸痛、胸闷和咳嗽。

2)穿破心包,引起心包炎、心包积液。

3)穿破支气管和肺组织,则可咳出皮脂样物质。

3.X 线胸片:

1)肿瘤多位于前纵隔中部,心脏与升主动脉的交界处,少数位于弓上和前纵隔下部。

2)肿块呈分叶状,轮廓清楚光滑,密度不均匀,在肿瘤内有时能见到骨骼和牙齿状影及钙化灶。

4.CT 表现:因可显示肿块内特征性脂肪、钙化与骨质密度,故可定性诊断。

【MRI 表现】

1.畸胎瘤　发生于前纵隔,相当于大血管根部。只有少数畸胎瘤(5%)发生于后纵隔。

2.实质性畸胎瘤

(1)肿块呈类圆形或不规则形的混杂信号。

(2)肿瘤内含有脂肪、水样、软组织、骨骼和牙齿等异常混杂信号,特别是出现与皮下脂肪信号一致的 T_1WI 呈高信号、T_2WI 呈中等信号、抑脂像脂肪组织呈低信号时,对诊断具有重要价值。较小钙化多不能显示,当出现较大的骨骼和牙齿结构时可表现为中间骨髓质脂肪样信号、周边低信号,也具有诊断特征性(图 24-4)。

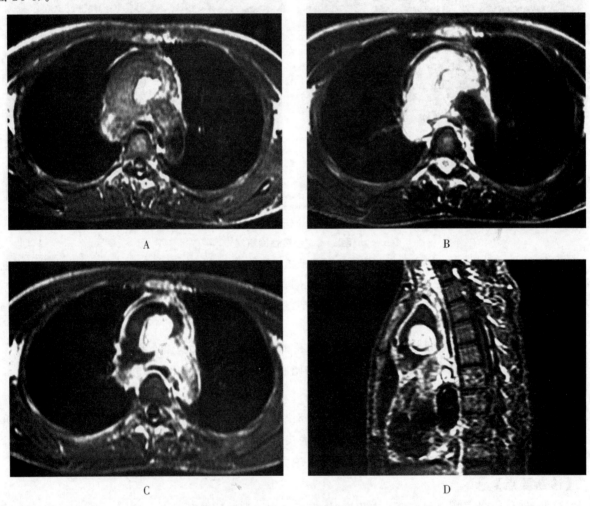

A   B

C   D

图 24-4　畸胎瘤

A.T_1WI 示前纵隔大血管前方不规则形肿块,呈肌肉样等信号,中心见结节状脂肪样高信号,病灶向后延伸至中纵隔;B.T_2WI 示肿块呈明显高信号,包膜呈低信号;C.增强 T_1WI 示肿块包膜强化,中心无强化;D.矢状位增强 T_1WI 示肿块位于大血管根部,向后延伸

（3）恶性畸胎瘤：

1）肿瘤边缘不清，形态不规则或呈分叶状。

2）瘤内信号均匀或不均匀，不均匀者表示有坏死或出血存在。

3）肿瘤短期内显著增大。

3.囊性畸胎瘤

（1）平扫表现为边缘光滑的厚壁囊性肿块。

（2）囊内可出现"脂-液"平面。

（3）增强后囊壁明显强化，而囊内容物不强化（图 24-5）。

4.当肿瘤破裂引起纵隔炎症和并发支气管瘘时，肺内可有感染改变。

5.鉴别诊断　主要需与胸腺瘤鉴别，胸腺瘤与心脏大血管接触面大多为灌铸形或平坦形，以纵向生长为主，对纵隔推压作用较轻；畸胎瘤则呈横向生长，压迫大血管。囊性畸胎瘤和囊性胸腺瘤因所含成分不同，MR 明确显示畸胎瘤中的脂肪信号，可进行有效鉴别。

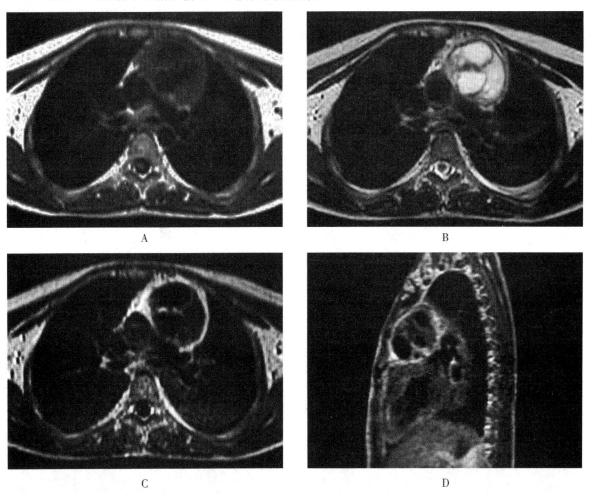

图 24-5　囊性畸胎瘤

A.T$_1$WI 示前纵隔大血管前方类圆形肿块，呈不均匀性低信号，与主动脉弓分界清楚；B.T$_2$WI 示肿块内多个高信号的囊，囊间隔呈低信号；C.增强 T$_1$WI 示肿块包膜和间隔强化，囊性部分无强化；D.矢状位增强 T$_1$WI 示肿块位于大血管根部前方

（四）胸内甲状腺肿

胸内甲状腺肿系良性肿块,恶性少见,占纵隔切除肿块的 5%～10%。包括胸骨后甲状腺及迷走甲状腺。病理上常表现为多结节性甲状腺肿、囊肿或腺瘤。胸骨后甲状腺原为颈甲状腺瘤,向后下坠入胸骨后间隙,一般多见于前上纵隔,亦可见于中、后纵隔;迷走甲状腺较少见,与颈部甲状腺没有关系,多无固定位置,完全位于胸内。

【诊断要点】

1.临床可无症状　较大时可出现邻近结构的压迫症状,气管受压时可有刺激性咳嗽、呼吸困难等。

2.胸内闷胀感或胸背部疼痛　少数病例具有甲状腺功能亢进症状。

3.X 线检查

(1)透视检查:透视下可见肿块随吞咽动作上下移动。

(2)X 线胸片:上纵隔影增宽,呈圆形或呈分叶状致密阴影,向胸内一侧或双侧突出,突出影与颈部相连。气管受压变形、移位,严重时食管受压。

4.CT 表现　显示胸内发自一侧或双侧甲状腺下极或峡部的肿块,平扫肿块 CT 值明显增高,密度多不均匀,可伴单个和多个低密度区,钙化也多常见,钙化显示明显优于 MR。

5.放射性核素检查　放射性碘检查有助于确定胸内甲状腺肿瘤的诊断。

【MRI 表现】

1.位置　胸内甲状腺肿常由一侧或双侧甲状腺下极或峡部发幽,多位于上纵隔,与颈部甲状腺相连。冠状位或矢状位可直接显示肿块与甲状腺的关系。

2.形态　大多表现为单侧不规则肿块,边缘光整。双侧发病者呈对称或不对称马鞍形及哑铃状.以冠状位显示清晰。

3.信号　肿块信号与正常甲状腺相似,T_1WI 上甲状腺肿与肌肉信号相似,当合并出血或胶样囊肿时呈高信号;T_2WI 上甲状腺肿呈较高信号,囊变处呈明显高信号。胸骨后甲状腺可以合并有钙化。较小钙化不易识别,较大钙化在 T_1WI 和 T_2WI 上均表现为低信号。

4.肿块较大时　可压迫纵隔大血管及气管,使其有受压推移表现(图 24-6)。

5.鉴别诊断　主要与好发于前中上纵隔肿瘤如胸腺瘤、畸胎瘤、淋巴瘤鉴别。胸内甲状腺肿起始部位较三者偏上。胸腺瘤和淋巴瘤钙化少见,畸胎瘤内可见脂肪信号。另外观察与颈部甲状腺的关系对诊断胸内甲状腺肿有重要帮助。

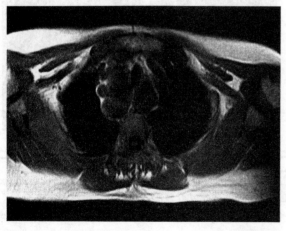
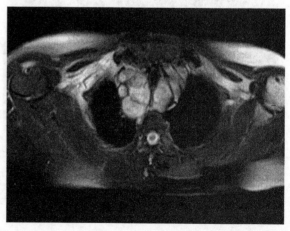

A　　　　　　　　　　B

图 24-6　胸内甲状腺肿

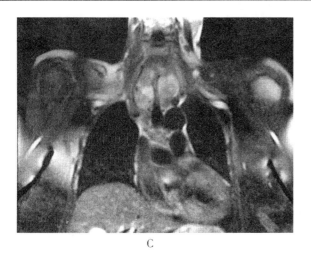
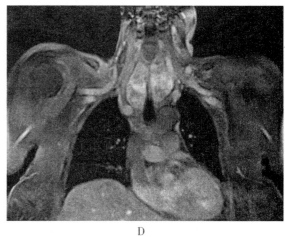

C

D

图 24-6　胸内甲状腺肿（续）

A.结节性甲状腺肿患者,T₁WI 示胸廓内两侧甲状腺明显肿大,内均见多发性结节影,呈肌肉样等信号,气管受压变窄.但位置基本居中;B.T₂WI 示两侧肿大甲状腺内多发结节呈较高信号;C.冠状位 T₂WI 清楚显示两侧甲状腺弥漫性肿大,内部多发性结节呈较高信号,气管受压变窄;D.增强抑脂冠状位 T₁WI 示多发性结节有明显强化

（吴红勇）

第二十五章　胸部疾病 MRI 诊断

第一节　肺部肿瘤

一、中央型肺癌

中央型肺癌指肺段及以上支气管起源的肺癌。临床表现包括刺激性咳嗽、喘鸣音、呼吸困难、咯血、胸痛及继发感染症状。

【诊断要点】

1.直接征象支气管内肿块、管壁增厚、管腔缩窄或截断、肺门区肿块(图 25-1-1)。

2.间接征象局部肺过度充气、阻塞性肺炎及肺不张,后者与肺门肿块形成"金 S 征",支气管内黏液潴留。

3.局部侵犯及远处转移包括胸内淋巴结、肺、心血管、胸膜、胸壁与骨骼。

【特别提醒】

增强扫描可区别肺门肿块与远侧阻塞性病变,仿真内镜显示支气管阻塞情况。

二、周围型肺癌

周围型肺癌指起源于段以下支气管或肺泡上皮的肺癌,包括多种组织学类型。早期常无症状,晚期出现咳嗽、痰中带血、胸痛、呼吸困难,以及转移和侵犯邻近结构的表现。

【诊断要点】

1.多为边界清楚的分叶状类圆形或块状影,边界不规则及毛刺状突出,内见空泡征与含气支气管征(图 25-1-2A、B),周围见胸膜凹陷征、供养血管征、支气管插入或截断。

2.中、重度强化及淋巴结等转移征象。

【特别提醒】

CT 灌注对鉴别诊断具有重要价值。

三、肺腺癌

肺腺癌属于非小细胞肺癌,是目前发病率增长最快的肺癌,已占 50%,起自于支气管黏膜上皮或大呼吸道黏液腺。生长缓慢,但易早期血行转移。常见于女性及非吸烟患者。临床表现无特异性,包括咳嗽、痰中带血或咯血、低热、胸痛及声嘶、颈面区水肿等。

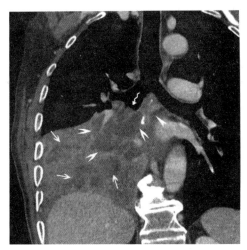

图 25-1-1　中央型肺癌

男,71 岁。右中间支气管阻塞、局部中度强化肿块(白波浪弯箭),其远侧柱状(3 个白短燕尾箭头)及分支状(3 个白箭)低密度、不强化影,右中下叶实变及强化,隆突下淋巴结大(白箭头)

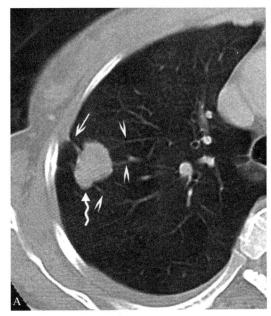
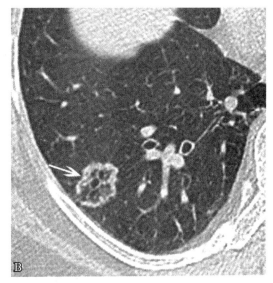

图 25-1-2　周围型肺癌

A.女,55 岁。腺癌。右上叶外侧胸膜下不规则肿块(白色波浪弯箭),外侧见胸膜凹陷(白箭),肺门侧多发血管(3 个白色燕尾箭头)。B.女,49 岁。高分化腺癌。右下叶外基底段分叶状结节(白箭),内见晕状磨玻璃病变及泡状低密度

【诊断要点】

1.以周围型结节或肿块最常见(75％),边缘毛糙,常见分叶与毛刺、胸膜凹陷征,内部可见空泡征及含气支气管征,但少见空洞。不典型者可为大肿块、弥漫性肺炎样、多发淋巴结转移似淋巴瘤等。

2.少数表现为中央型肺癌的征象。

【特别提醒】

易转移至脑及肾上腺。

四、肺鳞状细胞癌

肺鳞状细胞癌仅次于腺癌，约占肺癌的33％，与吸烟密切相关。多起自于较大支气管（段及段以上）黏膜，早期转移较少，预后优于腺癌。

【诊断要点】

1.中央型占66％，表现为支气管内及肺门肿块＋阻塞性肺不张与肺炎，常见"金S征"，少见表现包括支气管扩张及黏液嵌塞等。

2.周围型，约占33％，其特点是肿块较大，边缘分叶，易见坏死及空洞，空洞特点为偏心性、内外壁均不光整，并可直接侵犯周围结构，如胸壁。

【特别提醒】

肺鳞状细胞癌与腺癌可并存。

五、小细胞肺癌（SCLC）

小细胞肺癌（SCLC）占肺癌15％～20％，具有高度侵袭性，就诊时常已出现转移。起源于支气管黏膜基底层的嗜银细胞，属于神经内分泌肿瘤，免疫组化染色神经元特异性烯醇化酶（NSE）阳性具有特异性。临床表现中，内分泌异常及副肿瘤综合征具有提示诊断的作用。

【诊断要点】

1.中央型占95％，呈肺门区实性肿块伴肺门、纵隔淋巴结转移，融合后形成"冰冻纵隔"，原发灶小，而纵隔转移灶大（图25-1-3A）。

2.仅5％为周围型，以病灶小、而转移较早为特点，边缘可见毛刺及分叶（图25-1-3B）。

【特别提醒】

早期转移及内分泌异常提示本病诊断。

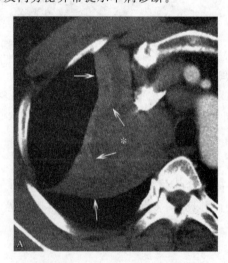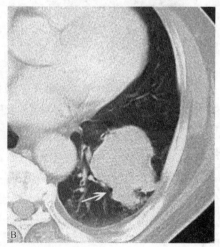

图25-1-3　小细胞肺癌

A.男，49岁。右上纵隔旁中度强化肿块（白色星号），其远侧的右上叶体积缩小、实变及明显强化（4个白箭）。B.男，74岁。左下叶巨大软组织密度肿块，边缘分叶（白箭）

六、弥漫性细支气管肺泡癌（BAC）

弥漫性细支气管肺泡癌（BAC）仅占肺癌 5%。2011 年国际肺癌新分类已取消 BAC 个词，代之以原位腺癌、鳞屑样生长的浸润性腺癌及浸润性黏液腺癌。弥漫性 BAC 占所有 BAC 的 40%，瘤细胞沿支气管及肺泡壁生长，分非黏液性与黏液性两类。部分病例的大量黏液性痰为其临床特点。

【诊断要点】

1.两肺多灶性或弥漫性实变或磨玻璃病变（GGO），密度较低，内见含气支气管征。

2.也可呈弥漫性多发结节，边界清楚或模糊，有时见空洞化，壁较厚且不均匀。

【特别提醒】

实变或 GGO 内枯枝状支气管及增强显示其内强化血管走行为其特征。

七、肺类癌

肺类癌约占肺肿瘤 2%，为具有神经内分泌分化的低恶度肿瘤。瘤细胞排列呈巢状与带状，内见神经内分泌颗粒。平均 45 岁，女性略多见，以 Cushing 综合征及类癌综合征为特征。实验室检查 5-HT、ACTH 等增高。

【诊断要点】

1.大部分（85%）为中央型，表现为肺门肿块伴远侧阻塞肺改变等。

2.周围型者呈类圆形或长条形肿块，可伴钙化及毛刺、胸膜凹陷等。

3.增强扫描常为明显强化。

【特别提醒】

可出现淋巴结及血行转移。

八、肺肉瘤

肺肉瘤少见，起源于间叶组织，仅占肺肿瘤 5% 以下，包括纤维肉瘤、平滑肌肉瘤、横纹肌肉瘤、间皮肉瘤、脂肪肉瘤、血管肉瘤、骨肉瘤、滑膜肉瘤等，其中纤维肉瘤和平滑肌肉瘤占 50% 以上。好发年龄为 40～60 岁，男性较多见。临床表现无特异性。

【诊断要点】

1.以周围型肿块多见，常＞5cm，可有浅分叶（图 25-1-4A），但一般无毛刺，密度均匀，少数见坏死及脂肪、钙化密度。

2.常呈较明显强化（图 25-1-4B）。

3.随访显示病变增大较快。

【特别提醒】

可出现淋巴结与血行转移、支气管受压缩窄，少数中央型肿块者形似肺癌。

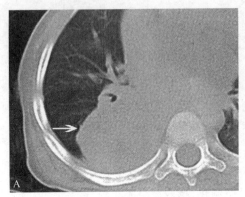
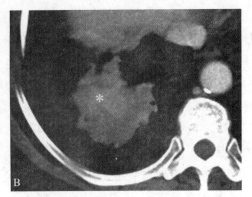

图 25-1-4　肺肉瘤

A.男,4岁。横纹肌肉瘤。右下叶边界清楚的巨大肿块(白箭),其外侧为低密度的空气潴留。B.女,59岁。血管肉瘤。右下叶不规则肿块,前部强化明显(白色星号)

九、肺转移瘤

肺转移瘤为肺外或肺内恶性肿瘤经血行、淋巴途径、支气管等侵入肺、形成与原发肿瘤组织学一致的瘤灶,常见原发瘤包括肺癌、乳腺癌、胃肠道癌及泌尿生殖系统恶性肿瘤等。多数患者临床表现不明显,少数出现咳嗽、痰中带血或咯血、呼吸困难等。

【诊断要点】

1.单发或多发结节或肿块、粟粒状病变,随机分布,边界清楚,无毛刺与分叶,大小从微结节至巨大肿块(图 25-1-5A)。

2.瘤灶肺门侧见血管引入。

【特别提醒】

鳞状细胞癌、移行细胞癌、胃肠道腺癌、肉瘤等转移灶易出现空洞;转移瘤也可侵犯大呼吸道(图 25-1-5B)。

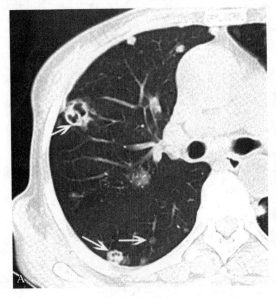
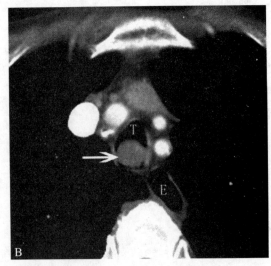

图 25-1-5　肺转移瘤

A.男,59岁。直肠癌肺转移。右肺多发大小不等的结节,胸膜下多见,部分内见空洞(3个白箭),左肺类似多发病变(未列出)。B.男,74岁。食管癌气管转移。胸段气管(T)内明显强化的圆形肿块(白箭),(E)食管

十、癌性淋巴管炎(PLC)

癌性淋巴管炎(PLC)为恶性肿瘤经淋巴道转移所致肺淋巴管及邻近间质内癌细胞浸润、间质炎症、纤维化、水肿,常见于肺癌、乳腺癌、胃癌、胰腺癌及前列腺癌。好发于中老年患者,表现无特异性,可有咳嗽、呼吸困难、胸闷等。

【诊断要点】

1.支气管血管束增粗、轮廓不规则,小叶间隔及小叶内间隔增厚,多边形或多拱状,典型者呈串珠状。有时线状影与结节并存,近50%合并磨玻璃病变影。

2.其他　胸腔积液与淋巴结大。

【特别提醒】

小叶间隔不均匀增厚+结节为其特点。

十一、肺硬化性血管瘤(PSH)

肺硬化性血管瘤(PSH)为来自肺原始上皮细胞的良性肿瘤,由上皮细胞、血管样组织及纤维组织构成。40～60岁多见,女性明显较多。常为偶然发现,少数出现咳嗽、痰中带血或咯血、轻微胸痛等,体检无阳性体征。

【诊断要点】

1.多表现为下叶及胸膜下的单发、边界清楚及光整的类圆形结节,可见边缘浅分叶,一般不超过3cm,均匀软组织密度,50%钙化,少数内部坏死。

2.明显强化,但常欠均匀。

【特别提醒】

病变明显强化为本病特点。

十二、错构瘤

错构瘤约占肺肿瘤8%及肺良性肿瘤75%,以及孤立性肺结节(SPN)的5%～8%,可能来自支气管周围间叶组织,少数位于支气管腔内。病理学见软骨、结缔组织、成熟脂肪、骨及平滑肌,外周见内衬上皮的裂隙。好发于30～70岁,常为偶然发现,位于支气管内。出现发热、咳嗽、血痰等症状。

【诊断要点】

1.肺周边部边界清楚的孤立结节或肿块,一般<4cm,边界清楚、光整,有时可见浅分叶(图25-1-6A)。

2.钙化率30%,典型者为簇状、斑点状或融合性钙化,即爆米花状(图25-1-6B)。

3.脂肪密度为本病另一特征。

4.支气管内者可见阻塞肺炎及肺不张。

5.无强化或轻度强化、间隔样强化。

【特别提醒】

特点为边界光整、内见钙化及脂肪。

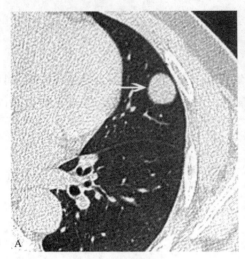
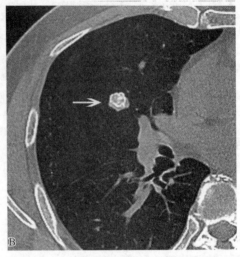

图 25-1-6　错构瘤

A.男,49 岁。左舌段类圆形结节,边界光整(白箭)。B.男,65 岁。右上叶前段结节,边界清楚及不规则,环形及点状钙化(白箭)

十三、肺炎性假瘤(PIP)

　　肺炎性假瘤(PIP)是肺实质炎性增生性瘤样病变,主要病理改变为肺泡内炎性机化,浆细胞、淋巴细胞、中性粒细胞和嗜酸粒细胞浸润,并可见梭形间充质细胞及明显纤维化、血管增生。常见于中青年,女性较多见,表现为咳嗽、咳痰或胸痛等,约 40% 无明显症状。

【诊断要点】

　　1.常位于胸膜下,呈圆形、椭圆形或团块状,2~5cm,边界清楚,粗长毛刺、尖角状突起及血管集束征等(图 25-1-7A),可见桃尖样突出及部分边缘平直状如刀切。

　　2.密度不均,可明显强化(图 25-1-7B)。

　　3.动态观察病变缓慢增大。

【特别提醒】

　　1.长毛刺征及桃尖样突出有助于本病诊断。

　　2.需与其他孤立肺结节鉴别(表 26-1-1)。

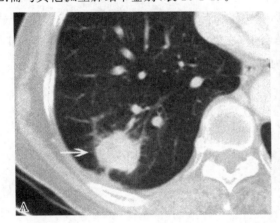
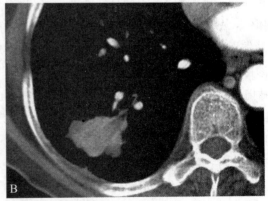

图 25-1-7　炎性假瘤

女,74 岁。A.右下叶不规则结节(白箭),多发毛刺;B.明显强化,增强 CT 值 60HU

表 26-1-1　孤立性肺结节 CT 鉴别要点

疾病	临床病理特点	CT 特点
周围型肺癌	包括腺癌、鳞状细胞癌、腺样囊性癌、类癌、黏液表皮样癌	边缘毛刺与分叶、胸膜凹陷、血管集中、空泡与含气支气管征
结核球	既往可有肺结核病史	坏死、钙化、卫星灶、包膜强化
炎性假瘤	以炎细胞浸润及纤维化为特征	长毛刺及桃尖样突出
错构瘤	一般无症状，内含软骨、脂肪等	钙化及脂肪密度为其特点
肺肉瘤	来自纤维、肌肉、血管、神经等	常较大，边界光整，淋巴转移少
单发转移瘤	少见，来自肾、睾丸及直肠等	多边界清楚及密度均匀，需活检
硬化性血管瘤	来自肺原始上皮，无炎细胞浸润	明显强化，50% 钙化
曲菌球	常有结核、支气管扩张等基础病	空气半月征，球随体位变动
Castieman 病	淋巴增生性疾病	肺内结节或肿块，缺乏特征
肺原发淋巴瘤	常为低度恶性的 MALToma	边界清楚的结节，进展较快
非典型腺瘤样增生	癌前病变，肺泡上皮增生及异型	磨玻璃病变或部分实性结节
间叶组织来源肿瘤	如脂肪瘤、纤维瘤、软骨瘤、神经源性肿瘤、血管来源肿瘤	边界清楚、光整，有时可见脂肪、钙化，血管来源肿瘤强化明显
球形肺炎	感染症状	边界模糊，抗感染后减小或吸收
球形肺不张	常合并胸膜病变	胸膜增厚或积液，彗星尾征
肺棘球蚴病	见于流行区，Cosoni 试验等阳性	边界清楚含液囊肿，双层囊壁
自身免疫性疾病及炎性、肉芽肿性疾病	包括类风湿关节炎、Wegener 肉芽肿、Bahcet 病、结节病	可伴空洞，结节病见间质改变及淋巴结病变
先天性疾病	动静脉瘘、肺囊肿、支气管闭锁	分别为显著强化、无强化、分支状
肺内淋巴结	无症状	常接近胸膜，椭圆形，淋巴结门

孤立性肺结节：指肺内单发类圆形或球形密度增高性病变，≤3cm，不伴胸内淋巴结大

（吴红勇）

第二节　心脏与大血管

医学影像学检查对心脏与大血管疾病的诊治有重要价值，其检查方法有普通 X 线、多层螺旋 CT、MRI、超声、核医学、心血管造影等，除普通 X 线外，上述检查不仅能进行形态学评价，还能进行功能分析，反映心脏大血管的功能状态。目前多层螺旋 CT 和超声成像已成为心脏与大血管检查的重要手段。

【正常影像表现】

（一）X 线检查

X 线常规摄影位置包括胸部后前位、右前斜位、左前斜位（简称"心脏三位片"），必要时加摄左侧位，右前斜位及左侧位摄影时常规吞服钡剂。心三位片能显示各房室及大血管在 X 线平片中的投影，同时可以观察肺循环的变化。

心脏大血管测量:心胸比率是测量心脏有无增大的最简单的方法,为心影最大横径(心影左右缘最远点到胸廓中线垂直距离之和)与胸廓最大横径(通过右膈顶两侧胸廓肋骨间连线距离)之比为$(T_1+T_2)/T$,正常成人心胸比率≤0.5。

心脏大血管形态:在后前位上,正常心脏根据人的体型等因素,可分为横位心、斜位心和垂位心。

(二)CT 检查

心脏大血管在 CT 与 MR 的横断扫描图像上表现基本一致。心脏大血管腔内情况必须通过 CT 增强或 CTA 了解。

1.横断面　自上而下的层面:主动脉弓上、主动脉弓、主动脉弓下、肺动脉、主动脉根部上、主动脉根部下、左心室流出道、左心室体部。

2.后处理图像　通过容积再现(VR)能显示心脏及大血管的立体形态,显示左、右冠状动脉的走行较为直观清晰(图 25-2-1),结合虚拟内镜的腔内漫游技术、血管拉直技术能更详细了解冠状动脉腔内腔外及管壁情况。

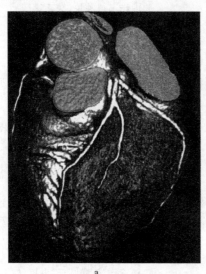
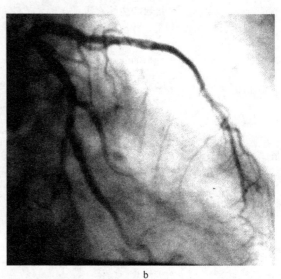

图 25-2-1　心脏多层 CT 后处理图像

冠状动脉 VR(a),正常左冠状动脉(LAD)MIP(b)

(三)MR 检查

心脏大血管 MR 较快的扫描速度使其在心脏大血管的实时动态成像方面具有较大优势,能清楚显示心脏的解剖形态、瓣膜情况、房室大小、心肌厚度等(图 25-2-2),能评价血流量、血流速度和方向,还能评估心脏功能、血流灌注及心肌活性。与 CT、心血管造影相比,MR 检查无射线损伤,无需含碘对比剂,但对装有心脏起搏器、人工关节等金属植入物的患者,MR 检查受限;另外冠状动脉的成像技术仍需进一步开发。

(四)心血管造影

心血管造影是将对比剂经导管快速注入心脏、血管腔内,观察其内部解剖结构、运动情况及血流状态的影像学检查方法。主要有常规造影和选择性造影。前者包括心脏房室、主动脉和主肺动脉造影,后者主要有冠状动脉造影等(图 25-2-3)。目前主要使用的成像设备是 DSA。由于该检查为有创性,多用于复杂病例确诊及介入治疗,一般不在筛查病例中使用。

此外,超声成像在心脏大血管中也有较大优势。

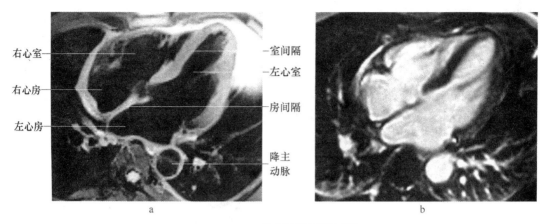

图 25-2-2 正常心脏横断面 MRI

MRI 横断面四腔心 $T_1WI(a)$，$T_2WI(b)$

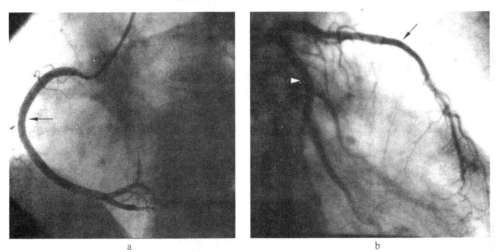

图 25-2-3 冠状动脉造影

右冠状动脉造影（a箭），左冠状动脉造影（b）左前降支（箭）、左回旋支（箭头）

【基本病变】

主要包括心脏形态、大小异常和肺循环改变。

（一）心脏形态、大小异常

1.二尖瓣型 心影呈梨形，肺动脉段凸出、左心缘圆隆、主动脉球缩小或无改变，主要是由于右心室增大及肺动脉增宽所致，常见于二尖瓣病变、房间隔缺损、肺动脉高压、肺源性心脏病等。

2.主动脉型 心影呈靴形，左心缘下段向左扩展、隆凸，心尖向左下移位，心腰凹陷，主动脉结增宽、迂曲，主要是由于左心室增大所致，常见于主动脉瓣病变、高血压心脏病、主动脉缩窄等（图 25-2-4）。

3.普大型 心脏向两侧均匀或不均匀增大，肺动脉段平直，主动脉结可无改变，常见于心包积液、心肌炎、全心衰竭（图 25-2-5）。

（二）肺循环的异常

肺循环与心脏相通，因此心脏疾病必然导致肺循环的异常改变，常见的有肺充血、肺少血、肺动脉高压、肺静脉高压等。

1.肺充血 即肺循环的血流量增加，主要表现为肺动脉扩张，肺纹理增粗、边界较清，肺动脉段膨隆，肺门增大，多见于左向右分流的先天性心脏病，如房、室间隔缺损及动脉导管未闭（图 25-2-6）。

2.肺少血 指肺循环的血流量减少,主要表现为肺纹理稀少、变细,肺门影明显缩小,右下肺动脉变细,肺野透亮度增高(图 25-2-7)。多见于先天性右心系统阻塞性疾病,如肺动脉瓣狭窄、法洛四联症等。

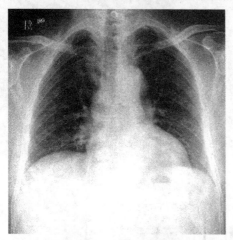

图 25-2-4 主动脉型心

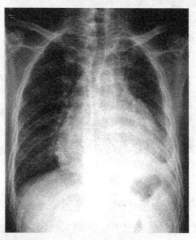

图 25-2-5 普大型心

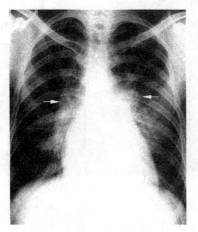

图 25-2-6 肺充血

正位 X 线胸片示两肺纹理增多、增粗,
两侧肺门增大,肺动脉段膨隆(箭)

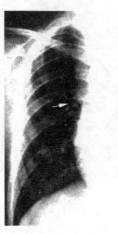

图 25-2-7 肺少血

正位 X 线胸片示两肺纹理明显减少,
两侧肺门缩小(箭)

3.肺动脉高压 指肺动脉收缩压增高,常大于 30mmHg(1mmHg=0.133kPa),平均压约为 20mmHg,主要表现为肺动脉段膨隆,右下肺动脉管径增粗,常大于 15mm,肺门区动脉大分支明显扩张,外周分支变细,即"肺门截断"现象或残根样表现,可伴有右心室增大。见于肺动脉血流量增加,心排血量增加,肺小动脉阻力增高及胸肺疾病(如肺纤维化、慢性支气管炎)等引起。

4.肺静脉高压 指肺毛细血管-肺静脉压超过 10mmHg,如超过 25mmHg 时血浆外渗则会引起肺水肿。主要由左心房阻力增加(如二尖瓣狭窄)、左心室阻力增加(如主动脉瓣狭窄)、肺静脉阻力增加(如肺静脉狭窄)等引起。

肺淤血:由于肺静脉回流障碍,致肺毛细血管扩张、淋巴回流受阻,主要表现有肺门影增大、模糊,肺野中外带、双上肺纹理明显增多,边缘模糊,呈网状改变。见于二尖瓣膜病和左心室衰竭等疾病(图 25-2-8)。

间质性肺水肿:由于肺毛细血管内的血浆较大量渗透到肺间质所引起的肺水肿。主要表现为肺门轮廓模糊不清,肺纹理模糊,肺野密度增高,肺野内可看到细小网状影及小叶间隔线。

肺泡性肺水肿:表现为两侧肺野内见大片高密度影,边缘模糊,内中带较多,典型者呈两侧对称分布,表现为蝶翼状,常见于急性左心衰竭和尿毒症(图 25-2-9)。

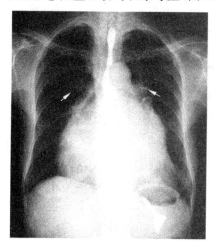 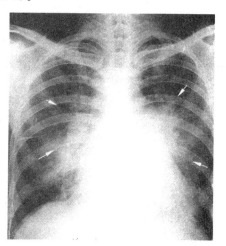

图 25-2-8　肺淤血　　　　　　　　图 25-2-9　肺泡性水肿

正位 X 线胸片示心影呈普大型,两肺上纹理　　正位 X 线胸片示双肺内中带呈大片高密度影,

增多、增粗,两侧肺门增大(箭)　　　　　　　边缘模糊,呈蝶翼状(箭)

一、心脏疾病

(一)房间隔缺损

【病理和临床】

房间隔缺损(ASD)占全部先天性心脏病的 20%~26%,居首位。根据其缺损部位和形态可以分为四型:继发孔型(最常见)、原发孔型、卵圆孔未闭和心房间隔缺如。房缺可合并其他畸形,伴先天性或后天性二尖瓣狭窄者称 Lutembacher 综合征。

房间隔缺损的临床表现与缺损大小、位置、分流多少有关,缺损小者可无症状或症状较轻,缺损大则症状出现早而重。主要表现为身高体重低于正常,运动后出现心慌、气短、心悸、呼吸急促等。

【诊断要点】

1.黑血图像上,房间隔中断、不连续,断端边缘增厚呈火柴头状。

2.右心房、右心室增大,主肺动脉扩张。

3.心脏电影 MRI 可见心房水平的左向右分流,表现为收缩期心房内高信号血池中近房缺处低信号血流带,而舒张期则缺损处为高信号影连接左右心房。见图 25-2-10。

【鉴别诊断】

依据典型 MRI 表现,诊断多无难度。

【特别提示】

MRI 能准确显示房间隔缺损的部位、大小,并评价其分流情况,可作为超声的重要补充,对于房缺合并其他复杂畸形及房缺术后评估上,MRI 优于心动超声。

值得注意的是,正常房间隔卵圆孔处菲薄,呈信号很低或无信号区,易导致假阳性,通过不同方位切面观察,房间隔中断边缘增厚呈火柴头状,以及采用电影 MRI 观察心房间有无分流,可加以鉴别。

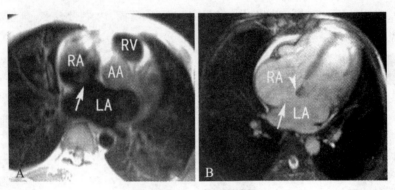

图 25-2-10　房间隔缺损

A.黑血成像,左心房(LA)与右心房(RA)均扩大,其间见巨大缺损(白箭),RV 为右心室,AA 为升主动脉;B.白血成像,房间隔缺损处边缘呈火柴头状(白箭头)

(二)室间隔缺损

【病理和临床】

室间隔缺损(VSD)发病率仅次于房间隔缺损,根据缺损的解剖部位,可以分为漏斗部缺损、膜部缺损和肌部缺损。按照缺损大小又可分为:小缺损(缺损<0.5cm);中等缺损(缺损在 0.5～1.0cm);大缺损(缺损>1.0cm)。

小缺损临床症状较轻或无,分流量达中量时,即开始出现症状,表现为心慌、气急、疲乏、呼吸困难,易并发肺炎、支气管扩张等。如伴有肺动脉高压,可出现咯血、发绀。心脏听诊于胸骨左缘第3～4肋间可闻及Ⅲ～Ⅳ级收缩期杂音。

【诊断要点】

1.黑血技术扫描,表现为缺损部位室间隔不连续、中断。

2.可见左、右心室腔增大、室壁肥厚,主肺动脉增粗。

3.心脏电影扫描直接显示左、右心室间的血液喷射分流带,其信号表现较复杂,一般在缺损边缘表现为低信号影,缺损中央区仍可呈高信号影,有时无论是收缩期还是舒张期电影 MRI,缺损处均为白色高信号影或湍流低信号影。

见图 25-2-11。

【鉴别诊断】

依据典型 MRI 表现,多能做出诊断。

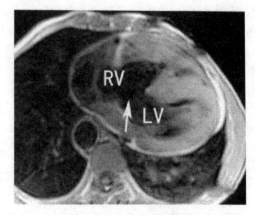

图 25-2-11　室间隔缺损

图为 SE-T_1WI,左心室(LV)、右心室(RV)心腔增大,室壁肥厚,室间隔中断(白箭)

【特别提示】

黑血技术成像常易漏诊小的室缺,电影 MRI 对异常血流的显示能力强,能发现膜部、肌部小缺损,对直径仅 0.2cm 的缺损也能很好显示,可避免漏诊。

(三)原发性肥厚型心肌病

【病理和临床】

肥厚型心肌病主要表现为心肌壁增厚,而无心腔扩大,最常见为室间隔不对称性肥厚。肥厚可发生于左心室游离壁及室间隔,也可以是左心室壁普遍肥厚。心肌肥厚的诊断标准为:心室舒张末期肥厚部分与正常部位室壁厚度(常取左室下壁后基底壁)的比值≥1.5。

临床可有心悸、胸闷、气急、晕厥,甚至猝死等表现。心脏听诊胸骨左缘可闻及收缩期杂音。心电图可出现异常 Q 波。

【诊断要点】

1.横轴位和短轴位黑血成像表现为心室壁不对称肥厚及心腔缩小,肥厚的心肌在 T_1WI 及 T_2WI 上均呈中等信号强度。

2.心脏 MRI 电影扫描可见左室舒张功能受限,肥厚室间隔或心壁收缩期增厚率下降,多<30%。

3.心脏变形,收缩末期左心室腔缩小、变形较舒张期明显。

4.左心房增大,二尖瓣关闭不全,电影扫描可见二尖瓣反流的信号带。

见图 25-2-12。

【鉴别诊断】

须与各种原因导致的继发性心肌病、心肌炎、克山病、感染性心内膜炎、心包炎、冠心病、高血压性心脏病等鉴别。

【特别提示】

MRI 能准确显示肥厚型心肌病患者左心室及室间隔的不对称肥厚,多能做出明确诊断。

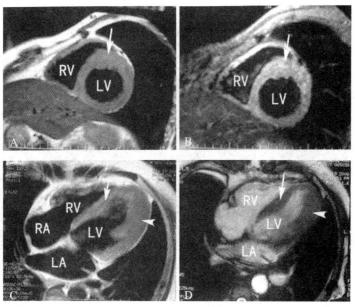

图 25-2-12　肥厚型心肌病(续)

A、B、C、D.分别为短轴位 Double-IR、Triple-IR、横轴位 SE-T_1WI 和 MRI 电影左室舒张期,见室间隔(白箭)及左心室游离壁(白箭头)不对称肥厚,心肌信号尚正常,心脏 MRI 电影扫描可见左室舒张功能受限

（四）心肌梗死

【病理和临床】

　　心肌梗死(MI)是冠心病的一种临床类型,心肌严重急性缺血1小时以上,即可发生心肌梗死。临床表现为胸骨后持久、剧烈疼痛,可伴有恶心、呕吐、呼吸困难、心律失常、心力衰竭、休克、甚至猝死等,心电图出现典型 ST 段抬高,出现异常 Q 波、T 波倒置等表现。心肌梗死按照临床病理和心电图表现可分为急性、亚急性和慢性三期。陈旧性心肌梗死时,坏死心肌由纤维组织修复替代,形成纤维瘢痕而愈合。

【诊断要点】

　　1.急性心肌梗死

　　(1)梗死区心肌 T_1WI 呈等或稍低信号,T_2WI 呈高信号,Gd-DTPA 增强后梗死区可见明显延迟强化,以增强后 10～30 分钟最明显,持续 15～20 分钟。

　　(2)梗死区室壁局限性变薄,梗死区室壁厚度小于同一层面的正常室壁平均厚度的 60% 以上。

　　(3)心脏电影显示梗死区室壁出现节段性运动减弱、消失或呈矛盾运动,心室收缩期室壁增厚减弱或消失。

　　(4)梗死区可出现附壁血栓,在 T_1WI 呈较高信号。

　　(5)心肌灌注显像显示梗死区心肌首过灌注降低。

　　2.陈旧性心肌梗死

　　(1)梗死室壁节段性变薄,尤以心室收缩期更明显。变薄的心肌呈低信号,以 T_2WI 更明显。

　　(2)梗死心肌增强后不强化,少数病例呈明显边缘性强化。

　　(3)心脏电影扫描显示梗死区心肌运动减弱,或呈反向运动;局部心室壁收缩期增厚率下降,<30%,甚至完全消失。

　　(4)心腔内有附壁血栓,亚急性血栓呈短 T_1、长 T_2 信号;慢性血栓,T_1WI 及 T_2WI 均呈等低信号。

　　(5)左心室增大,电影 MRI 测量射血分数下降,<55%。

　　(6)并发左心室室壁瘤可见局部心室壁凸出,呈反向运动,室壁收缩期不增厚,局部易形成血栓。

　　见图 25-2-13。

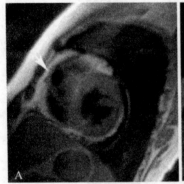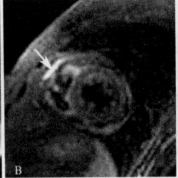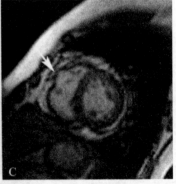

图 25-2-13　心肌梗死(陈旧性)

A、B、C.心脏短轴位,分别为 Double-IR、Triple-IR、心脏电影扫描像,右心室室壁节段性变薄(白箭),变薄的心肌呈低信号,以 Triple-IR 更明显,心脏电影扫描显示梗死区心肌运动减弱

【鉴别诊断】

须与心肌缺血及其他原因所致的心肌损害鉴别。

【特别提示】

MRI 检查可用于明确心肌梗死的部位与范围，更重要的是对病变区心肌活性进行评价，区分梗死区内的梗死心肌、顿抑心肌，发现梗死区外的冬眠心肌，指导临床制定合理的治疗方案，避免不必要的干预治疗。

三、大血管疾病

（一）主动脉瘤

【病理和临床】

主动脉瘤是由于动脉壁受破坏或结构异常所致的动脉囊样扩张性病变，以胸腹主动脉最常见。

【病因】

病因有先天性动脉中层缺如（如马方综合征）、损伤、动脉粥样硬化、退行性变及感染等，以中老年人动脉粥样硬化为最多见。

病理上分为真性动脉瘤和假性动脉瘤，真性动脉瘤的瘤壁虽然发生病理性变化，但依然具有主动脉的全层结构，假性动脉瘤则没有动脉全层结构，仅有纤维组织和血栓包绕，从形态上又可将动脉瘤分为三型：梭形、囊形和混合形。

【临床表现】

动脉瘤的主要症状是疼痛，有时仅为隐痛，当出现剧痛时往往是动脉瘤破裂危象之一。

其次是压迫周围组织器官如上腔静脉、气管、喉返神经、交感神经等引起相应的症状，升主动脉影响到主动脉瓣时可引起瓣膜关闭不全，严重时可致心力衰竭。

【诊断要点】

1.胸主动脉局限性或弥漫性扩张，直径≥5cm，呈梭形、囊状或混合形。

2.病变段瘤壁与正常主动脉壁延续，且具有正常动脉壁的三层结构，但厚度减小。

3.瘤腔内血液流动在常规 SE 序列上呈现无信号区，也可血流较正常动脉腔低而呈现等或稍低信号。

4.瘤内壁多有血栓，形态呈新月形、波浪状或不规则形。

见图 25-2-14。

【鉴别诊断】

须与假性动脉瘤和主动脉夹层鉴别，假性动脉瘤瘤体位于主动脉旁，囊腔小，Cine-MRI 可显示假性动脉瘤与主动脉间破口及破口处血流喷射征。主动脉夹层则以其特有的撕裂内移的内膜片和真假腔得以明确诊断。

【特别提示】

对怀疑动脉瘤的患者在行 MR 扫描时，除常规横轴位外，必须加扫矢状和冠状位以了解大血管的全貌，排除因主动脉扩张、纤曲、扭结而引起的夹层的假象，可为术前评价提供重要参数，如动脉瘤最大直径、病变准确范围、分支血管受累情况、动脉瘤瘤周血肿情况等。

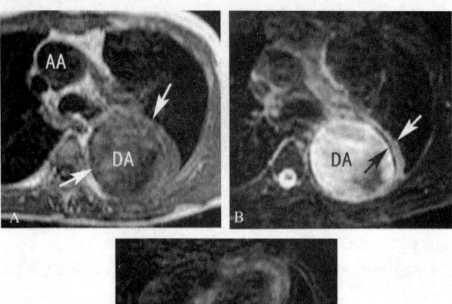

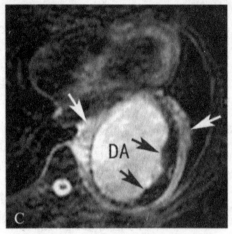

图 25-2-14　降主动脉动脉瘤

A.T₁WI,降主动脉(DA)明显扩大(白箭),因流空效应消失而呈混杂信号,升主动脉(AA)正常;B.T₂WI,降主动脉血流减慢引起信号升高(DA),局部主动脉壁明显变薄(黑箭),呈等低信号,壁外有液性渗出,呈高信号(白箭);C.T₂WI,降主动脉内陈旧性血栓,呈波浪状低信号(黑箭),血管外渗出呈高信号(白箭)

(三)主动脉夹层

【病理】

主动脉夹层多由于高血压、动脉硬化、损伤等原因使动脉内膜撕裂,血流通过撕裂口将内膜分离,导致假腔形成。

【分型】

根据撕裂口位置可将主动脉夹层分为:

(一)分为 StanfordA 型——包括 DebakeyⅠ型和Ⅱ型

1.DebakeyⅠ型　破裂口位于升主动脉近端主动脉瓣上方2～3cm范围内,终止于无名动脉。

2.DebakeyⅡ型　伸展到主动脉弓及降主动脉。

(二)StanfordB 型

DebakeyⅢ型:破裂口位于降主动脉近端正好在左锁骨下动脉开口远侧,相当于动脉导管韧带部位,可延伸至腹主动脉。

【临床表现】

临床上急性发病者表现为突发胸背部刀割样或撕裂样剧痛,普通镇痛药无效,严重时休克但血压不降或反升高,半数于急诊期死于主动脉壁外破裂。慢性者可有反复类似疼痛史或仅有隐痛。1/3 至 1/2 患者无典型疼痛史,呈隐匿发病。

【诊断要点】

1.主动脉分为真假双腔,真腔较小,假腔宽大,真腔因血流较快呈无信号区,假腔血流较慢呈等或等高信号。

2.内膜片为诊断主动脉夹层的直接征象,表现为主动脉腔内的线样或弧线样中等信号结构。

3.破口表现为内膜片不连续,矢状和冠状位上显示清晰。

4.假腔内血栓好发于胸降主动脉和胸腹主动脉交界处,呈 T_1WI 等或等高信号,T_2WI 高信号。

5.主动脉分支受累表现为分支开口于假腔或分支腔内见内膜片。

见图 25-2-15,图 25-2-16。

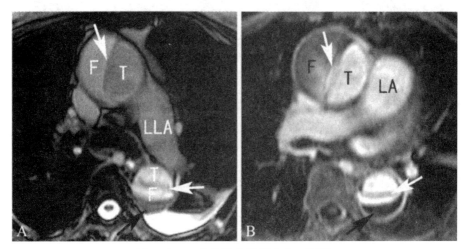

图 25-2-15　**主动脉夹层**(Debakey Ⅰ 型)

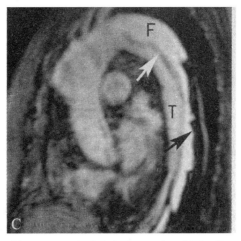

图 25-2-15　**主动脉夹层**(Debakey Ⅰ 型)(续)

A、B、C 分别为 T_2tWI、CE-MRI 横轴位及矢状位,升、降主动脉均可见真腔(T)、假腔(F)及内膜片(白箭),假腔内壁见新月形及不规则状低信号影,为陈旧性血栓(黑箭),LA 及 LLA 分别为肺动脉主干和左肺动脉

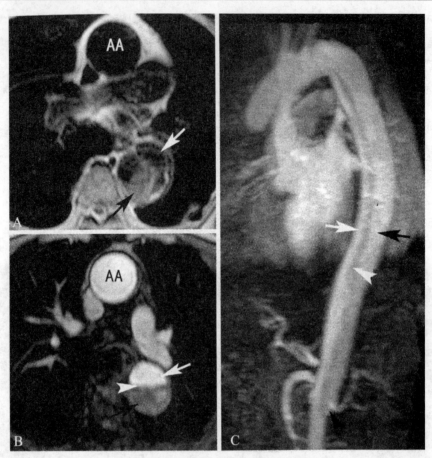

图 25-2-16 主动脉夹层(DebakeyⅢ型)

A.T₂WI,胸主动脉内双层管腔,后方的假腔(黑箭),其内血流慢,呈等信号,而前方的真腔(白箭)为快血流,呈无信号区,升主动脉(AA)正常;B、C.分别为 CE-MRI、CE-MRA,胸主动脉至腹主动脉广泛扩张,腔内细条状等信号(白箭头)系撕裂之内膜片,破口位于弓降部,内膜片前方部分狭小且造影剂浓度高,系真腔(白箭)。后方部分宽大,造影剂浓度低,系假腔(黑箭),左侧肾动脉(黑箭头)开口于假腔

【鉴别诊断】

依据主动脉双腔征及内膜片内移诊断主动脉夹层并不难,有时假腔内因血流缓慢产生的信号与附壁血栓类似,或假腔若被血栓填塞,内膜片不易被观察到,应与动脉硬化症的广泛附壁血栓鉴别。

【特别提示】

主动脉夹层是最常见的侵及主动脉的致死急诊疾病,其发生率是破裂性主动脉瘤的两倍,近半数的病例可隐匿发病,故对于有胸背痛病史的中老年患者,应将主动脉夹层作为重要的待排查疾病,以免漏诊而导致严重后果。此外,采用各种不同扫描体位和不同扫描序列,特别是快速动态扫描序列可以较多地显示主动脉夹层的破裂口、分支受累情况,这对手术治疗有十分重要的意义。

(李 赫)

第三节　乳腺疾病

一、乳腺纤维腺瘤

【病理和临床】

乳腺纤维腺瘤是乳腺最常见的良性肿瘤,在所有乳腺疾病中占第三位。本病主要由乳腺纤维组织和末梢导管小叶上皮增生混合构成。镜下分为三型:管内型、管周型和混合型。

本病好发于 15～30 岁的青年女性,多数无明显症状,为无意中发现,少数可有轻度疼痛或乳头溢液。

【诊断要点】

1.肿块多数位于乳腺外上象限,呈圆形或卵圆形,大小不一,轮廓清晰。

2.肿块信号强度与瘤内成分有关,多表现为 T_1WI 低或等信号、T_2WI 低或高信号,钙化区无信号。

3.增强后,可早期强化或后期强化,也可不强化。见图 25-3-1。

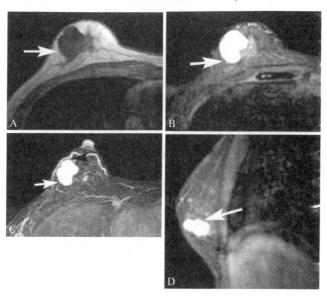

图 25-3-1　乳腺纤维腺瘤

A～D.分别为横断位 T_1WI、脂肪抑制 T_2WI、横断位增强 T_1 及矢状位增强 T_1 像,右乳外下象限见均匀的长 T_1、长 T_2 信号结节(白箭),轮廓清晰,边缘光整;增强后病灶呈迅速明显强化(白箭),肿块与邻近血管界限清晰(黑箭头)

【鉴别诊断】

乳腺纤维腺瘤须与囊肿、致密型积乳囊肿、大导管乳头状瘤及早期乳腺癌鉴别。

【特别提示】

MRI 动态增强病灶强化的信号-时间曲线类型是其与乳腺癌鉴别的主要依据之一。

二、乳腺癌

【病理和临床】

乳腺癌是女性最常见恶性肿瘤之一,起源于乳腺的导管和腺泡上皮。全国乳腺病理分类研究协作组将乳腺癌在组织学上分为四类。

(一)非浸润性癌

包括导管内癌、小叶原位癌

(二)早期浸润性癌

包括早期浸润小叶癌、早期浸润导管癌。

(三)浸润性非特殊性癌

包括浸润性小叶癌、浸润性导管癌、单纯癌、硬癌、髓样癌、腺癌。

(四)浸润性特殊性癌

包括乳头状癌、小管癌、腺样囊性癌、黏液腺癌、大汗腺样癌、鳞状细胞癌、乳头 Paget 病。

本病好发于 40～60 岁闭经前后妇女,临床主要症状及体征为乳房肿块,为无痛性,少数有轻微疼痛,肿块质地硬,早期可有一定的活动度。晚期固定,可出现表面皮肤增厚(如橘皮样变)、乳头内陷、腋下及锁骨下淋巴结肿大等症状。少数患者乳头溢液可为唯一表现。乳头糜烂、结痂等湿疹样改变是 Paget 病的典型表现。

【诊断要点】

1.大多发生于乳房的外上象限,其次为内上、上方及中央区,下部少见。

2.癌块边缘不规则,呈星芒状或蟹足样突起。当病变周围包绕脂肪组织,则轮廓清楚,若为腺体组织包绕,则轮廓不清。

3.T_1WI 呈低信号、T_2WI 以混杂信号为主,其信号强度取决于肿瘤内部的组织成分。黏液腺癌含有大量细胞外上皮性黏液,其 T_2WI 信号强度明显增高;硬癌因间质含量即致密纤维组织明显多于细胞成分,其 T_2WI 信号强度减低或极低。

4.炎性乳腺癌 T_2WI 可表现为局部大片状、边界不清的高信号影。

5.增强后,肿块呈明显强化,且有"快速强化、快速消退"的特点。

见图 25-3-2。

【鉴别诊断】

以肿块为主要表现的乳腺癌须与乳腺纤维腺瘤、囊肿及肉芽肿性病变鉴别;以浸润为主要表现的乳腺癌须与乳腺增生病、慢性炎症鉴别。

【特别提示】

乳腺 X 线钼靶摄影仍是检测和普查乳腺癌的首选影像学检查手段。MRI 能较好地鉴别手术或放疗后的瘢痕组织和癌肿,能显示致密型乳腺中的肿瘤,对乳腺癌做出准确的分期诊断。但是,MRI 对乳腺癌的钙化,特别是细微钙化或少量钙化的显示明显不及钼靶 X 线摄影。

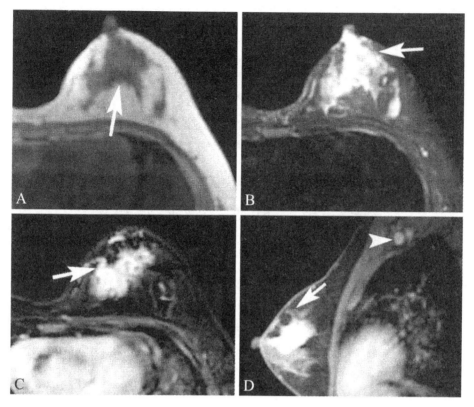

图 25-3-2　乳腺浸润性导管癌

　　A、B.横断位 T_1WI、脂肪抑制 T_2WI,示左乳长 T_1、长 T_2 肿块,边界不清(白箭);C.动态增强 T_1WI,病灶明显强化(黑箭),并可见增粗的供血动脉(白箭);D.矢状位增强 T_1WI 图像,病灶呈分叶状,周围见供血动脉(白箭)及腋窝肿大淋巴结(白箭头)

　　　　　　　　　　　　　　　　　　　　　　　　　　　　　　　　　　（吴红勇）

第二十六章　腹部疾病 MRI 诊断

第一节　肝脏弥漫性病变

一、肝硬化和肝硬化结节

肝硬化是一种以肝细胞变性、坏死、再生、纤维组织增生、肝结构和血管循环体系改建为特征的常见的慢性肝病。发病高峰年龄为 35～48 岁,男女之比为 8∶1～3.6∶1。主要病因为病毒性肝炎、酗酒、血吸虫病、营养缺乏和慢性胆道梗阻等。临床上以肝功能损害和门静脉高压为主要表现,晚期常有消化道出血、肝性脑病、继发感染和癌变等。

【诊断要点】

1.病史　既往有乙型肝炎、酗酒等病史,血吸虫性肝硬化者有疫水接触史,胆源性肝硬化者有长期胆管阻塞性胆管炎病史,在我国病毒性肝炎是导致肝硬化最常见的原因。

2.症状和体征　代偿期症状较轻,多无特异性。出现较早且突出的症状有乏力和食欲减退。失代偿期主要为肝功能减退和门静脉高压。

(1)消化道症状:主要有纳差、厌食、腹胀、恶心和呕吐等,与门静脉高压引起的胃肠道淤血、水肿及腹腔积液等有关。

(2)出血倾向:如鼻出血、齿龈出血、皮肤紫癜、消化道出血等,主要是因肝脏合成凝血因子减少所致。

(3)内分泌功能紊乱:主要是雌激素增多,临床表现有肝掌、蜘蛛痣和皮肤色素沉着等。男性还可表现为性欲减退、毛发脱落及乳房发育,女性有月经失调和不孕。

(4)脾脏肿大和脾脏功能亢进:是因为门脉高压引起的淤血性脾肿大。

(5)侧支循环形成:食管和胃底静脉曲张、腹壁静脉怒张和痔静脉扩张痔核形成。

(6)腹腔积液:为肝硬化最突出的临床表现,静脉回流受阻引起,失代偿期患者 75％以上有腹腔积液。

(7)其他:消瘦、乏力、肝病面容,可有不规则低热、夜盲、水肿和黄疸。触诊肝脏质地较硬,晚期肝表面可触及结节。

3.并发症

(1)上消化道出血:多为呕血,因食管胃底静脉曲张破裂所致。

(2)肝性脑病:肝功能损害致氨代谢障碍,血氨升高,氨基酸失衡,侧支循环建立,导致氨中毒所产生的精神及神经系统症状。

(3)感染:多数为肠道菌群引起,大肠杆菌是主要致病原,常见自发性细菌性腹膜炎、尿道感染、呼吸道感染、胆道感染、胃肠道感染、败血症等。

（4）肝肾综合征：仅因肝脏病变所引起的急性肾衰竭。

（5）肝癌：30％～50％的肝硬化患者并发肝癌。

（6）水、电解质紊乱。

4.实验室检查

（1）血常规：白细胞（WBC）、红细胞（RBC）、血小板（PLT）计数、血红蛋白（Hb）含量、红细胞比容（HCT）下降，平均红细胞体积（MCV）、红细胞体积分布宽度（RDW）、血小板体积分布宽度（PDW）升高。

（2）肝功能检查：

①总胆红素（TBIL）升高，$>17.1\mu mol/L$。

②转氨酶（ALT）$>40U/L(37℃)$。

③血清白蛋白（ALB）$<35g/L$，球蛋白（GLB）$>30g/L$，A/G 比值倒置。

④凝血酶原时间（PT）延长，注射维生素 K 后不能纠正。

⑤血清Ⅲ型前胶原肽（PⅢP）$>3.37\mu g/L$（RIA 法），透明质酸（HA）$>77\mu mol/L$。

（3）腹腔积液检查：一般为漏出液，如并发自发性腹膜炎，则腹腔积液比重介于渗出液与漏出液之间，WBC 增多，常在 $500\times10^6/L$ 以上。

5.超声检查

（1）肝内致密光点增强，分布不均。

（2）肝包膜回声增强、增粗，边缘凹凸不平。

（3）脾脏肿大.腹腔探及无回声区提示腹腔积液。

6.上消化道造影（GI）

（1）食管静脉曲张：表现为食管下段黏膜增粗，呈虫蚀样、串珠状或蚯蚓状充盈缺损。

（2）胃底静脉曲张：表现为胃底结节状或菊花状充盈缺损。

7.内镜检查　可观察静脉曲张的部位和程度，判断出血部位和原因，并可进行止血治疗。

8.肝穿刺活检　有假小叶形成可确诊肝硬化。

9.CT 表现

（1）早期肝脏体积正常或稍增大，中晚期肝脏体积缩小，各叶比例失调，肝右叶缩小，尾状叶和左叶外侧段相对增大。

（2）肝脏表面凹凸不平，肝裂增宽。

（3）早期肝硬化肝实质密度均匀，中晚期肝脏密度不均匀，为高低密度相间的稍高密度结节样增生和不同程度的低密度脂肪浸润改变。

（4）增强扫描时再生结节多为等密度，少数延迟可呈高密度或低密度。

（5）血吸虫性肝硬化多伴有线条状钙化：胆源性肝硬化可见胆管结石、肝内外胆管感染征象。

（6）继发改变如门静脉增宽、脾脏肿大、腹腔积液等表现。

【MRI 表现】

1.MRI 平扫

（1）形态改变：①肝硬化早期或伴有脂肪肝时肝脏体积可以增大。②大多数情况下肝脏因纤维瘢痕收缩而变小，肝脏外形不规则，呈波浪状或驼峰样改变，有时可类似于肿瘤。③肝叶比例失常，常见的是尾状叶和左叶外侧段代偿性增大而右叶萎缩，通常右前叶的萎缩比右后叶更加明显，导致肝脏前缘变平坦。④肝裂增宽，其内可见到间位结肠和胆囊。

（2）信号改变：①肝硬化时肝脏信号强度可以均匀或不均匀。肝硬化伴有肝炎或脂肪沉积时肝内信号不均匀,在 T_1WI 上表现为斑片状的高信号区。另外肝硬化时可伴有铁的沉积,导致肝脏信号的下降。②MRI对肝硬化的重要价值在于能显示再生结节,而 CT 和 US-般难以显示。再生结节在 T_1WI 上呈等信号或稍高信号,在 T_2WI 上呈低信号或稍低信号,结节内部信号均匀,无包膜(图 26-1-1)。

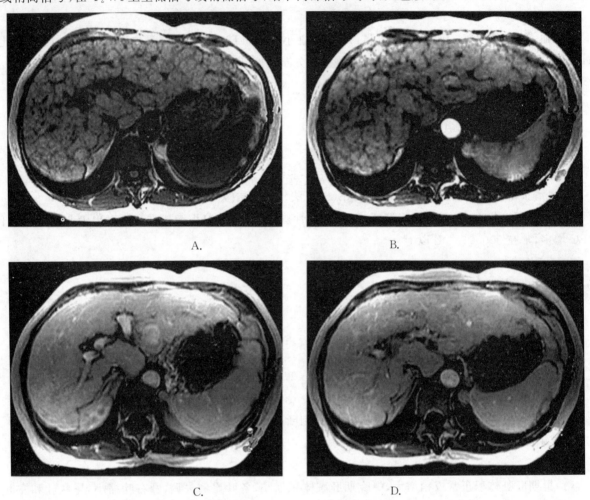

A.　B.

C.　D.

图 26-1-1　肝硬化再生结节

A.T_1WI 肝脏轮廓呈波浪状,肝实质信号不均匀,见多发小结节状稍高信号影;B~D.动态增强扫描动脉期肝脏呈不均匀结节样强化,门静脉期及延迟期全肝均匀强化

2.增强扫描

(1)肝硬化再生结节与正常肝实质强化相似,少数延迟可呈高信号或低信号。

(2)在 T_2WI 上可见到的不规则线状异常信号为纤维组织带,在动态增强早期可有轻度强化,而延迟强化比较明显。

(3)再生结节可压迫肝内血管,表现为管径变细、管腔变窄;压迫胆管时可以引起胆道梗阻。

3.肝外表现

(1)脾脏肿大,信号均匀,脾脏下缘超过肝脏下缘。

(2)门静脉高压,门静脉增宽,并可见侧支血管影,食管、胃底静脉曲张,T_2WI 上呈迂曲的条状、团状流空信号,增强后明显强化,CE-MRA 可清楚显示侧支血管的走行和引流途径。

(3)腹腔积液,少量时表现为肝、脾周围弧形长 T_1、长 T_2 信号,多量时表现为腹腔脏器周围长 T_1、长 T_2 信号,肠管聚集于腹部中央。

（二）脂肪肝

脂肪肝又称肝脏脂肪浸润，为肝脏的代谢功能异常，是由于过量的脂肪尤其是甘油三酯在肝细胞内过度沉积，从而引起肝脏脂肪变性。好发于中年人，常见病因有肥胖、糖尿病、肝硬化、酗酒、慢性肝病、肝代谢性疾病、高脂血症、营养不良、化疗和激素治疗等。根据肝脏脂肪浸润的范围分为弥漫性和局限性。

【诊断要点】

1.症状和体征　轻度或局限性脂肪肝多无临床症状。重度脂肪肝且伴有肝功能损害者，常有体态肥胖、肝脏肿大、肝区胀痛不适，或出现与病因有关的相应症状。

2.实验室检查

（1）血清甘油三酯（TG）升高，>1.71mmol/L。

（2）血清总胆固醇（TC）升高，>5.68mmol/L。

（3）β-脂蛋白（VLDL）升高，>7.0g/L。

3.超声检查　肝脏肿大，轮廓不清。肝内回声增强，血管结构回声不清。

4.CT 表现

（1）CT 平扫：肝实质密度普遍降低，CT 值多在−25～35HU。肝脏密度低于脾脏，肝脾 CT 值比值≤0.85 时脂肪肝诊断成立。肝内血管显影呈"枯枝状"，其密度高于肝实质密度。弥漫性脂肪肝中未被脂肪浸润的肝组织，被衬托为相对高密度区，称为肝岛。肝叶或肝段局部脂肪浸润称之为局限性脂肪肝。

（2）增强扫描：肝脏脂肪浸润区均匀强化，但仍低于强化后的正常肝脏和脾脏密度，无占位效应。肝内血管走行分布正常，可有受压变细。

【MRI 表现】

1.MRI 平扫　SE 序列对脂肪肝的敏感性较低，理论上讲脂肪肝的肝脏实质在 T_1WI 和 T_2WI 上的信号增加，但实际工作中仅有少数病例可见到肝脏信号强度增加。化学位移成像对脂肪肝的检出敏感性较高，在高场强 MRI 多采用梯度回波成像，脂肪肝在反相位上的信号强度与同相位相比有明显下降（图 26-1-2）。

2.增强扫描　弥漫性脂肪肝肝实质强化均匀一致。局灶性脂肪浸润其强化不及周围正常肝实质，边界可较平扫时清楚，呈片状或楔形低信号区，多位于肝裂周围、肝脏边缘部分。无占位效应，有时病灶内可见血管影通过.

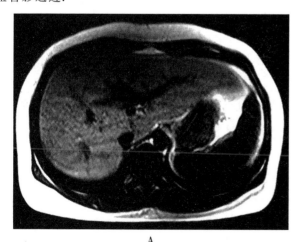
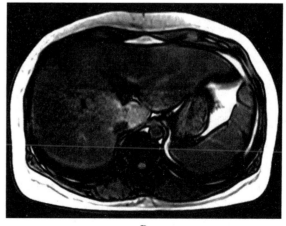

A　　　　　　　　　　　　　　　B

图 26-1-2　脂肪肝

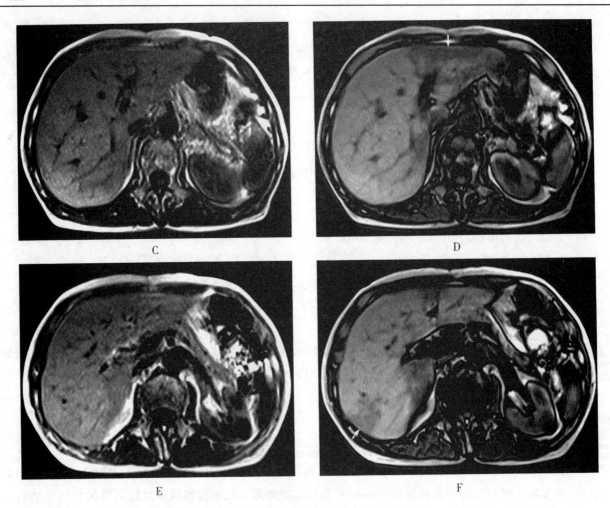

图 26-1-2 脂肪肝（续）

A、B、T$_1$ 同相位和反相位，弥漫性脂肪肝，反相位图像上肝脏信号较同相位弥漫性显著下降；C～F、C 和 E 为 T$_1$ 同相位，D 和 F 为 T$_1$ 反相位，局灶性脂肪肝，反相位图像上肝左、右叶分别见局部信号下降 CT

三、门静脉海绵样变性

门静脉海绵样变性（CTPV）是指由腹腔脏器炎症、癌肿转移、局部压迫和慢性肝病等原因，引起门静脉主干和/或肝内门静脉分支部分性或完全性阻塞后，导致门静脉血流受阻，引起门静脉压力增高，在其周围形成大量的侧支旁路静脉血管或阻塞后的再通。这些血管增粗扭曲、与淋巴管、胆管、血管伴行，越过阻塞段进入肝内与门静脉分支吻合。CTPV 发生于门静脉阻塞后的 1～12 个月，是门静脉阻塞后病理改变的最终结局。临床并不少见，发病年龄为 35～67 岁，平均 51.6 岁，性别差异与原发病相关。

【诊断要点】

1.症状和体征 除基础疾病的临床表现之外，常见症状和体征有：

(1)门静脉高压：反复大量呕血，常伴有黑便，失血量大时出现失血性休克。

(2)脾脏肿大和脾功能亢进：表现为血细胞减少，脾脏体积正常或轻微肿大。

(3)腹腔积液形成。

(4)胆汁淤积性黄疸。

(5)胰腺功能不全:发生率为 85%,表现为食欲不振、腹痛、腹胀、恶心、消瘦和腹泻等症状;儿童可致营养不良和生长发育迟缓。

2.实验室检查

(1)红细胞(RBC)减少,白细胞(WBC)和血小板(BPC)也显著减少。

(2)血清白蛋白(ALB)减少,A/G 比值倒置。

(3)总胆红素(TBIL)、碱性磷酸酶(ALP)增高,尿胆红素阳性。

(4)胆总管阻塞严重时,出现持续性黄疸。

(5)血清淀粉酶(AMY)增高。

3.内镜检查 胃镜检查可发现食管、胃底静脉曲张的程度和范围;经内镜逆行胰胆管造影(ERCP)可观察胆管受压情况和狭窄程度。

4.超声检查

(1)B 型超声:肝脾肿大、门静脉和脾静脉增宽、腹腔积液等门静脉高压征象。

(2)超声多普勒:门静脉血流持续性运动减退。

(3)彩色多普勒超声(CDUS)诊断 CTPV 敏感性更高,阳性率高于血管造影,可探测门静脉栓塞处的血流类型,有利于病因诊断。

5.CT 表现 CTPV 除了原发病的 CT 表现外,CT 增强扫描门静脉期可显示其特征性表现:门静脉主干和/或主要分支闭塞;门静脉走行区迂曲的或网状的侧支静脉自肝门部向肝内门静脉周围延伸,相互之间分界不清;有时可见肝实质灌注异常、门静脉高压侧支循环建立、脾脏肿大等非特征性表现。

【MRI 表现】

1.直接征象

(1)平扫示肝门部及门静脉走行区正常门静脉流空信号消失,在门静脉、胆囊周围可见由侧支静脉形成的圆点状、短条状异常流空信号影。

(2)增强扫描门静脉期门静脉主干不显示或显示不良,上述异常流空信号明显强化,表现为扩张迂曲的网状血管,呈海绵样结构。

(3)CE-MRA 可以更直观准确地显示 CTPV,了解门静脉栓塞程度、侧支静脉情况等(图 26-1-3)。

2.间接征象

(1)增强扫描动脉期肝实质出现异常灌注,即肝脏边缘局部区域出现强化。

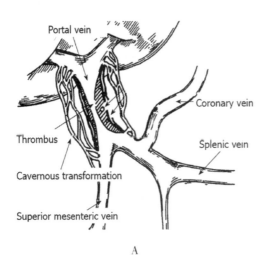

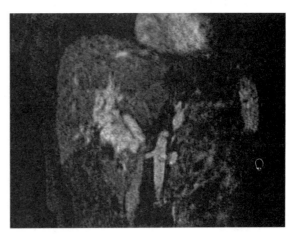

A   B

图 26-1-3　门静脉海绵样变性

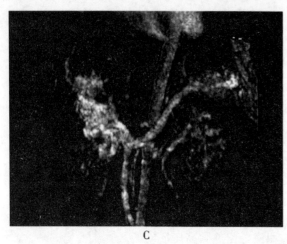
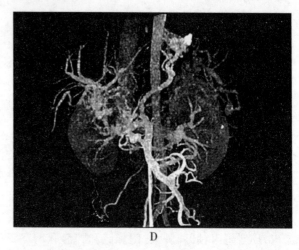

图 26-1-3　门静脉海绵样变性(续)

A.门静脉海绵样变性示意图;B.MRI 增强扫描冠状面,门静脉期示正常门静脉结构消失,门静脉走行区周围可见由侧支静脉形成的团块状和网状异常信号影;C、D.CE-MRA 血管成像,肝门区可见扩张迂曲的网状血管结构,肝内门静脉呈细条状延伸

(2)肝动脉管径增粗、扭曲,还可见门静脉提前显影,提示有肝动脉-门静脉分流。

(3)肝外胆管低位梗阻,胆管壁增厚、强化。

诊断 CTPV 目前尚没有公认的诊断标准,普遍认为临床上有侧支循环建立、脾肿大、腹腔积液等门静脉高压表现,影像学上有门静脉阻塞、侧支旁路静脉形成表现,可临床诊断为 CTPV。

四、肝豆状核变性

肝豆状核变性(HLD)也称 Wilson 病,是一种常染色体隐性遗传铜代谢障碍性疾病。由先天性酶缺陷导致铜代谢异常,引起神经系统豆状核变性和肝脏坏死后肝硬化、角膜色素环(即 K-F 环)形成等全身性疾病,多于 10～40 岁出现症状。

【诊断要点】

1.起病缓慢,首发症状　在 10 岁以前以肝损害多见,10 岁以后以神经系统损害多见,部分患者有家族史。

2.肝脏损害　表现为非特异性慢性肝损害症状,如食欲不振,肝区疼痛,肝肿大,脾功能亢进,病情加重则有黄疸、腹腔积液、肝性脑病等。

3.神经系统损害　主要表现为锥体外系症状,可出现多种多样的不自主运动,如肢体震颤、舞蹈样动作及共济失调,构音不清等。

4.精神症状　主要表现为情感障碍和动作、行为异常,如表情冷漠或兴奋躁动,动作幼稚或攻击行为,少数可有幻觉妄想。

5.角膜检查　可见 K-F 环。K-F 环为角膜边缘部铜沉着形成的绿褐色环,一般在裂隙灯下能见到。

6.铜生化测定　血清铜降低,铜蓝蛋白显著降低(正常值 20～40mg/dl),24 小时尿铜量显著增加。

7.CT 表现　主要是非特异性肝硬化表现。

【MRI 表现】

慢性肝炎或肝硬化表现,肝内可见结节影,T_1WI 呈高信号或稍高信号,T_2WI 呈低信号,这可能与在肝硬化出现之前,铜在肝脏内聚集的顺磁作用有关。T_2WI 上低信号结节周围有时可见高信号的炎性分隔(图 26-1-4)。

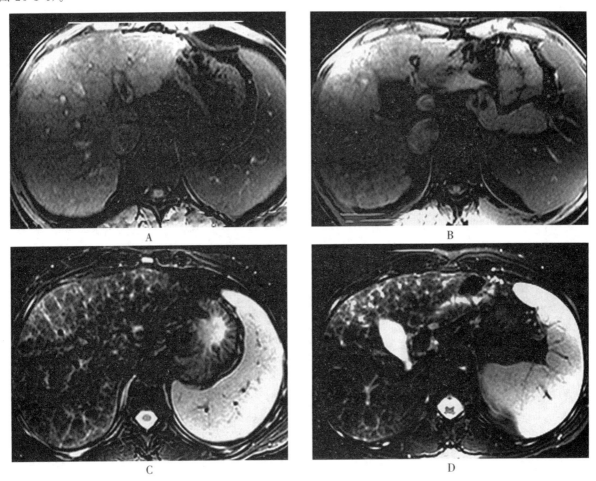

图 26-1-4　肝豆状核变性

A、B.T_1WI 示肝内弥漫分布结节,呈高信号或稍高信号,脾脏明显肿大;C、D.T_2WI 示多发结节呈低信号,其周围分隔呈高信号

五、血红蛋白沉着症

血红蛋白沉着症又称血色素病,是一种铁代谢紊乱性疾病,铁沉积于肝脏和其他器官(包括脾脏、胰腺、心脏、肾脏、胃肠道和内分泌腺)的实质细胞内,可造成该器官损伤。多在 40~60 岁发病。按病因分为原发性和继发性,原发性血红蛋白沉着症是一种常染色体隐性遗传病,经肠道过多吸收铁质;继发性血红蛋白沉着症主要是由于反复多次输血导致铁质在肝脏、脾脏及骨髓的网状内皮细胞内过度沉着。

【诊断要点】

1.90% 有肝脏增大,皮肤色素沉着,50% 有关节病,30% 有糖尿病。14% 并发肝癌。

2.超声检查:表现为弥漫性或局限性回声增强。

3.实验室检查:血清铁蛋白(SF)增高达 $200\mu g/dl$ 以上,平均约 $250\mu g/dl$。血清转铁蛋白(TRF)的铁饱和度高达 70%~100%。骨髓涂片或切片见含铁血黄素明显增多。

4.肝脏活检和普鲁士蓝染色是明确器官内过多铁沉积最简单、准确的方法,并能明确肝脏纤维化程度和排除其他疾病。

5.CT 表现:

(1)肝血红蛋白沉着症的 CT 扫描具有特征性表现,平扫可见全肝密度增高,CT 值为 86～132HU。CT 值的高低大致反映肝内的铁含量,病情越严重,肝脏密度增高越明显。

(2)肝硬化、门静脉高压或并发肝癌也是本病的重要特征。

(3)血红蛋白沉着症在分别采用 80kVp 与 120kVp 扫描时肝脏的 CT 值有明显差异,这点有助于本病与糖原累积症的鉴别,后者采用两种扫描条件时肝脏 CT 值变化不大。

【MRI 表现】

1.肝血红蛋白沉着症时,肝细胞内三价贮存铁失去顺磁特性,T_1WI、T_2WI 信号均明显降低,形成全肝低信号的“黑肝”表现。

2.肝内的铁含量与 T_2 或 T_2^* 的弛豫时间之间密切相关。当肝内含铁量＞2mg/g 时,T_2 值显著缩短。

3.对于原发性血红蛋白沉着症,MRI 扫描表现为肝脏信号降低,而脾脏信号正常(图 26-1-5)。继发性血红蛋白沉着症则肝、脾都呈低信号(图 26-1-6)。血红蛋白沉着症经治疗后,肝脏含铁量可逐步恢复至正常,其信号亦逐步增高恢复正常。

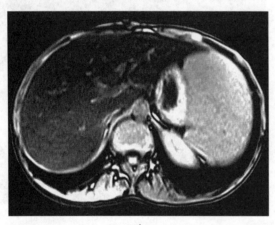
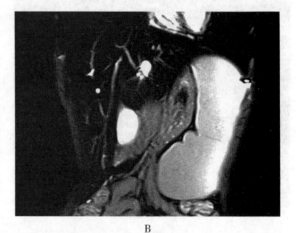

A   B

图 26-1-5　原发性血红蛋白沉着症

A、B.T_1WI 横断面和 T_2WI 冠状面全肝信号均明显降低,形成“黑肝”表现,脾脏肿大但信号正常

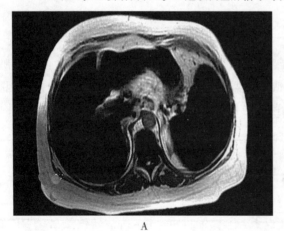
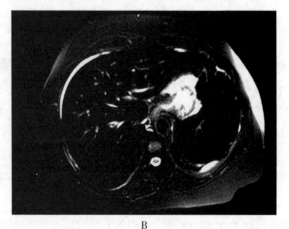

A   B

图 26-1-6　继发性血红蛋白沉着症

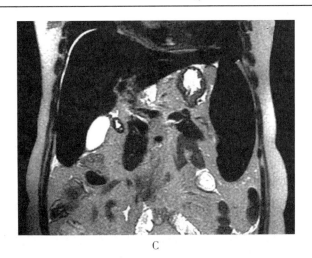

图 26-1-6　继发性血红蛋白沉着症(续)

A～C.T$_1$WI 和 T$_2$WI 横断面及 T$_2$WI 冠状面,示肝、脾均呈显著低信号

六、肝窦阻塞综合征

肝窦阻塞综合征(HSOS)是由于肝窦内皮细胞损害致肝窦流出道阻塞引起的肝内窦性门脉高压。既往被称之为肝小静脉闭塞症(HVOD),后来的研究表明本病的发展可以没有小静脉的参与,并且发生最早、最根本的病理改变是肝窦阻塞,因此更名为 HSOS。最常见的致病原因有两种:一是抗肿瘤化疗药物和免疫抑制剂,二是食用含吡咯双烷类生物碱的植物或被其污染的谷物。国内报道的患者多数有服用土三七史。肝窦阻塞后,肝细胞由于淤血、缺氧而发生变性、坏死,造成肝功能损害;中央静脉等小静脉的内皮细胞也可受累而导致管壁水肿、纤维化等,从而产生一系列的临床表现。

【诊断要点】

1.病史　有应用化疗药物、土三七等病史。

2.症状和体征

(1)乏力、食欲不振和厌油、尿黄和眼黄。

(2)上腹疼痛、黄疸、肝脾肿大,不明原因的体重增加。

(3)腹腔积液:顽固性腹腔积液,腹腔积液为漏出液,腹壁浅静脉无曲张。

(4)肝硬化:病程较长者可出现肝脏质地变硬、下肢水肿、脾肿大等。

3.实验室检查　可见 ALT 和 TBIL 升高,也可能有血清 ALB 降低,ALT、GGT、AST、ALP 升高和 PT 延长,血小板减少等。早期肝功能损害较轻,晚期可发生肝衰竭。

4.超声检查　表现为肝肿大、腹腔积液,肝区回声增粗、增密、分布不均,肝内血管网络不清,三支肝静脉内径变小,血流速度正常或减慢。下腔静脉内径变小,血流速度加快,出现湍流,均无阻塞。

5.CT 表现

(1)平扫除了肝硬化表现外,肝实质内见斑片状不均匀的略低密度影,形态不规则呈"地图样"或"浮雕状"。

(2)增强门静脉期表现为特征性的地图状、斑片状强化,强化区密度较均匀且明显高于低灌注区密度。

(3)病变沿肝内静脉血管放射状分布,肝内门静脉及肝静脉血管显示纤细扭曲伴有明显的"晕征",肝脏周边、尾状叶及左叶外侧段受累较轻。

（4）肝段下腔静脉无扩张。

（5）平衡期强化程度略有下降,密度趋向均匀,与正常肝组织分界不清。

【MRI 表现】

1.MRI 平扫   肝脏肿大,T_1WI 肝脏信号不均匀,肝静脉周围可见云絮状高信号(图 26-1-7A),T_2WI 上呈片状高信号(图 26-1-7B)。

2.增强扫描   肝脏不均匀强化,肝静脉和下腔静脉周围肝实质渐进性强化,强化范围逐渐扩大,呈"爪"形。外围肝实质呈不均匀性强化,肝静脉无强化或呈线样的轻度强化(图 26-1-7C)。

3.腹腔积液   可有门静脉高压表现。

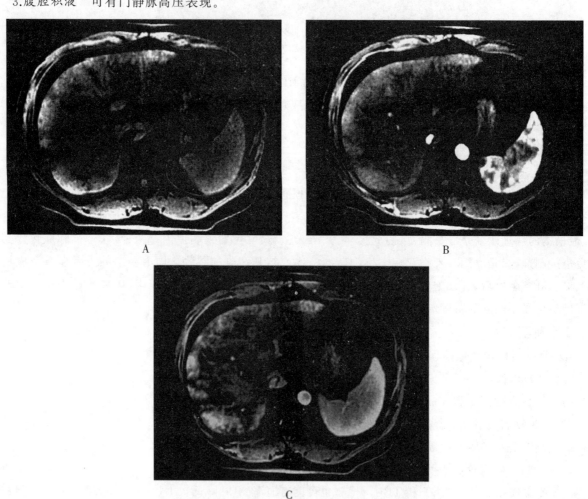

A   B

C

图 26-1-7   肝窦阻塞综合征

A.平扫 T_1WI 肝脏信号不均匀,可见云絮状高信号;B.增强扫描动脉期肝内信号较低;C.增强扫描门脉期肝脏不均匀强化,表现为特征性的地图状、斑片状强化

（杨家辉）

第二节　胆道炎症

一、急性胆囊炎

急性胆囊炎是胆囊发生的急性化学性和/或细菌性炎症,为临床常见的急腹症,多发于 50 岁以下女性。95％的患者合并有胆囊结石,通常由于胆结石嵌顿,引起胆囊管阻塞,胆汁淤滞,胆囊内压力增高,压迫胆囊壁血管和淋巴管,胆囊血供障碍导致炎症发生。常见致病菌为大肠杆菌、副大肠杆菌和葡萄球菌。病理上分为:单纯性急性胆囊炎、化脓性急性胆囊炎和坏疽性急性胆囊炎。

【诊断要点】

1.症状

(1)胆绞痛:突发右上腹持续性绞痛,常在饱餐、进食油腻食物后或夜间发作。疼痛常放射至右肩部、肩胛部和背部。如病变发展,疼痛可转为持续性并阵发性加剧。

(2)发热:常有轻度发热,通常无畏寒。如有寒战、高热提示病情加重或有并发症,如胆囊积脓、急性胆管炎或穿孔。

(3)黄疸:10％～25％的患者可出现轻度黄疸。

(4)其他:常伴有恶心、呕吐、厌食。

2.体征

(1)右上腹不同程度、不同范围的压痛、反跳痛及肌紧张。

(2)Murphy 征阳性,有的患者可扪及肿大而有触痛的胆囊。

(3)胆囊病变发展缓慢,大网膜可粘连包裹胆囊,形成边界不清、固定的压痛性包块。

(4)如病变发展快,胆囊发生坏死、穿孔,可出现弥漫性腹膜炎的表现。

3.实验室检查

(1)血白细胞(WBC)升高至$(12\sim15)\times10^9$/L。

(2)血清转氨酶(ALT)升高(>40U/L、37℃)。

(3)ALP 增高[连续检测法(AMP)>120U/L]。

(4)1/2 的患者血清胆红素轻微增高(>17.1μmol/L)。

(5)1/3 的患者血清淀粉酶升高(PNP 法>90U/L)。

4.超声检查　是胆道疾病首选的检查手段。

(1)胆囊增大,胆囊壁增厚(>3mm),甚至有"双边征"。

(2)胆囊积脓可见弥漫性斑点、云雾样低回声。

(3)超声 Murphy 征阳性,在检查中将探头压迫胆囊区腹部,患者疼痛增加或突然屏气停止呼吸,称为超声 Murphy 征阳性。

(4)胆囊窝无回声带提示积液或胆囊穿孔。

(5)合并结石可见强回声光团伴声影。

5.X 线检查　腹部平片可显示胆囊阳性结石,间接提示急性胆囊炎的可能。

6.CT 表现

(1)胆囊增大,胆囊壁弥漫性增厚,增厚的胆囊壁常呈分层状强化。

（2）胆囊密度增高：胆汁密度增高可接近肝脏实质密度。

（3）多并发胆囊结石、胆囊周围积液,甚至坏疽穿孔。

【MRI 表现】

1.胆囊壁增厚　胆囊壁弥漫性增厚(壁厚＞3mm)是诊断胆囊炎的重要依据,增厚的胆囊壁因水肿而出现 T_1WI 低信号, T_2WI 高信号,且边缘模糊(图 26-2-1)。增强扫描增厚的胆囊壁明显强化,以黏膜首先强化为特征,且强化均匀。

2.胆囊肿大　胆囊体积明显增大(直径＞5cm),其内常见低信号结石影(图 26-2-1)。

3.胆囊周围积液　增厚的胆囊壁周围环绕长 T_1、长 T_2 液体信号(图 26-2-1)。

4.并发胆囊积脓　胆囊周围脂肪间隙消失,胆囊内形成有液平的脓肿。

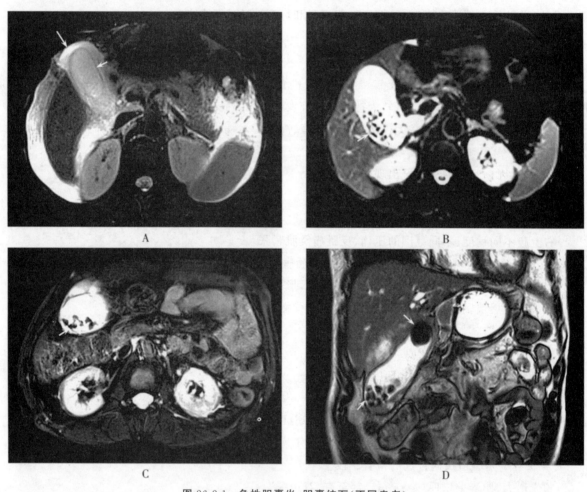

图 26-2-1　急性胆囊炎,胆囊结石(不同患者)

A.T_1WI,胆囊炎:胆囊壁增厚(↑),胆囊窝内可见长 T_2 液体信号(长↑);B.抑脂 T_2WI,胆囊体积增大,高信号胆汁内可见多发低信号结石呈石榴籽样(↑);C.抑脂 T_2WI,胆囊内多发低信号结石(↑);D.冠状位 T_2WI,胆囊体积增大,胆囊壁增厚,胆囊内多发大小不等的类圆形低信号结石(↑)

二、慢性胆囊炎

慢性胆囊炎多为急性胆囊炎反复发作的结果,也可没有明显的急性过程,常与胆结石并存且互为因果。本病女性多见,发病年龄在 30～50 岁,男女之比为 1:1.5。由于炎症、结石等反复刺激,胆囊有不同程度的炎性细胞浸润,纤维组织增生,胆囊壁增厚,与周围组织粘连等慢性炎症表现,严重者可致胆囊萎缩或积水。

【诊断要点】

1.症状

(1)常不典型,多数患者有胆绞痛史和急性胆囊炎发作史。

(2)右上腹及剑突下隐痛不适。

(3)常有厌油、餐后饱胀、暖气等消化不良症状,多在进食油腻食物后症状加重。

2.体征　右上腹局限性压痛,Murphy 征阳性。

3.实验室检查　收集十二指肠引流液进行胆汁检查,可发现胆汁内有脓细胞、胆固醇结晶、胆红素钙沉淀、寄生虫卵等,胆汁培养可发现致病菌。

4.超声检查

(1)胆囊壁增厚,胆囊缩小,回声增强,轮廓声影模糊。

(2)腔内探及团块状、长条状低回声,提示有浓厚的胆汁潴留。

(3)合并结石时可见囊壁、结石、声影"三合征"。

(4)胆囊功能减弱或消失。

5.X 线检查　胆囊阳性结石在右上腹部平片表现为环形或石榴籽样密度增高影。X 线检查主要作用在于发现是否同时存在阳性结石和少数胆囊壁钙化。

6.CT 表现　胆囊壁增厚;胆囊体积缩小或增大;胆囊壁钙化;胆囊结石等。

【MRI 表现】

1.胆囊体积变小(图 26-2-2A),部分胆囊由于胆囊积水引起体积增大。

2.胆囊壁均匀增厚,胆囊壁、胆囊窝 T_2WI 上信号增高(图 26-2-2B),增强后胆囊壁呈轻到中度均匀强化.内壁光整。

3.胆囊内结石:T_2WI 表现为胆囊腔内低信号影(图 26-2-2A,B)。

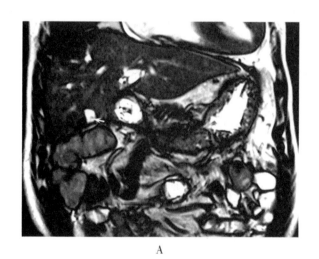 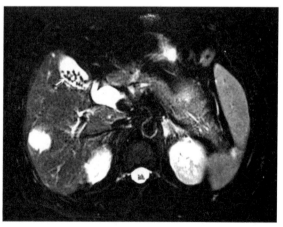

A　　　　　　　　　　　　　　　　　　　B

图 26-2-2　慢性胆囊炎(不同患者)

A.冠状位 T_2WI,胆囊体积变小,胆囊壁弥漫性均匀增厚,胆囊内见小圆形低信号结石(↑);B.抑脂 T_1WI,胆囊内多发低信号结石(↑)

三、黄色肉芽肿性胆囊炎

黄色肉芽肿性胆囊炎(XGC)又称为纤维性黄色肉芽肿性胆囊炎、胆汁肉芽肿性胆囊炎,是胆囊炎中一种少见的特殊类型,以胆囊慢性炎症为基础,伴有黄色肉芽肿形成、重度增生性纤维化以及泡沫状组织细胞为特征的炎性病变。发病率仅占胆囊炎症性疾病的 0.7%～13.2%,以中老年人多见,无明显性别差异。术前容易误诊为胆囊癌。

【诊断要点】

1.症状和体征

(1)临床上无特异性表现,患者常有慢性胆囊炎及胆囊结石史。

(2)右上腹反复发作性疼痛,Murphy 征阳性。急性发作时伴有恶心、呕吐、体重下降等。

(3)常导致胆囊与周围脏器之间形成内瘘,亦可出现 Mirizzi 综合征,也常见到胆囊壁坏死、穿孔等。

2.实验室检查　同急性胆囊炎。偶有血红蛋白下降,WBC 增加不明显,血沉增快;血淀粉酶和 ALP 增高少见.

3.超声检查　胆囊壁增厚,壁厚 4～10mm 占 90%,内壁光滑或有充盈缺损,轮廓不规则,少数探及壁间低回声结节及胆囊内结石。

4.CT 表现　胆囊壁增厚,壁内有低密度结节,胆囊周围炎性浸润呈不均匀稍低密度。增强扫描增厚的胆囊壁显示强化,结节多无强化,多伴有胆囊或胆管结石。

【MRI 表现】

1.胆囊体积增大,胆囊壁增厚,以弥漫性增厚为主,胆囊底部更为突出(图 26-2-3A)。

2.增厚胆囊壁内见大小不一、数目不等的圆形或椭圆形异常信号,T_1WI 呈等或低信号、T_2WI 呈等或高信号。增厚的胆囊壁内异常信号结节是其特异性 MR 表现(图 26-2-3B)。

3.绝大多数病例胆囊腔内见低信号结石(图 26-2-3C)。

4.MR 动态增强扫描:胆囊壁肉芽组织动脉期仅轻度强化,门脉期及延迟期强化逐渐明显,强化过程呈现炎性特点,典型者表现为"夹心饼干征",即增厚的胆囊壁内外环状强化(图 26-2-3D)。

5.增强后胆囊轮廓逐渐清晰,肝胆界面较清晰(图 26-2-3D)。

6.黏膜线:由于胆囊壁内多发肉芽肿的存在,将薄层肌层连同黏膜层推向胆囊腔,MR 表现为强化的线状信号,黏膜线一般完整或部分完整。

四、急性梗阻性化脓性胆管炎

急性梗阻性化脓性胆管炎(AOSC)或急性重症胆管炎(ACST)是常见的胆管外科急症,病情凶险,常导致多器官功能障碍。主要发病年龄为 22～72 岁,平均 47 岁。在我国,引起 AOSC 的最常见原因是胆管结石、胆道蛔虫和胆管狭窄。AOSC 的基本病理改变是胆管完全性梗阻和胆管化脓性感染。

【诊断要点】

1.症状

(1)以往多有胆道疾病发作史和胆道手术史。

(2)发病急骤,病情进展快,Charcot 三联征(上腹部胀痛或绞痛,寒战、高热、黄疸),还可出现休克、中枢神经系统受抑制表现,即 Reynolds 五联征。

2.体征

(1)不同程度的右上腹或剑突下压痛,可出现腹膜刺激征,有时可扪及肿大的胆囊。

(2)体温高于 39℃,少数低于 36℃,脉搏大于 120 次/分。

3.实验室检查

(1)白细胞计数(WBC)多高于 $20×10^9$/L,中性粒细胞升高,胞浆内可出现中毒颗粒。

(2)血小板计数(PLT)降低,最低可为 $(10～20)×10^9$/L,表示预后严重。

(3)凝血酶原时间延长,肝功能有不同程度受损。

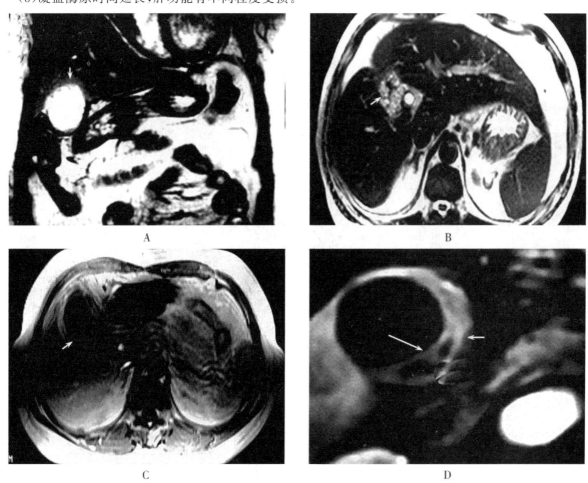

图 26-2-3　黄色肉芽肿性胆囊炎

　　A.冠状位 T_2WI,胆囊壁局限性不规则增厚,以胆囊底部明显(↑);B.T_2WI,增厚的胆囊壁内可见数目不等、大小不一的小圆形等及稍高信号(↑),呈串珠状镶嵌样表现;C.T_1WI,胆囊壁不规则增厚,以胆囊底部明显,胆囊腔内可见多个低信号结石(↑);D.增强扫描,可见增厚的胆囊壁肉芽组织强化明显,局部"夹心饼干征"(↑),胆囊黏膜线完整(长↑)

4.临床诊断标准　临床出现感染性休克或下列指标中的两项可确定 AOSC 的诊断。

(1)精神症状。

(2)脉率>120 次/分。

(3)WBC>$10×10^9$/L。

(4)体温高于 39℃ 或低于 36℃。

(5)胆汁为脓性,胆管内压力明显升高。

（6）细菌学培养阳性。

5.分级　按 AOSC 病情分四级。1 级为单纯性；2 级伴有感染性休克；3 级伴有胆源性肝脓肿；4 级伴有多器官功能衰竭。

6.CT 表现　肝内胆管扩张，脓性胆汁淤积，胆管壁水肿，增强扫描肝内外胆管壁强化，并发胆源性肝脓肿、胆管内积气、胆管结石。

【MRI 表现】

对肝内外胆管扩张、结石和胆囊病变显示非常满意。

1.炎性狭窄　表现为胆管壁增厚，增强后见胆管壁持续强化，MRCP 胆管呈锥形逐渐狭窄（图 26-2-4A）。

2.胆管结石所致 AOSC　表现为胆管内类圆形短 T_2 信号影，MRCP 显示胆管呈"杯口状"狭窄或阻塞（图 4P3-10B）。

3.蛔虫性狭窄　胆管内线样异常信号影，因蛔虫存活或死亡，其信号表现不同（图 26-2-4C）。

4.壶腹部肿瘤　MRrP 显示胆总管、胰管全程扩张，肝内胆管扩张呈"软藤征"（图 26-2-4D）。

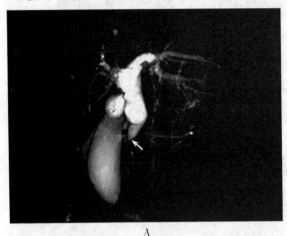
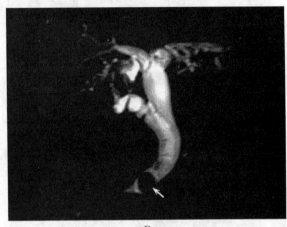

A　　　　　　　　　　　　　　　　　　B

图 26-2-4　急性梗阻性胆管炎（不同患者）

A.MRCP，胆总管下段炎症性狭窄，胆总管下段管腔逐渐变细（↑），管壁柔和；B.MRCP，胆总管下段结石，阻塞平面胆总管呈"杯口状"，结石呈低信号，边缘清晰（↑）；C.MRCP，胆道蛔虫，胆总管内可见线条状低信号（↑），边缘清晰；D.MRCP，壶腹部肿瘤合并低位胆道梗阻，肝内胆管、肝总管、胆总管及胰管（↑）全程扩张，肝内胆管扩张呈"软藤征"

五、硬化性胆管炎

硬化性胆管炎是一种淤胆性疾病。胆管弥漫性炎症、广泛纤维化增厚和胆管狭窄是本病的病理特征。胆管病变可为均一性、节段性或不规则性。病变可侵犯整个胆道系统，以肝外胆管病变明显，胆囊一般不受侵犯。并逐渐发展致胆汁性肝硬化、门静脉高压症、肝衰竭而死亡。

本病病因不明。目前认为与自身免疫性疾病、慢性肠源性感染、病毒感染、中毒等因素有关。合并肠道炎性疾病者常见，50%～70% 的患者合并溃疡性结肠炎。另外，还可合并腹膜后纤维化、类风湿关节炎等疾病。本病约 2/3 的患者发生在 45 岁以下，男女之比为 3∶2。

【诊断要点】

1.症状和体征

（1）起病缓慢，黄疸初期呈间歇性加重，后期呈慢性持续性梗阻，伴瘙痒及间歇性右上腹疼痛、恶心、吐、乏力、体重减轻等。

（2）偶有畏寒、发热等胆管炎症状。

（3）常出现肝硬化、门静脉高压症的表现。

（4）体征：右上腹压痛。

2.X线检查　以经皮肝穿刺胆道造影(PTC)显示为好，但是PTC检查操作难度大。造影表现为：肝内胆管分支减少；肝内、外胆管节段性狭窄和扩张，呈"串珠"样。

3.CT表现　胆管粗细不均，狭窄与扩张并存，胆管壁增厚。

【MRI表现】

1.MRCP特征性表现为渐进性胆管周围纤维化造成的肝内外胆管多发性狭窄，狭窄段胆管之间可见胆管扩张，形成特征性的胆管"串珠样"表现，肝内胆管分支减少。

2.常侵犯全部肝外胆管，狭窄段长短不一。

3.胆管壁增厚，增强后胆管壁强化，但厚度不超过5mm。

4.合并肝硬化时，肝内可见再生结节。

（吴红勇）

第三节　胰腺炎

一、急性胰腺炎

急性胰腺炎(AP)是一种常见的急腹症，其不仅是胰腺本身的炎症，而且是心、肺、肾、肝多脏器受损的全身性疾病。本病占住院人数的0.32%～2.04%，近年有上升趋势，好发于20～50岁，女性多于男性，男女之比约为1∶1.7。常见病因有胆道疾病、过量饮酒和暴饮暴食，其他还有高脂血症或高钙血症、胰腺缺血以及继发于其他感染性疾病等。病理分型为水肿型（约占80%）和出血坏死型。AP的严重程度影像学分级采用CT严重指数(CTSI)或磁共振严重指数(MRSI)，分为轻症(0～2分)AP、中症(3～6分)AP和重症(7～10分)AP。

【诊断要点】

1.症状

（1）腹部症状：

1）腹痛：突然发生中上腹剧烈疼痛，部分患者疼痛向腰背部放射。疼痛程度与炎症程度成正比。

2）腹胀：与腹痛常同时出现，腹胀较重，轻度腹胀常为较早期的症状。

3）恶心、呕吐：初期可有较频繁的恶心、呕吐，吐后腹痛不减为本病特点之一。

（2）全身症状：

1）发热：部分患者有发热，约38℃；如有寒战、高热则表示有胆道感染或胰腺坏死并发感染。

2）黄疸：约1/4的病例有黄疸，多因胰头水肿压迫胆总管或胆总管结石梗阻所致。

3）休克：见于急性坏死性胰腺炎早期，腹痛伴休克是急性坏死性胰腺炎的特点之一。

2.体征

（1）急性水肿型胰腺炎患者上腹正中偏左压痛，无肿块、无腹膜炎或轻度腹膜炎体征。

（2）急性坏死性（重症）胰腺炎患者有腹膜炎体征。

3.实验室检查

(1)淀粉酶测定:血、尿淀粉酶检查是诊断本病的主要手段之一。①血淀粉酶(正常值 40～180U/L,α-淀粉酶水解法)在发病 1～2 小时后开始上升,24 小时达高峰,可持续 4～5 天,血淀粉酶升高＞500U/L。②尿淀粉酶(正常值 80～500U/L,α-淀粉酶水解法)在发病 12～24 小时后开始上升,可持续 1～2 周或更长时间。③淀粉酶升高后突然下降,而临床症状和体征不减轻,应考虑有胰腺坏死。淀粉酶持续升高或降低后又升高,多提示有并发症。

(2)其他:①血钙降低,血钙明显降低预示病情严重。②白细胞和血糖升高,以及血气分析异常。

4.X 线检查

(1)胸片可见胸腔积液,或有左下肺不张或左膈抬高。

(2)腹部平片可见十二指肠充气,表示近段空肠麻痹;"结肠中断征"表现为横结肠麻痹扩张,而结肠脾曲及远段结肠内无气体影。

5.超声检查　能发现胰腺弥漫性肿大和胰周积液,胰腺间质水肿表现为全胰均匀低回声;有出血坏死时可出现粗大强回声。

6.CT 表现

(1)胰腺肿大:常为弥漫性肿大,也可表现为胰头或胰尾局限性肿大。

(2)胰腺密度改变:胰腺实质密度多不均匀,出血在平扫时表现为局灶性高密度;胰腺实质坏死表现为低密度灶,增强后无强化。

(3)胰周改变:胰腺轮廓模糊,胰周可有积液或蜂窝织炎样改变。

(4)肾筋膜增厚:是诊断急性胰腺炎的重要标志,即使在胰腺本身改变不明显时。肾前筋膜增厚往往左侧较右侧明显.

(5)并发症:常见的有胰性腹腔积液和胸腔积液,胰腺或腹膜后脓肿;后期可有假性囊肿形成。

【MRI 表现】

1.直接征象

(1)胰腺肿大:60%的 AP 有胰腺弥漫性肿大(图 26-3-1;图 26-3-2)(胰头＞3cm,胰体＞2.5cm,胰尾＞2cm)或胰腺局限性明显肿大;胰管扩张＞3mm。

(2)胰腺小叶间隔增厚:在脂肪抑制序列 T_2WI 上表现为胰腺内沿小叶间隔分布的线条状高信号。

(3)胰腺被膜增厚:在脂肪抑制序列 T_2WI 上表现为胰腺边缘信号增高(图 26-3-1)。

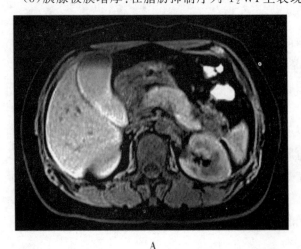
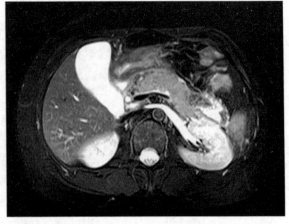

A　　　　　　　　　　　　　　B

图 26-3-1　急性胰腺炎

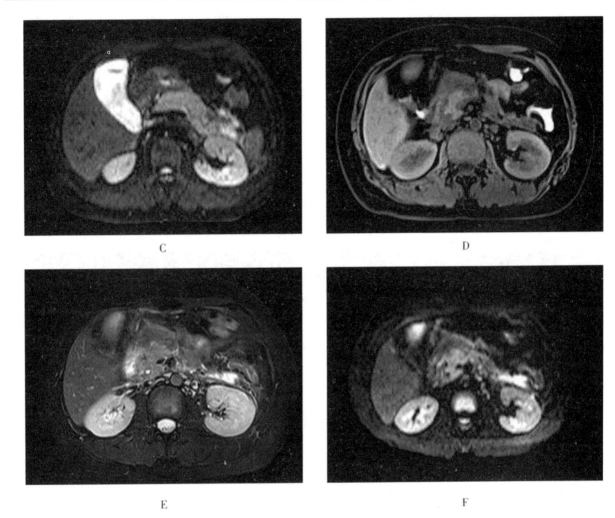

图 26-3-1 急性胰腺炎（续）

A 和 D 为 T_1WI，B 和 E 为 T_2WI，C 和 F 为 DWI，胰腺弥漫性肿大，T_2WI 脂肪抑制图像上可见胰腺边缘被膜增厚，信号增高；胰头周围可见长 T_1、长 T_2 信号的液体渗出，DWI 表现为等、低信号

（4）胰腺坏死和出血：重症胰腺炎常并发胰腺局灶性或弥漫性坏死，MRI 表现为 T_1WI 胰腺内低或稍低信号，T_2WI 呈高信号；有学者用"盐和胡椒"和"黑胰征"形容胰腺的局限性和弥漫性坏死。伴有出血时在 T_1WI、T_2WI 像上均表现为局灶性高信号（图 26-3-2）。

2.胰腺周围改变

（1）蜂窝织炎：MRI 平扫以稍长 T_1、长 T_2 信号为主，间有分隔样等 T_1、等 T_2 信号；增强为形态不规则的炎性肿块，内有多条粗细不一的分隔样强化，形似蜂窝。

（2）积液：①半数以上的 AP 有胰周积液，表现为条片状影，T_1WI 呈稍低或低信号，T_2WI 呈稍高或高信号（图 26-3-1）；②网膜囊积液，胰周积液的 AP 病例 35% 以上累及网膜囊，在 T_2WI 呈斑片状高信号。

（3）腹膜后脂肪间隙受累：按照 MRI 严重指数分级，轻症、中症、重症 AP 中肾周间隙受累率分别为 47.01%、91.52%、91.67%；轻症 AP 病例中左侧肾周间隙受累的概率高于右侧，在中症和重症 AP 中两侧受累的概率没有明显差异。MRI 表现为 T_1WI 呈条状或网格状稍低信号或等信号，T_2WI 呈高信号；积液增加时呈斑片状或条弧形。24% 的 AP 合并血管周围积液。

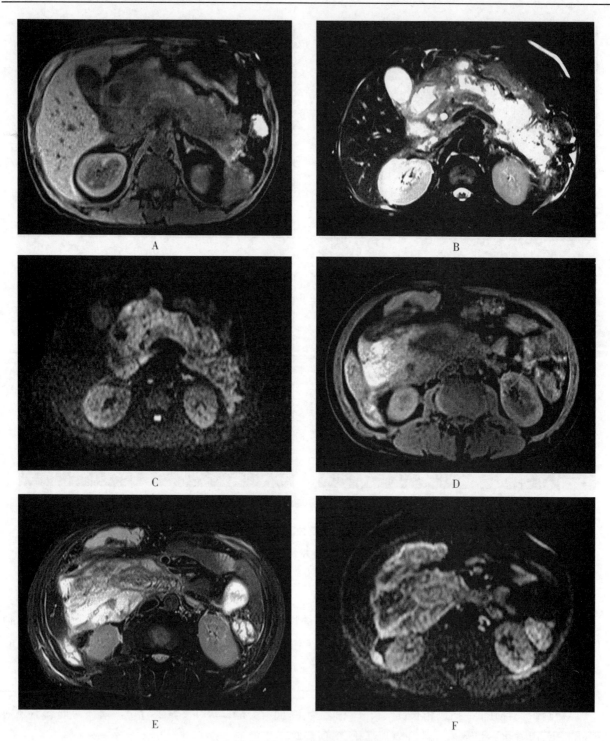

图 26-3-2 出血坏死性胰腺炎

A 和 D 为 T_1WI，B 和 E 为 T_2WI，C 和 F 为 DWI，胰腺体积弥漫性增大，内见出血、坏死信号，胰腺周围见大量液体渗出，部分呈包裹性，累及肝肾间隙；病变 T_1WI 以等、低信号为主，T_2WI 以等、高信号为主，DWI 上积液呈低信号

（4）胰周血管受累：动脉受侵表现为 T_1WI 和 T_2WI 血管腔内出现稍高信号，局部动脉壁毛糙。MRI 增强动脉期可见受累动脉强化程度降低，边缘模糊；静脉受累表现为受累段静脉管腔内出现稍高信号，MRI 增强静脉期见静脉腔内局限性或完全性充盈缺损。

3.并发症

(1)脓肿:以胰内多见,呈形态规则或欠规则的液体信号,有明显的壁;可靠征象为病灶内散在小气泡,此征象的发生率为 30%～50%。

(2)假性囊肿:约 9% 的 AP 病例后期形成假性囊肿,多位于胰外,胰内也可发生,单发或多发,单纯的假性囊肿为 T_1WI 低信号、T_2WI 高信号,即典型的水样信号;扩散加权成像(DWI)一般为等、低信号。假性囊肿内伴有出血或蛋白质含量异常时称为混杂性假性囊肿,T_1WI 和 T_2WI 均为不均匀混杂信号。

(3)其他:胰性腹腔积液和胸腔积液。

4.鉴别诊断　轻症 AP 胰腺仅表现为轻度弥漫性或局限性增大时,需要与胰腺癌鉴别;重症胰腺炎后期假性囊肿形成后需和胰腺囊性肿瘤鉴别,结合临床病史不难做出准确诊断。

二、慢性胰腺炎

慢性胰腺炎(CP)是由多种原因引起的反复发作的、渐进的、广泛的胰腺实质坏化,胰腺体积缩小变硬,表面结节不平,胰管狭窄伴节段性扩张,可有钙化与假性囊肿形成。临床主要表现为反复发作的上腹部疼痛,伴不同程度的胰内、外分泌功能减退或丧失。腹痛、脂肪泻、糖尿病和消瘦称为慢性胰腺炎四联征。

【诊断要点】

1.症状

(1)腹痛:反复发作性上腹部疼痛不适,向腰背部放射呈束带状;急性发作时疼痛加剧,常伴有厌油、腹泻、恶心、呕吐,吐后腹痛不缓解。

(2)脂肪泻:为胰腺外分泌减少所致。

(3)糖尿病:1/3 的患者为胰岛素依赖型,这是胰腺内分泌不足的表现。

(4)体重减轻:由于蛋白质与脂肪等消化吸收不良所致,体重减轻的程度和速度与慢性胰腺炎发作频率和持续时间有关。

(5)其他:少数患者可有黄疸、鼻出血和齿龈出血等。

2.体征

(1)消瘦、贫血貌。

(2)部分患者在中上腹有深压痛,左腰背部有叩击痛。

3.实验室检查

(1)血、尿淀粉酶在急性发作时可升高。

(2)粪检可在镜下见到脂肪球,也可用定量分析法测定粪中脂肪球的含量。

4.X 线检查

(1)腹部平片:部分患者腹部平片可显示胰腺结石或胰腺钙化影。

(2)经内镜逆行胰胆管造影(ERCP):表现为主胰管边缘不光整,多处狭窄伴有狭窄后囊状扩张,整个胰管呈串珠状,有时可见胰管结石或假性囊肿形成。

5.超声检查　可直接显示胰腺体积增大或萎缩,形态不规则或呈分叶状轮廓,胰实质回声增强或回声不均,胰管扩张和胰管内结石。

6.CT 表现

(1)胰腺可呈局限性或弥漫性萎缩、正常大小或全胰增大,胰腺边缘多不规则。

(2)胰管扩张,管径＞3mm,多呈不规则串珠状或管状扩张。

(3)1/4 的 CP 病例有胰腺钙化,多呈星形、条状或结节状;胰管钙化多为慢性胰腺炎的特征性表现,胰管内结石常与胰管扩张相伴随。

(4)假性囊肿:常为多发,囊壁较薄,可伴有钙化。

(5)胰周筋膜增厚:为慢性胰腺炎的重要间接征象,2/3 的患者在胰周见到数条粗细不均、方向不一的纤维索条影,部分病例也可见到左肾前筋膜增厚。

(6)并发胰腺癌:2%～5%的 CP 病例并发胰腺癌。

【MRI 表现】

1.胰腺形态大小的改变:胰腺多呈局限性或弥漫性增大,表现为病变区前后径增大,晚期胰腺出现萎缩(图 26-3-3A、B);胰腺边缘多不规则。部分病例胰腺体积可以正常。

2.T_2WI 上胰腺信号降低,并可显示胰腺周围渗出和假性囊肿(图 26-3-4)。

3.动态增强扫描病变区多与正常胰腺组织同步强化,少数病例表现为无强化或轻微强化。

4.胰头部炎性肿块表现为胰头部局限性肿大,胆胰管扩张,胰腺体尾部萎缩,胰周血管脂肪层消失。

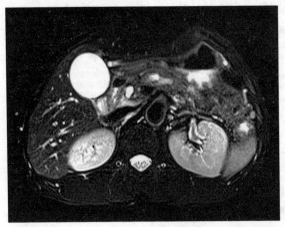
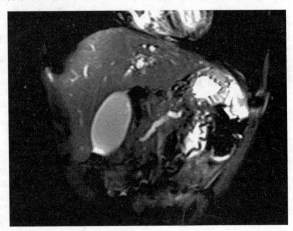

A   B

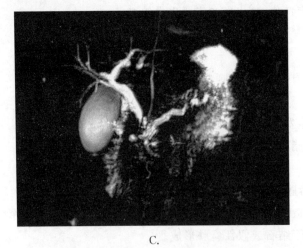

C.

图 26-3-3 慢性胰腺炎

A、B.分别为横断面和冠状面 T_2WI,示胰腺萎缩,边界不清,信号不均;C.MRCP 示胰管"串珠样"不均匀扩张

5.MRCP 表现:

(1)2/3 的 CP 患者有胰管扩张,扩张程度在 4.2～9.6mm,胰管形态多为粗细不均的串珠状扩张(图 26-3-3C),少数为管状扩张性改变。

(2)1/3 的 CP 病例胆总管狭窄,阻塞端表现为"锥形"或"鼠尾状"。

6.近 1/3 的 CP 并发胰假性囊肿,常为多发,囊壁较薄,可伴有钙化。

7.胰腺钙化和胰管结石:CP 病例有胰腺钙化的约占 1/4,多呈星形、条状或结节状低信号,胰管内结石表现为扩张的胰管内单发或多发的充盈缺损,T_2WI 呈低信号,此为慢性胰腺炎的特征性表现。

8.胰周筋膜增厚为慢性胰腺炎的重要间接征象,2/3 的患者在胰周见有数条粗细不均、方向不一的纤维索条影;另外也可见到左肾前筋膜增厚。

9.2%～5% 的 CP 病例合并胰腺癌,可见胰腺癌的相关征象.

10.鉴别诊断:发生在胰头部的 IPM 在临床表现和实验室检查等方面与胰头癌有诸多相似之处.鉴别诊断常常存在困难。MRI 技术为鉴别诊断提供以下征象:

(1)胰头癌液化坏死较 IPM 常见。

(2)动态增强扫描大部分 IPM 与胰腺同步强化,而胰头癌延迟强化,强化达峰值时间常在 2.5min 之后。

(3)"双管征"被认为是胰头癌较可靠的征象,胰管扩张的程度胰头癌较 IPM 明显。

(4)在 ERCP、MRCP 图像上胰头癌表现为胰管阻塞、中断,IPM 则表现为"串珠样"扩张,狭窄阻塞段呈"锥形"或"鼠尾状",90% 左右的病例可见"胰管穿透征"。

(5)肿块内见到斑块状钙化或假性囊肿则提示 IPM 的可能性大。

(6)胰周大血管内癌栓及转移征象仅在癌性病变中见到。

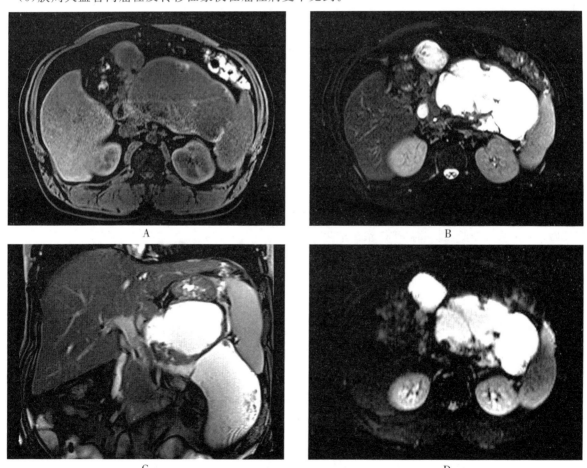

图 26-3-4　慢性胰腺炎伴假性囊肿形成

A～C.分别为脂肪抑制横断面 T_1WI、脂肪抑制横断面 T_2WI、冠状面 T_2WI,示假性囊肿信号不均匀,以长 T_1、长 T_2 信号为主,假性囊肿累及脾肾间隙;D.DWI 示假性囊肿以高信号为主

三、自身免疫性胰腺炎

自身免疫性胰腺炎(AIP)是胰腺对自身成分作为抗原由 CD4 阳性的辅助细胞的识别产生免疫应答而造成胰腺的炎症性病变。与常见原因的慢性胰腺炎比较,AIP 有以下临床特点:①以老年男性为主,男女之比为 5∶1～2∶1;②60% 以上病例发生梗阻性黄疸,部分有糖尿病和微腹痛,但极少胰腺炎急性发作;③无饮酒或胆石症等其他慢性胰腺炎易感因素;④血清 γ-球蛋白、IgG 或 IgG4 水平升高,1/3 的病例有 CA19-9 异常;⑤血清自身抗体阳性;⑥组织学为胰腺淋巴细胞、浆细胞浸润及纤维化,免疫组化见大量 IgG4＋浆细胞、CD_4^+ 和 CD_8^+ 淋巴细胞;⑦激素治疗有效。

【诊断要点】

1.症状与体征　临床症状无特异性,可表现为轻度的腹痛和背部疼痛,阻塞性黄疸也较常见,以 Sjogren 综合征为代表的自身免疫性疾病合并者为多。其他如膜性肾炎、糖耐量异常、硬化性胆管炎、慢性风湿性关节炎、慢性甲状腺炎也可合并自身免疫性胰腺炎,其中糖尿病合并率最高。

2.实验室检查

(1)嗜酸性粒细胞增加,活化 CD4、CD8 阳性。高 γ-球蛋白血症,IgG 和 IgG4 增高。自身免疫抗体(抗核抗体、抗线粒体抗体、抗 CA-Ⅱ抗体、类风湿因子、抗 α-fodrin 抗体、抗平滑肌抗体)存在。

(2)血尿胰酶可升高、正常或偏低,40%～50% 的患者升高。60%～70% 的患者肝胆系酶和胆红素升高。

3.超声检查　弥漫性或局灶性胰腺肿大伴回声降低,胆道梗阻征象较常见,部分病例胰腺炎症累及胆总管、肝内胆管及胆囊。超声造影弥漫性 AIP 多为均匀性增强及消退。

4.ERCP　胰管狭窄是自身免疫性胰腺炎的特征,胰腺周围炎性细胞浸润和纤维化是管腔狭窄的原因。主胰管通常变细,管壁不整,狭窄长度占主胰管 2/3 以上为弥漫型,占 1/3～2/3 为局限型。

5.FDG-PET 检查　自身免疫性胰腺炎在炎症最重时,病灶内 FDG 高浓聚。炎症消退或类固醇激素治疗有效后,FDG 浓聚降低,缓解时 FDG 浓聚消失。

6.CT 表现　胰腺弥漫性肿大为特征所见,可见低密度包膜样边缘的"腊肠样"改变,动态增强扫描早期强化不明显,呈延迟强化表现。

【MRI 表现】

1.胰腺弥漫性或局灶性增大,以胰头最为明显,弥漫性增大者呈"腊肠样",边缘光滑,正常的羽毛状边缘消失;胰腺信号欠均匀,T_1WI 为等或低信号影,T_2WI 为等或稍高信号,DWI 为高信号;动态增强扫描呈渐进性强化(图 26-3-5;图 26-3-6)。

2.主胰管弥漫性或节段性不规则狭窄,多有胰头段胆总管狭窄,有时可出现"双管征"(图 26-3-5C;图 26-3-7)。

3.胰周可见条状低信号的包膜,增强后呈延迟强化。

4.胰腺钙化和胰周假性囊肿极少见,此可作为 AIP 与慢性胰腺炎的鉴别要点之一。

5.胰周血管可受累,可有腹膜后淋巴结肿大。

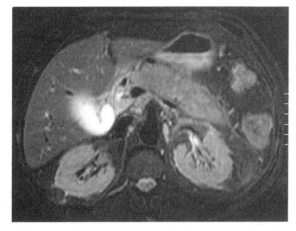
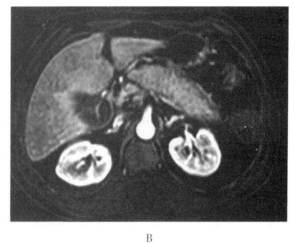

A   B

图 26-3-5 自身免疫性胰腺炎

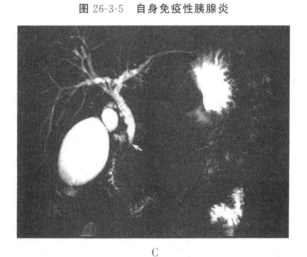

C

图 26-3-5 自身免疫性胰腺炎(续)

A.为 T_2WI 抑脂横断面,胰腺弥漫性增大,信号欠均匀,以等 T_2 信号为主;B.增强扫描动脉期胰腺轻度强化;C.MRCP 示胆总管下端狭窄(T)

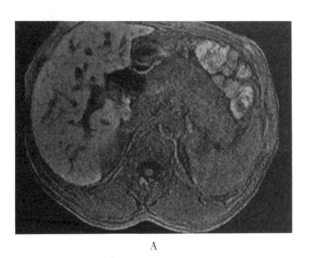
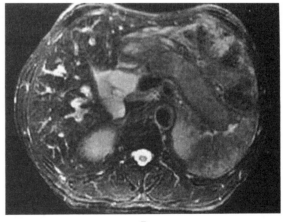

A   B

图 26-3-6 自身免疫性胰腺炎

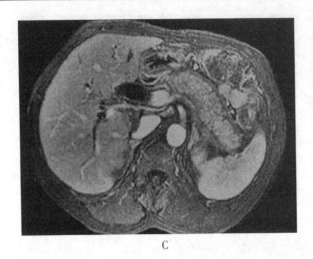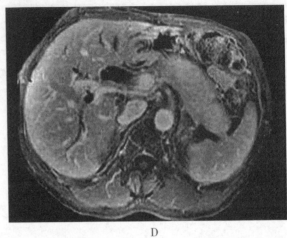

C   D

图 26-3-6   自身免疫性胰腺炎（续）

A、B.为 T_1WI 和 T_2WI，胰腺弥漫性肿大，信号欠均匀，T_1WI 及 T_2WI 以等或低信号影为主，胰腺边缘可见低信号包膜，形似"腊肠"；C.动态增强扫描早期轻度强化，包膜强化不明显；D.延迟扫描胰腺强化更显著，包膜亦明显强化，与胰腺信号相似

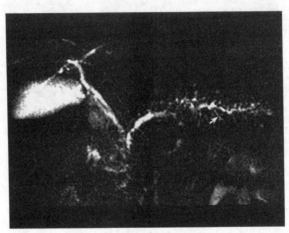

图 26-3-7   自身免疫性胰腺炎

MRCP 示主胰管弥漫性不规则狭窄，长度超过主胰管的 2/3，胰管分支亦见扩张（T）

（杨家辉）

参 考 文 献

1.金征宇,龚启勇.医学影像学.北京:人民卫生出版社,2015

2.王骏.医学影像后处理技术.南京:东南大学出版社,2015

3.(德)德纳特著,梁长虹,曾辉译.医学影像学诊断与鉴别诊断(第六版).北京:人民军医出版社,2013

4.白人驹.医学影像诊断学.北京:人民卫生出版社,2010

5.丁建平,王霄英.医学影像学读片诊断图谱.北京:人民卫生出版社,2013

6.章伟敏.医学影像技术学MR检查技术卷.北京:人民卫生出版社,2014

7.(美)艾森伯格.临床影像鉴别诊断图谱.科学出版社,2012

8.王振宇.人体断面与影像解剖学.北京:人民卫生出版社,2010

9.(美)斯图尔特著,王继琛译.急诊影像病例点评200例.北京:北京大学出版社,2013

10.刘爱莲.格-艾放射诊断学精要.北京:人民军医出版社,2015

11.刘士远,陈起航,吴宁.实用胸部影像诊断学.北京:人民军医出版社,2012

12.姜玉新.医学超声影像学.北京:人民卫生出版社,2010

13.(美)奥斯波恩著,吴卫平译.脑部影像诊断学.北京:人民卫生出版社,2013

14.(德)拉克内,(德)库克著,赵斌,柳澄译.影像误诊病例分析.济南:山东科学技术出版社,2013

15.王振常.中华影像医学.北京:人民卫生出版社,2011

16.(美)奥斯本,(美)萝丝,(美)萨尔斯曼著,耿道颖,刘筠译.影像专家鉴别诊断颅脑与脊柱脊髓分册.
　北京:人民军医出版社,2012

17.黄进.急腹症影像学(第2版).北京:人民卫生出版社,2012

18.周诚.中华临床医学影像学泌尿生殖分册.北京:北京大学出版社,2016

19.杨艳辉,石逸杰,彭如臣.胰腺实性假乳头状瘤的影像学诊断.中国医疗前沿,2011,05:11-12+52.

20.钟平勇.脊柱结核的CT及MRI影像诊断价值.当代医学,2011,20:79-80.

21.董海涛,马艳花.骨纤维异常增殖症的影像学表现.中国实用医药,2011,21:143-144.

22.朱永高,吕梁.痛风性关节炎的比较影像学诊断.当代医学,2013,07:110-111.

23.陈国雄.腰椎间盘突出症CT与MRI影像对比分析.当代医学,2013,04:106-107.

24.陈迪耀,黄小军,刘东文,潘爱珍.肺硬化性血管瘤的影像学及病理分析.当代医学,2013,19:82-83.

25.宋国亮,赖党强,陈奕鹏.颈动脉粥样硬化斑块的影像学诊断价值.当代医学,2010,07:87-88.

26.李晓曦.甲状腺结节的影像学诊断.中国实用外科杂志,2010,10:886-888.

27.张晓鹏,张晓燕.腹膜后肿瘤术前影像学评估.中国实用外科杂志,2008,04:252-256.

28.张波,倪泉兴.胰腺良性肿瘤的影像学诊断与评价.中国实用外科杂志,2008,05:378-380.

29.刘旭忠.肺结核X线影像学分析.中国社区医师(医学专业),2012,02:262-263.

30.米歇尔·西昂,孙晖.影像中的声音投射.电影艺术,2012,03:90-97.

31.庚汉华,钟升院,张卫民,谭卓.纵隔淋巴瘤与恶性胸腺瘤的影像鉴别.当代医学,2012,14:5-7.

32.刘金有,赵顺廷.颅底骨折的影像学诊断进展.当代医学,2009,19:31-32.